필라테스 강사를 위한

필라테스 동작 티칭가이드 200

Pilates Teaching Guide

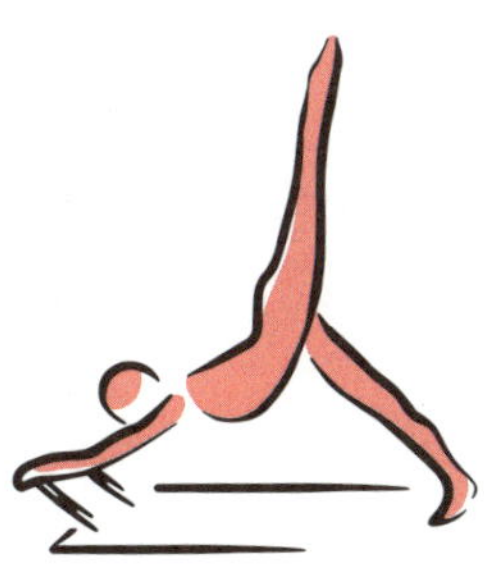

IIPAMASTER

필라테스 동작
티칭가이드 200

편저자 변은영
발행인 양승윤
발행처 ㈜용감한컴퍼니
등록번호 제2016-000098호
전화 070-4603-1578
팩스 070-4850-8623
이메일 book@bravecompany.io

머리말

어린 시절 구루병, 천식, 류머티즘열을 앓았던 독일 태생의 병약한 아이, 조제프 필라테스가 자신의 건강을 향상시키기 위해 해를 거듭하며 발전시킨 운동 필라테스는 현재에 이르러 동서양인 모두의 운동 뿐 아니라 일상생활 동작에 응용, 접목 가능한 전체운동으로 뜨거운 각광을 받고 있다.

조제프 필라테스의 운동법 전파를 관장하는 전문기관인 세계필라테스총연맹(PMA: Pilates Method Alliance)에 의하면 필라테스 운동은 자세 균형, 호흡 조절, 복부 근력, 척추, 골반, 어깨 안정, 근육 유연성 그리고 근육근을 따로 분리하지 않고 모든 관절의 최대 범위 동작을 실현하는 데 초점을 두고 있으며 이를 통해 신체 전부를 단련하고 몸통을 통한 상 · 하체의 통합을 이룰 수 있다.

2004년부터 필라테스 3개 협회를 거치며 지도자로 몸담아 온 필자는 현장에서 계속된 궁금증을 해소하는 과정에서 축적된 노하우들을 한데 모아보고자 본 책의 집필을 시작하게 됐다. 오늘 날 강사들의 질적 향상이 양적 성장에 비해 다소 뒤처지는 현실 속에서 과거에 비해 한층 세밀하게 필라테스 레슨법을 제시하며, 함께 레슨의 역량을 끌어올려보고자 하는 바람이다.

각 챕터(Chapter)에서는 10가지 유형의 필라테스 기본운동에 기초하여 총 200여 개의 몸의 동작과 운동을 매트(Mat), 리포머(Reformer), 체어(Chair), 바렐(Barrel), 캐딜락(Cadillac)에서 보다 정확하고, 디테일하면서도 동시에 가르치는 강사와 받아들이는 회원 모두가 이해하기 쉽도록 레슨을 유도하고자 노력했다.

필라테스 운동법은 명확하게 확립된 동작 패턴을 통해 신체 및 정신적 컨디션을 조절하는 운동법으로 꾸준히 발전되어 왔다. 반복의 횟수나 양 보다 중요한 건 동작의 품질이다. 본 책에서 제시하는 각각의 동작 명, 기구 세팅법, 운동 목적, 시작 자세, 동작에 대한 설명, 지도 사항을 발판으로 삼아 필라테스 원리가 모든 종류의 동작과 운동, 나아가 일상생활 동작에 접목시킴으로서 더욱 견고해지고 사랑받으며 확산되기를 바란다.

더불어서 필라테스 초보자와 지도자, 전문가에 국한되지 않고 다양한 분야의 체육활동 지도자, 종사자, 운동치료사, 물리치료사들의 배움과 레슨 현장에서 모쪼록 이 책이 폭 넓게 활용되며 단비와 같은 지침서로 자리매김 할 수 있기를 기대해 본다.

저자 변은영

필라테스의 역사

필라테스라는 운동은 독일의 조셉 필라테스가 동양의 요가와 고대 로마와 그리스에서 행하여 지던 양생법을 접목시켜 연속된 동작을 반복적으로 하는 신체단련 운동이다.

필라테스는 어릴 때 천식, 결핵, 류머티즘을 앓아 몸이 허약한 사람이었다. 필라테스는 자신의 건강을 위해 다양한 운동을 접하게 되었다. 그의 부모님이 자연치유사 였다는 소문이 있기도 한다.

자신의 질병을 극복하기 위해 다이빙, 스키, 권투, 복요가, 명상요법을 공부, 운동을 시작하였다.

필라테스는 1910년대 중반기 제 1차 세계대전 중에 영국의 랭커스타 포로수용소에서 독일인 조셉 필라테스(Joseph H. Pilates)가 포로들의 운동부족과 재활 치료, 정신 수련을 위해 침대와 매트리스 등 간단한 기구만으로 할 수 있도록 근육강화운동을 고안하였다. 그가 운동을 통해 자신의 몸을 치유했듯이 포로들의 치유를 위해 만든 다양한 동작과 운동 방법이 지금 필라테스의 시초가 된 것이다.

필라테스는 포로수용소 직원이 아닌 포로였다는 가설도 있다. 그가 세계대전 때 독일인이라는 이유로 강제 수용을 당하고 그 안에서 자신의 운동과 건강의 생각을 정립시킨다. 그리고 다른 수용자들까지 운동에 동참을 시켜 전쟁기간 동안 생긴 치명적인 유행성 바이러스의 감염으로부터 수용자들을 살리기도 했다. 필라테스 운동법을 인정 받아 수용소 환자들을 돌보는 일을 맡게 되면서 자신이 정립시킨 운동에 확신을 갖게 된 필라테스는 전쟁 후에 맨섬으로 이송되어 병원에서 부상자들을 위한 재활 운동에 참여하게 되었다. 그때 그는 스프링으로 저항운동이 부상자들의 회복에 도움이 된다는 것을 알게 된다.

그리하여 스프링과 움직이는 도구를 합쳐 침대 안에서 운동이 가능한 리포머라는 기구도 개발을 하고 스프링이 달린 침대에서 팔, 다리 재활운동을 할 수 있게 캐딜락이라는 기구를 개발하게 된다.

전쟁 후에독일로 귀향하여 무용계의 거장 루돌프 본 라반을 만나 필라테스와 무용계의 만남이 시작되었다. 이 계기로 필라테스 운동은 무용수들에게 많은 영향을 주었으며 나치주의로 인해 독일을 떠나 1925년 미국으로 이주한 필라테스는 권투선수 맥스 쉬멜링을 트레이닝 시켜 헤비급 세계 챔피언으로 만들기도 했다.

미국에서 그의 아내 클라라와 뉴욕시에 국립 발레단이 있는 건물에 필라테스 스튜디오를 설립한다. 그러면서 무용계에 필라테스 운동법이 소개가 되었고 큰 영향력을 미치게 된다.

이 때필라테스가 좌업생활로 인해 바르지 못한 자세와 운동부족인현대인들을 위해 안락의자를 모델로 운다 체어를 고안하게 된다.

그리고 마지막으로는 드럼통을 모델로 해서 바렐을 만들어낸다.드럼통의 반과 사다리를 이용하여 스트레칭과 근력 운동 2가지를 다 할 수 있는 기구를 완성한다.

필라테스는 1967년 83세의 나이로 사망을 한다. 그의 운동법은두 권의 저서와 약간의 영상 자료 외에는 교육적 자료들을 남기지 않고 무용계와 제자들에게만 전수된 상태였다.

1980년대에 그렇게 전수된 필라테스 운동법은 무용수나 그의 제자들이 자신의 전공을살려 그의 이름을 따서 필라테스라 부르면 보급이 되기 시작하였다. 필립 프리드먼과 게일 아이젠이 신체와 정신의 조절을 위한 필라테스 책을출간하였다. 뒤이어 전 세계 다수의 필라테스 협회나 강사들이 다양한 교육과정을 만들어 무용계에만 있던 필라테스는 대중화되기 시작하였다.

우리나라에는 2000년도 해외에서 3개 협회에서 지도자과정이 도입이 되었고 현재는 우리나라 시장에 맞게 그룹 수업의 형태가 많이 생겨났으며 저변확대가 되고 있는 추세다.

필라테스 저서에서는 자신의 운동법을 조절학이라 명하고 이런 명언을 남기기도 했다.

필라테스를 10번 하고 나면, 스스로 변화를 느낄 것이고 필라테스를 20번 하고 나면, 타인이 그 변화를 느낄 것이며 필라테스를 30번 하고 나면, 완전히 달라진 몸을 체험할 것이다.

필라테스 운동의 개념과 원리

필라테스의 개념

필라테스란 무엇일까? 물론 필라테스는 독일인 죠셉 필라테스의 이름이다. 죠셉 필라테스가 만든 운동이 현대에 와서 이렇게 각광을 받는 이유는 현대인 남녀노소 누구에게나 효과적이기 때문이다. 초창기 필라테스 운동을 필라테스 지도자들이 시대에 맞게 재창조하면서 많은 효과를 보고 있다. 그렇다면 과연 필라테스라는 운동이 어떤 운동이기에 효과를 보는 것일까? 여기서 우리는 필라테스 동작을 배우기 전에 필라테스라는 운동의 개념을 알아보고자 한다.

> **필라테스란?** 1. 골반과 척추의 정렬을 인지하면서 2. 호흡을 통해 코어를 활성화하여 동작을 부드럽게 제어하면서 리듬과 흐름을 가지고 연속적으로 행하는 근력운동이다.

필라테스의 원리

필라테스의 개념을 인지하면서 필라테스의 원리를 알아보자. 필라테스는 호흡, 집중, 조절, 중심, 정확성, 흐름이라는 6대 원리를 강조하였지만 시대가 흐르면서 전 세계의 협회들은 현대인에게 필요한 부분들을 더 세분화시켜 각자의 원리들을 강조하고 있다. 필라테스의 개념의 1의 내용을 우리는 몸의 정렬의 원리로 2의 개념을 동작 시의 원리로 이해하면서 필라테스 원리에 대해 알아보도록 하자.

1. 몸의 정렬의 원리

1) 골반과 요추의 위치 와 움직임

우리 몸의 골반을 기준으로 정렬을 맞춘다. 그 이유는 골반은 우리 몸의 중심에 위치해 있으며 척추와는 다르게 사람마다 뼈의 생김새가 같기 때문이다. 그리고 골반 가운데에는 천골이 위치 해 있기 때문에 골반이 틀어지면 천골이 틀어져 그 주위로 보상이 생길 수 있기 때문에 골반을 기준으로 몸의 정렬을 맞추어 간다.

필라테스에서는 골반과 요추의 안정화를 우선적으로 한다. 안정화를 위한 좋은 자세는 Neutral자세이다. 골반의 Neutral을 인지하는 방법은 매트에 누워 있을 때 천골이 매트에 닿고 골반의 위에서는 ASIS 두 개 지점과 치골 결합 부분이 매트와 수평한 상태다. 요추의 Neutral은 매트에 누워 있을 때는 매트에서 살짝 떠서 손이 들어갈 정도로 앞 쪽으로 커브가 있는 상태이다.

우리가 골반의 Neutral자세를 인지하거나 티칭을 할 시 고려 할 부분은 ASIS부분과 치골결합 부위를 수평에만 집중을 하다 보면 요추에 긴장이 생길 수 있다. 그렇기 때문에 골반의 앞면 보다는 후면의 천골의 위치와 요추의 자연스러운 연결에 집중하는 것이 좋다. 복사근이 약하고 요추에 긴장이 있다면 골반과 요추의 안정화를 만들기는 어렵기 때문에 해부학적으로 완벽한 자세가 아닌 그 사람에게 맞는 Zone 을 찾아서 Neutral 을 찾아주도록 해야 한다.

Neutral자세는 긴장이 없는 상태이지만 코어 근육들은 활성화가 되어 있는 상태이다. 코어 근육들이 활성화 되어있는 상태에서 동작을 해야 골반과 요추 부위가 안정화를 잡을 수가 있는데 만약에 Neutral자세를 유지하고 동작을 하는데 안정화가 잡히지 않는다면 우리는 복사근을 동원하여 안정화를 잡아야 한다. 복사근을 수축하여 골반과 요추를 굴곡시켜 Imprint 자세를 만들어 주어 안정화를 잡아서 동작을 한다.

2. 흉추와 갈비뼈 위치와 움직임

흉추의 정렬은 갈비뼈의 위치와 관련이 있다. 흉추에는 갈비뼈가 다 붙어있기 때문이다. 흉추의 Neutral 은 커브가 뒤로 나와 있어야 한다. 그래서 누워 있을 때 흉추에 붙어 있는 갈비뼈가 매트에 닿아야 한다. 갈비뼈의 후면의 하단부위까지 매트에 살포시 닿고 갈비뼈의 천장 쪽에 붙어 있는 복근을 유지하는 것은 흉추와 흉곽 안정화에 도움을 준다.

내쉬는 호흡에서 해부학적으로 흉추에서는 굴곡이 일어나고 갈비뼈는 닫히게 되어 있고 마시는 호흡에서는 흉추는 신전이 일어나고 갈비뼈는 열리게 되어 있다. 그래서 보통의 필라테스 동작에서는 척추를 굴곡시킬 때 호흡을 내쉬고 척추를 신전 시킬 때는 호흡을 마신다. 마시면서 척추를 신전하면 동작을 더 편안하게 크게 할 수도 있다. 하지만 마시는 호흡을 하면서 척추 신전 시 복근 근육이 풀려서 요추의 안정화가 깨지면 요추에서만 과신전이 일어나 근육에 긴장이 일어날수도 있다. 그래서 신전 시에 호흡을 내쉴 때도 있다.

3. 경추와 머리 위치와 움직임

경추는 요추와 마찬가지로 앞쪽으로 자연스러운 커브가 나와 있어야 Neutral 이다. 경추의 커브에 머리는 어깨 사이에 자연스럽게 위치 해 있음 된다.

경추와 머리 위치에 영향을 미치는 요인은 시선이다. 시선이 돠고하게 천장을 향하거나 바닥을 향하게 되면 무거운 머리는 Neutral자세에서 벗어날 것이다. 무거운 머리가 Neutral에서 벗어나게 되면 그 주위의 조직들도 따라서 보상을 하게 되거나 긴장을 갖게 된다. 그래서 우리가 수업 때 회원님들의 시선에 대한 큐잉을 주는 것이다.

경추는 움직임 때 대부분 흉추의 움직임을 따라 간다. 흉추를 굴곡 시킬 때 경추의 1,2번만 굴곡시켜 후두부를 길게 만들어 턱이 약간 내려 가는 Lower Head 동작을 만든다. 그런 다음 나머지 경추를 순차적으로 굴곡시키고 흉추까지 굴곡을 시킨다. 그리고 척추의 신전 시에는 경추만 과신전 되는 경우가 많다. 그래서 경추부터 신전이 일어나되 전반적으로 신전이 골고루 일어나도록 움직여야 한다.

4. 견갑골의 안정화와 움직임

견갑골의 neutral은 앉은 자세에서 양손을 정수리 위로 올렸다가 팔을 옆으로 길게 뻗어서 밑으로 내린 상태에서 찾을 수 있다. 견갑골을 아래로 V로 내린다는 느낌을 가지고 있으면 된다. 견갑골은 갈비뼈 위에 얹혀 있기 때문에 안정화를 위해서는 전거근, 승모근의 중부와 하부, 능형근,광배근에 더 초점을 맞춰야 한다.

견갑골은 팔과 함께 움직이지만 항상 어떠한 움직임에 앞서 neutral을 유지하고 동작을 시작해야 한다. 이런 견갑골의 neutral을 유지하고 안정화를 유지하고 동작을 해야 목이나 어깨에서 잘못된 동작이 나오질 않게 된다. 예를 들어 견갑골의 안정화를 유지하고 상체를 굴곡시킬 때 목의 긴장을 없애고 견갑골이 protract되는 것과 상완골이 내전되는 것을 방지하고 척추의 신전에서도 경추의 과신전을 방지할 수 있다.

동작 시의 원리 (움직임의 원리)

1. 호흡

평상시의 호흡의 몸 안과 밖의 기압 차이에 의해 자연스럽게 이루어진다. 하지만 우리가 운동시에 힘이 들어가 어려운 동작을 수행할 때에는 일시적으로 호흡을 멈추는 경우들이 많다. 호흡을 멈추거나 얕은 호흡을 하게 되면 근육에 긴장이 생긴다. 그래서 필라테스에서는 호흡을 중요시 여긴다. 동작을 자연스럽게 흐르듯이 하면서 호흡이 멈추지 않게 행해져야 긴장이 이완되고 적절한 근육의 발달에 도움이 되기 때문이다. 필라테스에서는 코어의 활성화를 위해 흉곽 호흡을 한다. 코어에 힘이 들어가면 몸의 중심부에 파워가 모아져 파워를 내기도 하고 파워의 전달 역할을 해주기도 하고, 허리 골반의 안정화를 통해 부상 방지의 역할을 하기도 한다.

2. 인지

필라테스 강사들은 다양한 정보를 제공하여 회원들이 동작을 정확하게 할 수 있도록 인지시켜야 한다. 무의식적인 반사작용이 아닌 움직임을 통해 정확한 근육의 사용과 바른 몸의 정렬을 인지하도록 해야한다. 강사들은 적절한 피드백을 즉시 줌으로써 회원들의 인지력을 향상시킬 수 있다. 예를 들어 신체 측정 평가를 통해 바른 정렬, 관절과 근육의 상태를 인지시켜 줄 수도 있고 동작 시 이미지, 큐잉을 줌으로써 정확한 움직임 패턴과 바른 몸의 바른 정렬 유지를 인지시켜줄 수도 있다.

3. 집중

집중은 일이나 과제, 대상에 대해 정신과 주의를 기울이는 것이다 그리하여 필라테스의 원리에서의 집중은 필라테스의 동작을 수행함에 있어 과제를 주의 깊게 집중을 해야한다는 것이다. 우리는 회원을 가르칠 때 집중을 잃지 않고 할 수 있는 한 많은 반복을 하게 해야 한다. 반복된 동작의 집중은 근육의 움직임을 기억시킨다. 움직임을 명확히 조절하기 위해서는 집중이 필요하다. 주의를 기울이지 않고 20번을 하는 것보다 완벽하게 5번을 하는 것이 낫다고 필라테스가 말한 것처럼 집중력을 잃었을 때 그 운동의 형태와 목적은 상실하게 될 수도 있다. 그래서 필라테스의 집중은 정신의 중요성을 의미한다고 볼 수 있다.

4. 조절

조절은 필라테스는 자신의 운동 시스템을 조절학이라고 부를 만큼 제1원칙으로 여긴 원리이다. 필라테스에서의 조절이라는 것은 우리 몸의 모든 동작을 정밀하게 조절하는 것을 의미한다. 조절이라는 것은 동작 뿐만 아니라 동작 사이의 전환 상태나 기구나 도구를 사용할 때 등등 운동을 하는 동안 모두 적용이 되어야 한다. 몸을 잘 조절하면 근육의 신장성 수축과 협력근의 적절한 사용으로 근육은 길고 유연하며 균형 있고 조화롭게 발달이 된다.

5. 정확

필라테스가 다른 운동과의 차이는 몸의 정렬의 원리를 지킨다는 것이다. 즉 근골격계 움직임과 정렬 자세나 움직임의 궤도까지 정확하게 인식하고 동작을 수행해야 한다. 필라테스 동작은 인지와 집중, 조절이 이루어졌을 때 정확해진다. 이렇게 정확해진 동작은 최소의 노력으로 최대의 효과를 얻을 수 있으며 근육의 피로와 부상을 예방할 수 있다.

6. 흐름

필라테스 동작은 간단한 동작에서 복잡하고 근력과 유연성을 요구하는 동작들로 구성되어 있다. 이러한 동작들을 부드럽고 멈춤없이 물 흐르듯이 연결되어야 한다. 필라테스의 제자 로마나 크리자노브스카는 '강한 중심부에서 바깥쪽으로 흐르는 동작'이라고 필라테스 운동법을 소개하였다. 흐름은 부드러움과 우아함, 필라테스의 기능적 움직임을 만든다. 흐르는 듯한 움직임을 통해 관절에 가해지는 충격을 감소시키고 우리 몸을 부드럽게 움직일 수 있는 패턴을 만들어 준다.

필라테스란 몸의 정렬의 4가지 원리와 동작 시의 6가지 원리를 지키면서 하는 운동이다. 필라테스는 이 10가지 원리를 지키면서 운동을 할 때 그 효과가 있으며 다른 운동과의 차이라고 볼 수 있다.

필라테스 기구소개 및 세팅법

요즘 필라테스 센터들 홍보물에서 기구 필라테스 전문이라는 광고 문구들을 많이 볼 수 있다. 하지만 이 기구들이 안전하게 사용되지 않거나 부적절하게 세팅이 되어 사용한다면 위험한 기구가 될 것이다.
필라테스 기구 중에 리포머는 Spring의 저항을 이용하여 움직이는 Carriage 위에 앉거나 Kneeling 자세로 때로는 서서 동작을 하기 때문에 안전하게 사용되어야 한다. 리포머에서 운동을 하는 중에 어떤 상황이나 위험이 생길 수도 있다. 강사들은 리포머에 대해 정확한 지식을 가지고 사고와 위험에 대비하여야 한다. 또한 정확하게 수행자의 몸 상태에 따라 세팅이 되어야 필라테스 동작을 효과적으로 수행할 수 있다.

REFORMER

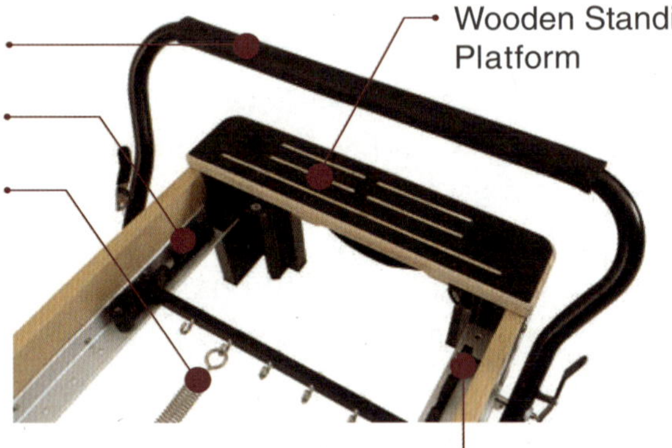

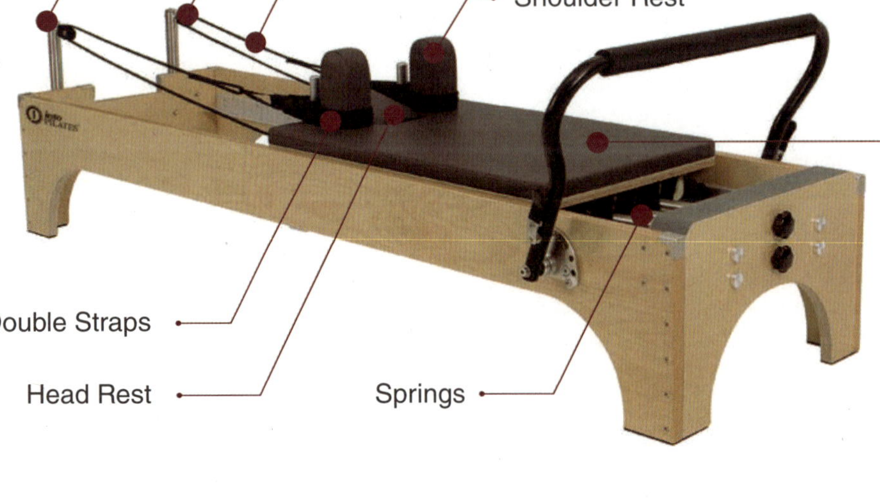

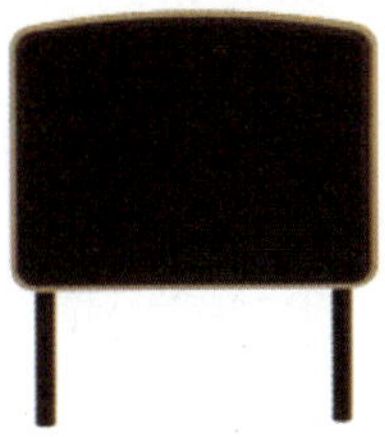

Jumping Board

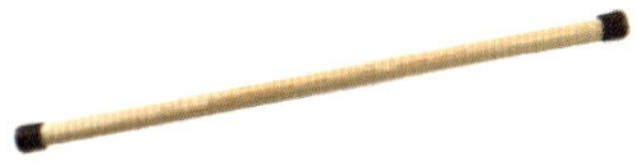

Stick (Pole)

Reformer Mat

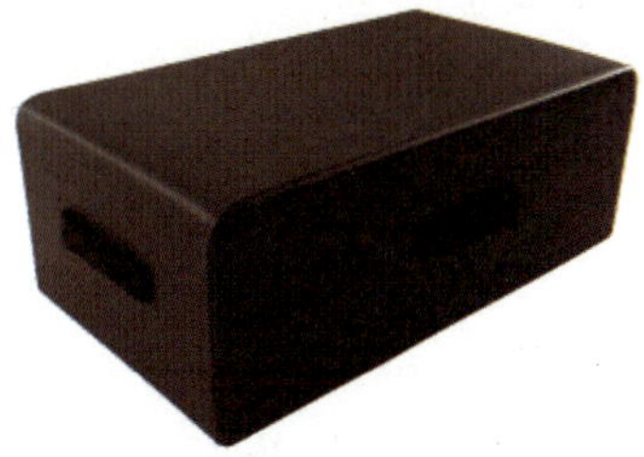

Reformer Box

그럼 리포머 기구 세팅법에 대해 알아보자.

첫번째 세팅할 부위는 Footbar이다. 기본 높이는 Carriage 밑에서부터 Footbar의 윗부분까지 35cm~40cm, 기울기는 바닥에서 45도보다 높은 각도가 일반적인 세팅이다. 하지만 동작과 수행자의 신장, 다리길이, 다리 두께에 따라 높이와 각도를 조절을 한다.

Footbar의 높이에 따른 번호 설정은 기구회사마다 2~7개까지 가능하다. 본 교재에서는 1~7단계까지 있다는 가정하에 번호 설정을 하였다. 가장 높은 번호를 1, 가장 높은 높이를 7로 설정하였다. 기구 회사나 협회마다 번호를 다를 수 있다. 일반적인 Footbar 높이는 3번으로 설정하였다.

Footbar세팅 시 주의사항은 다음과 같다.

1. 기구 옆에 앉아서 세팅한다.
2. 두 손을 사용하여 세팅한다.
3. Footbar가 들어갈 홈에 완전히 들어갔는지 확인한다.

두번째 세팅할 부위는 Stopper이다. Stopper는 Carriage가 움직이는 범위의 끝 범위를 지정해 주는 역할을 한다. 즉 Carriage가 멈추는 지점을 정해준다. 수행자의 신장이나 다리 길이나 두께에 따라 Stopper의 위치가 정해진다. 기구 회사마다 Stopper를 삽입하는 곳은 3~6개까지 있다.

수행자에게 맞는 Stopper 위치는 Carriage에 Neutral 상태로 누워 발의 뒤꿈치를 Footbar에 위치하였을 때 고관절의 각도가 90도가 알맞은 Stopper의 위치이다. 운동의 범위를 크게 하기 위해서는 고관절의 각도를 90도보다 작게 Stopper의 위치를 정할 수도 있고 고관절에 문제가 있는 수행자라면 고관절의 각도를 크게 Stopper의 위치를 설정할 수도 있다.

Stopper의 위치 설정과 세팅 시 주의 사항이 있다.

1. Spring은 먼저 다 제거한다.
2. Carriage가 움직이기 때문에 Carriage 위는 비워두도록 한다.
3. Stopper가 완전히 들어가도록 삽입한다.

Stopper 위치에 따른 번호 설정은 Footbar에 가까운 위치가 1, 그 다음 위치가 2라고 설정하고 호칭한다.

세번째 세팅할 부위는 Gearbar이다. Gearbar는 Spring의 강도를 조절하는 역할을 한다.
일반적으로 Stopper의 위치가 결정이 되면 그 다음 Gearbar의 위치를 정하게 된다. Gearbar를 삽입하는 곳도 기구 회사에 따라 2~4개까지 있다.
Gearbar의 위치는 Carriage를 끝까지 들어오게 한 다음 Spring의 고리와 Gearbar사이의 간격이 적어도 1cm 이상의 간격을 유지하는 위치를 찾아 세팅한다. 이것이 Spring의 기본 강도 간격이다. Gearbar와 Spring의 간격이 멀어질 수록 Spring의 강도는 강해진다.
Gearbar 세팅 시 주의사항은 다음과 같다.

1. Gearbar와 Spring의 간격은 적어도 1cm 이상이 되도록 한다.
2. Gearbar 세팅 시 Carriage 위는 비워 두도록 한다.
3. Gearbar가 완전히 삽입되었는지 확인한다.

Gearbar 위치에 따른 번호 설정은 Footbar에 먼 위치부터 1, 그 다음은 2라고 호칭한다. 동작 마다 Spring의 세팅은 달라진다. 그리고 Spring의 강도는 기구 회사마다 다르기 때문에 새로운 기구에서 수업을 하거나 동작을 한다면 먼저 Spring의 강도를 체크하고 Spring 세팅을 하도록 한다.

네번째 세팅할 부위는 Pulley 높이이다. 클래식 기구와 모던 기구에 따라 높이에 차이가 있다. 클래식 기구는 기본으로 세팅이 되어있으나 모던 기구는 따로 세팅이 필요하다. 일반적인 높이는 Shoulder Rest 높이와 같은 높이로 세팅한다. 동작 중에 Pulley가 움직이지 않도록 단단히 고정하도록 한다.

그 다음 세팅 부위는 Rope의 길이이다. Footbar높이, Stopper와 Gearbar 세팅, Pulley 높이 설정을 하고 Carriage가 움직이지 않도록 Spring을 2개이상 건다. 그런 다음 Rope의 길이를 세팅한다.
일반적인 Rope의 길이는 Rope와 Strap의 연결 지점이 Head Rest의 hinge 지점과 일치하도록 세팅한다. 하지만 Double Strap의 경우는 일반작인 길이 세팅보다 짧게 세팅한다. 짧은 Strap과 긴 Strap 길이 차이만큼 짧게 세팅한다. 기본 세팅보다 Rope의 길이가 길게 세팅되면 운동의 범위가 작게 된다. Rope의 길이가 짧게 세팅 된다면 동작의 범위는 커지겠지만 동작 수행 시 움직임의 자연스러운 연결을 방해하고 어렵게 만든다.
수행자와 동작에 따른 기본 리포머 세팅에 대해 알아보았다. 다음은 그 외 리포머의 다른 부위에 대해 알아보도록 하겠다.
Spring 세팅 시 주의 사항은 다음과 같다.

1. 수업 중 다른 동작을 수행하면서 Spring 세팅을 바꿀 시에는 세팅할 Spring을 먼저 다 세팅하고 필요 없는 Spring을 제거하도록 한다.
2. Spring을 잡고 세팅하거나 제거할 시에는 Spring의 몸통을 손바닥 전체로 잡고 걸도록 한다. Spring의 끝을 잡아서 걸면 손톱이나 손가락을 다칠 수 있다. 안전에 주의하도록 한다.
3. Spring이 Gearbar에 완전히 걸렸는지 확인하고 동작을 하도록 한다.

Head Rest는 머리를 위치하거나 발을 위치한다. 수행자가 거북이목 경우 목이나 어깨의 긴장을 방지하기 위해 Head Rest의 높이를 조절하여야 한다. Head Rest 뒤에 나사가 빠지는 경우들이 종종 있기 때문에 기구 정점시 확인을 해야 한다.
Shoulder Rest는 동작 시 어깨나 발, 무릎을 위치한다. 기본적으로 동작 시 수행자의 몸이 Carriage 밖으로 빠져나가지 않게 하는 역할을 한다. 기구에 따라 Shoulder Rest가 분리가 되는 기구도 있고 분리가 안되는 기구도 있다.
리포머 각 부위의 번호 설정은 본 교재의 이해를 돕기 위한 설정이며 기구회사나 협회에 따라 달라질 수 있다.

STABILITY CHAIR

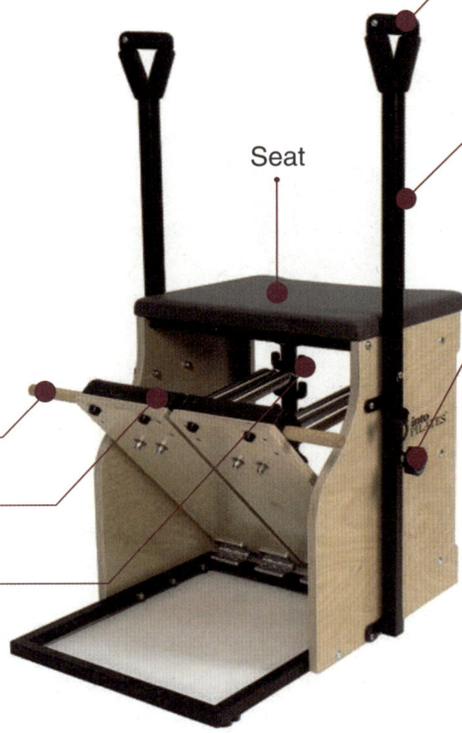

Chair는 암 체어와 휠체어를 응용하여 만든 기구이다. Spring은 무거운 Spring 2개와 가벼운 Spring 2개로 총 4개의 Spring으로 구성되어 있다. 보통 무거운 Spring을 걸고 동작을 하는 경우는 관절을 움직이는 큰 근육을 사용한다. 가벼운 Spring을 걸고 하는 동작은 안정성을 유지하기 위한 근육을 사용한다. Spring의 강도는 기구 회사마다 다르기 때문에 Spring강도는 수행자가 경험하고 조절을 해야 한다. 또한 Seat나 Pedal은 지지하는 면이 작기 때문에 위험한 상황이 발생할 수도 있다.

Chair의 개인에 따른 기본 세팅 법은 Seat에 서서 Handel의 높이를 조절하는 것이다. Seat에 서서 팔을 아래로 뻗은 상태에서 손가락의 2~3번째 마디가 Handel에 닿도록 높이 조절을 한다.

Chair 기구 이용 시 주의 사항은 다음과 같다.

1. Spring은 항상 Pedal에 연결되어 있어야 한다.
2. 동작에 따라 Spring을 변경할 때에는 Bracket의 Spring 연결 고리를 빼서 세팅한다.
3. Spring 변경 시 Pedal에는 Spring 한 개는 적어도 걸려 있어야 한다. 필요한 Spring을 먼저 세팅을 한 다음 필요 없는 Spring을 제거하도록 한다.
4. 동작이 끝나면 컨트롤 없이 발이나 손을 Pedal에서 바로 떨어지게 하여 큰 소음과 수행자가 상해를 입을 수도 있는 위험에 처하게 되는 경우가 종종 발생한다. 발이나 손을 컨트롤하게 제거하도록 한다.
5. 양쪽 Pedal에 각각 Spring이 연결되어 있는 상태에서 Pedal을 분리하도록 한다.
6. Pedal을 분리하였다가 다시 연결하고 동작을 할 때는 잠금 장치를 확인하고 동작을 해야 한다.

LADDER BARREL

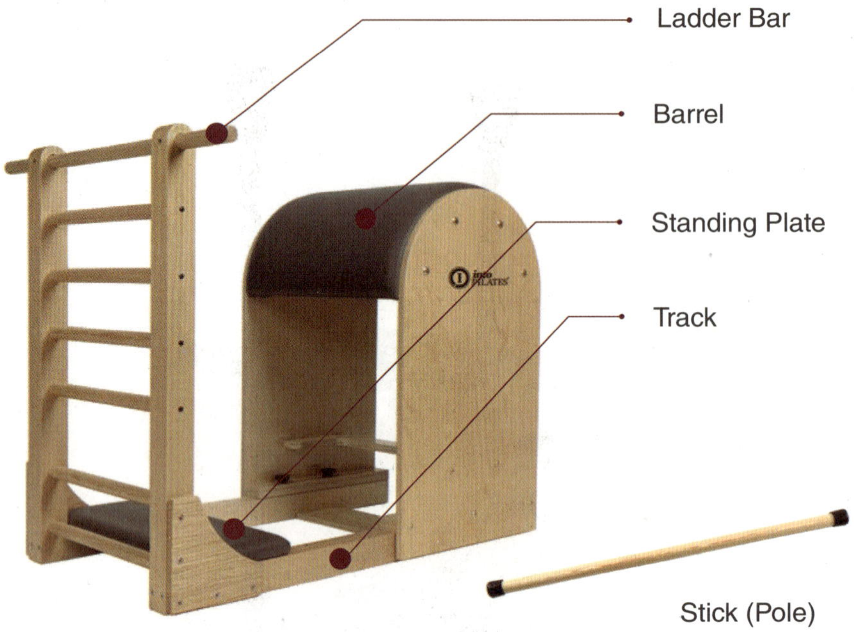

Barrel Ladder은 드럼통과 사다리를 연결하여 만든 기구이다. Barrel Ladder 사용 시 주의사항은 Barrel Ladder을 세팅하고 사용하기 전에 Locking lever를 잘 잠겨 있는지 확인하는 것이다. 간혹 동작을 하는 중에 Barrel이 움직이는 경우들이 있다. 동작 중에 수행자는 위험에 처하게 될 수 있다.
Barrel과 Ladder 사이 간격을 SETTING 하는 방법은 3가지가 있다.

1. Barrel과 Ladder 사이에 하체가 들어가는 동작:
   Ladder를 바라보고 Barrel 옆에 서서 대퇴골의 대전자가 Barrel의 가장 높은 지점에 위치하도록 하고 한 쪽 다리의 hip을 굴곡하여 다리가 바닥과 수평 하게 들어준 다음 발목을 배측 굴곡한다.
   발바닥이 Ladder의 끝에 위치하도록 한다.
   ex) BALLET STRETCHES, ROUND BACK 등등
2. Barrel과 Ladder 사이에 상체가 들어가는 동작:
   Ladder를 바라보고 Barrel 위에 엎드리고 팔은 아래로 뻗어서 위에서 3번째 가로대를 잡는다. 이 때 골반의 가운데가 Barrel의 정상에 있도록 한다. 그런 다음 몸을 바닥과 수평 하게 만든다.
   맨 위의 Ladder와 정수리 사이에 주먹 하나 정도의 간격을 유지하도록 Barrel을 세팅한다.
   단 SWAN동작의 경우 이마의 중앙이 Ladder에 닿도록 세팅한다.
   ex) ONE ARM PRESS, SIDE LEG LIFTS, BEATS 등등
3. Barrel과 Ladder 사이에 팔이 들어가는 동작:
   팔의 길이로 기구 세팅이 어려운 점을 고려하여 대퇴골 길이로 대신한다. Barrel과 Ladder사이에 서서 Barrel을 바라본다. 손으로 Ladder를 잡은 다음 고관절을 구부리고 무릎을 접어서 발이 밑에서 2~3번째 Ladder에 닿도록 한다. 그런 다음 무릎에 Barrel에 닿도록 세팅한다.
   ex) 정상에 앉아서 하는 HIP TWIST, LOWER & LIFT 등등

이 외에도 그 사람의 상체, 하체 길이, 팔 길이 등 신체의 특성에 따라 약간의 오차는 있을 수 있다. 그리고 3가지 방법을 써야 하는 동작 외에 다른 동작들이 있을 수 있다.

CADILLAC

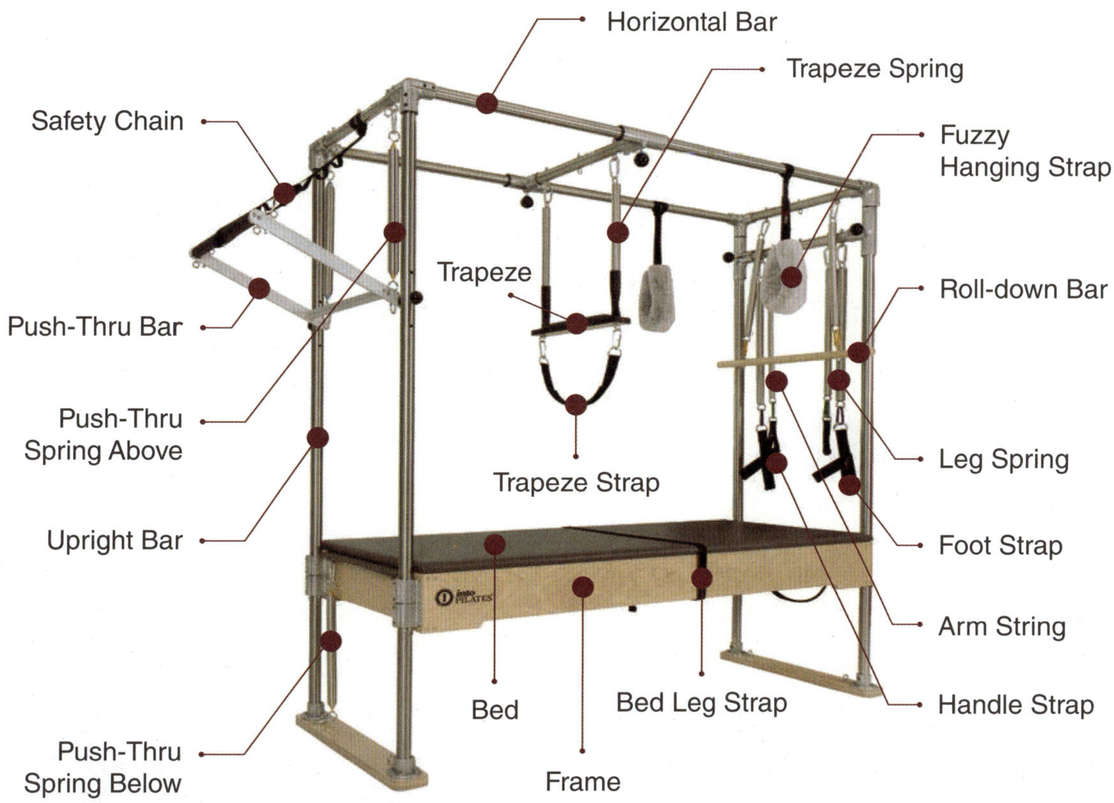

Cadillac은 동작에 따른 세팅만 있고 개인에 따른 기본 세팅은 없다.

단지 클래식 Cadillac은 Vertically slidingbar가 없고 모던 Cadillac에서만 Vertically slidingbar가 있다. Vertically Bar에 eyehook이 이 여러 개가 있어서 동작에 따라 세팅한다.

Cadillac 기구의 세부 명칭에 따른 특징과 주의사항은 다음과 같다.

1. Cadillac에서 가장 주의할 점은 각 세부 부위에 eyehook의 연결이다. 보통 클립으로 연결되어 있는데 잠금 장치가 있는 클립을 사용하는 것을 권장한다.
2. Roll down bar
   : 동작의 난이도를 조절하기 위해 arm spring 또는 leg spring을 서로 교체하여 spring의 저항을 줄이거나 늘릴 수 있다.
3. Trapeze
   : Horizontally slidingbar를 원하는 위치로 이동하여 trapeze와 trapeze strap을 trapeze spring을 이용하여 eyehook에 건다.
4. PUSH-THRU BAR
   : 사고가 가장 많이 발생하는 부위이다. 강사는 push thru bar를 push thru spring들을 위쪽에 걸어 동작을 할 때, 수행자의 운동 능력에 따라 하나 또는 두개의 스프링을 push thru bar 위쪽에 있는 eyehook에 부착한다. 이 때 수행자가 push thru bar를 놓치게 되어 push thru bar가 천장으로 튕겨져 나갈 때 강사에게 위험을 주게 된다. 그리하여 push thru bar를 사용하여 동작을 할 경우 강사는 push thru bar를 손으로 잡고 컨트롤 해야 한다. 그리고 push thru bar가 움직이는 범위에 강사의 얼굴이나 몸을 위치하지 않는다. push thru spring들

을 아래쪽에서 push thru bar와 연결하여 동작을 할 때, 안전체인을 먼저 상단의 eyehook에 부착하고 그런 다음 수행자의 운동 능력에 따라 하나 또는 두개의 Spring을 push thru bar를 하단의 eyehook에 부착한다.
push thru spring들을 아래쪽에 걸어 동작을 할 때, push thru bar와 Spring을 연결하는 고리에 있는 잠금 장치를 꼭 체크하고 사용한다. push thru bar에 발을 위치하고 하는 동작에서는 안전체인의 길이를 짧게 세팅하고 누워서 push thru bar를 손으로 잡고 하는 동작에서는 안전체인의 길이를 길게 세팅한다.
push thru bar 전체를 Vertically Bar에 세팅하는 곳은 보통 2~3곳으로 정해진다. 수행자의 신장에 따라 세팅한다.

ACCESSORY

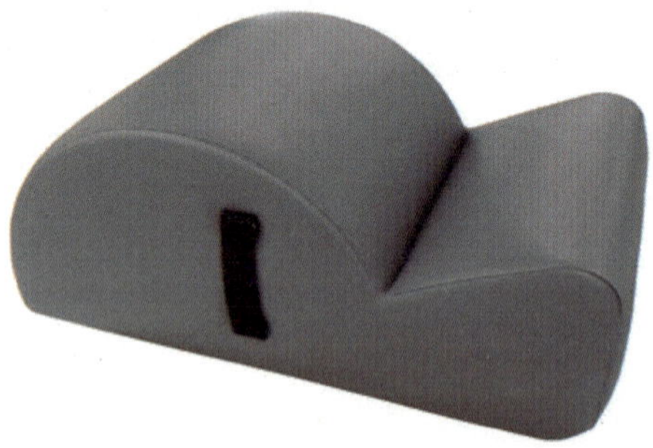

Spine Corrector

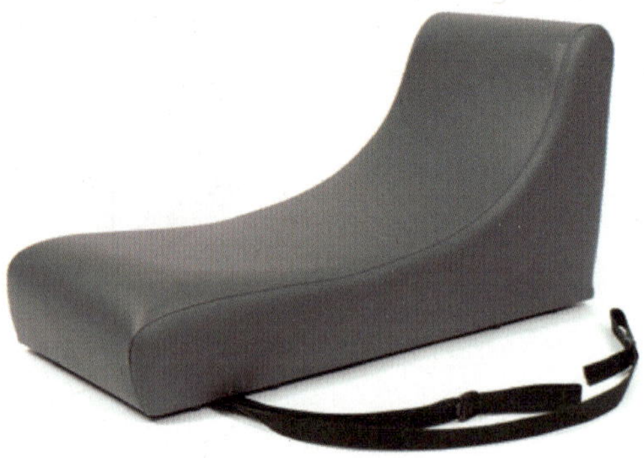

Spine Supporter

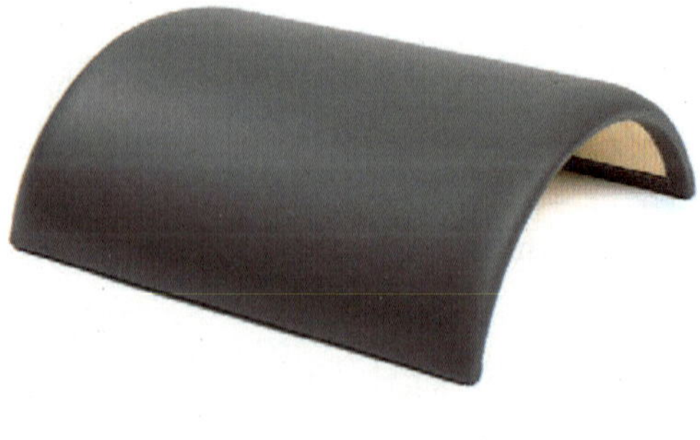

Arc Barrel

목차

CADILLAC

"

필라테스를 10번 하고 나면, 스스로 변화를 느낄 것이고

필라테스를 20번 하고 나면, 타인이 그 변화를 느낄 것이며

필라테스를 30번 하고 나면, 완전히 달라진 몸을 체험할 것이다.

- Joseph Pilates -

"

필라테스 강사를 위한

필라테스 동작 **티칭가이드 200**

MAT

IIPAMASTER

www.iipamaster.com

LEVEL 1 | FOUNDATION

BREATHING

☑ 운동목적 필라테스 호흡법 학습

☑ 사용근육 MOBILIZERS 늑간근 (Intercostal), 횡경막 (Diaphragm)

STABILIZERS 복횡근 (Transeverse Abdominis), 골반기저근 (Pelvic Floor Muscle), 다열근 (Multifidus), 복직근 (Rectus Abdominis), 복사근 (Obliques), 견갑골 안정화 근육

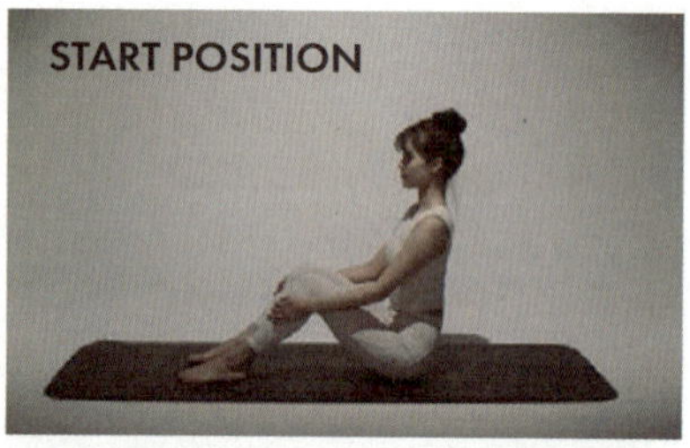

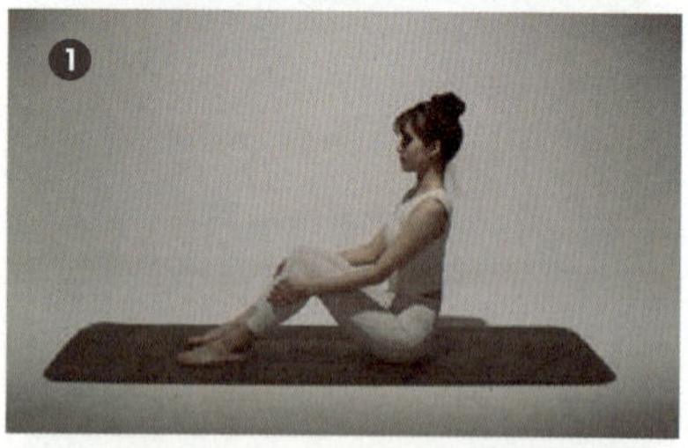

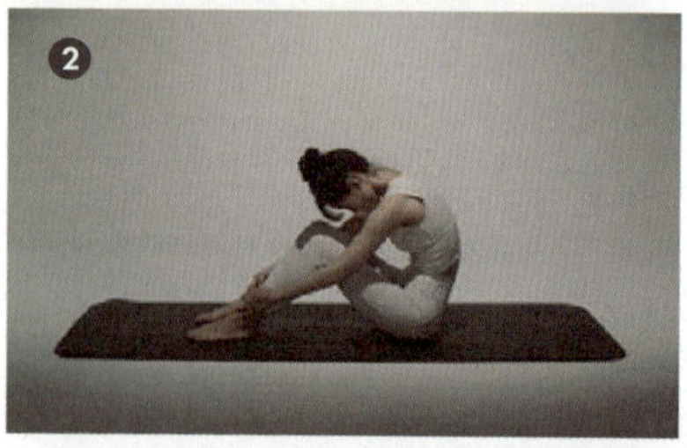

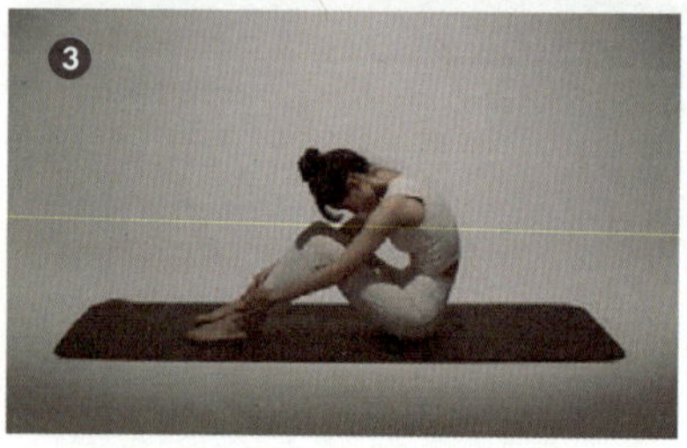

1 시작 자세

척추와 골반은 수직으로 Neutral을 유지하고 다리는 산 모양을 만들고 매트 위에 앉는다. 손은 정강이를 잡고 견갑골을 안정화한다.

2 동작

❶ 마시면서 준비한다.

❷ 내쉬면서 머리부터 척추를 하나씩 굴곡하여 척추 전체를 다리 너머로 굴곡한다.

❸ 마시면서 갈비뼈 후면과 측면이 넓어지는 것을 느낀다.

❹ 내쉬면서 갈비뼈를 닫는다.

2-3번 호흡 반복한다.

❺ 내쉬면서 꼬리뼈부터 척추를 하나씩 올려 시작 자세로 돌아온다.

3-5번 반복한다.

3 지도사항

1 갈비뼈 후면과 측면이 넓어져야 한다. 목이나 어깨가 올라가지 않도록 한다.

2 내쉬는 호흡에 복횡근과 골반기저근을 사용해 복부가 압박되는 것을 느껴야 한다.

3 척추를 골반을 기준으로 앞으로 굴곡시킨다.

4 척추 굴곡은 골반이 바닥과 수직일때까지만 진행한다.

5 척추 굴곡 후 호흡을 할 때는 대퇴부와 복부가 닿지 않도록 한다.

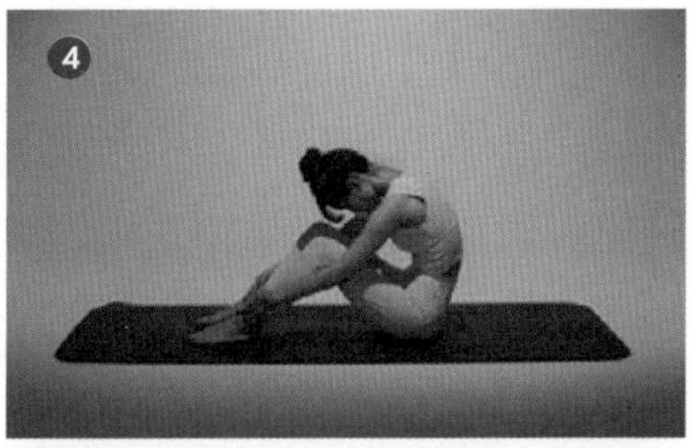

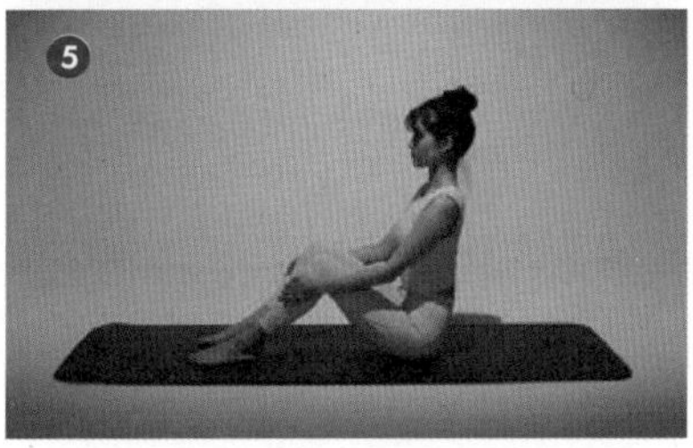

4 변형동작

호흡이 잘 안되는 경우는 시작 자세를 다방면으로 바꾸어 실시한다.

1 Arc/Small Barrel 위에 앉아서 호흡하기.

2 매트 위에 앉아서 무릎 아래에 Barrel을 두고 호흡하기.

3 Arc/Small Barrel 측면에서 호흡하기.

4 매트에 앉거나 고양이 자세를 시작 자세로 하고 Band로 등을 감싸고 마시는 숨을 통해 갈비뼈가 넓어지는 것을 느끼며 호흡하기.

5 매트나 보수 위에 서서 호흡하기.

LEVEL 1 | FOUNDATION

NEUTRAL & IMPRINT

☑ **운동목적** 골반과 요추의 정렬과 안정성

☑ **사용근육**

- **MOBILIZERS** 복사근(Oblique)
- **STABILIZERS** 복횡근(Transverse Abdominis), 골반기저근(Pelvic Floor Muscle), 다열근(Multifidus), 견갑골의 안정화 근육

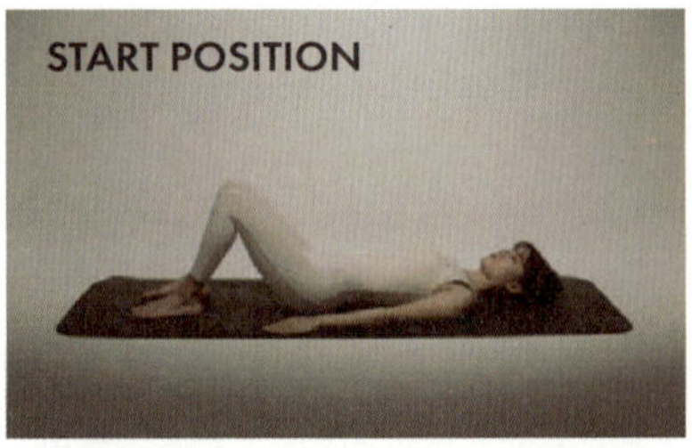

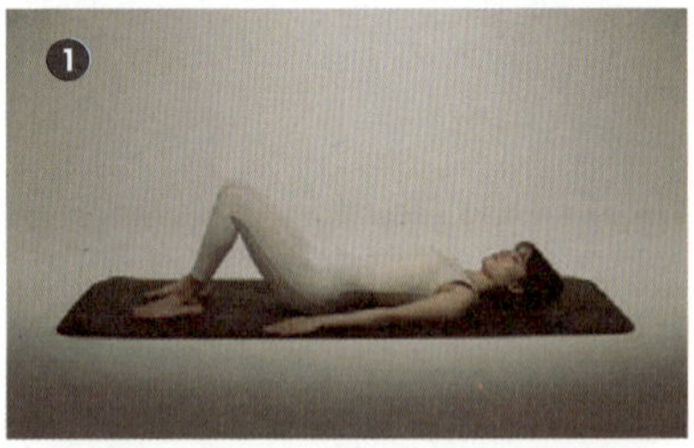

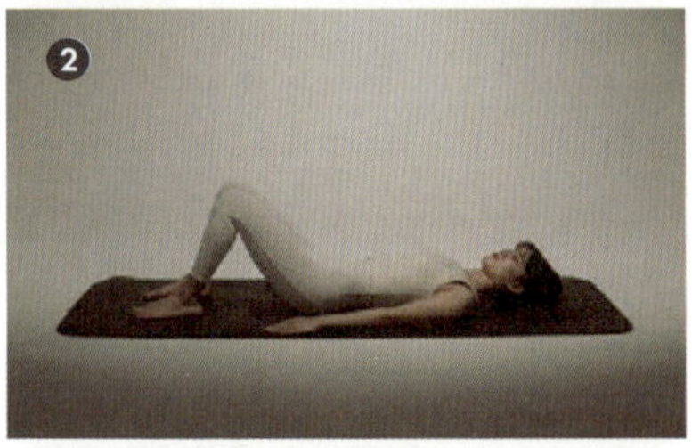

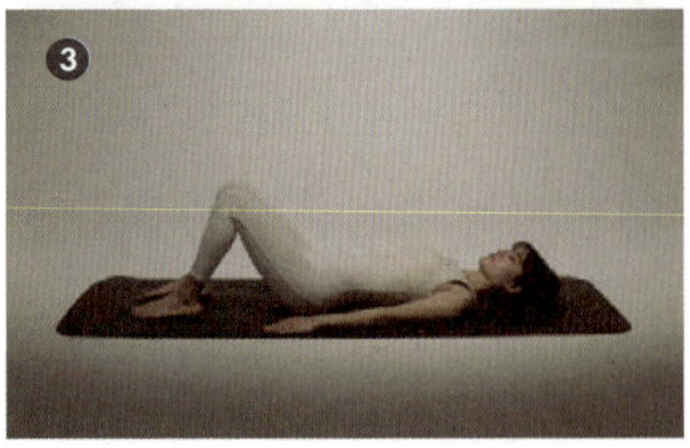

1 시작 자세

누운 상태에서 골반과 척추는 Neutral을 유지하고 다리는 산 모양으로 만들고 골반 너비만큼 벌린다. 손바닥은 매트를 향하게 하고 팔은 아래쪽으로 길게 뻗는다.

2 동작

❶ 마시면서 준비한다.

❷ 내쉬면서 복사근을 수축하여 골반과 요추를 Imprint로 만든다.

❸ 마시면서 다시 Neutral로 돌아온다.

5번 반복한다.

3 지도사항

1 Neutral을 유지할 때 골반의 위치를 정렬시키기 위해 요추에 긴장을 주지 않도록 한다.

2 복직근과 복사근을 수축시켜 골반과 갈비뼈가 가까워질 때 복횡근의 힘을 계속 유지하여 복부가 튀어나오지 않도록 한다.

3 요추에 디스크가 있다면 가동범위를 줄인다.

4 골반과 요추의 가동성을 확인하기 한다.

5 Imprint시 통증이 있다면 통증 확인 후 통증 부위를 풀어주고 동작을 다시 실시한다. 통증이 지속된다면 실시하지 않는다.

MEMO

LEVEL 1 | FOUNDATION

HIP ROLLS

☑ **운동목적** 골반 움직임 및 척추 분절 학습

☑ **사용근육**

MOBILIZERS 척추기립근(Erector Spinae), 복사근(Oblique), 고관절굴곡근(Hip Flexors), 고관절신전근(Hip Extensors)

STABILIZERS 복횡근(Transverse Abdominis), 골반기저근(Pelvic Floor Muscle), 척추기립근(Erector Spinae), 다열근(Multifidus), 견갑골의 안정화 근육

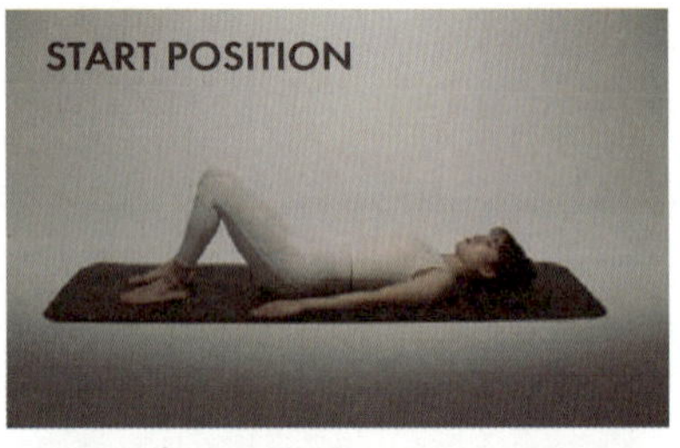

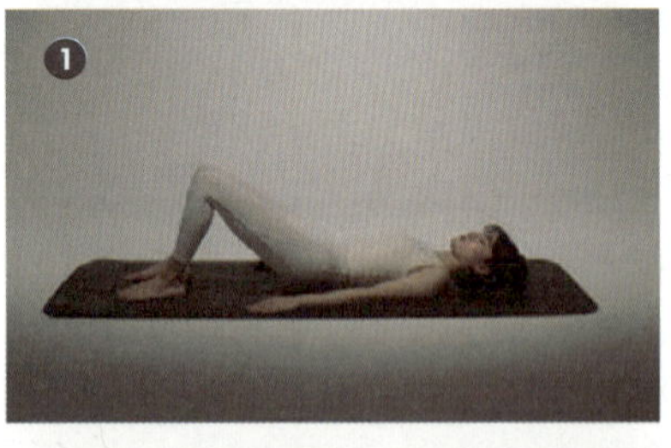

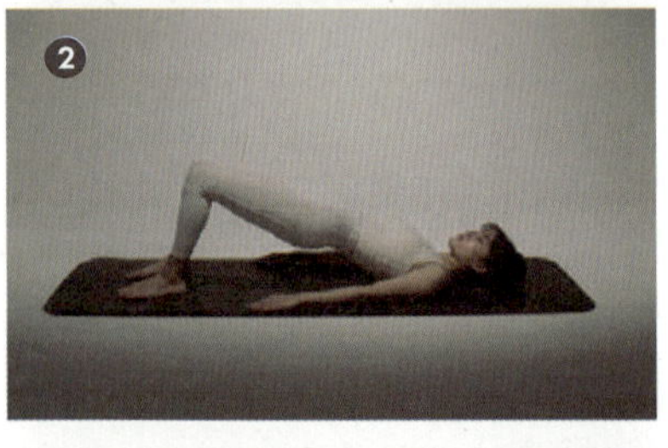

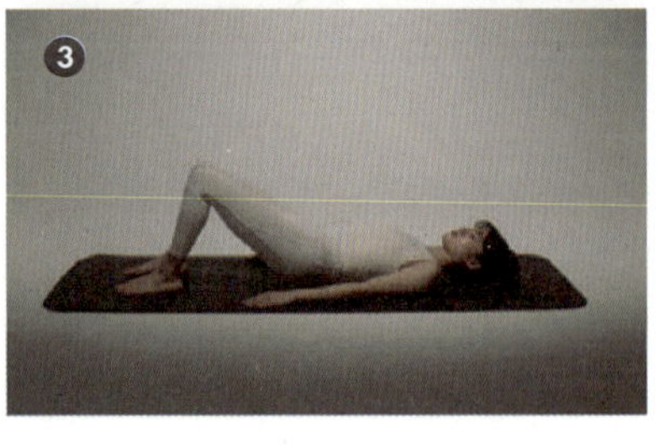

1 시작 자세

매트에 누운 자세에서 골반과 척추 Neutral을 유지한다. 다리는 산 모양으로 만들고 골반 너비만큼 벌린다. 팔은 몸 옆에 길게 뻗고 손바닥은 매트를 향한다.

2 동작

❶ 마시면서 준비한다.

❷ 내쉬면서 골반부터 굴곡하여 Imprint를 지나 척추를 하나씩 매트에서 올린다.

❸ 마시면서 Bridge 자세를 유지하고 흉곽의 측면과 뒷부분으로 호흡한다.

❹ 내쉬면서 흉추의 윗부분부터 하나씩 척추를 굴곡하여 매트로 내린다. Imprint를 지나서 Neutral자세로 다시 돌아온다.

3–5회 반복한다.

3 지도사항

1 매트에서 몸을 떨어지고 다시 매트로 돌아올 때 척추를 하나씩 순차적으로 움직인다.

2 몸의 무게 중심은 경추에 있는 것이 아니라 흉추의 윗부분에 있어야 한다.

3 요추의 과신전을 피하기 위해 갈비뼈 내부와 골반을 복부의 연결로 유지하고 고관절을 최대한 신전한다.

4 고관절 신전근을 수축하여 골반을 매트에서 떨어지게 한다. 골반을 올리기 위해 Hamstring과 둔근을 사용한다.

5 복부를 먼저 사용하여 척추를 Imprint한 다음 순차적으로 하나씩 올린다.

6 동작 내내 다리의 정렬을 유지한다. 고관절, 무릎, 발목, 2번째 발가락이 일직선 라인을 유지하도록 한다.

7 동작 내내 발의 아치가 유지 되었는지 확인한다.

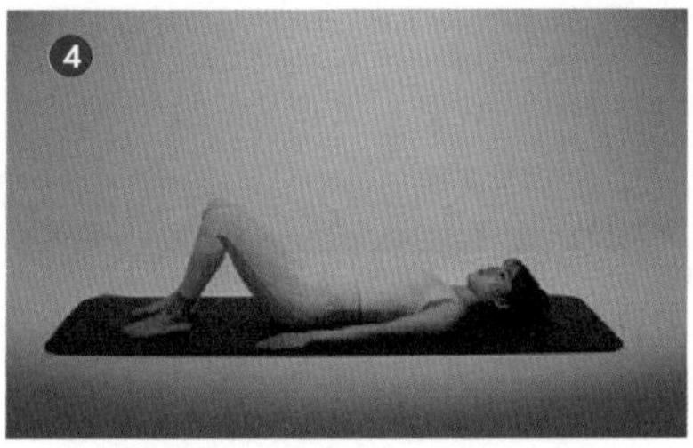

8 무릎, ASIS, 어깨까지 라인의 긴 라인을 만든다.

9 요추에 디스크가 있다면 분절 동작을 제외하고 고관절을 신전하여 바로 Bridge 자세를 만든다.

10 동작 시 허리 통증이 생기는 이유는 고관절 굴곡근이 타이트하여 둔근을 활성화하지 못해 요통이 생길 수 있으므로 고관절 굴곡근 스트레칭 후에 동작을 실시하도록 한다.

4 변형동작

1 발을 Arc Barrel위에 올려놓고 한다.
: 척추 전만인 사람들에게 요추 이동 범위를 편안하게 만들어 준다.

LEVEL 1 | FOUNDATION

TWIST

☑ **운동목적** 척추 회전 학습 및 호흡법 학습

☑ **사용근육**
- MOBILIZERS 척추기립근(Erector Spinae), 복사근(Obliques)
- STABILIZERS 다열근(Multifidus), 복횡근(Transverse Abdominis), 골반기저근(Pelvic Floor Muscle), 견갑골의 안정화 근육

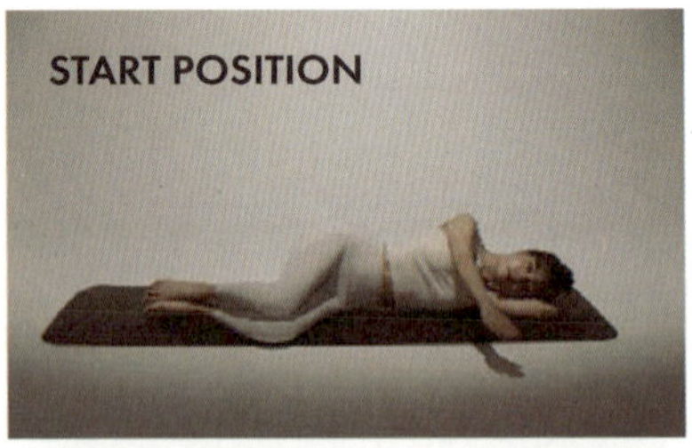

1. SPINE TWIST

1 시작 자세

매트에 옆으로 누워 골반과 척추 Neutral을 유지한다. 아래 쪽의 팔을 구부려 팔베개를 한다. 두 다리의 고관절과 무릎을 구부린다. 위 쪽의 팔을 앞으로 뻗고 손바닥은 매트를 향하도록 한다.

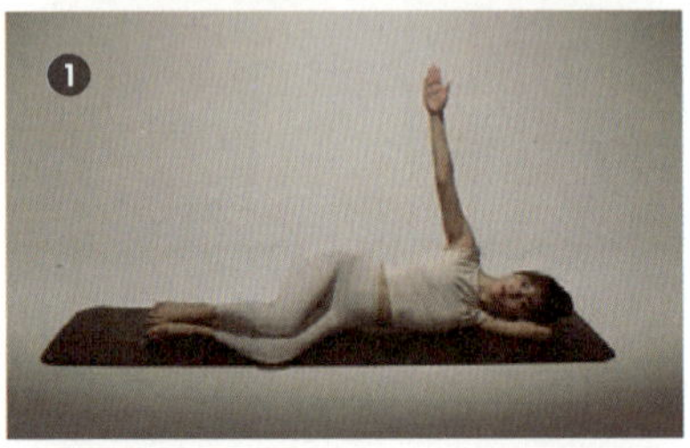

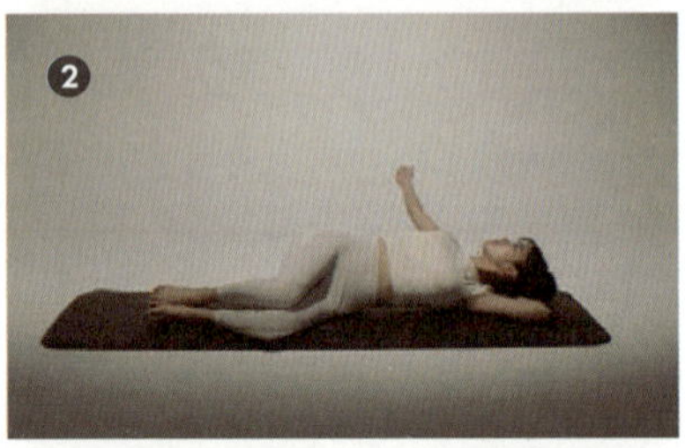

2 동작

❶ 마시면서 위에 있는 팔을 천장 방향으로 뻗는다.
❷ 내쉬면서 견갑을 안정화하고 몸통을 회전시킨다.
❸ 마시면서 흉곽 (Rib Cage) 측면을 벌린다.
❹ 내쉬면서 흉곽 (Rib Cage) 측면을 수축시킨다.
❺ 마시면서 견갑을 안정화하여 몸통을 시작 자세 방향으로 회전한다.
❻ 내쉬면서 팔을 바닥 방향으로 내려 시작 자세로 돌아온다.

각 방향으로 2-3회 반복한다.

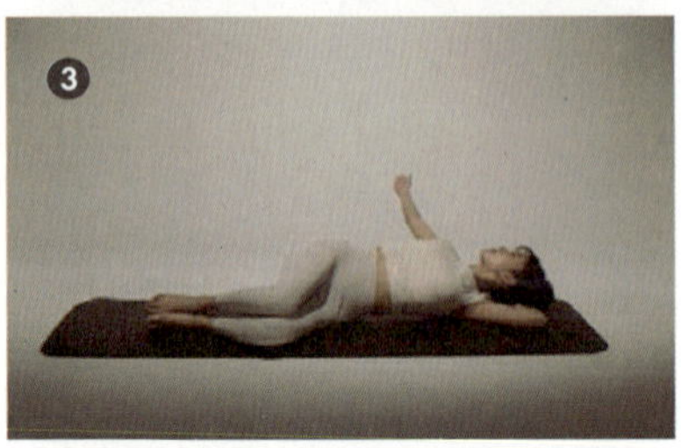

3 지도사항

1 상체 회전 시 다리를 모은 상태로 골반을 유지하고 요추부터 차례대로 회전한다.
2 견갑골을 안정화 하여 견갑이 갈비뼈에 붙어 있는 느낌으로 동작한다.

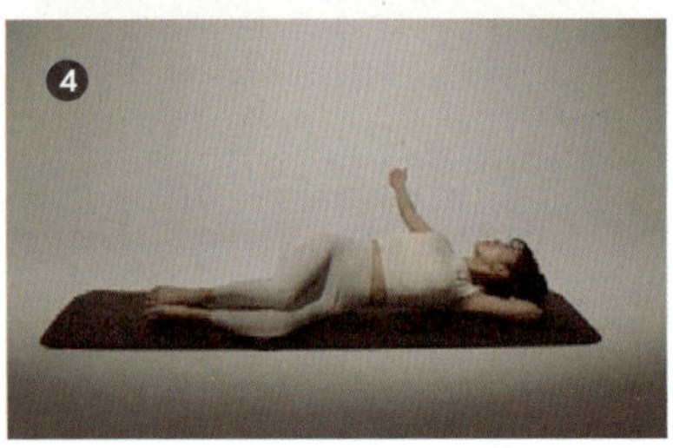

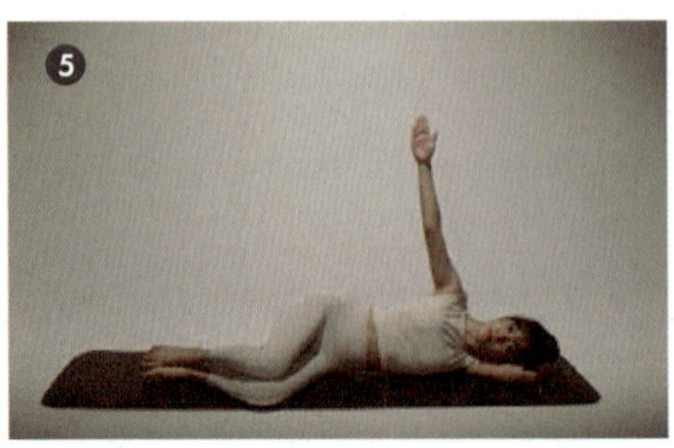

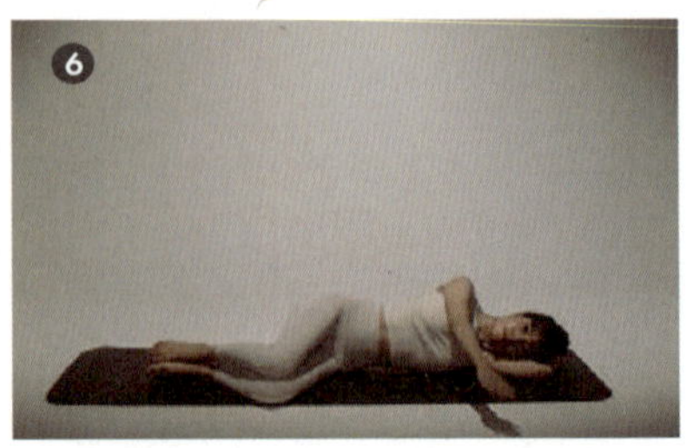

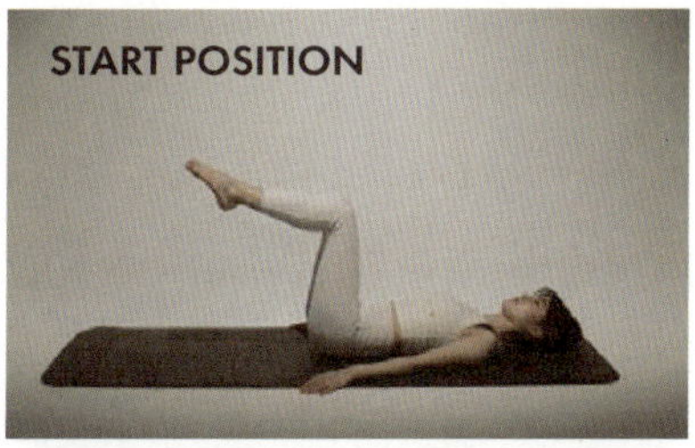

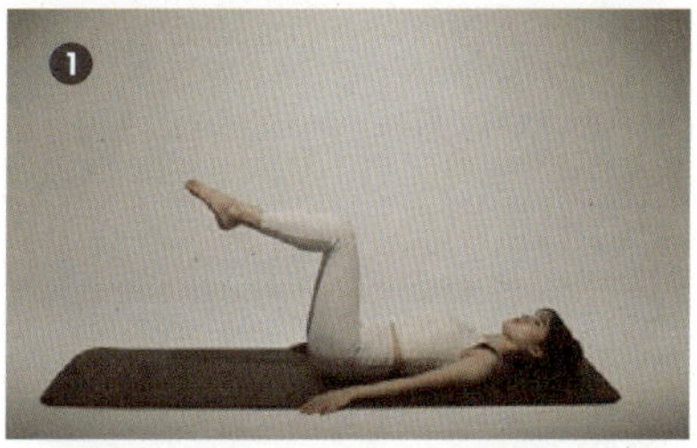

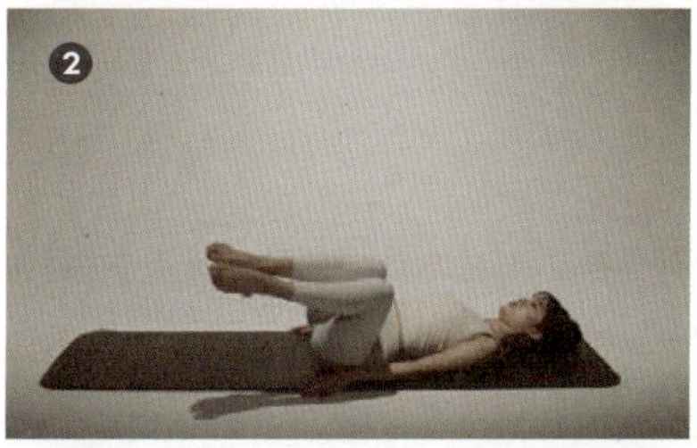

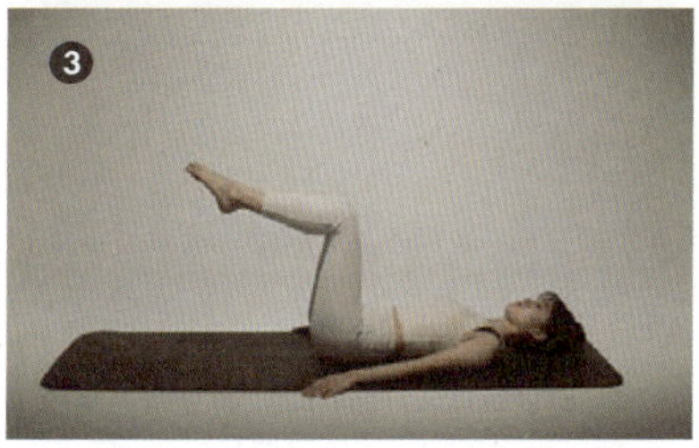

2. LOWER SPINE TWIST

1 시작 자세

누운 자세에서 요추와 골반은 Imprint를 유지한다. 다리는 Table Top 자세를 유지하고 발은 저측굴곡(Plantar flexion)한다. 팔은 몸통 옆으로 길게 뻗는다.

2 동작

❶ 마시면서 준비한다.

❷ 내쉬면서 다리를 모은 상태로 하체를 회전시킨다. 이 때 두 다리는 내전한 상태로 매트 방향으로 내려가야 한다.

❸ 마시면서 시작 자세로 회전한다.

반대방향으로도 동작한다.

각 방향으로 각각 4-5회 반복한다.

3 지도사항

1 하체가 회전하는 동안 어깨는 매트 위에 닿아 있어야 한다.

2 하체 회전 시 복사근을 사용한다.

3 동작 내내 두 다리는 내전근을 활성화하여 붙인 상태를 유지한다.

LEVEL 1 | FOUNDATION

TOE TAPS

☑ **운동목적** Imprint와 Table Top 학습 및 하복부 강화

☑ **사용근육**

MOBILIZERS 고관절 굴곡근(Hip Flexors), 고관절 신전근(Hip Extensors)

STABILIZERS 복횡근(Transverse Abdominis), 골반기저근(Pelvic Floor Muscle), 다열근(Multifidus), 복직근(Rectus Abdominis), 복사근(Obliques), 견갑골의 안정화 근육

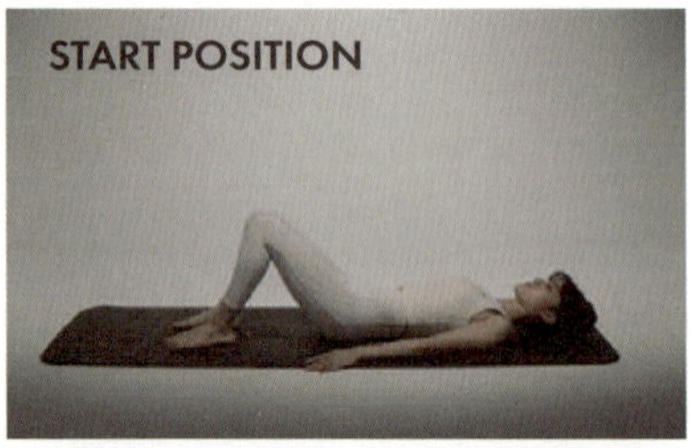

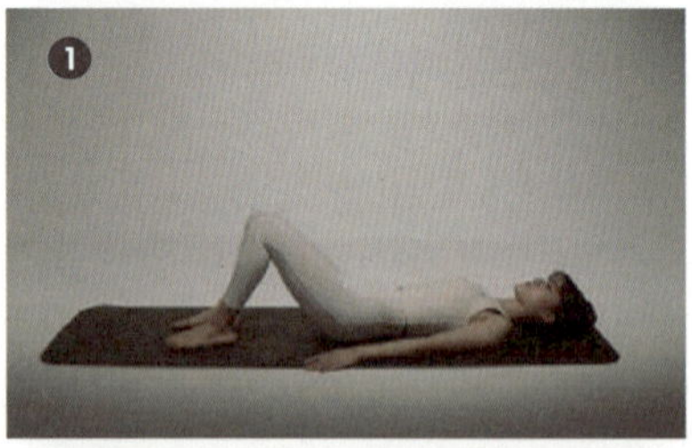

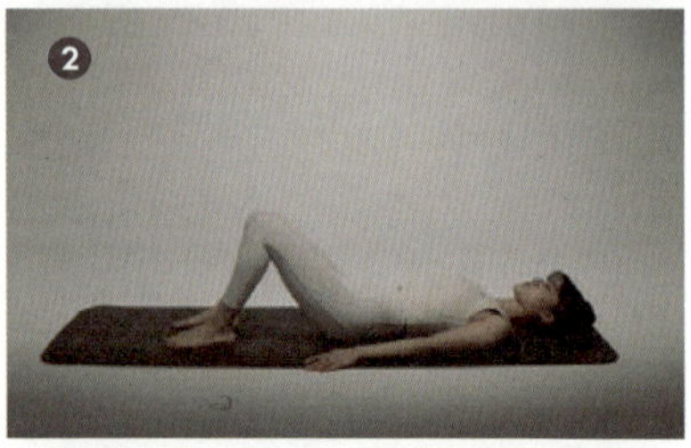

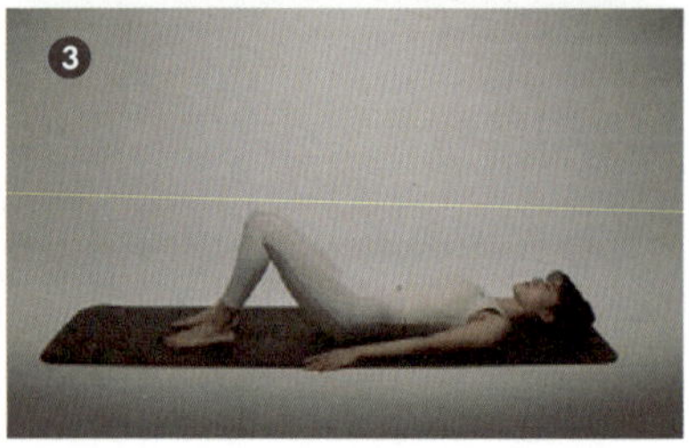

1 시작 자세

매트에 누운자세에서 골반과 척추 Neutral을 유지한다. 다리는 골반 너비로 벌리고 무릎을 구부려 산 모양을 만든다. 팔은 몸통 옆으로 길게 펴서 손바닥이 매트를 향하도록 내려놓는다.

2 동작

1. 마시면서 준비한다.
2. 내쉬면서 Imprint를 만든다.
3. 마시면서 Imprint를 유지한다.
4. 내쉬면서 한 다리 Table Top을 만든 다음 다른 다리도 Table Top을 만든다.
5. 마시면서 유지한다.
6. 내쉬면서 Imprint가 풀리지 않게 복부를 유지하며 한 다리씩 차례로 고관절만 신전 하여 발가락부터 매트 방향으로 터치하면서 발바닥을 순차적으로 내린다.
7. 마시면서 유지한다.
8. 내쉬면서 골반과 요추를 Neutral을 만들어 시작 자세로 돌아오도록 한다.

3–5회 반복한다.

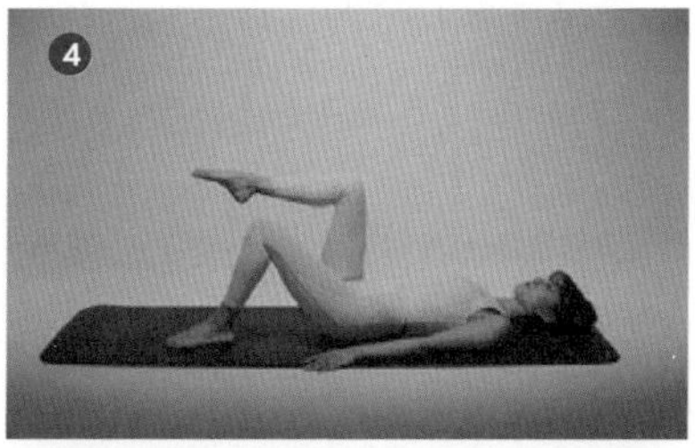

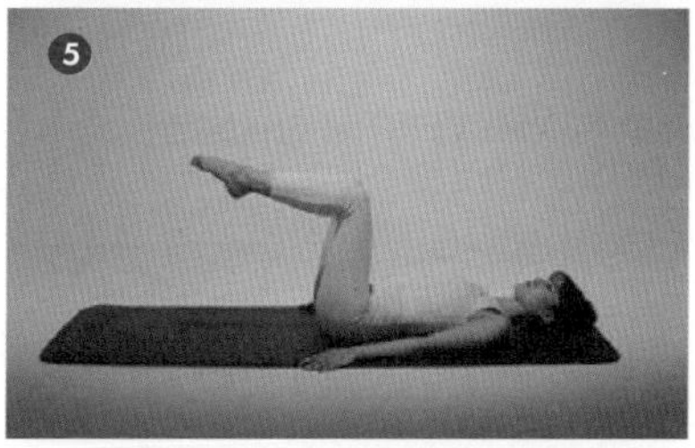

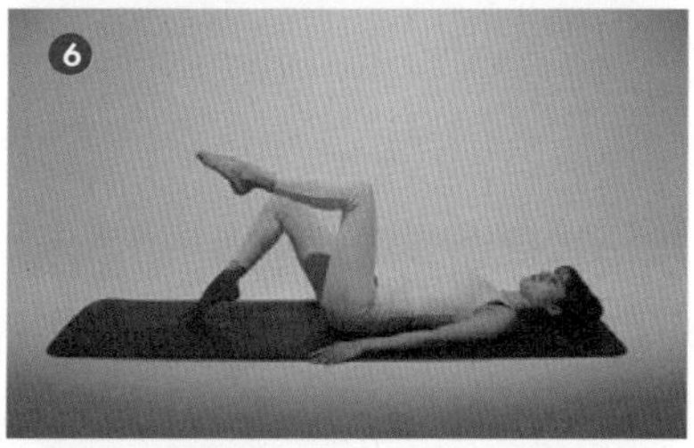

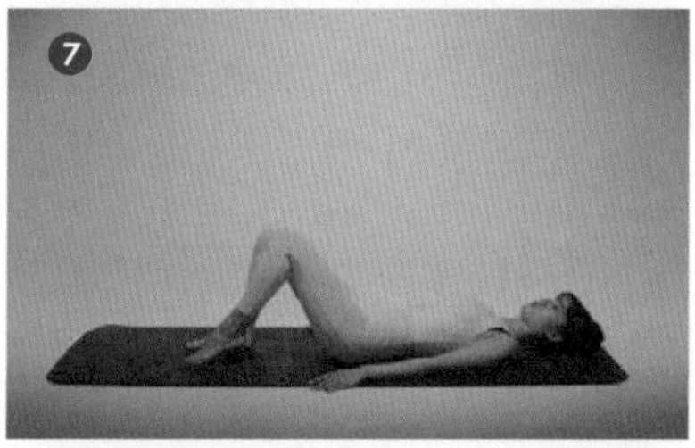

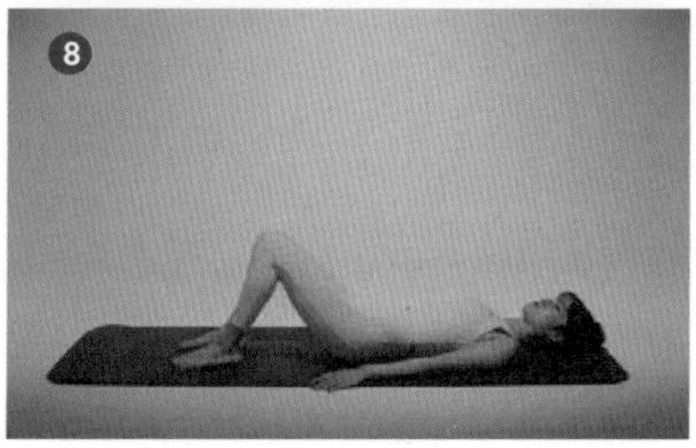

3 지도사항

1 Imprint를 유지하고 동작을 할 때 복근이 튀어나오지 않게 한다.
2 Imprint시 고관절의 굴곡근들을 쓰지 않도록 한다.
3 목이나 어깨에 긴장이 생기지 않도록 한다.
4 복부가 아닌 팔로 매트를 눌러서 힘을 쓰지 않도록 한다.
5 무릎의 각도는 90도를 유지하고 동작을 하도록 한다.
6 무릎의 굴곡근 사용 없이 고관절 신전근을 사용한다.

4 변형동작

1 동작의 범위를 줄이거나 속도를 줄인다.
2 골반과 허리 쪽에 Arc Barrel 이나 작은 짐볼을 대고 동작한다. 이 변형 동작은 고관절의 신전에 도전을 주고 골반유지에 도움을 준다.

LEVEL 1 | FOUNDATION

LOWER HEAD

운동목적 목 심부 굴곡근 강화

사용근육
MOBILIZERS 목 심부 굴곡근(Neck Deep Flexors)
STABILIZERS 복횡근(Transverse Abdominis), 골반기저근(Pelvic Floor Muscle), 다열근(Multifidus), 복사근(Obliques), 견갑골의 안정화 근육

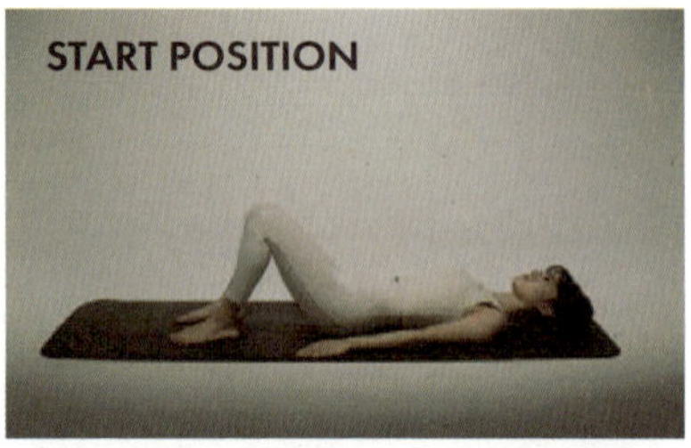

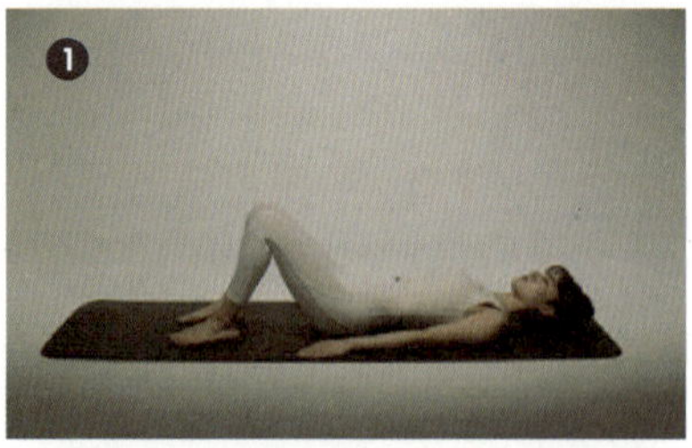

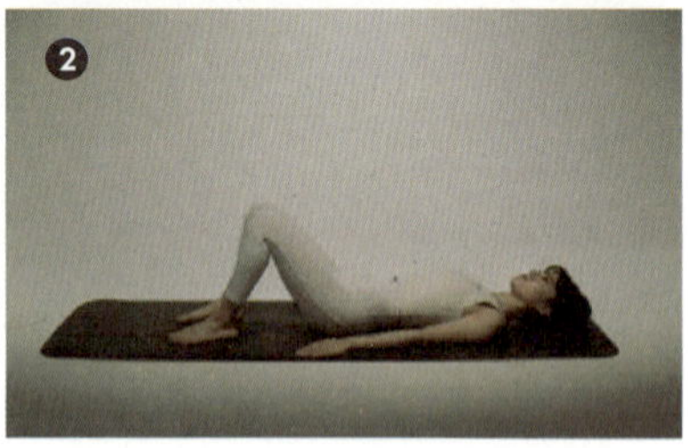

1 시작 자세

누운 상태에서 골반과 척추는 Neutral을 유지한다. 다리는 구부려 산 모양을 만들고 골반 너비만큼 벌린다. 손바닥은 매트를 향하도록 하고 팔은 몸통 옆으로 길게 뻗는다.

2 동작

❶ 마시면서 경추의 1, 2번만 굴곡하여 목 뒤를 길게 한다.

❷ 내쉬면서 경추의 1, 2번을 신전하여 Neutral 자세로 돌아온다.

3 지도사항

1 경추의 과신전을 피하고 턱을 가슴으로 지나치게 내리지 않는다.

2 목의 심부 굴곡근을 사용하여 동작할 수 있도록 하며 흉쇄 유돌근을 과하게 쓰지 않는다.

MEMO

LEVEL 1 | FOUNDATION

HALF FLEXION

☑ **운동목적** 골반과 요추의 안정성과 복부 근력 강화

☑ **사용근육**
MOBILIZERS 복직근(Rectus Abdominis), 척추기립근(Erector Spinae)
STABILIZERS 복횡근(Transverse Abdominis), 골반기저근(Pelvic Floor Muscle), 다열근(Multifidus), 복사근(Obliques), 견갑골의 안정화 근육

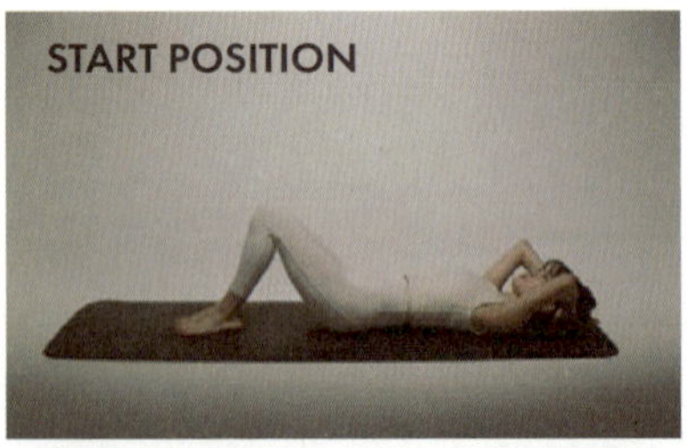
START POSITION

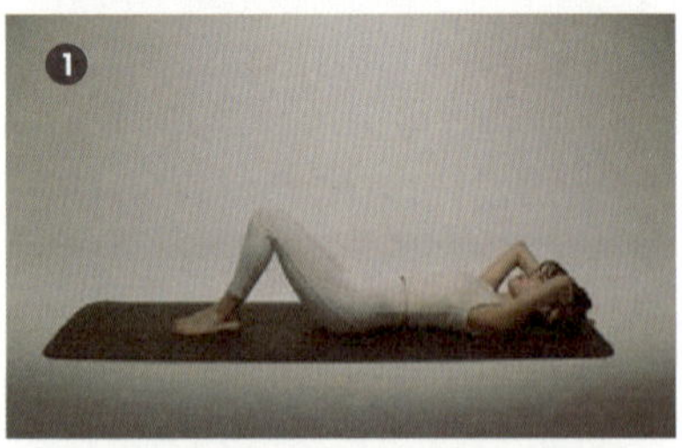
❶

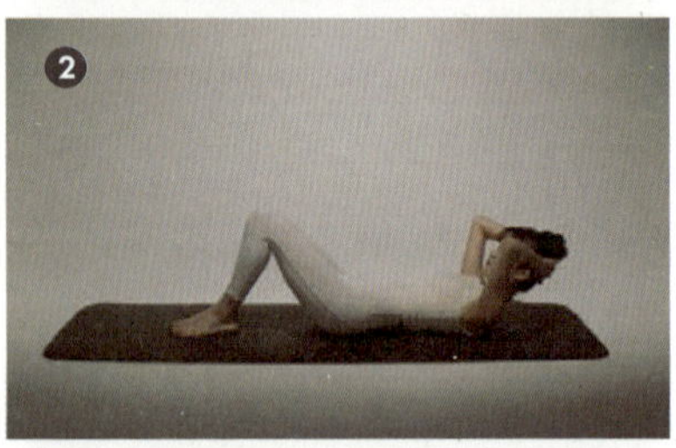
❷

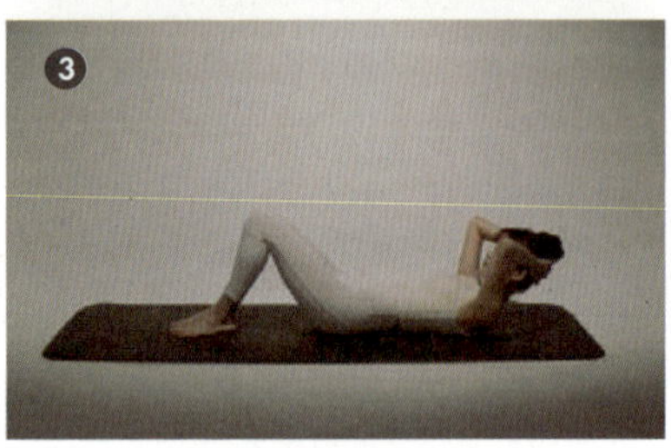
❸

1 시작 자세

매트에 누운 자세에서 골반과 척추 Neutral을 유지한다. 다리는 무릎을 구부려 산 모양을 만들고 골반 너비만큼 벌린다. 팔은 머리 뒤로 넘겨 손으로 머리를 받쳐준다.

2 동작

❶ 마시면서 척추 굴곡(Flexion)의 시작을 위해 LOWER HEAD 동작을 한다.

❷ 내쉬면서 견갑골을 안정화하고 경추부터 흉추까지 하나씩 굴곡하여 갈비뼈가 골반 방향으로 슬라이드하여 복부를 수축한다. 경추와 흉추를 굴곡하고 골반과 요추는 Neutral을 유지한다.

❸ 마시면서 복부 수축하고 흉추와 경추의 굴곡 상태를 유지하면서 흉곽 호흡을 한다.

❹ 내쉬면서 흉추부터 척추를 하나씩 내린다. 계속 LOWER HEAD를 유지하고 머리가 매트에 닿은 다음 경추를 Neutral인 상태로 돌아온다.

4–8 회 반복한다.

3 지도사항

1 상체를 들어올릴 때 손으로 머리를 너무 당기지 않도록 한다.

2 상체가 올라올 때 골반을 움직이지 않도록 한다.

3 견갑골을 안정화하고 어깨가 올라가거나 말리지 않도록 한다.

4 복직근을 과하게 사용하여 복부가 튀어나오지 않도록 한다.

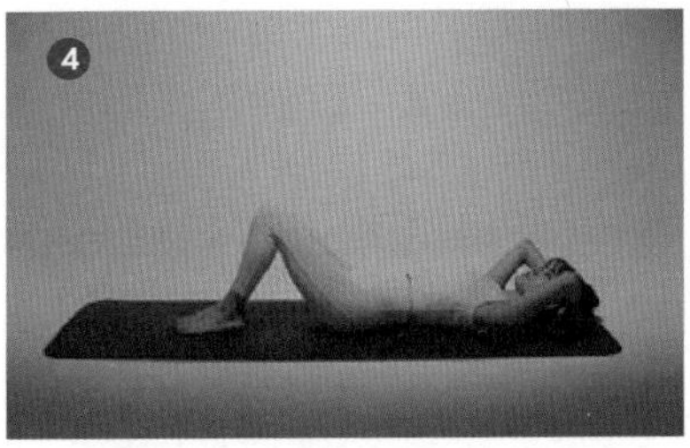

4 변형동작

1 Imprint 자세로 동작을 할 수도 있다.

LEVEL 1 | FOUNDATION

SCAPULA MOBILIZATION

☑ **운동목적** 견갑골의 움직임 학습

☑ **사용근육**

MOBILIZERS 견갑골 전인근(Scapula Protractors), 견갑골 후인근(scapula Retractors)

STABILIZERS 복횡근(Transverse Abdominis), 골반기저근(Pelvic Floor Muscle), 다열근(Multifidus), 복사근(Obliques), 견갑골의 안정화 근육

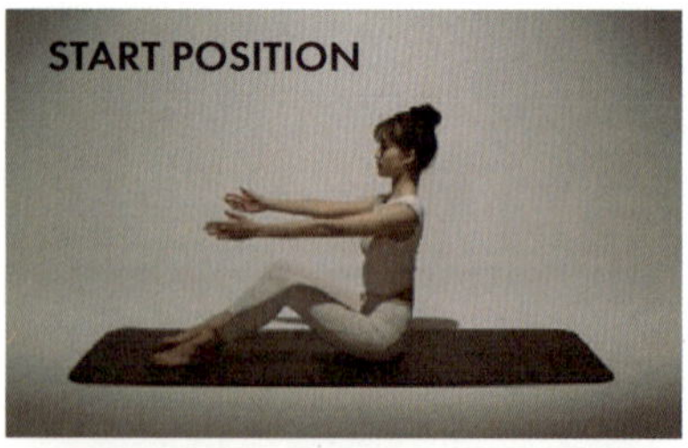

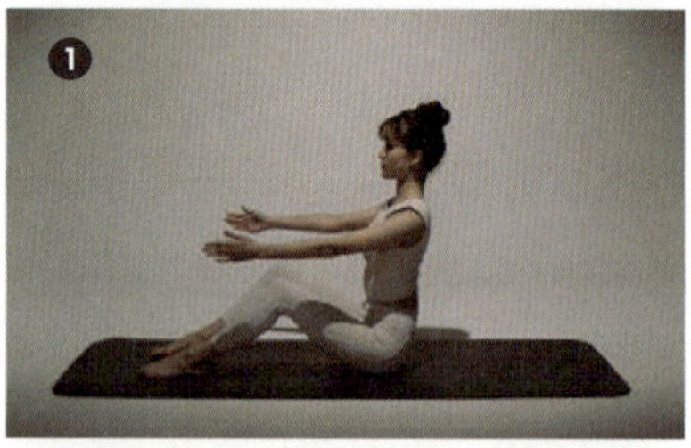

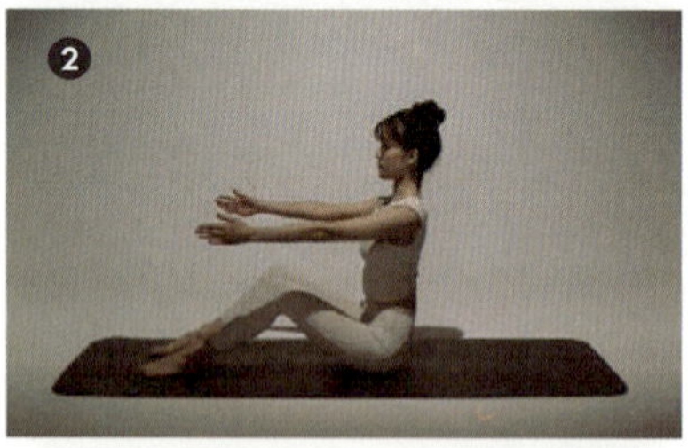

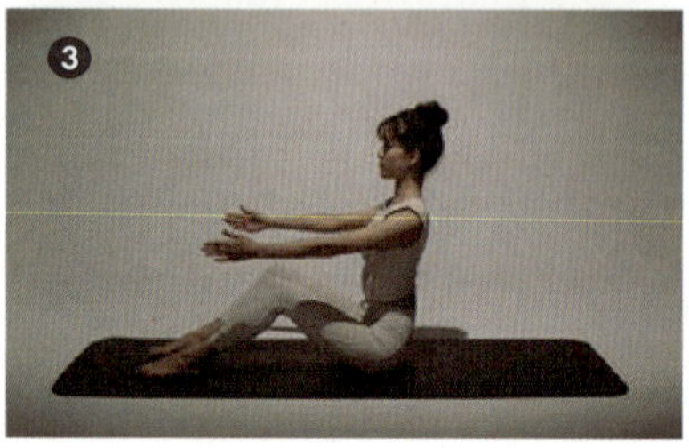

1 시작 자세

앉은 자세에서 골반과 척추 Neutral을 유지한다. 다리는 무릎을 구부려 골반 너비만큼 발을 벌린다. 견갑골을 안정화하여 두 팔은 매트와 수평인 상태로 뻗고 손바닥은 서로 마주보게 한다.

2 동작

❶ 마시면서 견갑골을 전인하여 견갑골 사이를 넓게한다.
❷ 내쉬면서 견갑골을 다시 neutral자세로 한다.
❸ 마시면서 견갑골을 후인하여 견갑골 사이를 가깝게 한다.
❹ 내쉬면서 견갑골을 다시 neutral자세로 한다.
❺ 마시면서 견갑골을 거상 (Elevation)한다.
❻ 내쉬면서 견갑골을 다시 Neutral자세로 한다.
❼ 마시면서 견갑골을 하강 (Depression)한다.
❽ 내쉬면서 견갑골을 다시 Neutral자세로 한다.

각 동작을 3-5회 반복한다.

3 지도사항

1 척추는 움직이지 않는다.

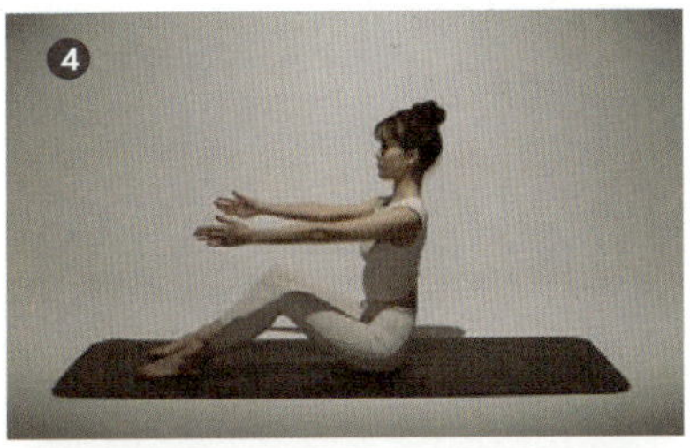

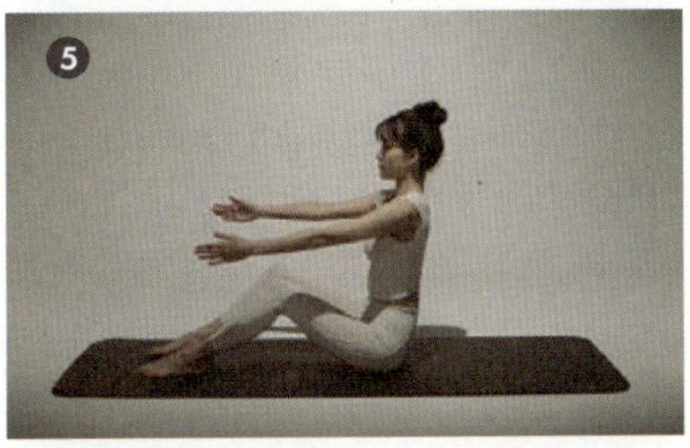

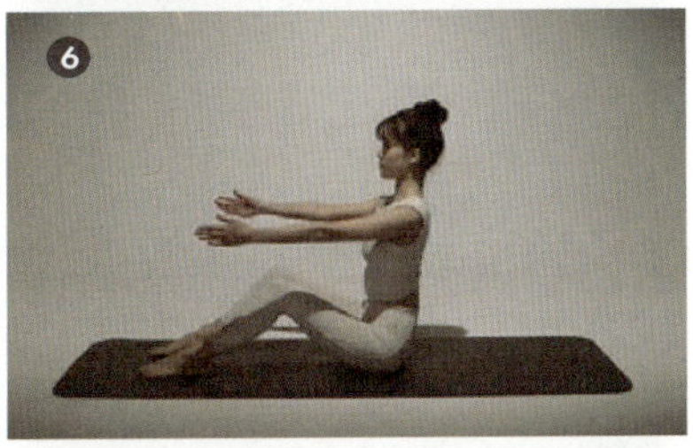

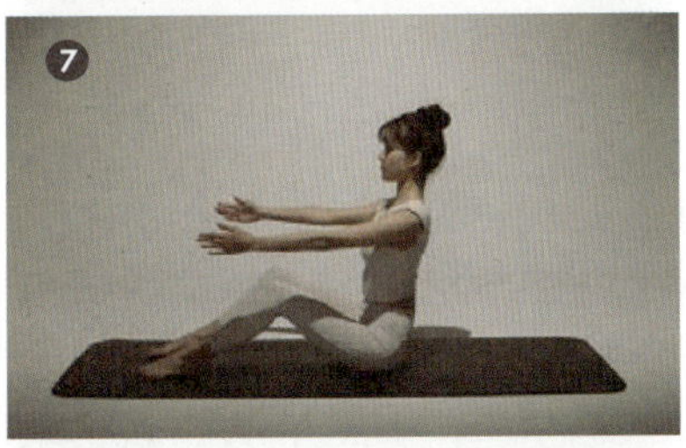

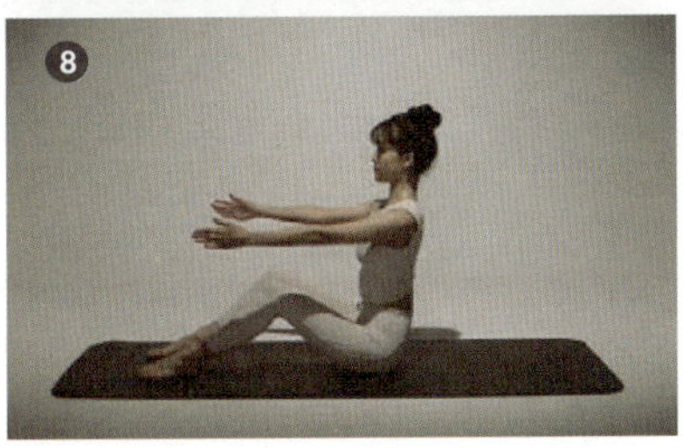

4 변형동작

1 누워서 동작한다.

: 견갑골의 움직임이 매트에 닿아서 느낌을 더 받을 수 있다.

2 Flex Band를 등에 대고 동작한다.

: Band의 저항을 느낄 수 있다.

LEVEL 1 | FOUNDATION

ARM CIRCLE

☑ 운동목적 갈비뼈의 안정화 및 어깨 기능, 가동성 회복

☑ 사용근육 MOBILIZERS Shoulder Mobilizers

STABILIZERS 복횡근(Transverse Abdominis), 골반기저근(Pelvic Floor Muscle), 다열근(Multifidus), 복직근(Rectus Abdominis), 복사근(Obliques), 견갑골의 안정화 근육

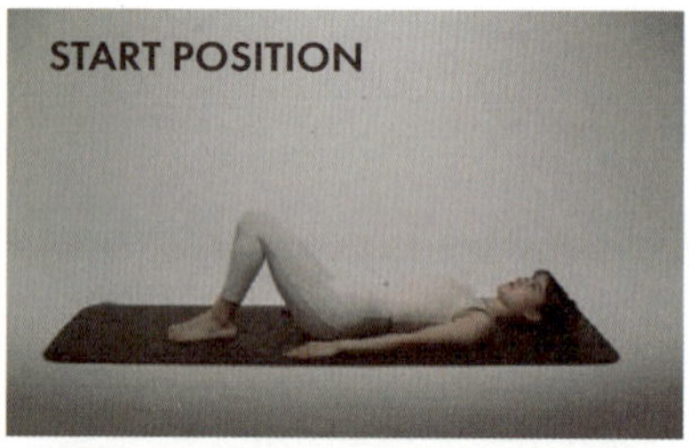

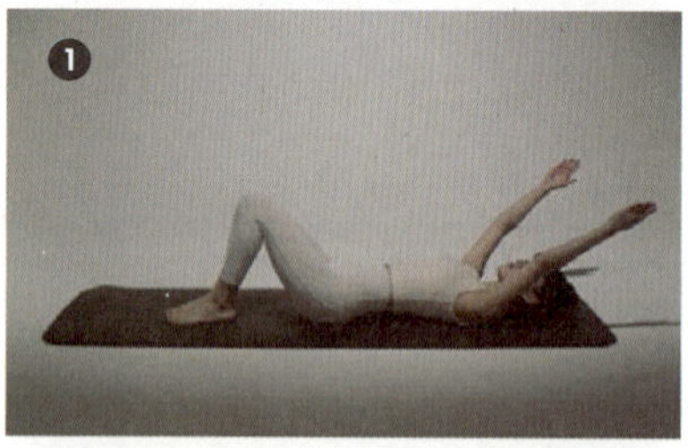

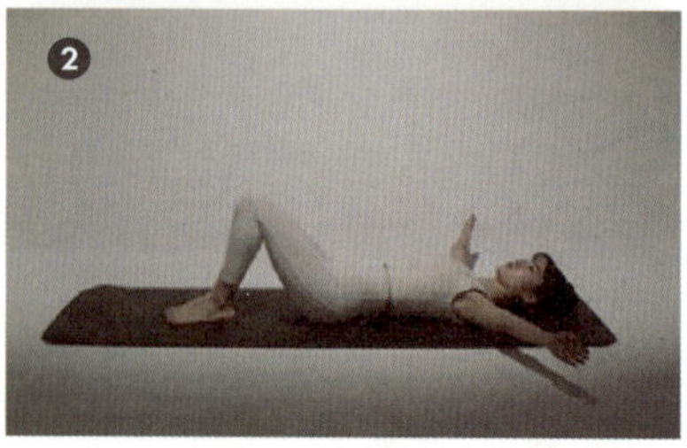

1 시작 자세

누운 자세에서 골반과 척추 Neutral을 유지한다. 다리는 무릎을 구부려 산 모양을 만들고 골반 너비만큼 벌린다. 팔은 몸 옆에 길게 뻗고 손바닥은 매트를 향한다.

2 동작

❶ 마시면서 어깨를 굴곡하여 팔을 머리 위로 올린다. 이때 복사근의 연결이 유지되고 광배근의 길이가 확보 될때까지 팔을 위로 올린다. 견갑골의 안정화를 유지하고 갈비뼈 뒤쪽의 하단 부분이 매트와 닿도록 한다.

❷ 내쉬면서 팔을 옆으로 벌려서 아래쪽으로 서클을 그리면서 다시 엉덩이 옆으로 위치한다.

3-5회 반복한 후 반대 방향으로도 동작을 반복한다.

3 지도사항

1 팔을 움직일 때 골반과 척추를 Neutral로 유지하기 위해서는 복부를 연결한다.

2 동작 시 골반과 척추의 Neutral 유지를 확인하기 위해 갈비뼈 하단 부위와 천골이 바닥에 닿았는지 체크한다. (광배근의 길이가 짧다면 흉추나 요추에서 보상이 생기기 때문에 광배근 스트레칭 후에 동작을 실시하도록 한다.)

3 견갑골을 안정화하여 어깨가 너무 올라가지 않도록 한다.

4 동작의 범위를 크게 하기 위해서 폼롤러나 Arc Barrel 위에서 동작을 한다.

5 오십견 예방에는 좋은 동작이지만 어깨 충돌증후군이 있다면 실시하지 않는다.

MEMO

LEVEL 1 | FOUNDATION

CAT STRETCH

- **운동목적** 척추 분절 학습
- **사용근육**
  - MOBILIZERS 척추기립근(Erector Spinae), 복직근(Rectus Abdominis)
  - STABILIZERS 복횡근(Transverse Abdominis), 골반기저근(Pelvic Floor Muscle), 견갑골의 안정화 근육, 복사근(Obliques), 다열근(Multifidus)

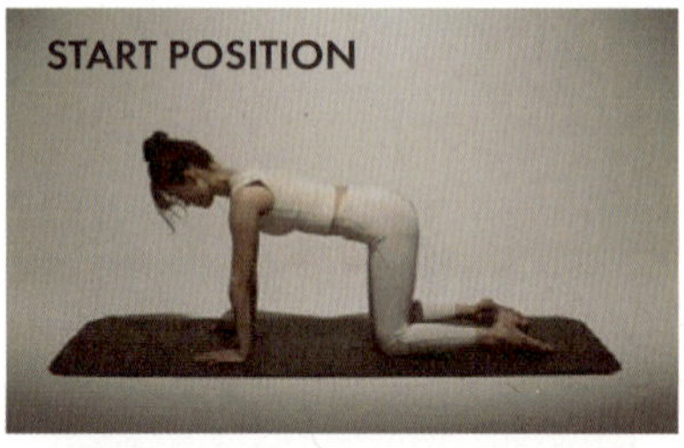

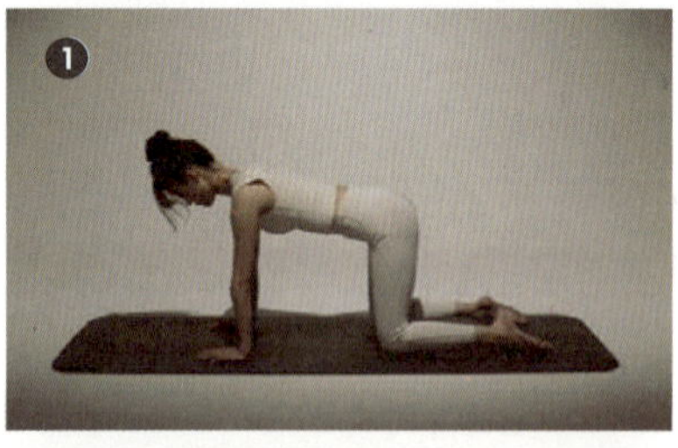

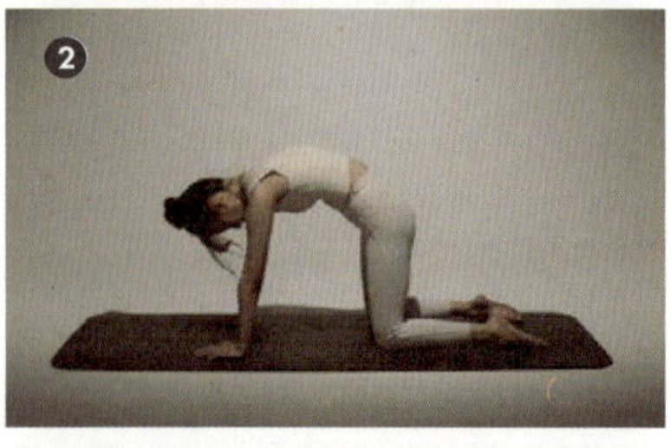

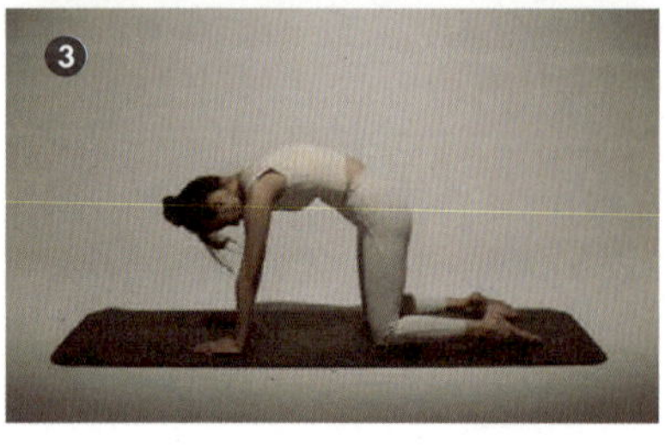

1 시작 자세

네발 기기 자세(Quadruped Position)로 엎드린다. 팔은 어깨 밑에 그리고 무릎은 골반 밑에 위치한다. 다리는 약간 벌리고 골반과 척추 Neutral을 유지한다.

2 동작

1. 마시면서 준비한다.
2. 내쉬면서 꼬리뼈부터 경추까지 하나씩 순차적으로 굴곡하여 척추 C 커브를 만든다. 견갑골은 흉추의 움직임에 따라 자연스럽게 전인(Protraction)된다.
3. 마시면서 흉곽을 벌리고 복부를 유지하고 머리와 어깨는 이완시켜준다.
4. 내쉬면서 꼬리뼈부터 경추까지 하나씩 순차적으로 신전하여 Neutral 자세를 만들어 시작 자세로 돌아온다.

3–5회 반복한다.

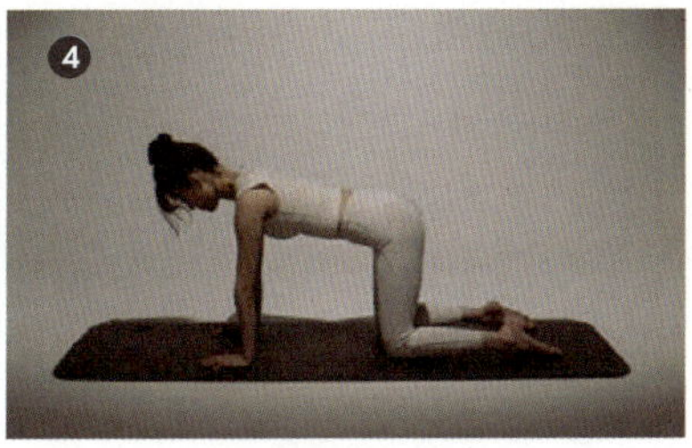

3 지도사항

1 요추의 과신전을 방지하기 위해 복부를 유지한다.

2 척추 마디마디 하나씩 순차적인 움직임을 강조한다.

3 머리부터 움직이는 반대 방향도 시도한다.

4 승모근이 과하게 사용 되지 않도록 한다.

5 경추의 움직임은 흉추의 라인과 자연스럽게 연결 되도록 한다.

LEVEL 1 | FOUNDATION

HALF EXTENSION

☑ **운동목적** 골반과 요추의 안정성과 척추 신전근 강화

☑ **사용근육**

MOBILIZERS 흉추 신전근(Thoracic Extensors)

STABILIZERS 복횡근(Transverse Abdominis), 골반기저근(Pelvic Floor Muscle), 복직근(Rectus Abdominis), 복사근(Obliques), 다열근(Multifidus) , 견갑골의 안정화 근육

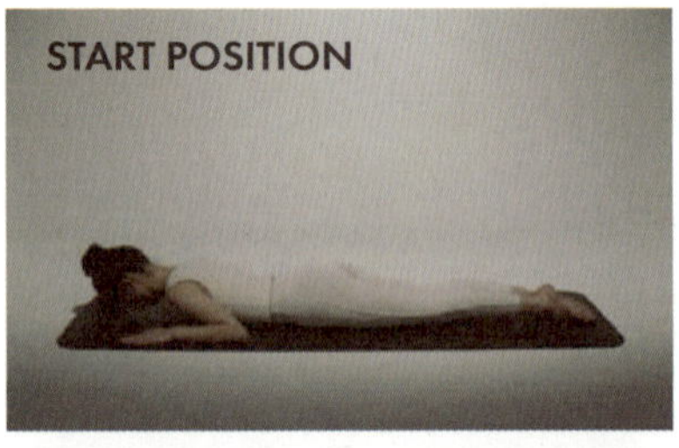

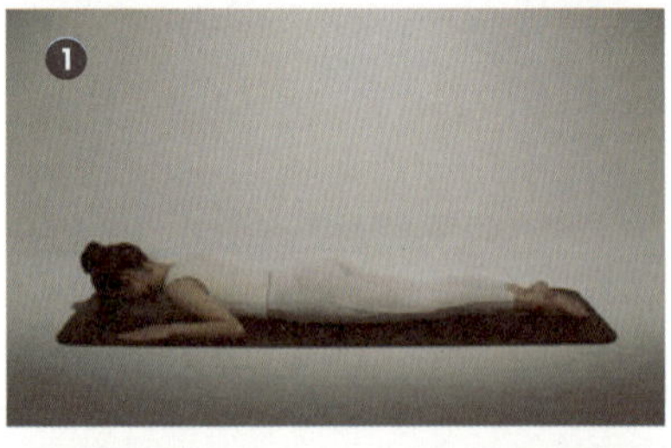

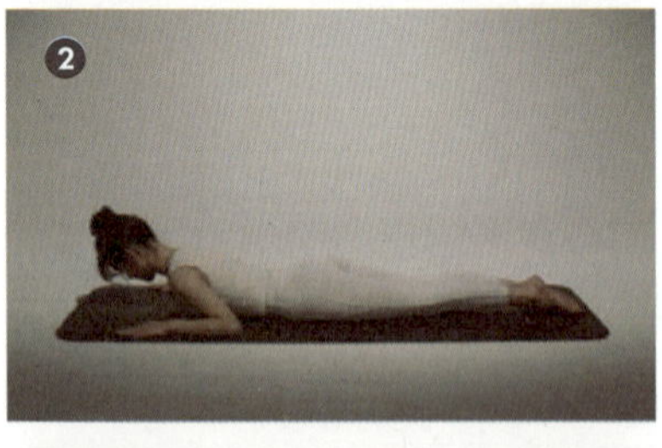

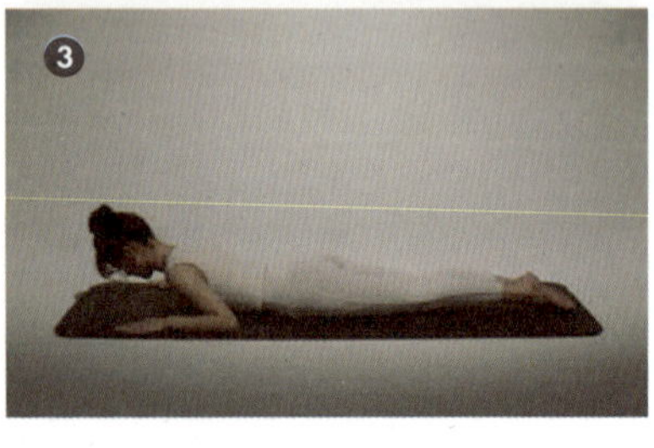

1 시작 자세

엎드린 자세에서 골반과 척추는 Neutral 자세를 유지한다. 팔은 W자로 만들어 손바닥은 매트를 향하게 하여 어깨 옆에 위치한다. 견갑골을 안정화하고 다리를 조금 벌린 상태로 매트에 둔다. 발목은 저측굴곡(Plantar Flexion) 하고 발가락은 자연스럽게 편다.

2 동작

❶ 마시면서 준비한다.

❷ 내쉬면서 견갑골을 안정화하고 손으로 바닥을 살짝 밀어내면서 흉추와 경추를 길게 신전한다. 아래 갈비뼈는 매트와 닿게 한다.

❸ 마시면서 골반과 척추를 길게 유지한다.

❹ 내쉬면서 척추를 굴곡하여 다시 시작 자세로 돌아온다.

3–5회 반복한다.

3 지도사항

1 팔로 매트를 누를 때 힘을 너무 과도하게 쓰지 않도록 한다.

2 척추는 천장 방향이 아닌 정수리 앞으로 뻗어 나간다는 느낌으로 신전한다.

3 경추부터 과도하게 신전하지 않도록 한다.

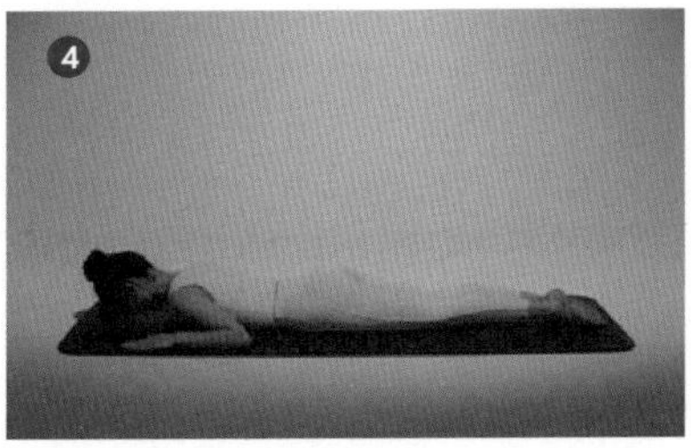

4 변형동작

1 앉아서 팔은 지니 자세를 하고 동작한다.

LEVEL 1 | FOUNDATION

BACK STRETCH

☑ **운동목적** 척추 근육 이완

☑ **사용근육** MOBILIZERS 척추기립근(Erector Spinae)

STABILIZERS 복횡근(Transverse Abdominis), 골반기저근(Pelvic Floor Muscle), 복직근(Rectus Abdominis), 복사근(Obliques), 다열근(Multifidus), 견갑골의 안정화 근육

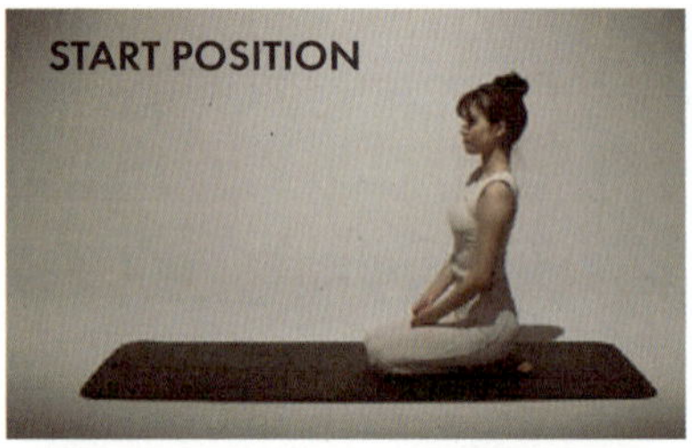

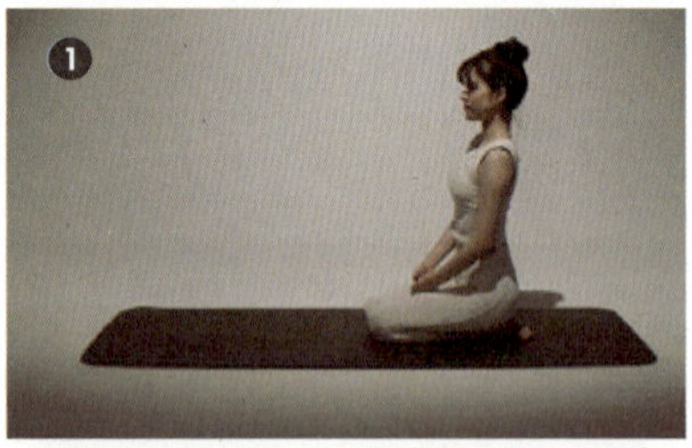

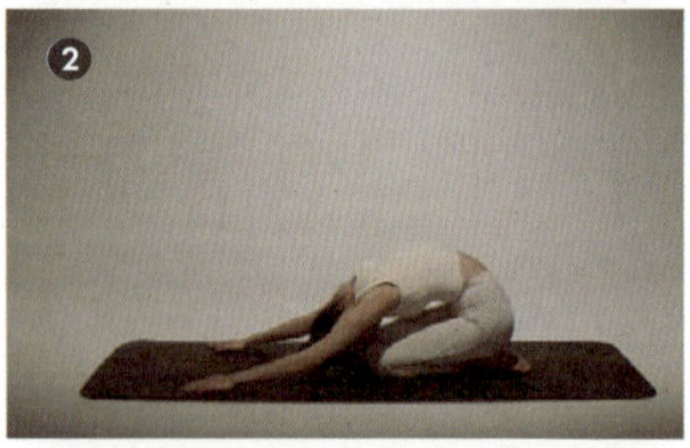

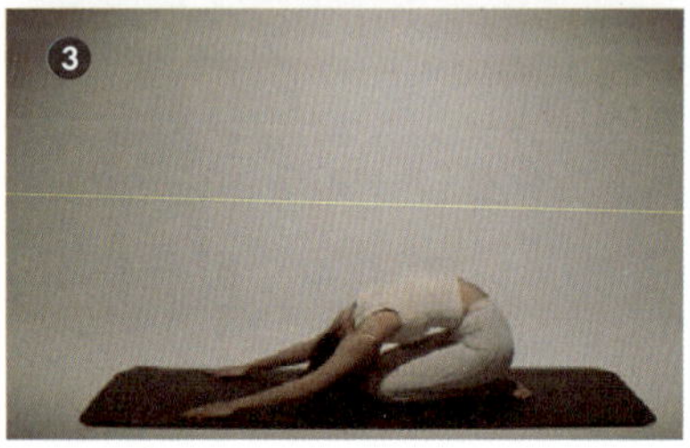

1 시작 자세

무릎을 구부리고 골반을 뒤꿈치 위에 위치하도록 하고 앉는다. 견갑골을 안정화하고 팔은 편하게 몸 앞에 위치한다.

2 동작

❶ 마시면서 준비한다.

❷ 내쉬면서 척추를 머리부터 하나씩 매트로 굴곡하여 내린다. 골반과 뒤꿈치가 떨어지지 않는 범위 내에서 등을 최대한 둥글게 만들어 이마를 매트에 닿도록 한다.

❸ 마시면서 복부를 유지하며 흉곽을 넓힌다.

❹ 내쉬면서 복부를 더 압박하여 등 근육을 늘려준다.

❺ 마시면서 척추를 하나씩 신전하여 시작 자세로 돌아온다.

호흡을 3–5회 반복한다.

3 지도사항

1 등 근육은 이완시킨다.

2 복근을 수축하여 복부와 허벅지가 닿지 않도록 한다.

3 어깨의 긴장을 풀어준다.

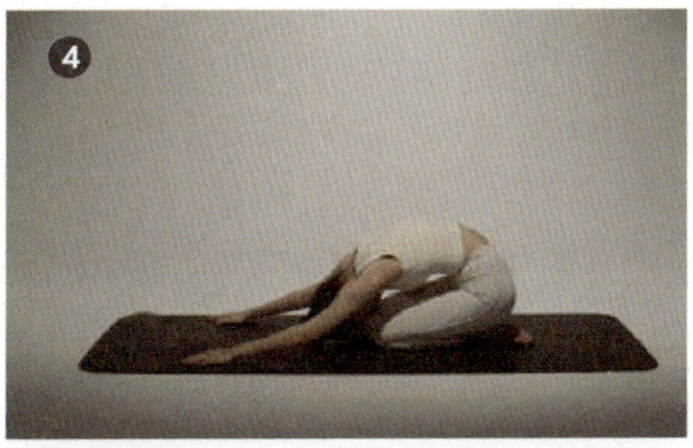

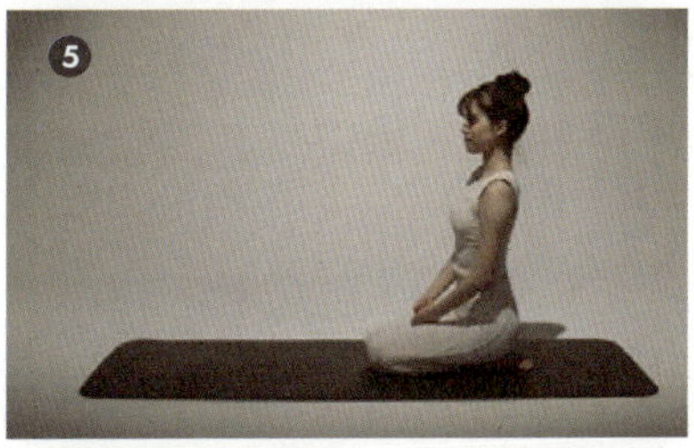

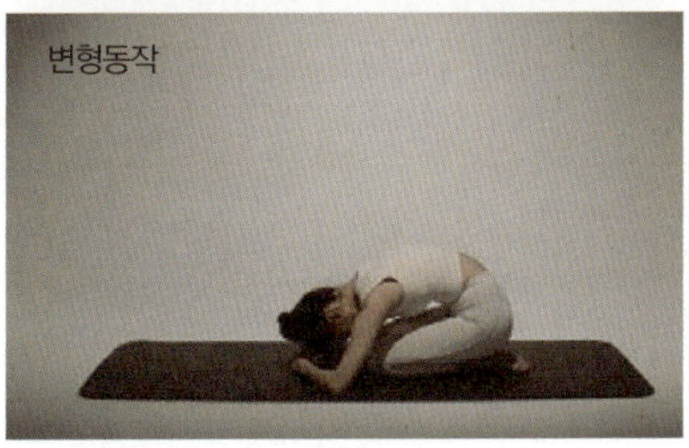

변형동작

4 변형동작

1 누운 자세에서 동작한다.

: 만약 Back Stretch가 불편하다면 누운 상태에서 무릎을 가슴 방향으로 안고 동작한다.

2 보수나 Arc Barrel 위에 엎드려서 동작한다.

3 등 근육이 타이트해서 이마가 매트에 닿지 않으면 손으로 주먹을 만들어 쌓아서 이마를 닿도록 한다.

LEVEL 1 | AB WORK

HUNDRED

☑ 운동목적 복근 근지구력 강화/ 필라테스 호흡법 학습

☑ 선행동작 NEUTRAL & IMPRINT, HALF FLEXION 1,2, TOE TAPS 1,2

☑ 사용근육

MOBILIZERS	복직근(Rectus Abdominis), 복사근(Obliques), 고관절 신전근(Hip Extensors), 고관절 굴곡근(Hip Flexors), 무릎 신전근(Knee Extensors), 무릎 굴곡근(Knee Flexors)
STABILIZERS	복횡근(Transverse Abdominis), 골반기저근(Pelvic Floor Muscle), 다열근(Multifidus), 견갑골의 안정화 근육

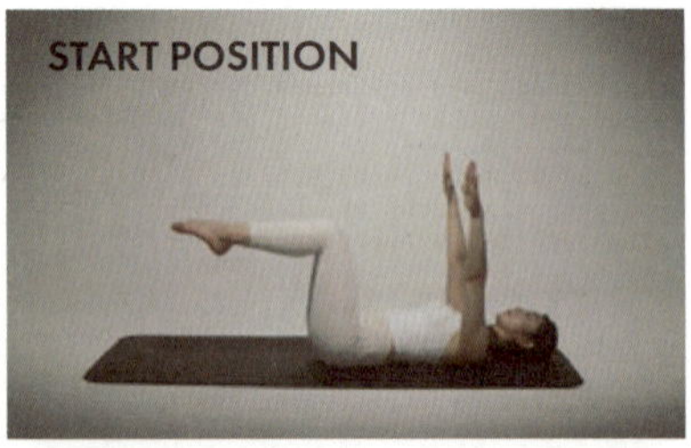

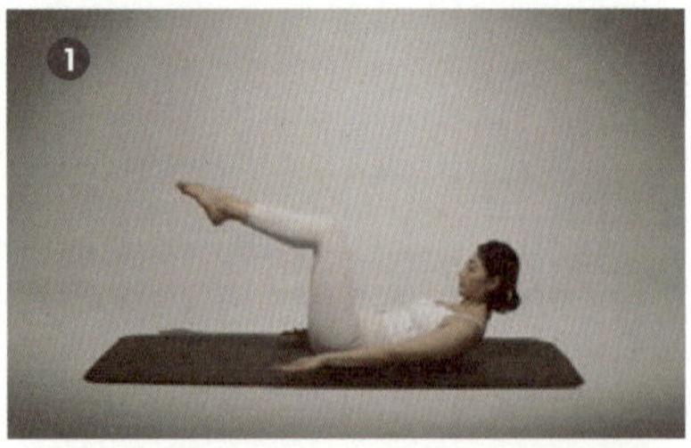

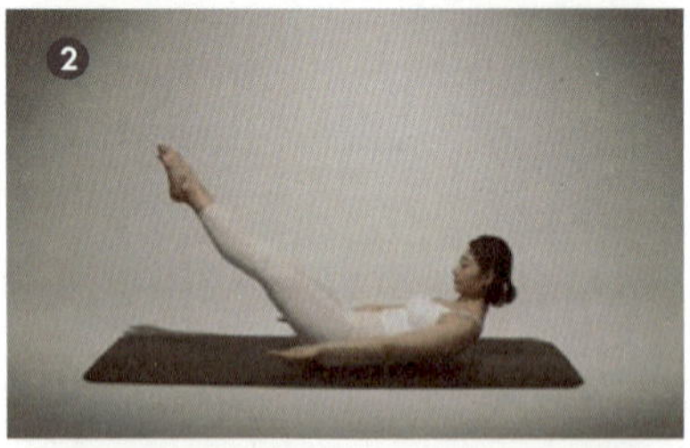

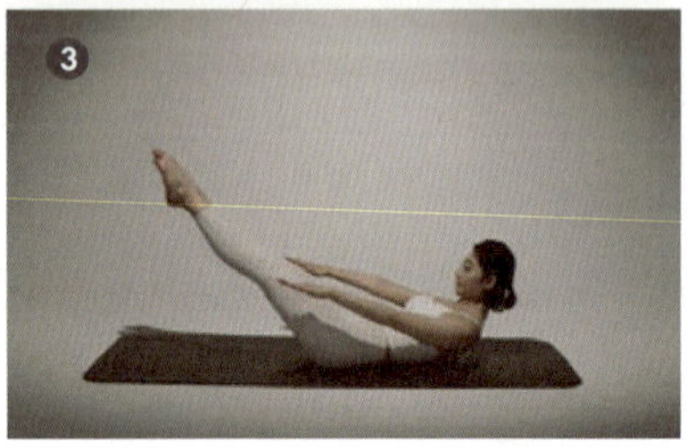

1 시작 자세

매트에 누운자세에서 골반과 요추는 Imprint를 유지한다. 다리는 평행으로 붙이고 Table Top 자세를 한다. 발목은 저측굴곡(Plantar Flexion)하고 발가락은 자연스럽게 편다. 견갑골을 안정화하고 팔은 천장을 향하게 하여 손목은 자연스럽게 편다.

2 동작

❶ 마시면서 LOWER HEAD를 하고 견갑골을 안정화한다.

❷ 내쉬면서 경추부터 흉추까지 순차적으로 굴곡하여 복부를 수축한다. 팔을 어깨 높이로 내려준다. 동시에 다리는 뻗은 후 Imprint가 유지되는 범위까지 내려준다.

❸ 5카운트 동안 마시면서 척추를 구부린 채 견갑골과 골반의 안정화를 유지한 상태에서 어깨관절의 신전, 굴곡을 5회 반복한다.

❹ 5카운트 동안 내쉬면서 5회 어깨 관절의 굴곡과 신전을 반복한다.

총 10회를 한다. (숨쉬기 100번)

❺ 마시면서 계속 척추를 구부리고 팔을 뻗은 상태에서 무릎만 구부린다.

❻ 내쉬면서 흉추부터 경추까지 신전을 하여 상체를 매트에 내려놓고 팔은 천장을 향한다.

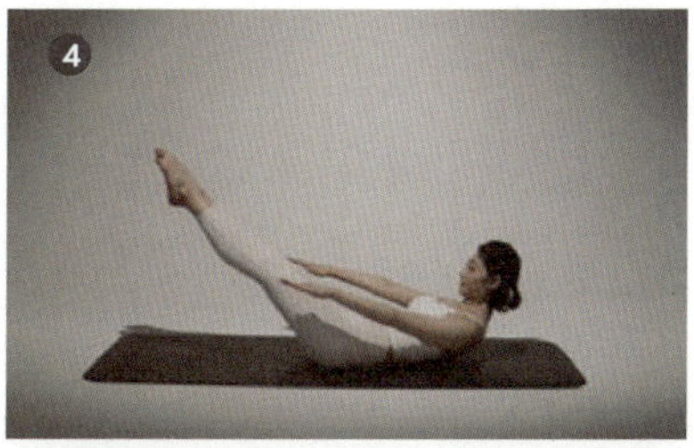
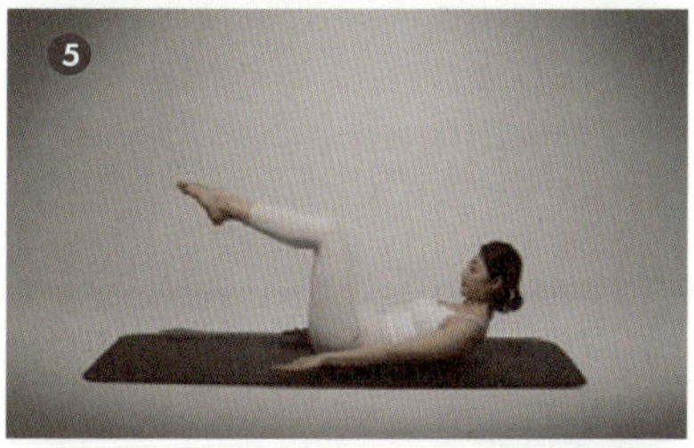
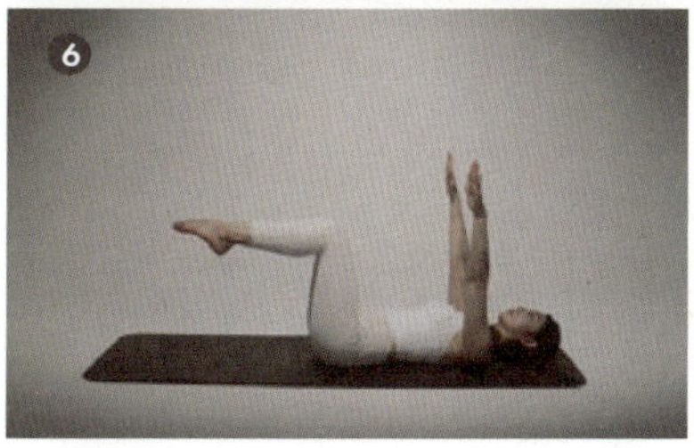

3 지도사항

1 목 뒤를 길게 할 때 턱을 가슴 쪽으로 너무 당기지 않도록 한다.

2 팔을 매트 방향으로 내릴 때 너무 반동으로 내리지 않도록 하고 견갑골의 안정화를 유지한다.

3 상체 굴곡 시 복부 근육이 납작하게 유지되도록 한다. (복직근을 너무 과하게 쓰지 않도록 한다.)

4 Imprint를 유지 할 수 있을 만큼 다리를 뻗는다. 동작 내내 Imprint를 유지해야 한다.

5 팔 동작 시 팔꿈치나 손목이 아닌 어깨에서 동작이 일어나도록 해야 한다.

6 팔 동작 시 몸통이나 머리는 움직이지 않는다. (견갑골을 안정화하여 동작한다.)

7 시컨스 구성 시 전반부에 배치한다. 몸에 열을 내고 호흡을 통해 복근을 활성화하도록 한다.

4 변형동작

1 복부의 힘이 약할 경우 :

1) 발을 매트 위에 놓고 동작한다. 이 때 상체의 굴곡을 유지하고 골반은 Neutral 상태로 동작한다.

2) Table Top 자세를 유지하고 동작한다.

3) Arc Barrel이나 폼롤러 등을 흉추에 대고 동작한다.

2 경추의 힘이 약할 경우 :

1) 머리를 매트에 내려 놓거나 손으로 머리를 잡아주고 동작한다.

2) Arc Barrel이나 작은 짐볼 등을 머리에 대고 동작한다.

3 협응력이 안되는 경우 :

1) 머리와 발을 매트 위에 놓고 골반은 Neutral상태를 유지하고 동작한다. 팔 동작이 안되는 사람이나 호흡이 안되는 사람에게 적용한다.

4 스타카토 리듬으로 호흡하며 동작한다.

1) 숨을 참는 것을 방지하고 완전한 호흡을 도와준다.

5 동작의 난이도를 높게 할 경우 :

1) 발목이나 무릎 사이에 서클이나 작은 짐볼을 끼우고 동작한다. : 다리는 Table Top 또는 뻗고 동작 한다.

2) 고관절과 무릎을 구부렸다 펴면서 동작한다. : 숨을 마실 때 Table Top 자세를 유지하고 내쉴 때 다리를 뻗으며 동작한다. 복부의 힘이 덜 들어가지만 협응력을 더 요하게 된다.

3) Band를 발에 감고 동작한다.

4) Table Top 자세에서 Band를 무릎 아래에 감싸고 동작한다.

LEVEL 1 | AB WORK

HALF ROLL BACK

☑ **운동목적** 골반부터 굴곡하는 능력 학습 / 복부 강화

☑ **선행동작** BREATHING, CAT STRETCH

☑ **사용근육**

MOBILIZERS 복직근(Rectus Abdominis), 복사근(Obliques), 고관절 신전근(Hip Extensors), 고관절 굴곡근(Hip Flexors)

STABILIZERS 복횡근(Transverse Abdominis), 골반기저근(Pelvic Floor Muscle), 다열근(Multifidus), 견갑골의 안정화 근육

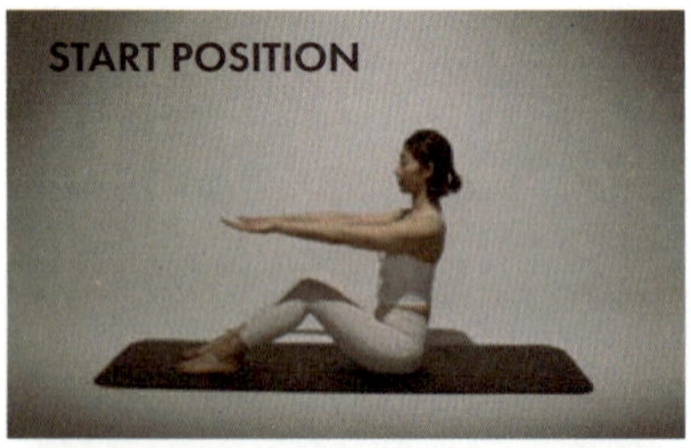

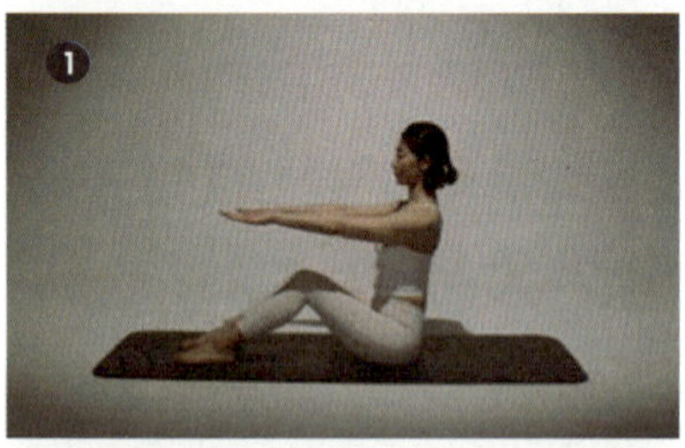

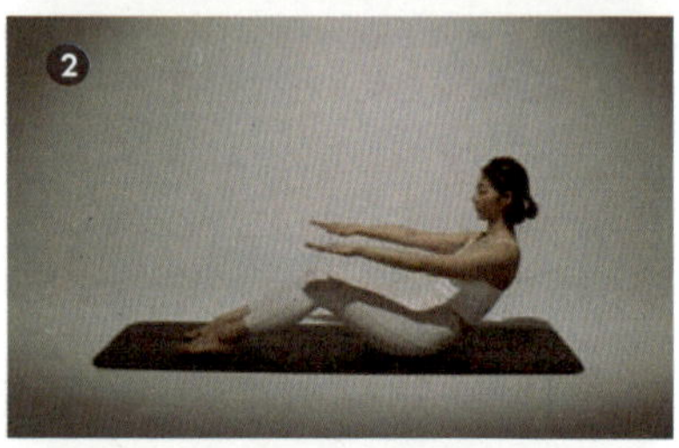

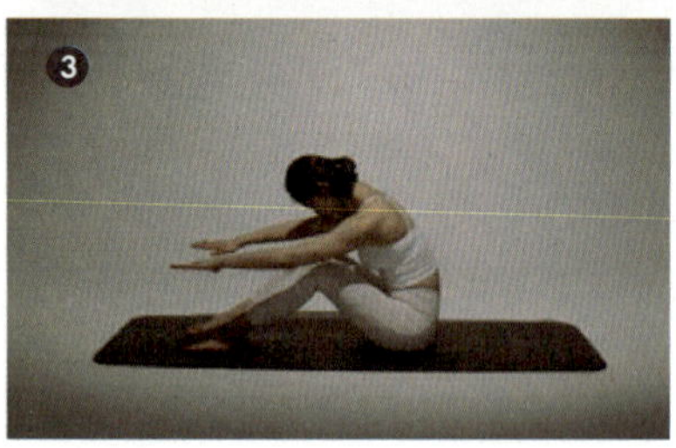

1 시작 자세

매트에 앉은 자세에서 척추와 골반은 Neutral을 유지하고 무릎은 산모양으로 구부리고 발은 매트에 댄다. 견갑골은 안정화하여 팔은 매트와 수평하게 어깨 높이로 들어서 뻗어준다.

2 동작

❶ 마시면서 준비한다.

❷ 내쉬면서 골반부터 뒤로 굴리면서 롤다운을 시작한다. 롤 다운을 계속하여 천골이 매트에 닿도록 한다. 팔은 매트와 계속 수평을 이룬다.

❸ 마시면서 척추의 C커브를 유지하고 고관절을 굴곡하여 천골이 매트와 수직인 상태가 될 때까지 몸통을 무릎 너머 이동한다.

❹ 내쉬면서 천골부터 척추를 하나씩 세워 Neutral을 유지한다.

6–8회 반복한다.

3 지도사항

1 머리부터 숙여서 롤다운 하지 않도록 한다.

2 롤 다운 시 복부는 납작하게 유지한다.

3 견갑골을 안정화하여 어깨가 너무 많이 말리거나 올라가지 않도록 한다.

4 롤업 시에는 C커브가 무너지지 않도록 한다.

5 롤 업 시 복근의 힘으로 동작한다.

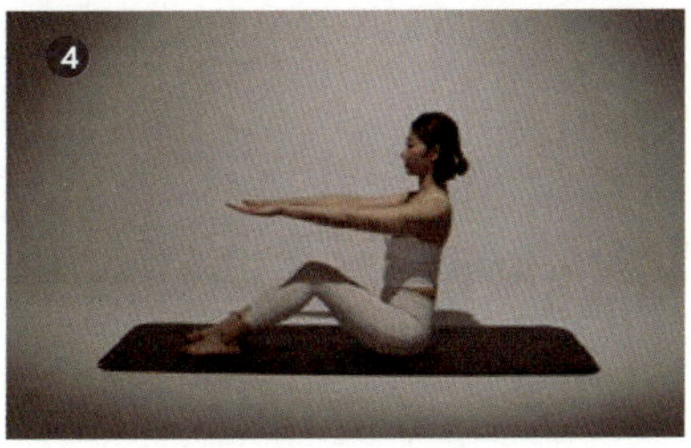

4 변형동작

1 고관절이나 요추가 불편할 경우 :

1) 리포머 박스나 Arc Barrel이나 짐볼, 폼롤러 위에 앉아서 동작한다.

2 하체 힘을 강화하고 싶은 경우 :

1) 다리 사이에 블록이나 작은 짐볼이나 웨이트 볼, 서클을 끼우고 동작한다.

3 복근을 더 강화 할 경우 :

1) 손에 서클이나 작은 짐볼, 웨이트 볼을 들고 동작한다. 견갑골 안정화에도 도움을 준다.

2) 롤 다운 한 다음 팔을 천장 방향으로 올린다. 그런 다음 팔을 천장으로 향하도록 하고 롤 업 한다.

LEVEL 1 | AB WORK

ROLLING LIKE A BALL

- **운동목적** 복근 강화와 척추 근육 마사지
- **선행동작** HALF ROLL BACK 1, HUNDRED 1
- **사용근육** STABILIZERS 복횡근(Transverse Abdominis), 골반기저근(Pelvic Floor Muscle), 다열근(Multifidus), 복직근(Rectus Abdominis), 복사근(Obliques), 고관절 굴곡근(Hip Flexors), 견갑골의 안정화 근육

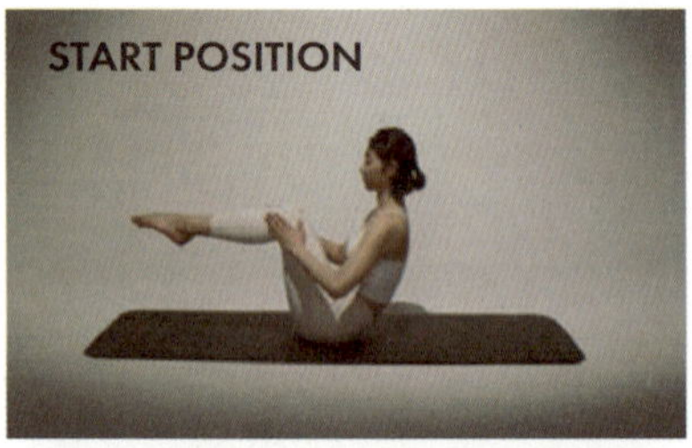
START POSITION

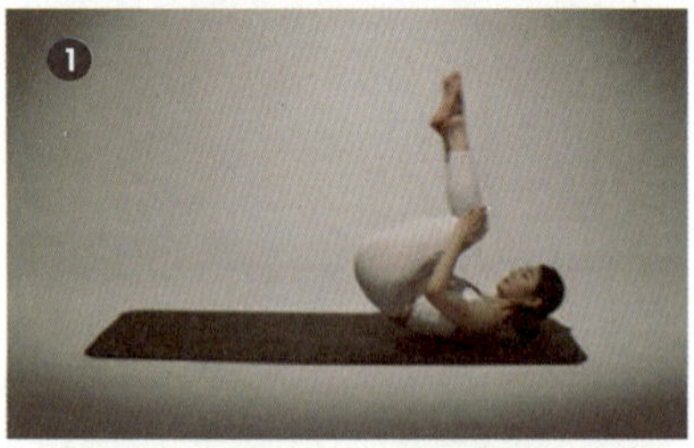
1

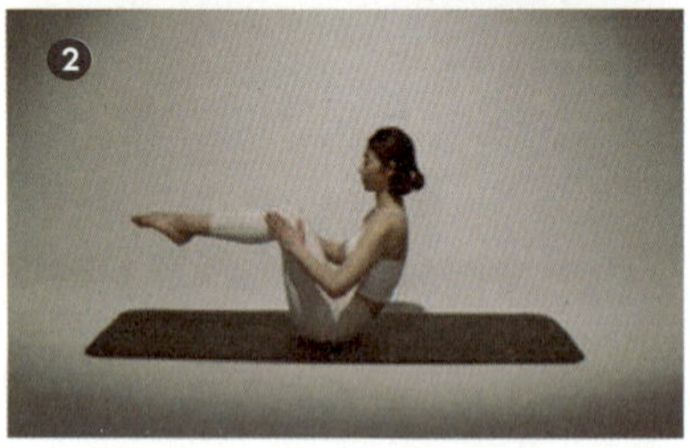
2

1 시작 자세

매트에 앉은 자세에서 척추와 골반은 C커브를 유지하고 고관절과 무릎을 구부리고 발은 매트에서 떨어지게 한다. 좌골과 천골 사이로 무게 중심을 두고 밸런스를 잡는다. 발목은 저측굴곡 (Plantar Flexion)을 유지한다. 견갑골은 안정화하여 팔은 다리 쪽으로 뻗어 손목은 자연스럽게 펴주고 손은 무릎 옆에 살짝 대준다.

2 동작

❶ 마시면서 척추의 C커브를 유지하면서 뒤로 굴러 흉추의 윗부분까지 롤다운한다.

❷ 내쉬면서 몸통을 그대로 유지하고 복부의 힘이 풀리지 않게 한 다음 롤 업하여 시작 자세로 돌아오고 밸런스를 잡는다.

8–10회 반복한다.

3 지도사항

1 시작 자세에서 롤 다운을 할 때 복부를 납작하게 유지하고 머리를 너무 숙이지 않도록 한다.

2 롤 다운 할 때 시작 자세의 몸의 형태를 유지하도록 한다.

3 롤 다운 할 때 다리와 복부가 가까워지거나 경추를 신전하지 않도록 한다.

4 반동을 이용하여 롤 업을 하지 않고 복근의 힘을 사용하여 동작한다.

5 경추나 요추 디스크가 있는 경우 실시하지 않는다.

6 한쪽으로 치우쳐서 동작을 하는 경우는 반대편의 몸통 근육을 사용하도록 지도한다.

4 변형동작

1 인지와 정확도가 필요한 경우:

1) 척추 C커브 유지를 인지가 필요한 경우 HALF ROLL BACK 동작에서 롤 다운 동작을 인지시킨 후 동작을 실시하도록 한다.

2) 허벅지와 복부 사이에 작은 짐볼을 끼우고 동작한다.

2 동작의 난이도를 높게 할 경우 :

1) 다리 사이에 블록이나 작은 짐볼이나 웨이트 볼, 서클(다리 바깥쪽에 끼우기도 한다.)을 끼우고 동작한다.

3 견갑골의 안정화가 필요한 경우 :

1) 손에 서클이나 작은 짐볼, 웨이트 볼을 들고 동작한다. 견갑골 안정화에 도움을 준다.

LEVEL 1 | AB & LEG WORK

ONE LEG STRETCH

☑ **운동목적** 몸통의 굴곡을 위한 복부 강화 / 고관절 움직임 학습

☑ **선행동작** TOE TAPS 1, 2, HALF FLEXION 1, 2, HUNDRED 1

☑ **사용근육**

MOBILIZERS 고관절 신전근(Hip Extensors), 고관절 굴곡근(Hip Flexors), 무릎 신전근(Knee Extensors), 무릎 굴곡근(Knee Flexors)

STABILIZERS 복횡근(Transverse Abdominis), 골반기저근(Pelvic Floor Muscle), 다열근(Multifidus), 복직근(Rectus Abdominis), 복사근(Obliques), 견갑골의 안정화 근육

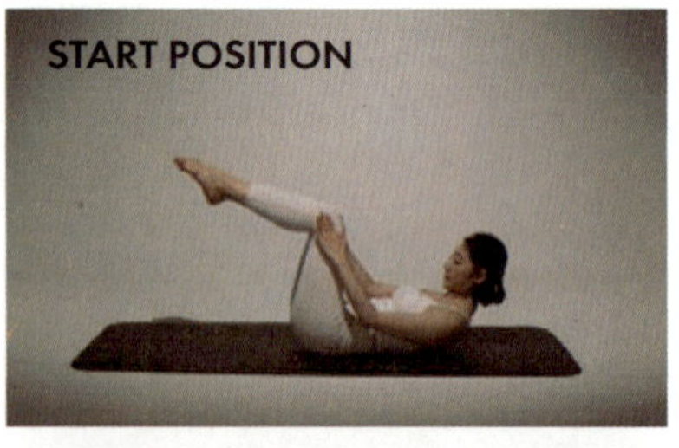

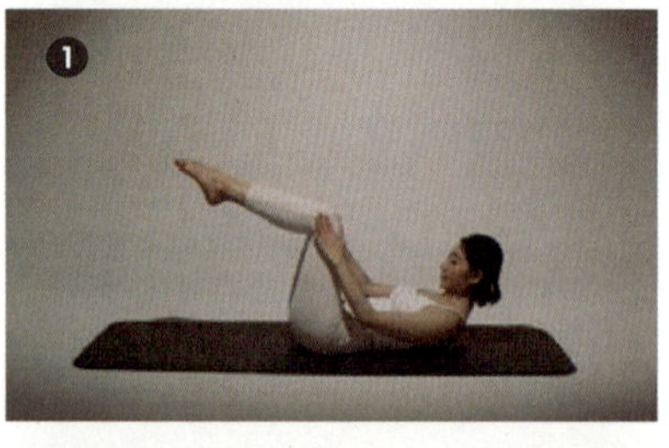

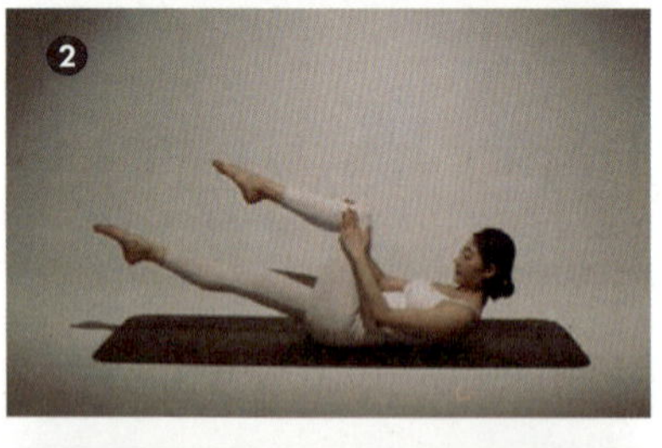

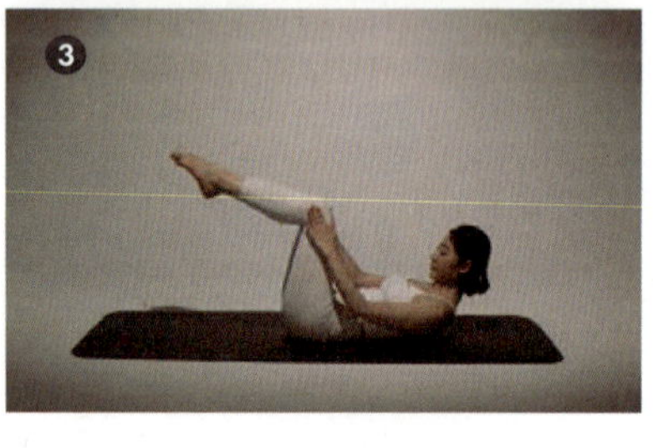

1 시작 자세

매트에 누운 자세에서 경추와 흉추를 굴곡시킨다. 요추와 골반은 Imprint자세를 유지하고 다리는 Table Top 유지한다. 발목은 저측굴곡(Plantar flexion)을 유지한다. 손은 무릎 옆에 두고 견갑골을 안정화한다.

2 동작

❶ 마시면서 준비한다.

❷ 내쉬면서 한 쪽 다리를 사선 멀리 뻗는다. Table Top 하고 있는 다리의 고관절을 더 굴곡한다. 이 때 두 손은 Table Top 다리의 무릎 옆에 위치한다.

❸ 마시면서 두 다리를 Table Top 자세로 돌아와 시작 자세를 만든다.

❹ 내쉬면서 반대쪽 다리를 사선 멀리 뻗는다. Table Top 하고 있는 다리는 고관절을 더 굴곡한다. 이 때 두 손은 Table Top 다리의 무릎 옆에 위치한다.

❺ 마시면서 두 다리를 Table Top 자세로 돌아와 시작 자세를 만든다.

각각 8-10 회 반복한다.

3 지도사항

1 상체를 굴곡시킬 때 복부를 납작하게 유지한다.

2 동작 하는 동안 상체 굴곡을 계속 유지하고 있어야 한다.

3 골반과 요추의 Imprint가 유지되는 범위 내에서 다리를 뻗는다.

4 다리를 펼 때 대퇴사두 근육을 써서 펴도록 한다.

5 목 긴장과 어깨 올라가는 것을 방지하기 위해 견갑골을 안정화시킨다.

6 다리를 구부릴 때 고관절의 각도를 너무 많이 구부리지 않도록 한다.

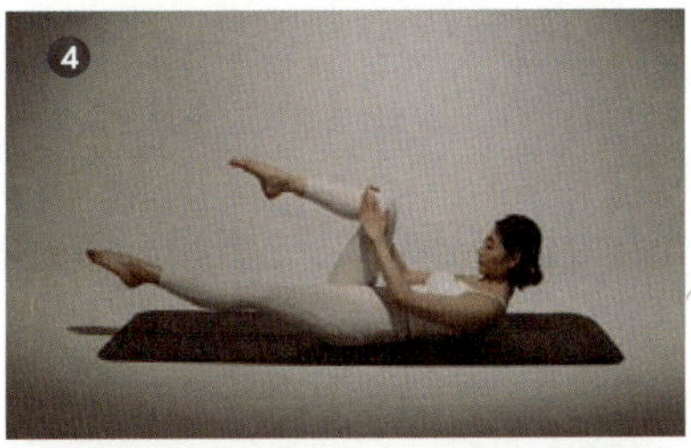

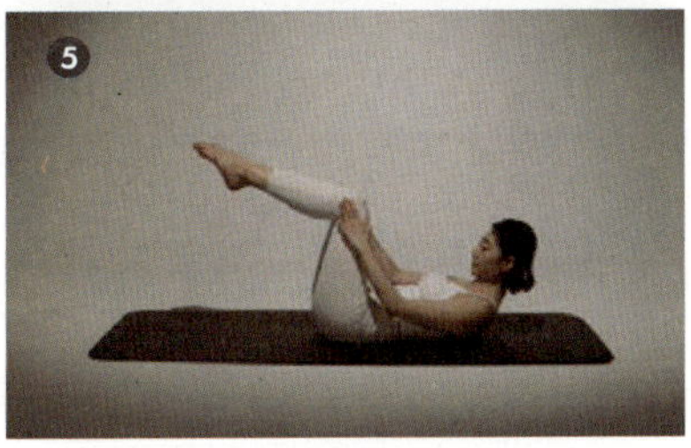

4 변형동작

1 복부의 힘이 약할 경우 :

1) Arc Barrel이나 작은 짐볼, 폼롤러 등을 흉추에 대고 동작한다.

2 경추의 힘이 약할 경우 :

1) 머리를 매트에 내려 놓거나 손으로 머리를 받쳐주고 동작한다.

2) Arc Barrel이나 작은 짐볼, 폼롤러 등을 머리나 흉추에 대고 동작한다.

3 협응력이 안되는 경우 :

1) 상체의 굴곡 없이 머리를 매트에 내려 놓고 동작한다.

4 동작의 난이도를 높게 할 경우 :

1) 손에 서클이나 작은 짐볼, 웨이트 볼을 잡고 동작한다.

LEVEL 1 | AB & LEG WORK

CRISS CROSS

☑ 운동목적 복사근 강화 / 상하지 협응성 강화

☑ 선행동작 HALF FLEXION 1, 2, HUNDRED 1, SPINE TWIST

☑ 사용근육 MOBILIZERS 복직근(Rectus Abdominis), 외복사근(External Oblique), 내복사근(Internal Oblique), 고관절 신전근(Hip Extensors), 고관절 굴곡근(Hip Flexors)

STABILIZERS 복횡근(Transverse Abdominis), 골반기저근(Pelvic Floor Muscle), 다열근(Multifidus), 견갑골의 안정화 근육

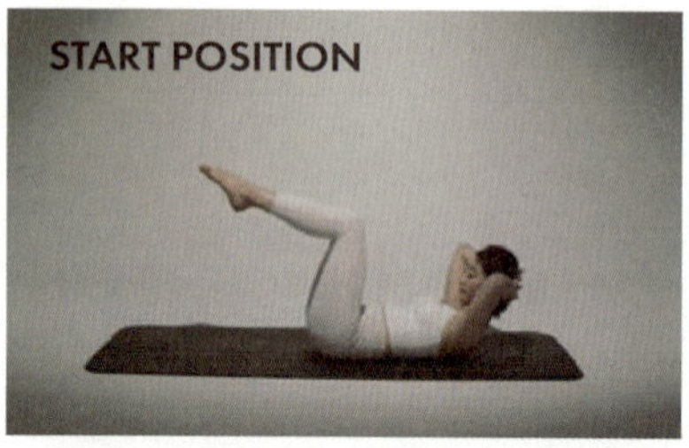

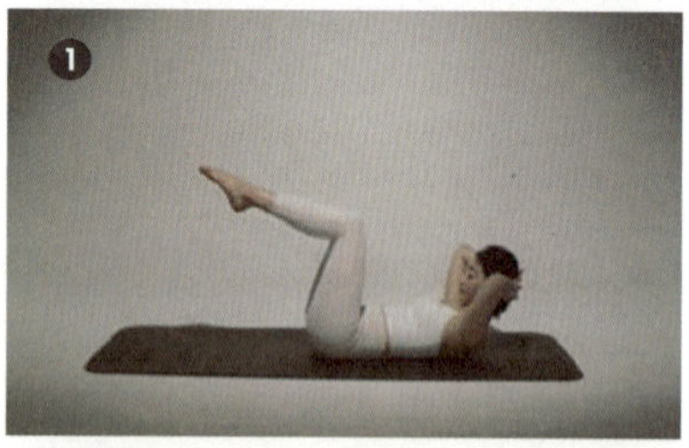

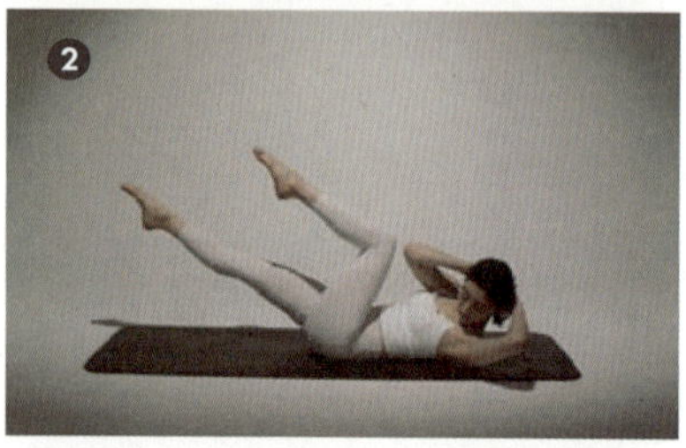

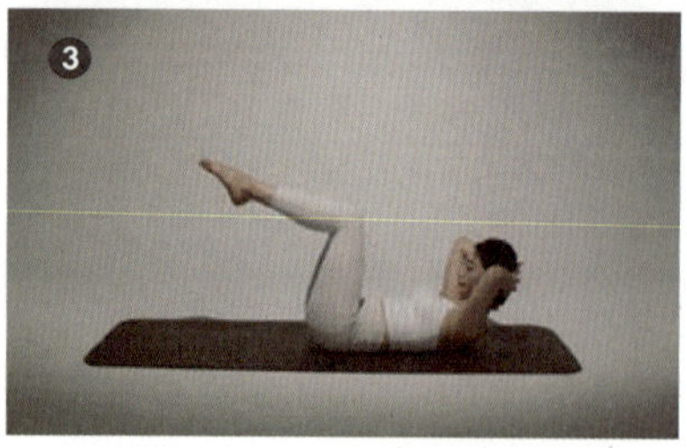

1 시작 자세

매트에 누운 상태에서 경추와 흉추를 굴곡시키고 요추와 골반은 Imprint를 유지한다. 다리는 Table Top 모양을 유지하고 견갑골을 안정화하고 손은 머리 뒤에 두고 머리의 무게를 지탱한다.

2 동작

❶ 마시면서 준비한다.

❷ 내쉬면서 상체는 오른쪽으로 회전하면서 동시에 오른쪽 다리는 고관절을 굴곡하여 무릎을 구부려 가슴 방향으로 끌고 온다.

❸ 마시면서 척추의 굴곡을 유지하면서 척추가 다시 중앙으로 회전하고 다리를 시작 자세로 돌아와 교차시킬 준비한다.

❹ 내쉬면서 상체는 굴곡을 유지한 상태로 왼쪽으로 회전을 하고 다리는 왼쪽 다리의 고관절을 굴곡하여 무릎은 가슴 방향으로 당긴다.

❺ 마시면서 척추의 굴곡을 유지하면서 척추가 다시 중앙으로 회전하고 다리를 시작 자세로 돌아온다.

8-10회 반복한다.

3 지도사항

1 복부를 납작하게 하기 위해 복횡근을 사용한다.

2 팔로 머리를 과하게 당기지 않도록 한다.

3 견갑골은 안정화하고 팔꿈치는 벌려준다는 느낌을 유지한다.

4 머리나 팔로 회전하는 것이 아니라 척추는 복사근을 써서 회전하도록 한다.

5 동작을 하는 동안에 요추와 골반은 안정화를 유지하도록 한다.

6 다리를 펴고 접을 때 다리의 모양에 신경을 쓰도록 한다.

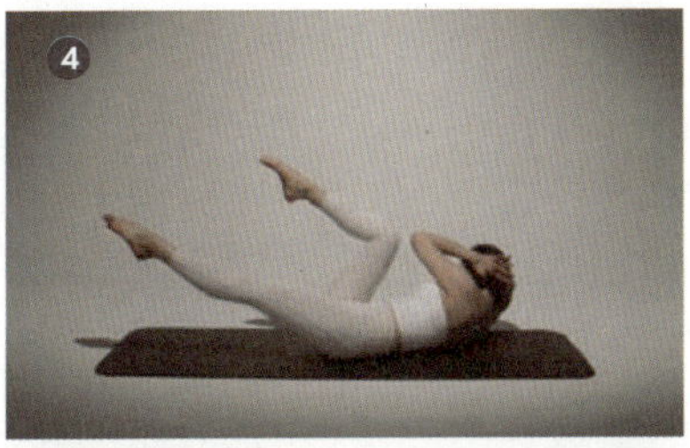

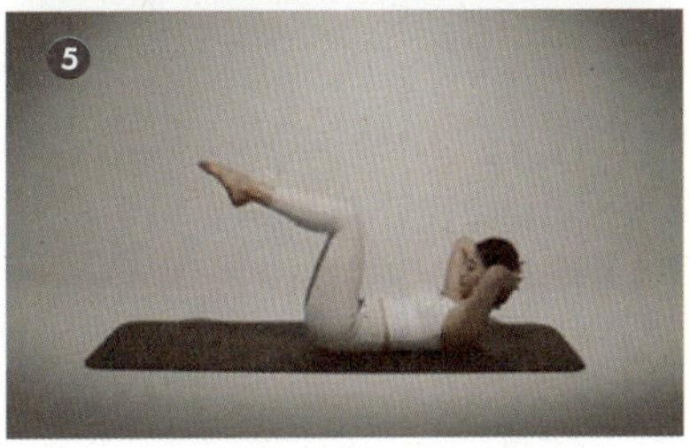

4 변형동작

1 동작이 난이도를 낮게 할 경우 :

1) 두 발을 매트에 내려놓고 상체 회전 동작만 한다. (다리 사이에 서클을 끼우고도 한다)

2) 어깨를 Arc Barrel이나 폼롤러 위에서 동작한다. (흉추, 경추의 굴곡을 도와준다.)

3) 회전하는 쪽의 팔꿈치를 매트에 닿도록 한다.

2 동작의 난이도를 높게 할 경우 :

1) 서클을 손으로 잡고 동작한다. (상복근 근력 강화와 견갑골을 안정화에 도움을 준다.)

LEVEL 2 | AB & LEG WORK

ONE LEG STRAIGHT STRETCH

☑ **운동목적** 몸통의 굴곡을 위한 복부 강화 / 고관절 움직임 학습

☑ **선행동작** HALF FLEXION 1, 2, HUNDRED 1. ONE LEG STRETCH

☑ **사용근육** MOBILIZERS 고관절 신전근(Hip Extensors), 고관절 굴곡근(Hip Flexors)

STABILIZERS 복횡근(Transverse Abdominis), 골반기저근(Pelvic Floor Muscle), 다열근(Multifidus), 복직근(Rectus Abdominis), 복사근(Obliques), 견갑골의 안정화 근육

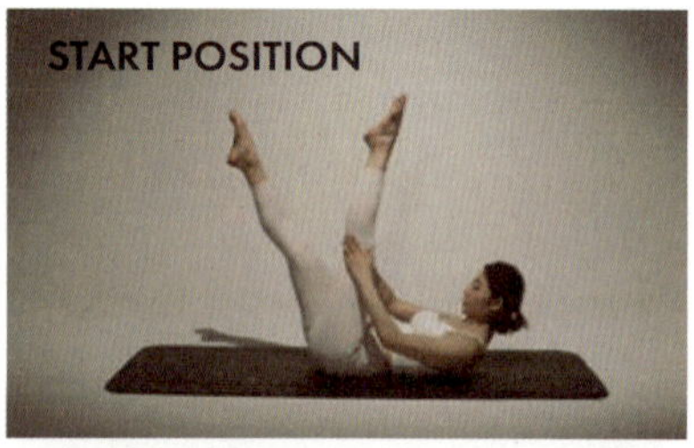

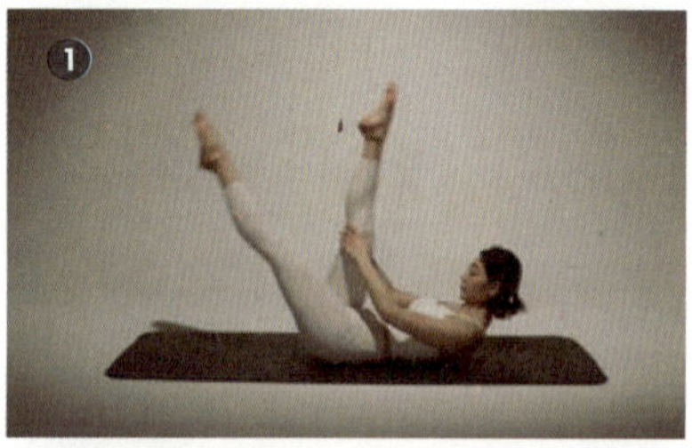

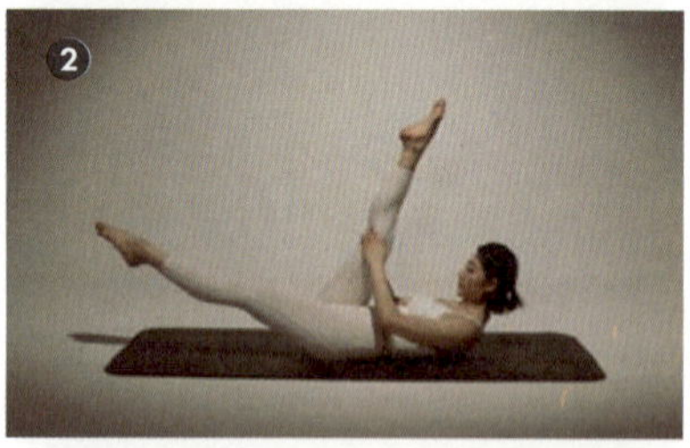

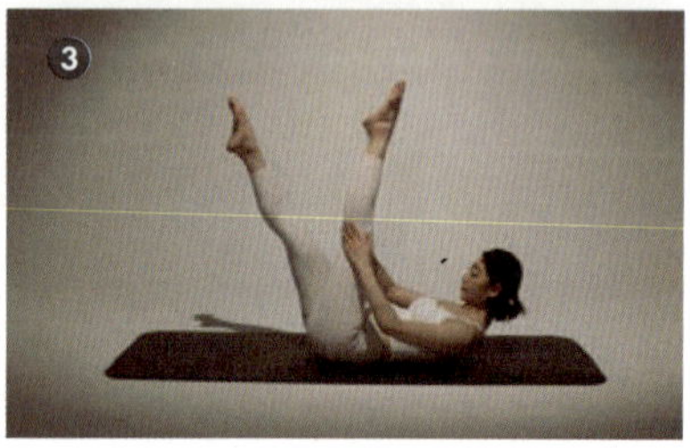

1 시작 자세

누운 상태에서 경추와 흉추를 굴곡시키고 요추와 골반은 Imprint자세를 유지한다. 다리는 일자로 붙여서 천장 방향으로 뻗어내고 발목은 저측굴곡(Plantar flexion)하고 발가락은 자연스럽게 한다. 한 쪽 다리의 고관절은 굴곡하고 반대 다리의 고관절은 신전한다. 견갑골은 안정화시키고 손은 굴곡되어 있는 다리의 무릎 옆에 위치한다.

2 동작

❶ 호흡을 짧게 마시고 첫 번째 내쉬는 호흡에 시작 자세에서 굴곡 된 다리의 고관절을 신전하여 내리고 다른 쪽 다리의 고관절을 굴곡하여 몸 쪽으로 가져오면서 교차한다. 이 때 손은 고관절을 굴곡한 다리의 대퇴골을 살짝 잡아준다. 두 번째 내쉬는 호흡에서 신전 한 다리는 더 신전하고 굴곡한 다리는 더 굴곡한다.

❷ 마시면서 다리를 교차한다.

❸ 첫 번째 내쉬는 호흡에 처음 동작에서 굴곡했던 다리를 고관절을 신전하고 다른 쪽 다리를 고관절을 굴곡하여 몸 쪽으로 가져온다. 두 번째 내쉬는 호흡에서 신전한 다리는 더 신전하고 굴곡한 다리는 더 굴곡한다.

❹ 마시면서 다리를 교차한다.

8-10회 반복한다.

3 지도사항

1 동작 내내 복부를 납작하게 유지한다.

2 손으로 다리를 너무 당겨서 골반이 틀어지지 않도록 한다.

3 동작 내내 몸통이 회전되거나 움직이지 않도록 한다.

4 다리의 움직임은 자연스럽게 흐르듯이 동작을 하도록 한다.

5 상체의 굴곡은 목 근육이 아니라 복근을 사용해야 한다.

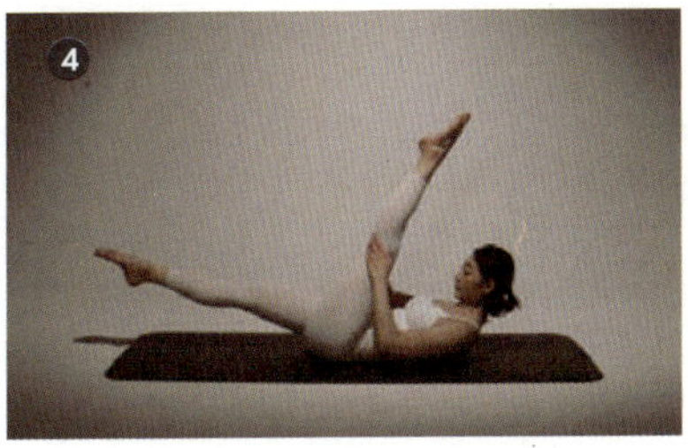

4 변형동작

1 복부의 힘이 약할 경우 :

1) Arc Barrel이나 작은 짐볼, 폼롤러 등을 흉추에 대고 동작한다.

2 경추의 힘이 약할 경우 :

1) 머리를 매트에 내려 놓거나 손으로 머리를 잡아주고 동작한다.

2) Arc Barrel이나 작은 짐볼, 폼롤러 등을 머리나 흉추에 대고 동작한다.

3 Hamstring이 타이트한 사람들을 위한 경우 :

1) 무릎을 구부리고 동작한다.

2) Arc Barrel이나 작은 짐볼, 폼롤러 등을 골반 밑에 대고 동작한다.
(Imprint 유지가 편하고 고관절의 신전 범위를 크게 해주며 복근의 힘을 강화)

4 동작의 난이도를 높게 할 경우 :

1) 손에 서클이나 작은 짐볼, 웨이트 볼을 잡고 동작한다.

LEVEL 2 | AB & LEG WORK

TWO LEG STRAIGHT STRETCH

- 운동목적 : 요추, 골반의 안정화를 유지하기 위한 복근 강화
- 선행동작 : TOE TAPS 2, ONE LEG STRAIGHT STRETCH 1
- 사용근육 :
  - MOBILIZERS : 고관절 신전근(Hip Extensors), 고관절 굴곡근(Hip Flexors)
  - STABILIZERS : 복횡근(Transverse Abdominis), 골반기저근(Pelvic Floor Muscles), 복직근(Rectus Abdominis), 복사근(Obliques)

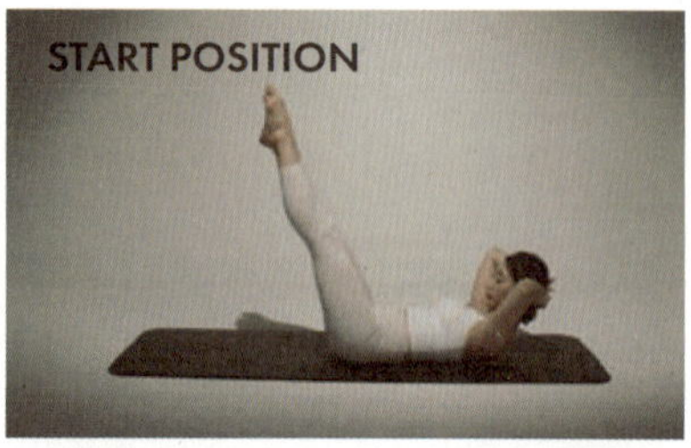

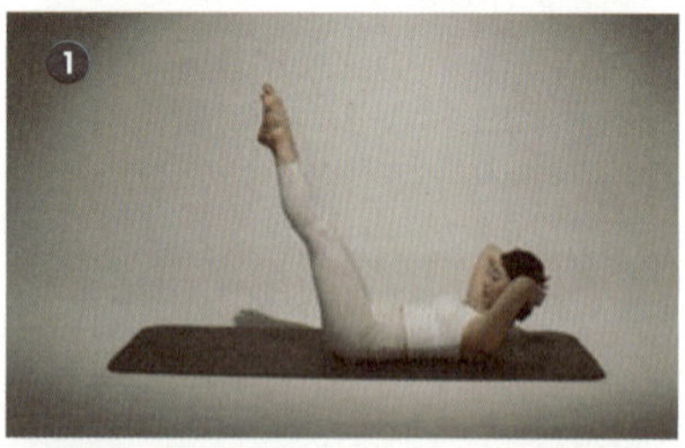

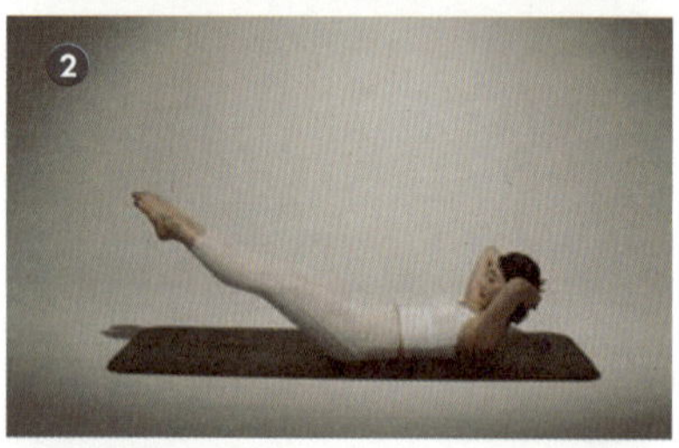

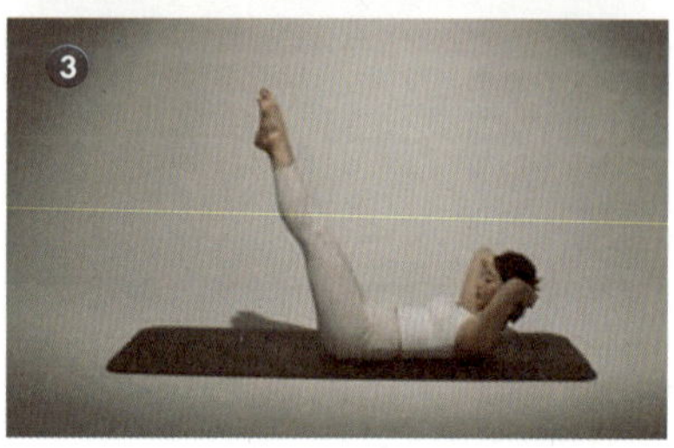

1 시작 자세

누운 상태에서 경추와 흉추를 굴곡하여 상체를 매트에서 띄운 상태로 요추와 골반은 Imprint를 유지한다. 다리는 평행하게 유지하고 붙인다. 그리고 Imprint가 유지되는 정도에서 뻗어 내린다. 발목은 저측 굴곡을 유지한다. 견갑골을 안정화하고 손은 머리 뒤에 두고 머리의 무게를 지탱한다.

2 동작

❶ 마시면서 준비한다.

❷ 내쉬면서 몸통의 굴곡을 유지한 상태로 다리는 Neutral을 유지되는 범위에서 아래로 내려준다.

❸ 마시면서 다리를 다시 천장 쪽으로 올려 시작 자세를 유지한다.

8–10회 반복한다.

3 지도사항

1 복부를 납작하게 하기 위해 복횡근을 운동 내내 유지한다.

2 팔로 머리를 너무 당기지 않도록 한다.

3 견갑골을 안정화시키기 위해 양 팔꿈치의 일정한 간격을 유지한다.

4 동작을 하는 동안에 요추와 골반은 안정화를 유지하도록 한다.

5 복부의 힘으로 요추와 골반이 Neutral을 유지될 때까지만 다리를 내린다.

4 변형동작

1 동작이 난이도를 낮게 할 경우 :

1) 다리 모양을 무릎을 살짝 구부리거나 서로 교차하여 동작을 하도록 한다.

2) 어깨를 Arc Barrel이나 작은 짐볼 위에서 동작을 한다.
(흉추, 경추의 굴곡을 도와준다.)

2 동작의 난이도를 높게 할 경우 :

1) 서클을 손으로 잡고 동작을 한다. (상복근의 강화와 견갑골을 안정화)

2) 다리를 두 번에 걸쳐 내린다.

LEVEL 2 | AB & ARTI WORK

ROLL OVER

운동목적 복부를 사용한 척추의 순차적인 움직임

선행동작 TOE TAPS 1,2 , HUNDRED 1. ONE LEG STRETCH ONE LEG STRAIGHT STRETCH

사용근육
MOBILIZERS 고관절 굴곡근(Hip Flexors), 복직근(Rectus Abdominis), 복사근(Obliques)
STABILIZERS 복횡근(Transverse Abdominis), 골반기저근(Pelvic Floor Muscles), 다열근(Multifidus), 견갑골의 안정화 근육

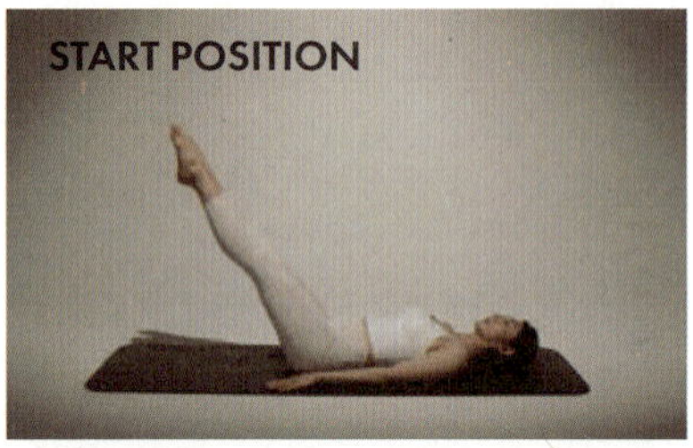

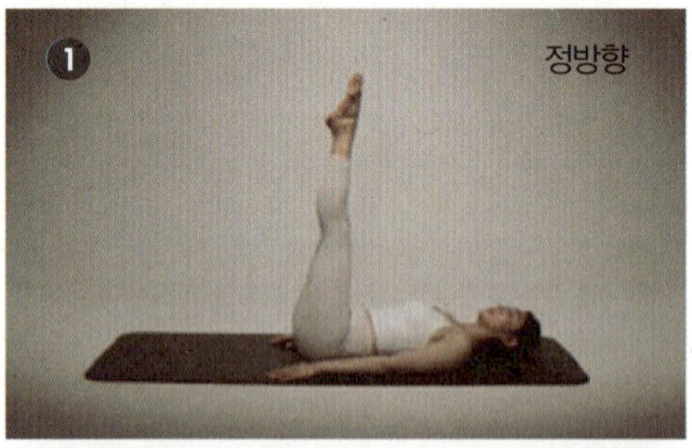

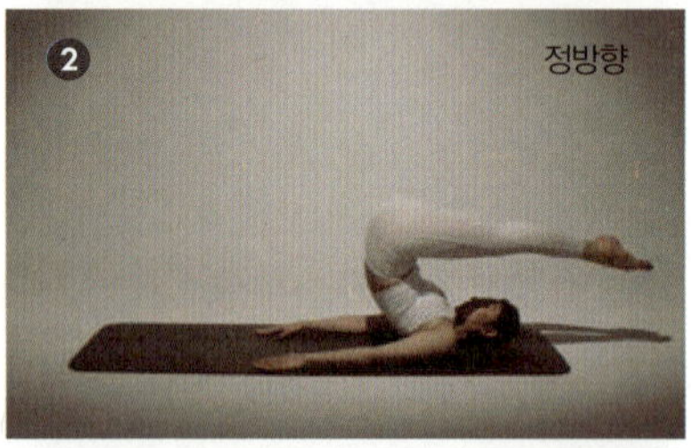

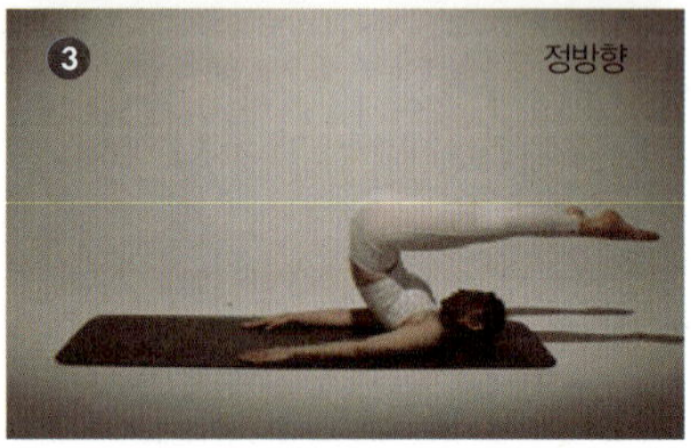

1 시작 자세

매트에 누운 상태에서 요추와 골반은 Imprint를 유지하고 다리는 평행하게 하고 붙여서 Imprint를 유지할 수 있을 만큼 내린다. 견갑골은 안정화하고 팔은 몸 옆에 두고 손바닥은 매트에 내려놓는다.

2 동작

■ **정방향**

❶ 마시면서 고관절을 굴곡하여 다리를 천장 방향으로 올린다.

❷ 내쉬면서 척추를 매트에서 요추부터 하나씩 띄우고 다리를 머리 위로 넘겨 매트와 평행하게 한다. 몸의 무게중심은 흉추 상부에 있도록 한다.

❸ 마시면서 다리를 골반 너비로 벌린다.

❹ 내쉬면서 다리를 벌린 상태로 척추의 흉추부터 척추를 하나씩 신전하여 매트에 내려놓는다. 골반과 요추가 Imprint를 유지할 수 있는 만큼 다리를 대각선으로 내린다. 그런 다음 다리를 내전하여 붙인다.

■ **반대방향**

❶ 마시면서 다리를 골반 너비만큼 외전하여 고관절을 굴곡하여 다리를 천장 쪽으로 올린다.

❷ 내쉬면서 척추를 매트에서 요추부터 하나씩 띄우고 다리를 머리 위로 넘겨 매트와 평행하게 한다. 몸의 무게중심은 흉추 상부에 있도록 한다.

❸ 마시면서 다리를 내전하여 붙인다.

❹ 내쉬면서 다리의 내전을 유지한 상태로 척추의 흉추부터 척추를 하나씩 신전하여 매트에 내려놓는다. 골반과 요추가 Imprint를 유지할 수 있는 만큼 다리를 대각선으로 내린다. 그런 다음 골반너비만큼 외전한다.

총 6–8회 반복한다.

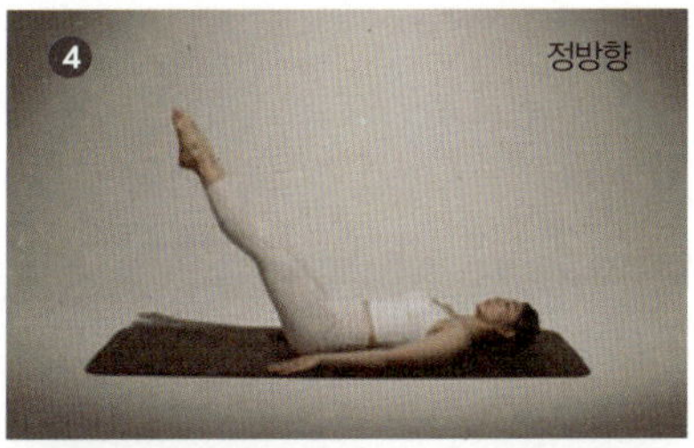

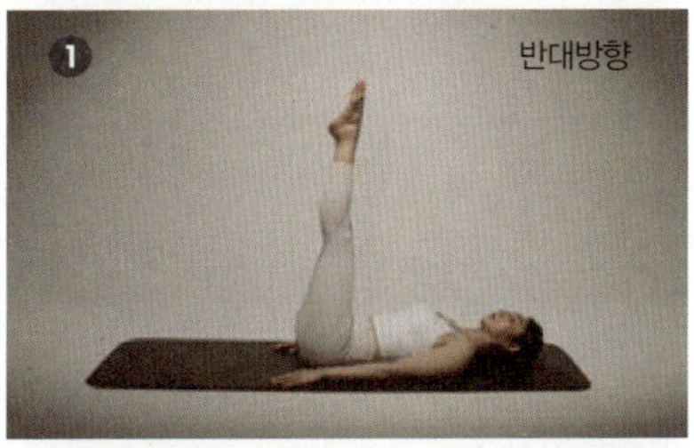

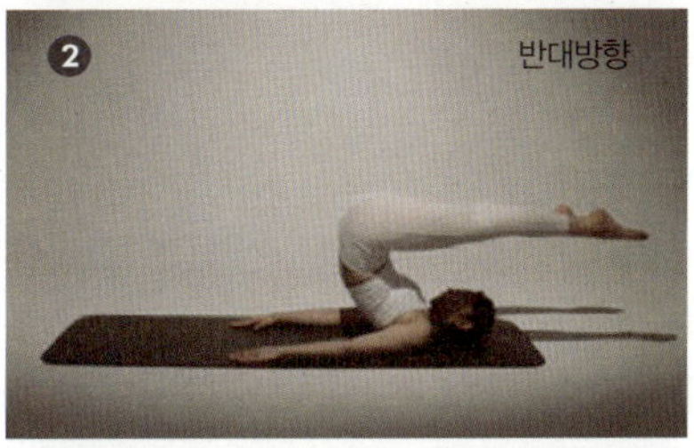

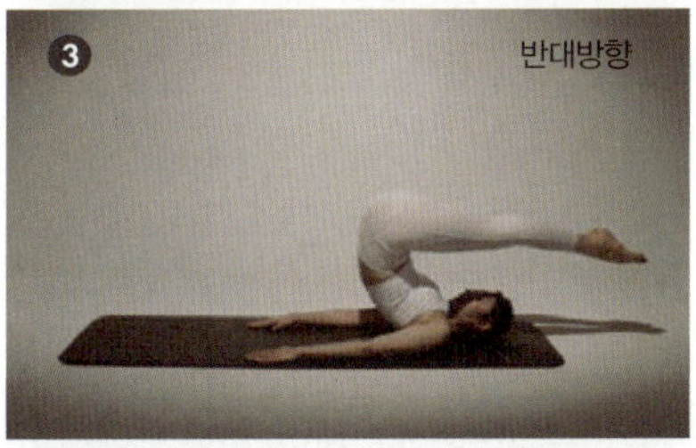

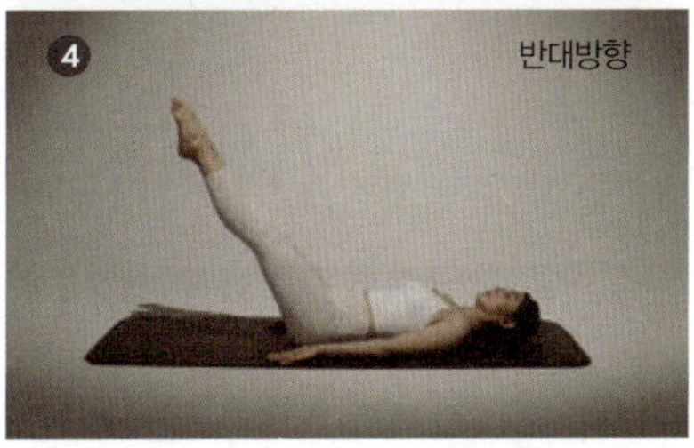

3 지도사항

1 롤업과 롤다운시 척추를 하나씩 움직이고 복근의 힘을 이용하도록 한다.

2 롤업 시 반동을 주지 않도록 한다.

3 롤 다운 시 머리가 들리거나 어깨가 말리지 않도록 한다.

4 몸의 무게중심은 경추가 아닌 흉추의 상부에 있도록 한다.

5 복부의 힘으로 요추와 골반이 Imprint가 유지될 때까지만 다리를 내린다.

6 팔의 힘으로 버티지 않도록 주의한다.

7 경추나 요추에 디스크가 있거나 안압이 있는 경우는 실시하지 않는다.

4 변형동작

1 복근의 힘이 약한 경우 :

1) Arc Barrel이나 작은 짐볼, 폼롤러 등을 골반에 대고 동작의 범위를 줄여서 동작 한다. (동작의 범위를 줄여 복부의 힘이 덜 들어가게 한다.)

2) 다리를 다이아몬드 모양을 하고 롤 업, 롤 다운을 한다.

2 동작에 난이도를 높게 할 경우 :

1) 팔을 머리 위로 뻗거나 천장 방향으로 뻗고 동작한다.

3 다리 근육의 발달을 원하는 경우 :

1) 다리를 외회전시키고 동작한다.

2) 롤 다운 시 발목을 Dorsi Flexion하고 동작한다. (Hamstring)

3) 서클을 발목에 끼우고 동작한다. (내전근과 복부의 힘 강화)

LEVEL 2 | AB & ARTI WORK

TEASER

☑ 운동목적 TEASER 모양을 위한 복근과 밸런스

☑ 선행동작 TEASER1, TEASER2,ROLL UP , DOUBLE STRAIGHT LEG STRETCH

☑ 사용근육

MOBILIZERS	복직근(Rectus Abdominis), 복사근(Obliques), 고관절 굴곡근(Hip Flexors), 고관절 신전근(Hip extensors), 어깨 굴곡근(Shoulder Flexors), 어깨 신전근(Shoulder Extensors)
STABILIZERS	복횡근(Transverse Abdominis), 골반기저근(Pelvic Floor Muscles), 다열근(Multifidus), 복사근(Obliques), 견갑골의 안정화 근육

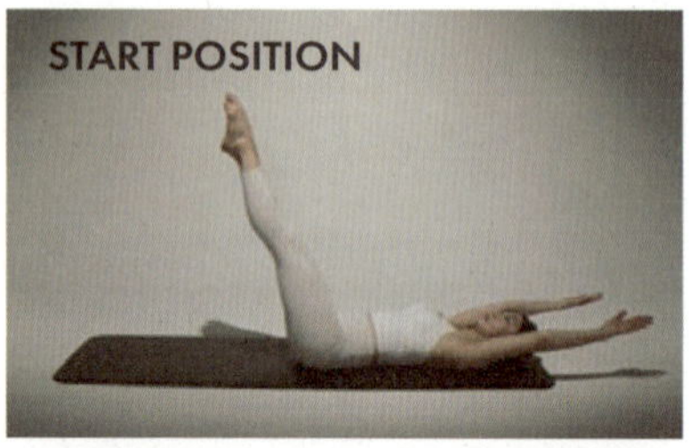

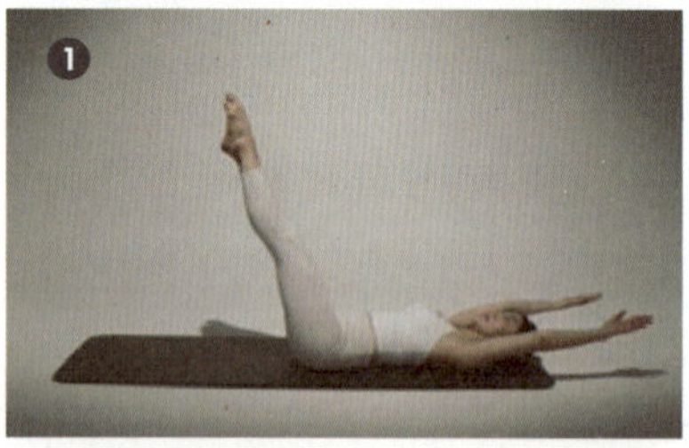

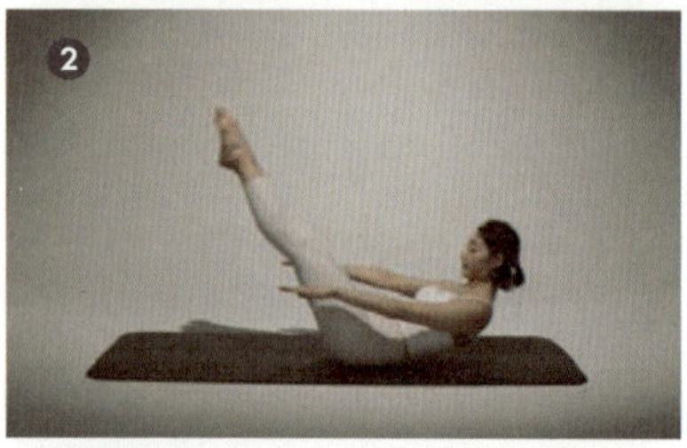

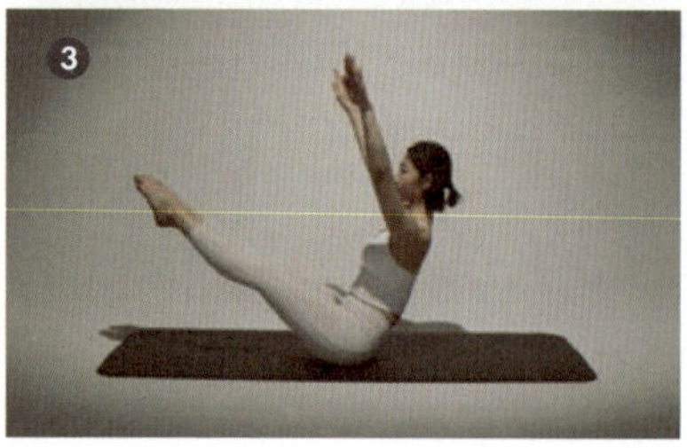

1 시작 자세

매트에 누운 상태에서 골반과 요추는 Imprint를 유지하고 복부의 힘으로 요추와 골반이 Imprint를 유지할 수 있을 만큼만 다리를 내린다. 발목은 Plantar Flexion(저측 굴곡)을 유지하고 발가락은 자연스럽게 유지한다. 견갑골은 안정화하고 흉추와 경추가 Neutral을 유지할 수 있을 만큼 팔을 머리 위로 뻗는다.

2 동작

❶ 마시면서 턱을 아래로 내리고(Lower Head) 한다.

❷ 내쉬면서 척추를 하나씩 매트에서 띄우고 롤업하여 Sit-bone바로 뒤에서 균형을 잡는다. 팔은 다리 쪽으로 뻗고 요추와 골반에서 약간의 굴곡을 만들어 주고 흉추는 길게 하여 균형을 잡는다.(J 커브)

❸ 마시면서 어깨를 굴곡하여 팔을 귀 옆으로 이동하여 천장으로 뻗어준다.

❹ 내쉬면서 척추를 하나씩 롤 다운하고 Imprint를 거치며 매트에 내려온다. 팔은 귀 옆에 유지한다.

❺ 마시면서 팔을 다시 머리 위로 뻗어서 시작 자세를 만든다.

3-5회 반복한다.

3 지도사항

1 롤업과 롤다운 시 척추를 분절하여 하나씩 움직여야 하고 복부를 써서 동작을 해야 한다.

2 롤업 시 반동으로 일어나지 않도록 한다.

3 롤다운 시 어깨가 말리거나 머리를 앞으로 숙이지 않도록 한다.

4 어깨가 거상 되지 않도록 전거근과 광배근을 사용하도록 한다.

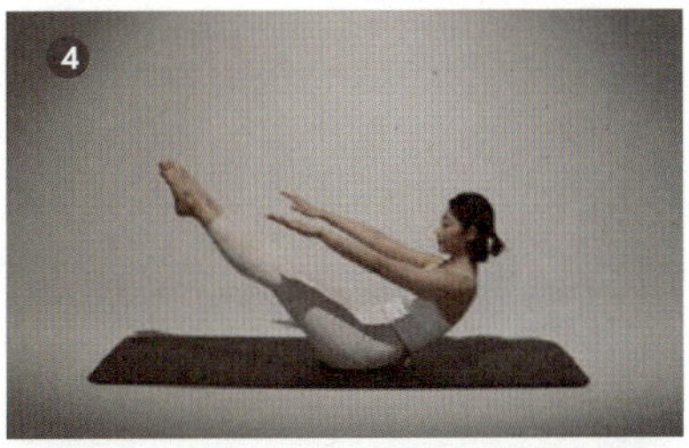

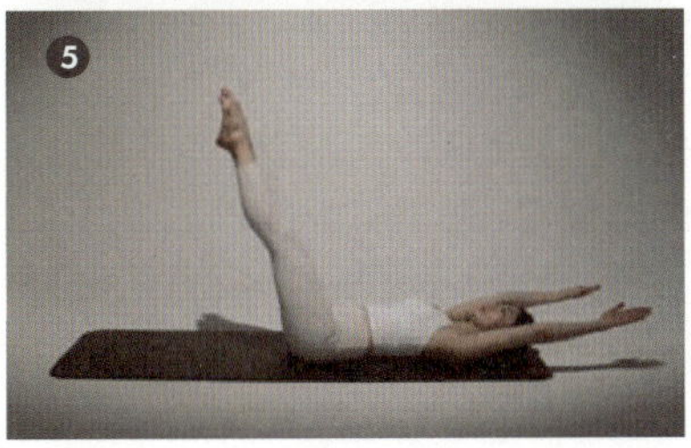

4 변형동작

1 동작의 난이도를 높게 할 경우:

1) 팔을 서클을 그리며 TEASER 자세를 취한다.

2) TEASER 자세를 만들고 몸통은 유지하고 고관절 신전과 굴곡을 한다.

3) TEASER 자세를 만들고 몸통은 유지하고 Lower Spine Twist 동작처럼 고관절에서 서클을 그린다.

2 동작의 난이도를 낮게 할 경우 :

1) 시작 자세를 바꾼다. 다리를 바닥에 내려놓고 무릎을 구부린 상태로 동작을 실시한다.

2) 다리를 Tabble Top 자세를 유지하고 동작을 한다.

3) 지도자의 무릎 위에 발을 놓고 동작을 한다.

LEVEL 1 | AB & ARTI WORK

ROLL UP

☑ **운동목적** 척추 분절 학습 / 복근 강화

☑ **선행동작** HALF FLEXION 1, 2., HALF ROLL BACK 1

☑ **사용근육** **MOBILIZERS** 고관절 굴곡근(Hip Flexors), 복직근(Rectus Abdominis)

STABILIZERS 복횡근(Transverse Abdominis), 골반기저근(Pelvic Floor Muscles), 다열근(Multifidus), 복사근(Obliques), 견갑골의 안정화 근육

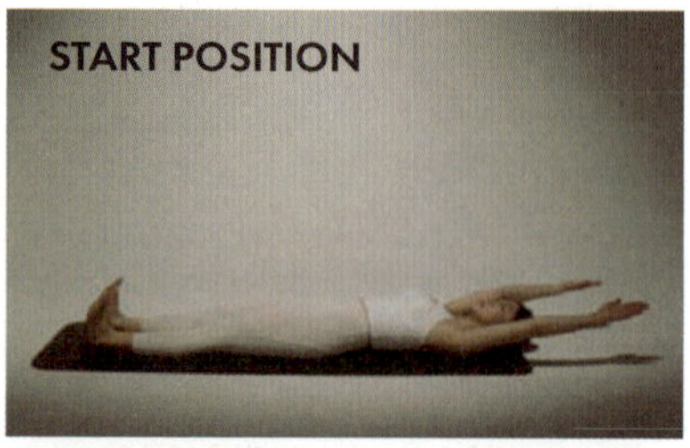

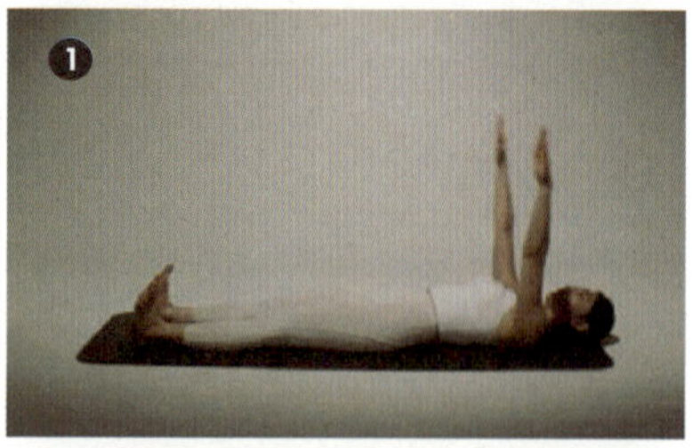

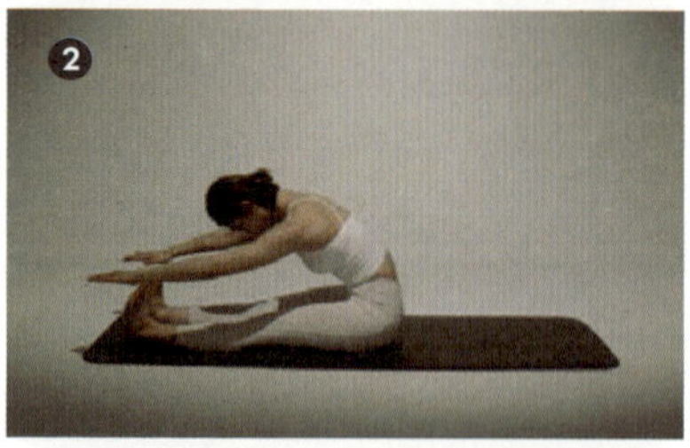

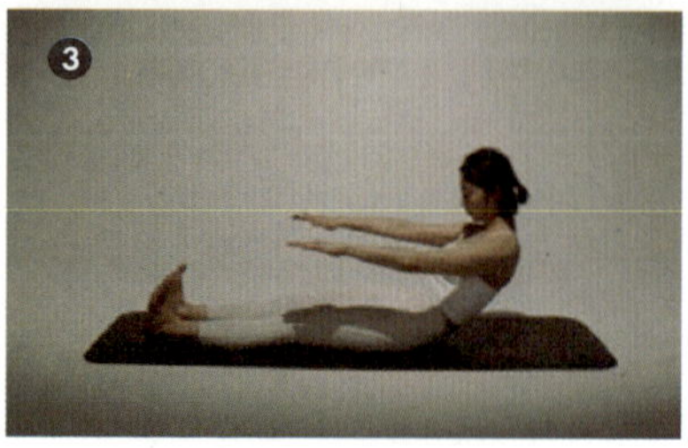

1 시작 자세

누운 상태에서 골반과 척추는 Neutral을 유지한다. 다리는 골반 너비로 벌려 평행하게 유지하여 뻗고 발목은 배측 굴곡(Dorsi Flexion)한다. 견갑골을 안정화하여 팔은 길게 편 상태에서 머리 위로 뻗는다.

2 동작

❶ 마시면서 팔을 천장 방향으로 향하게 하고 목 뒤를 길게 하여 Lower Head 한다.

❷ 내쉬면서 경추부터 척추를 하나씩 굴곡하여 Imprint를 지나 롤 업한다. 골반이 매트와 수직인 상태까지 롤 업 한다. 이 때 몸통을 C커브를 유지하고 다리 너머로 위치하게 되고 팔은 매트와 수평을 유지한다.

❸ 마시면서 골반부터 롤 다운 하여 ASIS가 대퇴골로부터 멀어지도록 한다.

❹ 내쉬면서 계속 척추를 하나씩 신전하여 매트에 닿도록 롤 다운 한다. 흉추 아랫부분이 매트에 닿았을 때 골반은 다시 Neutral 상태로 만들고 계속 롤 다운 한다. 그런 다음 팔은 머리 위로 넘겨 시작 자세를 유지한다.

5-8회 반복한다.

3 지도사항

1 동작은 전체적으로 멈춤없이 흐르듯이 한다.

2 골반은 수직이 될 때까지만 롤 업 하고 척추는 그 위로 C커브를 유지하고 복부에 작은 짐볼이 있다는 느낌으로 힘을 주고 있어야 한다.

3 롤 업, 롤 다운 할 때 Imprint를 거치는 것과 견갑골을 안정화하는 것이 중요하다.

4 롤 업과 롤 다운 시에 매트에서 척추가 하나씩 움직이는 것에 집중해야 한다.

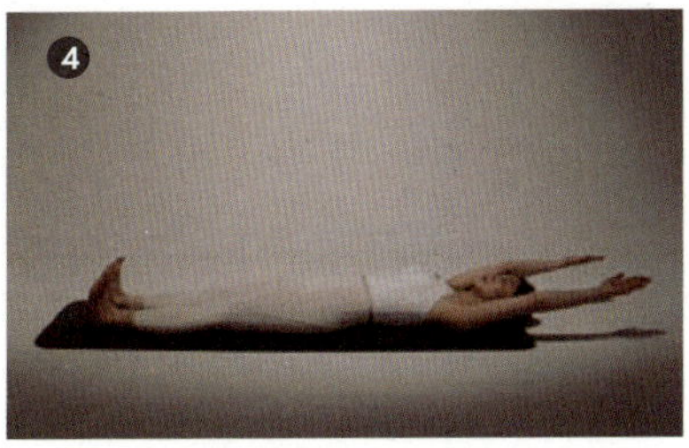

5 롤 다운 시 다리를 고정하고 골반부터 하나씩 움직여야 한다.

6 롤 업, 롤 다운 시 복근의 힘으로 동작을 조절하도록 한다.

7 허리의 힘으로 롤 업 하려고 하는 경우는 둔근을 사용하도록 지도한다.

4 변형동작

1 요추 부위 움직임에 문제 있을 경우 :

1) 요추 밑에 타월이나 패드를 깔아준다.

2) 다리를 편 상태에서 요추가 전만인 사람은 무릎을 구부리고 동작한다.

3) 앉은 자세에서 무릎을 산 모양을 만들어 골반부터 롤 다운을 하면서 골반과 요추의 움직임을 증가시켜준다.

2 복근이 약할 경우 :

1) 손에 웨이트 볼을 잡고 무게를 이동시키면서 동작한다.

2) 발에 밴드를 감싸고 손으로 잡고 동작한다.

3) 앉은 자세에서 다리를 산 모양을 만들고 손으로 다리를 잡고 최대한 골반부터 롤다운을 한다. 그런 다음 팔로 약간 당기는 힘을 동원하여 롤업한다.

4) 시작 자세에서 반만 올라온다.

3 상체에 근력을 기르고자 할 경우 :

1) 손에 폴이나 서클을 잡고 동작한다.

LEVEL 1 | RO WORK

SPINE TWIST

☑ **운동목적** 척추 회전 움직임 학습

☑ **선행동작** SPINE TWIST(FOUNDATION)

☑ **사용근육** **MOBILIZERS** 복사근(Oblique)

STABILIZERS 복횡근(Transverse Abdominis), 골반기저근(Pelvic Floor Muscles), 다열근(Multifidus), 견갑골의 안정화 근육

START POSITION

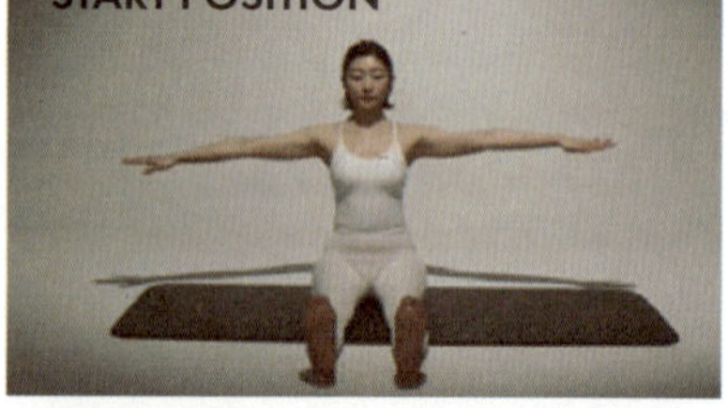

1

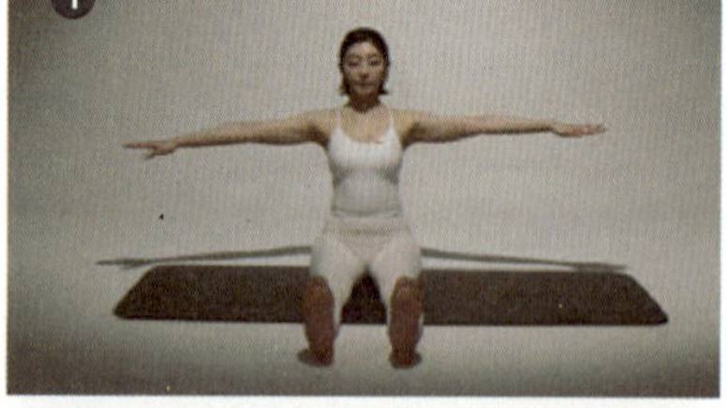

2-1

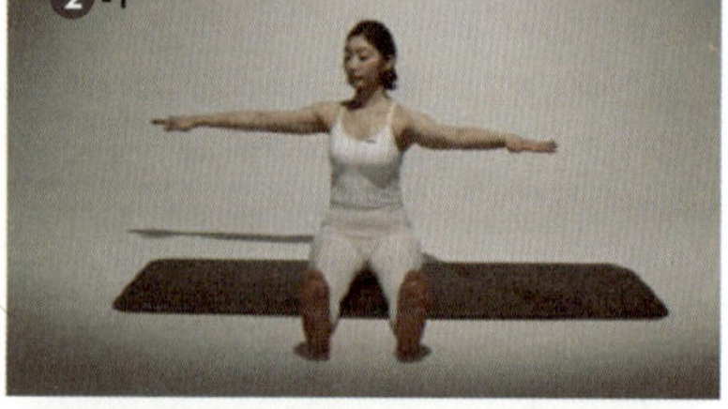

2-2

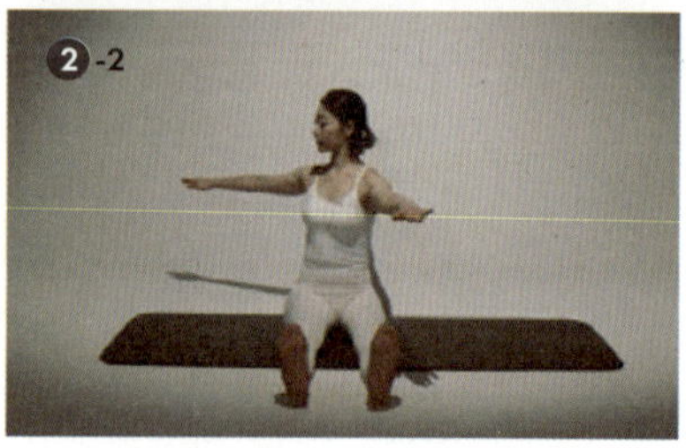

1 시작 자세

골반과 척추는 Neutral을 유지하고 앉는다. 다리는 골반 너비보다 넓게 하여 매트 위에 길게 뻗고 발목은 배측 굴곡(Dorsi Flexion)을 유지한다. 견갑골을 안정화하여 팔을 양 옆으로 벌리고 손바닥은 아래를 향하게 한다.

2 동작

❶ 마시면서 준비한다.

❷ 내쉬면서 3카운트 동안 척추를 회전한다. 매 카운트마다 조금씩 더 회전한다.

❸ 마시면서 척추를 정면으로 회전하여 시작 자세로 돌아온다.

다른 방향으로도 반복한다.

각 방향으로 3–5회 반복한다.

3 지도사항

1 갈비뼈가 펌핑되어 흉추의 신전을 방지하기 위해 복부를 수축한다.

2 내쉬는 호흡에서 요추가 굴곡이 일어나지 않도록 한다.

3 팔로 회전이 일어나지 않도록 동작 내내 견갑골의 안정화 유지한다.

4 골반과 요추는 동작 내내 정면으로 유지하고 흉추와 경추에서 회전을 하도록 한다.

5 동작 시 다리가 앞 뒤로 움직인다면 골반의 안정성에 더 집중하도록 한다.

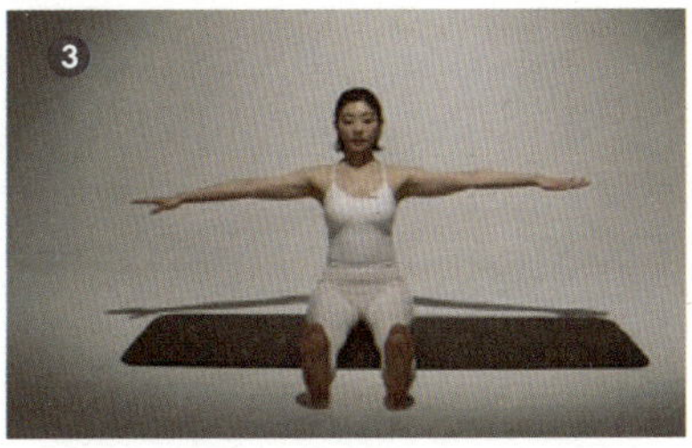

4 변형동작

1 시작 자세에서 골반과 척추가 Neutral이 나오지 않은 경우 :

1) 리포머 박스, Arc Barrel, 보수, 매트를 말아서 끝 쪽에 앉아서 동작한다.

2) 다리를 양반 다리 모양이나 산 모양을 만들어 동작한다.

2 팔에서만 회전이 일어날 경우 :

1) 흉골에 서클이나 작은 짐볼을 대고 동작을 하면 견갑골의 안정성에 도움을 준다.

3 어깨가 말리는 경우 :

1) 손바닥을 천장을 향하게 하고 동작한다.

LEVEL 1 | LF WORK

SIDE BENDS

☑ **운동목적** 척추의 측면 굴곡 학습과 복사근 강화

☑ **선행동작** SPINE STRETCH SIDE

☑ **사용근육** **MOBILIZERS** 복직근(Rectus Abdominis), 복사근(Obliques)

STABILIZERS 복횡근(Transverse Abdominis), 골반기저근(Pelvic Floor Muscles), 다열근(Multifidus), 견갑골의 안정화 근육

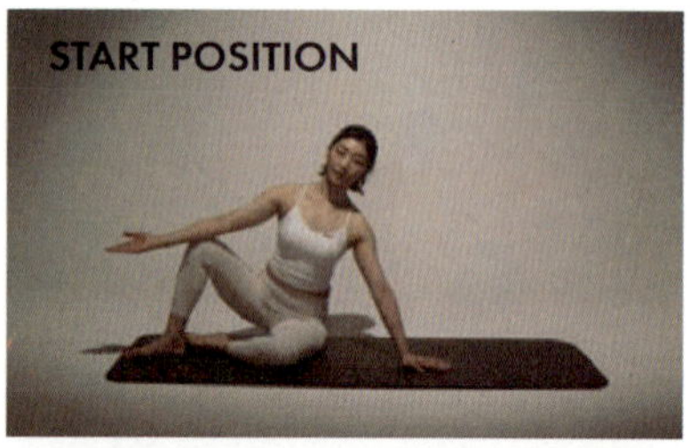

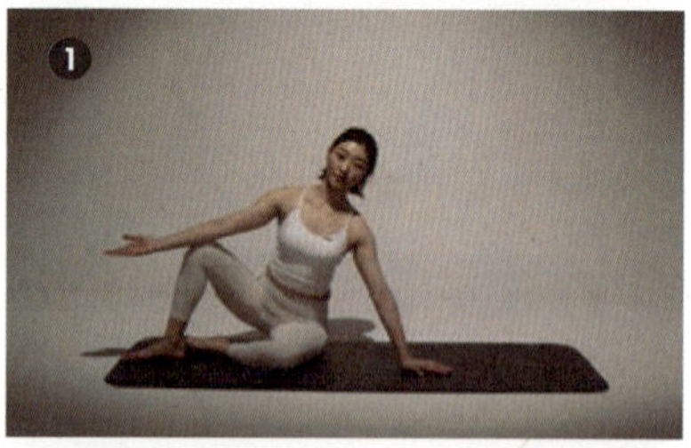

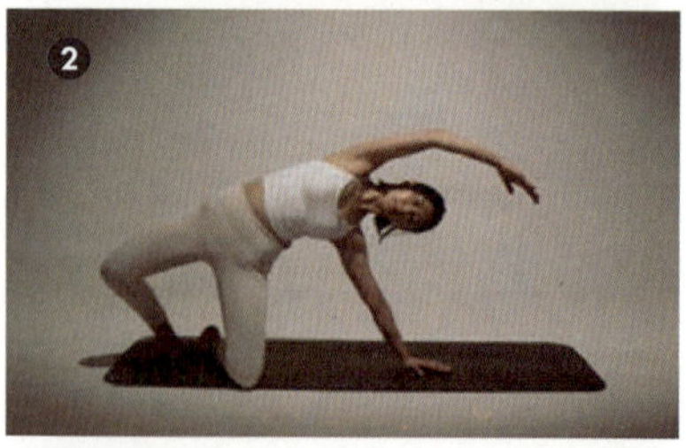

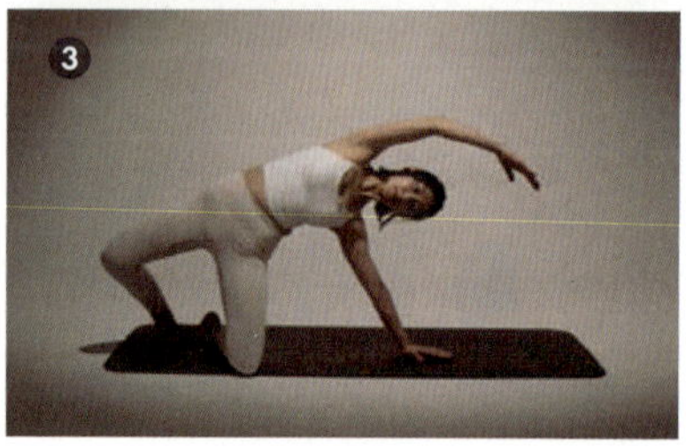

1 시작 자세

골반과 척추는 Neutral을 유지하고 한 쪽 골반에 무게 중심을 두고 사선으로 앉는다. 위에 있는 다리를 외회전하고 무릎을 구부려 준비한다. 견갑골을 안정화시키고 무게 중심을 둔 방향의 골반에 가까운 팔은 길게 펴고 손바닥은 매트에 대고 지지한다. 반대 방향의 팔은 내려서 무릎 위에 위치하도록 한다. (옆에서 봤을 때 지지하고 있는 팔과 매트에 위치 한 다리의 무릎은 일직선 라인에 있도록 한다.)

2 동작

❶ 마시면서 다리 위에 위치하고 있는 팔을 천장 방향으로 들어준다.

❷ 내쉬면서 매트에 대고 있는 무릎을 세우고 동시에 들고 있는 팔은 몸통의 측면 굴곡 라인을 따라가도록 한다. 이 때 지지하는 무릎과 지지하는 팔 사이에서 척추를 측면 굴곡한다.

❸ 마시면서 흉곽 호흡을 한다.

❹ 내쉬면서 다시 시작 자세로 돌아온다.

반대 방향도 동작한다.

각 방향으로 3–5회 반복한다.

3 지도사항

1 팔을 올릴 때 팔꿈치나 손목이 아닌 어깨에서 동작이 일어나야 한다.

2 동작 내내 골반은 수평 라인을 유지하고 정면을 향해있어야 한다.

3 흉추에서 측면 굴곡이 일어나고 경추는 흉추 라인을 따라간다.

4 시작 자세에서 갈비뼈가 펌핑이 되지 않도록 한다.

5 동작 시 척추의 움직임은 관상면에서 이루어져야 한다.

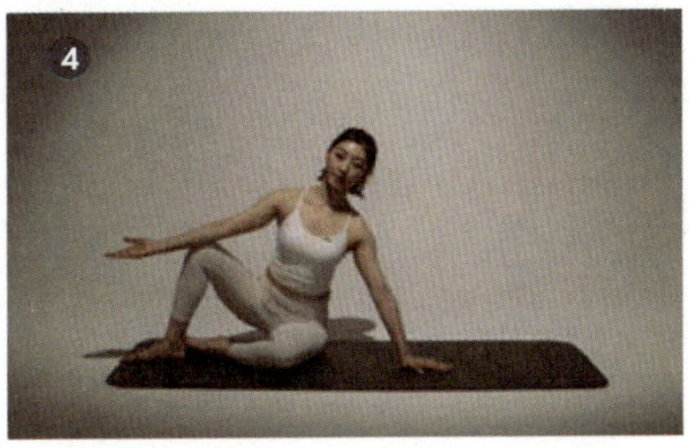

6 동작 내내 외회전 된 다리의 외회전을 유지하도록 한다.

7 동작 시 몸의 무게 중심이 가운데 위치하도록 한다.

LEVEL 1 | EX WORK

SWIMMING

☑ 운동목적 몸통의 안정성 근육과 어깨, 고관절 근력 강화, 척추 신전근

☑ 선행동작 HALF EXTENSION 2,3 , SWAN , SINGLE LEG KICK

☑ 사용근육

MOBILIZERS 어깨 굴곡근(Shoulder Flexors), 어깨 신전근(Shoulder Extensors), 고관절 신전근(Hip Extensors), 고관절 굴곡근(Hip Flexors), 등 신전근(Back Extensors)

STABILIZERS 복횡근(Transverse Abdominis), 골반기저근(Pelvic Floor Muscles), 다열근(Multifidus), 복사근(Obliques), 견갑골의 안정화 근육

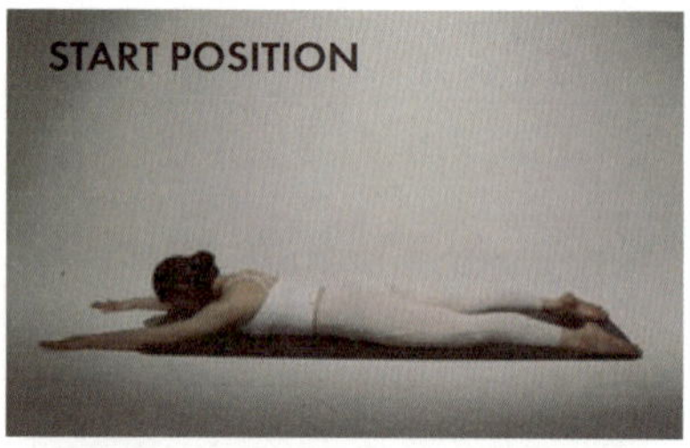

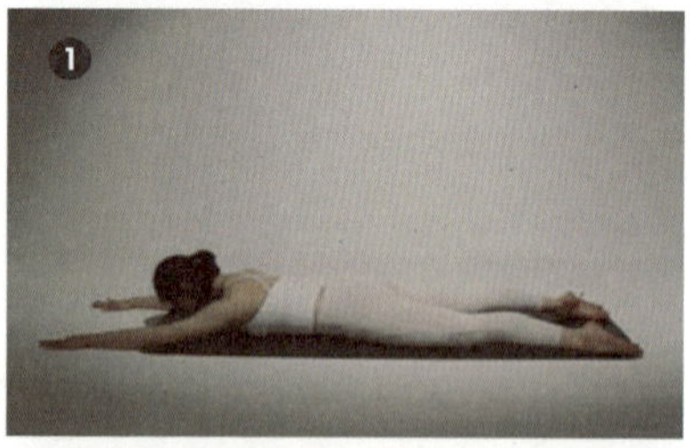

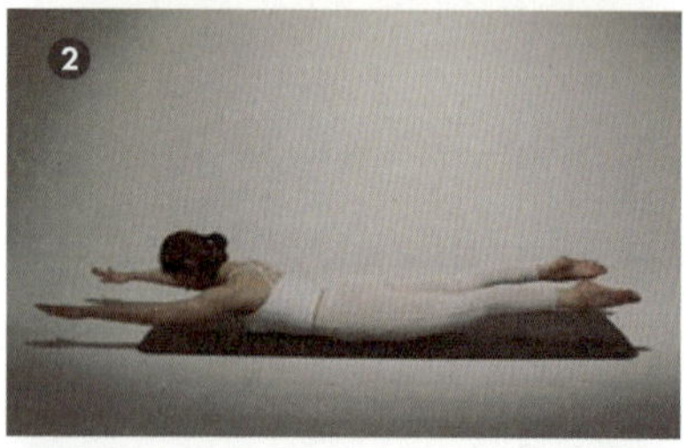

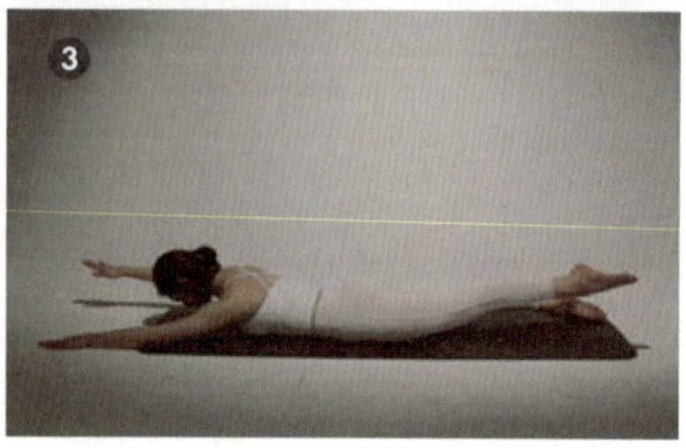

1 시작 자세

골반과 척추는 Neutral을 유지하고 매트에 엎드린다. 다리는 매트 위에 길게 뻗어 골반 너비만큼 벌리고 외회전하고 발목은 저측굴곡(Plantar Flexion)한다. 견갑골은 안정화하고 팔은 머리 위로 뻗고 어깨 너비만큼 벌린다.

2 동작

❶ 마시면서 준비한다.

❷ 내쉬면서 두 다리의 고관절은 신전하고 두 팔은 굴곡한다.

❸ 마시면서 5카운트 동안 매트에 엎드린 자세에서 골반과 요추는 Neutral을 유지하며 한쪽 팔의 어깨관절은 더 굴곡하고 반대쪽 다리의 고관절은 더 신전한다. 두 팔과 다리를 서로 교차하며 수영동작을 한다.

❹ 내쉬면서 5카운트 동안 매트에 엎드린 자세에서 골반과 요추는 Neutral을 유지하며 한쪽 팔의 어깨관절은 더 굴곡하고 반대쪽 다리의 고관절은 더 신전한다. 두 팔과 다리를 서로 교차하며 수영동작을 한다.

❺ 마시면서 양쪽 어깨 관절을 다 굴곡하고 동시에 양쪽 다리의 고관절을 다 신전한다.

❻ 내쉬면서 시작 자세로 돌아온다.

3–5회 반복한다.

3 지도사항

1 견갑골을 안정화하고 상부 승모근을 긴장되지 않도록 한다.

2 척추, 팔, 다리를 길게 뻗어주며 동작한다.

3 몸통의 안정성을 유지하기 위해 몸통이 움직이지 않도록 한다.

4 Hamstring, 둔근 그리고 복부를 유지한다.

5 팔과 다리를 충분히 움직여준다.

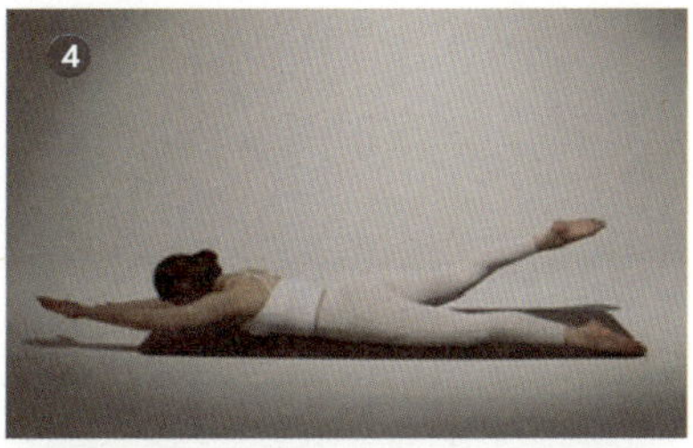

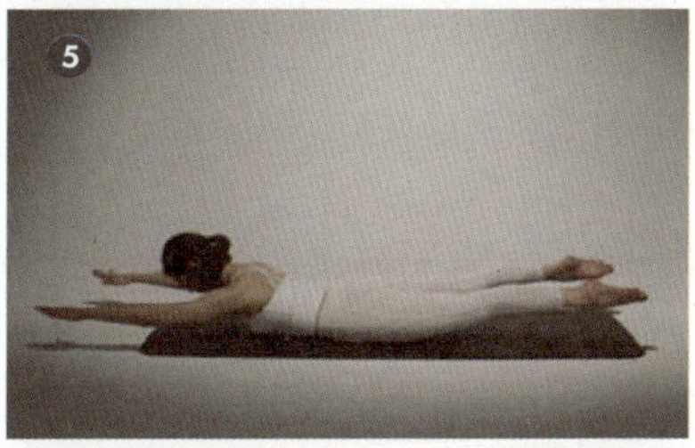

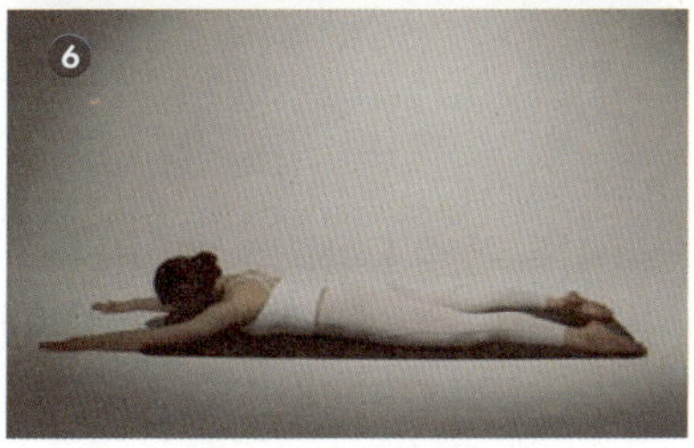

4 변형동작

1 동작의 난이도를 낮게 할 경우 :

1) 한 팔 또는 두 팔만 동작한다.

2) 팔동작 없이 한 다리 또는 두 다리만 동작한다.

3) 흉추의 신전을 하지 않고 한 호흡에 한팔과 한다리씩 번갈아가며 동작한다.

4) 네발 기기 자세로 동작한다.

2 요추에 긴장이 생기는 경우 :

1) 골반 밑에 타월을 깔아준다.

LEVEL 2 | EX WORK

SWAN DIVE

운동목적 척추와 고관절의 신전근 강화

선행동작 HALF EXTENSION2.3, SWIMMING SWAN, SINGLE LEG KICK 1.2

사용근육

MOBILIZERS 척추기립근(Erector Spinae), 고관절 신전근(Hip Extensors), 고관절 굴곡근(Hip Flexors), 상완삼두근(Triceps), 상완이두근(Biceps)

STABILIZERS 복횡근(Transverse Abdominis), 골반기저근(Pelvic Floor Muscles), 다열근(Multifidus), 복직근(Rectus Abdominis), 복사근(Obliques), 척추기립근(Erector Spinae), 견갑골의 안정화 근육

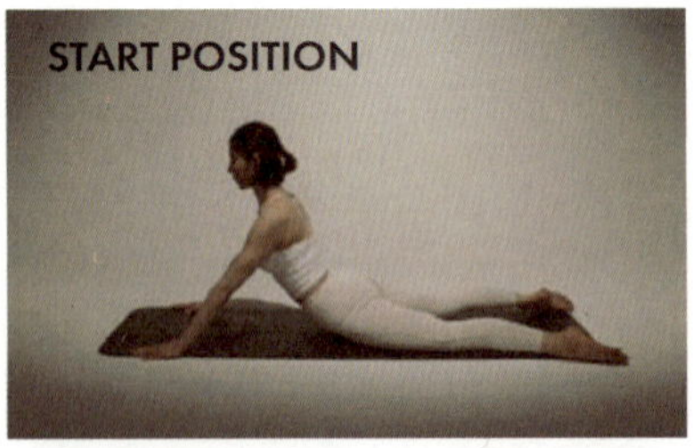

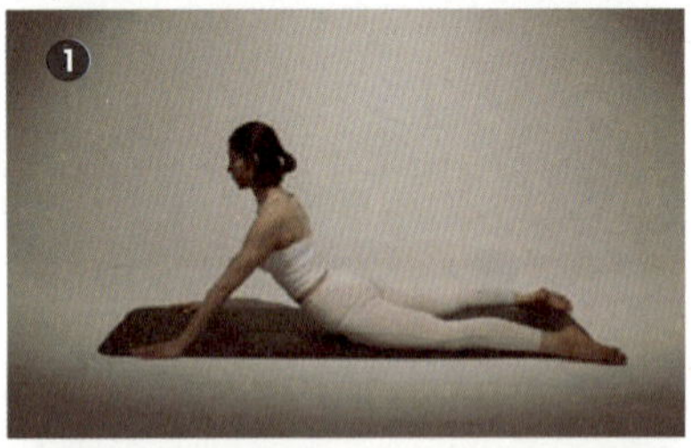

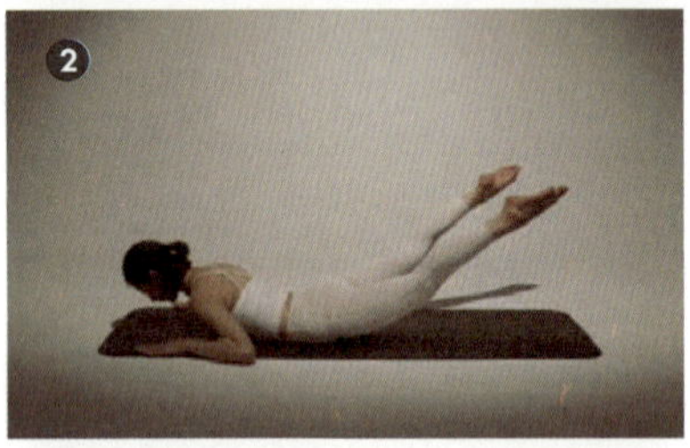

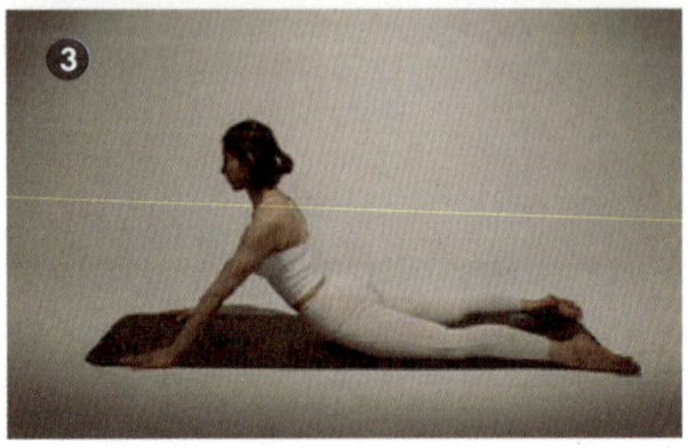

1 시작 자세

매트에 엎드린 자세에서 꼬리뼈부터 머리까지 척추를 Full로 신전을 유지하고 다리는 골반 너비만큼 벌려 외회전하고 발목은 저측굴곡(Plantar Flexion)하여 길게 뻗는다. 두 다리의 고관절은 신전하고 복사근을 연결하여 ASIS는 바닥에서 떨어지고 치골은 바닥에 닿을 수 있도록 한다. 견갑골은 안정화시키고 어깨 아래에 손이 위치하도록 하고 팔을 쭉 펴서 손바닥으로 바닥을 밀어낸다.

2 동작

❶ 마시면서 준비한다.

❷ 내쉬면서 척추의 모양을 그대로 유지하고 발을 천장으로 길게 뻗는다는 느낌으로 몸이 앞으로 흔들거리듯 이동하면서 다리가 매트에서 떨어진다. 동시에 팔꿈치를 구부린다.

❸ 마시면서 척추의 신전을 그대로 유지하면서 팔꿈치를 펴서 몸이 뒤로 흔들거리듯이 이동하면서 다리가 매트에 닿도록 한다.

4-5회 반복한다.

❹ 내쉬면서 다리는 매트에 위치하고 팔꿈치를 구부리면서 척추를 매트에 내려놓는다.

3 지도사항

1 요추의 과신전을 방지하기 위해 복부를 유지한다.

2 견갑골을 안정화하여 경추의 과신전을 피한다.

3 흉추의 신전은 견갑골의 안정화로 시작되어야 한다.

4 복부가 견딜 수 있고 견갑골이 유지되는 범위 내에서 신전한다.

5 척추 신전 시 팔의 힘을 과하게 쓰지 않도록 한다.

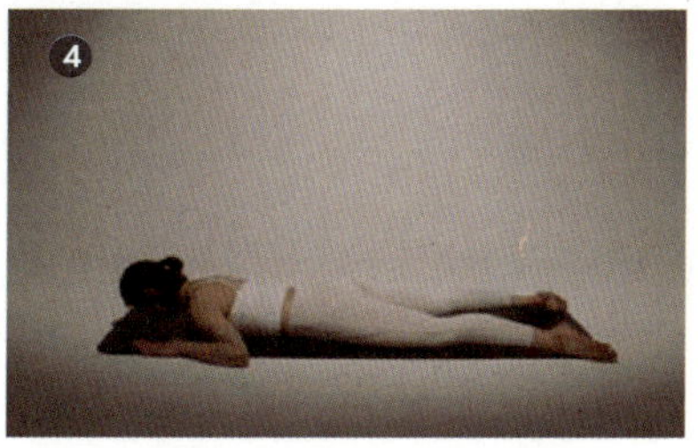

6 흔들거리는 동작 시 머리와 경추를 유지하여 시선을 유지한다.

7 동작 내내 척추와 고관절의 신전이 이루어져야 한다.

8 고관절 굴곡근이 타이트 하거나 골반이 후방 경사 되어 있는 사람에게 좋은 동작이다.

4 변형동작

1 동작의 난이도를 낮게 할 경우 :

1) Arc Barrel이나 보수의 정상에 골반을 위치하고 운동한다. 다리가 내려갈 수 있는 공간이 있으므로 동작이 수월해지고 중력의 도움으로 흔들거리는 이동이 더 수월하게 한다.

2) 한 쪽 다리만 신전을 하면서 내려간다. 다른 쪽 다리는 바닥에 그대로 유지한다.

3) 바닥에 엎드린 상태로 척추, 골반을 Neutral 상태를 유지하고 시작 자세를 만든다. 그런 다음 척추를 신전한다. 그리고 다시 Neutral 상태로 돌아와 시작 자세를 만든다. (Level 1)

2 동작의 난이도를 높게 할 경우 :

1) 팔 모양을 바꾸어준다.

내쉬면서 척추의 신전을 유지하고 앞으로 이동할 때 팔을 앞으로 뻗으며 손바닥이 위를 향하게 한다.

마시면서 척추의 신전을 유지하면서 다시 뒤로 이동하면서 손바닥은 매트 위에 올린다.

2) 팔 모양을 바꿔서 하는 동작에서 난이도를 더 높이기 위해서는 팔을 펴서 몸을 앞쪽으로 흔들거리게 이동을 한 다음 다시 뒤로 이동시에 팔 모양을 그대로 유지하면서 앞뒤로 흔들거림을 2-4회 지속한다. (Level 3)

LEVEL 1 | LEG WORK

ONE LEG CIRCLE

☑ **운동목적** 고관절 회선 움직임 학습과 몸통의 안정성 근력 강화

☑ **선행동작** TOE TAPS 1,2 , HUNDRED 1. ONE LEG STRETCH ONE LEG STRAIGHT STRETCH

☑ **사용근육** **MOBILIZERS** 고관절 회선 근육 (Hip Circumduction Muscles)

STABILIZERS 복횡근(Transverse Abdominis), 골반기저근(Pelvic Floor Muscle), 다열근(Multifidus), 복직근(Rectus Abdominis), 복사근(Obliques), 견갑골의 안정화 근육

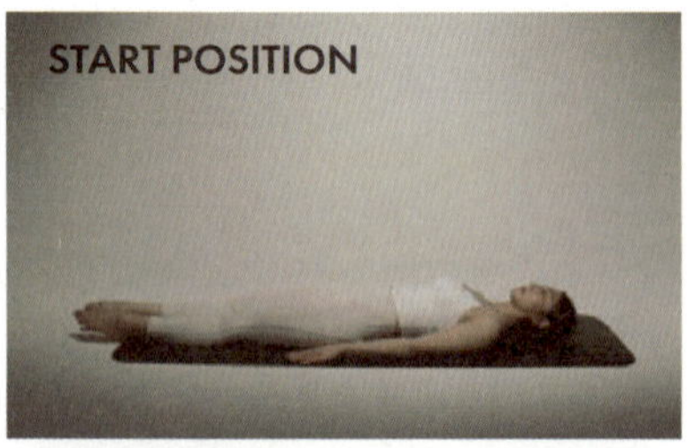

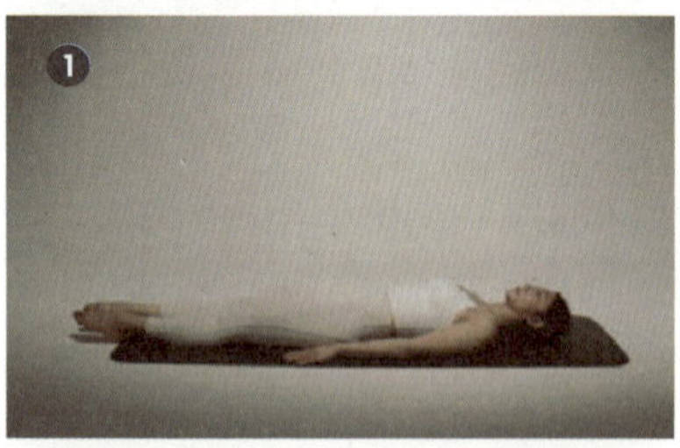

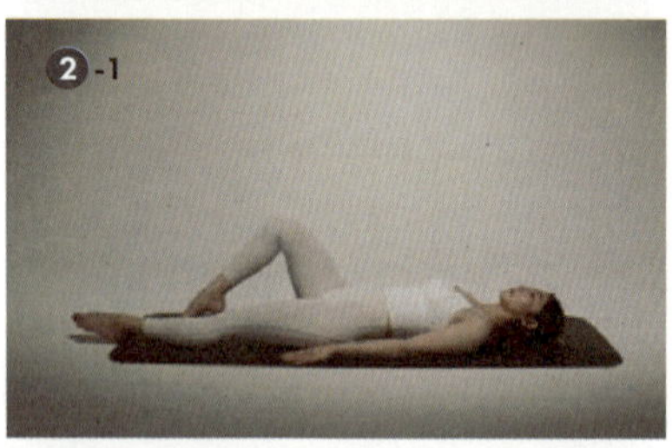

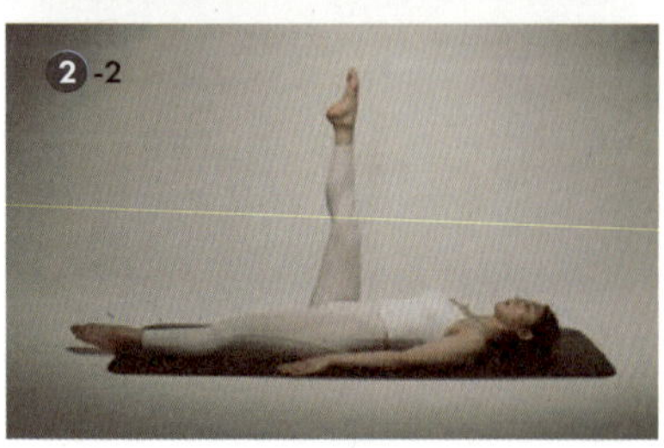

1 시작 자세

골반과 척추는 Neutral을 유지하고 매트에 눕는다. 다리는 평행하게 유지하고 일자로 붙여서 뻗고 발목은 저측굴곡(Plantar Flexion)을 유지한다. 견갑골은 안정화하고 팔은 몸 옆에 두고 손바닥은 매트를 향한다.

2 동작

❶ 마시면서 준비한다.

❷ 내쉬면서 한 쪽 다리의 무릎을 구부려서 발 끝을 매트에 스치듯이 끌어올려서 천장으로 길게 뻗는다. 반대 다리는 그대로 매트에 유지하고 있는다.

❸ 마시면서 뻗은 다리의 고관절을 몸통이 안정화가 유지되는 범위 내에서 바깥쪽 아래로 내리면서 3/4 정도의 서클을 그린다.

❹ 내쉬면서 1/4 의 원을 마저 그린다.

5회 회전 후에 반대 방향으로도 5회 회전을 한다.

반대 방향의 다리도 반복한다.

3 지도사항

1 몸통을 안정화 시킬 수 있는 범위 내에서 동작을 하도록 한다.

2 고관절 회전 운동이며 고관절에서 최대한 부드러운 느낌으로 동작한다.

3 팔과 손으로 매트를 눌러서 몸통의 안정성을 유지할 경우 어깨에 긴장이 생길 수 있으니 주의한다.

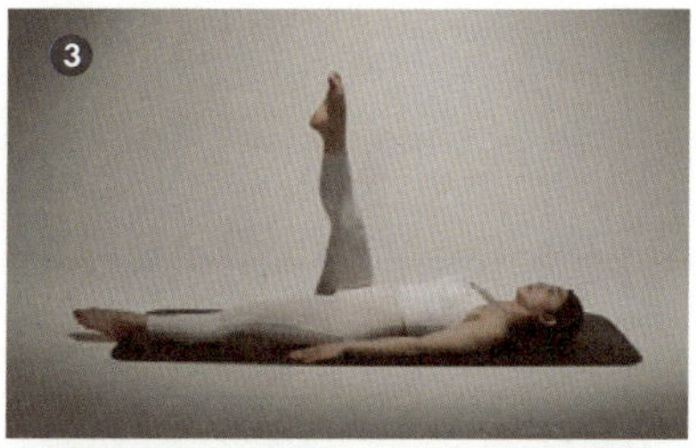

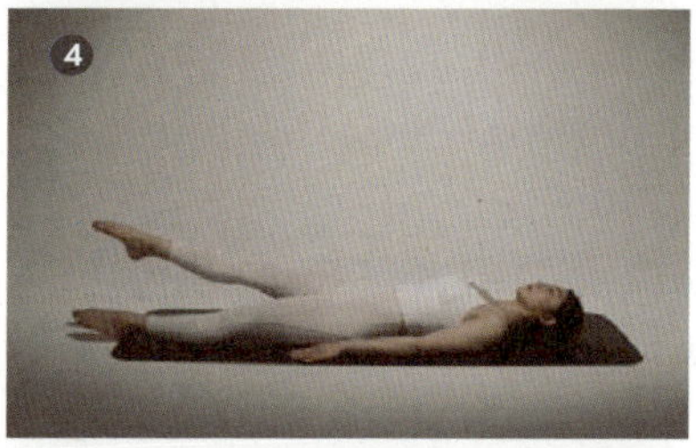

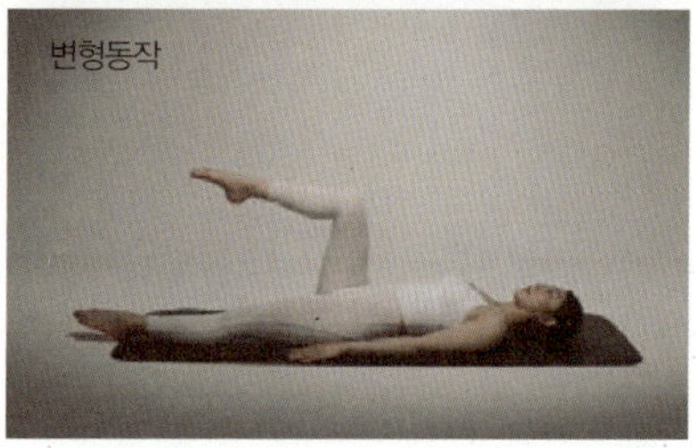
변형동작

4 변형동작

1 Hamstring 또는 Hip Flexor가 타이트 한 경우 :

1) 올린 다리나 내린 다리의 무릎을 구부리고 동작한다.

2 몸통이 안정화가 안되는 경우 :

1) 동작을 작고 천천히 한다.

3 팔로 매트를 너무 누르거나 어깨에 긴장이 되는 경우 :

1) 팔을 천장으로 올려서 앞으로 나란히 자세를 유지하고 동작한다.

4 다리의 무게를 줄여주고 저항감을 느끼기 위한 동작 :

1) 원을 그리는 다리의 발끝에 밴드를 걸고 양팔의 팔꿈치를 구부려 밴드의 끝을 잡고 동작한다.

5 고관절의 움직임이 없거나 못 느끼는 경우 :

1) 동작 하는 다리를 매트에 위치하고 산모양을 만든다. 그런 다음 고관절의 내전, 외전 동작을 한다. 내, 외전 움직임 잘 되면 회선 동작을 한다.

LEVEL 2 | LEG WORK

SHOULDER BRIDGE

☑ **운동목적** 척추와 골반의 Neutral유지와 고관절 굴곡근, 신전근 강화

☑ **선행동작** SHOULDER BRIDGE 2, HIP ROLLS

☑ **사용근육**

MOBILIZERS 고관절 신전근(Hip Extensors), 고관절 굴곡근(Hip Flexors), 무릎 굴곡근(Knee Flexors), 무릎 신전근(Knee Extensors)

STABILIZERS 복횡근(Transverse Abdominis), 골반기저근(Pelvic Floor Muscles), 복사근(Obliques), 견갑골의 안정화 근육, 지지하는 다리의 고관절 신전근(Hip Extensors)

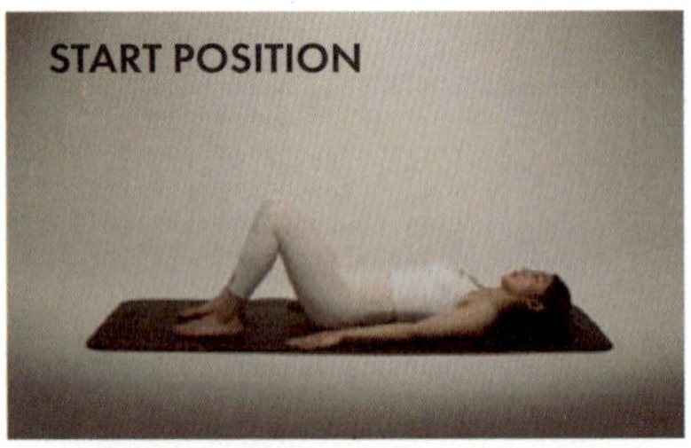

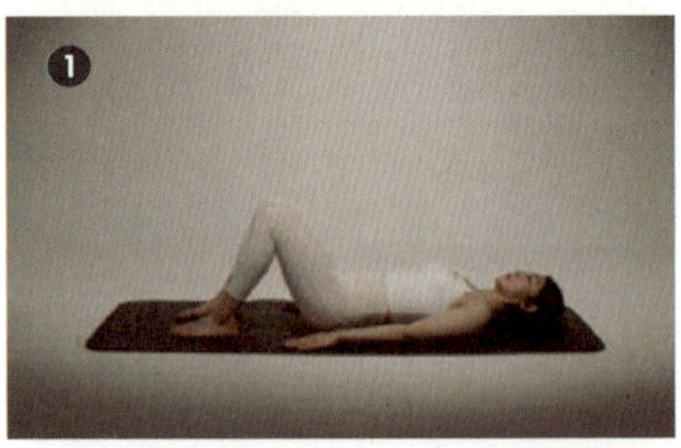

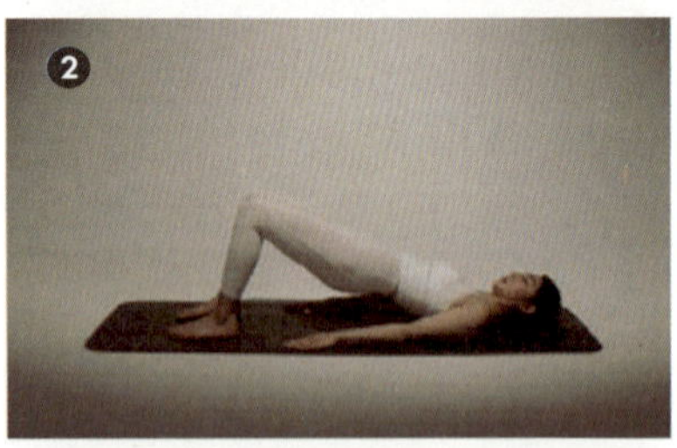

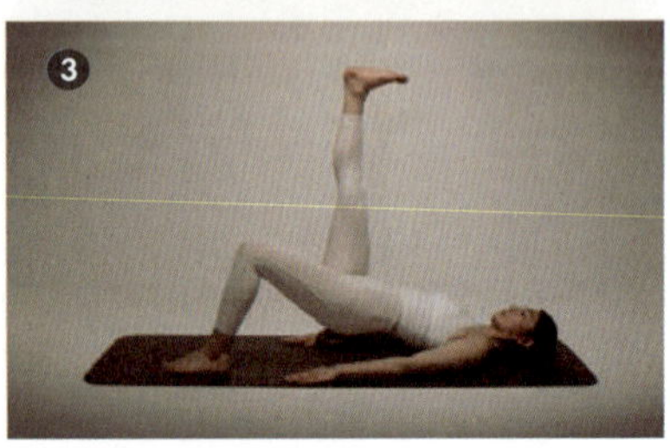

1 시작 자세

매트에서 누운 상태로 골반과 척추 Neutral을 유지한다. 무릎은 산 모양으로 구부리고 골반너비만큼 발을 벌린다. 견갑골의 안정화를 유지하고 팔은 몸 옆에 길게 뻗고 손바닥은 바닥을 바라본다.

2 동작

❶ 마시면서 준비한다.

❷ 내쉬면서 발바닥으로 매트를 누르고 고관절을 신전하여 골반을 천장으로 올린다. 어깨부터 무릎까지 Bridge모양을 만든다. 이 때 골반과 척추는 Neutral을 유지한다. 흉추의 윗부분은 굴곡되게 한다. 팔은 그대로 바닥에 위치한다.

❸ 마시면서 오른쪽 다리의 고관절을 굴곡하고 무릎을 펴면서 다리를 천장 쪽으로 뻗는다. 발목은 Dorsi flexion한다.

❹ 내쉬면서 오른쪽 다리를 편 상태로 고관절을 신전하여 매트 쪽으로 내려서 지지하는 다리의 대퇴골 라인에 맞춰 내린다. 발목은 Dorsi Flexion을 유지한다.

❺ 마시면서 오른 다리의 무릎을 편 상태로 고관절을 굴곡하여 다리를 천장 쪽으로 뻗는다. 발목은 Dorsi Flexion한다.

다리를 올렸다 내렸다를 3번 반복한다. 마지막에

❻ 마시면서 다리를 올린 다음

❼ 내쉬면서 오른쪽 다리의 무릎을 구부리고 고관절을 신전하여 발목은 Plantar Flexion하면서 엄지발가락부터 발바닥을 순차적으로 바닥으로 내리면서 Bridge자세를 유지한다.

반대 방향도 한다. 3-6회 반복한다.

❽ 마시면서 준비한다.

마지막 자세에서

❾ 내쉬면서 골반을 매트에 내려놓는다.

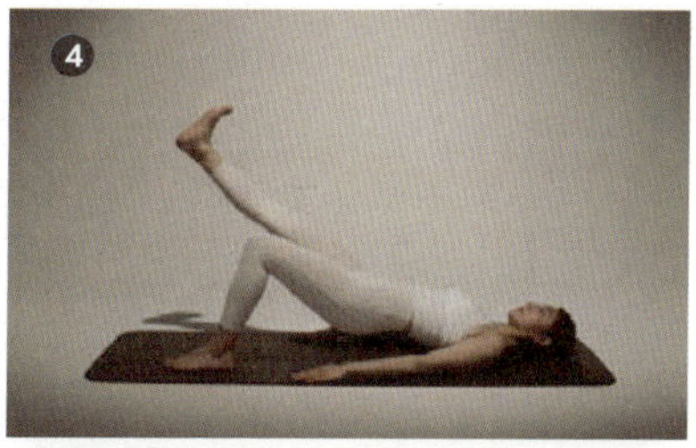

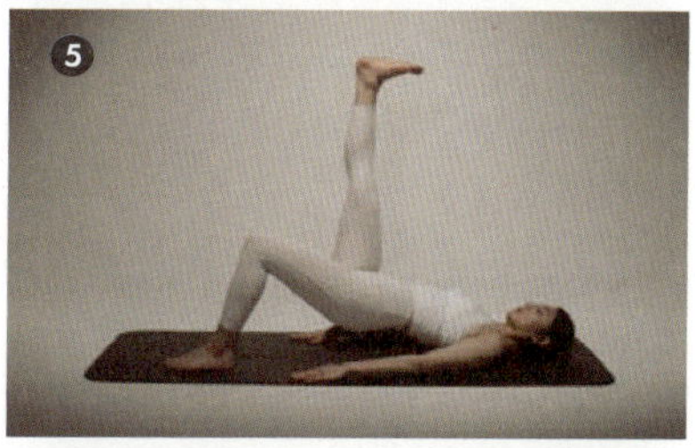

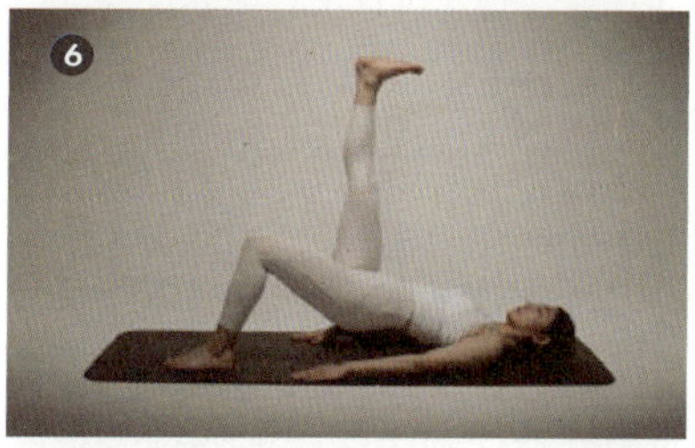

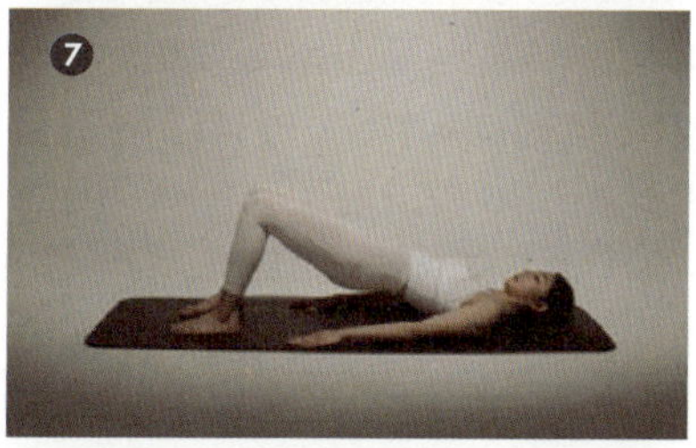

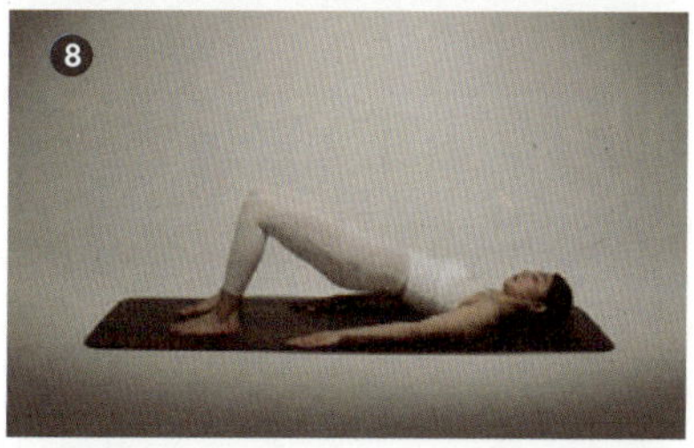

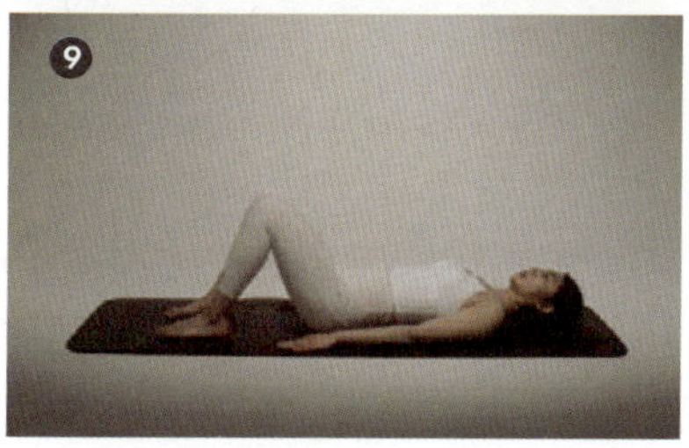

3 지도사항

1 골반과 요추의 안정성이 깨져서 요추와 경추에서 과신전이 일어나지 않도록 한다.

2 몸통을 들어 올렸을 때 무릎을 과하게 구부리지 않도록 하며 대퇴골이 외회전되지 않도록 한다.

3 몸의 무게중심은 경추가 아니라 흉추의 상부에 위치하도록 한다.

4 고관절의 신전을 유지하기 위해서 대둔근과 슬괵근을 유지한다.

5 한 다리씩 들 때 몸통의 회전이 일어나지 않도록 한다.

6 동작 내내 골반의 안정성, 레벨을 유지한다.

4 변형동작

1 동작의 난이도를 낮게 경우:

1) 골반을 올린 상태에서 손으로 골반을 받쳐 주고 동작을 한다.

2) 골반만 올렸다가 내린다. (Level 1)

2 발에 Arc Barrel이나 보수를 놓고 동작을 한다. 동작의 범위를 늘려 대둔근과 슬괵근을 강화시킬 수 있다.

3 동작의 난이도를 높게 할 경우 :

1) 다리를 올릴 때 발목은 Plantar Flexion하고 다리를 내릴 때 발목을 Dorsi Flexion한다.

2) 팔을 천장으로 올려서 뻗은 다음 동작을 한다.

LEVEL 1 | LEG WORK

SIDE LEG SERIES

☑ **운동목적** 고관절 굴곡, 신전근 강화

☑ **사용근육** **MOBILIZERS** 고관절 굴곡근(Hip Flexors), 고관절 신전근(Hip Extensors)

STABILIZERS 복횡근(Transverse Abdominis), 골반기저근(Pelvic Floor Muscle), 다열근(Multifidus), 복직근(Rectus Abdominis), 복사근(Obliques), 견갑골의 안정화 근육

참고사항 : 옆으로 누웠을 때 골반과 척추의 Neutral 은 앞에서 봤을 때 ASIS가 서로 수직인 상태이고 매트 쪽의 갈비뼈는 매트에 닿고 요추는 매트에서 떨어져야 한다. 머리는 매트로 떨어지지 않게 쿠션이나 블럭으로 받쳐준다. 뒤에서 봤을 때 척추는 일직선을 유지 해야 한다.

START POSITION

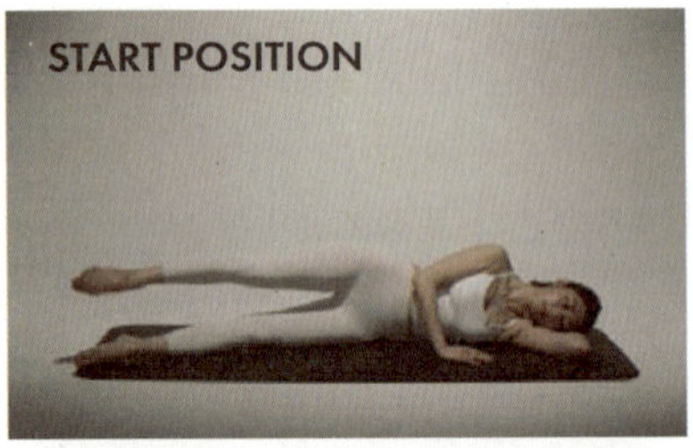

❶

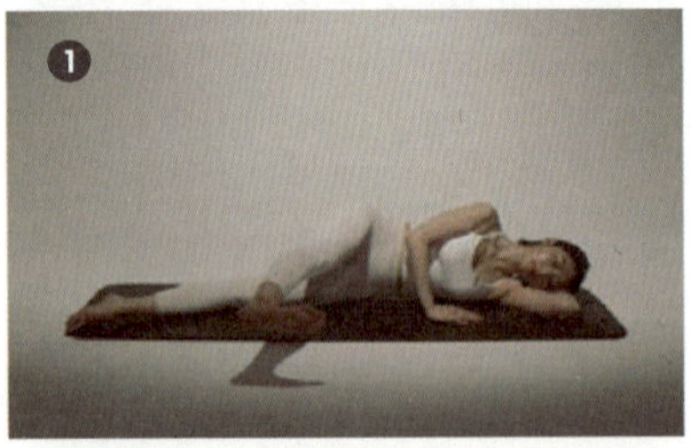

❷

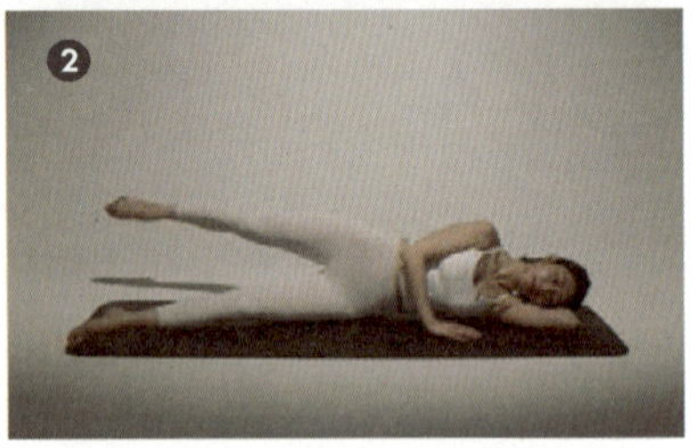

1. SIDE KICK

1 시작 자세

매트에 옆으로 누워서 골반과 척추는 Neutral을 유지하고 다리는 평행하게 하고 길게 뻗어서 머리부터 다리까지 긴 라인을 유지한다. 고관절은 몸의 균형을 잡을 수 있는 각도가 되도록 조금 굴곡한다. 천장 방향의 다리는 골반 높이로 들어준다. 아래 쪽의 팔은 팔꿈치를 구부려서 머리를 받친다. (머리에 블록을 댄 경우는 팔을 얼굴 쪽에 위치 하도록 한다.) 견갑골을 안정화하고 위 쪽에 있는 손은 몸통의 밸런스를 위해 가슴 앞에 위치한다.

2 동작

❶ 마시면서 몸통의 안정화를 유지하면서 천장 방향의 다리의 발목을 배측 굴곡(Dorsi Flexion)하여 짧은 호흡으로 2번 고관절을 굴곡한다. 두 번째 카운트에서 더 멀리 뻗는다.

❷ 내쉬면서 골반을 중립으로 유지하고 굴곡한 고관절을 신전한다.

각 방향으로 8-10회 반복한다.

3 지도사항

1 골반과 요추의 안정성을 유지하여 고관절에서 굴곡과 신전이 일어나야 한다. 요추에서 동작이 일어나지 않도록 한다.

2 손으로 매트를 너무 눌러서 균형을 유지하지 않도록 한다. 승모근 상부의 긴장이 없도록 하고 어깨가 말리지 않도록 한다.

4 변형동작

1 동작의 난이도를 낮게 할 경우 :

1) 밑에 지지하는 다리의 무릎을 구부린다.

2 동작의 다양성을 위한 경우 :

1) 천장 방향의 다리의 고관절을 외회전하여 동작한다.

3 동작의 난이도를 높게 할 경우 :

1) 바닥에 위치한 손으로 머리를 받쳐준다. (균형 잡기가 더 어려워진다.)

2) 양 손으로 머리를 받쳐준다. (균형과 안정화가 어려워진다.)

☑ **운동목적** 고관절 외전, 내전근 강화

☑ **사용근육** **MOBILIZERS** 고관절 외전근(Hip Abductors), 고관절 내전근(Hip Adductors)

STABILIZERS 복횡근(Transverse Abdominis), 골반기저근(Pelvic Floor Muscle), 다열근(Multifidus), 견갑골의 안정화 근육

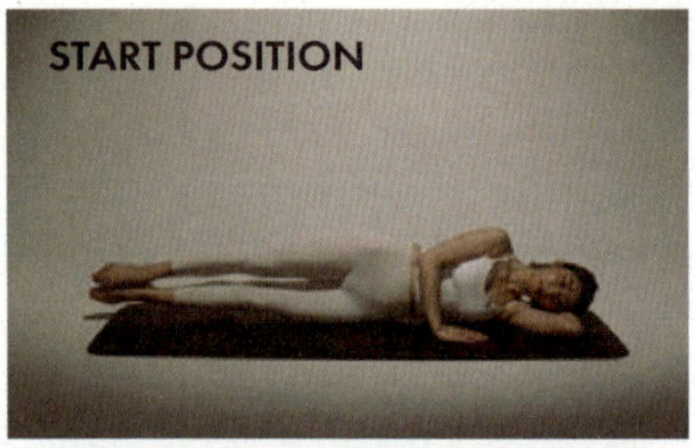

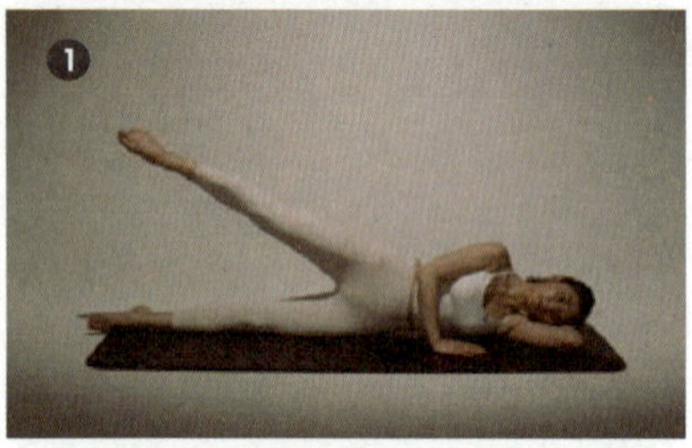

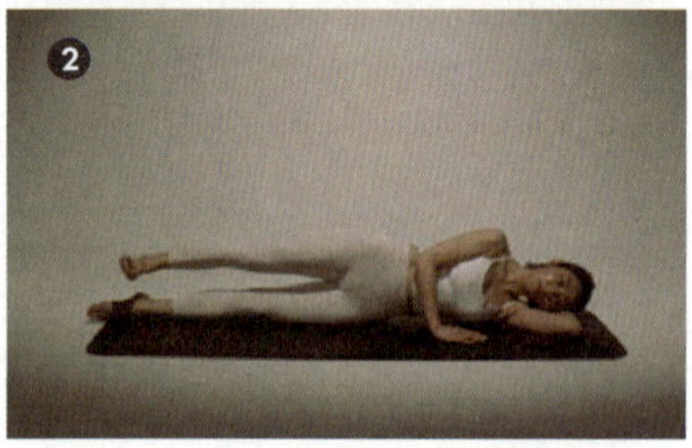

2. TOP LEG LIFT

1 시작 자세

매트에 옆으로 누워서 골반과 척추는 Neutral을 유지하고 다리는 평행하게 하고 길게 뻗어서 머리부터 다리까지 긴 라인을 만들어 발목은 저측굴곡(Plantar Flexion)을 유지한다. 견갑골은 안정화를 유지하고 아래 팔은 팔꿈치를 구부려서 머리를 받친다. (블록이 있는 경우는 팔을 얼굴 앞에 위치하도록 한다.) 견갑골을 안정화하고 위에 있는 손은 밸런스를 위해 가슴 앞에 위치한다.

2 동작

❶ 마시면서 위 쪽의 다리는 골반의 안정화를 유지할 만큼 다리를 외전한다.

❷ 내쉬면서 발목을 배측 굴곡(Dorsi Flexsxion)을 만든 후 위 쪽의 다리를 내전한다.

각 방향으로 5–10회 반복한다.

3 지도사항

1 몸통의 안정성을 유지하여 몸통의 움직임이 없도록 한다.

2 동작 시 척추의 신전이나 굴곡, 측면 굴곡이 일어나지 않도록 한다.

3 동작 하는 다리의 다리를 올릴 때 고관절이 외회전되지 않도록 하고 골반이 기울지 않도록 해야 한다.

4 손으로 매트를 눌러서 어깨에 긴장을 주지 않도록 한다.

5 다리를 내릴 때 내전근을 활성화 하도록 지도한다.

4 변형동작

1 동작의 난이도를 낮게 할 경우 :

1) 밑에 있는 다리의 무릎을 살짝 구부리거나 양쪽 고관절을 살짝 구부려서 몸통의 안정성과 균형을 잡는다.

2) 골반이 너무 크거나 요추에 계속 긴장이 생긴다면 요추 부분에 타월을 깔아준다.

2 동작의 난이도를 높게 할 경우 :

1) 골반 밑에 Arc Barrel이나 보수를 놓고 동작한다.

2) 손 모양을 바꿔 매트 쪽 손으로 또는 양손으로 머리를 받쳐준다.

3) 다리를 올리는 속도를 빠르게 하거나 다리를 내릴 때 속도를 빠르게 한다.

3 하체 근력을 강화 할 경우 :

1) 서클 사이에 다리를 넣고 위의 다리를 올린다.

2) 위의 다리의 발에 밴드를 감싸고 손으로 밴드를 잡고 동작한다.

3) 위의 다리 모양을 외회전으로 바꾸어 동작한다.

☑ **운동목적** 고관절 외전, 내전근 강화

☑ **사용근육**

MOBILIZERS 고관절 외전근(Hip Abductors), 고관절 내전근(Hip Adductors)

STABILIZERS 복횡근(Transverse Abdominis), 골반기저근(Pelvic Floor Muscle), 다열근(Multifidus), 복직근(Rectus Abdominis), 복사근(Obliques), 견갑골의 안정화 근육

START POSITION

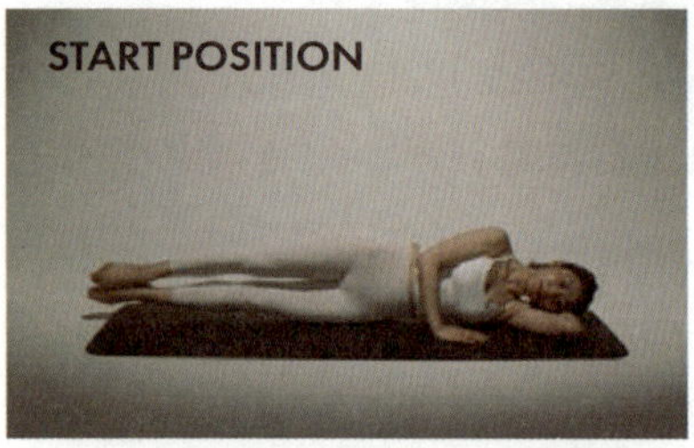

1

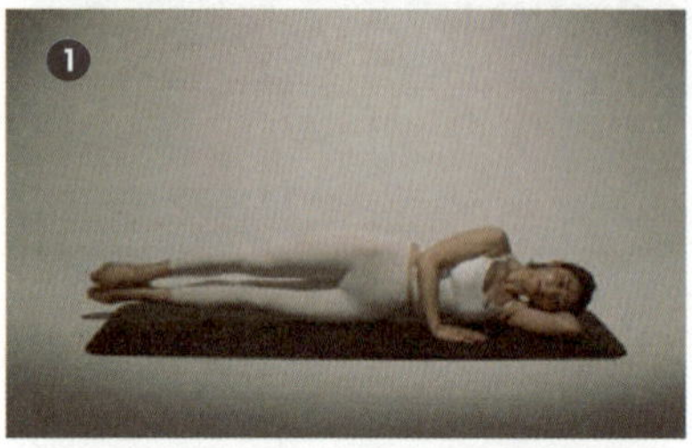

2

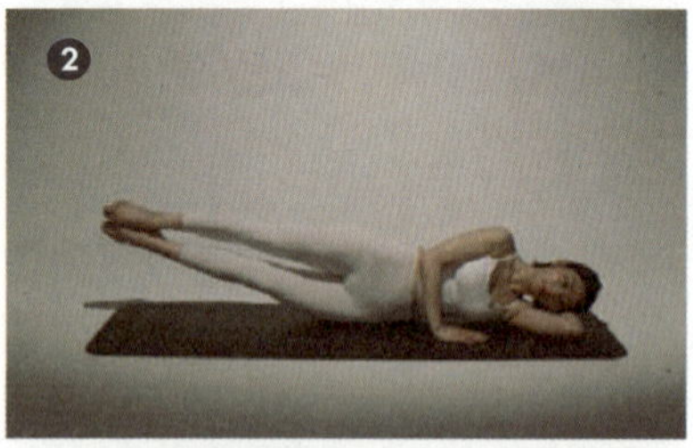

3

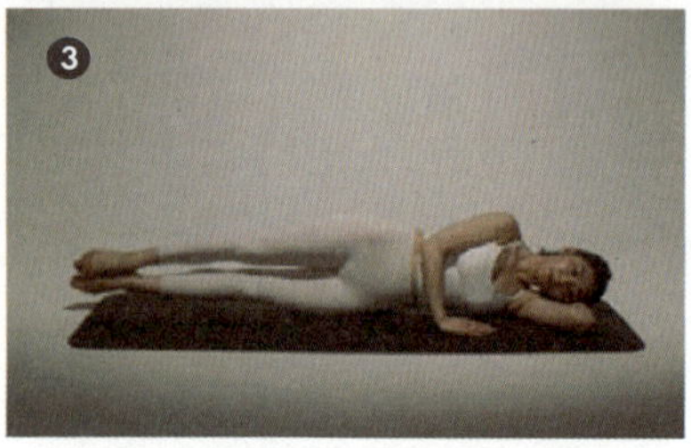

3. BOTH LEG LIFT

1 시작 자세

매트에 옆으로 누워서 골반과 척추는 Neutral을 유지하고 다리는 평행하게 하고 길게 뻗어서 머리부터 다리까지 긴 라인을 만들어 발목은 저측굴곡(Plantar Flexion)을 유지한다. 견갑골은 안정화를 유지하고 아래 팔은 팔꿈치를 구부려서 머리를 받친다. (블록이 있는 경우는 팔을 얼굴 앞에 위치하도록 한다.) 견갑골을 안정화하고 위에 있는 손은 밸런스를 위해 가슴 앞에 위치한다.

2 동작

❶ 마시면서 준비한다.

❷ 내쉬면서 두 다리를 골반의 안정화를 유지할 수 있는 만큼 올린다.

❸ 마시면서 시작 자세로 돌아온다.

각 방향으로 5–10회 반복한다.

3 지도사항

1 몸통의 안정성을 유지하여 움직임이 없도록 한다.

2 동작 시 척추의 신전이나 굴곡이 일어나지 않도록 한다.

3 동작 하는 다리의 다리를 올릴 때 고관절이 외회전되지 않도록 하고 골반이 기울지 않도록 해야 한다.

4 손으로 매트를 눌러서 어깨에 긴장을 주지 않도록 한다.

5 동작 내내 두 다리의 내전근을 활성화 하도록 한다.

4 변형동작

1 동작의 난이도를 높게 할 경우 :

1) 아래에 머리를 받치고 있는 팔의 모양을 바꾼다. (균형 잡기가 더 어려워진다.)

2) 양 손으로 머리를 받쳐준다. (균형과 안정화가 어려워진다.)

MEMO

LEVEL 1 | ARM WORK

PUSH UP 1

☑ **운동목적** 상지 협응성 강화 / 상체 근력 강화

☑ **선행동작** SHORT PLANK, LONG PLANK

☑ **사용근육**

MOBILIZERS 대흉근(Pectoralis Major), 상완이두근(Biceps Brachii), 상완삼두근(Triceps Brachii), 삼각근(Deltoid)

STABILIZERS 복횡근(Transverse Abdominis), 골반기저근(Pelvic Floor Muscle), 다열근(Multifidus), 복직근(Rectus Abdominis), 복사근(Obliques), 견갑골의 안정화 근육

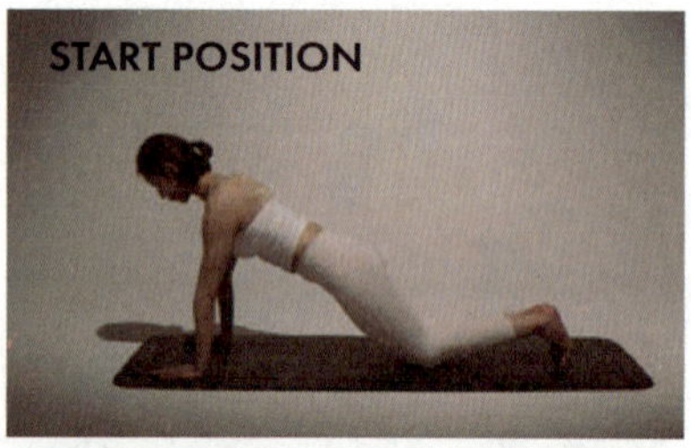

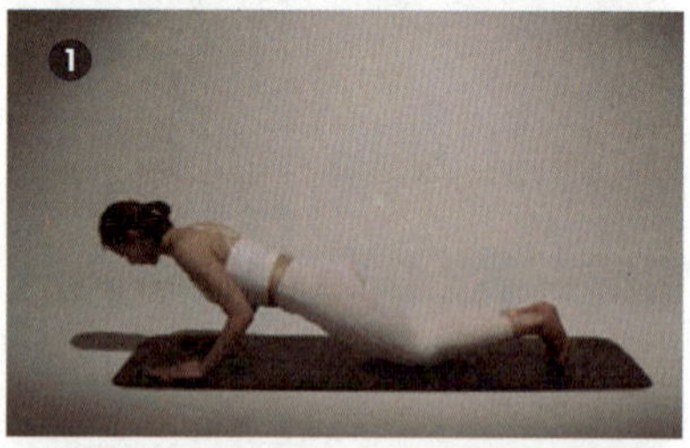

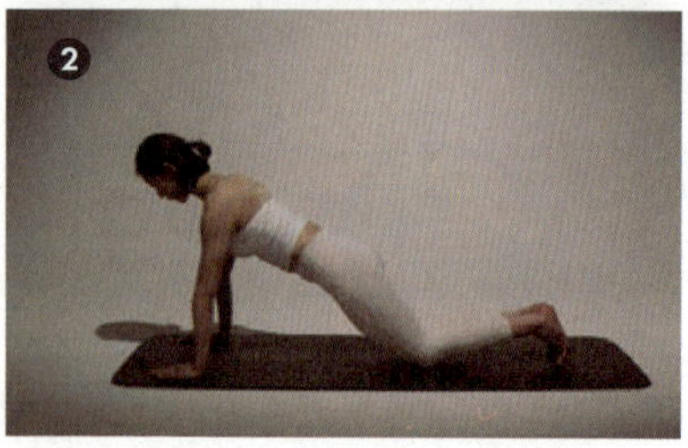

1 시작 자세

Push up 자세를 유지하고 매트에 엎드린다. 무릎을 구부려 매트에 닿도록 한다. 골반과 척추는 Neutral을 유지하고 견갑골은 안정화하고 어깨와 손목은 바닥과 수직인 상태를 만든다.

2 동작

❶ 마시면서 팔꿈치를 구부려서 몸통을 내린다.

❷ 내쉬면서 팔꿈치를 펴서 다시 시작 자세로 돌아온다.

3 지도사항

1 동작 내내 견갑골의 안정화를 유지하도록 한다.

2 동작하는 동안 요추의 신전이 되지 않도록 복부의 연결하도록 한다.

3 팔꿈치를 펴는 동작에서 삼두근을 쓰도록 한다.

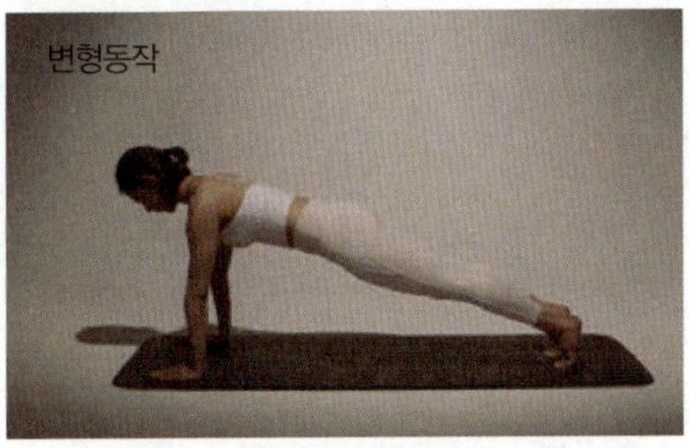

4 변형동작

1 손목이 아플 경우 :

1) Arc Barrel에 손을 대고 손목의 각도를 크게 해준다.

2) 전거근을 활성화하여 몸의 무게를 어깨에서 잡아준다.

2 동작의 난이도를 높게 할 경우 :

1) 보수나 폼롤러 같은 불안정한 도구 위에 손을 대고 동작한다.

2) 무릎을 펴서 발을 매트에 대고 긴 라인을 유지하고 FULL PUSH UP 동작을 한다.

3 다양한 근육을 사용 할 경우 :

1) 동작 시 팔꿈치의 각도를 다양하게 한다.

LEVEL 2 | ARM & ARTI WORK

PUSH UP 2

☑ 운동목적 코어 강화와 가슴 근육과 팔꿈치의 굴곡, 신전근의 강화

☑ 선행동작 HORT PLANK , LONG PLANK , PUSH UP 1

☑ 사용근육
MOBILIZERS 대흉근(Pectoralis Major), 상완 삼두근(Triceps Brachii), 상완 이두근(Biceps Brachii)
STABILIZERS 복횡근(Transverse Abdominis), 골반기저근(Pelvic Floor Muscles), 복직근(Rectus Abdominis), 복사근(Obliques), 견갑골의 안정화 근육, 대둔근(Gluteus Maximus), 대퇴사두근(Quadriceps Femoris), 슬괵근(Hamstring)

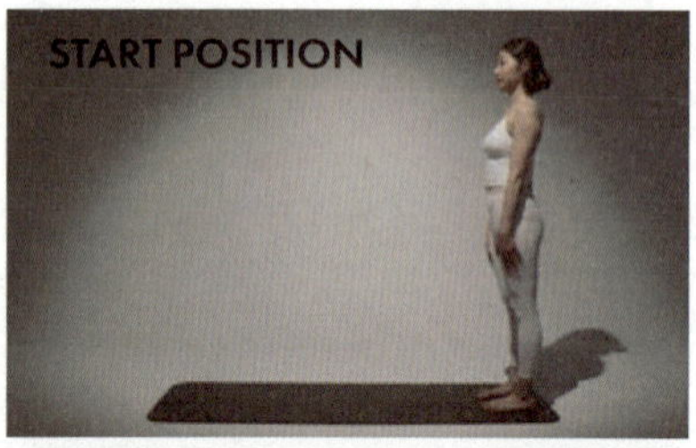

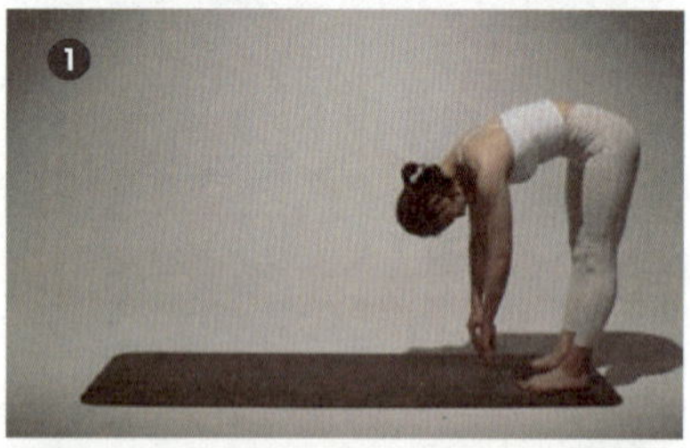

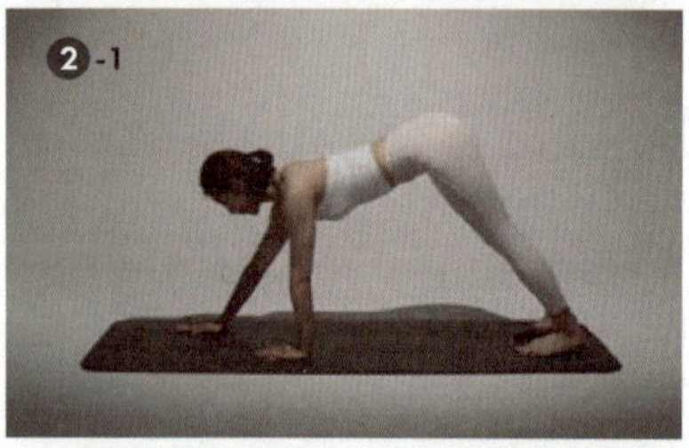

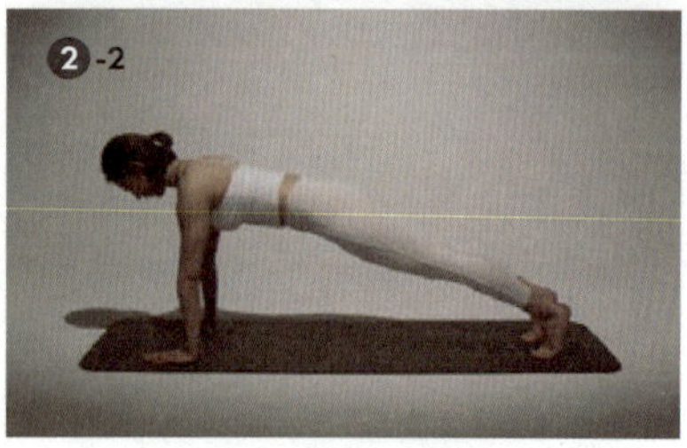

1 시작 자세

매트의 끝에 서서 골반과 척추는 Neutral을 유지하고 다리는 평행하게 유지하고 골반 너비만큼 벌린다. 팔은 몸통 옆에 길게 유지한다.

2 동작

❶ 마시면서 머리부터 시작하여 척추를 하나씩 바닥 쪽으로 굴곡한다. 팔은 자연스럽게 바닥으로 내린다.

❷ 내쉬면서 4번의 카운트 동안 손을 이용하여 앞으로 걸어 나가서 푸쉬 업 자세를 만든다. 손이 나가면서 고관절을 신전하고 꼬리뼈부터 하나씩 척추를 긴 라인을 만든다. 손은 어깨 밑에 있고 손가락은 앞을 향해 있다.

❸ 마시면서 팔꿈치를 뒤쪽으로 구부려 몸을 바닥 쪽으로 내린다. 이 때 몸통은 Neutral을 유지한다.

❹ 내쉬면서 팔꿈치를 펴서 Full 푸쉬 업 자세로 온다.

3번의 Push Up을 한다.

❺ 마시면서 다시 4번의 카운트 동안 손으로 걸어서 발 쪽으로 온다. 척추와 고관절은 굴곡한다.

❻ 내쉬면서 꼬리뼈부터 척추를 하나씩 세워 Neutral 자세로 돌아온다. 그리고 팔을 몸통 옆으로 가져온다.

2-3회 반복한다

3 지도사항

1 요추의 과신전이 일어나지 않도록 복사근을 사용하고 있어야 한다.

2 견갑골과 어깨의 안정성을 유지하여 동작하도록 한다.

3 롤 다운, 롤 업 할 때 척추를 하나씩 움직인다.

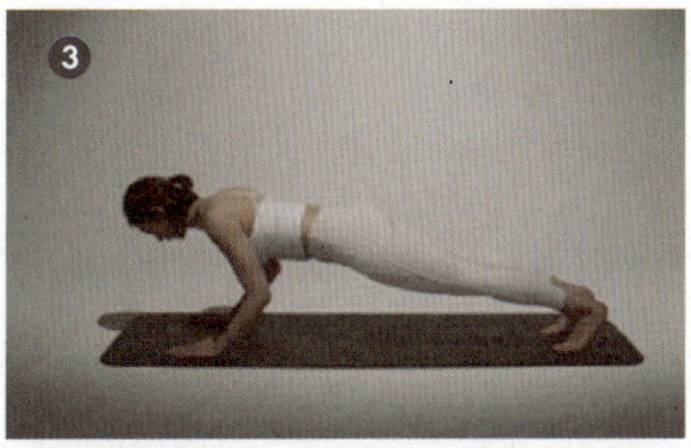

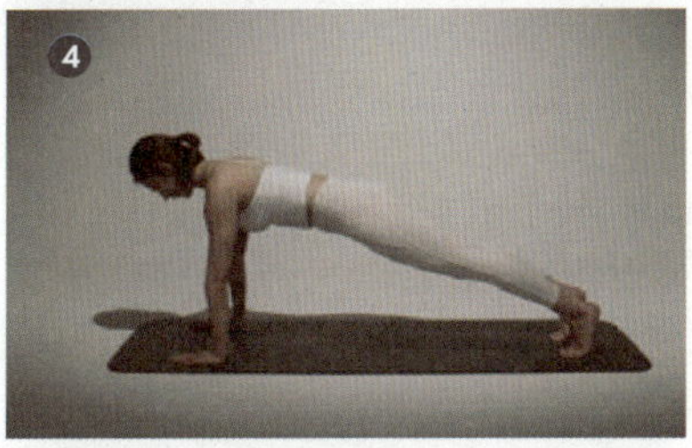

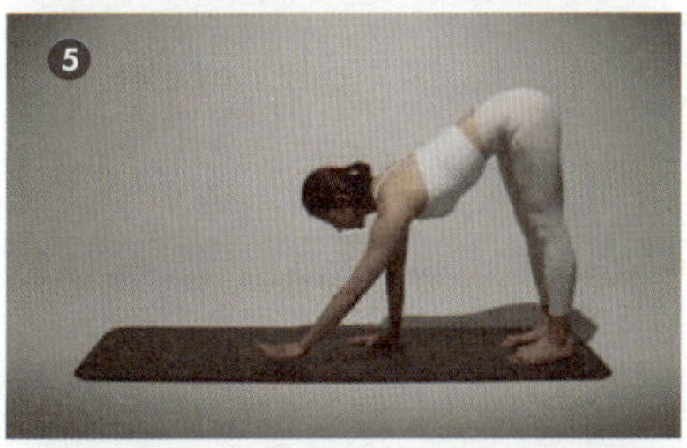

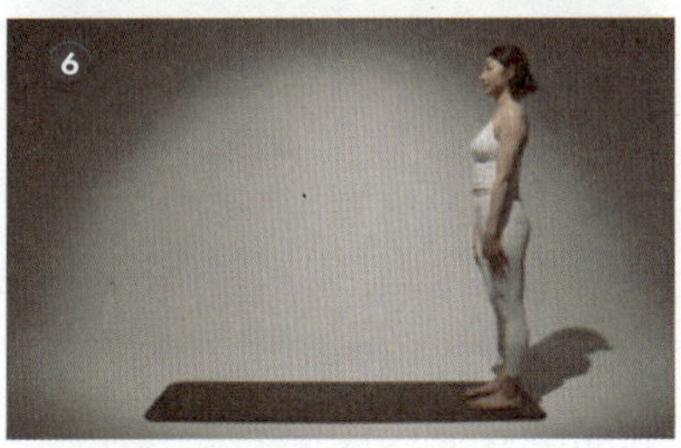

4 변형동작

1 동작의 난이도를 높게 할 경우 :

1) 한 다리를 신전하고 동작을 한다. (척추가 앞으로 구부려지면서 한 쪽다리의 고관절을 신전하고 다리를 뒤로 뻗은 후에 Push Up자세를 유지한다. 그리고 지지하고 있는 다리로 균형을 잡고 Push Up을 한다. 돌아올 때도 계속 다리를 신전하고 척추를 롤업하고 다리를 내린다.)

2) 팔꿈치를 몸에 가깝게 붙여 뒤로 뻗는다. (삼두근 발달)

2 손목이 안좋은 경우 :

1) Arc Barrel에 손을 대고 동작을 한다. 손보다 발 쪽에 체중을 실어서 손목에 무리가 덜 가도록 한다.

LEVEL 2 | HIP & LEG WORK

LEG PULL UP

운동목적 몸통의 안정성과 어깨 신전근과 고관절 굴곡근 강화

선행동작 PUSH UP1, SHOULDER BRIDGE1

사용근육
MOBILIZERS 고관절 굴곡근(Hip Flexors), 고관절 신전근(Hip Extensors)
STABILIZERS 복횡근(Transverse Abdominis), 골반기저근(Pelvic Floor Muscle), 다열근(Multifidus), 복직근(Rectus Abdominis), 복사근(Obliques), 견갑골의 안정화 근육

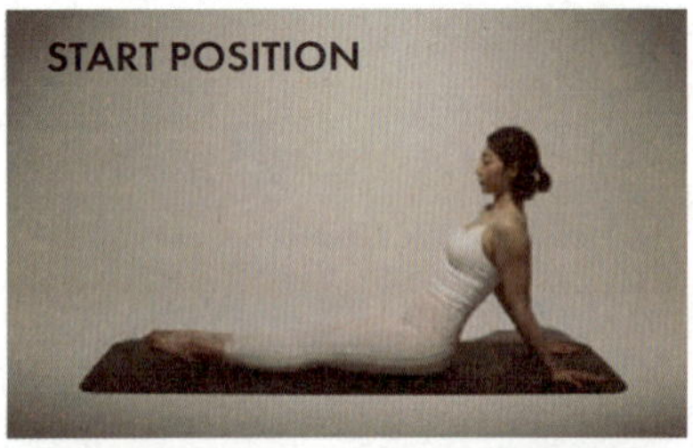

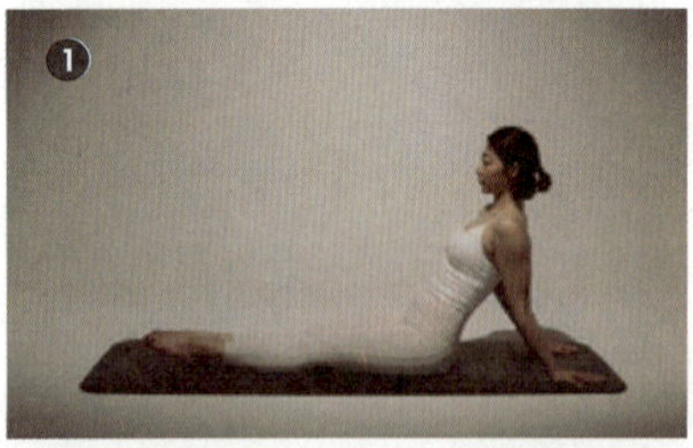

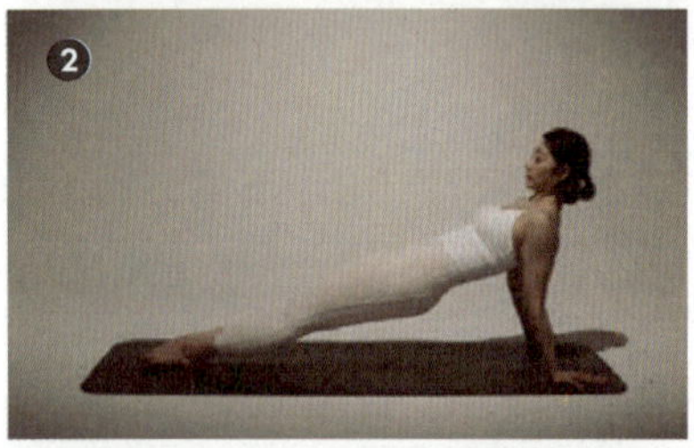

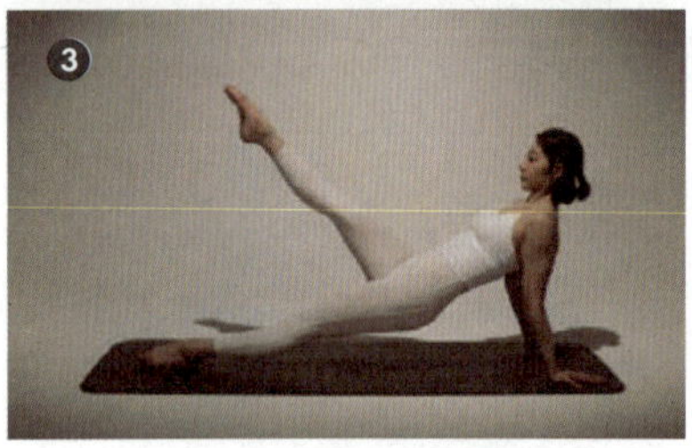

1 시작 자세

골반과 척추는 Neutral을 유지하고 매트에 앉는다. 다리를 길게 뻗어 발목을 저측굴곡 (Plantar Flexion)한다. 견갑골을 안정화하고 어깨 관절을 신전하여 팔을 길게 뻗어서 어깨 너비보다 넓게 벌린다. 손가락이 몸통의 반대 방향을 향하도록 하여 손바닥을 매트에 댄다.

2 동작

❶ 마시면서 준비한다.

❷ 내쉬면서 손에 무게를 두고 골반의 neutral을 유지하고 양쪽 고관절을 신전하여 골반을 천장 쪽으로 들어올린다. 동시에 lower head를 만든다.

❸ 마시면서 어깨와 몸통의 안정성을 유지하고 한쪽 다리의 고관절을 굴곡하여 다리를 천장 쪽으로 뻗어 올린다.

❹ 내쉬면서 다리의 고관절을 신전하여 다리를 매트로 내린다.

반대 방향도 한다.

각 방향에 5-8번 한다.

3 지도사항

1 동작하는 동안 골반과 어깨의 안정성에 집중한다.

2 견갑골의 안정화하여 목이나 어깨의 긴장을 주지 말아야 한다.

3 무릎이나 팔꿈치가 과신전 되지 않도록 주의해야 한다.

4 요추가 아닌 고관절의 신전과 굴곡이 이루어져야 한다.

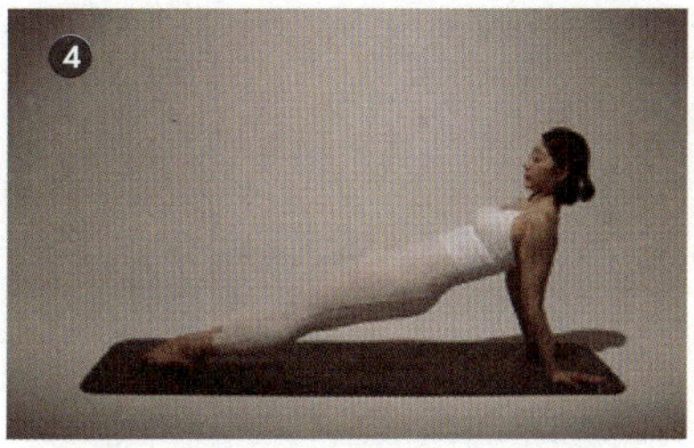

4 변형동작

1 동작의 난이도를 낮게 할 경우 :

1) 무릎이 과신전 되는 사람에게는 다리의 모양을 외회전으로 바꾼다.

2) 손목이 안 좋은 경우는 Arc Barrel 위에 손을 놓고 동작을 하거나 팔꿈치를 구부려서 동작을 한다.

2 동작의 다양성을 위한 경우 :

1) 동작 내내 발목을 Dorsi Flexion하고 동작을 한다

2) 발목의 모양을 바꾸면서 동작을 한다. (다리를 올릴 때 저측굴곡, 내릴 때 배측 굴곡)

LEVEL 2 | HIP & LEG WORK

LEG PULL DOWN

- **운동목적** 몸통과 어깨의 안정성, 다리 움직임 협응성 향상
- **선행동작** Short, long plank
- **사용근육**
  - **MOBILIZERS** 고관절 신전근 (Hip extensor), 고관절 굴곡근(Hip Flexors), 배측 굴곡근(Dorsi flexors), 저측 굴곡근(Plantar flexors)
  - **STABILIZERS** 복횡근(Transverse Abdominis), 골반기저근(Pelvic Floor Muscles), 복직근(Rectus Abdominis), 복사근(Obliques), 대흉근(Pectoralis Major), 견갑골 안정화 근육

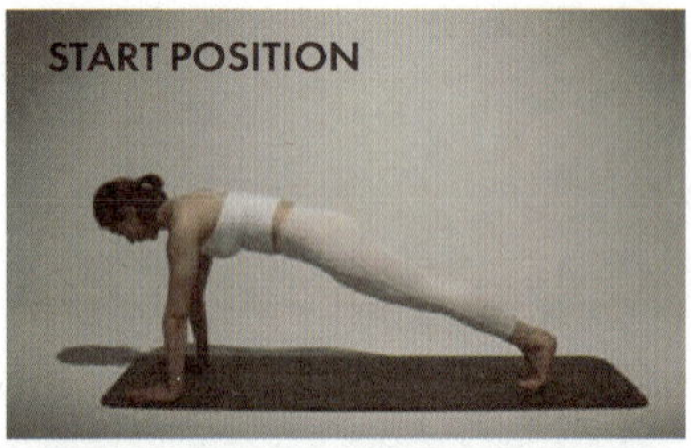

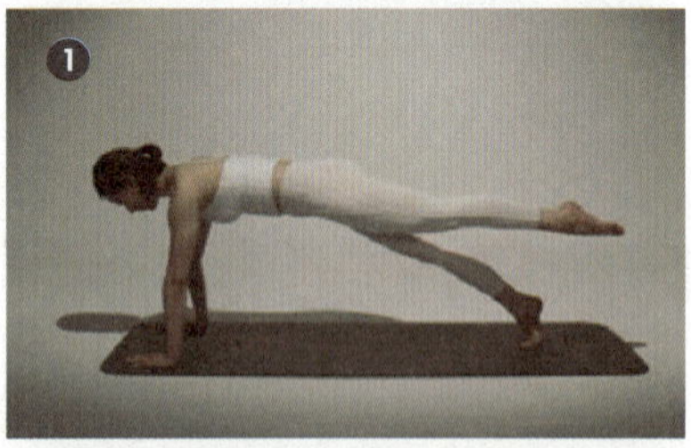

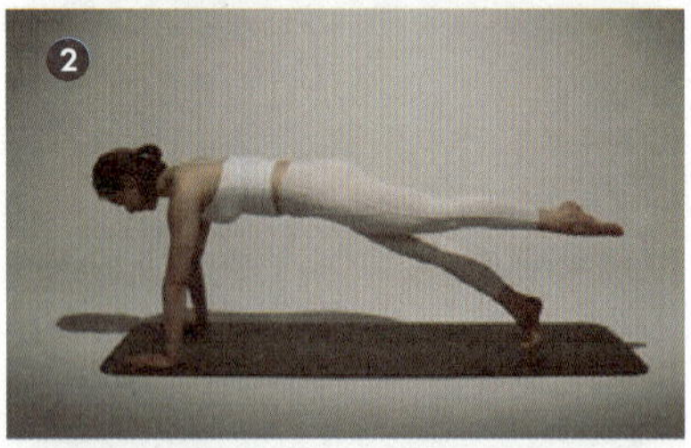

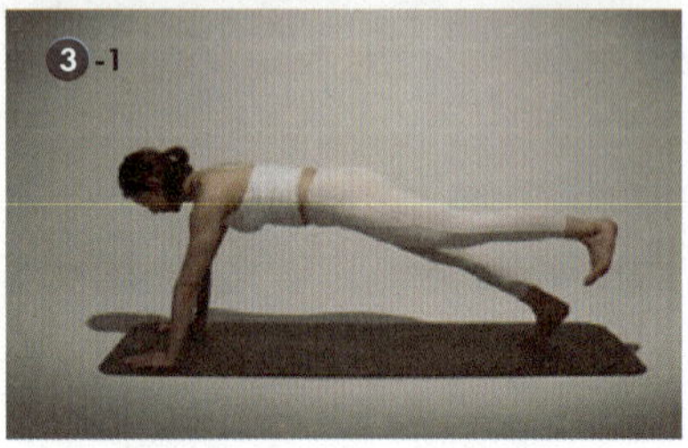

1 시작 자세

매트에 엎드려 Push Up 자세를 하고 골반과 척추는 Neutral을 유지한다. 다리는 일자로 붙여서 뻗어준다. 무게는 발을 배측 굴곡(Dorsi Flexion)하여 발의 볼에 싣는다. 견갑골을 안정화하고 어깨 바로 밑에 손이 위치하도록 하고 팔을 펴서 바닥과 수직을 이루도록 한다.

2 동작

1. 마시면서 한 쪽 고관절을 신전하여 다리를 들고 발목을 저측굴곡(Plantar Flexion) 한다.
2. 짧게 두 번 내쉬면서 신전한 다리의 고관절을 굴곡하여 발 끝을 바닥으로 두 번 터치한다. 그런 다음 골반과 척추를 Neutral을 유지할 수 있을 만큼 신전한다.
3. 마시면서 매트에 위치한 다리의 발목을 Dorsi Flexion의 각도를 더 증가시키고 동시에 올린 다리의 발목은 Plantar Flexion하고 다리의 높이는 유지한다. Dorsi Flexion을 더한 발을 제자리로 위치하면서 몸을 다시 앞으로 가져오고 올린 다리의 발목을 Dorsi Flexion한다.
4. 내쉬면서 올린 다리를 바닥으로 내려 시작 자세를 만든다.

각 방향으로 4~6회 반복한다.

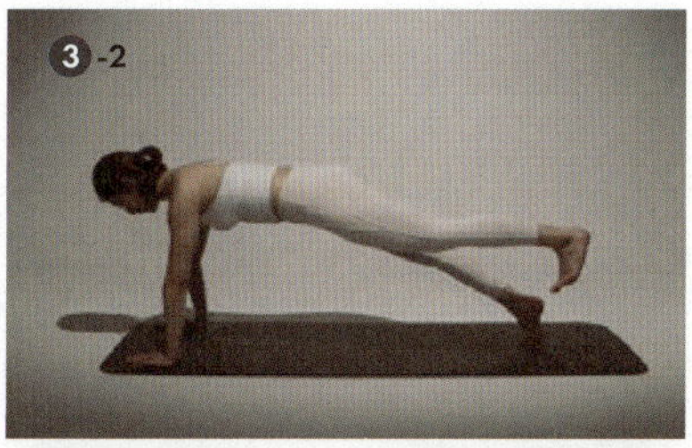

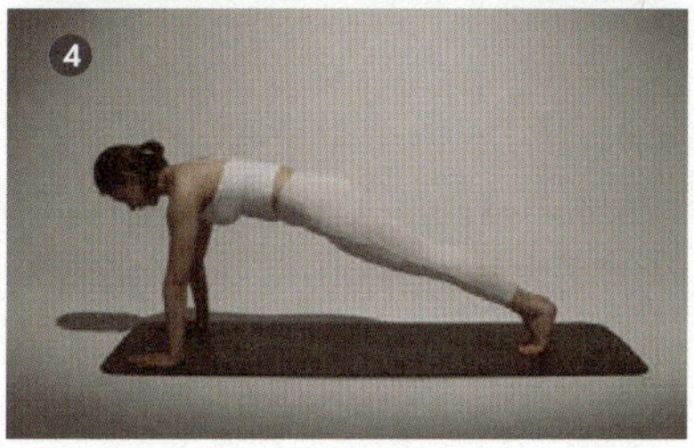

3 지도사항

1 Short, Long Plank 동작 후에 실시하도록 한다.

2 한 다리를 들 때 골반이 틀어지지 않도록 한다.

3 견갑골 안정화가 무너지지 않도록 한다.

4 머리가 떨어지지 않도록 한다.

5 복부를 유지하여 요추에서 과신전이 일어나지 않도록 한다.

6 팔꿈치가 과신전되지 않도록 한다.

4 변형동작

1 동작의 난이도를 낮게 할 경우 :

1) 손목이 안좋은 경우는 Arc Barrel 위에 손을 놓고 동작한다.

2) 몸이 뒤로 이동하는 동작을 빼고 한다.

3) 발을 Plantar Flexion(저측굴곡) 하고 터치하는 동작을 생략한다.

4) 동작 내내 Dorsi Flexion (배측 굴곡) 또는 Plantar Flexion(저측굴곡) 만 유지하고 동작한다.

LEVEL 3 | MULTI WORK

SCISSORS

☑ **운동목적** 복근 강화와 고관절 움직임 향상

☑ **선행동작** ROLL OVER 2, ONE LEG STRAIGHT STRETCH 2

☑ **사용근육**
- **MOBILIZERS** 고관절 굴곡근(Hip Flexors), 고관절 신전근(Hip Extensors)
- **STABILIZERS** 복횡근(Transverse Abdominis), 골반기저근(Pelvic Floor Muscles), 복직근(Rectus Abdominis), 복사근(Obliques)

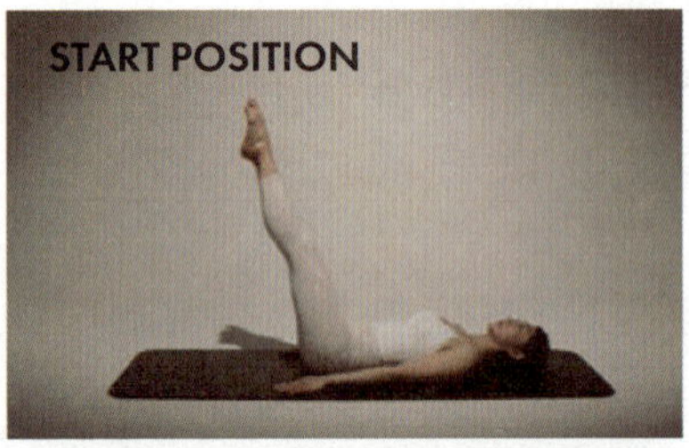

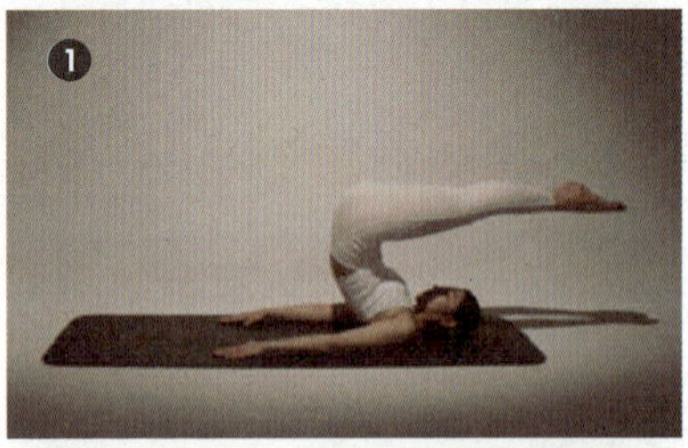

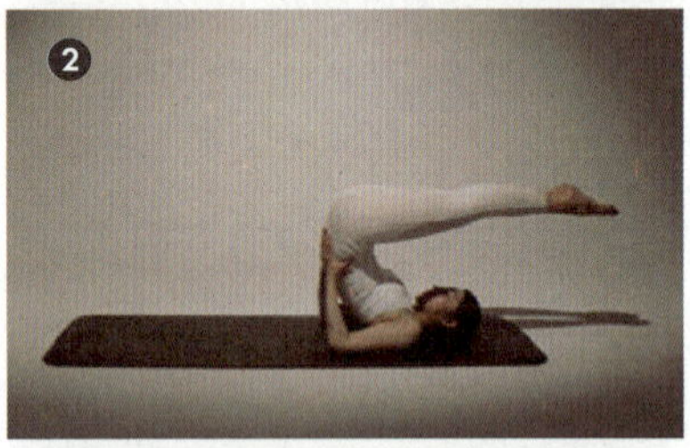

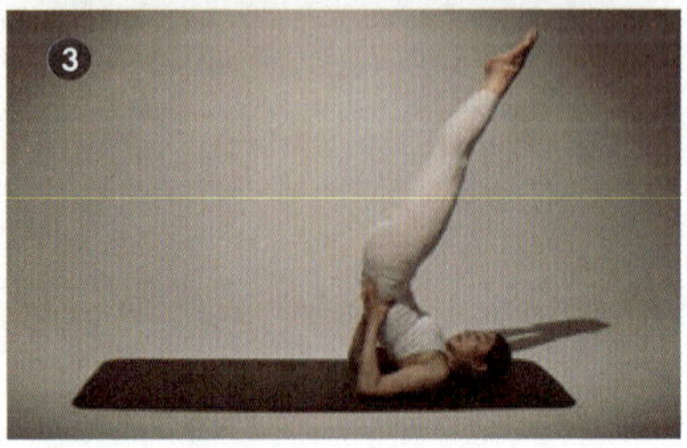

1 시작 자세

매트에 누운 상태에서 요추와 골반은 Imprint를 유지하고 다리는 길게 뻗어서 요추와 골반이 Imprint를 유지될 때 까지만 내린다. 견갑골은 안정화하고 팔은 몸 옆에 두고 손바닥은 바닥에 내려놓는다.

2 동작

❶ 마시면서 고관절을 굴곡하여 발을 천장 쪽으로 가져온다. 그런 다음 척추를 매트에서 하나씩 띄우고 다리를 머리 위로 넘겨 매트와 평행하게 한다. 몸의 무게중심은 흉추 상부에 있도록 한다.(Roll Over)

❷ 내쉬면서 몸통을 유지하고 고관절을 신전하여 다리를 천장 쪽으로 뻗어주고 손은 요추 부위를 받쳐준다.

❸ 마시면서 다리를 천장 쪽으로 뻗어주는 것을 유지한다.

❹ 짧게 2번 내쉬면서 한쪽 다리는 신전, 다른 쪽 다리는 굴곡하여 가위차기를 한다. 두번째 호흡에서는 조금 더 동작을 크게 한다. (Scissors)

❺ 마시면서 다리를 다시 모아주고 교차한다.

❻ 짧게 2번 내쉬면서 굴곡했던 다리는 신전, 다른 쪽 다리는 굴곡하여 가위차기를 한다. 두번째 호흡에서는 조금 더 동작을 크게 한다.

총 5-10회 반복한다.

❼ 마시면서 다리를 모아준다.

❽ 내쉬면서 손을 다시 바닥에 내려 놓고 척추를 하나하나 롤다운해서 다시 시작 자세로 돌아간다.

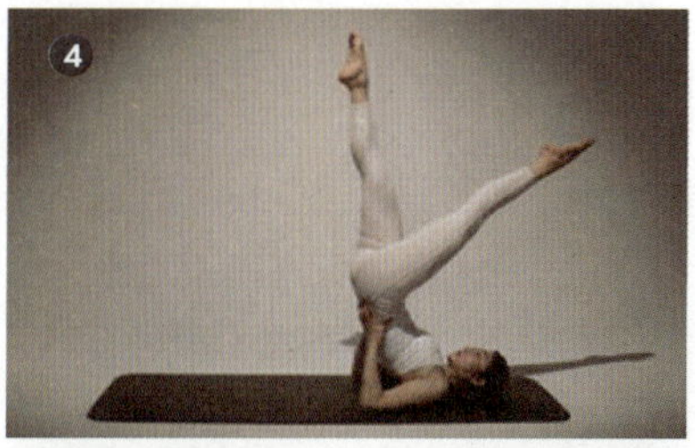

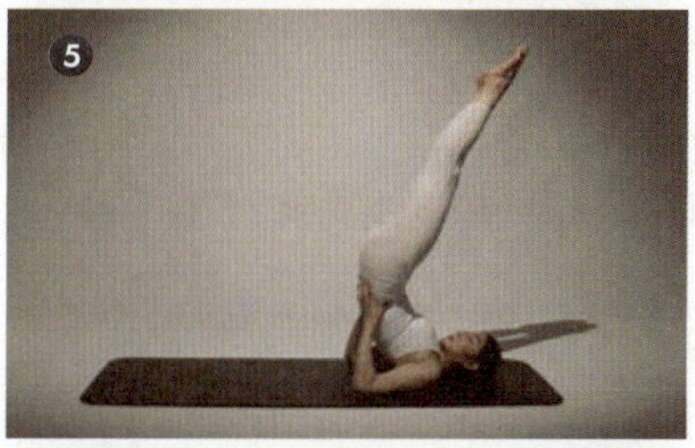

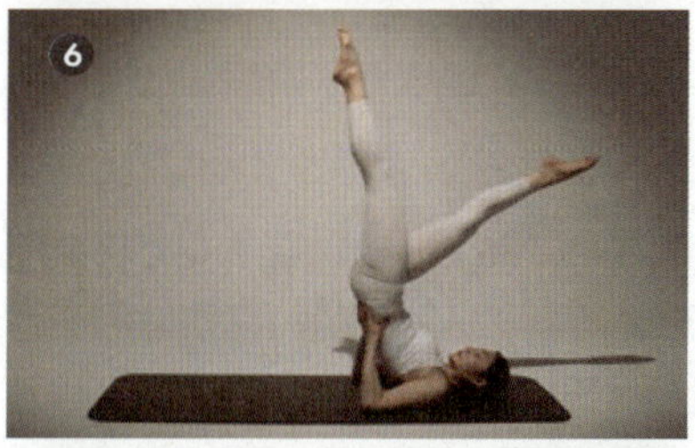

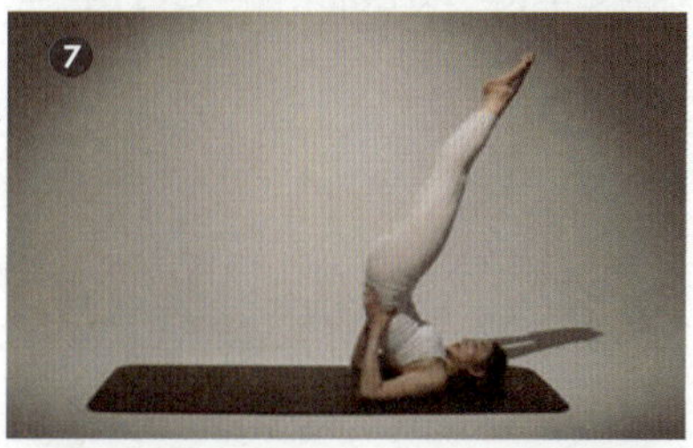

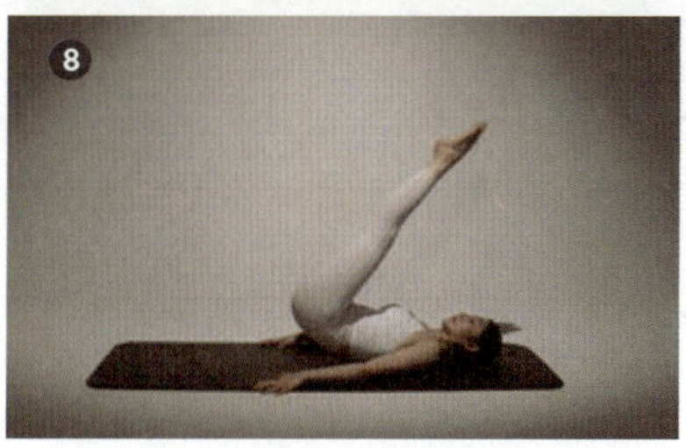

3 지도사항

1 롤업과 롤다운시 척추를 하나씩 움직이고 복근의 힘을 이용하도록 한다.

2 롤업 시 반동을 주어서는 안된다.

3 롤다운 시 머리가 들리거나 어깨가 말리지 않도록 한다.

4 몸의 무게중심은 경추가 아닌 흉추 상부에 있어야 한다.

5 어깨나 팔에 힘이 너무 들어가지 않도록 한다.

6 가위차기 시 몸통의 안정화에 주의하여 골반이 돌아가거나 한쪽으로 기울어 지지 않게 한다.

4 변형동작

1 동작의 난이도를 낮게 할 경우 :

1) Arc Barrel 이나 작은 짐볼, 폼롤러 등을 골반에 대고 동작의 범위를 줄여서 한다. (동작의 범위를 줄여 복부의 힘이 덜 들어간다)

2 다리의 근력을 위한 경우 :

1) 고관절을 외회전하여 동작을 한다. (대둔근 사용)

LEVEL 2 | MULTI WORK

OPEN LEG ROCKER

- ☑ **운동목적** 복근 강화와 발란스 향상
- ☑ **선행동작** ROLLING LIKE A BALL, SEAL , ROLL OVER 2
- ☑ **사용근육**
  - **MOBILIZERS** 복직근(Rectus Abdominis), 복사근(Obliques)
  - **STABILIZERS** 복횡근(Transverse Abdominis), 골반기저근(Pelvic Floor Muscles), 척추의 커브를 유지하기 위한 복근, 고관절 굴곡근(Hip Flexors), 견갑골의 안정화 근육

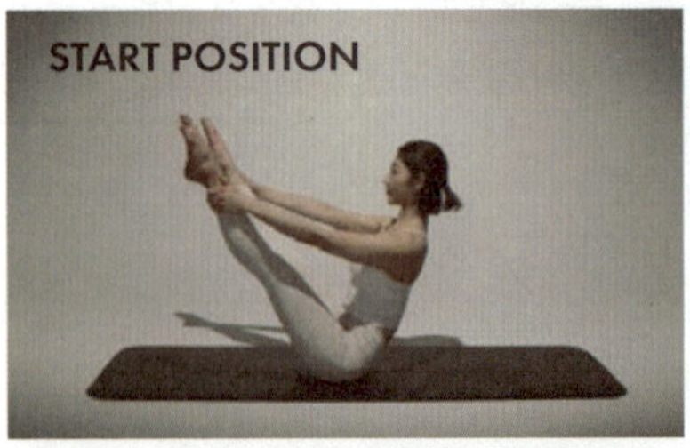

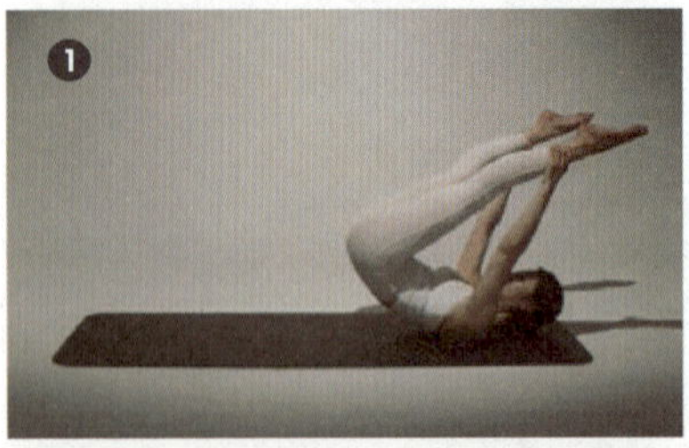

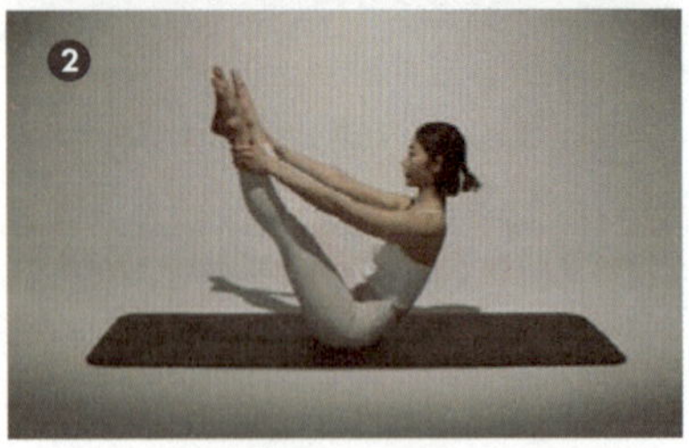

1 시작 자세

매트에 앉은 자세에서 골반과 요추는 살짝 구부려 Sit Bone과 천골 사이로 무게 중심을 두고 밸런스를 잡는다(J 커브). 나머지 척추는 Neutral을 유지한다. 고관절은 굴곡하고 다리는 골반너비보다 넓게 벌려 길게 뻗어 V 포지션을 만든다. 발목은 Plantar Flexion(저측굴곡)을 유지한다. 견갑골은 안정화하여 팔은 다리 쪽으로 뻗어 손으로 발목을 잡는다.

2 동작

❶ 마시면서 척추 C커브를 만들고 다리의 자세는 시작 자세를 그대로 유지하고 롤다운 한다.

❷ 내쉬면서 복부의 힘으로 롤업하면서 척추를 시작 자세로 만들어준다.

총 4-6번 반복한다.

3 지도사항

1 시작 자세에서 롤다운을 할 때 복부가 납작해지도록 한다.

2 머리와 경추부터 롤다운 하지 말아야 하며 머리를 너무 숙이지 않도록 한다.

3 시작 자세에서 견갑골을 안정화하여 손이 다리에 매달려 있지 않게 한다.

4 롤다운 할 때 다리와 복부가 가까워지거나 C자 커브 모양이 변하거나 머리를 뒤로 젖혀서 동작을 시작해서는 안된다.

5 반동을 이용하여 롤업을 하지 않도록 한다.

6 디스크가 있거나 골다공증이 있다면 실시하지 않는다.

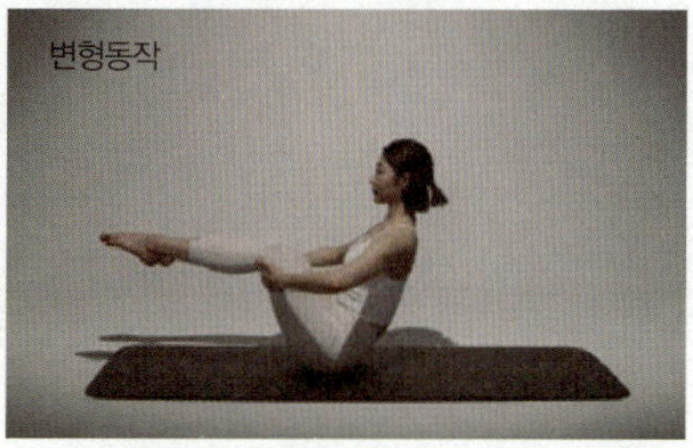

4 변형동작

1 동작의 난이도를 낮게 할 경우:

1) 시작 자세에서 무릎을 구부리고 동작을 한다.

2) 위의 1)번 동작에서 롤백 할 때만 다리를 편다.

3) 발목이 아닌 종아리나 허벅지를 잡고 동작을 한다.

2 동작의 난이도를 높게 경우 :

1) 다리 사이에 블록이나 작은 짐볼이나 웨이트 볼, 서클 (다리 바깥쪽에 끼우기도 한다)을 끼우고 동작을 한다.

2) 발목을 배측 굴곡시키고 동작을 한다.

3 시작 자세에서 무릎을 구부렸다 폈다 동작을 추가 할 수 있다.

"

필라테스를 10번 하고 나면, 스스로 변화를 느낄 것이고

필라테스를 20번 하고 나면, 타인이 그 변화를 느낄 것이며

필라테스를 30번 하고 나면, 완전히 달라진 몸을 체험할 것이다.

- Joseph Pilates -

"

필라테스 강사를 위한

필라테스 동작 **티칭가이드 200**

REFORMER

IIPAMASTER

www.iipamaster.com

LEVEL 1 | AB WORK

HUNDRED

☑ **운동목적** 견갑대의 안정화와 복부근육의 지구력을 증가

☑ **기구세팅** Footbar position 3, B2-B1+R1 spring, Headrest 개인에 따라 조절

☑ **사용근육**
MOBILIZERS 복직근(Rectus Abdominis), 복사근(Obliques), 고관절 신전근(Hip Extensor), 고관절 굴곡근(Hip Flexors), 무릎 신전근(Knee extensors), 무릎 굴곡근(Knee Flexors), 어깨 굴곡근(Shoulder Flexors), 어깨 신전근(Shoulder Extensor)

STABILIZERS 복횡근(Transverse Abdominis), 다열근(Multifidus), 골반기저근(Pelvic Floor Muscle), 고관절 굴곡근(Hip Flexors), 견갑대 안정화 근육

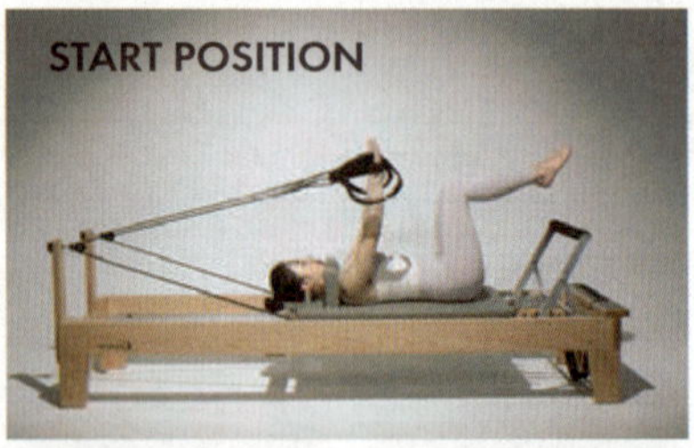

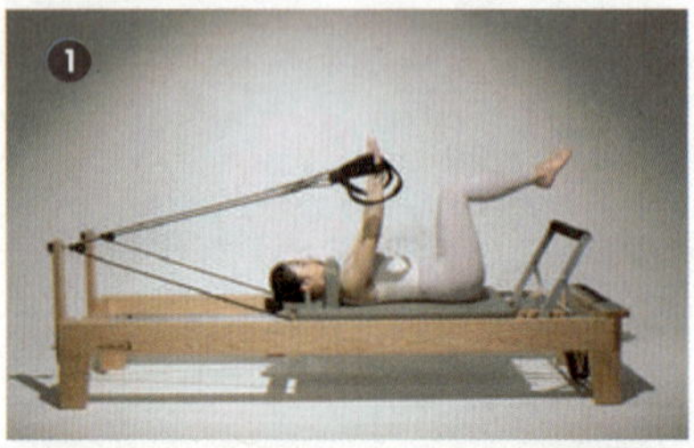

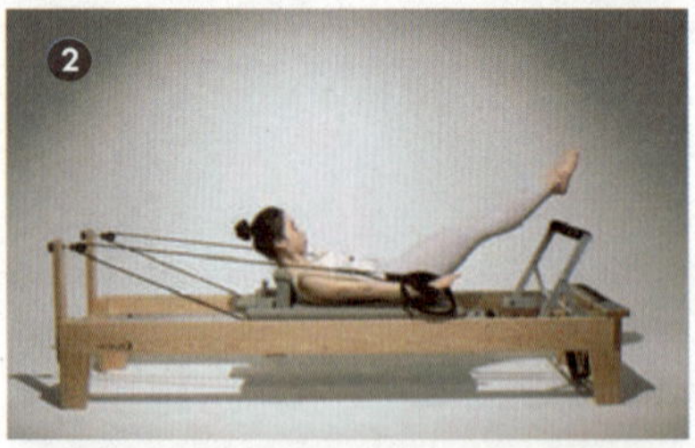

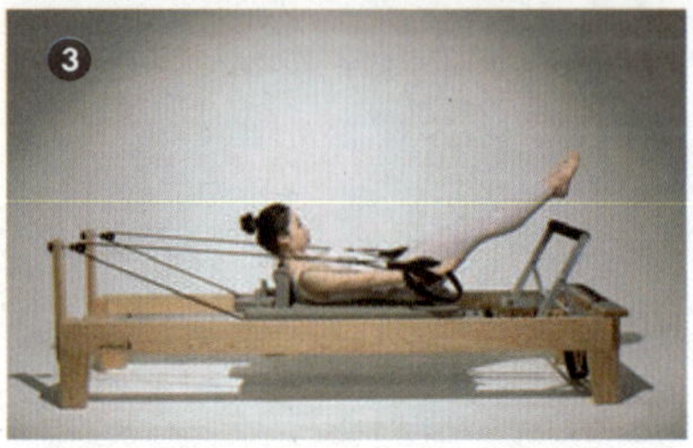

1 시작 자세

Carriage에 누운 자세에서 골반과 척추는 Imprint를 유지하고 다리는 평행하게 내전 한다. 고관절과 무릎을 90도로 구부린다. (Table Top 자세) 발목은 저측굴곡 하고 발가락은 자연스럽게 편다. 견갑골은 안정화를 시키고 어깨 관절을 굴곡시키고 팔과 손가락은 자연스럽게서펴서 straps를 잡고 천장을 향하도록 한다.

2 동작

❶ 마시면서 목 뒤를 길게 하고 유지한 후(LOWER HEAD) 견갑골을 안정화 시킨다.

❷ 내쉬면서 머리부터 척추를 하나씩 굴곡시켜 상체가 올라오도록 한다. 복부를 수축하여 흉추를 굴곡하면서 동시에 팔은 편 상태로 어깨는 신전 시켜서 골반 옆으로 내려준다. 다리는 Imprint을 유지할 수 있을 만큼 내린다.

❸ 5카운트 마시는 동안 척추와 다리는 그대로 유지하고 어깨의 굴곡과 신전을 5회를 반복한다.

❹ 5카운트 내쉬는 동안 계속 어깨의 굴곡과 신전을 반복한다. (숨쉬기 총 100번)

❺ 마시면서 다리만 움직여 Table Top 자세로 만든다.

❻ 내쉬면서 상체를 Carriage에 내려놓고 어깨를 굴곡시켜 시작 자세로 돌아간다.

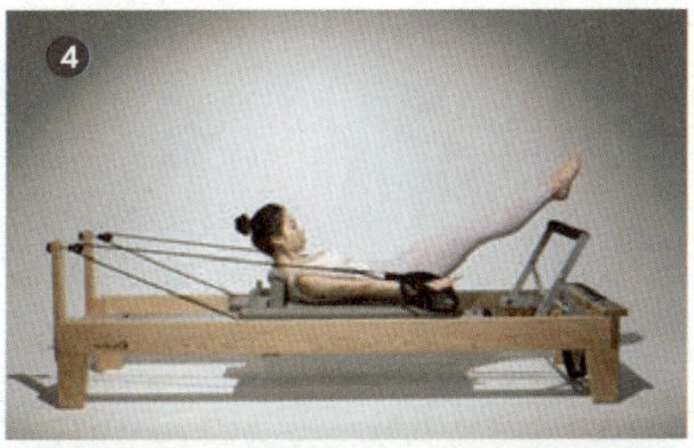

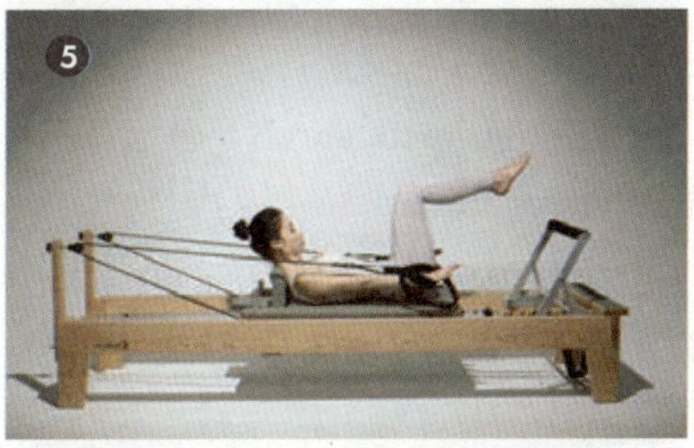

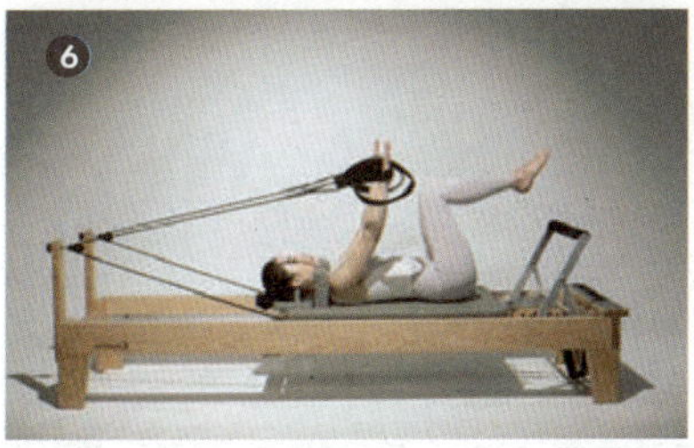

3 지도사항

1 동작은 전체적으로 멈춤없이 흐르듯이 한다.

2 턱을 가슴 쪽으로 당기고 목 뒤를 길게 할 때 턱을 가슴 쪽으로 너무 당기지 않도록 한다.

3 팔을 아래쪽으로 내릴 때 너무 반동을 내리지않도록 하고 견갑골의 안정화를 유지 한다.

4 상체를 굴곡 시켰을 때 복부 근육이 튀어 나오지 않도록 해야 한다. (복직근을 너무 과하게 쓰지 않도록 한다.)

5 팔을 움직일 때는 팔꿈치나 손목이 아닌 어깨에서 동작이 일어나도록 해야 한다.

6 동작 시 척추의 굴곡을 계속 유지하고 머리를 움직이지 않도록 한다.

4 변형동작

1 동작의 난이도를 낮게 할 경우 :

1) 복부의 힘이 약할 경우 작은 볼 등을 흉추에 대고 동작 한다.

2) 경추의 힘이 약할 경우 머리를 carriage에 내려 놓거나 작은 볼 등을 머리에 대고 동작한다.

3) 슬괵근의 제한이 있을 경우 다리를 약간 구부려서 진행한다.

4) 스타카토 리듬으로 호흡하며 동작한다. :

숨쉬는 방법을 연습하기 위한 동작이다. 호흡이 어려운 경우 숨을 참는 것을 방지하고 완전한 호흡을 도와준다.

2 동작의 난이도를 높게 할 경우 :

1) 발목이나 무릎 사이에 서클이나 작은 볼을 끼우고 동작한다.

2) 협응력에 도전을 주는 경우 마실 때 발을 골반 너비만큼 벌리고, 내쉴 때 다리를 모아주며 발의 너비를 매 호흡 마다 바꾸어 준다.

3) 협응력과 복부 근육에 더 도전을 주는 경우에는 내쉴 때 다리를 더 낮게 내리며 다리의 높이를 매 호흡 마다 바꾸어 준다.

LEVEL 1 | AB & LEG WORK

STOMACH MASSAGE SERIES

☑ **운동목적** 몸통을 유지하기 위한 복부 근력을 향상

☑ **기구세팅** Footbar position 3~5, B2~B1+Y1 spring, Headrest Flat

☑ **사용근육**

MOBILIZERS 복직근(Rectus Abdominis), 복사근(Obliques), 무릎 신전근(Knee extensors), 무릎 굴곡근(Knee Flexors), 배측 굴곡근(Dorsi flexors), 저측 굴곡근(Plantar flexors)

STABILIZERS 복횡근(Transverse Abdominis), 다열근(Multifidus), 골반기저근(Pelvic Floor Muscle), 복사근(Obliques), 척추기립근(Erector Spinae), 견갑대 안정화 근육, 고관절 굴곡근(Hip Flexors)

START POSITION

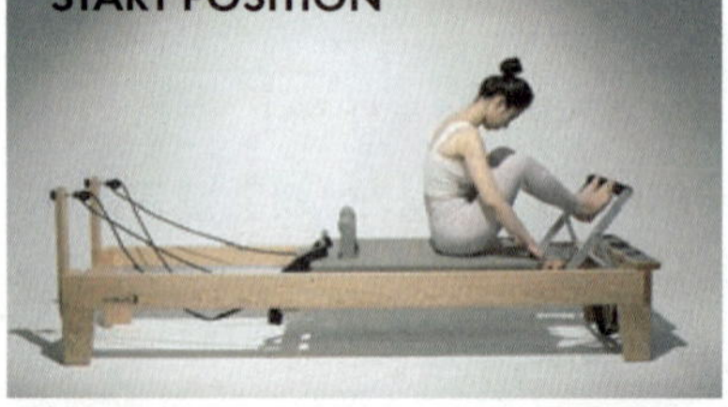

❶-1

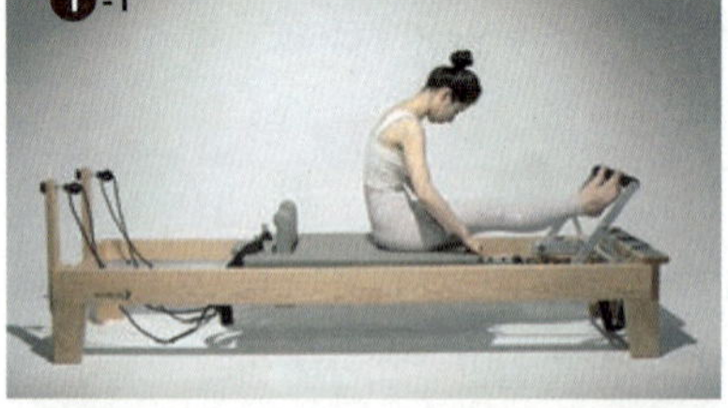

❶-2

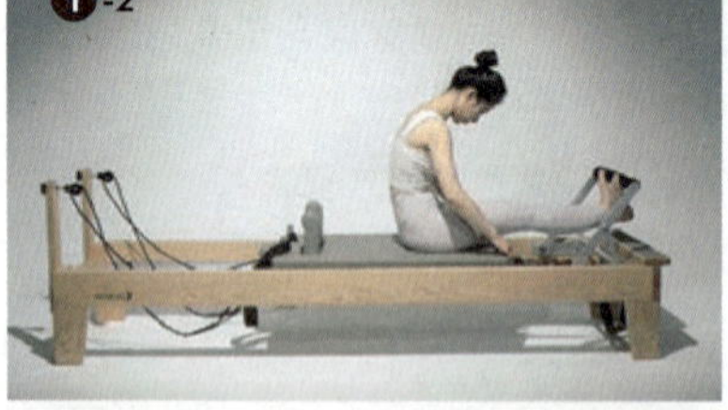

❶-3

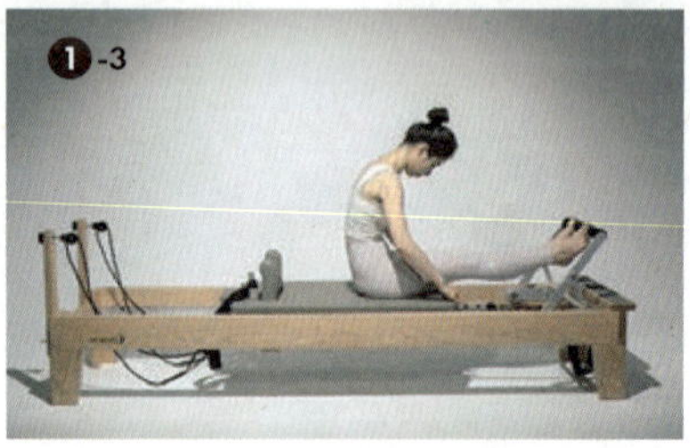

1. ROUND BACK

1 시작 자세

Carriage의 가운데에 Sit-Bone의 뒤쪽에 무게를 두고 앉는다. 척추는 C커브를 만들고 고관절 위에 어깨가 위치하도록 한다. 다리는 외회전하고 무릎을 구부리고 어깨 너비 보다 넓게 벌려서 Footbar 위에 발 볼을 댄다. 발목은 안정성을 유지할 수 있을 만큼 저측 굴곡하여 뒤꿈치는 붙이고 두 발의 발가락은 벌린다. 팔은 대퇴부 바깥쪽으로 자연스럽게 내려 손가락 끝은 Carriage의 앞에 위치하도록 한다.

2 동작

❶ 마시면서 몸통의 C 커브를 유지한 상태로 무릎만 신전을 하여 Carriage를 밀어낸다. 그런 다음 다리를 편 상태로 발목을 배측 굴곡하고 다시 저측 굴곡한다.

❷ 내쉬면서 무릎을 구부려 컨트롤하게 들어와 시작 자세를 유지한다.

10회 반복한다.

❷

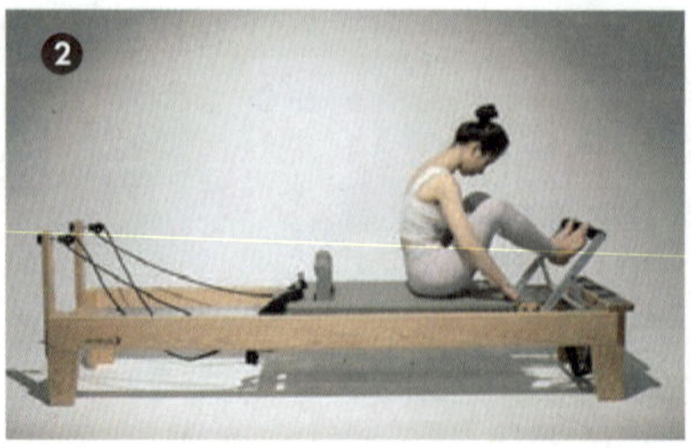

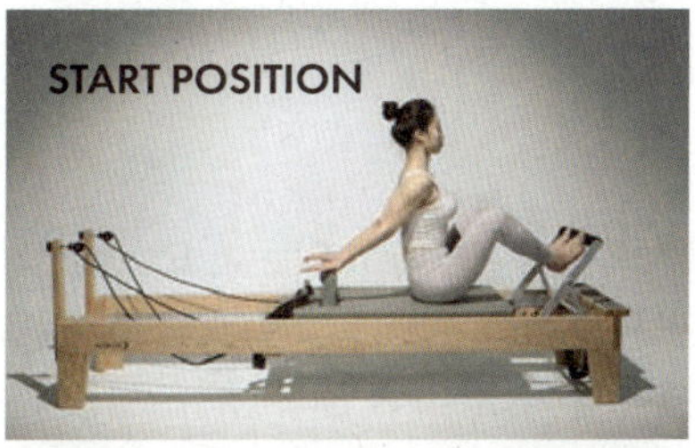

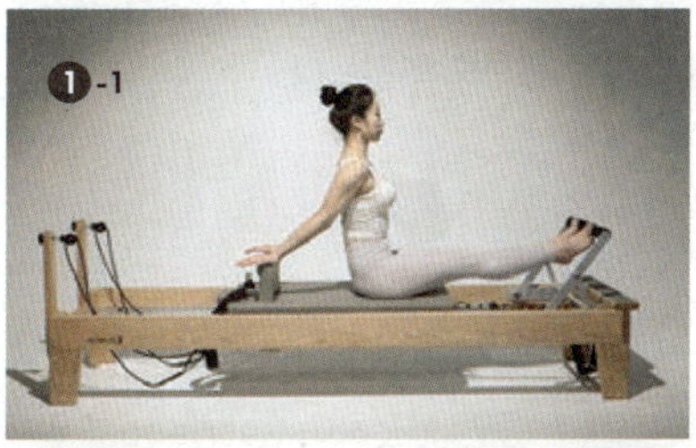

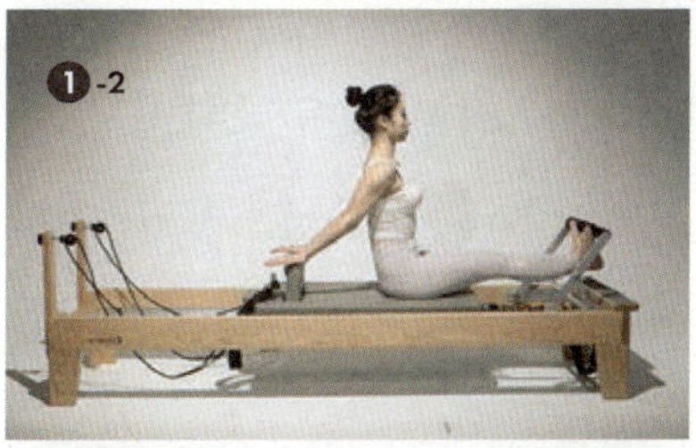

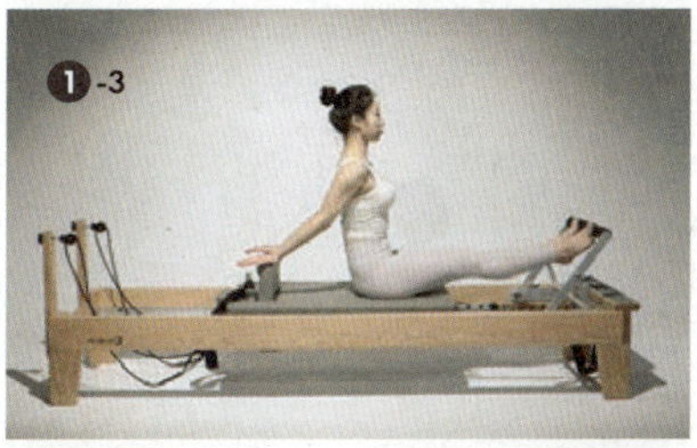

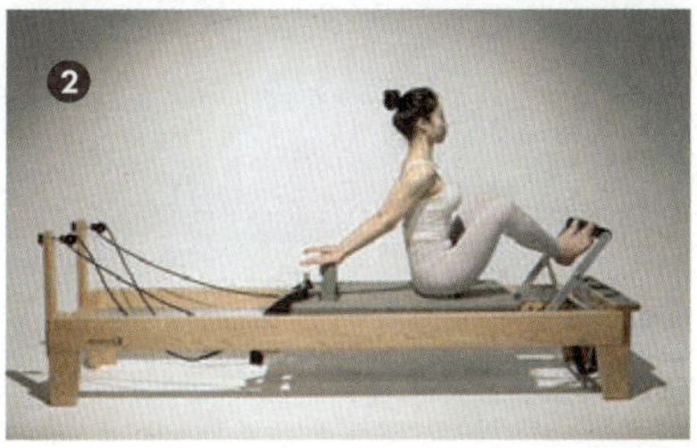

2. STRAIGHT BACK

1 시작 자세

Carriage의 가운데에 Sit– Bone의 뒤쪽에 무게를 두고 앉는다. 요추는 살짝 구부리고 흉추는 길게 늘려준다. (J 커브) 다리의 고관절은 외회전 하여 무릎을 구부리고 어깨 너비보다 넓게 벌리고 발 볼을 Footbar에 댄다. 발목은 안정성을 유지할 수 있을 만큼 저측 굴곡하여 뒤꿈치끼리는 서로 붙이고 두 발의 발가락은 벌린다. 손은 Shoulder Rest의 위나 아래 혹은 옆에 놓고 팔꿈치는 뒤를 향한다.

2 동작

❶ 마시면서 몸통의 J 커브를 유지한 상태로 무릎만 신전하여 Carriage를 밀어낸다. 그런 다음 다리를 편 상태로 발목을 배측 굴곡하고 다시 저측 굴곡한다.

❷ 내쉬면서 무릎을 구부려 컨트롤하게 들어와 시작 자세를 유지한다.

10회 반복한다.

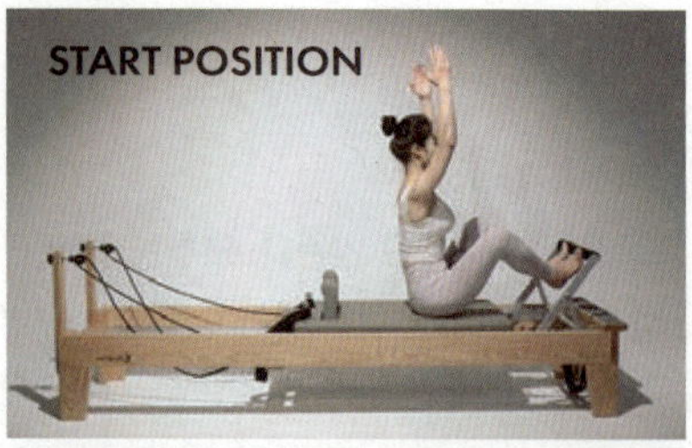

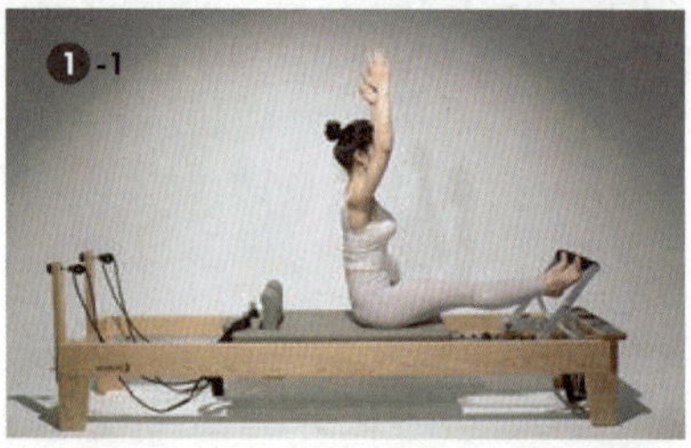

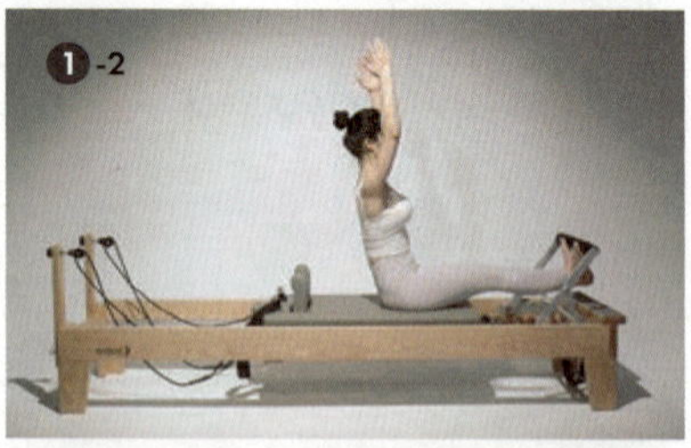

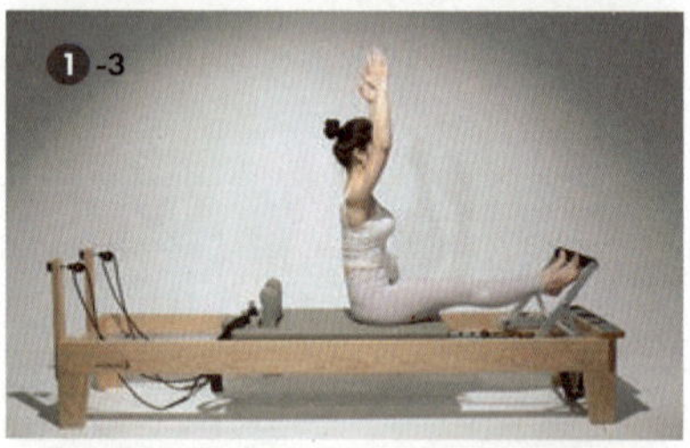

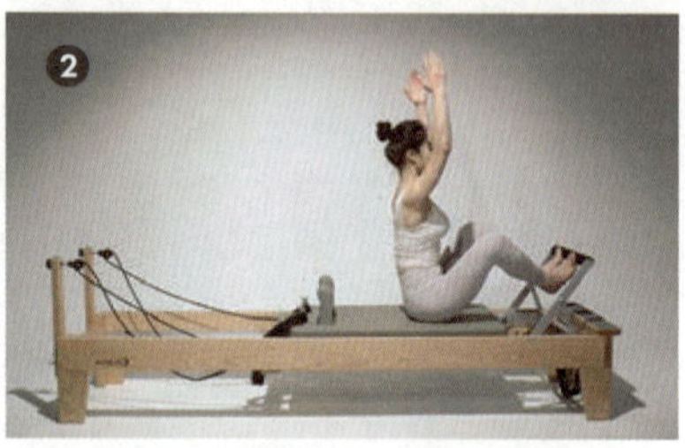

3. REACH

1 시작 자세

Carriage의 가운데에 Sit- Bone의 뒤쪽에 무게를 두고 앉는다. 요추는 살짝 구부리고 흉추는 길게 늘려준다. (J 커브) 다리의 고관절은 외회전 하여 무릎을 구부리고 어깨 너비보다 넓게 벌리고 발 볼을 Footbar에 댄다. 발목은 안정성을 유지 할 수 있을 만큼 저측 굴곡하여 뒤꿈치끼리는 서로 붙이고 두 발의 발가락은 벌린다. 어깨 관절은 굴곡하여 팔을 천장을 향하도록 뻗는다.

2 동작

❶ 마시면서 몸통의 J 커브를 유지한 상태로 무릎만 신전하여 Carriage를 밀어 낸다. 그런 다음 다리를 편 상태로 발목을 배측 굴곡하고 다시 저측 굴곡한다.

❷ 내쉬면서 무릎을 구부려 컨트롤하게 들어와 시작 자세를 유지한다.

10회 반복한다.

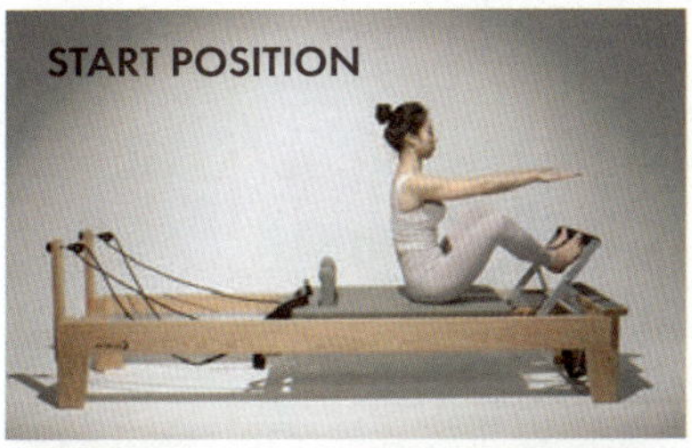
START POSITION

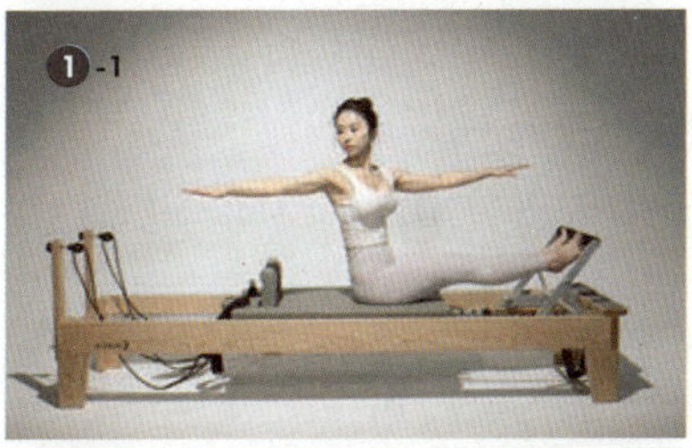
❶-1

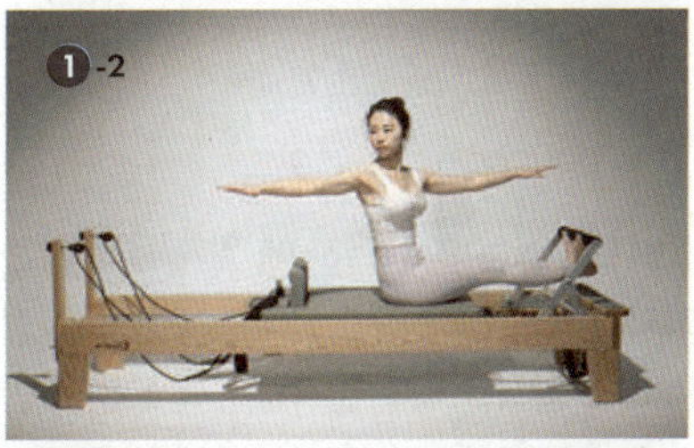
❶-2

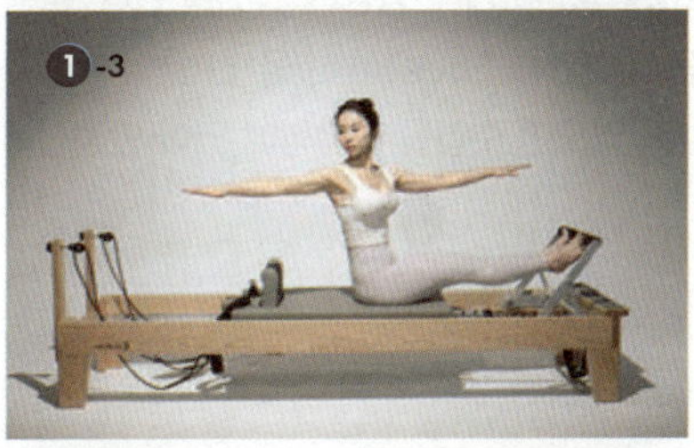
❶-3

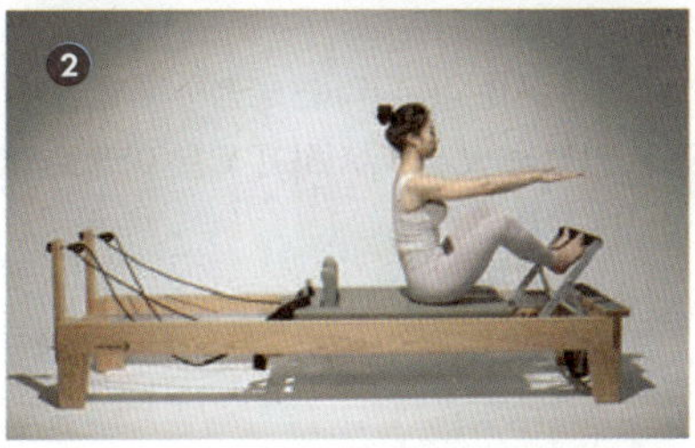
❷

4. TWIST

1 시작 자세

Carriage의 가운데에 Sit- Bone의 뒤쪽에 무게를 두고 앉는다. 요추는 살짝 구부리고 흉추는 길게 늘려준다. (J 커브) 다리의 고관절은 외회전 하여 무릎을 구부리고 어깨 너비보다 넓게 벌리고 발 볼을 Footbar에 댄다. 발목은 안정성을 유지 할 수 있을 만큼 저측 굴곡하여 뒤꿈치끼리는 서로 붙이고 두 발의 발가락은 벌린다. 어깨 관절은 굴곡하여 팔을 앞으로 곧게 뻗어 바닥과 수평인 상태를 유지하고 손바닥은 아래를 향한다.

2 동작

❶ 마시면서 몸통의 J 커브를 유지한 상태로 무릎만 신전하여 Carriage를 밀어낸다. 동시에 골반을 안정성 있게 유지하고 몸통을 한쪽 방향으로 회전한다. 팔도 자연스럽게 회전한 방향으로 따라가도록 한다. 그런 다음 다리를 편 상태로 발목을 배측 굴곡하고 다시 저측 굴곡한다.

❷ 내쉬면서 무릎을 구부려 컨트롤하게 들어오면서 동시에 척추를 회전하여 다시 정면을 보고 팔은 앞으로 뻗어서 시작 자세로 돌아온다.

반대 방향도 동작한다.

각 방향으로 5회 반복한다.

3 지도사항

1 동작 1, 2, 3번은 몸통의 움직임없이 동작을 한다.

2 고관절 위에 어깨가 위치하도록 유지해야 한다.

3 뒤꿈치를 붙이고 Hip를 외회전을 유지하도록 지도한다. 특히 다리를 펴서 뒤꿈치를 내렸다 올렸다 할 때 앉아있는 자세를 유지하기 위해 장요근을 사용하도록 한다.

4 4번 동작에서 골반은 정면을 유지하고 척추만 회전하도록 한다.

4 변형동작

1 뒤꿈치 동작 빼기 (1-4번 동작) 마시면서 무릎을 펴고 Carriage를 밀어낸다.
내쉬면서 무릎을 구부리며 들어온다.

2 4호흡 (1-4번 동작)
마시면서 무릎을 펴서 Carriage를 밀어낸다.
내쉬면서 다리를 편 상태로 뒤꿈치를 내린다.
마시면서 뒤꿈치를 올린다.
내쉬면서 무릎을 구부려 들어온다.

3 동작의 난이도를 높게 할 경우 :
1) 척추를 회전 시킬 때에는 요추는 약간 구부리고 흉추는 일자로 편 상태를 유지를 하고(J커브) 척추가 중앙으로 돌아올 때 흉추를 구부린다(C커브). 협응력을 더 향상시킬 수 있다.(4번 동작)
2) 복부로 버티는 것을 더 쉽게 하기 위해 호흡을 반대로 한다.

LEVEL 1 | AB WORK

SHORT BOX ROUND BACK

- **운동목적** 복부 근력 향상
- **기구세팅** Footbar position 7, B2 spring, Headrest Flat
- **사용근육** MOBILIZERS 복직근(Rectus Abdominis), 복사근(Obliques), 고관절 굴곡근(Hip Flexors)
  STABILIZERS 복횡근(Transverse Abdominis), 다열근(Multifidus), 골반기저근(Pelvic Floor Muscle), 고관절 내전근(Hip Adductor), 견갑대 안정화 근육

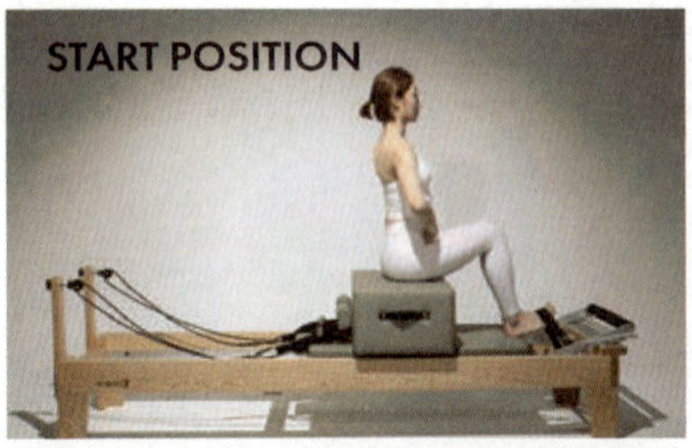

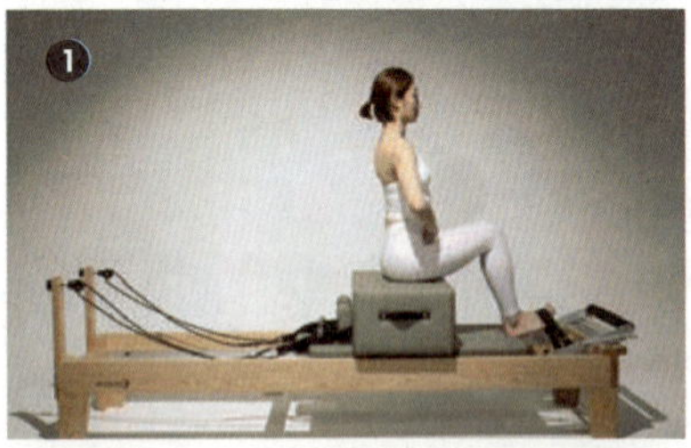

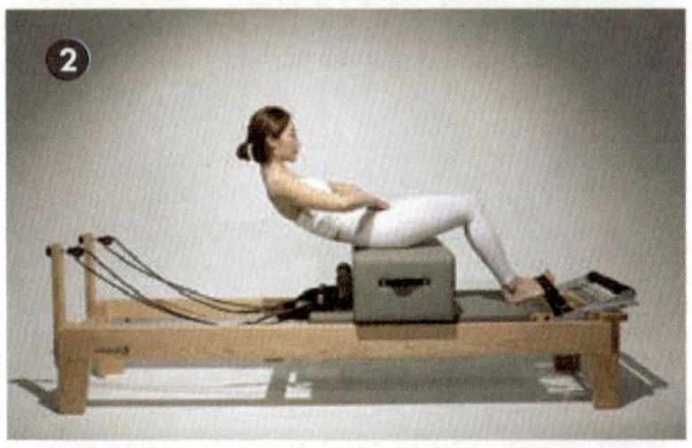

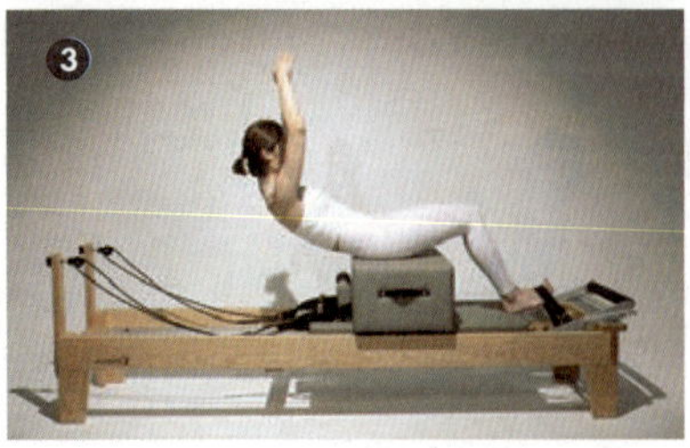

1 기구세팅

Box는 Carriage를 가로질러 길게 놓는다. Box는 Carriage에 짧게 올려 놓는다. 뒤로 롤 다운 했을 때 box에서 떨어지지 않기 위해 골반 뒤에 손바닥 하나 정도의 공간을 만들고 앉는다. 무릎을 구부리고 발목을 배측 굴곡하여 훅 모양을 만들어 Foot Strap을 건다. Foot Strap은 팽팽하게 긴장감이 있도록 한다. 몸통을 뒤로 기대거나 롤 다운 하였을 때 몸의 무게를 Foot Strap을 건 발이 지탱을 해 주어야 한다. Foot Strap에 긴장감이 없으면 수업을 진행함에 있어 안정성에 문제가 될 수도 있다.

2 시작 자세

Box위에 앉아서 골반과 척추는 Neutral을 유지한다. 다리는 평행하게 붙인 상태로 발에 Foot Strap을 건다. 견갑골은 안정성 있게 유지하고 팔은 아래로 내려 두 손을 교차하여 배에 위치하도록 한다.

3 동작

1. 마시면서 준비한다.
2. 내쉬면서 골반부터 뒤로 롤 다운 하고 복부는 납작하게 유지하면서 요추를 굴곡 시킨다. 요추가 굴곡 라인에 따라 Upper Spine에서도 굴곡을 만들어 척추의 전반적인 C 커브를 만든다.
3. 마시면서 몸통의 C 커브를 유지하고 견갑골을 안정화시키고 팔을 머리 위로 올린다.
4. 내쉬면서 팔을 먼저 내린 후에 몸통을 C 커브를 유지한 상태로 무게 중심을 앞으로 이동한다. 몸통은 다리 위까지 이동하면서 천골이 바닥과 수직인 상태를 만든다.

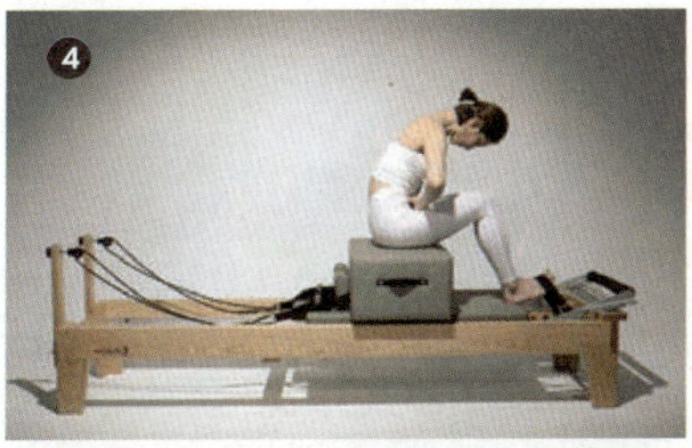

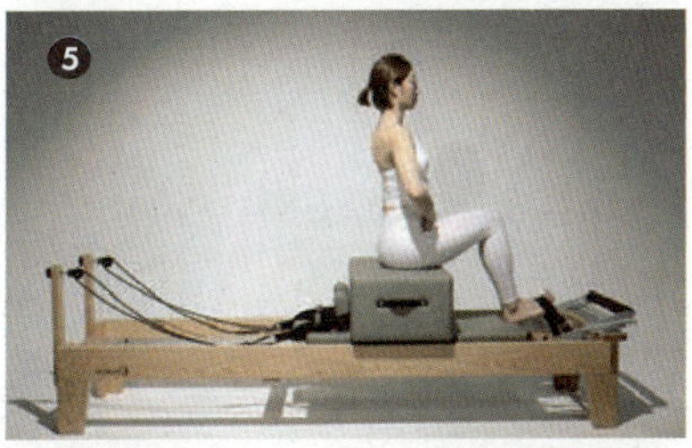

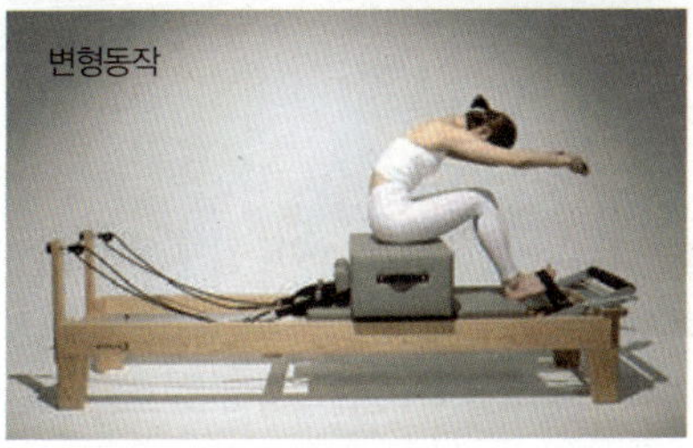

❺ 마시면서 꼬리뼈부터 머리 순으로 척추를 순차적으로 하나씩 신전하여 Neutral로 돌아온다.

5회 반복한다.

4 지도사항

1 골반을 뒤로 굴곡하여 대퇴골로부터 멀어지게 동작을 시작하여 골반과 척추의 C커브를 만든다. 하지만 상체부터 뒤로 움직이는 동작을 하게 되면 요추가 과신전된다.

2 경추는 흉추의 라인을 따라 움직이고 고개를 너무 숙이지 않게 지도한다.

3 동작 내내 견갑골의 안정화에 신경을 쓰도록 한다. 견갑골의 움직임으로 몸의 무게 중심을 이동하여 복근 사용에 대한 인지가 부족하게 된다.

4 천골이 바닥과 수직인 상태까지 롤업 할 때 복부의 힘을 사용하고 수직인 상태에서도 복근의 힘을 유지하도록 한다.

5 변형동작

1 동작의 난이도를 낮게 할 경우 :

1) 견갑골의 안정화가 안될 경우 팔을 지니 자세로 만들거나 가슴 앞에서 X자로 만들어 동작한다.

2 동작의 난이도를 높게 할 경우 :

1) 상지 근력을 함께 기르기 위해 손에 서클을 잡고 약간 누르면서 진행한다. 견갑골의 안정화에도 도움을 준다.

2) 복근에 도전을 주기 위해 호흡을 반대로 한다.

3) 롤 다운하고 두 팔을 천장으로 올린 상태를 유지하고 롤 업 한다. (Round Back 2)

LEVEL 1 | AB WORK

SHORT BOX STRAIGHT BACK

☑ 운동목적　복부 근력 향상

☑ 기구세팅　Footbar position 7, B2 spring, Headrest Flat

☑ 사용근육　MOBILIZERS　고관절 굴곡근(Hip Flexors)

STABILIZERS　복횡근(Transverse Abdominis), 다열근(Multifidus), 골반기저근(Pelvic Floor Muscle), 복사근(Obliques), 척추기립근(Erector Spinae), 견갑대 안정화 근육

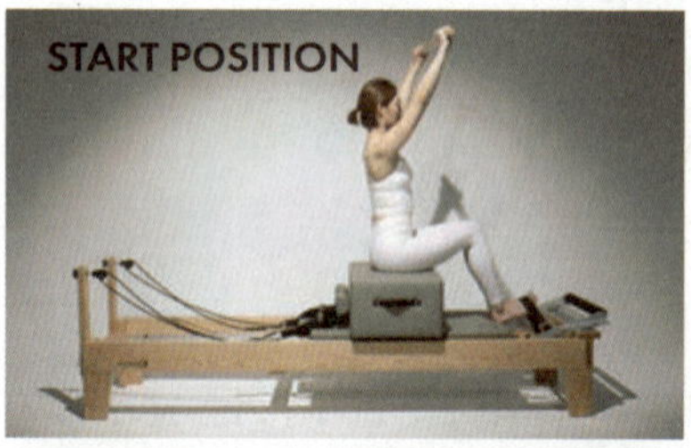

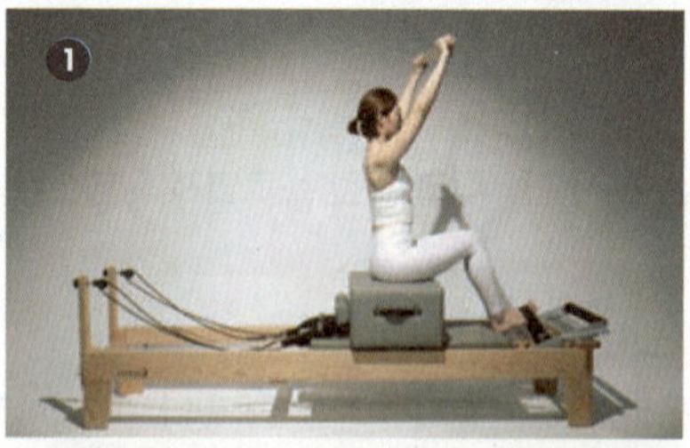

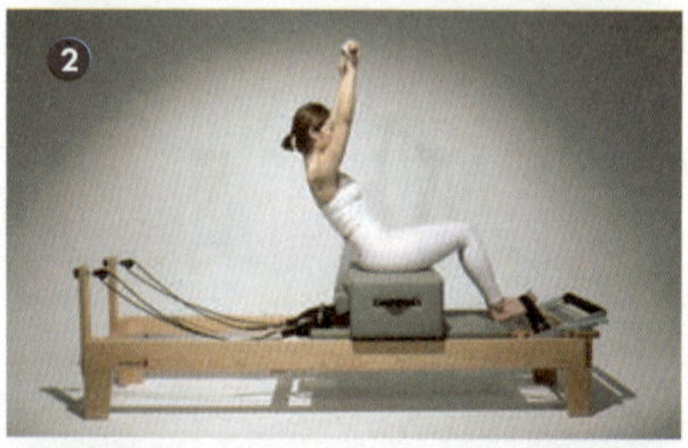

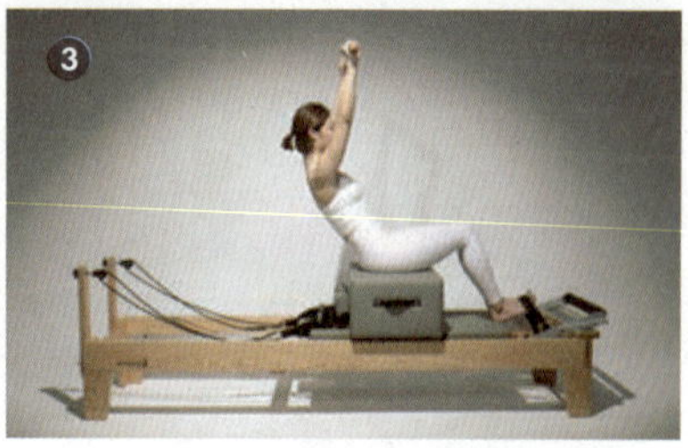

1 기구세팅

Box는 Carriage를 가로질러 길게 놓는다. Box는 Carriage에 짧게 올려 놓는다. 뒤로 롤 다운 했을 때 box에서 떨어지지 않기 위해 골반 뒤에 손바닥 하나 정도의 공간을 만들고 앉는다. 무릎을 구부리고 발목을 배측 굴곡하여 훅 모양을 만들어 Foot Strap을 건다. Foot Strap은 팽팽하게 긴장감이 있도록 한다. 몸통을 뒤로 기대거나 롤 다운 하였을 때 몸의 무게를 Foot Strap을 건 발이 지탱을 해 주어야 한다. Foot Strap에 긴장감이 없으면 수업을 진행함에 있어 안정성에 문제가 될 수도 있다.

2 시작 자세

Box위에 앉아서 골반과 척추는 Neutral을 유지한다. 다리는 평행하게 붙인 상태로 발에 Foot Strap을 건다. 견갑골은 안정성 있게 유지하고 팔은 어깨 너비보다 넓게 벌려 손으로 pole을 잡는다. 그런 다음 어깨를 굴곡시켜 팔을 천장 쪽을 뻗는다.

3 동작

❶ 마시면서 준비한다.

❷ 내쉬면서 척추, 골반은 neutral을 유지한 상태로 대퇴골로부터 골반이 멀어지면서 고관절을 Hinge한다. 동시에 lower head를 한다.

❸ 마시면서 자세를 그대로 유지한다.

❹ 내쉬면서 Sit-bone 쪽으로 체중 이동을 한다. 척추, 골반을 바닥과 수직인 상태를 만들어 시작 자세로 돌아온다.

5회 반복한다.

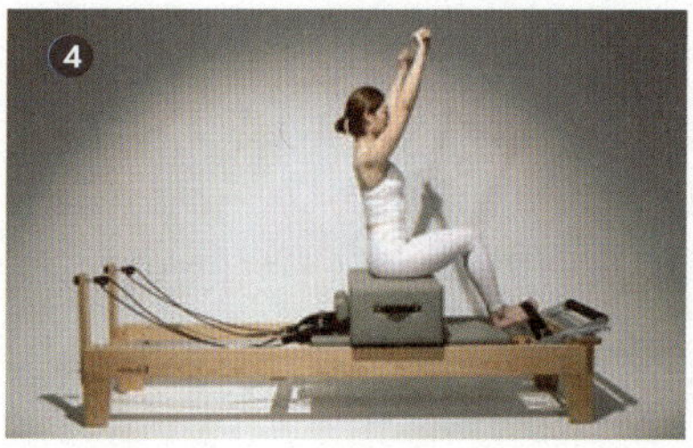

4 지도사항

1 Hinge 할 때 목근육의 긴장을 완화시키기 위해 턱을 약간 내리면서 시선은 계속 정면을 향하도록 지도한다.

2 Hip Joint에서 동작이 일어나야 하며 척추의 신전이나 굴곡이 생기지 않도록 한다.

3 팔을 올리는 각도는 견갑골의 안정성에 따라 다르지만 견갑골은 변함없이 안정성을 유지해야 한다.

5 변형동작

1 동작의 난이도를 낮게 할 경우 :

1) Imprint 자세로 Hinge 한다.

LEVEL 2 | AB WORK

TREE

☑ **운동목적** 복근 강화와 고관절 가동성

☑ **기구세팅** Footbar position 7, B2 spring, Headrest Flat

☑ **사용근육**

MOBILIZERS 고관절 신전근(Hip Extensors), 고관절 굴곡근(Hip Flexors), 무릎 신전근(Knee Extensors), 무릎 굴곡근(Knee Flexors), 복사근(Obliques), 복직근(Rectus Abdominis)

STABILIZERS 복횡근(Transverse Abdominis), 다열근(Multifidus), 골반기저근(Pelvic Floor Muscle), 견갑대 안정화 근육

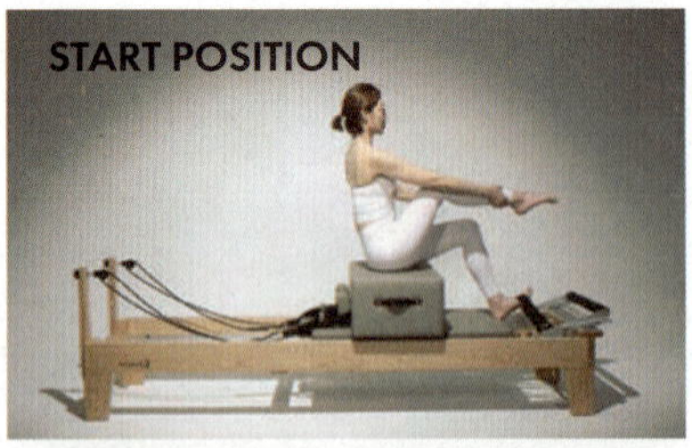

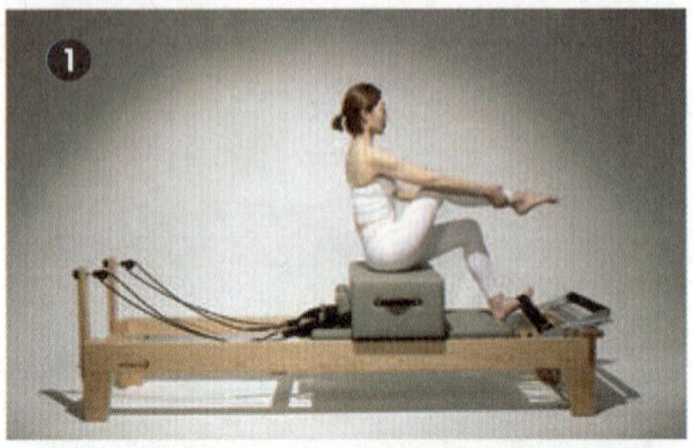

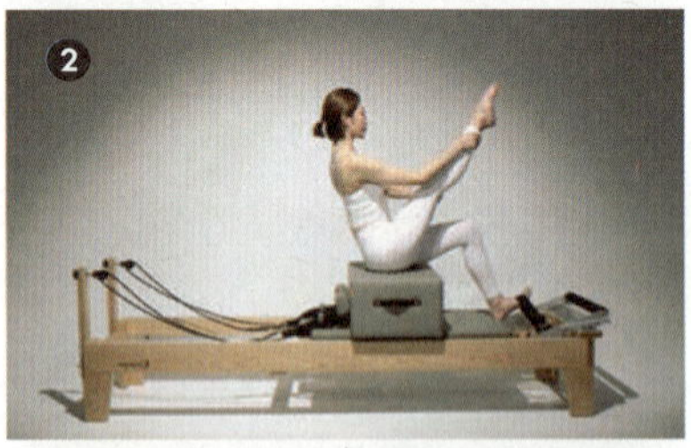

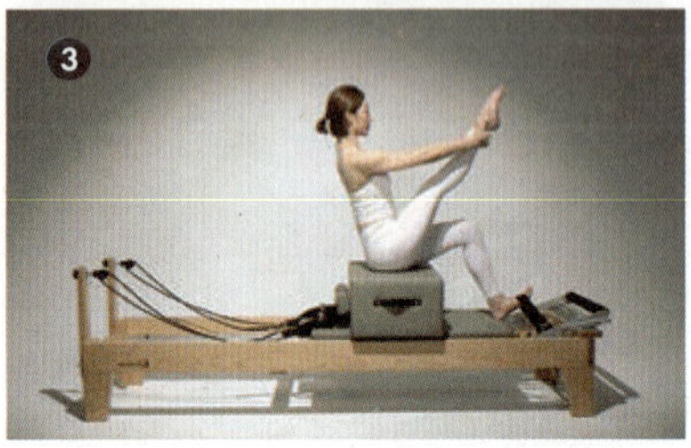

1 시작 자세

Box위에 앉아서 골반과 척추는 Neutral을 유지한다. 한쪽 다리의 무릎을 구부려 안쪽 손으로 허벅지를 받치고, 바깥쪽 손으로는 발목을 감싼다. 시작 자세에서 요추가 무너지거나 견갑골 안정이 무너지지 않았는지 확인한다.

3 동작

❶ 마시면서 척추를 늘려 준비한다.

❷ 내쉬면서 무릎을 신전 시켜 슬괵근 (Hamstring)을 늘린다. 이 때 골반은 가능한 Neutral 을 유지한다.

(3회를 반복한 후)

❸ 마시면서 두 손으로 무릎을 편 다리의 발목을 잡는다.

❹ 내쉬면서 골반부터 뒤로 롤 다운 하고 복부는 납작하게 유지하면서 요추를 굴곡한다. 척추를 하나씩 롤 다운 하여 몸통을 C 커브를 만든다. 동시에 손은 나무를 타고 내려오듯이 다리를 타고 내려와 대퇴부의 윗부분을 잡는다.

❺ 마시면서 몸통의 C 커브를 유지하기 위해 복근을 수축한다. 동시에 골반의 레벨을 맞춘다.

❻ 내쉬면서 복근의 힘으로 척추를 굴곡을 시켜 롤 업 하여 척추를 수직으로 만든다. 이때 손은 나무를 타고 올라가듯이, 발목까지 다리를 타고 올라간다.

❼ 마시면서 무릎을 구부리고 시작 자세로 돌아온다.

각 방향으로 3회 반복한다.

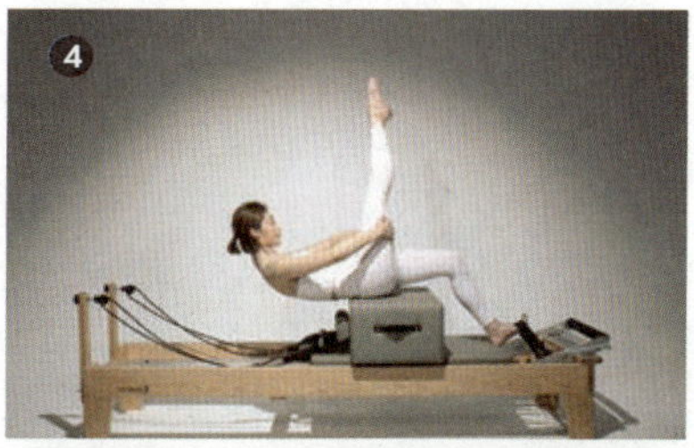

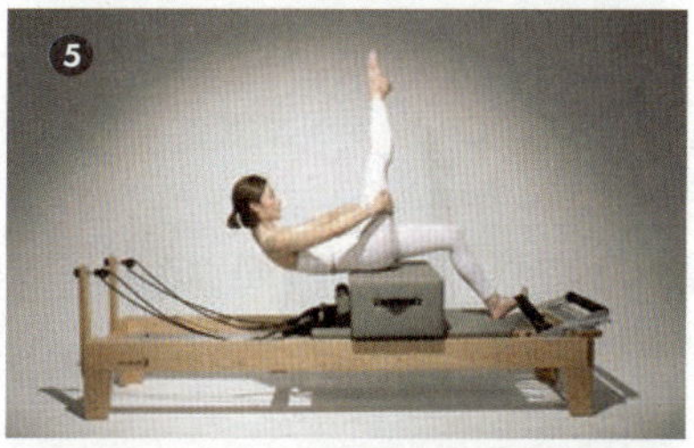

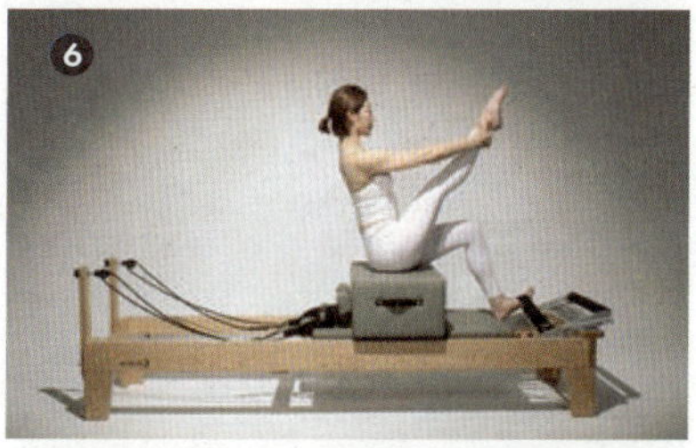

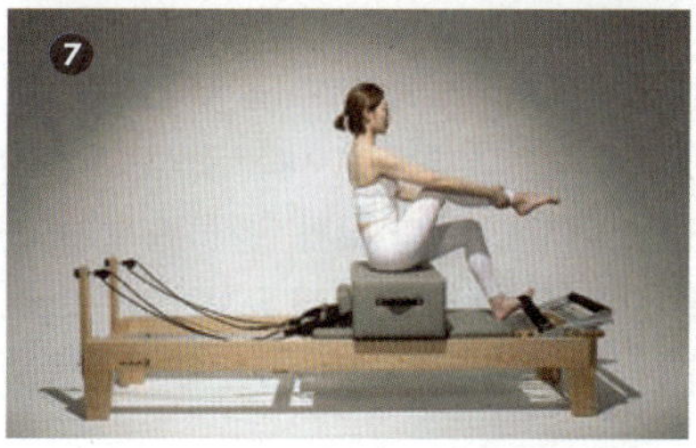

3 지도사항

1 동작 내내 견갑골의 안정화를 유지한다.

2 동작 내내 경추는 흉추의 라인을 따라 움직이도록 한다.

3 몸통이 내려가기 시작했을 때, 다리는 바닥과 수직인 상태를 유지하도록 한다.

4 동작내내 복근의 연결을 유지한다.

5 올라오는 동작에서 턱 밑에 작은 공을 가지고 있다는 이미지를 주도록 한다.

4 변형동작

1 동작의 난이도를 낮게 할 경우 :

1) 슬괵근에 제한이 있다면 무릎을 살짝 구부린다.

2) 슬괵근이 타이트하다면 무릎을 펴는 동작을 생략한다.

3) 경추에 통증이 있을 경우 한 손으로 머리를 잡아 목을 케어 해준다.

LEVEL 1 | AB & ARM WORK

ROLL DOWN

☑ **운동목적** 척추의 롤 다운, 롤 업 동작 인지와 복근 강화

☑ **기구세팅** Footbar position 7, B1 ~ B2 spring, Headrest Flat

☑ **사용근육**
- MOBILIZERS: 복직근(Rectus Abdominis), 복사근(Obliques), 고관절 신전근(Hip Extensors), 고관절 굴곡근(HIP Flexors), 상완 이두근(Biceps Brachii), 상완 삼두근(Triceps Brachii)
- STABILIZERS: 복횡근(Transverse Abdominis), 다열근(Multifidus), 골반기저근(Pelvic Floor Muscle), 복사근(Obliques), 견갑대 안정화 근육, 척추기립근(ErectorSpinae)

참고사항 : 골반을 롤 다운 할 때 천골이 닿을 수 있는 충분한 공간을 만들어 앉는다.

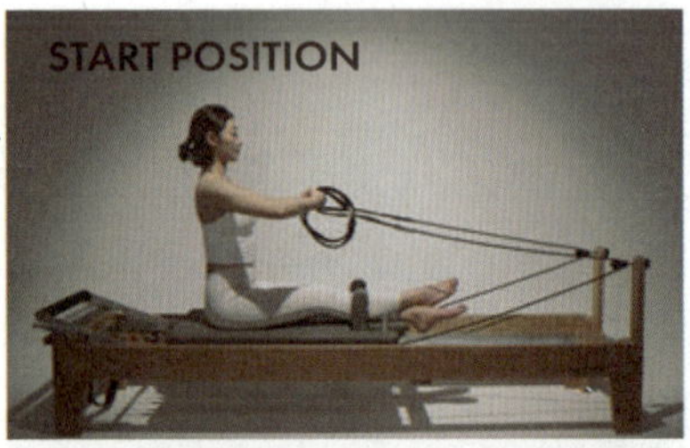

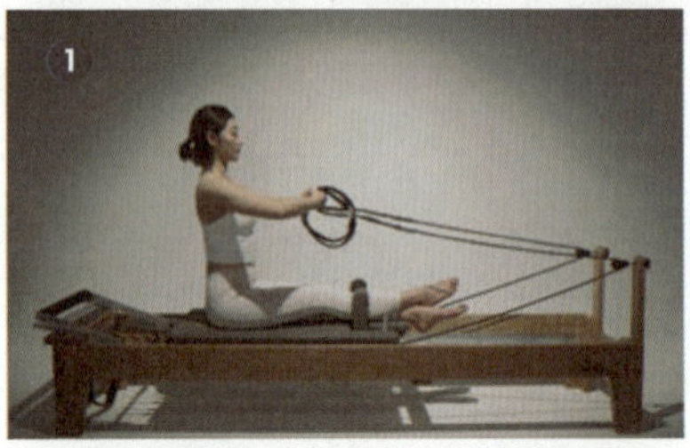

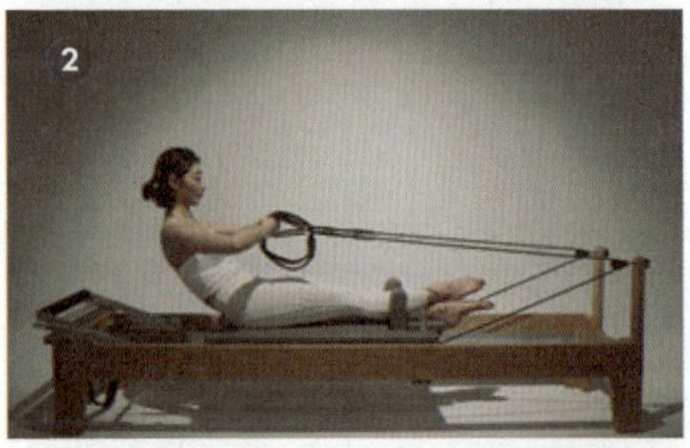

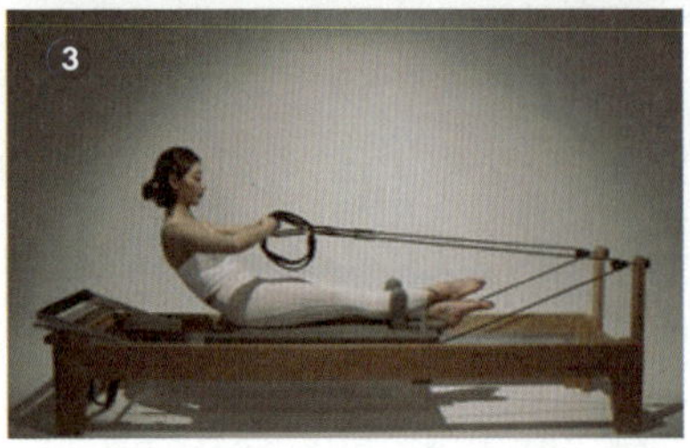

1. ROLL DOWN

1 시작 자세

Pulley를 바라보고 Carriage 앉아서 골반과 척추는 Neutral을 유지한다. 다리는 교차하여 Shoulder Rest사이에 길게 뻗는다. 발목은 저측 굴곡(Plantar Flexion)한다. 견갑골은 안정화하고 팔은 어깨높이보다 낮게 위치하도록 하고 몸통 앞에 편안하게 둥글게 만들어 위치한다. 로프를 느슨하게 유지하고 손으로 Strap을 잡고 손바닥은 서로 마주본다.

2 동작

❶ 마시면서 준비한다.

❷ 내쉬면서 골반이 대퇴골에서 멀어지게 하고 복부가 납작해지는 것이 유지될 때까지 요추를 굴곡한다. 동시에 견갑골의 안정성을 유지하면서 팔꿈치를 구부려 양손을 흉골 방향으로 당기면서 Carriage를 밀어낸다.

❸ 마시면서 몸통의 C커브를 유지한다.

❹ 내쉬면서 복근을 사용하여 몸통을 다리 위로 이동한다. 이 때 몸의 무게중심을 좌골 (Sit– Bone)위로 이동하면서 Carriage를 컨트롤하게 돌아오게 한다. 두 손은 흉골 앞에 위치한다.

❺ 마시면서 꼬리뼈부터 머리까지 척추를 길게 신전하여 Neutral 자세로 돌아온다. 두 손을 멀리 보내 로프(ROPE)를 느슨하게 한다.

5–10회 반복한다.

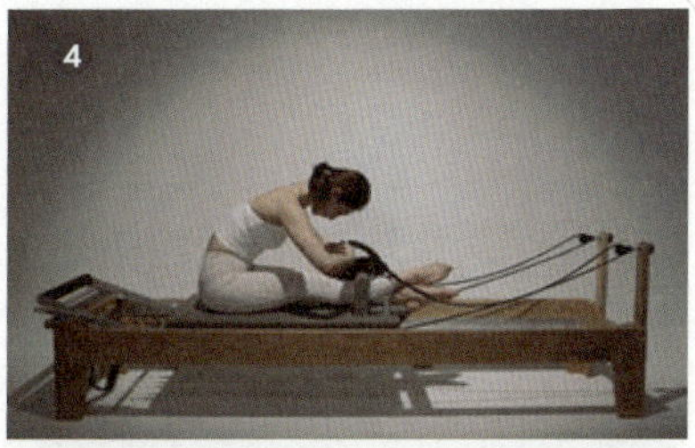
4

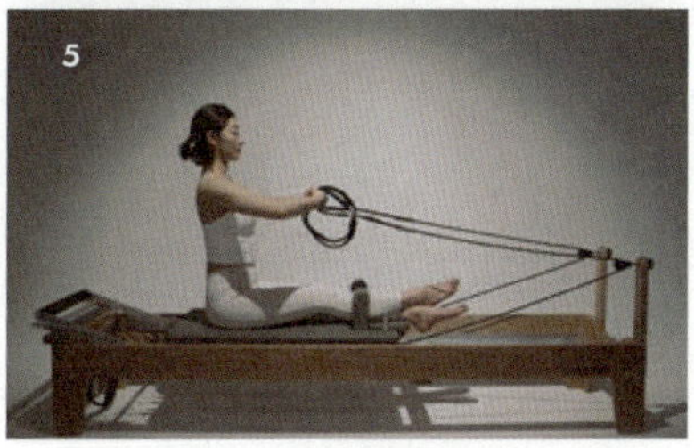
5

☑ **운동목적** 척추의 롤 다운, 롤 업 동작 인지와 상지 근력 운동

☑ **기구세팅** Footbar position 7, B1 ~ B2 spring, Headrest Flat

☑ **사용근육**

MOBILIZERS 복직근(Rectus Abdominis), 복사근(Obliques), 고관절 신전근(Hip Extensors), 고관절 굴곡근(HIP Flexors), 상완 이두근(Biceps Brachii), 상완 삼두근(Triceps Brachii)

STABILIZERS 복횡근(Transverse Abdominis), 다열근(Multifidus), 골반기저근(Pelvic Floor Muscle), 복사근(Obliques), 견갑대 안정화 근육, 척추기립근(ErectorSpinae)

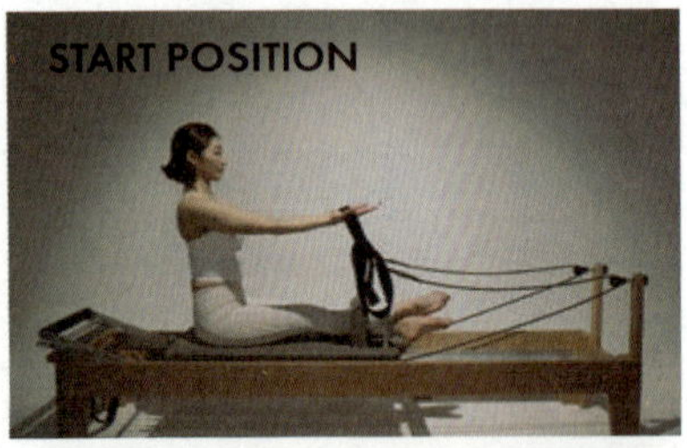

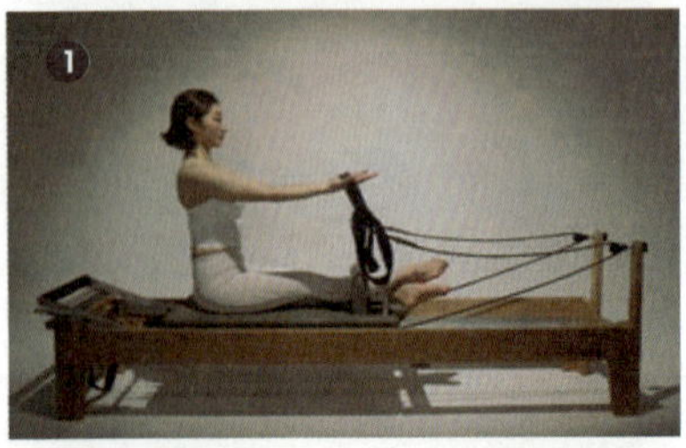

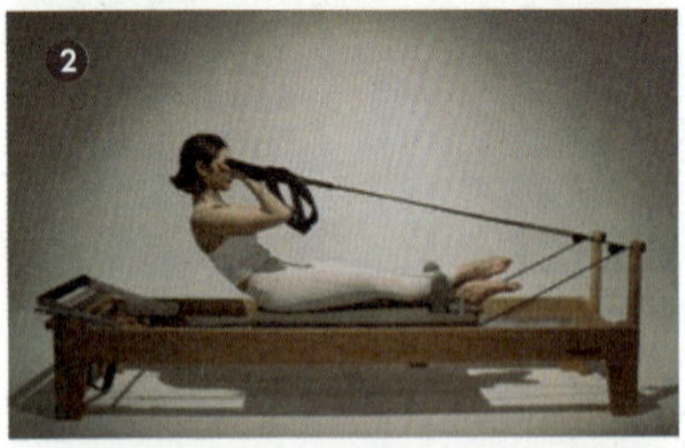

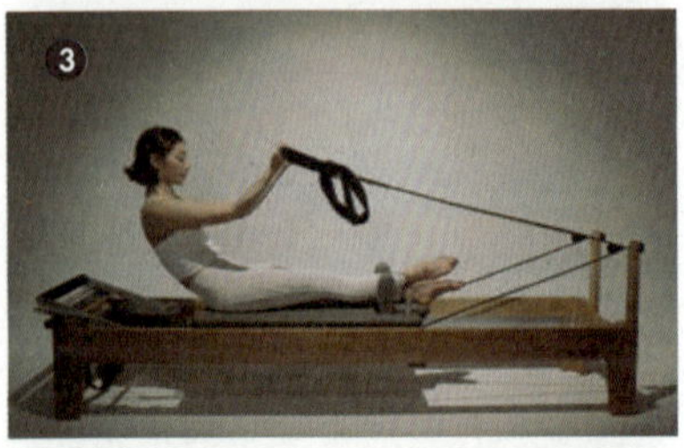

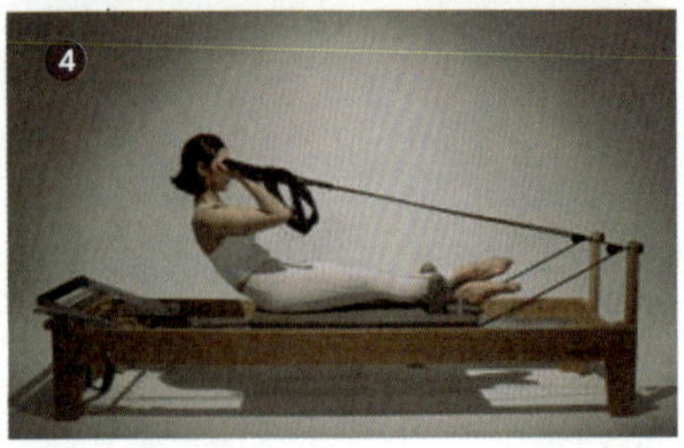

2. BICEPS CURLS

1 시작 자세

Pulley를 바라보고 Carriage 앉아서 골반과 척추는 Neutral을 유지한다. 다리는 교차하여 Shoulder Rest사이에 길게 뻗는다. 발목은 저측 굴곡 (plantar Flexion) 한다. 견갑골은 안정화하고 어깨 관절을 굴곡시켜 팔은 바닥과 수평인 상태를 만든다. 손바닥은 천장을 바라보게 한다. 로프는 저항감 없이 느슨하게 만들어 준비한다.

2 동작

❶ 마시면서 준비한다.

❷ 내쉬면서 골반이 대퇴골에서 멀어지게 롤 다운하고 복부가 납작해지는 것이 유지될 때까지 요추를 굴곡한다. 이때 동시에 팔꿈치를 굴곡하여 Carriage를 밀어낸다.

❸ 마시면서 몸통의 굴곡 상태를 유지하고 팔꿈치를 펴준다.

❹ 내쉬면서 팔꿈치를 구부린다.

팔꿈치의 신전과 굴곡을 5–10회 반복한다.

❺ 마시면서 팔꿈치를 편다.

❻ 내쉬면서 복근을 사용하여 몸통을 다리 위에 위치하도록 한다. 이 때 천골이 바닥과 수직인 상태까지 몸통을 이동하여 Carriage를 컨트롤하게 돌아오게 한다.

❼ 마시면서 꼬리뼈부터 경추까지 척추를 길게 신전하여 Neutral 자세로 돌아온다. 양손을 멀리 보내면서 로프(rope)를 느슨하게 한다.

5–10회 반복한다.

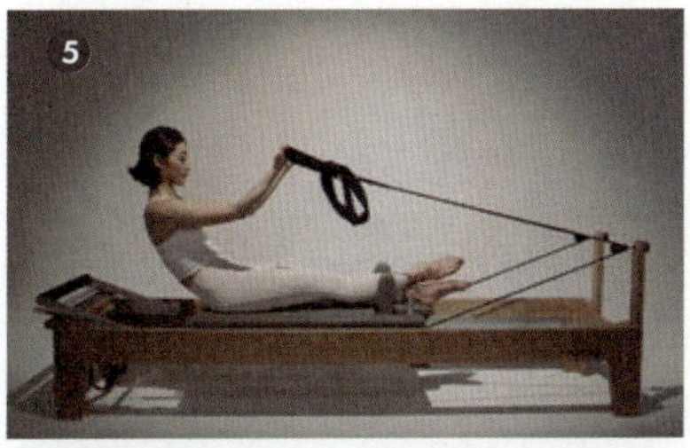
5

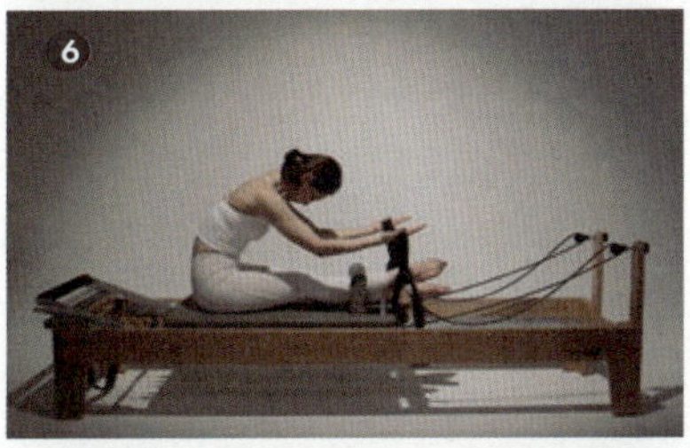
6

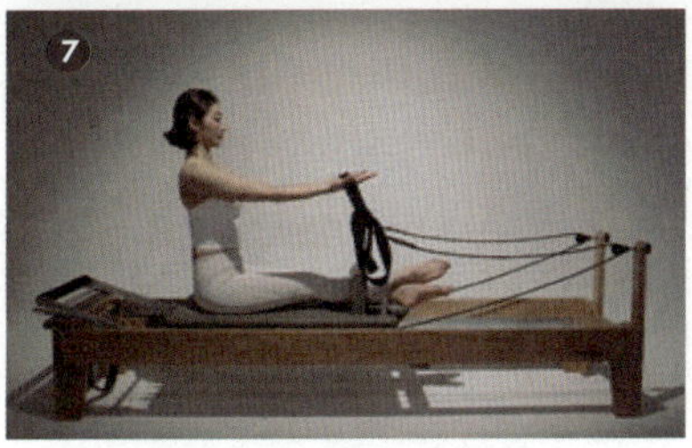
7

☑ **운동목적** 척추의 롤 다운, 롤 업 동작 인지와 복사근 강화

☑ **기구세팅** Footbar position 7, B1 ~ B2 spring, Headrest Flat

☑ **사용근육**

MOBILIZERS 복직근(Rectus Abdominis), 복사근(Obliques), 고관절 신전근(Hip Extensors), 고관절 굴곡근(HIP Flexors), 상완 이두근(Biceps Brachii), 상완 삼두근(Triceps Brachii)

STABILIZERS 복횡근(Transverse Abdominis), 다열근(Multifidus), 골반기저근(Pelvic Floor Muscle), 복사근(Obliques), 견갑대 안정화 근육, 척추기립근(ErectorSpinae)

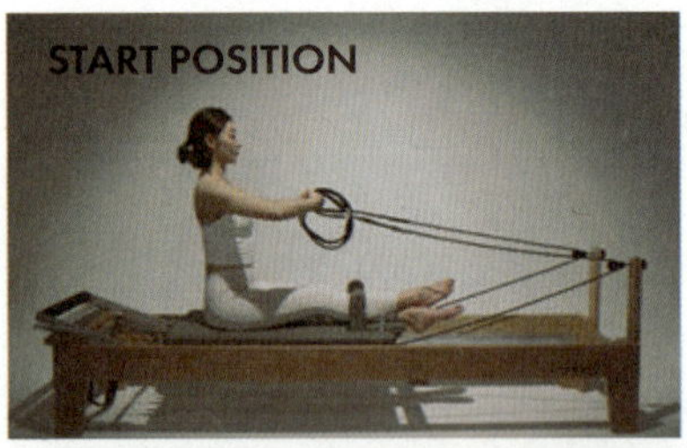

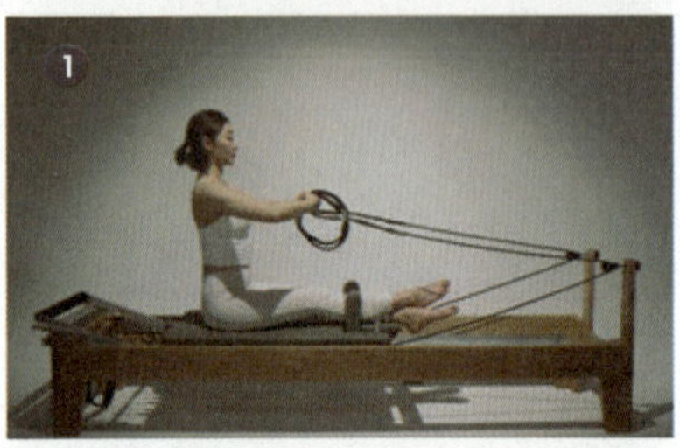

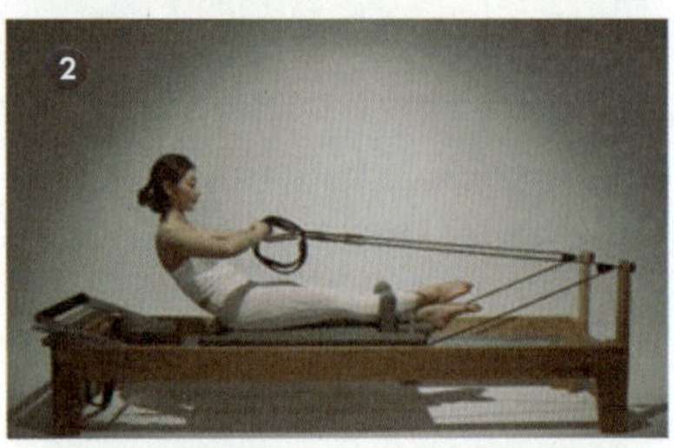

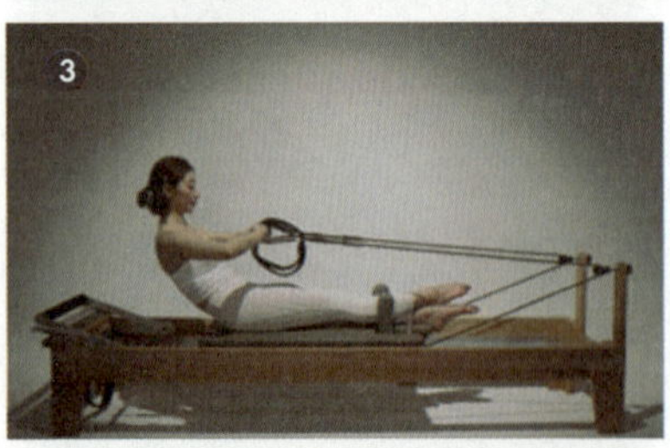

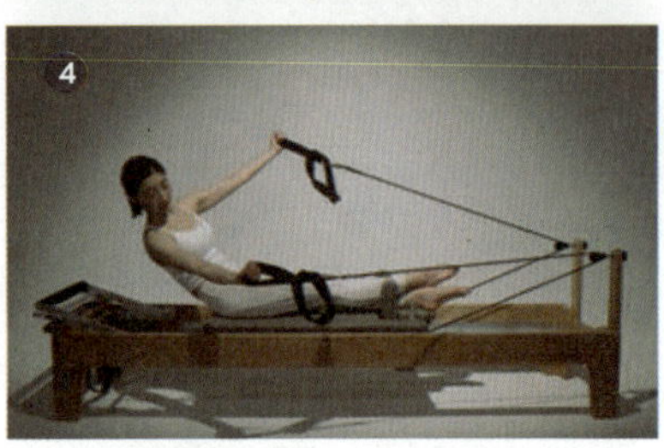

3. OBLIQUES

1 시작 자세

Pulley를 바라보고 Carriage 앉아서 골반과 척추는 Neutral을 유지한다. 다리는 교차하여 Shoulder Rest사이에 길게 뻗는다. 발목은 저측 굴곡(plantar Flexion) 한다. 견갑골은 안정화하고 팔은 어깨높이보다 낮게 위치 하도록 하고 몸통 앞에 편안하게 둥글게 만들어 위치한다. 로프를 느슨하게 만들고 손으로 Strap을 잡고 손바닥은 서로 마주본다.

2 동작

❶ 마시면서 준비한다.

❷ 내쉬면서 골반이 대퇴골에서 멀어지게 하고 복부가 납작해지는 것이 유지 될 때까지 요추를 굴곡한다. 동시에 견갑골의 안정성을 유지하면서 팔꿈치를 구부려 양손을 흉골 쪽으로 당기면서 Carriage를 밀어낸다.

❸ 마시면서 몸통의 C커브를 유지한다.

❹ 내쉬면서 Carriage를 움직이지 않게 유지하고 척추의 굴곡을 유지한 상태로 상체를 한쪽 방향으로 회전하고 팔꿈치를 신전한다. 팔을 밖으로 Punch하는 느낌으로 뻗어낸다.

❺ 마시면서 상체를 중앙으로 회전하고 양손은 다시 흉골 앞으로 가져온다.

❻ 내쉬면서 Carriage를 움직이지 않게 유지하고 척추의 굴곡을 유지한 상태로 상체를 반대쪽 방향으로 회전하고 팔꿈치를 신전한다. 팔을 밖으로 Punch하는 느낌으로 뻗어 낸다.

❼ 마시면서 상체를 중앙으로 회전하고 양손은 다시 흉골 앞으로 가져온다.

❽ 내쉬면서 복근을 사용하여 몸통을 다리 위에 위치하도록 한다. 이 때 천골이 바닥과 수직인 상태까지 몸통을 이동시키며 Carriage를 컨트롤하게 돌아오게 한다.

❾ 마시면서 꼬리뼈부터 경추까지 척추를 길게 신전시켜 Neutral 자세로 돌아오면서 양손을 멀리 보내면서 로프(rope) 를 느슨하게 한다.

5-10회 반복한다.

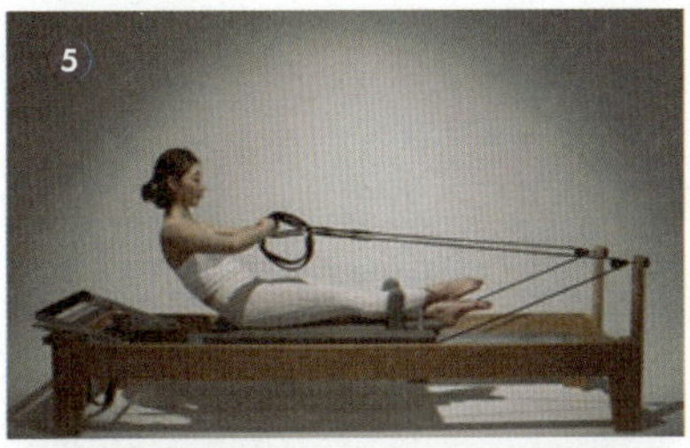

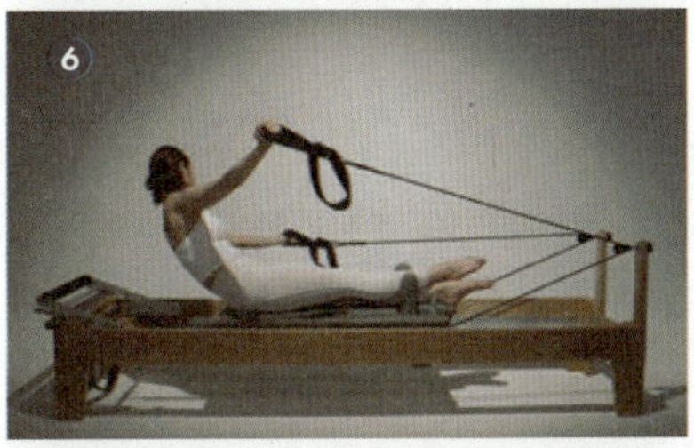

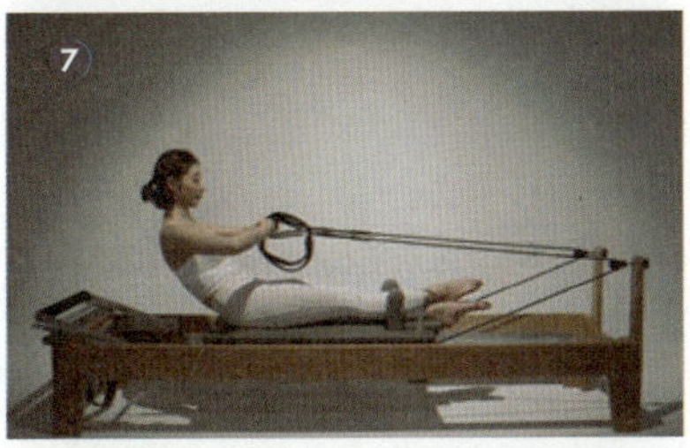

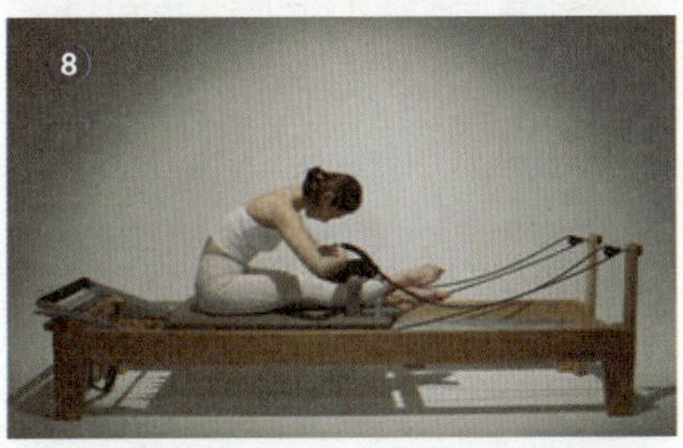

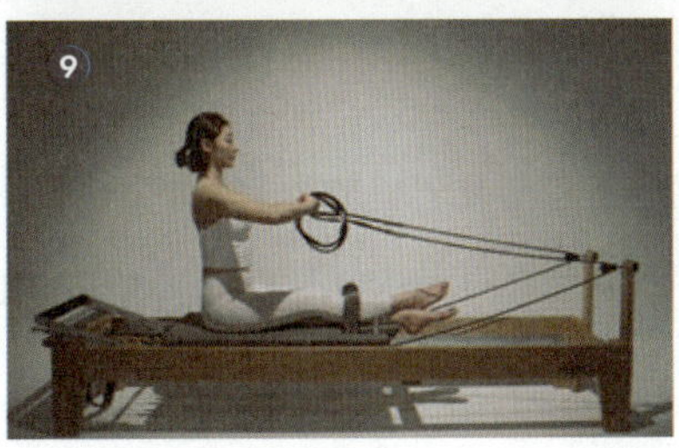

■ ROLL DOWN 지도사항

1 척추의 굴곡을 유지하기 위해 복근을 사용한다.
2 Strap을 당길 때 어깨가 앞쪽으로 둥글게 말리지 않도록 견갑골의 안정성을 유지한다.
3 경추의 라인은 흉추의 라인을 따라 만들고 턱을 가슴 쪽으로 지나치게 당기지 않도록 주의한다.
4 팔꿈치가 Locking 되거나 과신전 되지 않도록 주의한다.
5 손목이 꺾이지 않게 가능한 길게 유지한다.

■ ROLL DOWN 변형동작

1 시작 자세에서 척추와 골반의 Neutral 유지하기 어려운 경우에는 앉은 자세를 다르게 한다. 무릎을 구부리거나 쿠션이나 패드 위에 앉아서 동작을 한다.

LEVEL 2 | AB WORK

LONG BOX BACK STROKE

☑ **운동목적** 복부의 근력과 근지구력 향상

☑ **기구세팅** Footbar position 7, B2~B1+R1 spring, Headrest Flat

☑ **사용근육**

MOBILIZERS 어깨 내전근(Shoulder Adductor), 어깨 외전근(Shoulder Abductor)

STABILIZERS 복횡근(Transverse Abdominis), 다열근(Multifidus), 골반기저근(Pelvic Floor Muscle), 복사근(Obliques), 복직근(Rectus Abdominis), 고관절 내전근(Hip Adductor), 고관절 굴곡근(Hip Flexors), 견갑대 안정화 근육

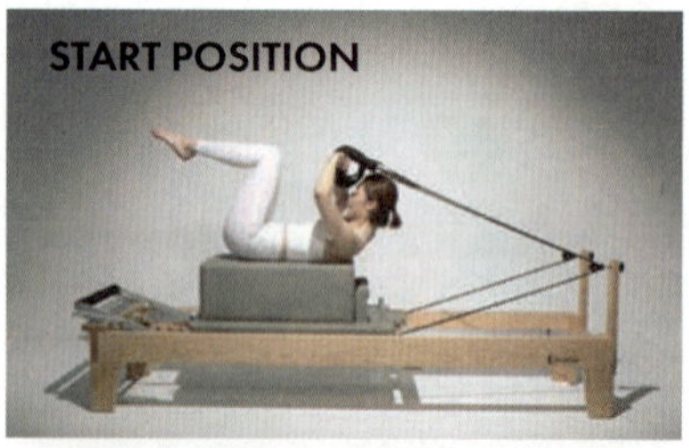

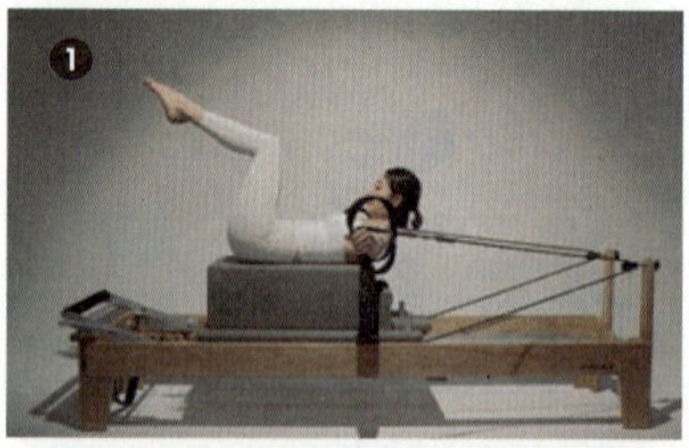

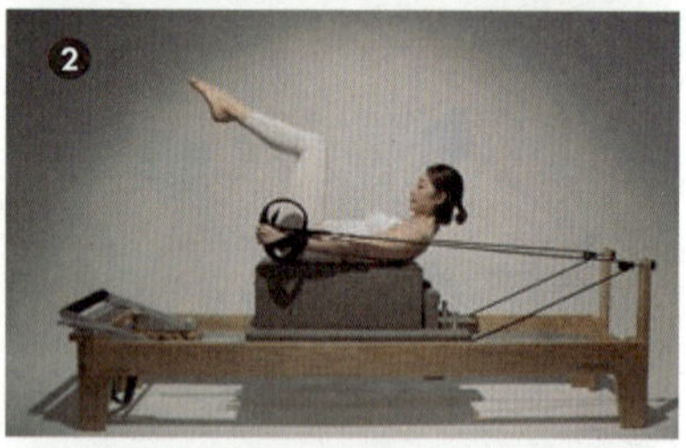

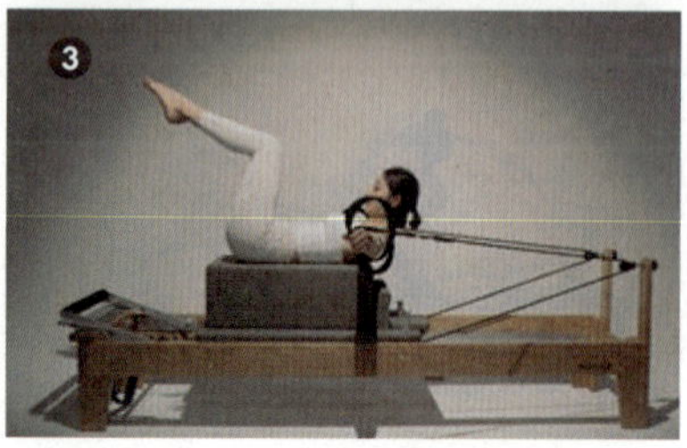

1 시작 자세

Carriage 위에 Box를 길게 놓고 Footbar를 바라보고 Box 위에 앞쪽에서 1/3 지점에 앉아서 견갑골을 안정화 시키고 손으로 Strap을 잡는다. 골반부터 롤 다운 하여 눕는다. Box 끝의 모서리 바깥쪽에 견갑골의 상부가 위치할 수 있도록 한다. 골반과 요추는 Imprint을 유지하고 흉추를 굴곡하고 다리는 Table Top을 만든다. 팔꿈치는 접어서 두 손으로 머리를 받쳐준 뒤 동작 시작 전에 양 손을 이마에 위치한다.

2 동작

❶ 마시면서 팔꿈치를 펴고 견갑골이 안정성을 유지할 수 있는 범위 내로 팔을 외전한다.

❷ 내쉬면서 어깨 관절을 내전 하여 팔을 몸통 옆에 길게 붙여 손이 골반 옆에 위치할 수 있도록 한다. 다리는 Table Top을 유지한다.

❸ 마시면서 어깨 관절을 외전한다.

10회 반복한다.

3 지도사항

1 Box 모서리가 T7보다 위에 위치하여 목에 긴장이 생기지 않도록 지도한다.

2 어깨 관절 외전 시 흉추 굴곡이 줄어들지 않도록 지도한다.

4 변형동작

1 동작의 난이도를 낮게 할 경우 :

1) 경추의 힘이 약할 경우 뒤에서 손으로 머리를 받쳐주어 동작한다.

2 동작의 난이도를 높게 할 경우 :

1) 상체 근력에 도전을 주는 경우 Spring을 무겁게 한다.

2) 몸통의 안정성에 도전을 주는 경우 Spring을 가볍게 한다.

3) Table Top 자세에서 다리를 뻗는 동작을 추가하여 협응력과 복부의 힘에 도전을 준다.

4) 다리 사이에 작은 볼이나 서클을 끼워 다리 근력에 도전을 준다.

LEVEL 2 | ARTI & AB WORK

SHORT SPINE

☑ **운동목적** 척추분절과 복근 강화

☑ **기구세팅** Footbar position 7~3, B2 spring, Headrest Flat

☑ **사용근육**

MOBILIZERS 복사근(Obliques), 복직근(Rectus Abdominis), 고관절 신전근(Hip Extensors), 고관절 굴곡근(Hip Flexors), 고관절 내회전근 (Hip Internal Rotator), 고관절 외회전근(Hip External Rotator), 무릎 신전근(Knee extensors), 무릎 굴곡근(Knee Flexors)

STABILIZERS 복횡근(Transverse Abdominis), 다열근(Multifidus), 골반기저근(Pelvic Floor Muscle), 척추기립근(Erector Spinae), 견갑대 안정화 근육

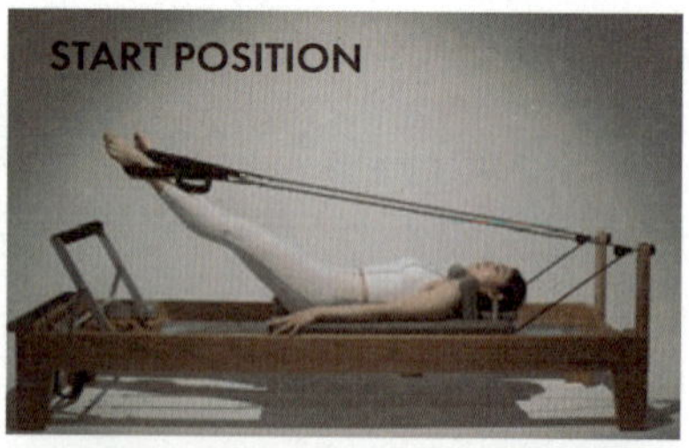

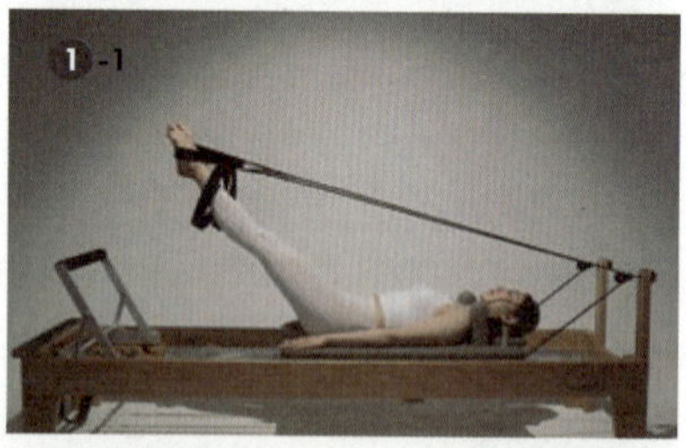

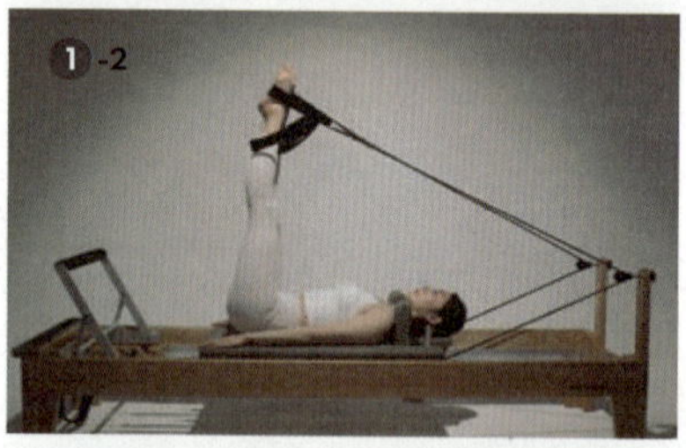

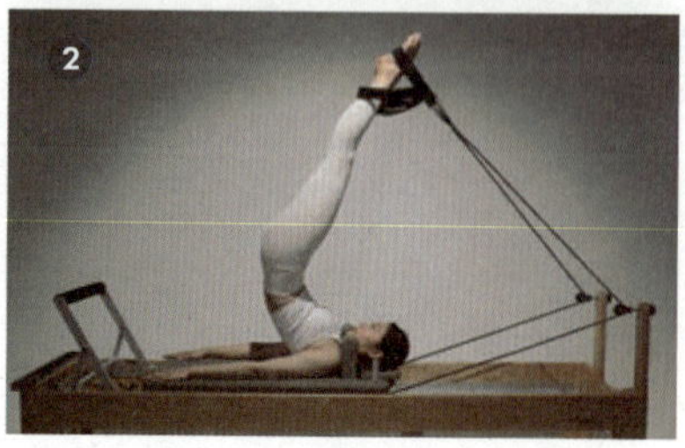

1 시작 자세

Carriage에 누워서 요추와 골반을 Imprint를 유지하고 발에 Strap을 끼운다. 양 다리의 고관절을 외회전, 내전하여 Imprint를 유지할 수 있을 만큼 대각선으로 내린다. 발목은 저측 굴곡 (Plantar Flexion)을 유지하고 발가락은 자연스럽게 펴준다. 견갑골의 안정화를 유지하고 팔은 몸 옆에 위치한다. 손바닥은 아래를 향하도록 한다.

2 동작

❶ 마시면서 다리를 내회전하여 평행하게 만들고 다리를 몸통 방향으로 Hinge하고 Hamstrings을 늘려서 요추와 골반을 Neutral로 만든다.

❷ 내쉬면서 척추를 꼬리뼈부터 흉추의 상부까지 하나씩 굴곡하여 몸통이 Carriage에서 떨어지게 한다. 동시에 다리를 천장으로 뻗어준다. Carriage가 끝까지 들어오고 로프에 저항감이 있도록 한다.

❸ 마시면서 몸통의 모양을 유지하고 고관절을 외회전하고 무릎을 구부리고 발목을 배측 굴곡하여 다리를 어깨너비보다 약간 넓게 벌린다. 뒤꿈치가 Sit-bone방향으로 내려온다. Carriage의 움직임 없이 로프의 저항감을 유지하도록 한다.

❹ 내쉬면서 뒤꿈치를 붙인 상태에서 발의 위치는 공중에 유지하고 Carriage가 움직이지 않는 범위에서 흉추부터 척추를 하나씩 내린다.

❺ 마시면서 꼬리뼈까지 Carriage로 내리고 무릎을 구부려 (Hamstrings을 써서) 뒤꿈치를 Sit-bone방향으로 내려 골반을 Neutral로 만든다.

❻ 내쉬면서 뒤꿈치 붙인 상태를 유지하고 다리를 펴서 Carriage를 밀어낸다. 동시에 Imprint를 유지하고 발목은 저측 굴곡을 하고 발가락은 자연스럽게 한다.

5회 반복한다.

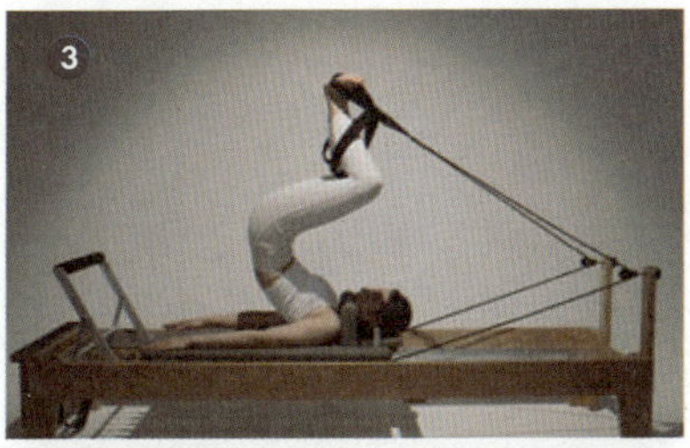

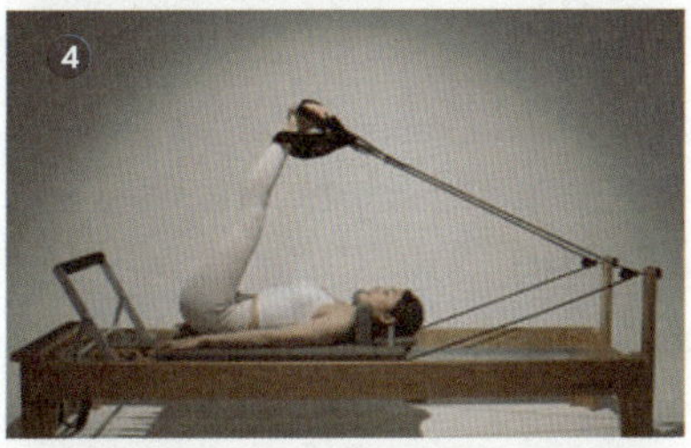

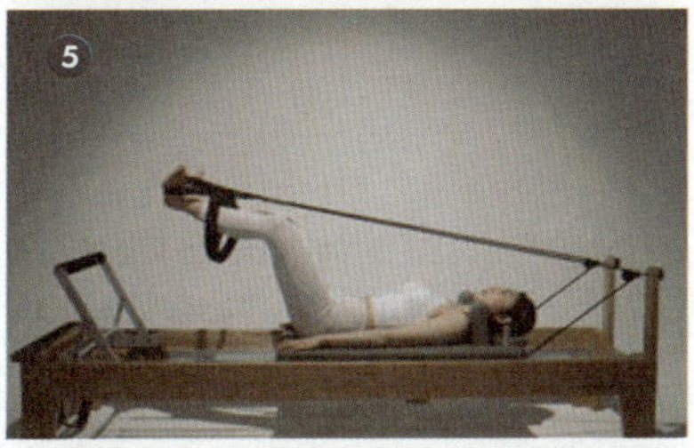

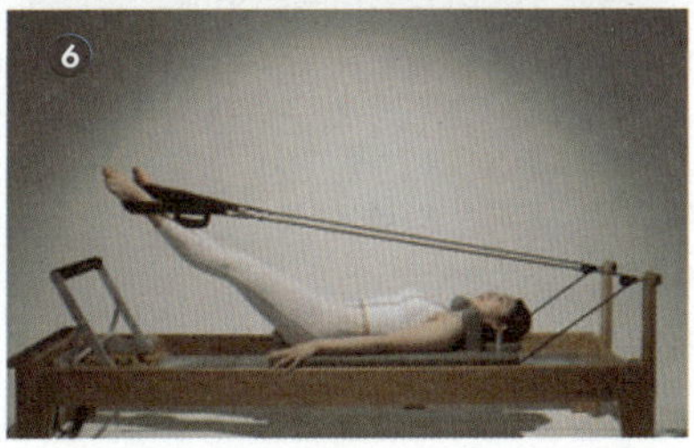

3 지도사항

1 다리의 고관절을 몸통 방향으로 Hinge 할 시 요추와 골반을 Neutral로 유지하여 고관절 신전근이 이완되도록 한다.

2 롤 업 시 반동으로 올라가지 않고 복근을 사용하도록 한다.

3 무릎과 발목을 굴곡할 때 몸통의 C커브를 유지하도록 한다.

4 척추를 내리는 동작에서 척추가 바닥 방향으로 하나씩 신전되면서 다리의 길이가 길어짐에 따라 무릎은 자연스럽게 펴지게 한다. 발의 위치는 공중에 그대로 위치하도록 한다.

4 변형동작

1 동작의 난이도를 낮게 할 경우 :

마시면서 다리를 평행하게 만들고 다리를 몸통 방향으로 Hinge 한다.

내쉬면서 Hamstrings 을 늘린다.

마시면서 다리를 외회전하고 고관절과 무릎과 발목을 굴곡 시킨다.

내쉬면서 고관절, 무릎, 발목을 대각선 라인으로 다 펴주면서 시작 자세로 돌아간다.

LEVEL 2 | ARTI & AB WORK

LONG SPINE

☑ **운동목적** 척추 분절과 복근과 고관절의 신전근 강화

☑ **기구세팅** Footbar Position 7~3, R1 + B2 springs, 로프의 길이 10~20cm 길게 세팅

☑ **사용근육**

MOBILIZERS 복사근(Obliques), 복직근(Rectus Abdominis), 고관절 신전근(Hip Extensors), 고관절 굴곡근(Hip Flexors), 고관절 내전근(Hip Adductor), 고관절 외전근(Hip Abductor), 고관절 내회전근(Hip Internal Rotator), 고관절 외회전근(Hip External Rotator)

STABILIZERS 복횡근(Transverse Abdominis), 골반기저근(Pelvic Floor Muscle), 다열근(Multifidus), 척추기립근(Erector Spinae), 견갑대 안정화 근육

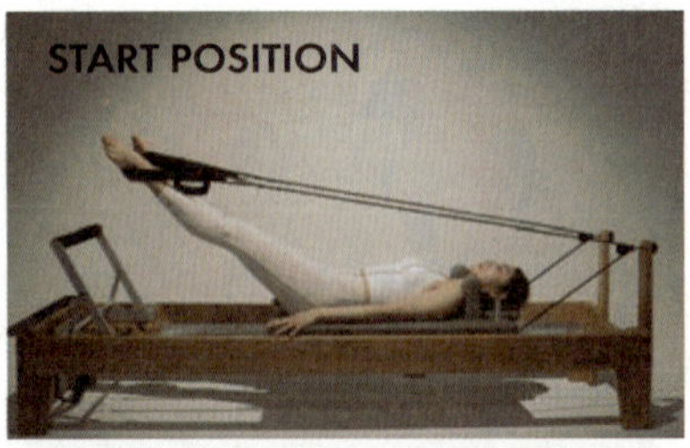

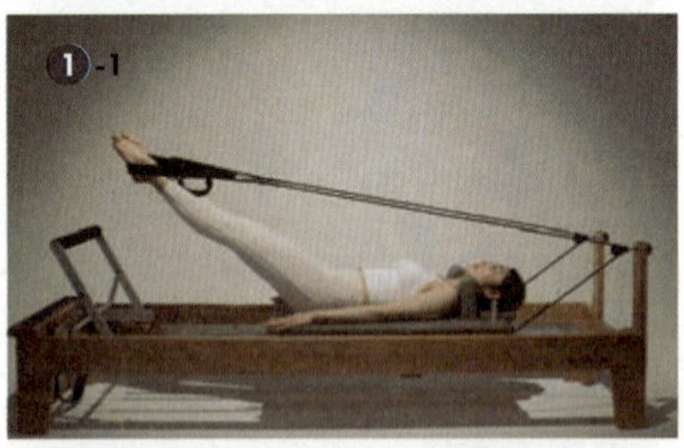

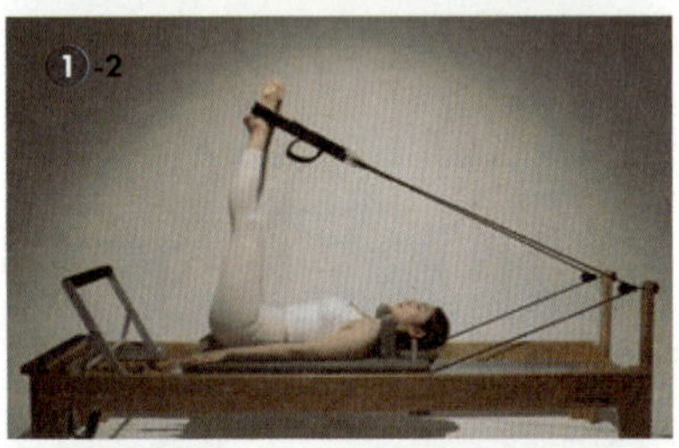

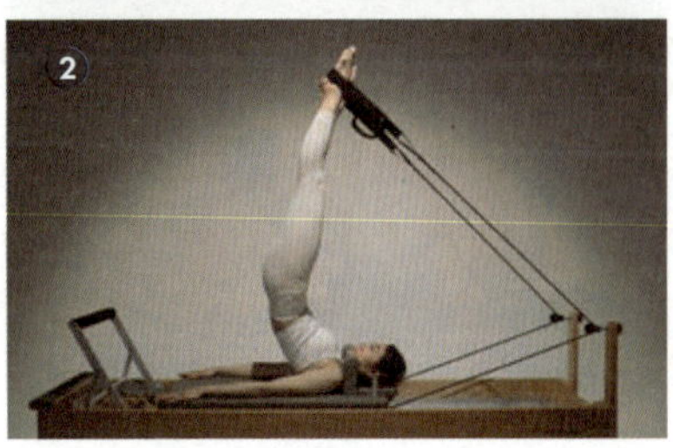

1 시작 자세

Carriage 에 누워서 요추와 골반을 Imprint를 유지하고 발에 Strap을 끼운다. 양 다리의 고관절은 외회전, 내전하여 Imprint 를 유지할 수 있을 만큼 대각선으로 내린다. 발목은 저측 굴곡(Plantar Flexion) 을 유지하고 발가락은 자연스럽게 펴준다. 견갑골은 안정성 있게 유지하고 팔은 몸통 옆에 위치하고 손바닥은 아래를 향한다.

2 동작

■ 정방향

❶ 마시면서 다리를 내회전하여 평행하게 만들고 고관절을 굴곡하여 다리를 천장으로 뻗어낸다. (고관절의 Hinge)

❷ 내쉬면서 척추를 꼬리뼈부터 흉추의 상부까지 하나씩 굴곡하여 Carriage에서 떨어지게 한다. Carriage가 끝까지 들어오고 로프에 저항감이 있도록 한다.

❸ 마시면서 몸통의 모양을 유지하고 다리의 고관절을 외회전하고 골반너비보다 약간 넓게 외전 한다.

❹ 내쉬면서 다리의 모양을 유지하고 고관절 신전근을 쓰면서 척추를 흉추의 상부부터 하나씩 내리도록 한다. 천골이 Carriage에 닿으면 골반을 Neutral로 유지하고 고관절을 내전하여 시작 자세를 만든다.

■ 반대방향

❶ 마시면서 고관절의 외회전을 유지하고 골반너비보다 약간 넓게 외전하고 고관절을 Hinge하여 다리를 천장 방향으로 뻗어낸다.

❷ 내쉬면서 꼬리뼈부터 흉추의 상부까지 척추를 하나씩 굴곡하여 Carriage에서 떨어지게 하여 다리를 천장으로 뻗어준다. Carriage가 끝까지 들어오고 로프에 저항감이 있도록 한다.

❸ 마시면서 몸통의 모양을 유지하고 다리의 고관절을 평행하게 회전시키고 내전한다.

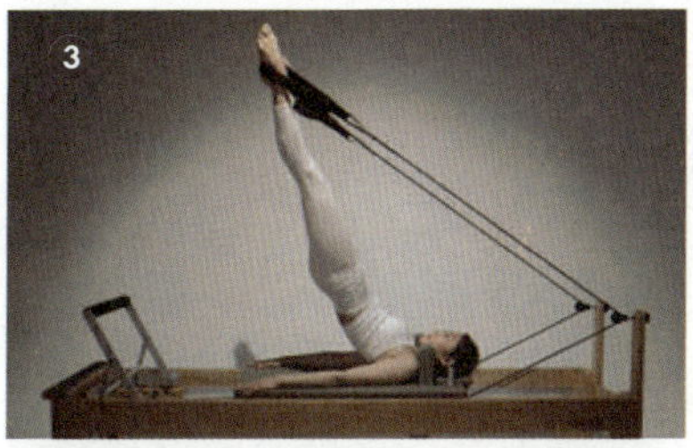

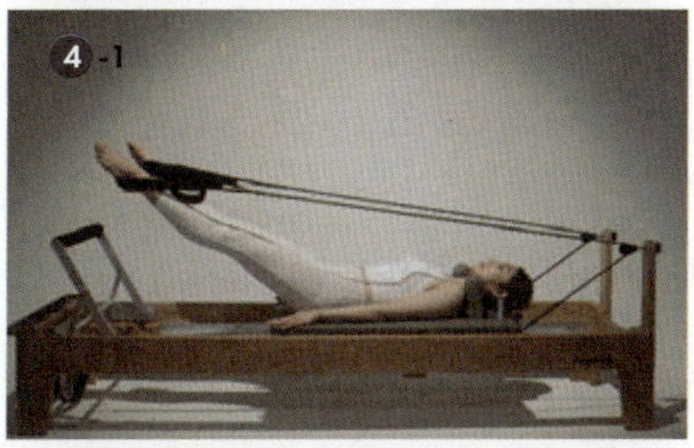

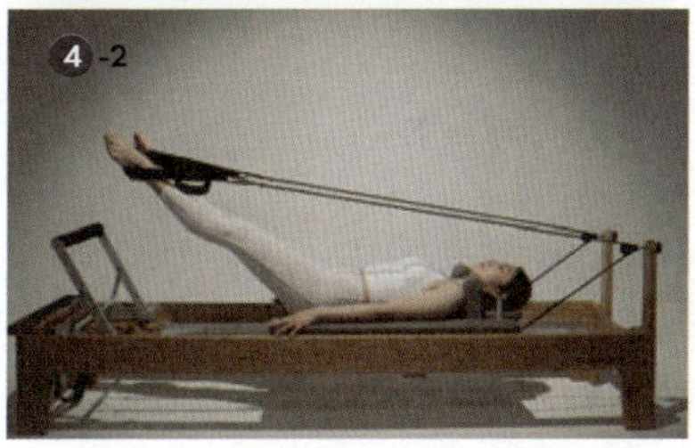

❹ 내쉬면서 다리의 모양을 유지하고 고관절 신전근을 쓰면서 척추를 흉추의 상부부터 하나씩 내려온다. 천골이 Carriage에 닿으면 골반을 Neutral로 유지하고 다시 시작 자세를 만든다.

각 방향으로 5회 반복한다.

3 변형동작

1 동작의 난이도를 낮게 할 경우 :

1) 다리의 모양을 계속 외회전을 유지하고 동작한다.

2) 척추를 올리고 내릴 때 Hip 에서 Hinge를 하고 동작을 하도록 한다.

2 동작의 난이도를 높게 할 경우 :

1) 고관절을 계속 평행하게 유지하고 동작한다.

LEVEL 1 | ARTI & LEG WORK

HIP ROLLS

☑ 운동목적 척추 분절과 고관절 신전근 향상

☑ 기구세팅 Footbar position 3, B2 spring, Headrest Flat

☑ 사용근육

MOBILIZERS 척추 굴곡근(Spine Flexors), 척추 신전근(Spine Extensor), 고관절 굴곡근(Hip Flexors), 고관절 신전근(Hip Extensors)

STABILIZERS 복횡근(Transverse Abdominis), 골반기저근(Pelvic Floor Muscle), 다열근(Multifidus), 척추기립근(Erector Spinae), 견갑골의 안정화 근육

START POSITION

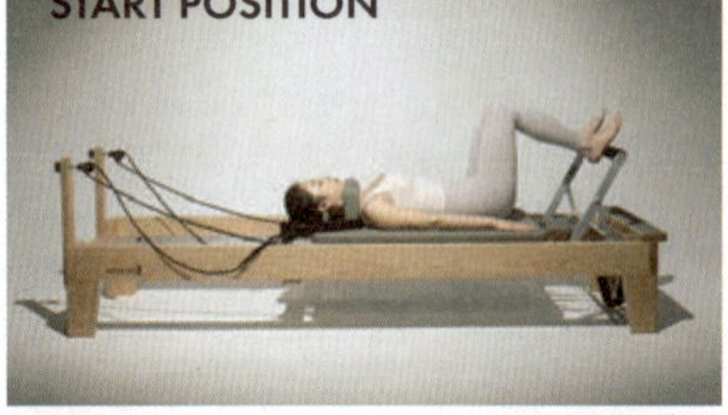

1

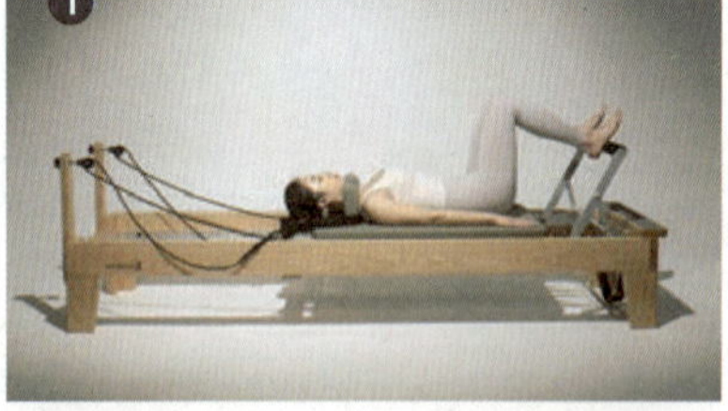

2

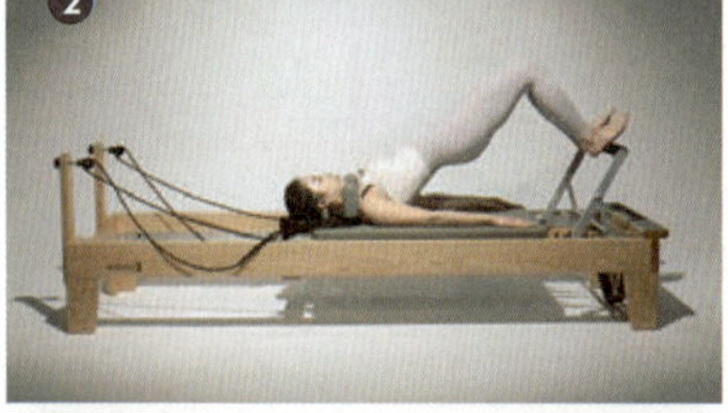

3

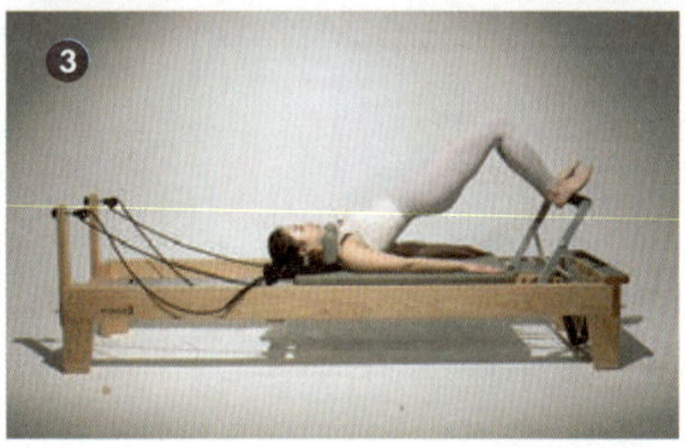

1 시작 자세

Carriage 위에 누워서 골반과 척추를 Neutral을 유지하고 다리는 평행하게 만들고 골반 너비만큼 벌리고 발의 뒤꿈치를 Footbar 위에 위치한다. 발목은 배측굴곡시킨다. 견갑골은 안정화하여 팔은 몸 옆에 길게 내려놓고 손바닥은 바닥을 향한다.

2 동작

❶ 마시면서 준비한다.

❷ 내쉬면서 Carriage의 움직임 없이 척추를 꼬리뼈부터 흉추의 상단까지 순차적으로 하나씩 올리면서 고관절을 신전하여 척추를 Neutral로 만든다. (가파른 Bridge)

❸ 마시면서 가파른 SHOULDER BRIDGE 자세를 유지한다.

❹ 내쉬면서 척추와 골반을 Neutral을 유지하고 골반을 Carriage에서 올린 상태에서 무릎을 펴서 Carriage를 밀어낸다. 어깨부터 뒤꿈치까지 하나의 긴 라인을 유지한다. (완만한 Bridge)

❺ 마시면서 무릎을 구부려 Carriage를 들어오게 하고 다시 가파른 각도의 bridge 자세를 만든다. 체중은 흉추 상부에 오도록 한다. (가파른 Bridge)

❻ 내쉬면서 Carriage의 움직임 없이 흉추 상부부터 순차적으로 척추를 하나씩 내려서 Neutral로 돌아온다.

5-10회 반복한다.

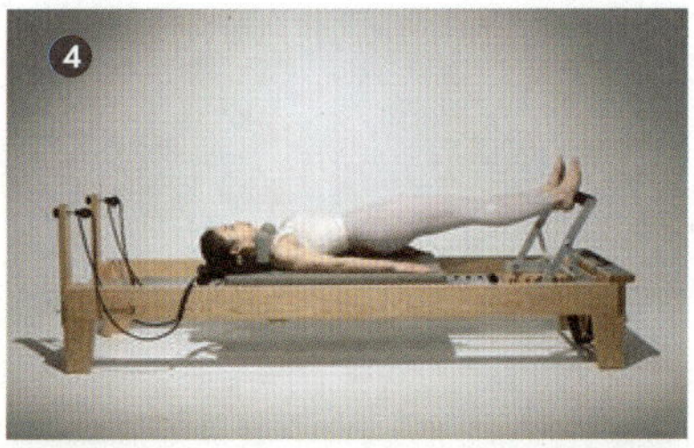

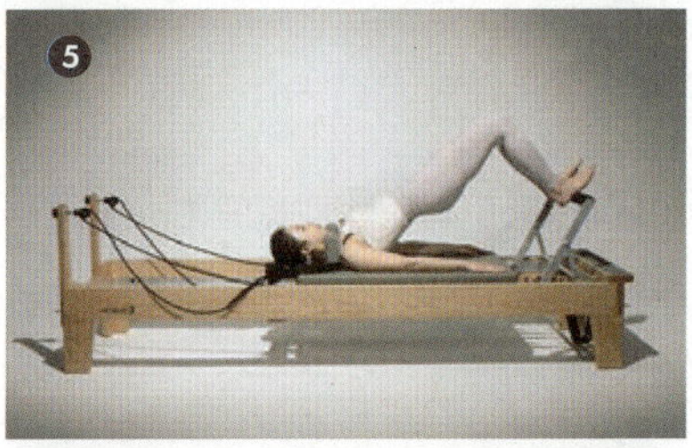

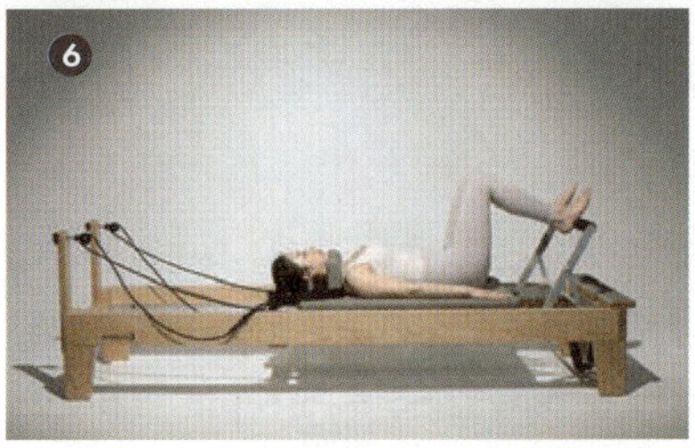

3 지도사항

1 복부를 수축하여 척추를 하나씩 분절하여 올리고 내릴 때도 척추를 하나씩 분절한다.

2 Carriage를 밀어낼 때 요추의 과신전을 피하기 위해 복부를 유지한다.

3 골반을 올릴 때 대둔근과 Hamstrings을 쓰도록 한다.

4 척추를 올릴 때 경추가 아닌 흉추의 상부 까지만 올려준다.

5 골반을 올리고 내릴 때 다리를 평행하게 유지한다. 발의 바깥 쪽에 체중을 두지 않도록 한다.

4 변형동작

1 동작의 난이도를 낮게 할 경우 :

1) 다리 동작을 빼고 척추 분절에만 집중한다.

마시면서 준비한다.

내쉬면서 Carriage의 움직임 없이 척추를 꼬리뼈부터 순차적으로 움직인다.

마시면서 유지한다.

내쉬면서 Carriage의 움직임 없이 흉추 상부부터 순차적으로 척추를 하나씩 내려서 Neutral을 유지한다.

LEVEL 1 | RO WORK

SIDE TWIST SITTING

- **운동목적** 복사근 강화
- **기구세팅** Footbar position 3, B1~B2 spring, Headrest Flat
- **사용근육**
  - MOBILIZERS 복사근(Obliques)
  - STABILIZERS 복횡근(Transverse Abdominis), 골반기저근(Pelvic Floor Muscle), 척추기립근(Erector Spinae), 견갑대 안정화 근육

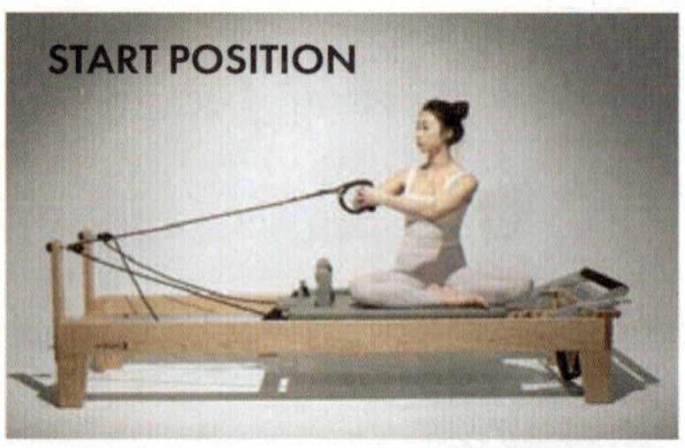

START POSITION

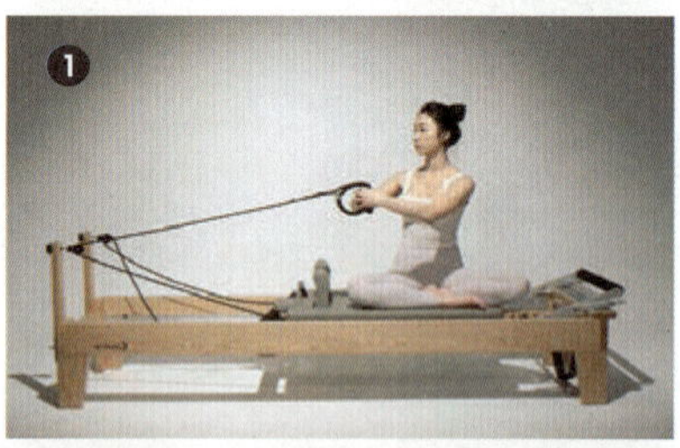

❶

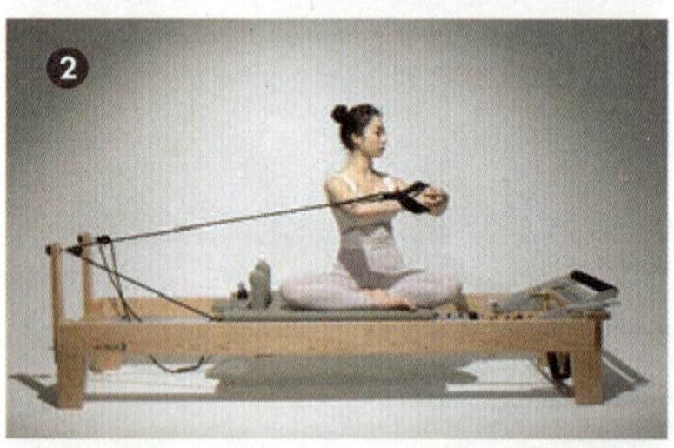

❷

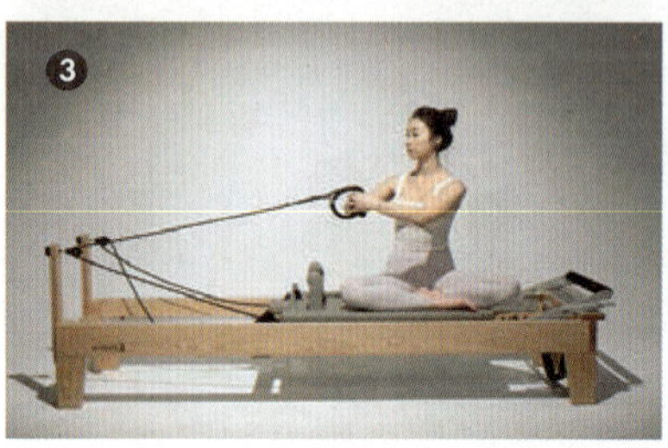

❸

1 시작 자세

Carriage 에 옆쪽을 바라보고 양반다리 모양으로 앉는다. 골반을 정면을 향하게 하고 몸통을 Pulley방향으로 회전한다. 견갑골은 안정화를 유지하고 팔의 모양은 둥글게 만들어 손바닥이 몸통을 향하도록 하고 양손으로 Strap을 잡고 손은 흉골 앞에 위치한다.

2 동작

❶ 마시면서 준비한다.

❷ 내쉬면서 골반을 정면을 향하도록 유지하고 손은 흉골뼈 바로 앞쪽에 위치한 상태로 척추를 Footbar 방향으로 회전하여 Carriage를 밀어낸다.

❸ 마시면서 척추를 다시 반대 방향으로 회전하여 시작 자세로 돌아온다.

반대 방향도 동작한다.

각 방향으로 7–10회 반복한다.

3 지도사항

1 동작내내 골반은 정면을 향하도록 한다.

2 복근을 사용하여 갈비뼈를 안정화 시킨다.

3 동작 내내 견갑골의 안정화를 유지한다.

4 팔로 Carriage 를 움직이는 것이 아니라 척추의 회전으로 Carriage가 움직일 수 있게 한다.

4 변형동작

1 고관절의 문제가 있는 경우 :

1) 앉는 자세를 바꾼다.

2 견갑골의 안정화을 유지하기 위한 경우 :

1) 가슴에 서클이나 작은 볼을 안고 동작한다.

3 동작의 난이도를 높게 할 경우 :

1) 손을 더 멀리 뻗어 더 큰 원을 만들어내어 저항력을 더 크게 한다.

LEVEL 1 | LF & RO WORK

MERMAID

☑ **운동목적** 척추 측면 굴곡 가동범위와 근력 향상

☑ **기구세팅** Footbar position 3, B2 spring, Headrest Flat

☑ **사용근육**

MOBILIZERS 복사근(Obliques), 요방형근(Quadratus Lumborum), 광배근(Latissimus Dorsi), 삼각근(Deltoids)

STABILIZERS 복횡근(Transverse Abdominis), 다열근(Multifidus), 골반기저근(Pelvic Floor Muscle), 고관절 내, 외회전근 (Hip Internal, External Rotator), 견갑대 안정화 근육

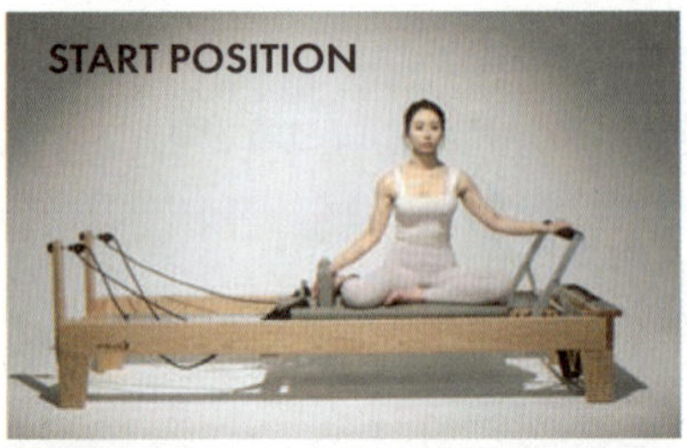

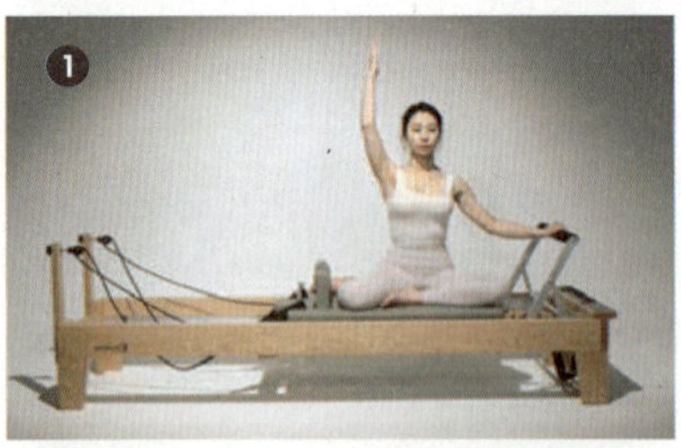

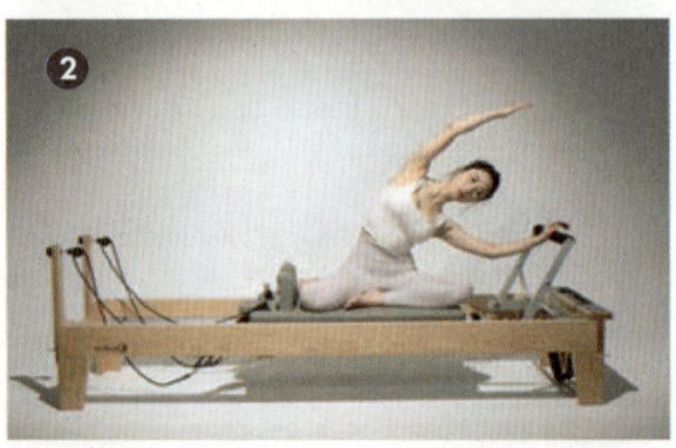

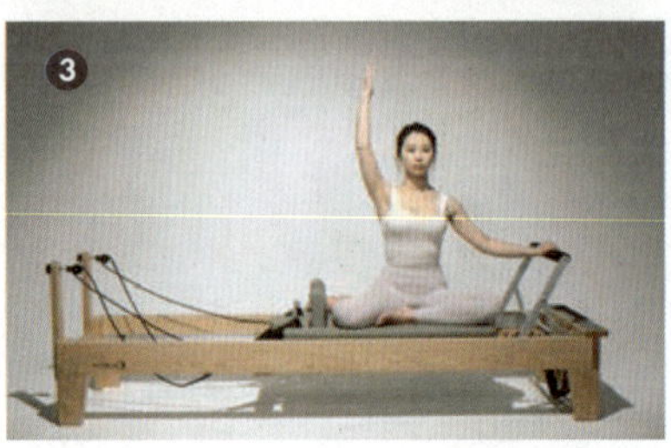

1. MERMAID

1 시작 자세

옆을 향하도록 하여 Carriage에 인어 자세로 앉아 척추와 골반을 가능한 Neutral을 유지하도록 한다. 견갑골은 안정화를 유지하고 Footbar 에 가까운 손은 Footbar위에 위치하고 다른 한 손은 Shoulder Rest 위에 위치한다.

2 동작

❶ 마시면서 견갑골은 유지하면서 Shoulder rest에 있던 어깨를 외전하여 팔을 길게 뻗어 천장을 향한다.

❷ 내쉬면서 척추를 Footbar 방향으로 측면 굴곡한다. 동시에 견갑골은 안정화를 유지하고 Footbar 쪽의 어깨를 외전하여 Carriage를 밀어낸다.

❸ 마시면서 Footbar 쪽의 어깨를 내전하여 Carriage를 돌아오게 하고 동시에 척추는 바닥과 수직인 상태로 만든다.

❹ 내쉬면서 천장 방향으로 뻗고 있던 팔을 내린다.

❺ 마시면서 견갑골의 안정화를 유지하고 Footbar 쪽의 어깨를 외전하여 팔을 천장 방향으로 향하도록 뻗는다.

❻ 내쉬면서 Shoulder Rest 방향으로 척추를 측면 굴곡한다.

❼ 마시면서 척추를 다시 바닥과 수직인 상태로 만든다.

❽ 내쉬면서 천장 방향으로 뻗었던 팔을 내전하여 내린다.

반대 방향도 동작한다.

각 방향마다 3–5회씩 반복한다.

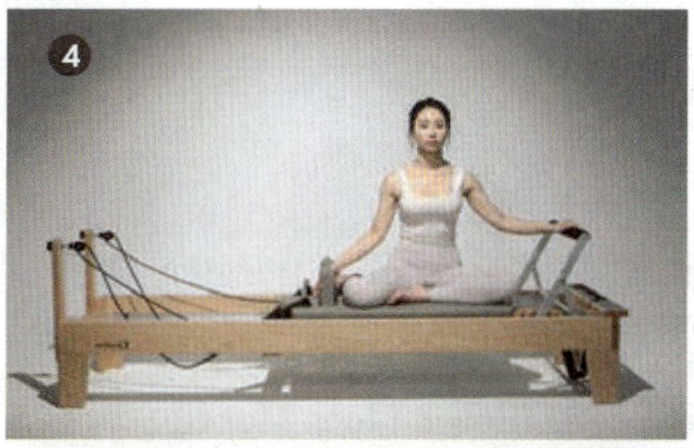

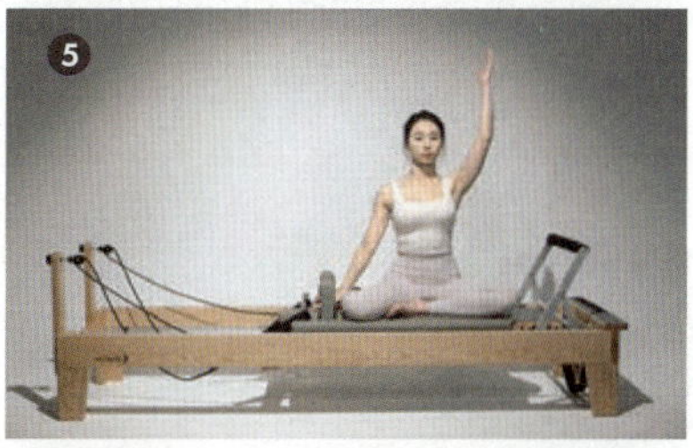

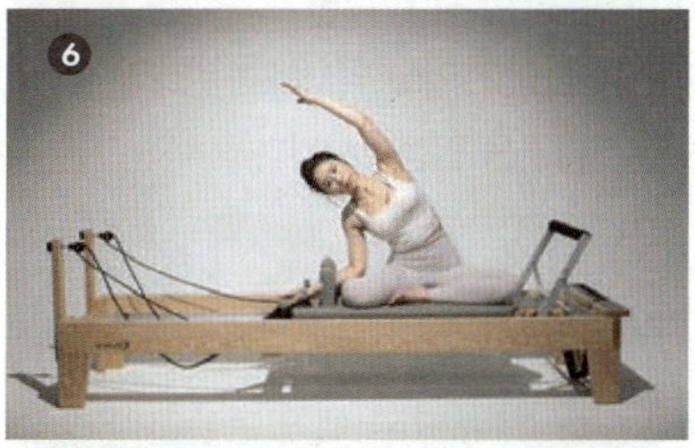

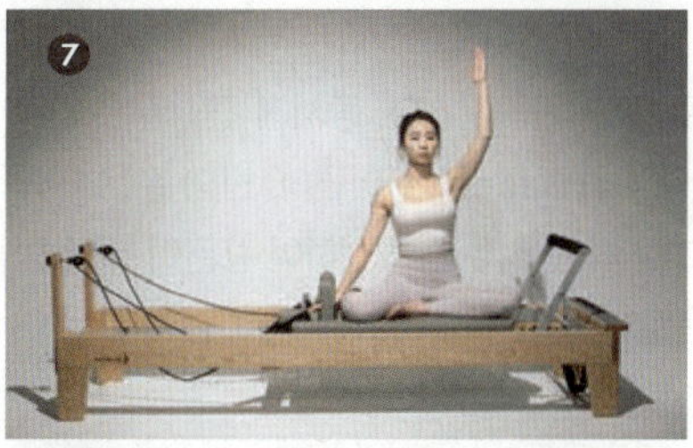

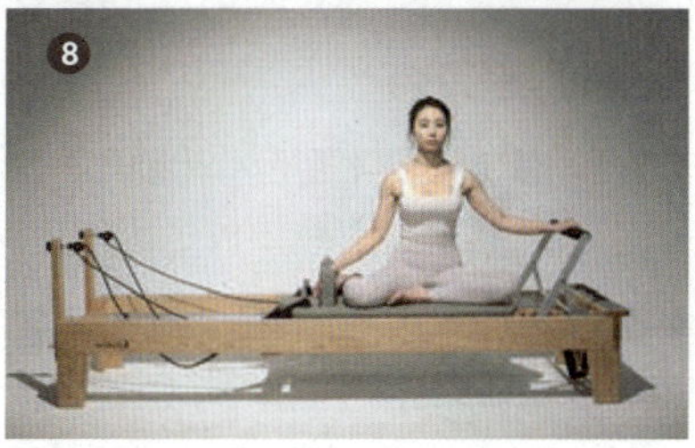

3 지도사항

1 동작내내 견갑골의 안정화를 유지한다.

2 측면 굴곡 전에 척추를 길게 늘리도록 지도한다.

3 동작내내 복횡근을 유지한다.

4 관상면(Coronal Plane) 에서만 동작이 이루어지도록 한다.

5 고관절이 타이트한 사람은 시작 전에 고관절을 앞뒤로 움직여 풀어줄 수 있도록 한다.

4 변형동작

1 동작의 난이도를 낮게 할 경우 :

1) 인어 자세에서 고관절에 통증이 있다면 앉은 자세를 다르게 한다.

2) 시작 자세에서 Sit-Bone이 떨어진다면 pad를 대고 골반의 수평을 만들고 동작한다.

☑ 운동목적 척추 움직임 복합 운동 시 가동범위와 근력 향상

☑ 기구세팅 Footbar position 3, B1~B1+Y1 spring, headrest flat

☑ 사용근육

MOBILIZERS 복사근(Obliques), 요방형근(Quadratus Lumborum), 광배근(Latissimus Dorsi), 삼각근(Deltoids)

STABILIZERS 다열근(Multifidus), 복횡근(Transverse Abdominis), 골반기저근(Pelvic Floor Muscle), 고관절 외회전근(Hip External Rotator), 고관절 내회전근 (Internal Rotator), 견갑대 안정화 근육

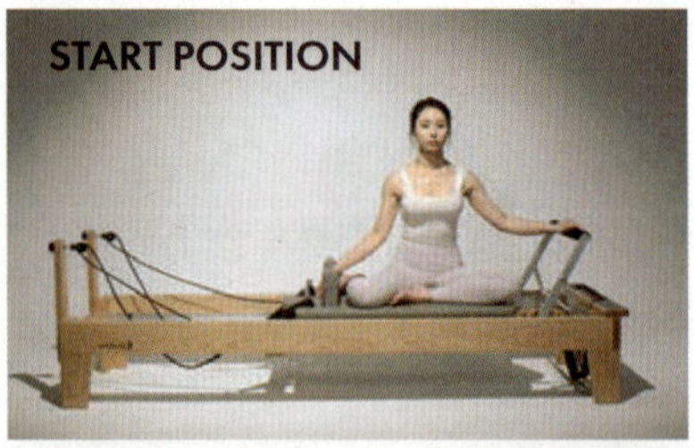
START POSITION

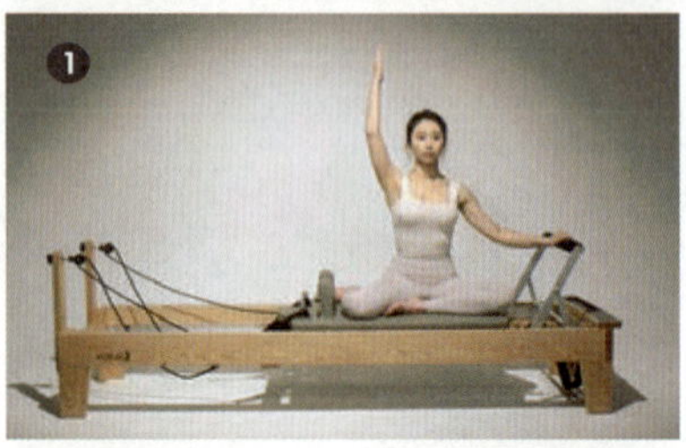
❶

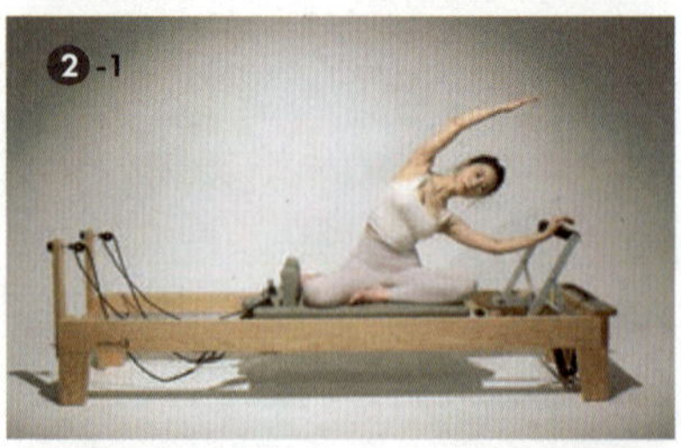
❷-1

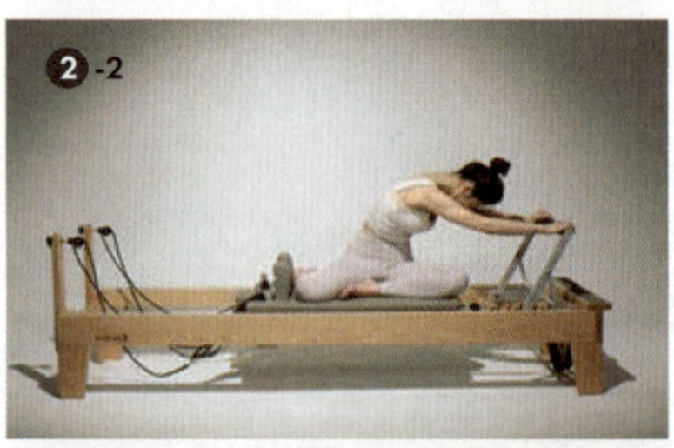
❷-2

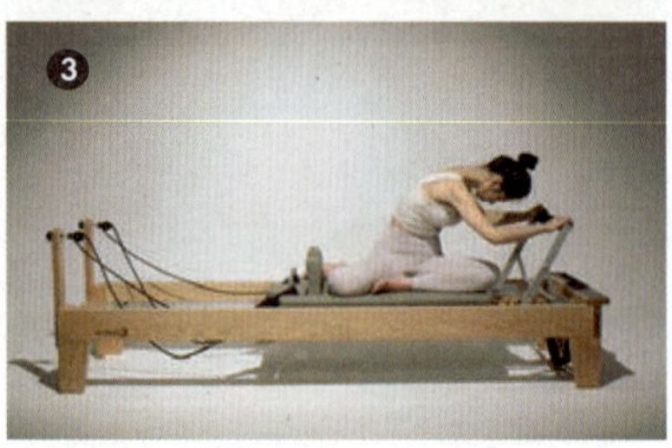
❸

2. MERMAID WITH COORDINATION (level 2)

1 시작 자세

옆을 향하도록 하여 Carriage에 인어 자세로 앉는다. 골반과 척추는 가능한 Neutral로 만들고 Footbar 방향의 손은 Footbar 위에 위치하고 반대 손은 앞쪽의 Shoulder Rest에 가깝게 위치하고 견갑골을 안정화시킨다.

2 동작

❶ 마시면서 견갑골의 안정화를 유지하고 Shoulder Rest에 있던 손을 머리 위로 뻗어낸다.

❷ 내쉬면서 척추를 Footbar 방향으로 측면 굴곡시킨다. 동시에 견갑골은 안정화하여 Footbar 위의 팔은 내전하여 Carriage를 밀어낸다. 반대 손은 머리 위로 계속 뻗은 상태를 유지한다. 그런 다음 척추를 회전하여 흉골이 바닥 방향을 향하도록 한다. 머리 위로 뻗은 팔의 손은 Footbar를 잡고 반대 손은 어깨 너비만큼 옮겨 잡는다.

❸ 마시면서 몸통의 C 커브를 유지하기 위해 복부에 힘을 계속 주어서 모양을 유지하고 견갑골을 안정화하고 양 쪽 팔꿈치만 굴곡한다.

❹ 내쉬면서 몸통의 C 커브를 유지하고 팔꿈치를 신전한다. 팔꿈치의 굴곡과 신전을 2–3회 반복한다.

❺ 마시면서 뒤쪽에 있는 팔을 앞쪽으로 옮겨 위치하고 다른 팔은 머리 위로 뻗는다. 동시에 척추를 회전하여 측면 굴곡한 상태를 유지한다. 계속 Carriage는 밀어낸 상태를 유지한다. 그런 다음 Footbar 방향의 팔을 내전하여 Carriage가 돌아오고 동시에 척추를 수직으로 세운다. 다른 팔은 머리 위로 뻗은 모양을 유지한다.

❻ 내쉬면서 Shoulder Rest 방향에 위치한 팔을 내전하여 내린다.

❼ 마시면서 견갑골을 안정화시키고 Footbar 방향의 팔을 머리 위로 뻗어준다.

❽ 내쉬면서 척추를 Shoulder Rest 방향으로 측면 굴곡한다.

❾ 마시면서 척추를 수직으로 세우고 팔은 머리 위로 뻗은 상태를 유지한다.

❿ 내쉬면서 Footbar 방향에 위치한 팔을 내전하여 내린다.

각 방향으로 3–5회 반복한다.

3 지도사항

1 팔 동작 시 견갑골의 안정성 유지한다.

2 측면 굴곡 전에 척추를 길게 늘리도록 지도한다.

3 동작 내내 복횡근을 유지한다.

4 머리가 앞쪽으로 떨어지거나 흉추 회전이 생기지 않도록 한다.

5 관상면(Coronal Plane) 에서만 동작이 이루어지도록 한다.

6 고관절이 타이트한 경우는 시작 전에 고관절을 앞뒤로 움직여 풀어준다.

4 변형동작

1 동작의 난이도를 높게 할 경우 :

1) 회전 동작을 한 다음 척추 신전, 굴곡 동작을 추가한다.

2 동작의 난이도를 낮게 할 경우 :

1) 고관절이 타이트 한 경우는 앉은 자세를 다르게 하거나 두 다리의 무릎을 구부려 같은 방향에 위치한다.

2) 골반의 높이가 다른 경우는 바닥과 떨어진 좌골 밑에 타월이나 패드를 깔아주어 양쪽 골반의 높이를 맞추어 준다.

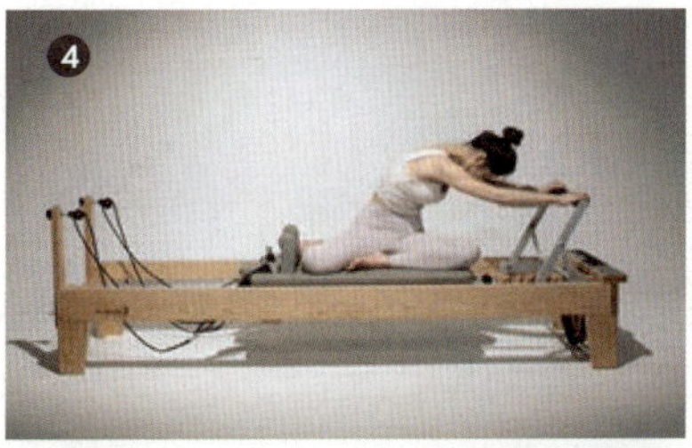
4

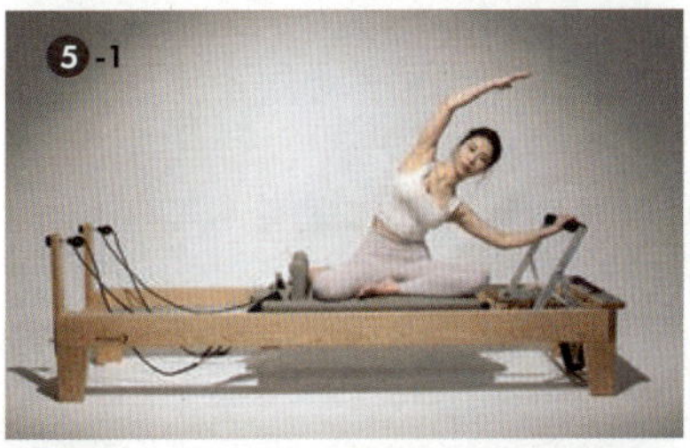
5-1

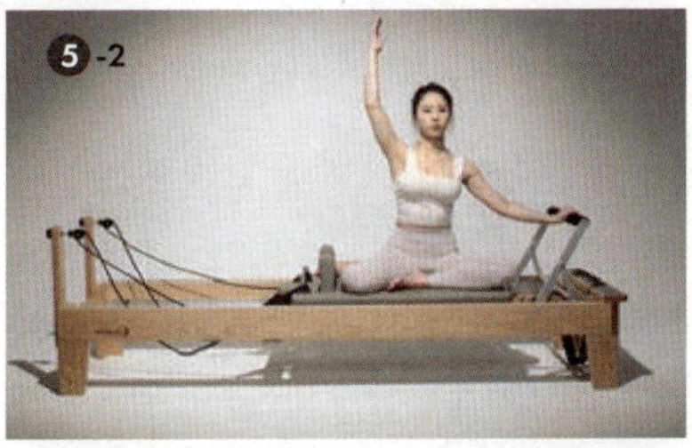
5-2

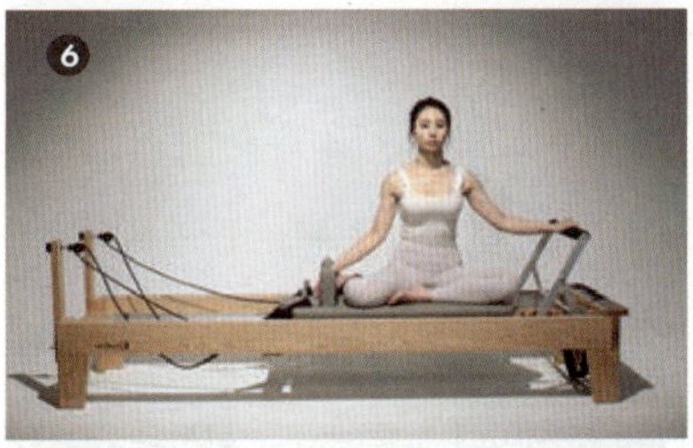
6

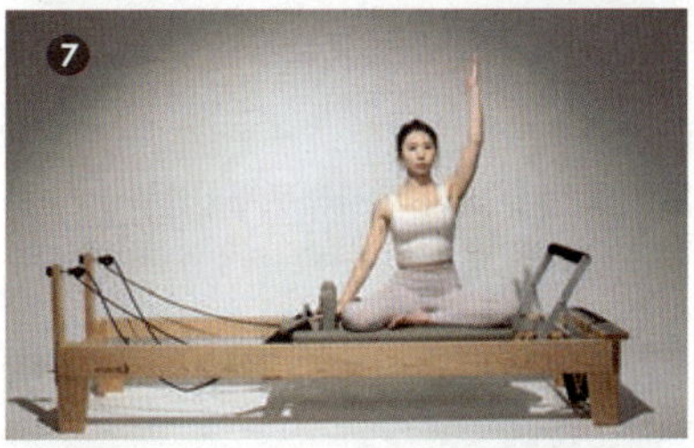
7

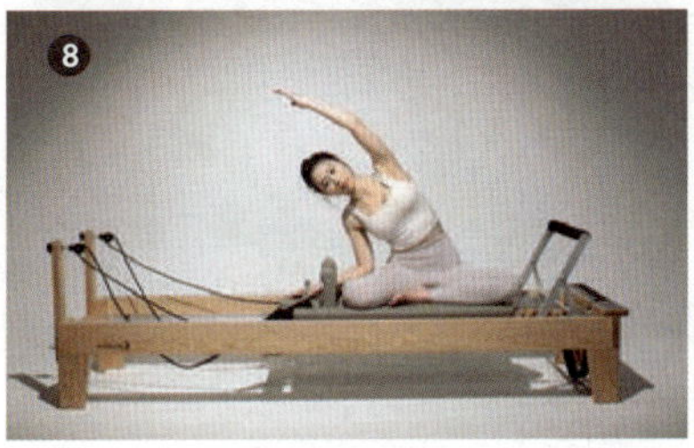
8

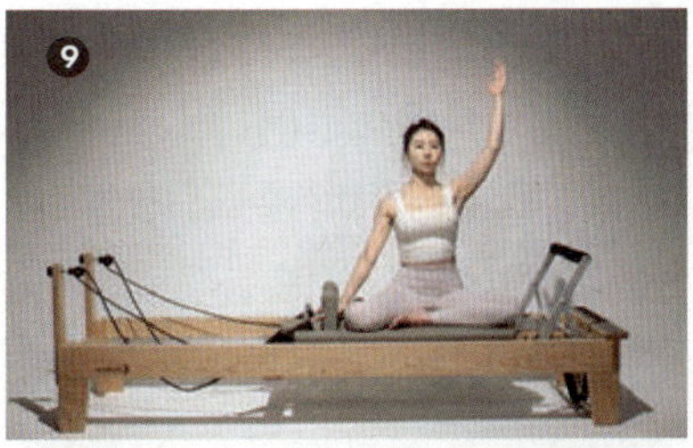
9

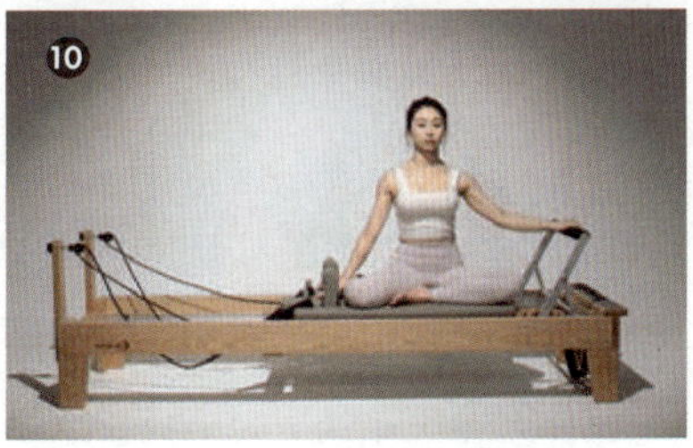
10

LEVEL 1 | RO WORK

SHORT BOX SPINE TWIST

☑ 운동목적 올바른 척추 회전 인지와 근력 향상

☑ 기구세팅 Footbar Position 7, R2 spring, Headrest Flat

☑ 사용근육 MOBILIZERS 다열근(Multifidus), 복사근(Obliques)

STABILIZERS 복횡근(Transverse Abdominis), 골반기저근(Pelvic Floor Muscle), 고관절 굴곡근(Hip Flexors), 고관절 내전근(Hip Adductors), 견갑대 안정화 근육

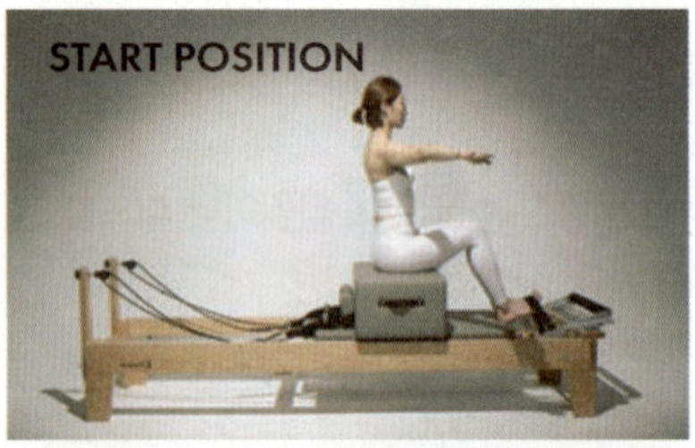

1 시작 자세

Carriage에 Box를 짧게 두고 Footbar 를 바라보고 Box위에 앉는다. 골반과 척추는 Neutral을 유지한다. 다리는 평행하게 붙인 상태로 발에 Foot Strap을 건다. 견갑골은 안정성 있게 유지하고 팔은 바닥과 수평하게 외전하여 옆으로 뻗는다.

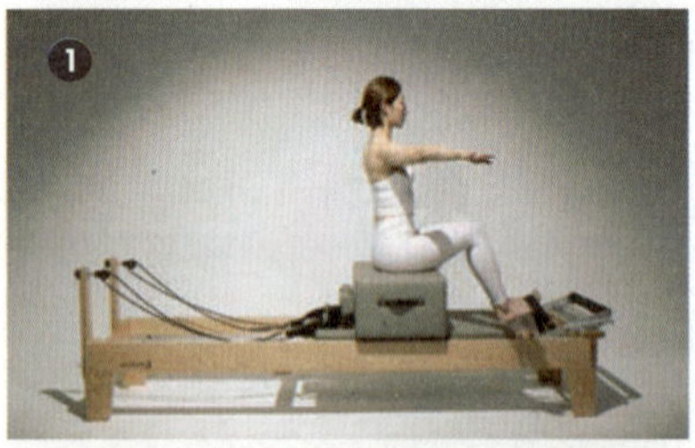

3 동작

1. 마시면서 준비한다.
2. 내쉬면서 3카운트 동안 척추를 회전한다. 첫번째 호흡에서는 회전을 하고 2번의 호흡은 척추를 늘리며 회전을 증가시키고 세번째 호흡에서 회전을 최대한 증가시킨다.
3. 마시면서 척추를 길게 늘리며 정면으로 회전을 하여 제자리로 돌아온다.

반대 방향에서도 동작한다.

각 방향으로 5회씩 반복한다.

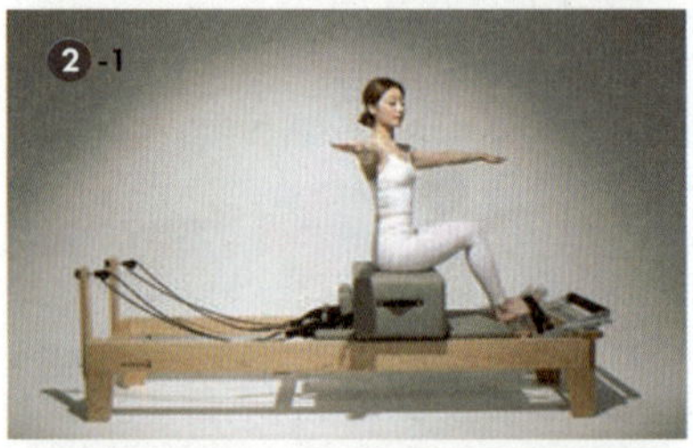

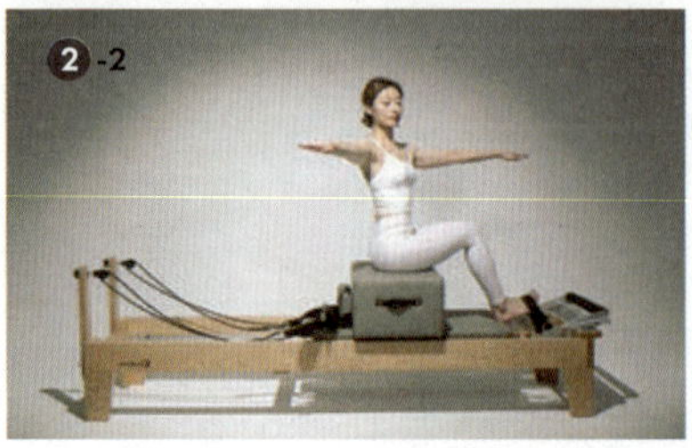

3 지도사항

1 척추의 회전 시 골반에서는 회전이 일어나지 않도록 한다.

2 견갑골의 안정화에 집중하도록 한다.

3 복부를 잡아서 척추가 과신전 되지 않게 주의한다.

4 어깨가 아닌 척추에서 회전을 한다.

5 척추를 회전할 때마다 척추를 늘리는 느낌으로 동작을 한다.

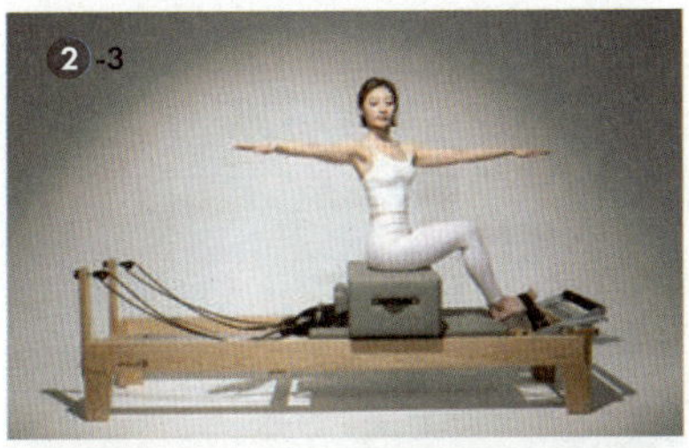

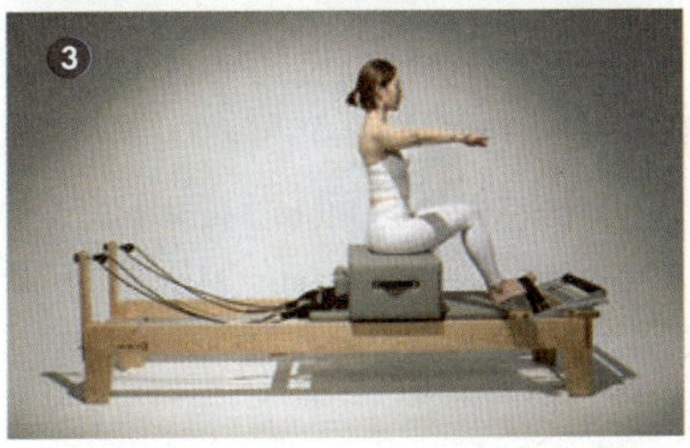

4 변형동작

1 동작의 난이도를 낮게 할 경우 :

1) 견갑골의 안정화에 도움을 주기 위해 서클의 핸들 부위를 흉골 뼈쪽에 대고 다른 핸들 부분은 손으로 감싸듯이 잡는다. 팔꿈치를 구부리며 회전하면 승모근의 중, 하부를 더 강조하게 되며 회전이 더 커질 것이다.

2 반대로 호흡하기 :

1) 척추의 길어지는 느낌이 증가한다.

LEVEL 2 | AB & RO WORK

ROUND BACK WITH TWIST

☑ **운동목적** 척추 회전을 위한 복부 근력 향상

☑ **기구세팅** Footbar position 7, B2 springs. Headrest flat

☑ **사용근육**

MOBILIZERS 복직근 (Rectus Abdominis), 복사근 (Obliques), 고관절 굴곡근 (Hip Flexors)

STABILIZERS 다열근 (Multifidus), 복횡근 (Transverse Abdominis), 골반기저근 (Pelvic Floor Muscle), 고관절 내전근 (Hip Adductor), 견갑골 안정화 근육, 하체 안정화 근육 (Gluteus Maximus, Quadriceps, Hamstring)

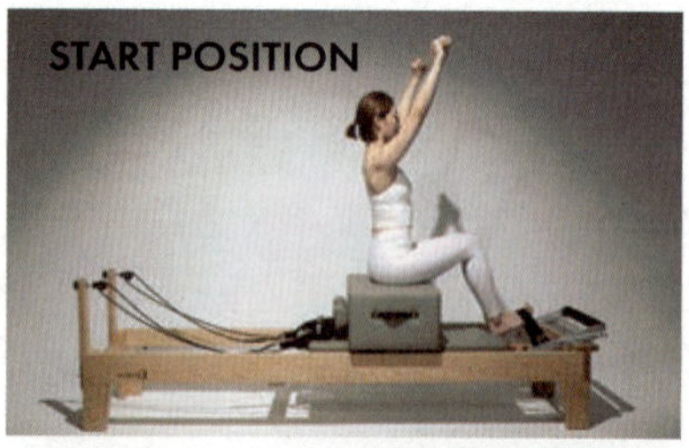

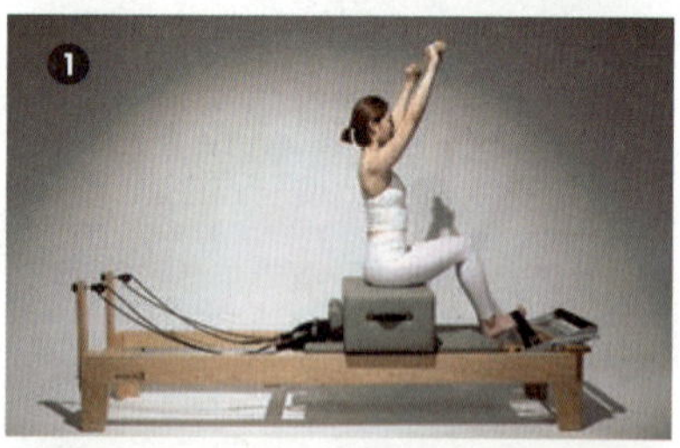

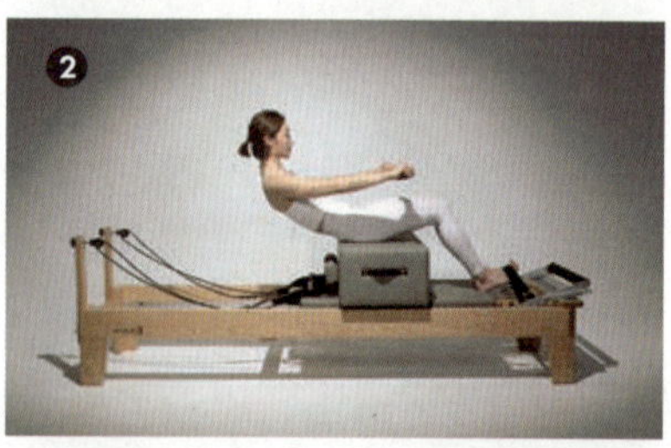

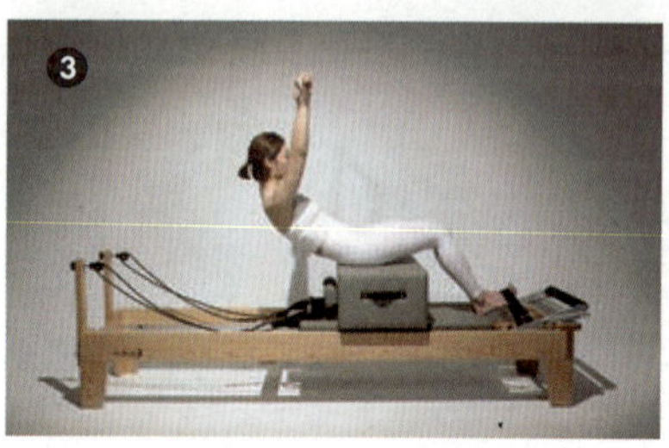

1 기구세팅

Box는 Carriage를 가로질러 길게 놓는다. Box는 Carriage에 짧게 올려 놓는다. 뒤로 롤 다운 했을 때 box에서 떨어지지 않기 위해 골반 뒤에 손바닥 하나 정도의 공간을 만들고 앉는다. 무릎을 구부리고 발목을 배측 굴곡하여 훅 모양을 만들어 Foot Strap을 건다. Foot Strap은 팽팽하게 긴장감이 있도록 한다. 몸통을 뒤로 기대거나 롤 다운 하였을 때 몸의 무게를 Foot Strap을 건 발이 지탱을 해 주어야 한다. Foot Strap에 긴장감이 없으면 수업을 진행함에 있어 안정성에 문제가 될 수도 있다.

2 시작 자세

Box위에 앉아서 골반과 척추는 Neutral을 유지한다. 다리는 평행하게 내전한 상태로 발에 Foot Strap을 건다. 견갑골은 안정성 있게 유지하고 팔은 어깨 너비보다 넓게 벌려 손으로 pole을 잡는다. 그런 다음 어깨를 굴곡하여 팔을 천장 방향으로 뻗는다.

3 동작

❶ 마시면서 준비한다.

❷ 내쉬면서 골반부터 뒤로 롤 다운하고 복부는 납작하게 유지하면서 요추를 굴곡한다. 요추의 굴곡 라인에 따라 Upper Spine에서도 굴곡을 만들어 척추의 전반적인 C커브를 만든다. 동시에 어깨 관절을 신전하여 팔을 바닥과 수평하게 만든다.

❸ 마시면서 몸통의 C커브를 유지하고 팔을 천장방향으로 뻗어준다.

❹ 내쉬면서 몸통을 C 커브를 유지한 상태로 골반은 정면을 향하도록 하고 척추를 한쪽 방향으로 회전한다.

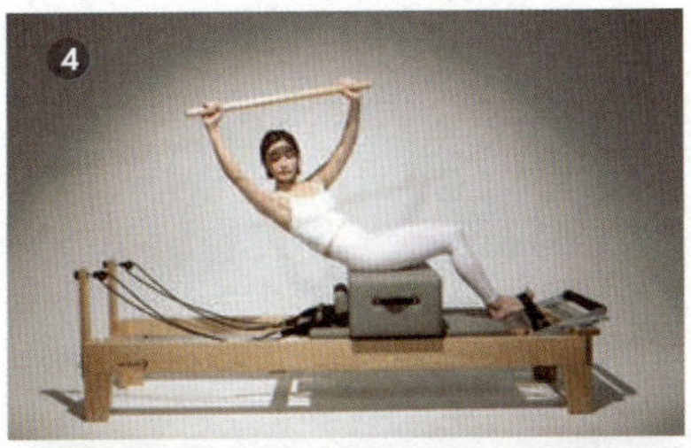

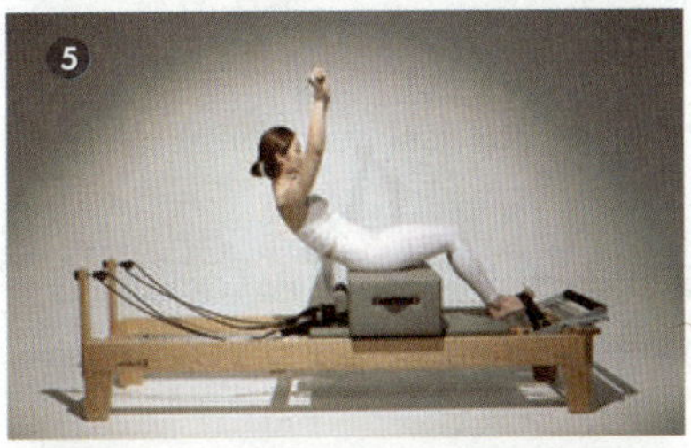

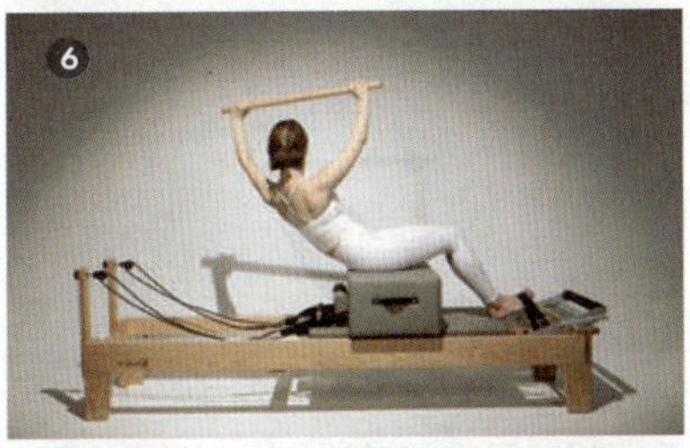

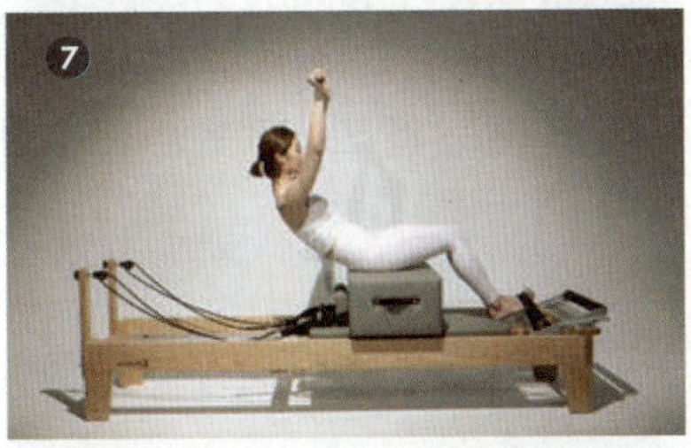

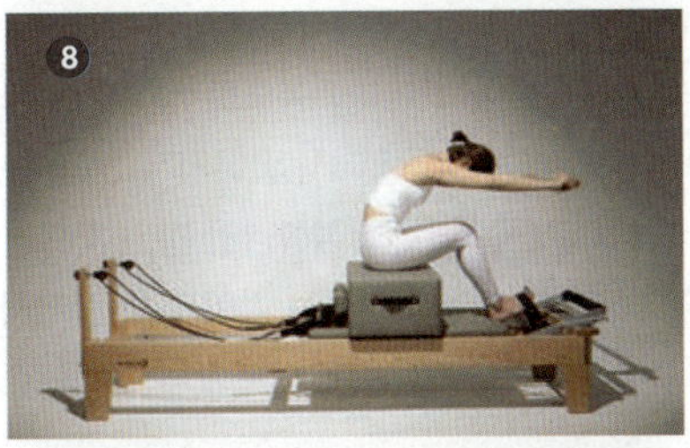

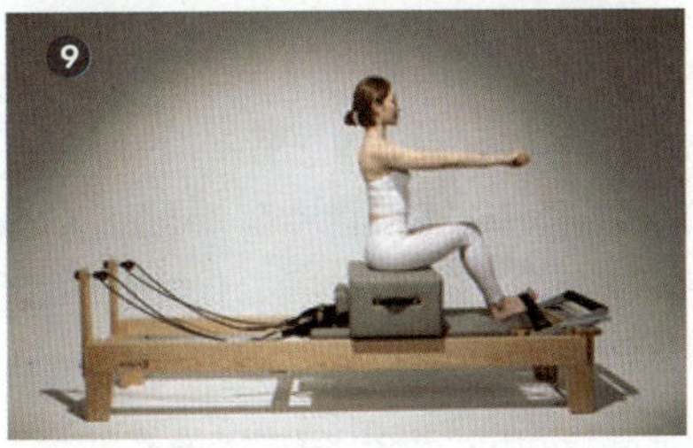

❺ 마시면서 척추를 다시 정면으로 회전한다.

❻ 내쉬면서 척추를 반대 방향으로 회전한다.

❼ 마시면서 다시 척추를 회전하여 정면을 향하도록 한다.

❽ 내쉬면서 몸통의 C커브를 유지한 상태로 무게 중심을 앞으로 이동한다. 몸통은 다리 위까지 이동하면서 천골이 바닥과 수직인 상태를 만든다. 팔은 계속 바닥과 수평인 상태를 유지한다.

❾ 마시면서 꼬리뼈부터 경추까지 척추를 순차적으로 신전하여 Neutral로 돌아온다. 팔은 바닥과 수평하게 유지하고 시작 자세로 돌아간다.

각 방향으로 3회 반복한다.

4 지도사항

1 골반을 롤 다운하면서 동작을 시작하고 복부로 요추 굴곡을 만든다. 상체가 먼저 뒤로 가서 요추가 펴지는 것을 피해야한다.

2 경추는 흉추의 라인을 따라 움직이고 고개를 너무 숙이지 않게 지도한다.

3 동작 내내 견갑골의 안정화에 신경을 쓰도록 한다. 견갑골의 움직임으로 몸의 무게 중심을 이동하면 복근 사용의 인지력에 방해가 된다.

4 척추의 굴곡을 유지하고 척추 회전한다.

5 골반과 요추는 정면을 향하도록 하고 흉추에서 회전이 일어나도록 한다.

LEVEL 2 | LF WORK

SHORT BOX SIDEBEND

☑ 운동목적 척추 측면 굴곡 가동성 및 근력 향상

☑ 기구세팅 Footbar position 7, B2 spring, Headrest Flat

☑ 사용근육 MOBILIZERS 복사근(Obliques), 요방형근(Quadratus Lumborum), 광배근(Latissimus Dorsi), 삼각근(Deltoids)

STABILIZERS 복횡근(Transverse Abdominis), 다열근(Multifidus), 골반기저근(Pelvic Floor Muscle), 고관절 내회전근(Hip Internal Rotator), 고관절 외회전근(Hip External Rotator), 견갑대 안정화 근육

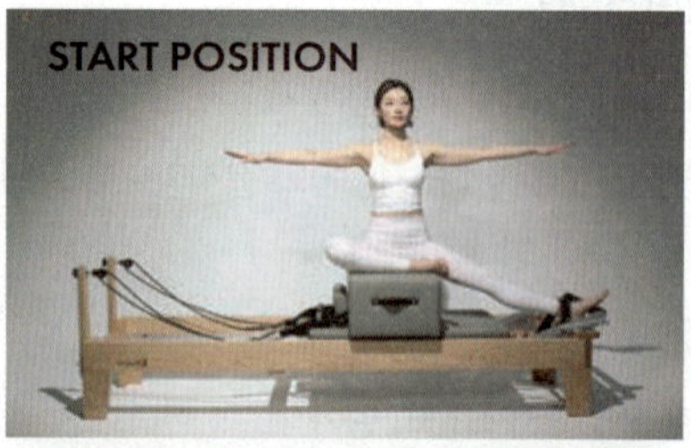

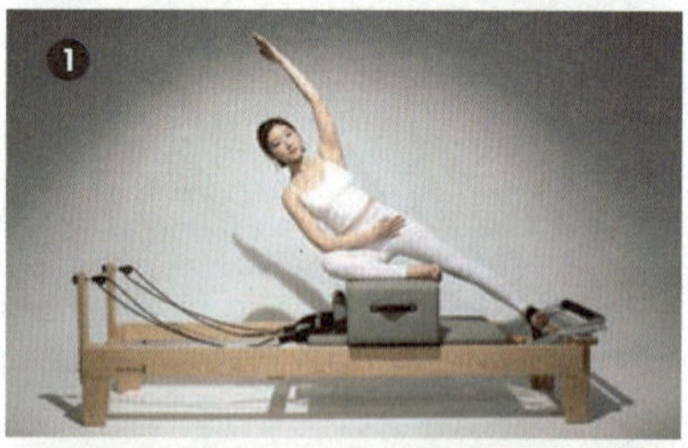

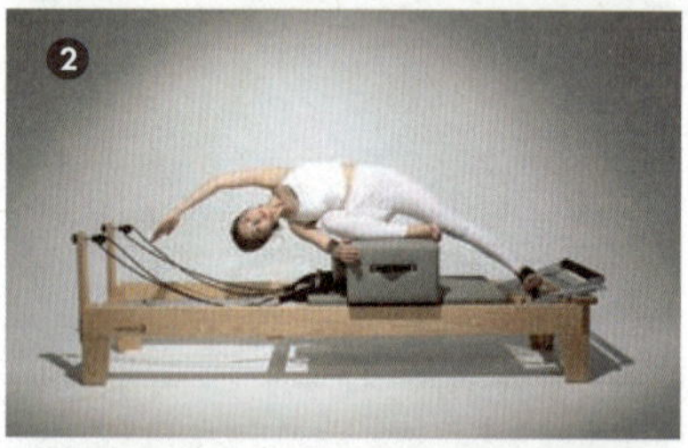

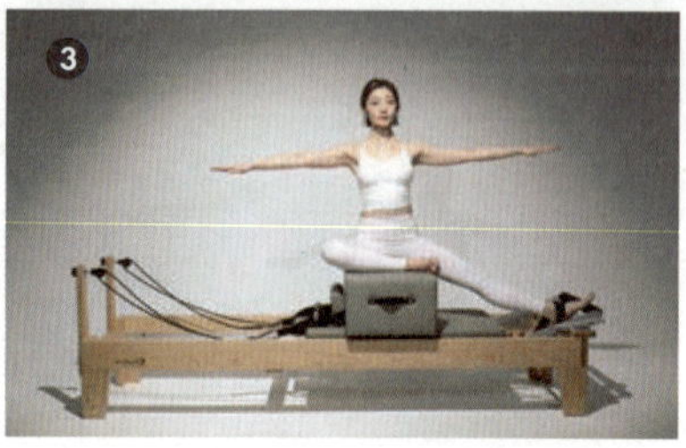

1. SIDEBEND 1

1 시작 자세

Carriage에 Box를 짧게 두고 옆에 바라보고 Box 위에 앉은 자세에서 골반과 척추는 가능한 Neutral을 유지한다. Footbar 쪽에 가까이 있는 다리를 외회전하여 길게 뻗어 Footstrap 에 발을 건다. 반대편 다리를 외회전하여 무릎과 고관절은 굴곡하여 다리를 몸통 앞 Box 위에 올려놓는다(양반다리). 견갑골은 안정화시키고 두 팔은 양옆으로 길게 뻗어 손바닥이 아래를 향한다.

3 동작

❶ 마시면서 척추, 골반을 neutral 을 유지하면서 Pulley 쪽으로 사선으로 기울인다. 이 때 몸통을 기울인 반대 방향의 골반은 box에서 떨어지게 된다. 동시에 Foot Strap을 걸고 있는 다리의 고관절을 내회전하면서 발은 훅모양을 만든다. 다리를 길게 펴고 발을 Foot Strap 에 확실히 걸어 몸통을 지지한다. 동시에 Footbar 방향의 팔을 머리 위로 뻗고 반대쪽 팔은 팔꿈치를 접어 복부에 위치하도록 한다.

❷ 내쉬면서 다리와 골반을 안정성 있게 유지하고 척추를 바닥 방향으로 측면 굴곡한다.

❸ 마시면서 꼬리뼈부터 머리 순서대로 척추를 길게 만들며 수직 척추로 돌아와 팔은 옆으로 길게 뻗는다. 떨어졌던 골반은 box 위에 내려놓고 다리를 외회전한다.

❹ 내쉬면서 골반과 복부를 잡은 상태에서 Footbar 방향으로 척추를 측면 굴곡하여 위쪽 팔은 머리 위로 뻗고 아래쪽 팔은 몸 앞 배꼽 쪽에 위치한다.

❺ 마시면서 꼬리뼈부터 순차적으로 척추를 길게 만들며 수직으로 돌아와 팔을 양 옆으로 뻗어 시작 자세로 돌아온다.

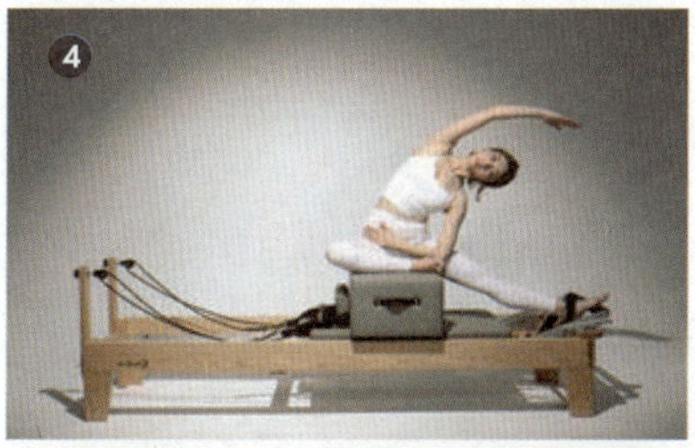

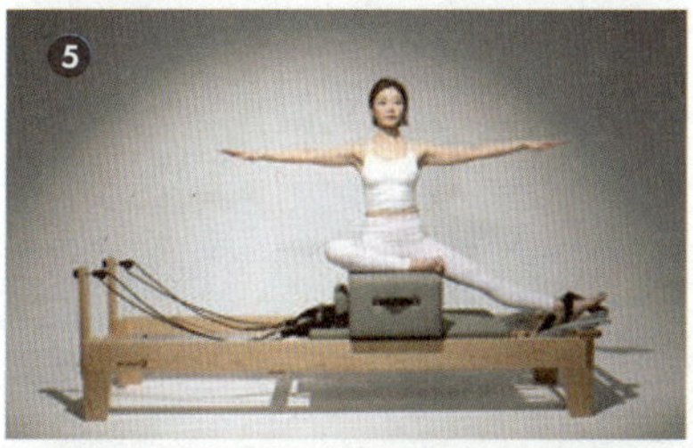

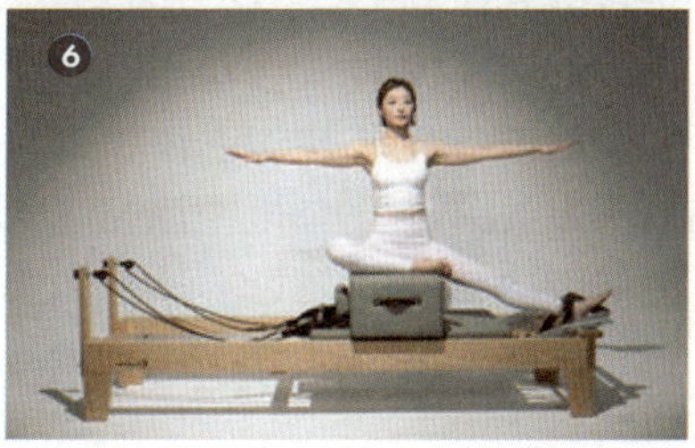

호흡을 강하게

❻ 내쉬면서 시작 자세에서 코어 근육을 활성화시킨다.

반대 방향에서도 동작을 한다.

각 방향으로 3–5회 반복한다.

3 지도사항

1 동작내내 견갑골의 안정성과 복횡근 활성화를 유지하도록 한다.

2 옆으로 기울이기 전에 척추를 길게 늘리도록 지도한다.

3 척추의 측면 굴곡이나 수직인 상태를 만들때 척추의 순차적인 움직임이 이루어지도록 하고 복사근 사용을 강조하도록 한다.

4 관상면(Coronal Plane)에서 동작이 이루어지도록 한다. 관상면에서 움직임을 지도하기 위해서 정면, 측면, 후면에서 동작을 관찰하도록 한다.

5 팔을 올릴 때 갈비뼈가 올라가지 않도록한다.

4 변형동작

1 동작 시 고관절의 통증이 있는 경우 :

1) 동작 중 Footbar 방향 다리의 고관절에 통증이 있을 경우에는 고관절을 외회전하지 않고 계속 내회전을 유지하고 동작을 하거나 무릎을 살짝 구부려 동작을 한다.

2) Pulley 쪽 다리의 고관절에 통증이 생기는 경우에는 고관절을 외회전시키지 않고 평행하게 만들어 무릎을 구부려 다리를 Box 밖으로 내린다.

☑ **운동목적**	척추 측면 굴곡 가동성 및 근력 향상	
☑ **기구세팅**	Footbar position 7, B2 spring, Headrest Flat	
☑ **사용근육**	**MOBILIZERS**	복사근(Obliques), 요방형근(Quadratus Lumborum), 광배근(Latissimus Dorsi)
	STABILIZERS	복횡근(Transverse Abdominis), 다열근(Multifidus), 골반기저근(Pelvic Floor Muscle), 고관절내전근 · 외전근(Hip Adductor, Abductor), 견갑골 안정화 근육

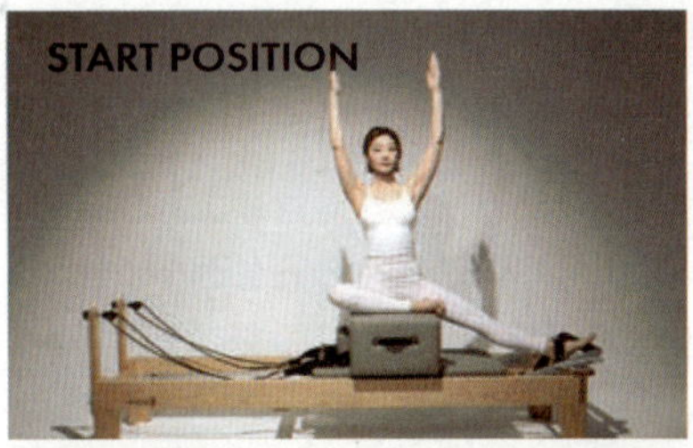

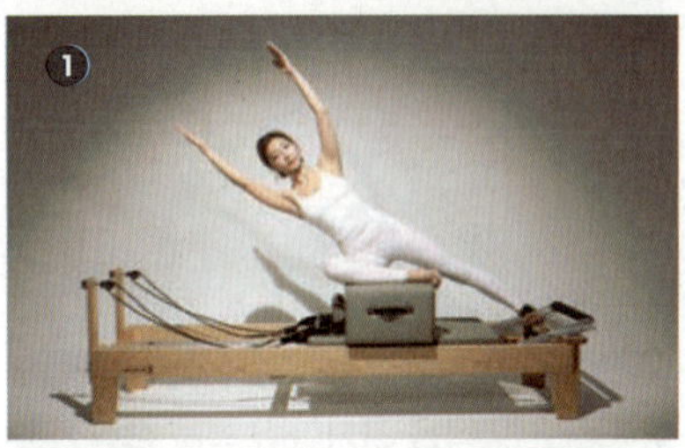

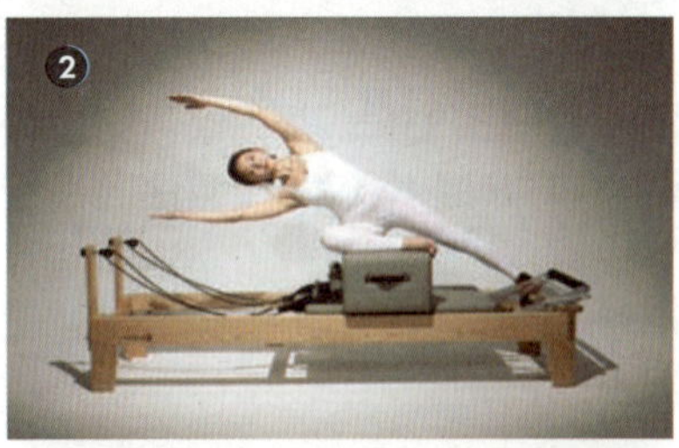

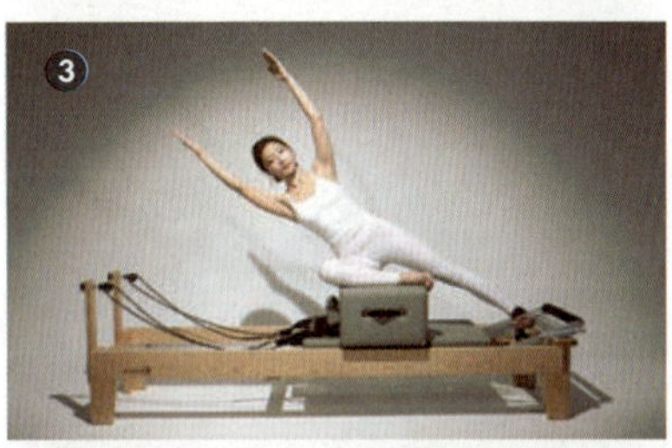

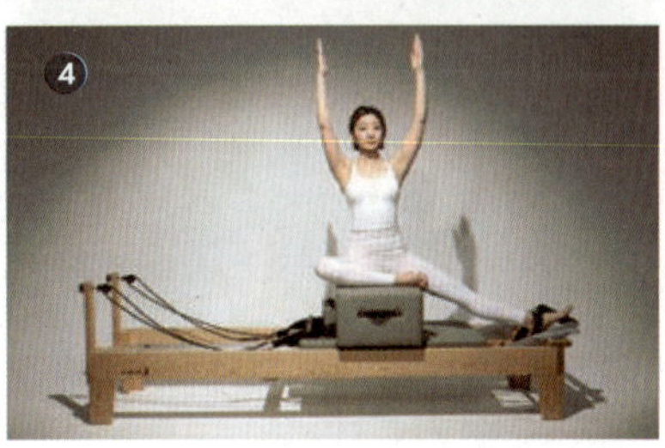

2. SIDEBEND 2

1 시작 자세

Carriage에 Box를 짧게 두고 옆에 바라보고 Box 위에 앉은 자세에서 골반과 척추는 가능한 Neutral을 유지한다. Footbar쪽에 가까이 있는 다리를 외회전하여 길게 뻗어 Foot Strap에 발을 건다. 반대편 무릎과 고관절은 굴곡하고 다리를 외회전 시켜 발을 몸통 앞 박스 위에 올려 놓는다 (양반다리). 견갑골은 안정화시키고 양팔은 천장 으로 길게 뻗어 손바닥은 서로 마주보게 한다.

3 동작

❶ 마시면서 몸통을 Pulley 방향으로 척추의 Neutral 을 유지하면서 사선으로 기울여 일직선을 만든다. Footbar 가까이 있는 골반이 Box에서 떨어지게 되며 고관절을 내회전 하고 발목은 배측 굴곡하여 발이 Foot Strap에 확실하게 걸려있게 한다. 동시에 양 팔은 뻗은 상태를 유지한다.

❷ 내쉬면서 골반을 안정화시키고 척추를 바닥 방향으로 측면 굴곡한다.

❸ 마시면서 척추를 사선으로 길게 Neutral로 만든다.

3–5회 반복한다.

❹ 내쉬면서 골반과 척추를 수직으로 세우면서 시작 자세를 만든다.

각 방향으로 3회 반복한다.

3 지도사항

1 동작내내 견갑골의 안정성과 복횡근 활성화를 유지하도록 한다.

2 옆으로 기울이기 전에 척추를 길게 늘리도록 지도한다.

3 척추의 측면 굴곡이나 수직인 상태를 만들때 척추의 순차적인 움직임이 이루어지도록 하고 복사근 사용을 강조하도록 한다.

4 관상면(Coronal Plane) 에서 동작이 이루어지도록 한다. 관상면에서 움직임을 지도하게 위해서 정면, 측면, 후면에서 동작을 관찰하도록 한다.

5 머리는 항상 팔과 팔 사이 가운데 위치하도록 한다.

4 변형동작

1 동작 시 고관절의 통증이 있는 경우 :

1) 동작 중 Footbar 방향 다리의 고관절에 통증이 있을 경우에는 고관절을 외회전하지 않고 계속 내회전을 유지하고 동작을 하거나 무릎을 살짝 구부려 동작을 한다.

2) Pulley 쪽 다리의 고관절에 통증이 생기는 경우에는 고관절을 외회전시키지 않고 평행하게 만들어 무릎을 구부려 다리를 Box 밖으로 내린다.

2 동작의 난이도를 낮게 할 경우 :

1) 팔 모양을 다르게 한다. (지니자세나 손을 이마나 머리 뒤로 보내 팔을 길이를 짧게)

LEVEL 2 | LF & RO WORK

SHORT BOX LEAN & TWIST

☑ 운동목적 척추 측면 굴곡, 회전, 굴곡의 가동성 및 근력 향상

☑ 기구세팅 Footbar position 7, 2 springs, Headrest Flat

☑ 사용근육 MOBILIZERS 복사근 (Obliques), 복직근 (Rectus Abdominis), 고관절 내회전근 (Hip Internal Rotator), 고관절 외회전근 (Hip External Rotator), 삼각근 (Deltoids)

STABILIZERS 복횡근 (Transverse Abdominis), 다열근 (Multifidus), 견갑골 안정화 근육, 고관절 내전근 (Hip Adductor), 골반기저근 (Pelvic Floor Muscle)

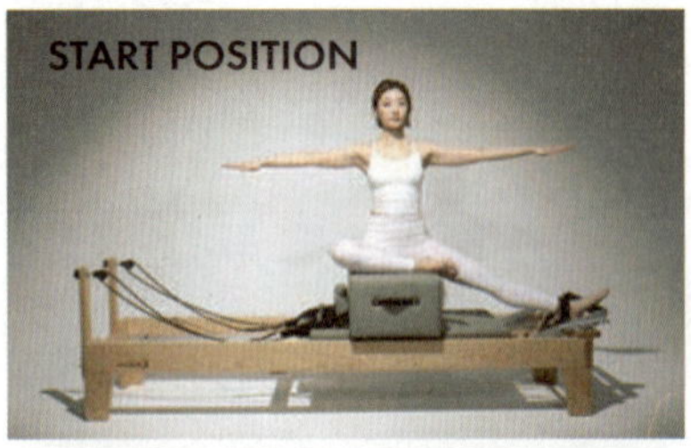

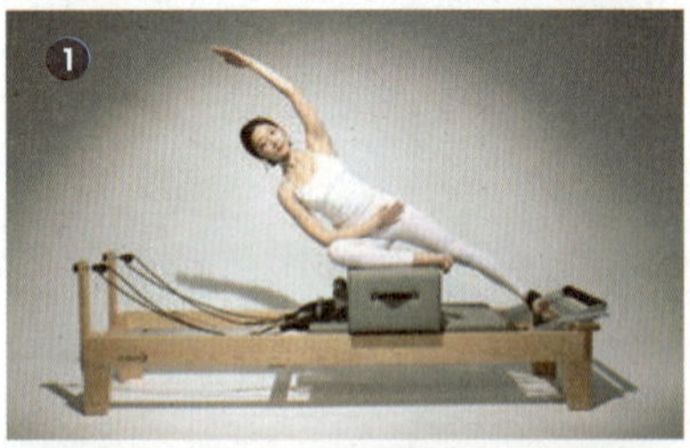

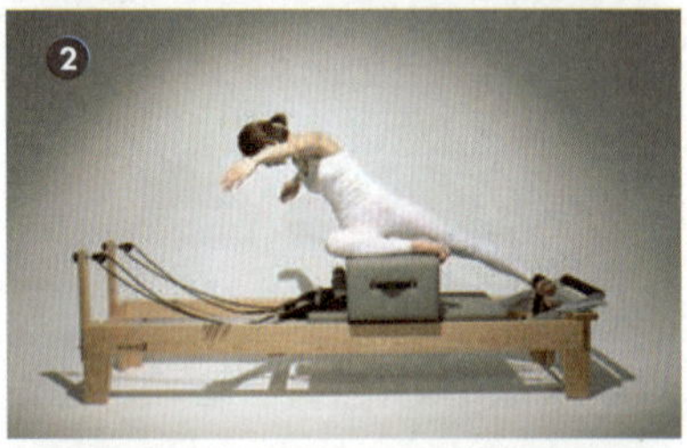

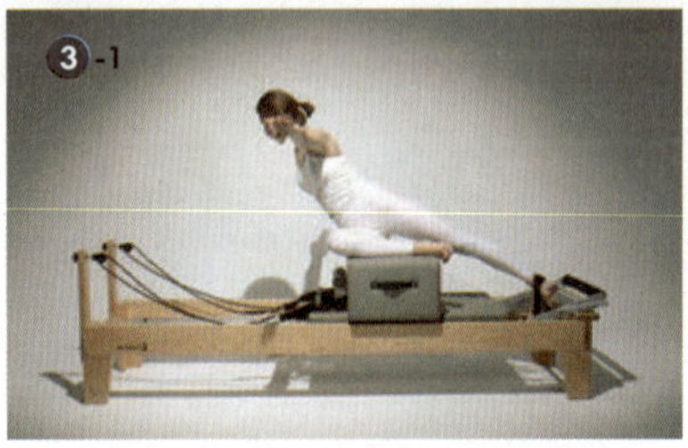

1 시작 자세

Carriage에 Box를 짧게 두고 옆에 바라보고 Box 위에 곧게 앉는다. 골반과 척추는 가능한 Neutral을 유지한다. Footbar 쪽에 가까이 있는 다리를 외회전하여 길게 뻗어 Footstrap에 발을 건다. 반대편 무릎과 고관절은 굴곡하여 다리를 외회전시켜 발을 몸통 앞 박스 위에 올려놓는다(양반다리). 견갑골은 안정화하여 두 팔은 양 옆으로 길게 뻗어 손바닥이 아래를 향하게 한다.

2 동작

❶ 마시면서 척추, 골반을 neutral 을 유지하면서 Pulley 쪽으로 사선으로 기울인다. 이 때 몸통을 기울인 반대 방향의 골반은 box에서 떨어지게 된다. 동시에 Foot Strap을 걸고 있는 다리의 고관절을 내회전하면서 발은 혹모양을 만든다. 다리를 길게 펴고 발을 Foot Strap에 확실히 걸어 몸통을 지지하도록 한다. 동시에 위 쪽 팔을 머리 위로 뻗고 아래쪽 팔은 팔꿈치를 접어 복부에 위치하도록 한다.

❷ 내쉬면서 몸통을 바닥 쪽을 향해 회전한 다음 굴곡하여 복부를 수축시킨다. 동시에 팔은 양 옆으로 뻗어 손바닥이 바닥을 향하게 한다.

❸ 마시면서 회전, 굴곡시킨 척추를 다시 정면으로 회전 신전하여 사선 일직선 라인으로 만든다. 아래쪽 팔을 귀 옆에 위치하여 머리 위로 뻗고 위쪽 팔은 팔꿈치를 접어서 몸 앞에 배꼽에 위치시킨다.

❹ 내쉬면서 팔의 포지션은 유지한 채로 척추를 수직으로 돌아와 양쪽 골반을 내려놓고 Footbar쪽의 다리를 다시 외회전한다. 동시에 Footbar 쪽으로 척추를 측면 굴곡 한다.

❺ 마시면서 꼬리뼈부터 머리까지 척추를 늘리며 척추가 수직으로 돌아오고 팔은 양 옆으로 뻗어 시작 자세로 돌아온다.

각 방향으로 3회 반복한다.

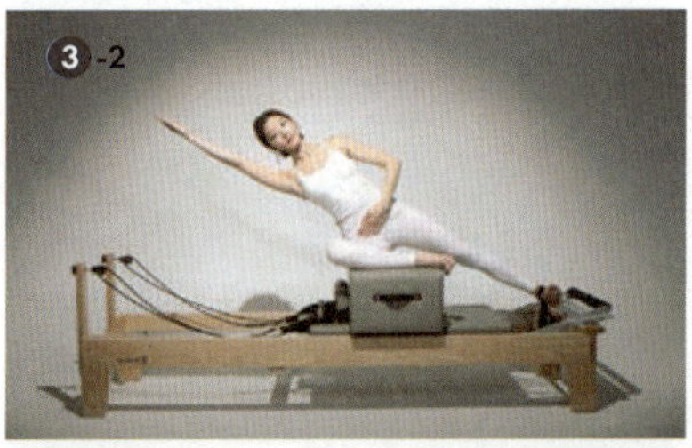

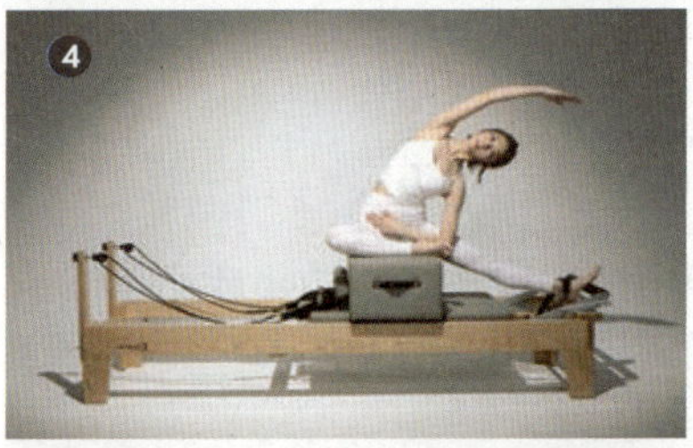

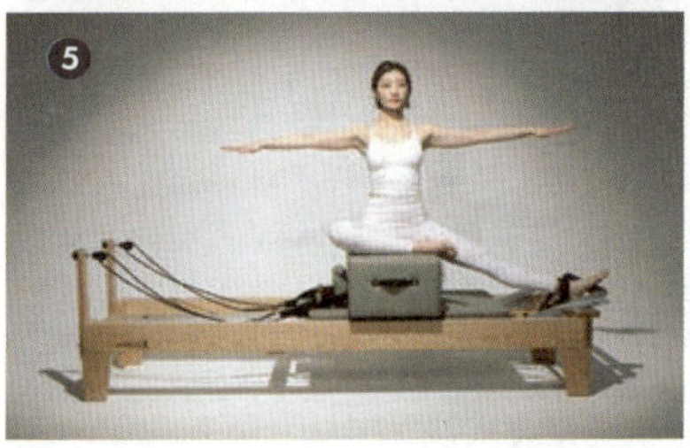

3 지도사항

1 동작 내내 견갑골의 안정성과 복횡근 활성화를 유지하도록 한다.

2 옆으로 기울이기 전에 척추를 길게 늘리도록 지도한다.

3 척추의 측면 굴곡이나 수직인 상태를 만들때 척추의 순차적인 움직임이 이루어지도록 하고 복사근 사용을 강조하도록 한다.

4 몸통을 회전할 때 골반은 정면을 바라볼 수 있게 지도한다.

5 동작 내내 멈춤없이 흐르듯이 한다.

4 변형동작

1 고관절에 통증이 생기는 경우 :

1) 동작 중 Footbar 방향 다리의 고관절에 통증이 있을 경우에는 고관절을 외회전하지 않고 계속 내회전을 유지하고 동작을 하거나 무릎을 살짝 구부려 동작한다.

2) Pulley쪽 다리의 고관절에 통증이 생기는 경우에는 고관절을 외회전하지 않고 평행하게 만들어 무릎을 구부려 다리를 Box 밖으로 내린다.

LEVEL 2 | EX & ARM WORK

ARM PULLING STRAP

☑ **운동목적** 중상부 척추 신전근과 어깨 신전근 강화

☑ **기구세팅** Footbar Position 7, B1~B1+Y1 spring, Headrest Flat

☑ **사용근육**

MOBILIZERS 척추기립근(Erector Spinae), 어깨 굴곡근(Shoulder Flexors), 어깨 신전근(Shoulder Extensor)

STABILIZERS 복횡근(Transverse Abdominis), 다열근(Multifidus), 골반기저근(Pelvic Floor Muscle), 대둔근(Gluteus Maximus), 슬괵근(Hamstring), 고관절 내전근(Hip Adductor), 중하부승모근(Middle, Lower Trapezius), 견갑대 안정화 근육

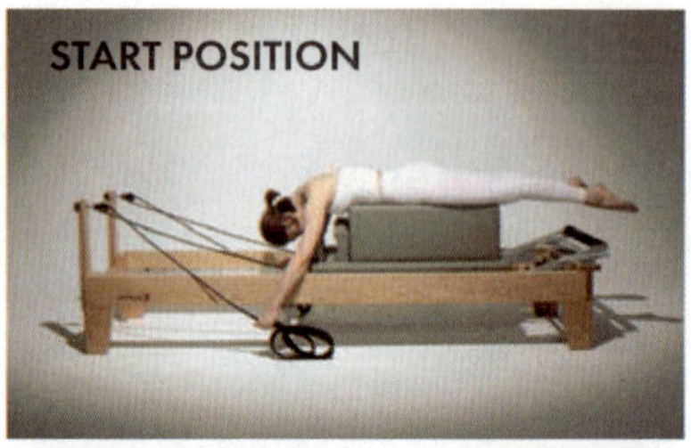

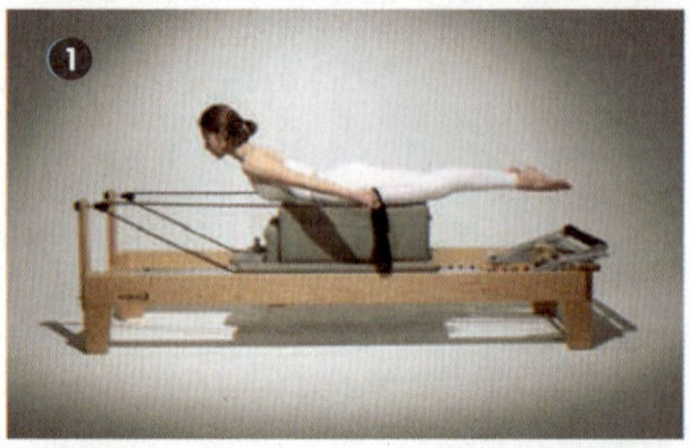

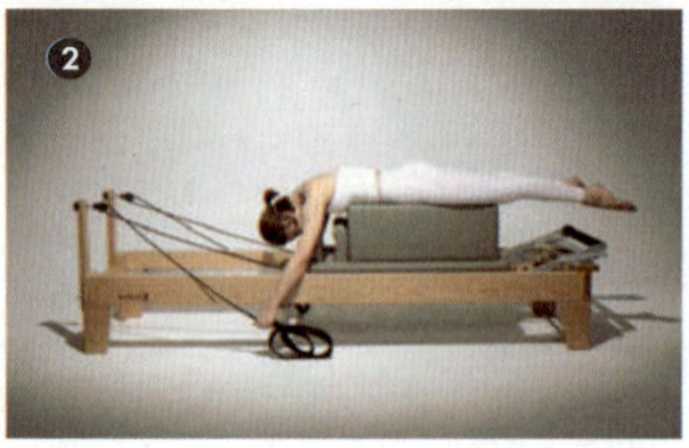

1. SHOULDER EXTENSION (PLOW)

1 시작 자세

Carriage에 Box를 길게 놓고 머리를 Pulley 방향으로 향하게 하고 가슴 바로 아래 부분이 Box의 모서리에 닿을 수 있게 엎드린다. 골반과 요추는 Neutral로 유지하고 흉추와 경추는 굴곡한다. 시선은 Box를 바라보도록 하고 두 손으로 Strap을 잡는다. Strap은 약간의 긴장이 느껴질 정도로 잡고 어깨 관절을 굴곡하여 바닥 방향으로 팔이 향하도록 한다.

2 동작

❶ 마시면서 어깨를 신전 시키면서 흉추와 경추를 길게 만들면서 척추를 Neutral 상태로 만든다. 그런 다음 팔은 계속 골반 쪽으로 신전하고 흉추와 경추를 신전 상태를 만든다. 이 때 골반과 요추는 Neutral을 유지하도록 한다.

❷ 내쉬면서 어깨 관절을 굴곡하면서 흉추와 경추는 길게 만들어 척추를 Neutral 상태를 만든다. 그런 다음 어깨 관절을 계속 굴곡시키고 동시에 흉추와 경추를 굴곡시켜 시작 자세로 돌아간다.

5-7회 반복한다.

3 지도사항

1 Strap 을 당길 때 견갑골을 안정화하고 손 끝이 뒤꿈치 쪽으로 길어지는 느낌을 가지고 어깨 관절을 신전한다.

2 Strap를 잡고 어깨를 움직일 때 손목에서 움직임이 일어나지 않도록 한다.

3 정수리 방향 쪽으로 머리를 밀어내며 척추를 길게 만든다.

4 반동을 이용하여 당기지 않도록 주의한다.

5 흉추가 리드하여 경추에서 자연스러운 신전이 일어나도록 지도한다.

6 시선 처리에 대한 큐잉을 주어 머리와 경추와 흉추가 긴 라인으로 움직임이 연결 되도록 한다.

7 복부 근육이 풀리지 않도록 배꼽과 복사근에 대한 큐잉을 준다.

8 흉추와 경추를 신전할 때 요추와 골반은 Neutral을 지키면서 동작한다.

4 변형동작

1 하체의 근력을 발달시키기 위한 경우 :

1) 허벅지 안쪽의 힘을 더 느끼게 하기 위해 작은 공을 끼우고 진행한다.

2 동작의 난이도를 높게 할 경우 :

1) Spring의 무게를 더 강하게 하여 팔의 힘에 도전을 준다.

2) 흉추 신전의 힘에 도전을 주는 경우 Spring의 강도를 약하게 하여 흉추의 힘으로 올라올 수 있도록 한다.

3) 경추와 흉추를 신전 된 상태에서 팔 동작을 여러번 반복한다.

☑ **운동목적** 중상부 척추 신전근과 어깨 내전근 강화

☑ **기구세팅** Footbar Position 7, B1~B1+Y1 spring, Headrest Flat

☑ **사용근육**

MOBILIZERS 척추기립근(Erector Spinae), 어깨 수평 외전근(Shoulder Horizontal Abductor), 어깨 수평 내전근(Shoulder Horizontal Adductor)

STABILIZERS 복횡근(Transverse Abdominis), 다열근(Multifidus), 골반기저근(Pelvic Floor Muscle), 대둔근(Gluteus Maximus), 슬괵근(Hamstring), 고관절 내전근(Hip Adductor), 중하부승모근(Middle, Lower Trapezius), 견갑대 안정화 근육

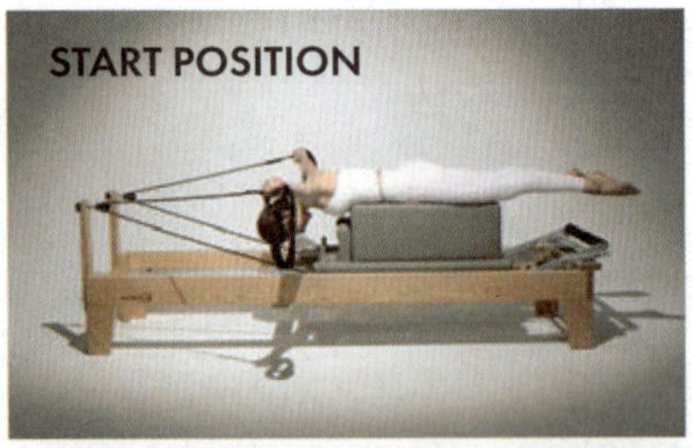

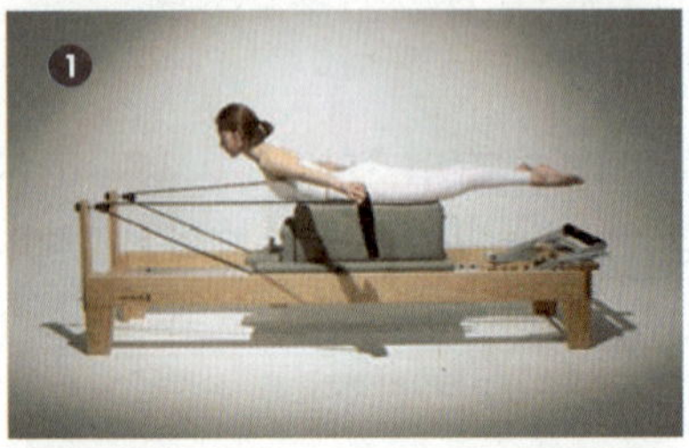

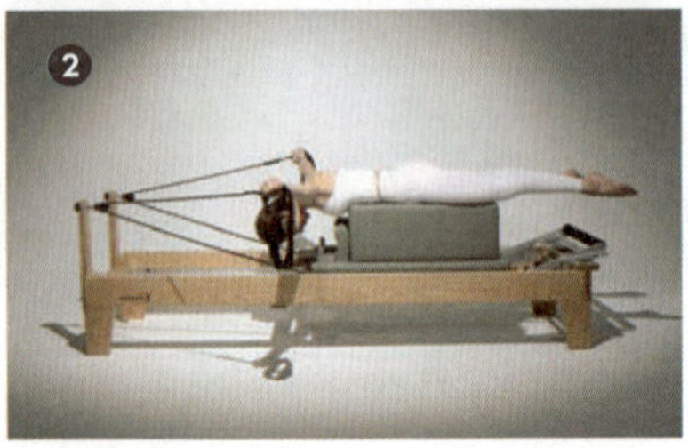

2. ARM SIDEWAYS

1 시작 자세

Carriage에 Box를 길게 놓고 머리를 Pulley 방향으로 향하게 하고 가슴 바로 아래 부분이 Box의 모서리에 닿을 수 있게 엎드려 눕는다. 골반과 요추는 Neutral로 유지하고 흉추와 경추는 굴곡한다. 시선은 Box를 바라보도록 하고두 손으로 Strap을 잡는다. Strap은 약간의 긴장이 느껴질 정도로 잡고 어깨 관절은 외전하고 팔은 바닥과 수평하게 유지한다. 손바닥은 아래를 향하도록 한다.

2 동작

❶ 마시면서 팔을 바닥과 수평인 상태를 유지하면서 어깨 관절을 내전한다. 흉추와 경추를 길게 만들면서 척추를 Neutral 상태로 만든다. 그런 다음 팔은 계속 골반 쪽으로 내전하고 흉추와 경추를 신전 상태를 만든다. 이 때 골반과 요추는 Neutral을 유지하도록 한다.

❷ 내쉬면서 어깨 관절을 외전하면서 흉추와 경추는 길게 만들어 척추를 Neutral 상태를 만든다. 그런 다음 어깨 관절을 계속 외전하면서 동시에 흉추와 경추를 굴곡시켜 시작 자세로 돌아간다.

5–7회 반복한다.

3 지도사항

1 Strap 을 당길 때 견갑골을 안정화하고 손 끝이 몸에서 멀어진다는 느낌으로 어깨 관절을 내전한다.

2 정수리 방향 쪽으로 머리를 밀어내며 척추를 길게 만든다.

3 반동을 이용하여 당기지 않도록 주의한다.

4 흉추가 리드하여 경추에서 자연스러운 신전이 일어나도록 지도하며, 시선 처리에 대한 정확한 위치를 알려주어 시선이 떨어지지 않도록 한다.

5 복부 근육이 풀리지 않도록 배꼽과 복사근에 대한 큐잉을 준다.

6 동작 내내 팔은 바닥과 수평인 상태를 유지하도록 한다.

7 손목이 사용하여 Strap을 당기지 않도록 한다. (꺾이지 않도록 주의한다.)

8 흉추와 경추를 신전할 때 요추와 골반은 Neutral을 지키면서 동작한다.

4 변형동작

1 하체의 근력을 발달시키기 위한 경우 :

1) 허벅지 안쪽의 힘을 더 느끼게 하기 위해 작은 공을 끼우고 진행한다.

2 동작의 난이도를 높게 할 경우 :

1) Spring의 무게를 더 강하게 하여 팔의 힘에 도전을 준다.

2) 흉추 신전의 힘에 도전을 주는 경우 Spring의 강도를 약하게 하여 흉추의 힘으로 올라올 수 있도록 한다.

3) 경추와 흉추를 신전 된 상태에서 팔 동작을 여러번 반복한다.

☑ **운동목적** 척추 신전근과 팔꿈치 신전근 강화

☑ **기구세팅** Footbar Position 7, B1~B1+Y1 spring, Headrest Flat

☑ **사용근육**

MOBILIZERS 척추기립근(Erector Spinae), 팔꿈치 신전근(Elbow Extensors), 팔꿈치 굴곡근(Elbow Flexors)

STABILIZERS 복횡근(Transverse Abdominis), 다열근(Multifidus), 골반기저근(Pelvic Floor Muscle), 대둔근(Gluteus Maximus), 슬괵근(Hamstring), 고관절 내전근(Hip Adductor), 중하부승모근(Middle, Lower Trapezius), 견갑대 안정화 근육

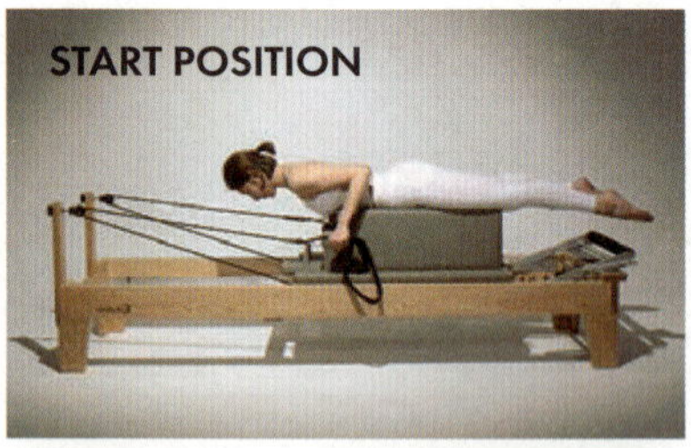

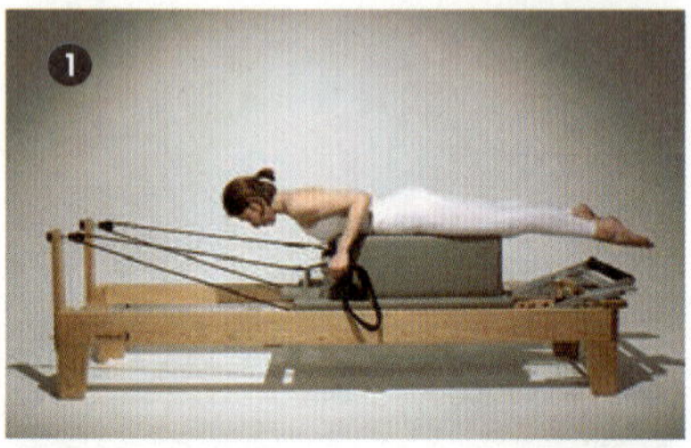

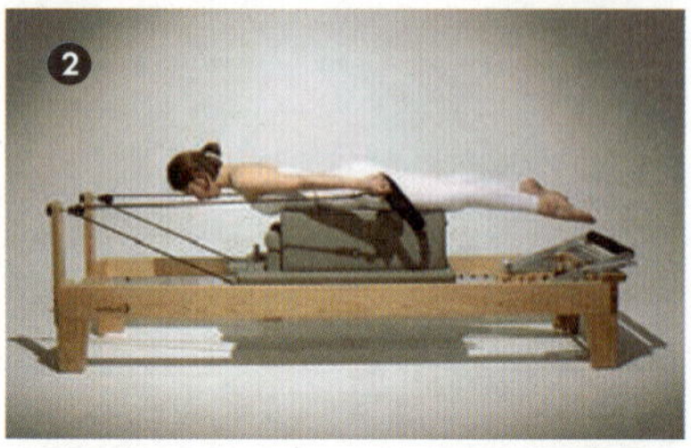

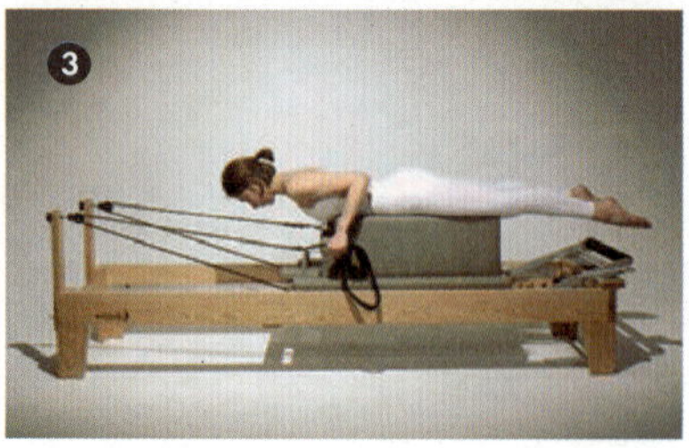

3. TRICEPS

1 시작 자세

Carriage에 Box를 길게 놓고 머리를 Pulley 방향으로 향하게 하고 가슴 바로 아래 부분이 Box의 모서리에 닿을 수 있게 엎드려 눕는다. 척추와 골반은 Neutral을 유지한다. 시선은 바닥을 바라보도록 하고 두 손으로 Strap을 잡는다. Strap은 약간의 긴장이 느껴질 정도로 잡고 어깨는 신전하고 팔꿈치를 굴곡하여 손바닥은 몸통을 향하도록 한다.

2 동작

❶ 마시면서 척추와 골반을 Neutral 유지한다.

❷ 내쉬면서 척추와 골반을 Neutral을 유지하고 팔꿈치를 신전한다.

❸ 마시면서 팔꿈치를 굴곡하여 시작 자세로 돌아온다.

5–7회 반복한다.

3 지도사항

1 Strap 을 당길 때 견갑골을 안정화하고 손 끝이 뒤꿈치 쪽으로 길어지는 느낌을 가지고 팔꿈치 관절을 신전한다.

2 정수리 방향 쪽으로 머리를 밀어내며 척추를 길게 만든다.

3 반동을 이용하여 당기지 않도록 주의한다.

4 흉추가 리드하여 경추에서 자연스러운 신전이 일어나도록 지도하며, 시선 처리에 대한 정확한 위치를 알려주어 시선이 떨어지지 않도록 한다.

5 복부 근육이 풀리지 않도록 배꼽과 복사근에 대한 큐잉을 준다.

6 팔꿈치의 각도와 위치가 변하지 않도록 팔꿈치 움직임만 먼저 연습한 후에 동작을 진행한다.

7 동작 내내 상완골은 움직이지 않도록 한다.

4 변형동작

1 하체의 근력을 발달시키기 위한 경우 :

1) 허벅지 안쪽의 힘을 더 느끼게 하기 위해 작은 공을 끼우고 진행한다.

2 동작의 난이도를 높게 할 경우 :

1) Spring의 무게를 더 강하게 하여 팔의 힘에 도전을 준다.

2) 척추는 Neutral 상태를 유지하고 팔꿈치를 펴고 어깨 관절을 굴곡시킨 다음에 팔꿈치를 구부리고 어깨 관절을 신전하는 팔 동작으로 도전을 줄 수 있다.

LEVEL 1 | LEG WORK

FOOT WORK

☑ 운동목적 하체 정렬의 인지, 근력 강화와 발목의 안정성 향상

☑ 기구세팅 Footbar position 3, R1+B1~R1+B2 springs, Headrest 개인에 따라 조절

☑ 사용근육

MOBILIZERS 고관절 신전근(Hip Extensor), 고관절 굴곡근(Hip Flexors), 무릎 신전근(Knee Extensors), 무릎 굴곡근(Knee Flexors)

STABILIZERS 복횡근(Transverse Abdominis), 다열근(Multifidus), 골반기저근(Pelvic Floor Muscle), 복사근(Obliques), 견갑대 안정화 근육, 고관절 외회전근(hip external rotaror), 저측 굴곡근(plantar flexors)

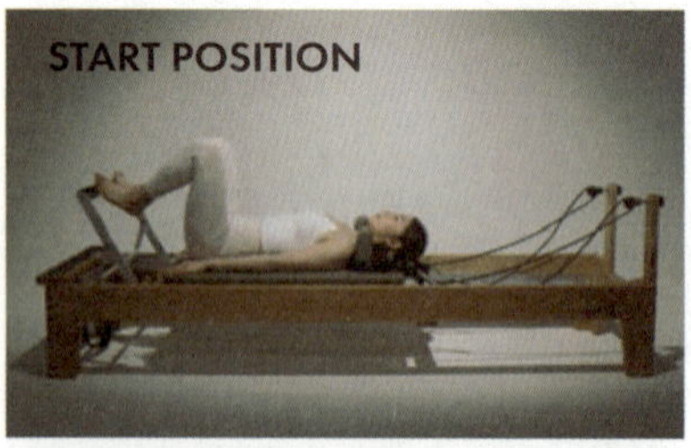
START POSITION

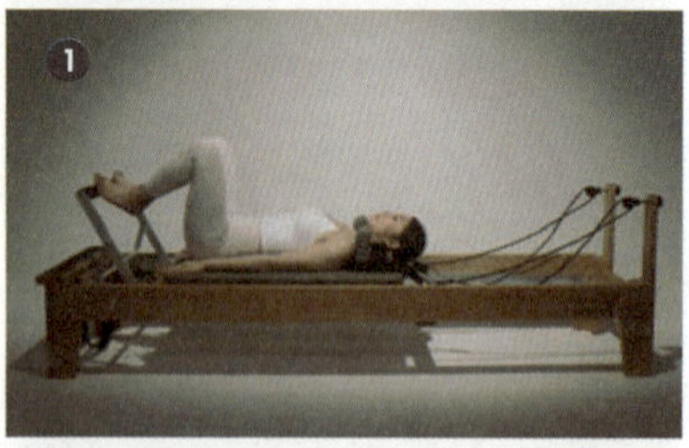
1

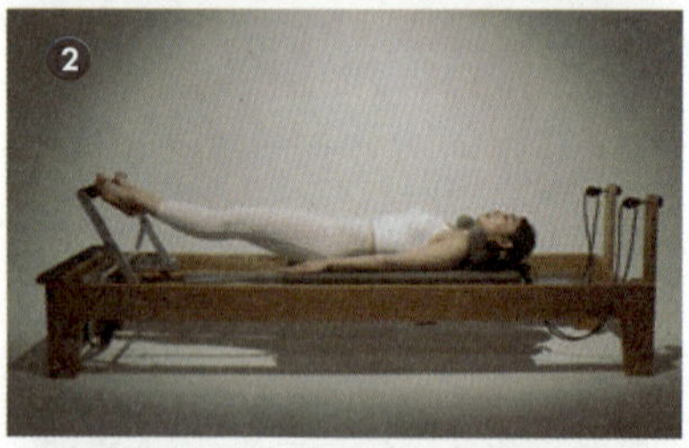
2

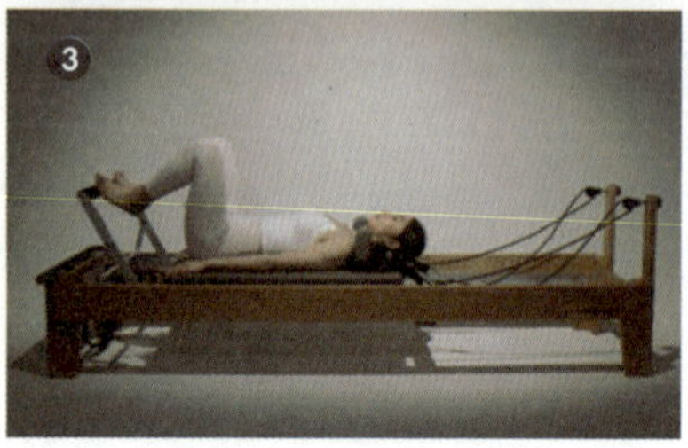
3

1. PILATES V POSITION (TOES APART HEELS TOGETHER)

1 시작 자세

Carriage 위에 누워 척추와 골반의 Neutral을 유지한다. 다리의 고관절은 외회전하고 무릎은 구부려 벌리고 발볼은 Footbar 위에 위치한다. 두 발의 발가락은 서로 간격을 두고 벌리고 45도 방향으로 향하도록 한다. 양쪽 뒤꿈치는 서로 붙어있고 좌골이 정확하게 Footbar 아래를 가리키도록 한다.

2 동작

❶ 마시면서 준비한다.

❷ 내쉬면서 무릎을 펴내어 Footbar를 밀어낸다. 양쪽 뒤꿈치를 살짝 쪼인다는 느낌으로 무게 중심을 동일하게 두고 무릎이 모두 펴졌을 때도 골반의 Neutral을 유지한다.

❸ 마시면서 고관절과 무릎을 구부려서 시작 자세로 돌아온다.

10-12회 반복한다.

3 지도사항

1 허벅지 안쪽이 최대한 붙을 수 있을 때까지 밀어낸다.

2 2,3번째 발가락과 무릎뼈(슬개골)의 방향이 같게 만든다.

3 Carriage를 컨트롤하여 돌아올 때 Carriage가 리포머 끝에 부딪히는 소리가 나기 전에 멈춘다.

4 무릎이 과신전이 되지 않게 주의한다.

5 목이나 어깨에 긴장이 들어갈 경우 Head Rest를 올려서 동작한다.

6 10-12회 진행이 되는 동안 균일한 속도와 페이스로 진행될 수 있게 한다.

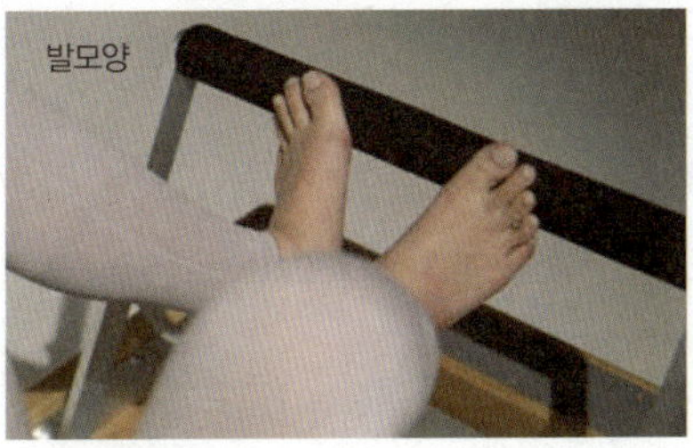

7 동작이 진행되는 동안 골반의 Neutral과 안정성에 주의를 기울인다.

8 다리와 골반 주변의 근육들이 동작을 이끌어 나갈 수 있도록 한다.

4 변형동작

1 동작의 난이도를 더 높게 할 경우 :

1) Lateral Rotation으로 진행하여 발의 볼이 Footbar의 양쪽 끝에 위치할 수 있도록 하며, 내전근과 외전근이 동시에 일할 수 있게 한다. (허벅지 안쪽이 서로 붙지 않아 인지력에 더 큰 도전을 주게 된다. 동작 내내 무릎과 발가락의 정렬이 무너지지 않는지 주의해서 지도한다.)

2) 호흡을 반대로 한다.

2 동작의 난이도를 낮게 할 경우 :

1) 미들 범위에서 동작한다.

3 작은 범위의 동작 :

Carriage를 반만 밀어내고 내쉬는 호흡을 강조하여 끝까지 들어온다. 골반의 Neutral 정렬을 도전 시키고 Carriage를 밀어낼 때 와 브레이크 역할을 하도록 해서 들어오는 동작 시에 knee flexors를 강조한다.

4 끝 범위의 동작 :

Carriage를 멀리 밀어내고 반 정도만 들어온다. 내쉬는 호흡에 밀어내는 것을 강조한다. Knee Extensors를 강조한다.

5 간격을 이용하기 :

무릎과 발목에 패드나 작은 볼을 끼우고 동작을 하면 고관절의 내전근을 활성화시키는데 도움을 준다. 무릎 위에 밴드를 묶으면 Hip의 외전근의 활성화를 유지하는데 도움이 된다.

☑ **운동목적** 하체 정렬의 인지, 근력 강화와 발목의 안정성 향상

☑ **기구세팅** Footbar position 3, R1+B1~R1+B2 springs, Headrest 개인에 따라 조절

☑ **사용근육**

MOBILIZERS 고관절 신전근(Hip Extensor), 고관절 굴곡근(Hip Flexors), 무릎 신전근(Knee Extensors), 무릎 굴곡근(Knee Flexors)

STABILIZERS 복횡근(Transverse Abdominis), 다열근(Multifidus), 골반기저근(Pelvic Floor Muscle), 복사근(Obliques), 견갑대 안정화 근육, 고관절 내전근(Hip Adductor), 배측 굴곡근(Dorsi Flexors)

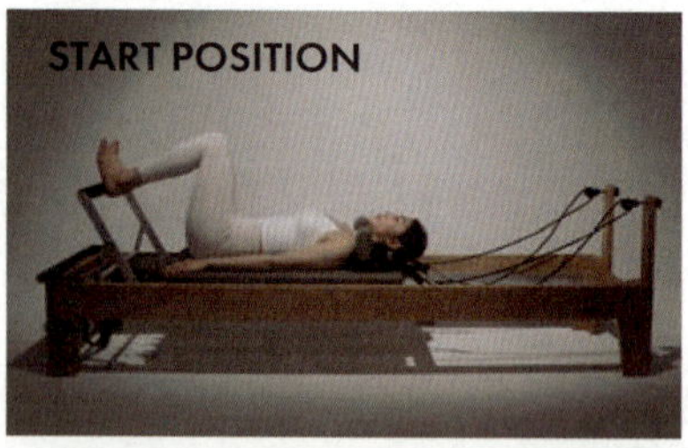

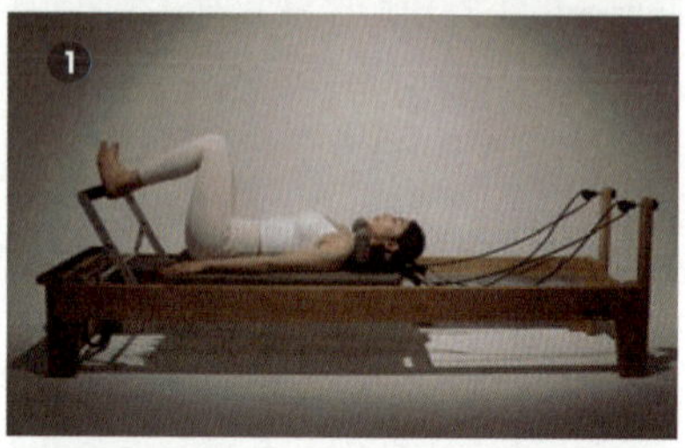

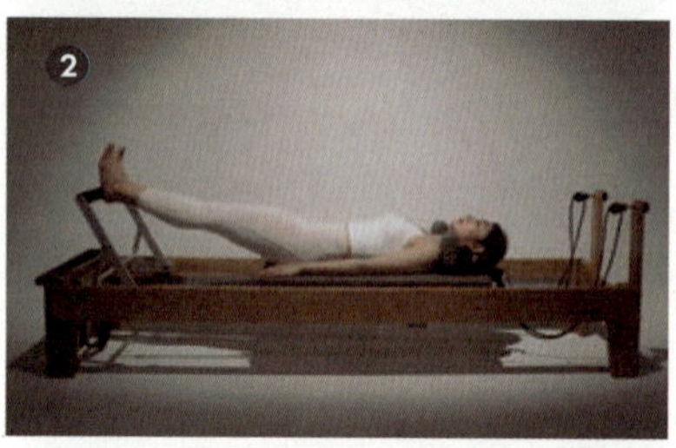

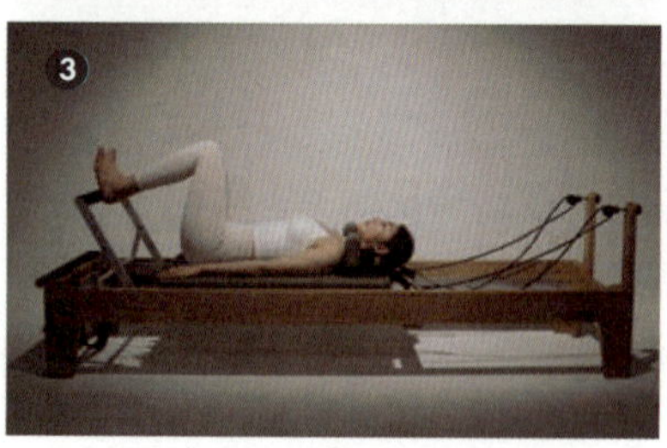

2. PARALLEL HEELS (HEELS ON BAR)

1 시작 자세

Carriage 위에 누워 척추와 골반의 Neutral을 유지한다. 다리는 내전하여 평행하게 만들고 뒤꿈치는 footbar에 위치한다. 좌골이 정확하게 Footbar 아래를 향하게 한다.

2 동작

❶ 마시면서 준비한다.

❷ 내쉬면서 무릎을 펴내어 Footbar를 밀어낸다. 양쪽 뒤꿈치에 무게 중심을 동일하게 두도록 하며, 무릎이 모두 펴졌을 때도 골반의 Neutral을 유지한다.

❸ 마시면서 고관절과 무릎을 구부려 시작 자세로 돌아온다.

10–12회 반복한다.

3 지도사항

1 Carriage를 컨트롤하여 돌아올 때 Carriage가 리포머 끝에 부딪히는 소리가 나기 전에 멈춘다.

2 무릎이 과신전이 되지 않게 주의한다.

3 목이나 어깨에 긴장이 들어갈 경우 Head Rest를 올려서 동작한다.

4 10–12회 진행이 되는 동안 균일한 속도와 페이스로 진행될 수 있게 한다.

5 동작이 진행되는 동안 골반의 Neutral과 안정성에 주의를 기울인다.

6 다리와 골반 주변의 근육들이 동작을 이끌어 나갈 수 있도록 한다.

4 변형동작

1 동작의 난이도를 낮게 할 경우 :

1) 미들 범위로 동작한다.

2 작은 범위의 동작 :

Carriage를 반만 밀어내고 내쉬는 호흡을 강조하여 끝까지 들어온다. 골반의 Neutral 정렬을 도전 시키고 Carriage를 밀어낼 때 와 브레이크 역할을 하도록 해서 들어오는 동작 시에 knee flexors를 강조한다.

3 끝 범위의 동작 :

Carriage를 멀리 밀어내고 반 정도만 들어온다. 내쉬는 호흡에 밀어내는 것을 강조하고 Knee Extensors를 강조한다.

4 발을 살짝 벌리기 :

골반 너비 정도 간격을 두고 동작을 하면 Hip과 무릎과 발목의 정렬을 맞추는데 도움이 된다.

5 간격을 이용하기 :

무릎과 발목에 패드나 작은 볼을 끼우고 동작을 하면 Hip의 내전근을 활성화시키는데 도움을 준다. 무릎 위에 밴드를 묶으면 Hip의 외전근을의 활성화를 유지하는데 도움이 된다.

6 동작의 난이도를 높게 할 경우 :

1) 호흡을 반대로 한다.

☑ **운동목적** 하체 정렬의 인지, 근력 강화와 발목의 안정성 향상

☑ **기구세팅** Footbar position 3, R1+B1~R1+B2 springs, Headrest 개인에 따라 조절

☑ **사용근육**

MOBILIZERS 고관절 신전근(Hip Extensor), 고관절 굴곡근(Hip Flexors), 무릎 신전근(Knee Extensors), 무릎 굴곡근(Knee Flexors)

STABILIZERS 복횡근(Transverse Abdominis), 다열근(Multifidus), 골반기저근(Pelvic Floor Muscle), 복사근(Obliques), 견갑대 안정화 근육, 고관절 내전근(Hip Adductor), 배측 굴곡근(Dorsi Flexors)

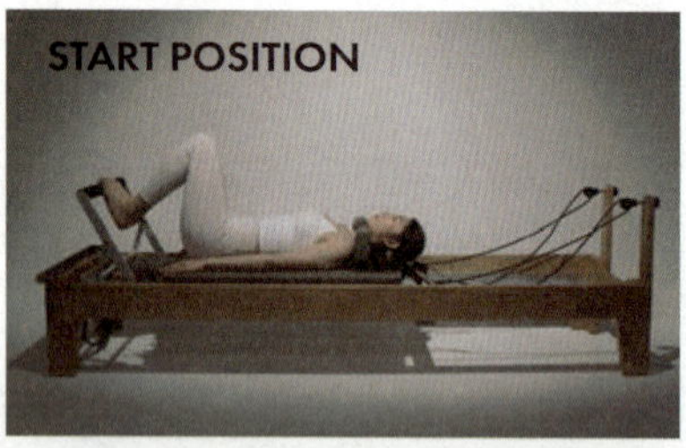

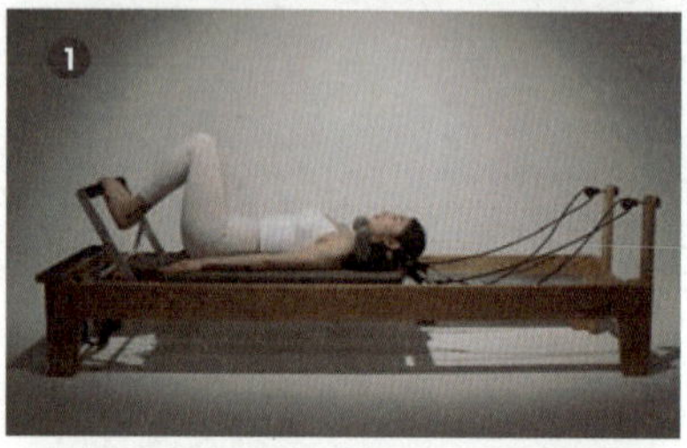

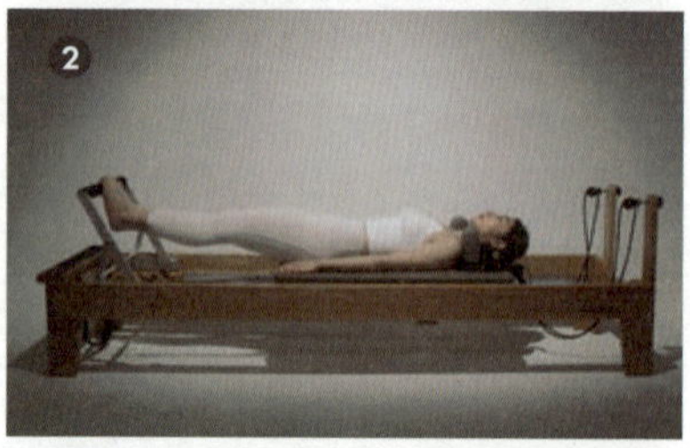

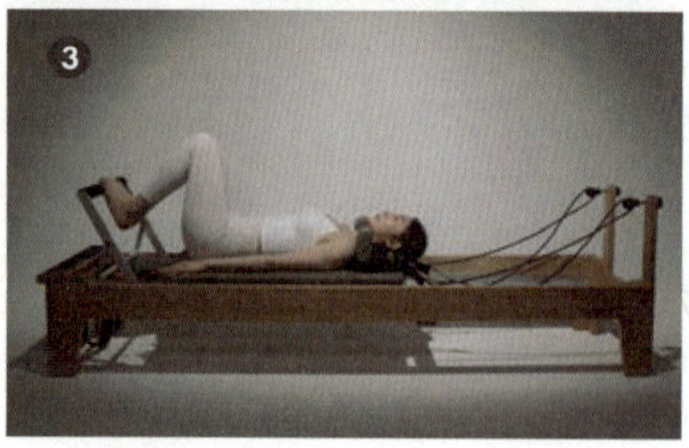

3. PARALLEL WRAP TOES

1 시작 자세

Carriage 위에 누워 척추와 골반의 Neutral을 유지한다. 다리는 내전하여 평행하게 만들고 발의 볼을 footbar에 위치한다. 발가락 전체로 Footbar를 감싸고 발목은 배측 굴곡을 만들어 무릎을 구부려 좌골이 정확하게 Footbar 아래를 향하게 한다.

2 동작

❶ 마시면서 준비한다.

❷ 내쉬면서 무릎을 펴내어 Footbar를 밀어낸다. 양쪽 발끝에 무게 중심을 동일하게 두도록 하며, 무릎이 모두 펴졌을 때도 골반의 Neutral을 유지한다.

❸ 마시면서 고관절과 무릎을 구부려 시작 자세로 돌아온다.

10-12회 반복한다.

3 지도사항

1 발목의 각도를 변화시킬 때 무릎과 발가락의 정렬이 무너지지않는지 주의해서 지도 한다.

2 Carriage를 컨트롤하여 돌아올 때 Carriage가 리포머 끝에 부딪히는 소리가 나기 전에 멈춘다.

3 무릎이 과신전이 되지 않게 주의한다.

4 목이나 어깨에 긴장이 들어갈 경우 Head Rest를 올려서 동작한다.

5 10-12회 진행이 되는 동안 균일한 속도와 페이스로 진행될 수 있게 한다.

6 동작이 진행되는 동안 골반의 Neutral과 안정성에 주의를 기울인다.

7 발가락 두 번째, 세 번째 발가락이 주도해서 밀어낼 수 있도록 한다.

8 다리와 골반 주변의 근육들이 동작을 이끌어 나갈 수 있도록 한다.

4 변형동작

1 동작의 난이도를 낮게 할 경우 :

1) 발목이 불안정할 경우 : 발목의 안정성을 취할 수 있는 각도로 진행하며, 한 번 정한 각도가 변하지 않도록 주의한다.

2) 발가락에 힘을 너무 많이 주어 쥐가 나는 경우 : 발의 아치 쪽으로 좀 더 가까이 Footbar 에대고 진행한다. 발가락을 살짝 굴곡시켜 이완시킨다.

3) 미들 범위에서 동작한다.

2 작은 범위의 동작 :

Carriage를 반만 밀어내고 내쉬는 호흡을 강조하여 끝까지 들어온다. 골반의 Neutral 정렬을 도전 시키고 Carriage를 밀어낼 때 와 브레이크 역할을 하도록 해서 들어오는 동작 시에 knee flexors를 강조한다.

3 끝 범위의 동작 :

Carriage를 멀리 밀어내고 반 정도만 들어온다. 내쉬는 호흡에 밀어내는 것을 강조하고 Knee Extensors를 강조한다.

4 발을 살짝 벌리기 :

골반 너비 정도 간격을 두고 동작을 하면 고관절, 무릎과 발목의 정렬을 맞추는데 도움이 된다.

5 간격을 이용하기 :

무릎과 발목에 패드나 작은 볼을 끼우고 동작을 하면 고관절의 내전근을 활성화시키는데 도움을 준다. 무릎 위에 밴드를 묶으면 고관절의 외전근의 활성화를 유지하는데 도움이 된다.

6 동작의 난이도를 높게 할 경우 :

1) 호흡을 반대로 한다.

☑ **운동목적** 하체 정렬의 인지, 근력 강화와 발목의 안정성 향상

☑ **기구세팅** Footbar position 3, R1+B1~R1+B2 springs, Headrest 개인에 따라 조절

☑ **사용근육**

MOBILIZERS 고관절 신전근(Hip Extensor), 고관절 굴곡근(Hip Flexors), 무릎 신전근(Knee Extensors), 무릎 굴곡근(Knee Flexors)

STABILIZERS 복횡근(Transverse Abdominis), 다열근(Multifidus), 골반기저근(Pelvic Floor Muscle), 복사근(Obliques), 견갑대 안정화 근육, 고관절 내전근(Hip Adductor), 저측 굴곡근(Plantar Flexors)

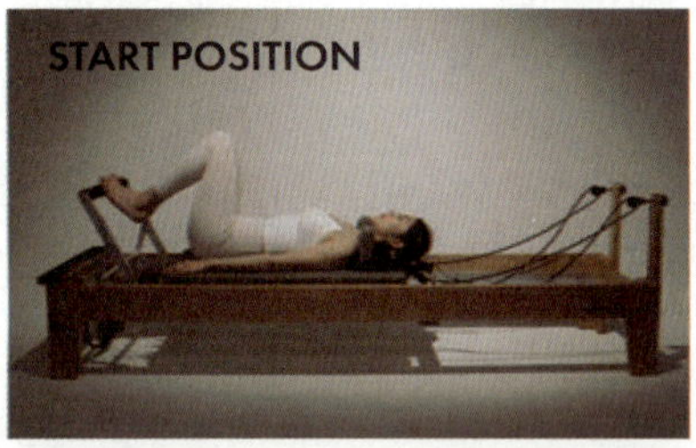

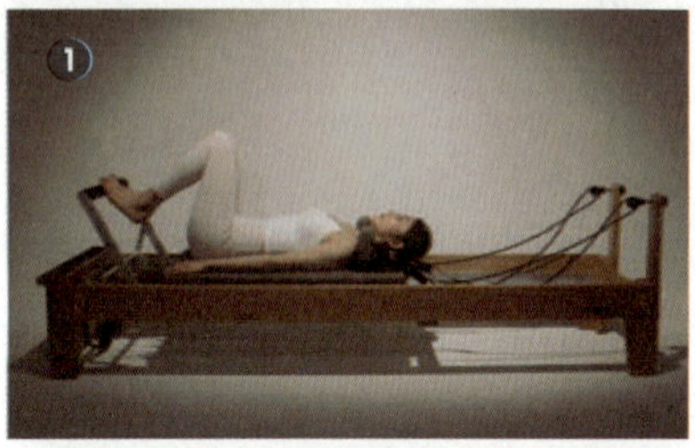

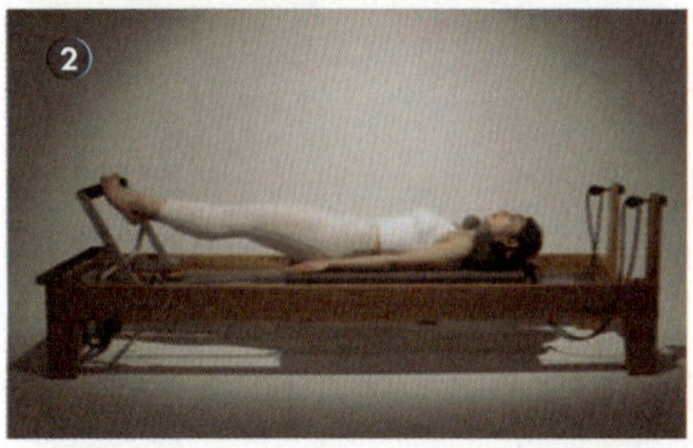

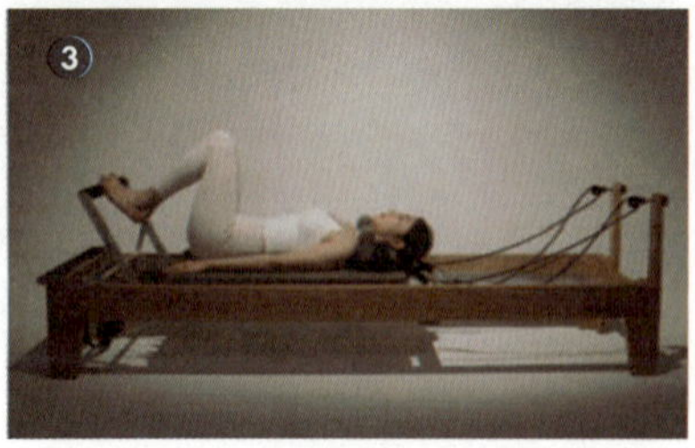

4. PARALLEL TOES (HIGH HALF TOE)

1 시작 자세

Carriage 위에 누워 척추와 골반의 Neutral을 유지한다. 다리는 내전하여 평행하게 만든다. 발 볼을 Footbar에 대고 발목은 저측 굴곡을 유지한다. 발목의 안정성을 유지할 수 있을 만큼 발목의 각도를 만든다. 좌골이 정확하게 Footbar 아래를 향하게 한다.

2 동작

❶ 마시면서 준비한다.

❷ 내쉬면서 무릎을 펴내어 Footbar를 밀어낸다. 양쪽 발끝에 무게 중심을 동일하게 두도록 하며, 무릎이 모두 펴졌을 때도 골반의 Neutral을 유지한다.

❸ 마시면서 고관절과 무릎을 구부려 시작 자세로 돌아온다.

10–12회 반복한다.

3 지도사항

1 발목의 각도를 변화시킬 때 무릎과 발가락의 정렬이 무너지지 않는지 주의해서 지도한다.

2 Carriage를 컨트롤하여 돌아올 때 Carriage가 리포머 끝에 부딪히는 소리가 나기 전에 멈춘다.

3 무릎이 과신전이 되지 않게 주의한다.

4 목이나 어깨에 긴장이 들어갈 경우 Head Rest를 올려서 동작한다.

5 10–12회 진행이 되는 동안 균일한 속도와 페이스로 진행될 수 있게 한다.

6 동작이 진행되는 동안 골반의 Neutral과 안정성에 주의를 기울인다.

7 발가락 두 번째, 세 번째 발가락이 주도해서 밀어낼 수 있도록 한다.

8 다리와 골반 주변의 근육들이 동작을 이끌어 나갈 수 있도록 한다.

4 변형동작

1 동작의 난이도를 낮게 할 경우 :

1) 발목이 불안정할 경우 : 발목의 안정성을 취할 수 있는 각도로 진행하며, 한번 정한 각도가 변하지 않도록 주의한다.

2 작은 범위의 동작 :

Carriage를 반만 밀어내고 내쉬는 호흡을 강조하여 끝까지 들어온다. 골반의 Neutral 정렬을 도전 시키고 Carriage를 밀어낼 때 와 브레이크 역할을 하도록 해서 들어오는 동작 시에 knee flexors를 강조한다.

3 끝 범위의 동작 :

Carriage를 멀리 밀어내고 반 정도만 들어온다. 내쉬는 호흡에 밀어내는 것을 하고 Knee Extensors를 강조한다.

4 발을 살짝 벌리기 :

골반 너비 정도 간격을 두고 동작을 하면 Hip과 무릎과 발목의 정렬을 맞추는데 도움이 된다.

5 간격을 이용하기 :

무릎과 발목에 패드나 작은 볼을 끼우고 동작을 하면 Hip의 내전근을 활성화시키는데 도움을 준다. 무릎 위에 밴드를 묶으면 Hip의 외전근의 활성화를 유지하는데 도움이 된다.

6 동작의 난이도를 높게 할 경우 :

1) 호흡을 반대로 한다.

☑ **운동목적** 하체 정렬의 인지, 근력 강화와 발목의 안정성 향상

☑ **기구세팅** Footbar position 3, R1+B1~R1+B2 springs, Headrest 개인에 따라 조절

☑ **사용근육**

MOBILIZERS 고관절 신전근(Hip Extensor), 고관절 굴곡근(Hip Flexors), 무릎 신전근(Knee Extensors), 무릎 굴곡근(Knee Flexors), 배측 굴곡근(Dorsi Flexors), 저측 굴곡근(Plantar Flexors)

STABILIZERS 복횡근(Transverse Abdominis), 다열근(Multifidus), 골반기저근(Pelvic Floor Muscle), 복사근(Obliques), 견갑대 안정화 근육, 고관절 내전근(Hip Adductor)

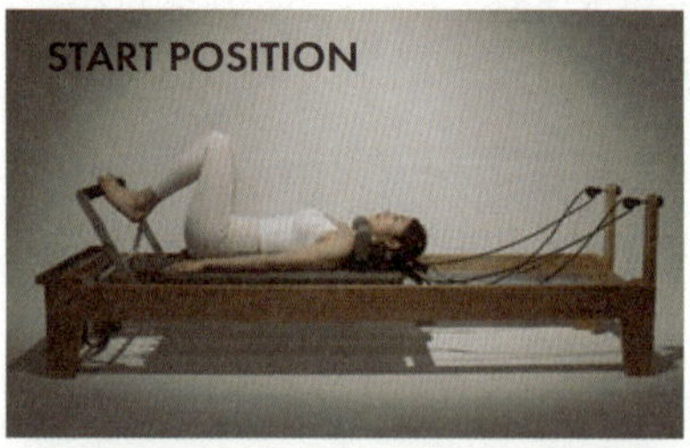

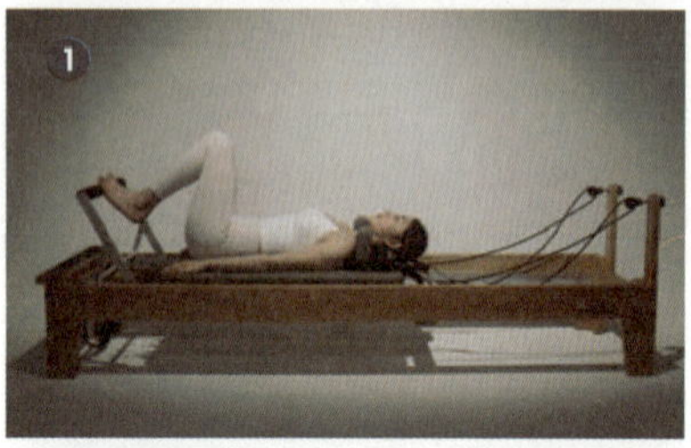

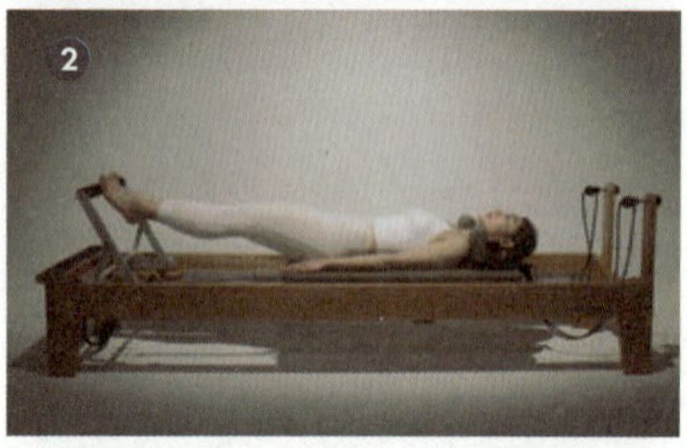

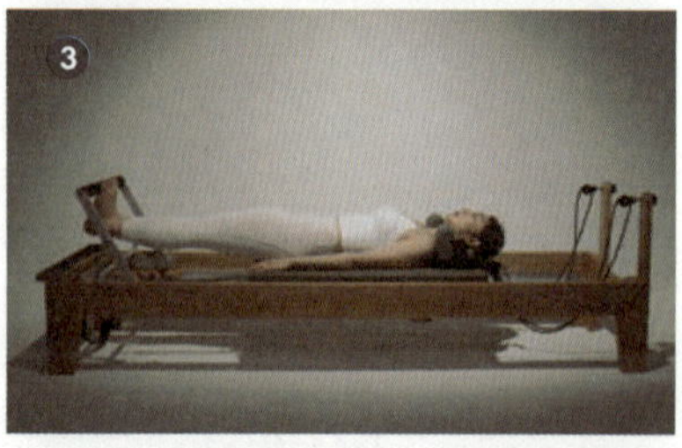

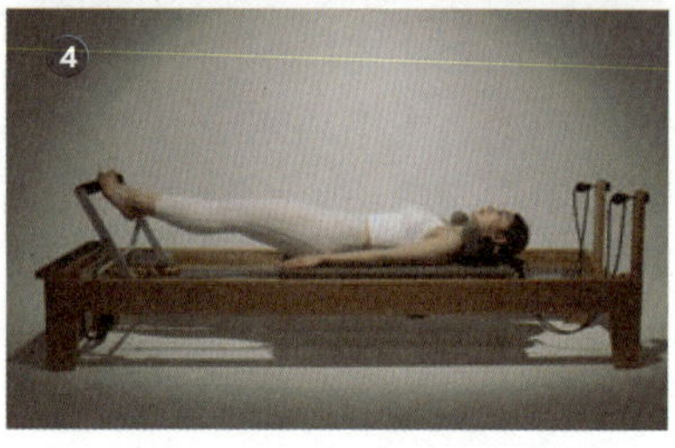

5. TENDON STRETCH (LOWER & LIFT)

1 시작 자세

Carriage 위에 누워 척추와 골반의 Neutral을 유지한다. 다리는 내전시켜 평행하게 만든다. 발 볼을 Footbar에 대고 발목은 저측 굴곡을 유지한다. 발목의 안정성을 유지할 수 있을 만큼 발목의 각도를 만든다. 좌골이 정확하게 Footbar 아래를 향하게 한다.

2 동작

❶ 마시면서 무릎을 펴내어 Footbar를 밀어낸다. 양쪽 발끝에 무게 중심을 동일하게 두도록 하며 무릎이 모두 펴졌을 때도 골반의 Neutral을 유지한다.

❷ 내쉬면서 무릎은 편 상태로 발목을 배측 굴곡하여 뒤꿈치만 낮게 내린다.

❸ 마시면서 뒤꿈치를 다시 들어올려 저측 굴곡을 만든다.

❹ 내쉬면서 고관절과 무릎을 구부려 시작 자세로 돌아온다.

10–12회 반복한다.

3 지도사항

1 Carriage를 컨트롤하여 돌아올 때 Carriage가 리포머 끝에 부딪히는 소리가 나기 전에 멈춘다.

2 무릎이 과신전이 되지 않게 주의한다.

3 목이나 어깨에 긴장이 들어갈 경우 Head Rest를 올려서 동작한다.

4 10–12회 진행이 되는 동안 균일한 속도와 페이스로 진행될 수 있게 한다.

5 동작이 진행되는 동안 골반의 Neutral과 안정성에 주의를 기울인다.

6 발가락 두 번째, 세 번째 발가락이 주도해서 밀어낼 수 있도록 한다.

7 다리와 골반 주변의 근육들이 동작을 이끌어 나갈 수 있도록 한다.

4 변형동작

1 동작의 난이도를 높게 할 경우 :

1) 리드미컬하게 동작한다.

2 동작의 난이도를 낮게 할 경우 :

1) 발목이 불안정할 경우 : 발목의 안정성을 취할 수 있는 각도로 진행하며, 한 번 정한 각도가 변하지 않도록 주의한다.

2) 미들 범위에서 동작한다.

3 발을 살짝 벌리기 :

골반 너비 정도 간격을 두고 동작을 하면 고관절과 무릎과 발목의 정렬을 맞추는 데도움이 된다.

LEVEL 1 | LEG WORK

SECOND POSITION

☑ **운동목적** 고관절의 다양한 포지션에 따른 하체 근력 강화

☑ **기구세팅** Footbar position 3, R1+B1~R1+B2 springs, Headrest 개인에 따라 조절

☑ **사용근육**

MOBILIZERS 고관절 신전근(Hip Extensor), 고관절 굴곡근(Hip Flexors), 무릎 신전근(Knee Extensors), 무릎 굴곡근(Knee Flexors)

STABILIZERS 복횡근(Transverse Abdominis), 다열근(Multifidus), 골반기저근(Pelvic Floor Muscle), 복사근(Obliques), 견갑대 안정화 근육, 배측 굴곡근(Dorsi Flexors)

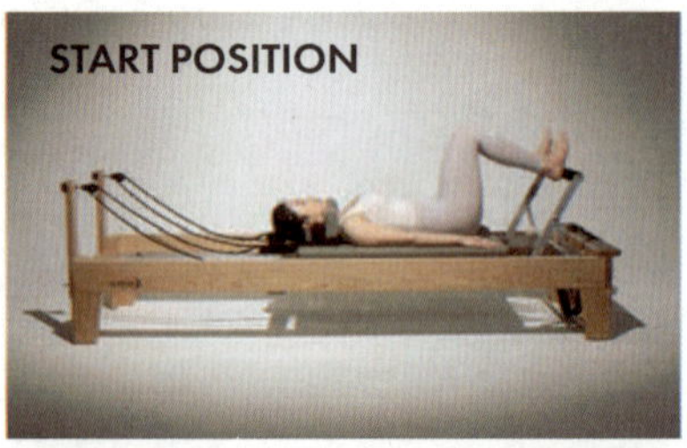

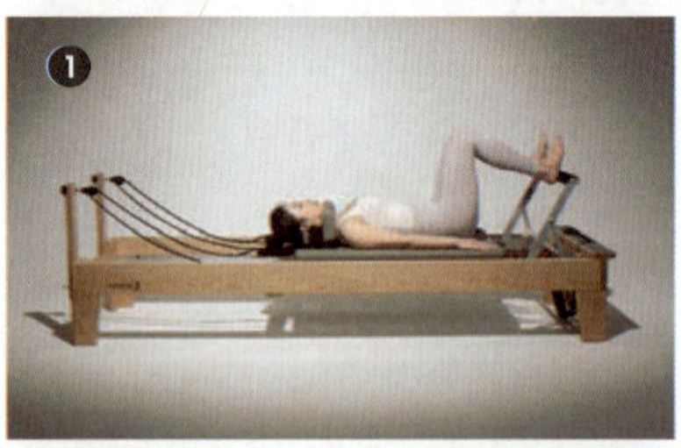

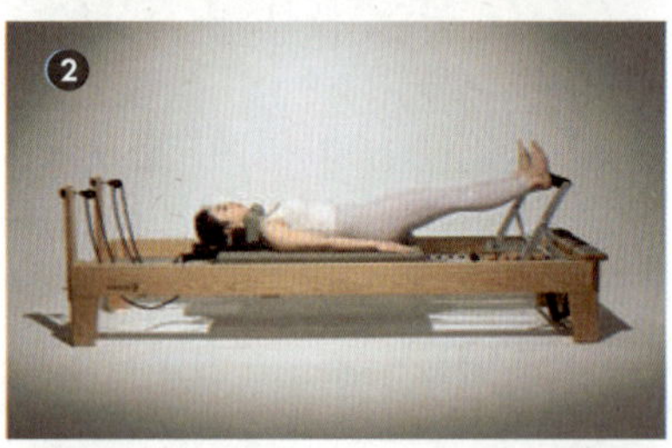

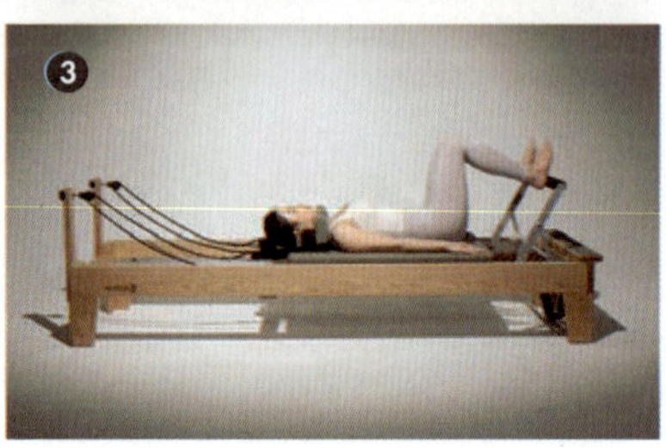

1. PARALLEL

1 시작 자세

Carriage 위에 누워 척추와 골반의 Neutral을 유지한다. 다리는 평행하게 하고 골반 너비만큼 벌려서 정렬을 맞추고 무릎은 구부린다. 발목은 배측 굴곡하여 뒤꿈치를 Footbar에 둔다. 견갑골은 안정화하여 손바닥이 바닥을 향하게 하고 몸통 옆에 가지런히 둔다.

2 동작

❶ 마시면서 준비한다.

❷ 내쉬면서 무릎을 펴내며 Carriage를 밀어낸다.

❸ 마시면서 다시 무릎을 구부리며 시작 자세로 들어온다.

10–12회 반복한다.

3 지도사항

1 대퇴사두근, 슬괵근이 골고루 쓰일 수 있도록 지도한다.

2 동작 내내 골반의 Neutral을 유지한다.

3 동작이 이루어지는 내내 무릎이 발의 중앙을 가리키고 있을 수 있게 한다.

4 변형동작

1 동작의 난이도를 높게 할 경우 :

1) 호흡을 반대로 바꾼다.

2 작은 범위의 동작 :

Carriage를 반만 밀어내고 내쉬는 호흡을 강조하여 끝까지 들어온다. 골반의 Neutral 정렬을 도전 시키고 Carriage를 밀어낼 때 와 브레이크 역할을 하도록 해서 들어오는 동작 시에 knee flexors를 강조한다.

3 끝 범위의 동작 :

Carriage를 멀리 밀어내고 반 정도만 들어온다. 내쉬는 호흡에 밀어내는 것을 강조 하고 Knee Extensors를 강조한다.

4 간격을 이용하기 :

무릎 위에 밴드를 묶으면 고관절의 외전근를 유지하는데 도움이 된다.

- ☑ **운동목적** 고관절의 다양한 위치에 따른 하체 근력 강화
- ☑ **기구세팅** Footbar position 3, R1+B1~R1+B2 springs, Headrest 개인에 따라 조절
- ☑ **사용근육**
  - **MOBILIZERS** 고관절 신전근(Hip Extensor), 고관절 굴곡근(Hip Flexors), 무릎 신전근(Knee Extensors), 무릎 굴곡근(Knee Flexors)
  - **STABILIZERS** 복횡근(Transverse Abdominis), 다열근(Multifidus), 골반기저근(Pelvic Floor Muscle), 복사근(Obliques), 견갑대 안정화 근육, 고관절 외회전근(Hip External Rotator), 배측 굴곡근(Dorsi Flexors)

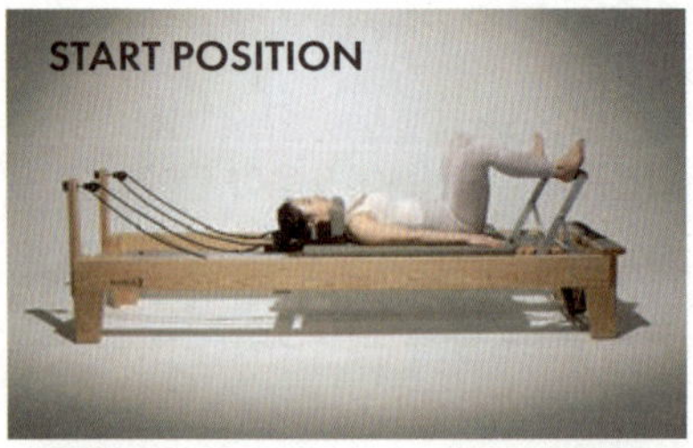

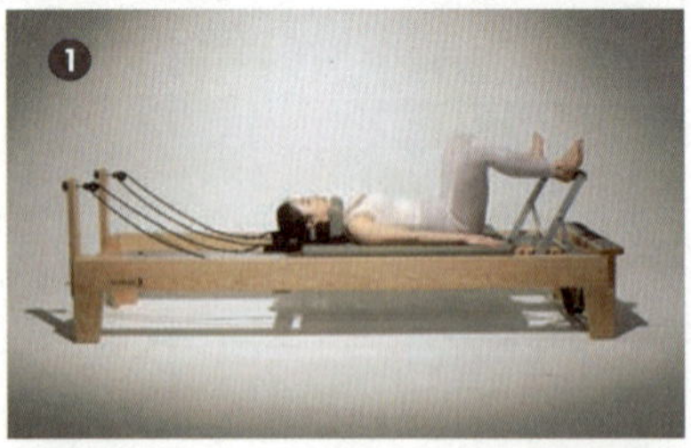

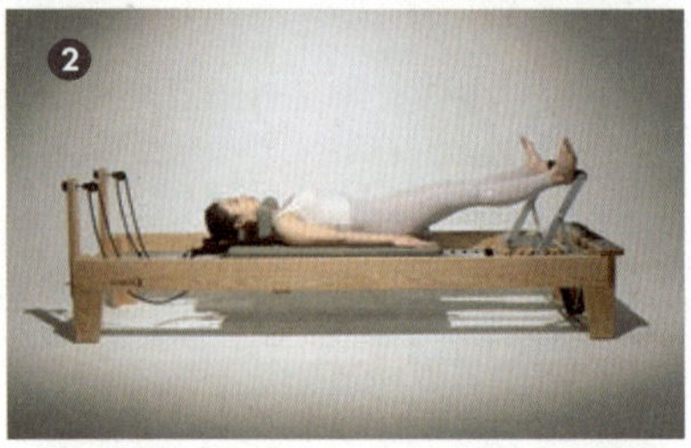

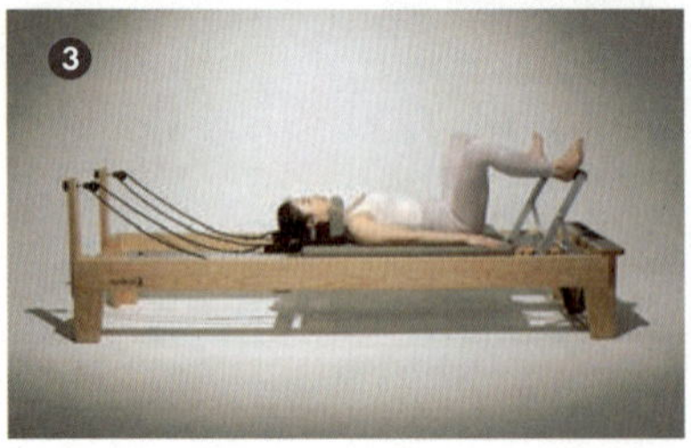

2. LATERALLY ROTATED

1 시작 자세

Carriage 위에 누워 골반은 Neutral을 유지하고 뒤꿈치를 Footbar 위에 위치한다. 다리는 Footbar 너비 만큼 넓게 벌리고 고관절은 외회전을 유지하고 발목은 배측 굴곡을 만든다. 무릎이 발의 중앙 부분을 향하게 한다.

2 동작

❶ 마시면서 준비한다.

❷ 내쉬면서 무릎을 펴내며 Carriage를 밀어낸다.

❸ 마시면서 다시 무릎을 구부리며 시작 자세로 들어온다.

10–12회 반복한다.

3 지도사항

1 발가락과 무릎이 같은 방향을 볼 수 있도록 지도한다.

2 동작내내 골반의 Neutral을 유지한다.

3 내전근과 외전근의 힘을 인지할 수 있도록 손으로 저항감을 주는 큐잉을 준다.

4 변형동작

1 동작의 난이도를 높게 할 경우 :

1) 호흡을 반대로 바꾼다.

2 작은 범위의 동작 :

Carriage를 반만 밀어내고 내쉬는 호흡을 강조하여 끝까지 들어온다. 골반의 Neutral 정렬을 도전 시키고 Carriage를 밀어낼 때 와 브레이크 역할을 하도록 해서 들어오는 동작 시에 knee flexors를 강조한다.

3 끝 범위의 동작 :

Carriage를 멀리 밀어내고 반 정도만 들어온다. 내쉬는 호흡에 밀어내는 것을 강조하고 Knee Extensors를 강조한다.

4 간격을 이용하기 :

무릎 위에 밴드를 묶으면 고관절의 외전근의 활성화를 유지하는데 도움이 된다.

☑ **운동목적** 고관절의 다양한 위치에 따른 하체 근력 강화

☑ **기구세팅** Footbar position 3, R1+B1~R1+B2 springs, Headrest 개인에 따라 조절

☑ **사용근육**

MOBILIZERS 고관절 신전근(Hip Extensor), 고관절 굴곡근(Hip Flexors), 무릎 신전근(Knee Extensors), 무릎 굴곡근(Knee Flexors)

STABILIZERS 복횡근(Transverse Abdominis), 다열근(Multifidus), 골반기저근(Pelvic Floor Muscle), 복사근(Obliques), 견갑대 안정화 근육, 고관절 내전근(Hip Adductor), 고관절 내회전근(Hip Internal Rotator), 배측 굴곡근(Dorsi Flexors)

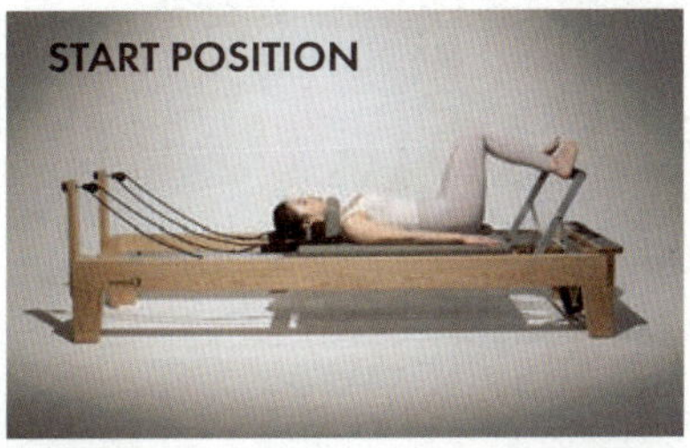

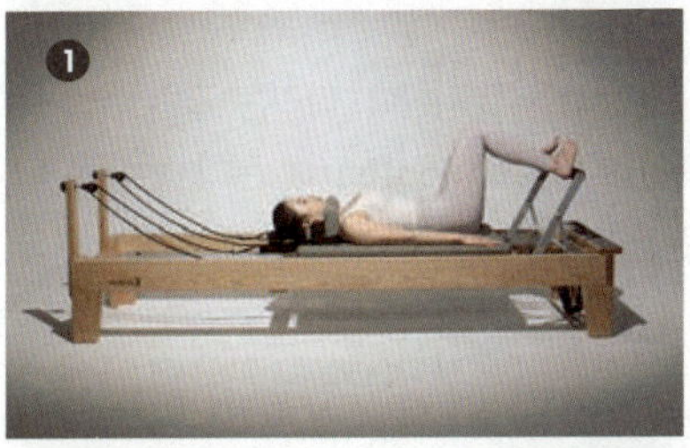

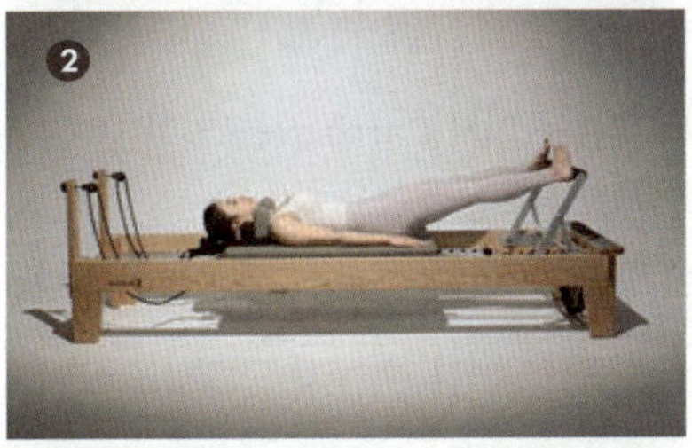

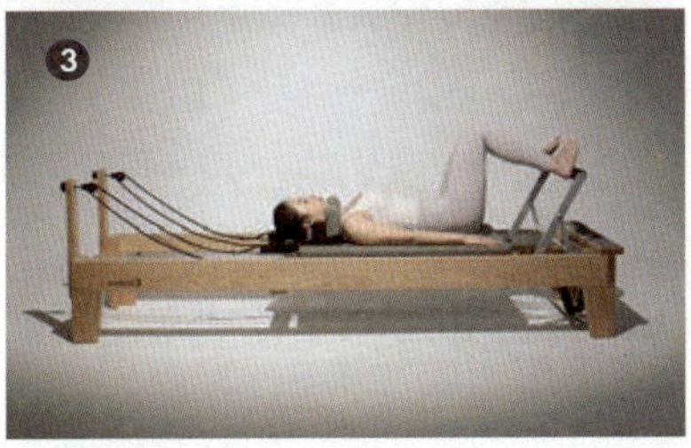

3. MEDIALLY ROTATED

1 시작 자세

Carriage 위에 누워 척추와 골반의 Neutral을 유지하고 고관절을 내회전시키고 발뒤꿈치는 Footbar 위에 골반 너비보다 조금 더 넓게 둔다. 발가락은 가능한 서로 닿을 수 있게 하며 무릎은 구부려 서로 닿은 상태이다.

2 동작

1. 마시면서 준비한다.
2. 내쉬면서 무릎을 펴내며 Carriage를 밀어낸다.
3. 마시면서 다시 무릎을 구부리며 시작 자세로 들어온다.

10–12회 반복한다.

3 지도사항

1 무릎과 발의 정렬을 유지하며 동작한다.

2 발목에서만 과하게 회전이 생기지 않도록 주의한다.

4 변형동작

1 동작의 난이도를 높게 할 경우 :

1) 호흡을 반대로 바꾼다.

2 작은 범위의 동작 :

Carriage를 반만 밀어내고 내쉬는 호흡을 강조하여 끝까지 들어온다. 골반의 Neutral 정렬을 도전 시키고 Carriage를 밀어낼 때 와 브레이크 역할을 하도록 해서 들어오는 동작 시에 knee flexors를 강조한다.

3 끝 범위의 동작 :

Carriage를 멀리 밀어내고 반 정도만 들어온다. 내쉬는 호흡에 밀어내는 것을 강조 하고 Knee Extensors를 강조한다.

4 간격을 이용하기 :

무릎 위에 밴드를 묶으면 고관절의 외전근의 활성화를 유지하는데 도움이 된다.

LEVEL 1, 2 | LEG WORK

SINGLE LEG WORK

☑ **운동목적** 움직이는 다리의 근력강화와 한쪽만 움직임에 따른 체간의 안정성 향상

☑ **기구세팅** Footbar position 3, B2~R1+B1 springs, Headrest 개인에 따라 조절

☑ **사용근육**

MOBILIZERS 고관절 신전근(Hip Extensor), 고관절 굴곡근(Hip Flexors), 무릎 신전근(Knee Extensors), 무릎 굴곡근(Knee Flexors)

STABILIZERS 복횡근(Transverse Abdominis), 다열근(Multifidus), 골반기저근(Pelvic Floor Muscle), 복사근(Obliques), 견갑대 안정화 근육, 저측 굴곡근(Plantar flexors), 움직이지 않는 다리의 고관절 굴곡근(Hip Flexors), 무릎 굴곡근(Knee Flexors)

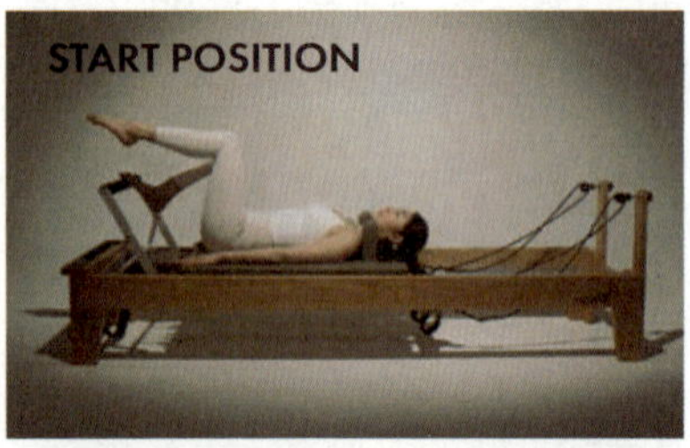
START POSITION

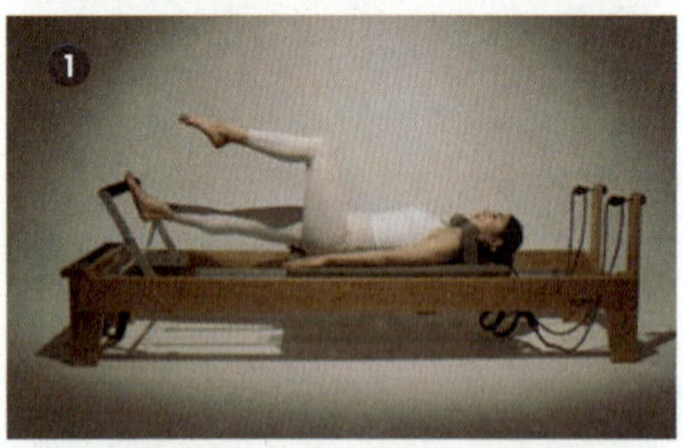
1

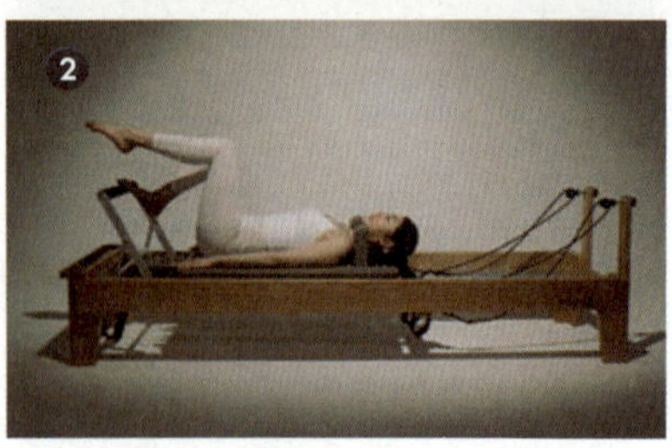
2

1. SINGLE LEG TOE (level 1)

1 시작 자세

Carriage 위에 누워 척추와 골반의 Neutral을 유지한다. 다리는 골반 너비 보다 약간 작게 벌려서 발목을 저측 굴곡하여 발볼을 Footbar에 둔다. 반대쪽 다리는 고관절과 무릎을 구부려서 발목은 저측 굴곡한다. (Table Top 자세)

2 동작

❶ 마시면서 Footbar에 위치한 다리의 무릎을 펴서 Carriage를 밀어낸다. 다른 한쪽의 다리는 계속 Table Top 자세를 유지한다.

❷ 내쉬면서 Footbar에 위치한 다리의 무릎을 구부려 Carriage가 들어오도록 하여 시작 자세로 돌아온다.

6–8회 반복한다.

3 지도사항

1 Carriage를 컨트롤하여 돌아올 때 Carriage가 리포머 끝에 부딪히는 소리가 나기 전에 멈춘다.

2 무릎이 과신전이 되지 않게 주의한다.

3 목이나 어깨에 긴장이 들어갈 경우 Head Rest를 올려서 동작한다.

4 6–8회 진행이 되는 동안 균일한 속도와 페이스로 진행될 수 있게 한다.

5 동작이 진행되는 동안 골반의 Neutral과 안정성에 주의를 기울인다.

6 발가락 두 번째, 세 번째 발가락이 주도해서 밀어낼 수 있도록 한다.

7 다리와 골반 주변의 근육들이 동작을 이끌어 나갈 수 있도록 한다.

4 변형동작

1 동작의 난이도를 높게 할 경우 :

1) Footbar에 위치한 다리의 고관절만 Laterally Rotation 하여 동작을 한다.

2) Footbar에 위치한 다리의 고관절만 Medially Rotation 하여 동작을 한다.

3) 들고 있는 다리의 고관절을 Laterally Rotation 해서 동작을 한다.

4) 들고 있는 다리의 고관절을 Medially Rotation 해서 동작을 한다.

2 동작의 난이도를 낮게 할 경우 :

1) 동작을 하는 다리의 발목이 안정성을 유지하기 어렵다면 배측 굴곡으로 동작을 한다.

☑ **운동목적** 움직이는 다리의 근력강화와 한쪽만 움직임에 따른 체간의 안정성 향상

☑ **기구세팅** Footbar position 3, B2~R1+B1 springs, Headrest 개인에 따라 조절

☑ **사용근육**

MOBILIZERS 고관절 신전근(Hip Extensor), 고관절 굴곡근(Hip Flexors), 무릎 신전근(Knee Extensors), 무릎 굴곡근(Knee Flexors)

STABILIZERS 복횡근(Transverse Abdominis), 다열근(Multifidus), 골반기저근(Pelvic Floor Muscle), 복사근(Obliques), 견갑대 안정화 근육, 저측 굴곡근(Plantar Flexors)

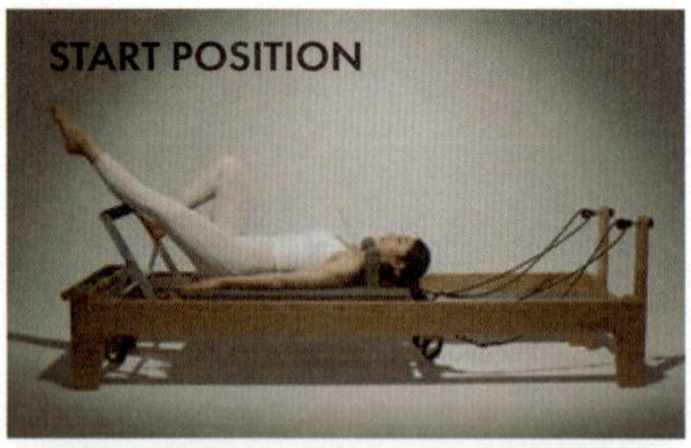

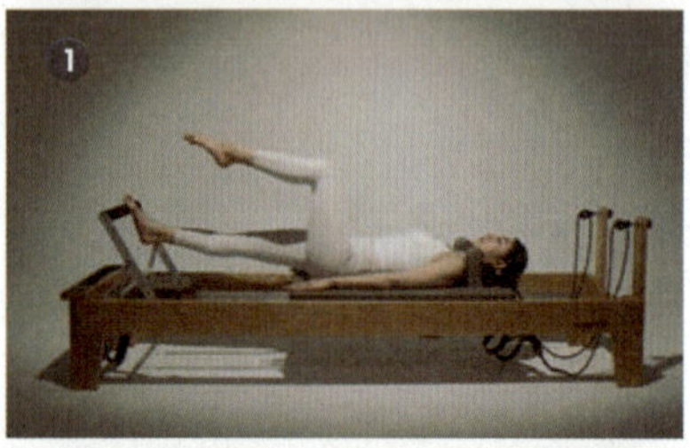

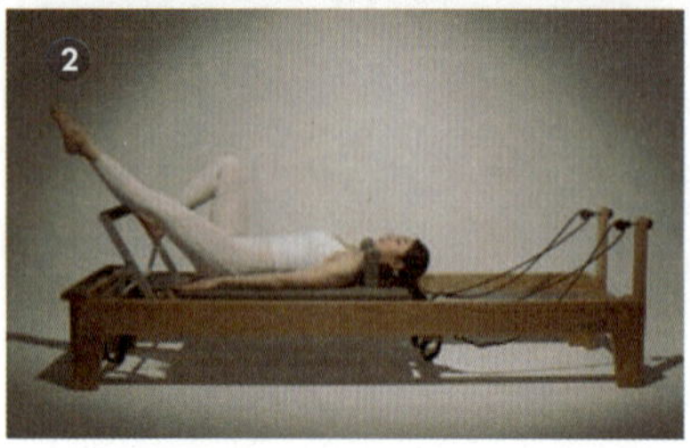

2. BICYCLE (level 1)

1 시작 자세

Carriage 위에 누워 척추와 골반의 Neutral을 유지하고 한 쪽 다리는 고관절과 무릎을 구부려 발의 볼을 Footbar에 대고 저측 굴곡한다. 반대쪽의 다리는 대각선 방향으로 뻗어낸다.

2 동작

❶ 마시면서 Footbar에 위치한 다리의 무릎을 펴서 Carriage를 밀어낸다. 동시에 반대쪽 다리는 Table Top 자세를 유지한다.

❷ 내쉬면서 Footbar에 위치한 다리의 무릎을 구부리고 동시에 반대쪽 다리는 대각선으로 뻗으면서 Carriage를 컨트롤하게 움직이면서 시작 자세로 돌아온다.

6–8회 반복한다.

3 지도사항

1 Carriage를 컨트롤하여 돌아올 때 Carriage가 리포머 끝에 부딪히는 소리가 나기 전에 멈춘다.

2 무릎이 과신전이 되지 않게 주의한다.

3 목이나 어깨에 긴장이 들어갈 경우 Head Rest를 올려서 동작한다.

4 6–8회 진행이 되는 동안 균일한 속도와 페이스로 진행될 수 있게 한다.

5 동작이 진행되는 동안 골반의 Neutral과 안정성에 주의를 기울인다.

6 발가락 두 번째, 세 번째 발가락이 주도해서 밀어낼 수 있도록 한다.

7 다리와 골반 주변의 근육들이 동작을 이끌어 나갈 수 있도록 한다.

8 뻗어 있는 다리의 골반 주변 근육이 계속 일을 할 수 있도록 한다.

4 변형동작

1 동작의 난이도를 높게 할 경우 :

1) Footbar에 위치한 다리의 고관절만 Laterally Rotation 하여 동작을 한다.

2) Footbar에 위치한 다리의 고관절만 Medially Rotation 하여 동작을 한다.

3) 들고 있는 다리의 고관절을 Laterally Rotation 해서 동작을 한다.

4) 들고 있는 다리의 고관절을 Medially Rotation 해서 동작을 한다.

2 동작의 난이도를 낮게 할 경우 :

1) 발목이 불안정할 경우 : 발목의 안정성을 취할 수 있는 각도로 진행하며, 한 번 정한 각도가 변하지 않도록 주의한다.

☑ **운동목적** 움직이는 다리의 근력강화와 한쪽만 움직임에 따른 체간의 안정성 향상

☑ **기구세팅** Footbar position 3, B2~R1+B1 springs, Headrest 개인에 따라 조절

☑ **사용근육**

MOBILIZERS 고관절 신전근(Hip Extensor), 고관절 굴곡근(Hip Flexors), 무릎 신전근(Knee Extensors), 무릎 굴곡근(Knee Flexors), 배측 굴곡근(Dorsi flexors), 저측 굴곡근(Plantar flexors)

STABILIZERS 복횡근(Transverse Abdominis), 다열근(Multifidus), 골반기저근(Pelvic Floor Muscle), 복사근(Obliques), 견갑대 안정화 근육, 고관절 굴곡근(Hip Flexors)

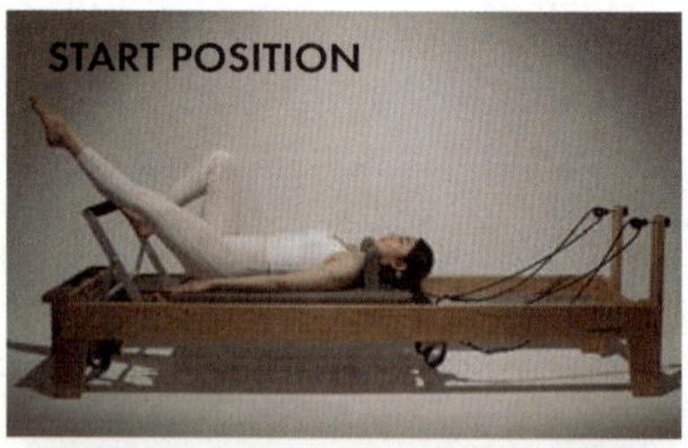

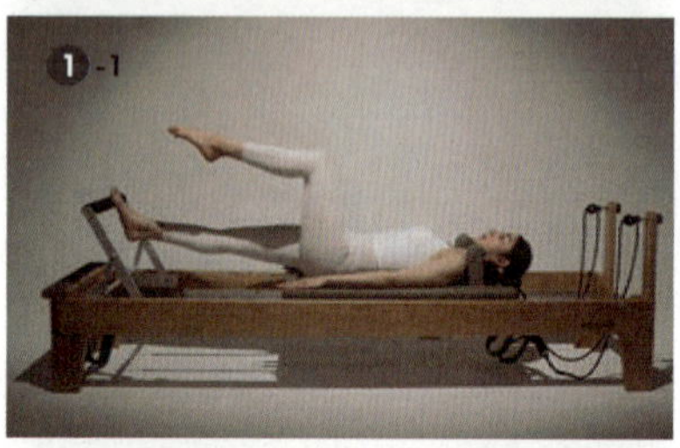

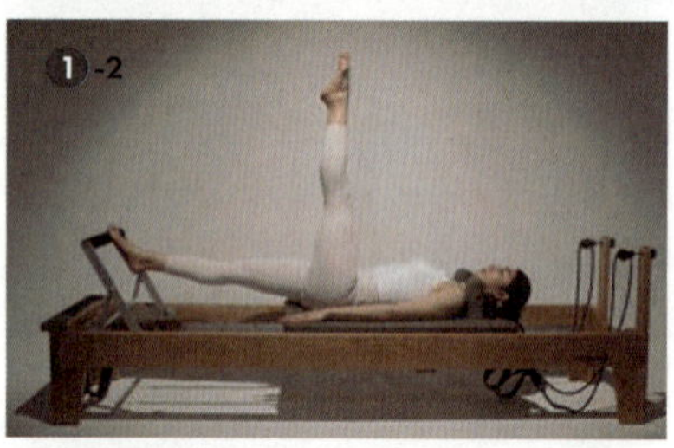

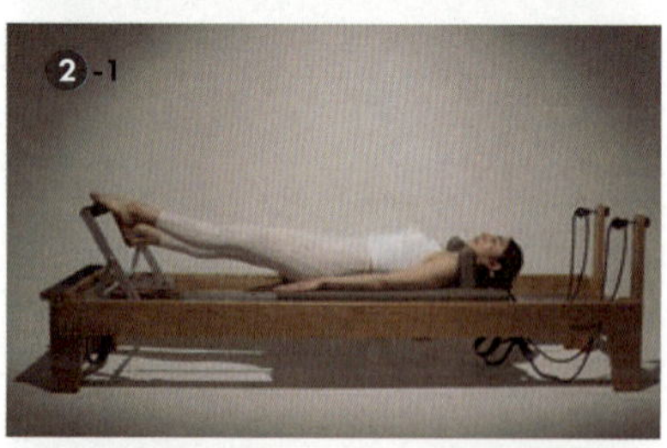

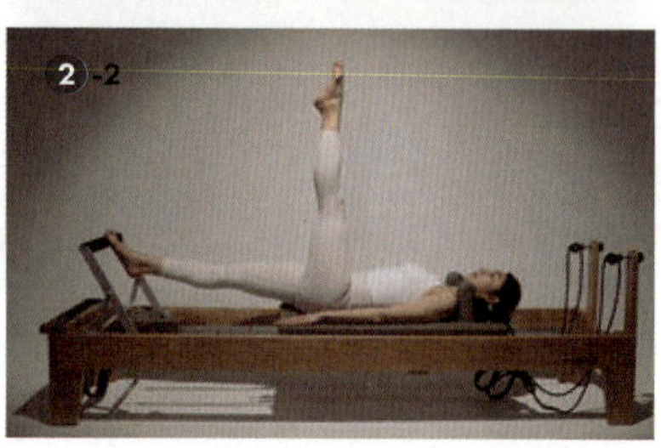

3. DEVELOPE (level 2)

1 시작 자세

Carriage 위에 누워 척추와 골반의 Neutral을 유지한다. 다리는 골반 너비보다 작게 벌리고 한쪽 다리의 발의 볼을 footbar에 위치하고 저측 굴곡한다. 반대쪽의 다리는 Footbar 위로 대각선 방향으로 길게 뻗어낸다.

2 동작

❶ 마시면서 Footbar에 위치한 다리의 무릎을 펴서 Carriage를 밀어낸다. 동시에 반대쪽 다리는 table top 자세를 만들었다가 무릎을 펴서 발을 천장으로 뻗어준다.

❷ 내쉬면서 footbar에 위치한 다리는 그대로 유지하고 천장 방향으로 뻗은 다리를 Footbar 에 닿을 듯이 내렸다가 다시 천장 방향으로 올린다. (고관절을 신전했다가 다시 굴곡한다.)

❸ 마시면서 양쪽 다리는 길게 뻗은 상태를 유지하고 발목만 배측 굴곡했다가 다시 저측 굴곡한다.

❹ 내쉬면서 footbar 위치한 다리의 무릎을 구부린다. 동시에 천장으로 뻗은 다리의 무릎을 구부려 Table top 자세를 만들었다가 바로 대각선으로 뻗어주면서 carriage를 컨트롤하게 움직이면서 시작 자세로 돌아온다.

4-6회 반복한다.

3 지도사항

1 Carriage를 컨트롤하여 돌아올 때 Carriage가 리포머 끝에 부딪치는 소리가 나기 전에 멈춘다.

2 무릎이 과신전되지 않게 주의한다.

3 목이나 어깨에 긴장이 들어갈 경우 Headrest를 올려서 진행한다.

4 4-6회 진행이 되는 동안 균일한 속도와 페이스로 진행한다.

5 동작이 진행되는 동안 골반의 Neutral과 안정성에 주의를 기울인다.

6 발가락 두번째, 세번째 발가락이 주도해서 밀어낼 수 있도록 한다.

7 다리와 골반 근육들이 동작을 이끌어 나갈 수 있도록 한다.

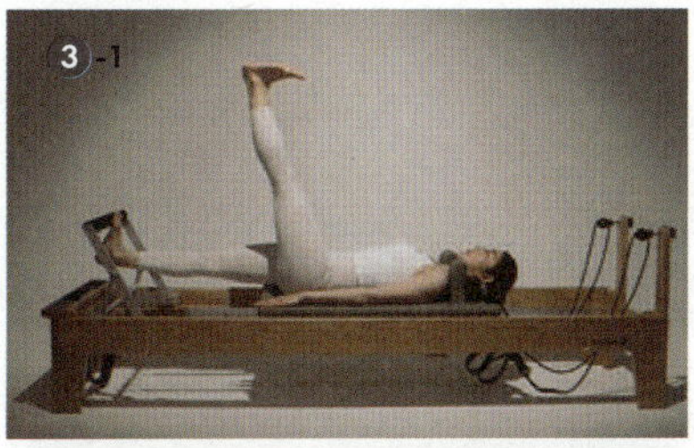

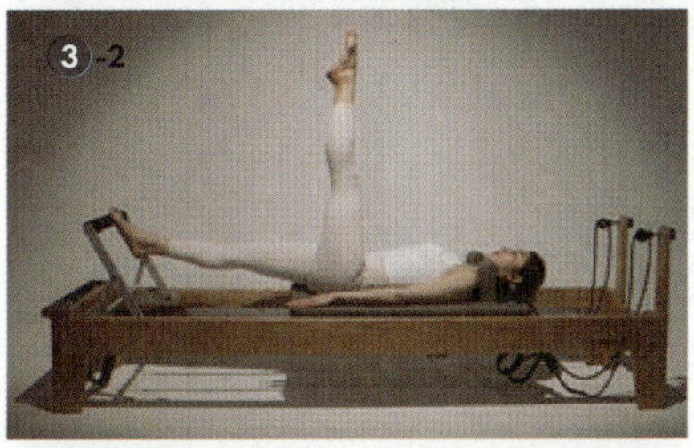

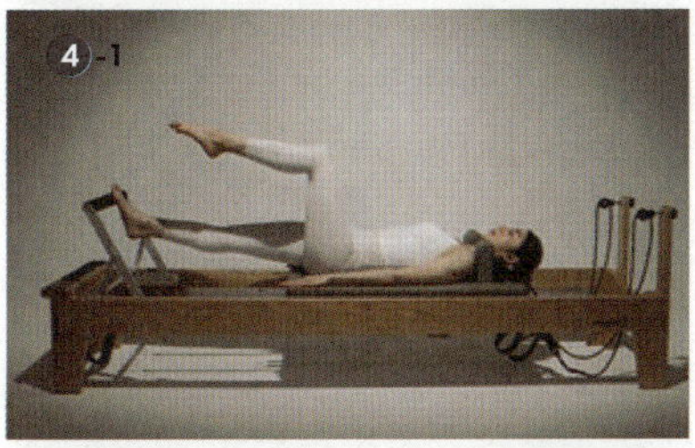

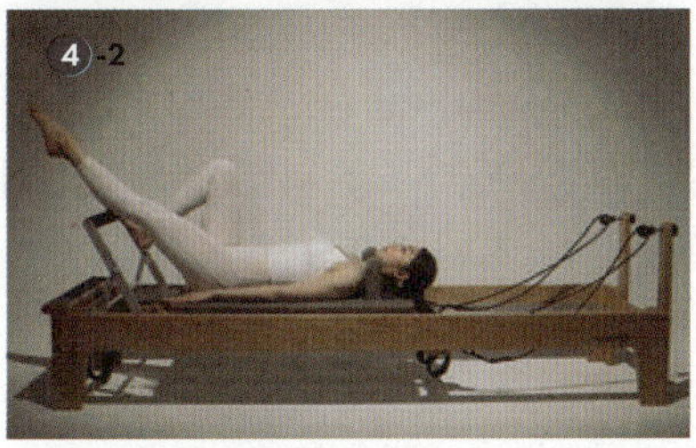

4 변형동작

1 동작의 다양성을 위한 경우 :

1) Footbar에 위치한 다리의 고관절만 Laterally Rotation 하여 동작을 한다.

2) Footbar에 위치한 다리의 고관절만 Medially Rotation 하여 동작을 한다.

2 동작의 난이도를 낮게 할 경우 :

1) 발목이 불안정할 경우 :

발목의 각도를 낮추어서 진행하며, 한번 정한 각도가 변하지 않도록 주의 한다.

☑ **운동목적** 움직이는 다리의 근력강화와 한쪽만 움직임에 따른 체간의 안정성 향상

☑ **기구세팅** Footbar Position 3, B2~R1+B1 springs, Headrest 개인에 따라 조절

☑ **사용근육** **MOBILIZERS** 고관절 신전근(Hip Extensor), 고관절 굴곡근(Hip Flexors), 무릎 신전근(Knee Extensors), 무릎 굴곡근(Knee Flexors)

STABILIZERS 복횡근(Transverse Abdominis), 다열근(Multifidus), 골반기저근(Pelvic Floor Muscle), 복사근(Obliques), 견갑대 안정화 근육, 배측 굴곡근(Dorsi Flexors), 고관절 굴곡근(Hip Flexors), 무릎 신전근(Knee Extensors), 하체 안정화 근육

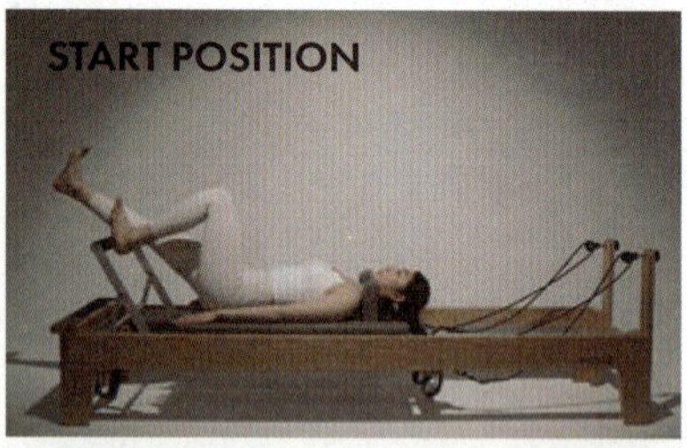

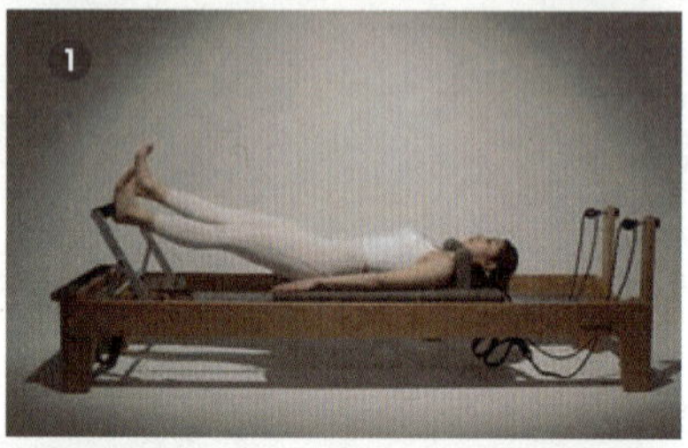

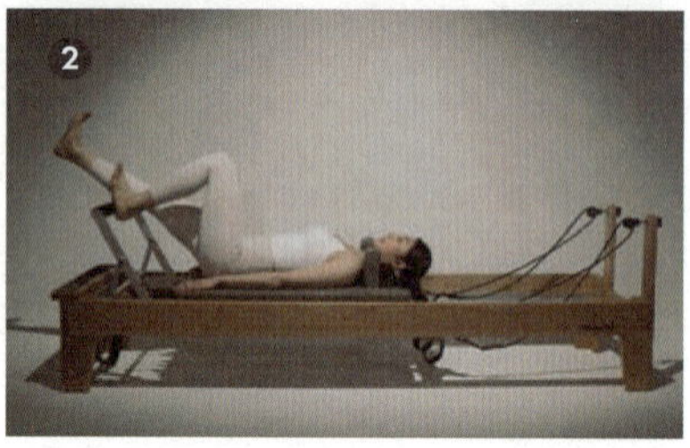

4. SINGLE LEG HEEL (level 1)

1 시작 자세

Carriage 위에 누워 척추와 골반의 Neutral을 유지한다. 양 다리는 골반 너비보다 작게 벌려서 발목을 배측 굴곡하여 뒤꿈치를 footbar에 위치한 다음 한쪽 다리만 대각선으로 뻗어주어 시작 자세를 만든다.

2 동작

❶ 마시면서 Footbar에 위치한 다리의 무릎을 펴서 Carriage를 밀어낸다. 반대쪽 다리는 시작 자세를 그대로 유지한다. 무릎이 모두 펴졌을 때도 골반의 Neutral을 유지한다.

❷ 내쉬면서 Footbar에 위치한 다리의 무릎을 구부려 Carriage가 들어오도록 하여 시작 자세로 돌아온다.

6–8회 반복한다.

3 지도사항

1 Carriage를 컨트롤하여 돌아올 때 Carriage가 리포머 끝에 부딪히는 소리가 나기 전에 멈춘다.

2 무릎이 과신전이 되지 않게 주의한다.

3 목이나 어깨에 긴장이 들어갈 경우 Head Rest를 올려서 동작한다.

4 6–8회 진행이 되는 동안 균일한 속도와 페이스로 진행될 수 있게 한다.

5 동작이 진행되는 동안 골반의 Neutral과 안정성에 주의를 기울인다.

6 발가락 두 번째, 세 번째 발가락이 주도해서 밀어낼 수 있도록 한다.

7 다리와 골반 주변의 근육들이 동작을 이끌어 나갈 수 있도록 한다.

4 변형동작

1 동작의 난이도를 높게 할 경우 :

1) Footbar에 위치한 다리의 고관절만 Laterally Rotation 하여 동작을 한다.

2) Footbar에 위치한 다리의 고관절만 Medially Rotation 하여 동작을 한다.

3) 들고 있는 다리의 고관절을 Laterally Rotation 해서 동작을 한다.

4) 들고 있는 다리의 고관절을 Medially Rotation 해서 동작을 한다.

2 동작의 난이도를 높게 할 경우 :

1) 양 다리의 발목을 저측 굴곡하고 동작을 한다.

LEVEL 1 | LEG WORK

RUNNING

☑ 운동목적 반복적 움직임의 도전을 주면서 몸통과 골반 안정성 향상

☑ 기구세팅 Footbar position 3, B2~R1+B1 springs, Headrest 개인에 따라 조절

☑ 사용근육
MOBILIZERS 고관절 신전근(Hip Extensor), 고관절 굴곡근(Hip Flexors), 무릎 신전근(Knee Extensors), 무릎 굴곡근(Knee Flexors), 배측 굴곡근(Dorsi Flexors), 저측 굴곡근(Plantar Flexors)

STABILIZERS 복횡근(Transverse Abdominis), 다열근(Multifidus), 골반기저근(Pelvic Floor Muscle), 복사근(Obliques), 견갑대 안정화 근육, 고관절 내전근(Hip Adductor)

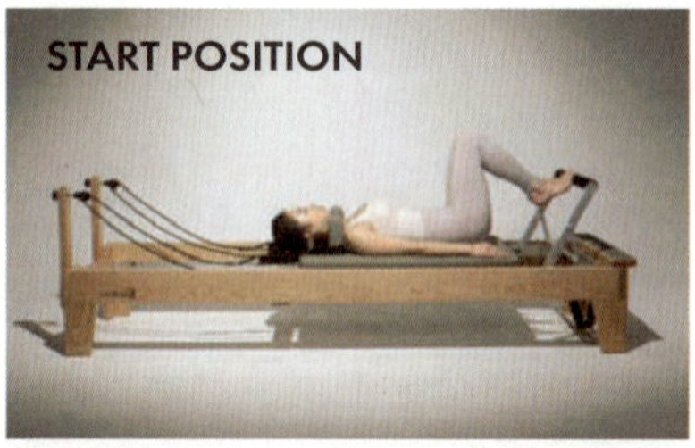
START POSITION

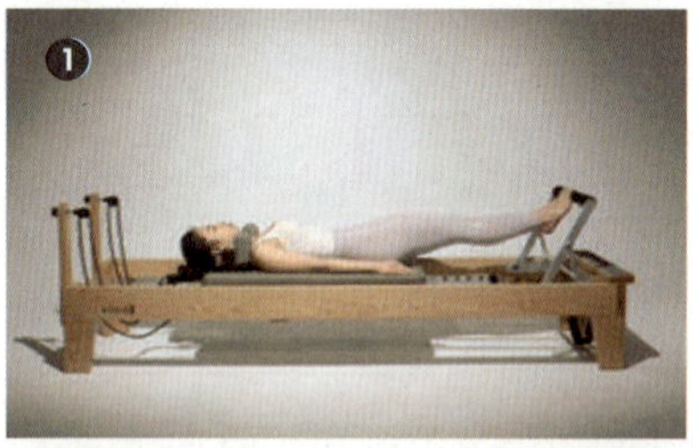
①

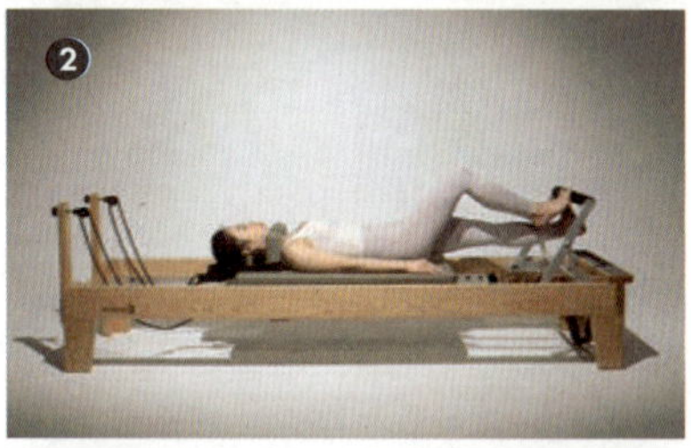
②

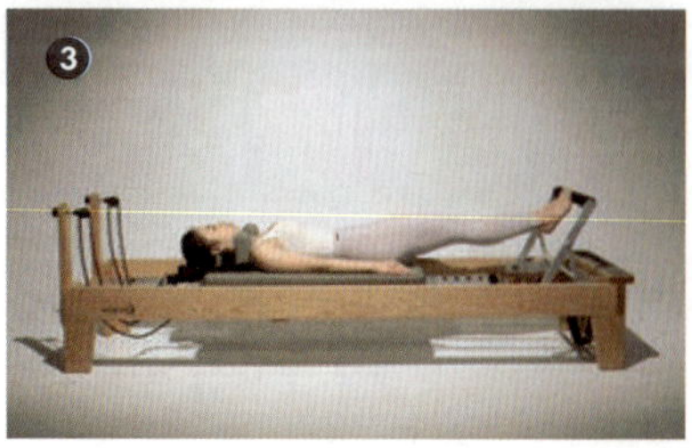
③

1 시작 자세

Carriage 위에 누워 척추와 골반의 Neutral을 유지하고 두 다리는 내전하여 평행하게 유지하고 발의 볼을 footbar에 댄다. 그런 다음 발목은 저측 굴곡한다.

2 동작

❶ 마시면서 발목의 각도를 유지한 상태로 다리를 펴서 carriage를 밀어낸다.

❷ 내쉬면서 오른쪽 다리는 무릎을 상태로 발목만 배측 굴곡하고 동시에 왼쪽 다리는 무릎을 구부리고 발목은 저측 굴곡한다.

❸ 마시면서 양 다리의 무릎을 편 상태로 양쪽 다리의 발목을 모두 저측 굴곡한다.

❹ 내쉬면서 왼쪽 다리는 무릎을 편 상태로 발목만 배측 굴곡하고 동시에 오른쪽 다리는 무릎을 구부리고 발목은 저측 굴곡한다.

❺ 마시면서 무릎을 편 상태로 양쪽 다리의 발목을 모두 저측 굴곡한다.

양쪽을 번갈아 가며 20-40회 반복해서 진행한다.

❻ 내쉬면서 무릎을 구부리면서 시작 자세로 돌아온다.

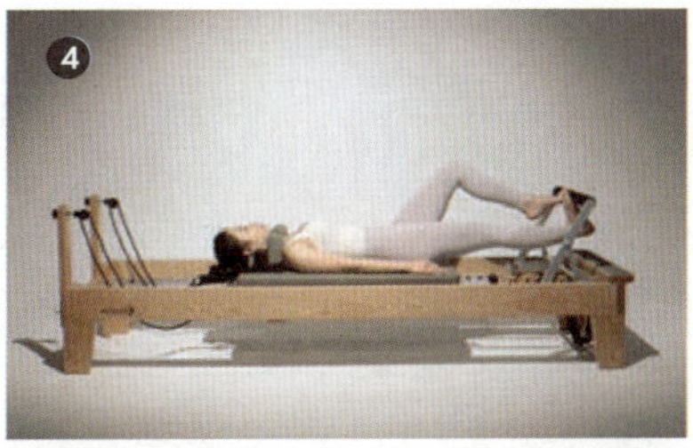

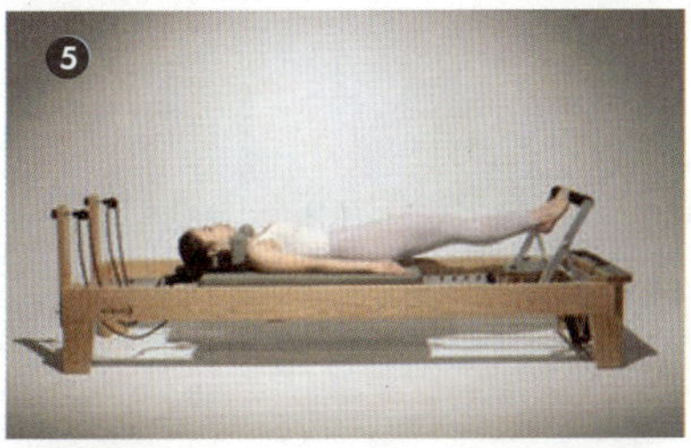

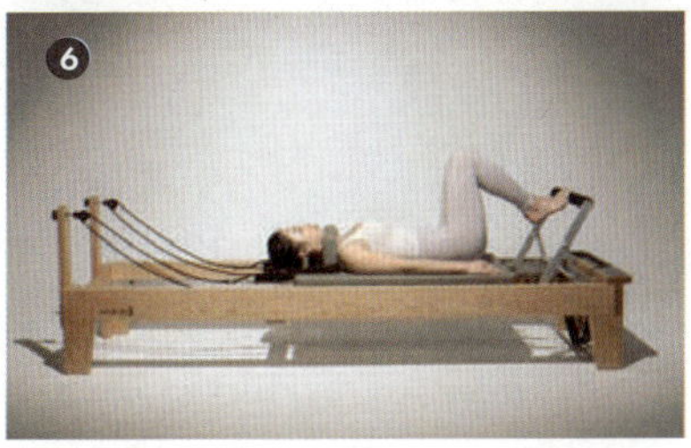

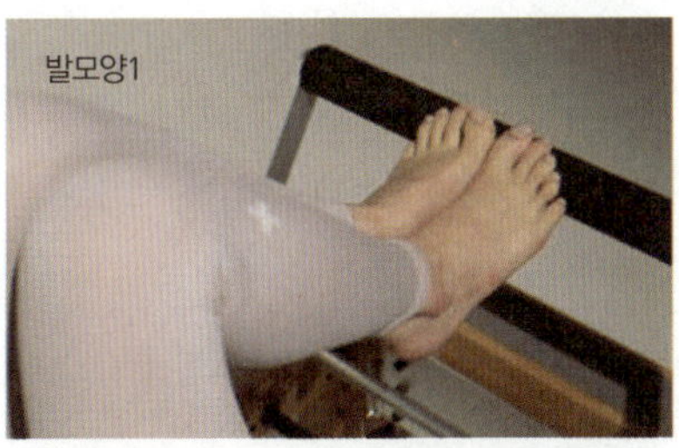

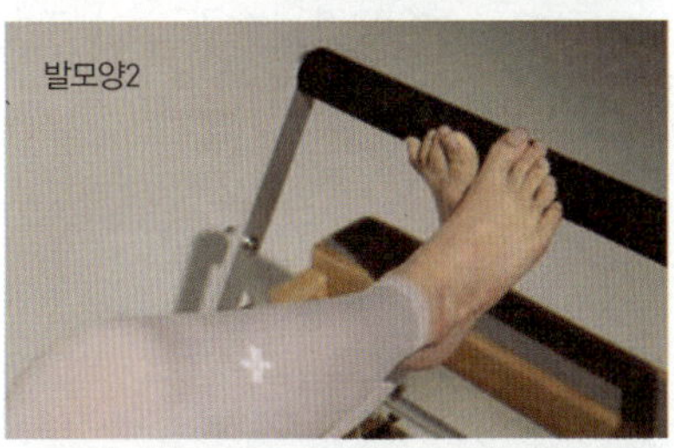

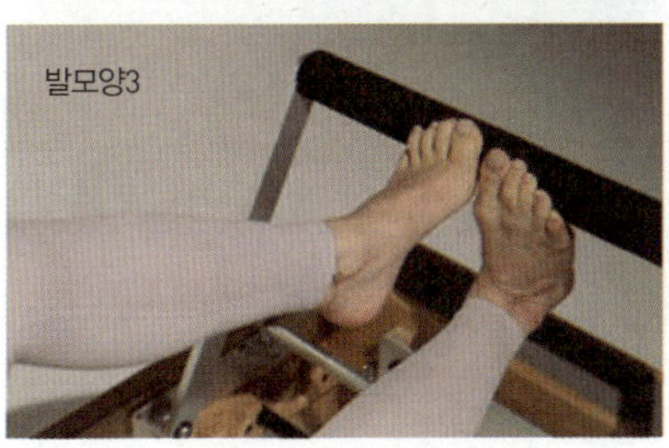

3 지도사항

1 골반의 안정성을 요하는 동작으로 수업의 후반에 동작한다.

2 배측 굴곡하는 다리의 무릎이 과신전 되지 않도록 주의하고 동작 중간에 양 다리의 무릎을 펼 때는 확실하게 펼 수 있도록 한다.

3 목이나 어깨에 긴장이 들어갈 경우 Head Rest를 올려서 동작한다.

4 동작의 컨트롤이 어렵다면 속도를 낮추고 호흡을 부드럽게 하면서 진행한다.

5 한쪽 다리의 발가락에 무게 많이 실어서 동작의 컨트롤을 잃어버리지 않게 양쪽 발 볼에 무게를 균등하게 유지하고 동작을 한다.

6 동작을 하는 동안 골반의 안정화를 위해 중둔근의 활성화에 신경을 쓰도록한다.

4 변형동작

1 동작의 난이도를 높게 할 경우 :

1) 속도를 높여 진행하며 그에 맞게 호흡을 바꾼다.

2 동작의 난이도를 낮게 할 경우 :

1) 속도를 낮추어 천천히 진행한다.

2) 발목이 불안정할 경우 발목의 안정성을 취할 수 있는 각도로 진행하며, 한 번 정한 각도가 변하지 않도록 주의한다.

LEVEL 1 | LEG WORK

ONE LEG STRETCH

☑ **운동목적** 몸통 안정성과 고관절 신전근, 굴곡근 스트레칭

☑ **기구세팅** Footbar position 4~7, B1-2 spring, Headrest 개인에 따라 조절

☑ **사용근육** **MOBILIZERS** 고관절 신전근(Hip Extensor), 고관절 굴곡근(Hip Flexors)

STABILIZERS 복횡근(Transverse Abdominis), 골반기저근(Pelvic Floor Muscle), 복사근(Obliques), 다열근(Multifidus), 견갑골의 안정화 근육

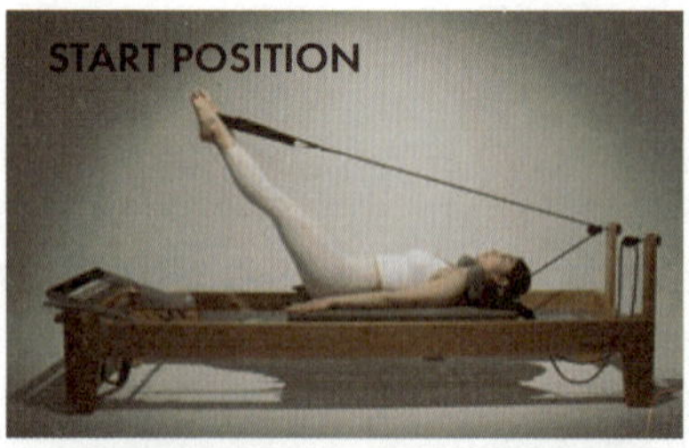

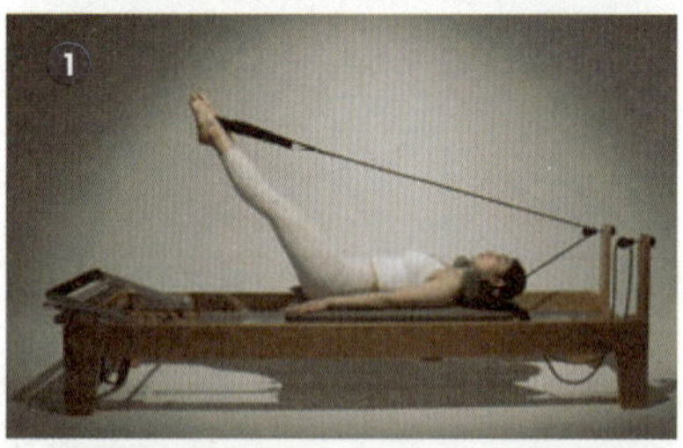

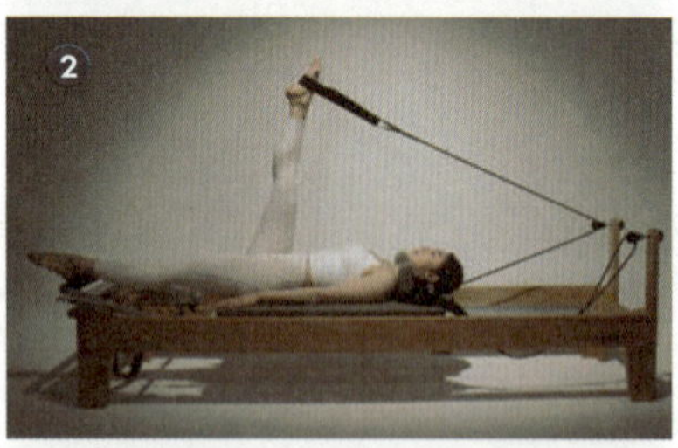

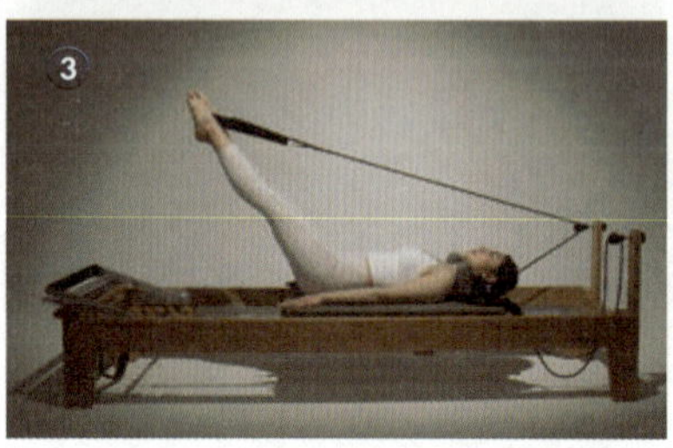

1 시작 자세

천장을 보고 Carriage에 누운 상태에서 척추와 골반은 Neutral을 유지하고 한 쪽 발의 아치에 Strap 을 끼운다. Strap을 끼운 다리의 고관절을 45도만큼 굴곡시켜 발이 천장을 향하고 발목은 저측 굴곡을 만든다. 그리고 반대 다리는 자연스럽게 펴서 Strap을 끼운 다리와 나란히 위치한다. 몸 옆에 팔을 길게 뻗어 손바닥이 바닥을 향한다.

2 동작

❶ 마시면서 준비한다.

❷ 내쉬면서 Strap 을 끼운 다리의 고관절을 더 굴곡을 시키고 반대 다리는 Footbar 방향으로 내려 놓는다. Carriage가 들어오면서 슬괵근을 늘려준다. 호흡을 자연스럽게 하면서 20초 유지한다.

❸ 마시면서 시작 자세로 돌아온다.

반대 다리도 동작한다.

3 지도사항

1 동작이 진행되는 동안 골반의 Neutral 이 무너지지 않도록 주의한다.

2 다리 높이에 따라 고관절 안정성을 지키기 위해 복부 근육을 사용할 수 있게 한다.

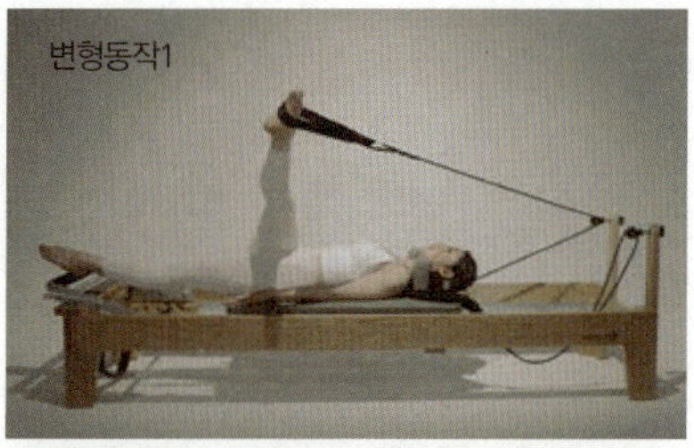

변형동작1

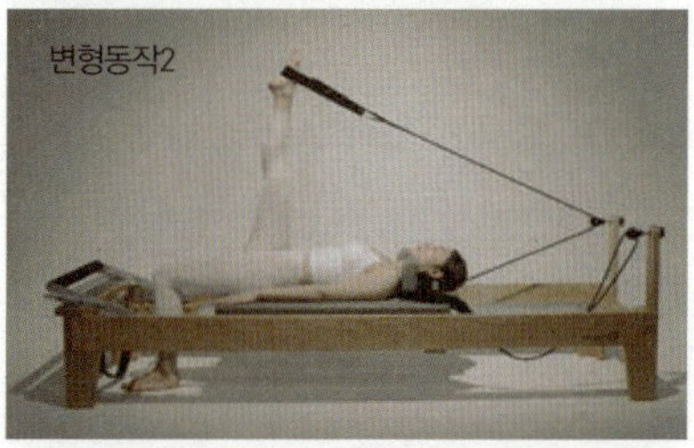

변형동작2

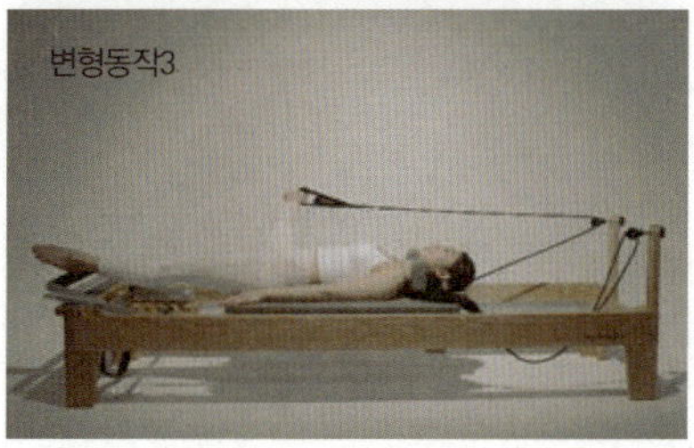

변형동작3

4 변형동작

1 Lateral Hamstring Stretch

1) Strap 을 끼운 다리를 몸통을 가로지르게 내전한다. 동작의 범위를 확보하기 위해서 반대 다리는 Footbar에 위치하거나 Platform에 위치하도록 한다.

2 Hamstring And Hip Flexor Stretch

1) Strap 을 끼운 다리의 고관절을 더 굴곡하여 슬괵근을 늘려주고 Footbar에 있는 다리를 바닥으로 내려서 Hip Flexor 를 늘려준다.

3 내전근 (Hip adductor) Stretch

1) Strap을 끼운 다리를 외전하여 내전근을 늘려준다.

4 동작의 난이도를 낮게 할 경우 :

1) Imprint 로 진행한다.

2) 동작의 범위를 제한적으로 진행한다.

LEVEL 1 | LEG WORK

ADDUCTORS STRETCH

☑ 운동목적 몸통 안정성과 고관절 내전근 스트레칭

☑ 기구세팅 Footbar Position 3, B2~R1+B1 springs, Headrest 개인에 따라 조절

☑ 사용근육

MOBILIZERS 고관절 신전근(Hip Extensor), 고관절 굴곡근(Hip Flexors), 고관절 내전근(Hip Adductor), 고관절 외전근(Hip Abductor)

STABILIZERS 복횡근(Transverse Abdominis), 골반기저근(Pelvic Floor Muscle), 복사근(Obliques), 다열근(Multifidus), 견갑골의 안정화 근육, 저측 굴곡근(Plantar Flexors)

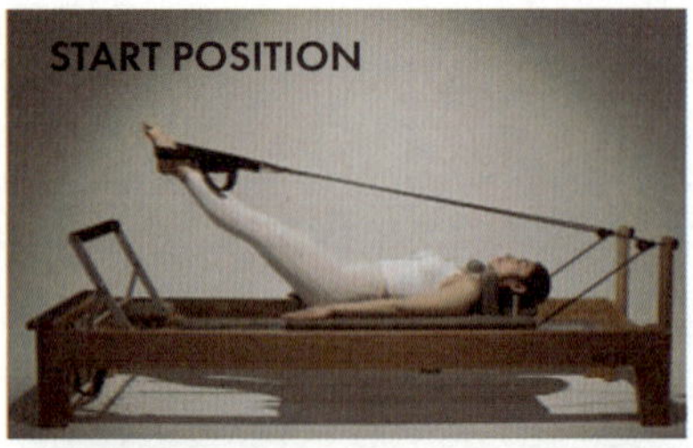

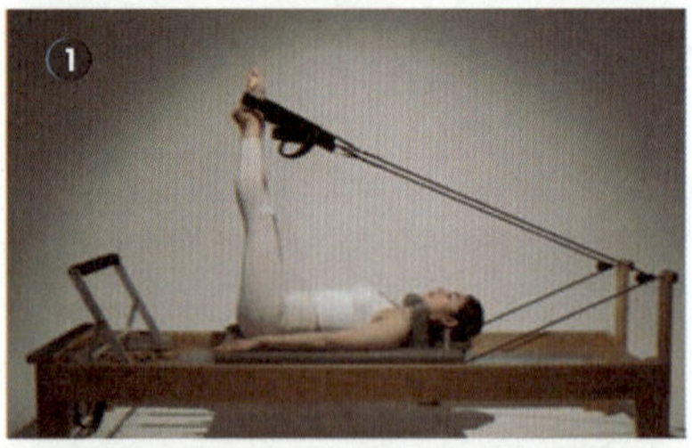

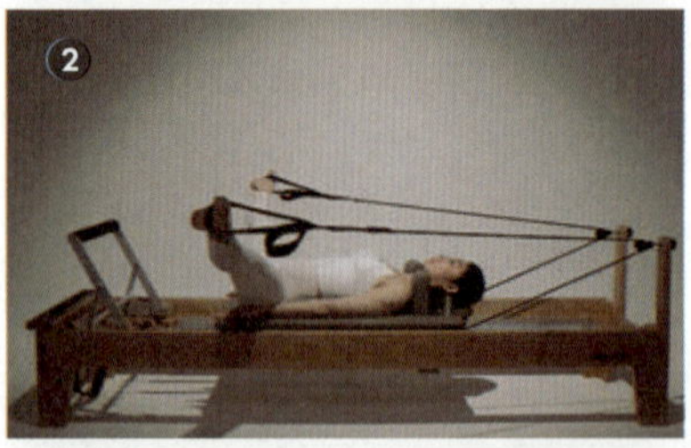

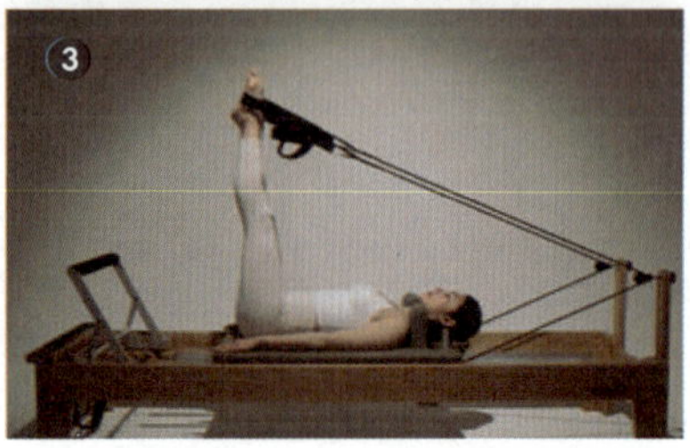

1 시작 자세

Carriage 에 누워서 척추와 골반은 Neutral를 유지하고 발에 Strap을 끼운다. 발목은 저측 굴곡을 유지하고 발가락은 자연스럽게 펴준다. 다리는 일자로 붙여서 Neutral 를 유지할 수 있을 만큼 대각선으로 내린다. 팔은 몸통 옆에 놓고 손바닥은 아래를 향한다.

2 동작

❶ 마시면서 다리를 몸통 방향으로 Hinge하고 Hamstrings을 늘려서 골반을 Neutral 로 만든다. Hip Joint의 각도는 90도를 넘지 않게 한다.

❷ 내쉬면서 Carriage는 그대로 유지하고 다리를 평행하게 벌린다.(외전)

❸ 마시면서 Carriage는 그대로 유지하고 다리를 모은다.(내전)

2회 반복한다.

❹ 내쉬면서 다리는 Neutral를 유지할 수 있을 만큼 내린다.

5회 반복한다.

3 지도사항

1 골반을 유지하고 Hip Joint에서의 움직임을 강조한다.

2 두 다리는 같은 힘과 동시에 동작을 하도록 한다.

3 다리를 외전 시 고관절에서 외회전이 일어나지 않도록 한다.

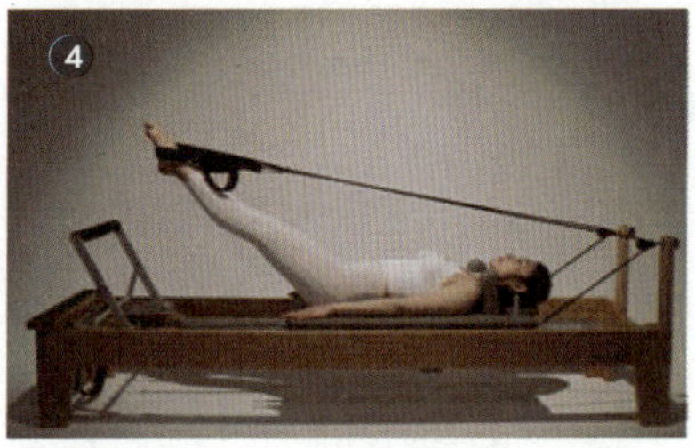

4 변형동작

1 동작의 난이도를 낮게 할 경우 :

1) 요추 골반의 안정성이 안잡힌다면 Imprint로 진행한다.

2) 동작의 범위를 제한적으로 진행한다.

LEVEL 1 | LEG WORK

TWO LEG LIFT & LOWER

- **운동목적** 몸통 안정성과 고관절의 굴곡근과 신전근 향상
- **기구세팅** Footbar Position 3, B2~R1+B1 springs, Headrest 개인에 따라 조절
- **사용근육** MOBILIZERS 고관절 신전근(Hip Extensor), 고관절 굴곡근(Hip Flexors)
  STABILIZERS 복횡근(Transverse Abdominis), 다열근(Multifidus), 골반기저근(Pelvic Floor Muscle), 복사근(Obliques), 견갑대 안정화 근육, 고관절 내전근(Hip Adductor), 무릎 신전근(Knee Extensors), 저측 굴곡근(Plantar Flexors)

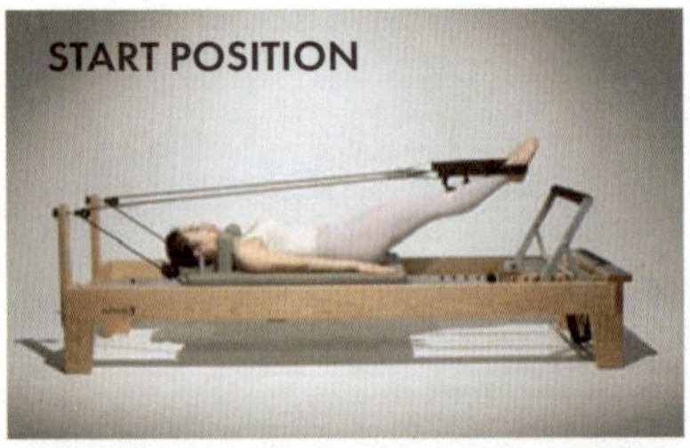

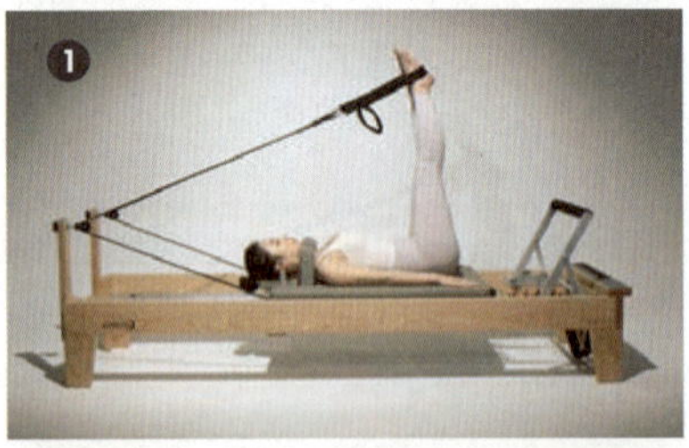

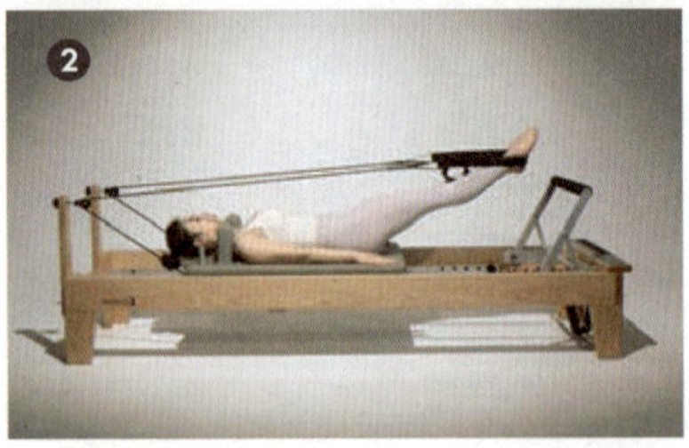

1. PARALLEL

1 시작 자세

천장을 보고 Carriage에 누운 상태에서 척추와 골반은 Neutral을 유지하고 양쪽 발의 아치에 Strap을 끼운다. 양쪽 다리의 고관절을 평행하게 하여 일자로 붙여서 바닥 방향으로 Neutral을 유지할 수 있을 만큼 내리고 발목은 저측 굴곡한다. 몸 옆에 팔을 길게 뻗어 손바닥이 바닥을 향한다.

2 동작

❶ 마시면서 두 다리의 고관절을 굴곡하여 슬괵근을 늘려준다.

❷ 내쉬면서 척추와 골반은 Neutral을 유지할 수 있을 만큼 두 다리의 고관절을 신전한다.

10회씩 반복한다.

3 지도사항

1 고관절 신전 시 갈비뼈 하단 부위가 carriage에서 떨어지지 않게하고 고관절 굴곡 시 골반이 후방경사 되지 않도록 지도하여 동작하는 동안 척추와 골반은 Neutral이 유지되도록 한다.

2 두 다리가 가운데 라인에서 움직일 수 있도록 한다.

3 두 다리에 힘이 동일하게 들어가면서 골반의 틀어짐이 발생하지 않도록 한다.

4 내전근의 힘을 느낄 수 있게 지도한다.

5 슬괵근의 제한이 있을 경우 무릎을 살짝 구부려 Neutral에 우선순위를 둔다.

6 다리 높이가 낮아짐에 따라 척추, 골반의 안정성을 유지하기 위해 복횡근과 복사근을 사용한다.

4 변형동작

1 동작의 난이도를 높게 할 경우 :

1) 다리를 골반 너비만큼 오픈한 상태로 진행한다.

2) 발목 사이에 작은 짐볼을 끼우고 진행한다.

3) 한 다리에만 Strap을 끼우고 두 다리를 동시에 동작한다.

2 동작의 난이도를 낮게 할 경우 :

1) 동작의 범위를 제한적으로 진행한다.

2) 요추, 골반의 불안정하면 동작 내내 imprint로 동작을 한다.

3) 골반, 고관절 주위의 근육에 문제가 있다면 동작의 범위를 작게, 동작의 속도를 천천히 하도록 한다.

☑ **운동목적** 몸통 안정성과 고관절의 굴곡근과 신전근 향상

☑ **기구세팅** Footbar Position 3, B2~R1+B1 springs, Headrest 개인에 따라 조절

☑ **사용근육** **MOBILIZERS** 고관절 신전근(Hip Extensor), 고관절 굴곡근(Hip Flexors)

STABILIZERS 복횡근(Transverse Abdominis), 다열근(Multifidus), 골반기저근(Pelvic Floor Muscle), 복사근(Obliques), 견갑대 안정화 근육, 고관절 외회전근(External Rotator), 무릎 신전근(Knee Extensors), 저측 굴곡근(Plantar Flexors)

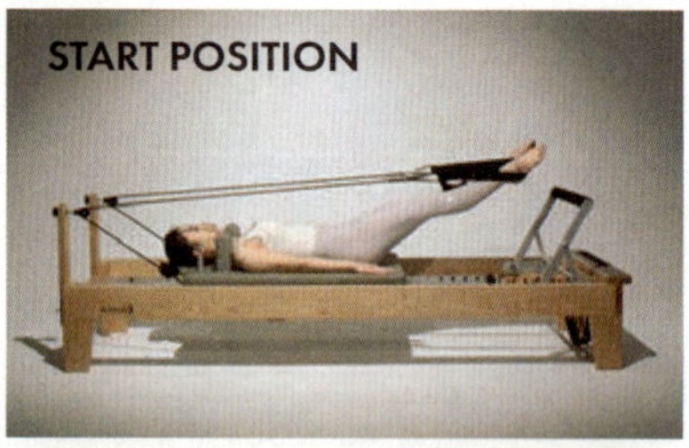

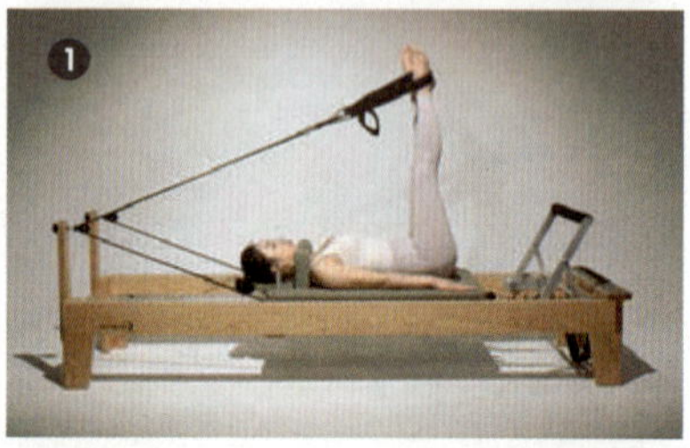

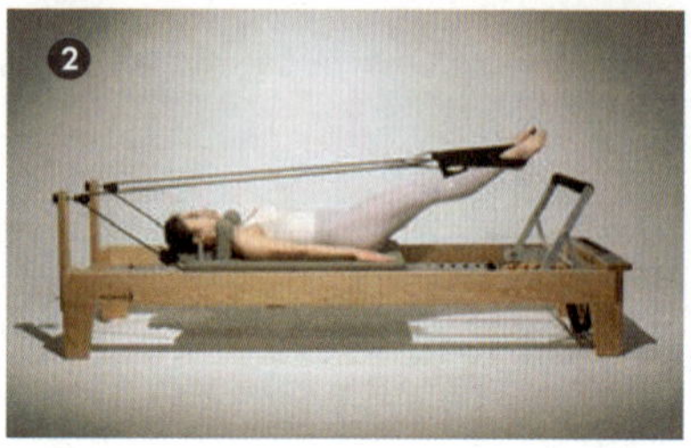

2. LATERALLY ROTATED

1 시작 자세

천장을 보고 Carriage에 누운 상태에서 척추와 골반은 Neutral을 유지하고 두 발의 아치에 Strap을 끼운다. 두 다리의 고관절을 외회전하고 일자로 붙여서 바닥 방향으로 Neutral을 유지할 수 있을 만큼 내리고 발목은 저측 굴곡한다. 몸 옆에 팔을 길게 뻗어 손바닥이 바닥을 향한다.

2 동작

❶ 마시면서 두 다리의 고관절을 굴곡하여 슬괵근을 늘려준다.

❷ 내쉬면서 척추와 골반은 Neutral을 유지할 수 있을 만큼 두 다리의 고관절을 신전한다.

10회씩 반복한다.

3 지도사항

1 고관절 신전 시 갈비뼈 하단 부위가 carriage에서 떨어지지 않게하고 고관절 굴곡 시 골반이 후방경사 되지 않도록 지도하여 동작하는 동안 척추와 골반은 Neutral이 유지되도록 한다.

2 두 다리가 가운데 라인에서 움직일 수 있도록 한다.

3 두 다리에 힘이 동일하게 들어가면서 골반의 틀어짐이 발생하지 않도록 한다.

4 내전근의 힘을 느낄 수 있게 지도한다.

5 슬괵근의 제한이 있을 경우 무릎을 살짝 구부려 Neutral에 우선순위를 둔다.

6 다리 높이가 낮아짐에 따라 척추, 골반의 안정성을 유지하기 위해 복횡근과 복사근을 사용한다.

4 변형동작

1 동작의 난이도를 높게 할 경우 :

1) 발목 사이에 작은 짐볼을 끼우고 진행한다.

2) 발을 골반 너비만큼 오픈한 상태로 진행한다.

3) 한 다리에만 Strap을 끼우고 두 다리를 동시에 동작한다.

2 동작의 난이도를 낮게 할 경우 :

1) 동작의 범위를 제한적으로 진행한다.

2) 요추, 골반의 불안정하면 동작 내내 imprint로 동작을 한다.

3) 골반, 고관절 주위의 근육에 문제가 있다면 동작의 범위를 작게, 동작의 속도를 천천히 하도록 한다.

LEVEL 1 | LEG WORK

TWO LEG BEND & STRETCH

☑ **운동목적** 몸통 안정성과 고관절과 무릎의 움직임과 근력 향상

☑ **기구세팅** Footbar Position 3, B2~R1+B1 springs, Headrest 개인에 따라 조절

☑ **사용근육**
MOBILIZERS 고관절 신전근(Hip Extensor), 고관절 굴곡근(Hip Flexors), 무릎 신전근(Knee Extensors), 무릎 굴곡근(Knee Flexors), 저측 굴곡근(Plantar Flexors), 배측 굴곡근(Dorsi Flexors)
STABILIZERS 복횡근(Transverse Abdominis), 다열근(Multifidus), 골반기저근(Pelvic Floor Muscle), 복사근(Obliques), 견갑대 안정화 근육, 고관절 내전근(Hip Adductor)

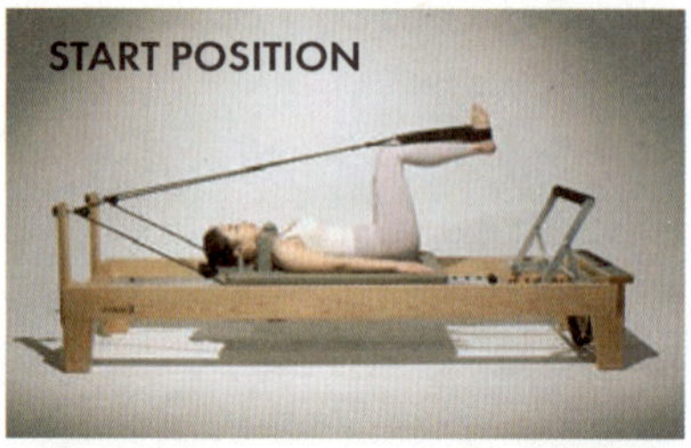

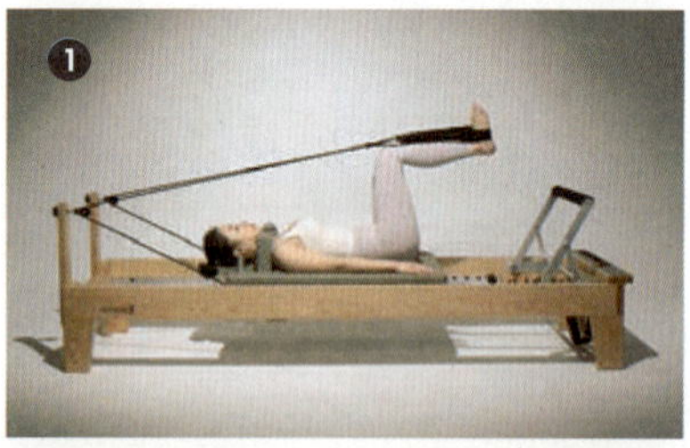

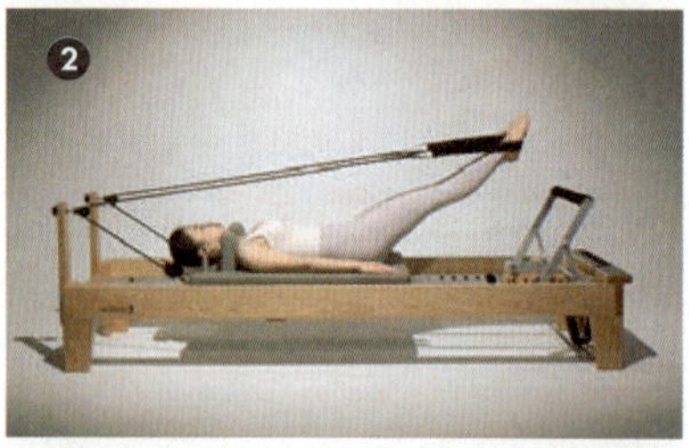

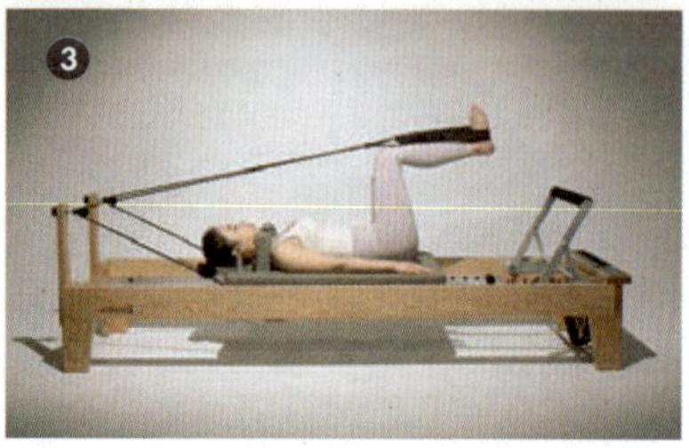

1. PARALLEL

1 시작 자세

천장을 보고 Carriage에 누운 상태에서 척추와 골반은 Neutral을 유지하고 양쪽 발의 아치에 Strap을 끼운다. 두 다리 모두 붙여서 평행하게 두고 무릎을 구부려 발을 배측 굴곡한다. 팔은 몸 옆에 길게 내려놓고 손바닥은 바닥을 향한다.

2 동작

❶ 마시면서 준비한다.

❷ 내쉬면서 두 다리는 평행하게 붙인 상태를 유지하면서 고관절, 무릎, 발목 순으로 펴주면서 straps을 밀어낸다. 다리는 척추 골반이 Neutral 을 유지할 수 있을 만큼 뻗으면서 내려준다.

❸ 마시면서 다리를 발목, 무릎, 고관절 순으로 구부리면서 시작 자세로 돌아온다.

10회씩 반복한다.

3 지도사항

1 복횡근과 복사근을 사용하여 동작이 진행되는 동안 척추와 골반의 안정성이 무너지지 않도록 주의한다.

2 두 다리가 똑같이 움직일 수 있도록 한다.

3 두 다리에 힘이 동일하게 들어가면서 골반의 틀어짐이 발생하지 않도록 한다.

4 다리를 펼 때 벽을 밀어내는 이미지를 주거나 발바닥에 강사의 손을 대고 밀어내는 느낌을 주도록 한다.

5 다리를 펼 때는 무릎을 완전히 펴도록 한다. 하지만 과신전 되지 않도록 주의한다.

4 변형동작

1 동작의 난이도를 높게 할 경우 :

1) 다리를 골반 너비만큼 오픈한 상태로 진행한다.

2) 발목 사이에 작은 짐볼을 끼우고 진행한다.

3) 한 다리에만 Strap을 끼우고 두 다리를 동시에 동작한다.

2 동작의 난이도를 낮게 할 경우 :

1) 강사의 손으로 수행자의 발을 받쳐주며 동작의 범위와 속도를 인지하도록 도와준다.

2) 요추, 골반의 불안정하면 동작 내내 imprint로 동작을 한다.

3) 골반, 고관절 주위의 근육에 문제가 있다면 동작의 범위를 작게, 동작의 속도를 천천히 하도록 한다.

4) 동작 내내 발목을 저측 굴곡이나 배측 굴곡을 만들어 진행한다.

☑ **운동목적** 몸통 안정성과 고관절과 무릎의 움직임과 근력 향상

☑ **기구세팅** Footbar Position 3, B2~R1+B1 springs, Headrest 개인에 따라 조절

☑ **사용근육**

MOBILIZERS 고관절 신전근(Hip Extensor), 고관절 굴곡근(Hip Flexors), 무릎 신전근(Knee Extensors), 무릎 굴곡근(Knee Flexors), 저측 굴곡근(Plantar Flexors), 배측 굴곡근(Dorsi Flexors)

STABILIZERS 복횡근(Transverse Abdominis), 다열근(Multifidus), 골반기저근(Pelvic Floor Muscle), 고관절 외회전근(External Rotator)

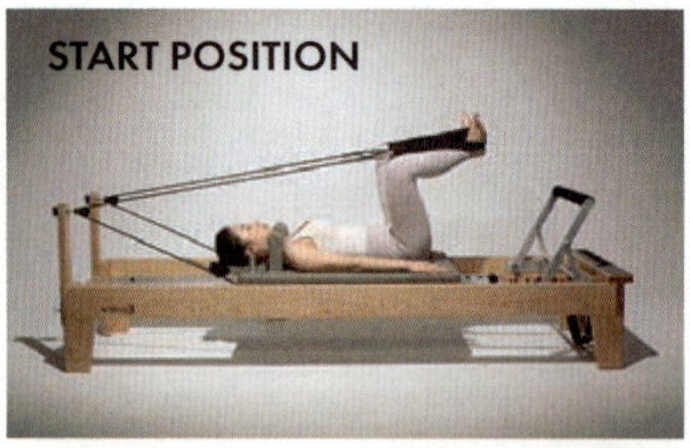

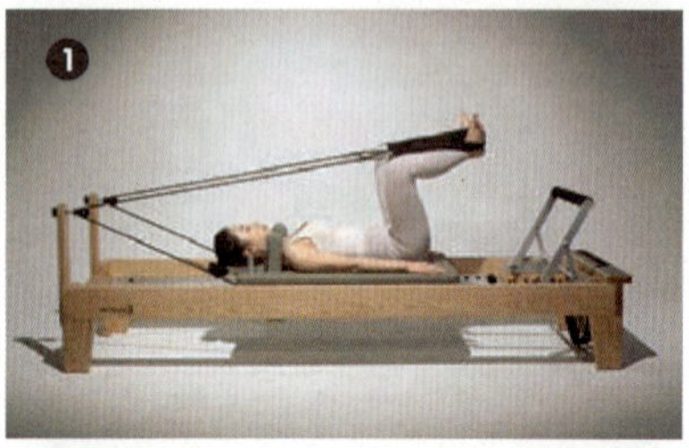

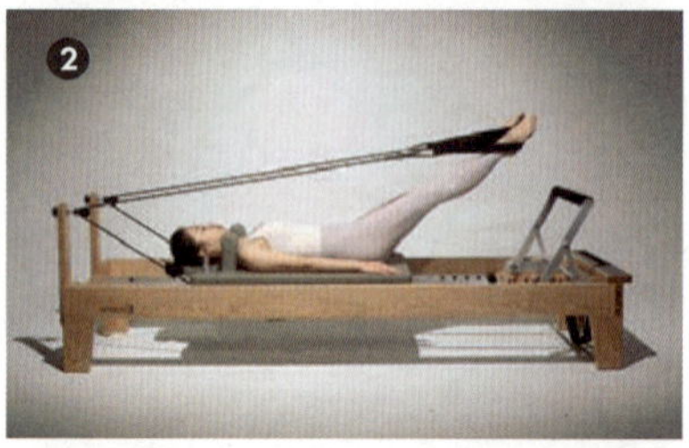

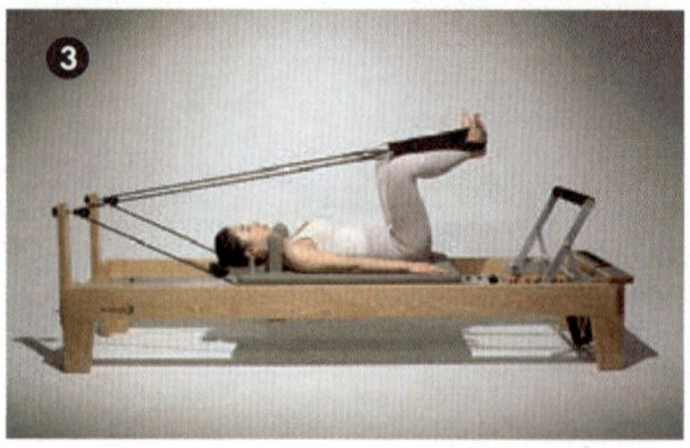

2. LATERALLY ROTATED

1 시작 자세

천장을 보고 Carriage에 누운 상태에서 척추와 골반은 Neutral을 유지하고 두 발의 아치에 Strap 을 끼운다. 고관절을 굴곡, 외회전하고 무릎을 구부리고 발을 배측 굴곡 한다. 팔은 몸 옆에 길게 내려놓고 손바닥은 바닥을 향한다.

2 동작

❶ 마시면서 준비한다.

❷ 내쉬면서 두 다리의 고관절은 외회전 상태를 유지하면서 고관절, 무릎, 발목 순으로 펴주면서 straps을 밀어낸다. 다리는 척추 골반이 Neutral 을 유지할 수 있을 만큼 뻗으면서 내려준다.

❸ 마시면서 다리를 발목, 무릎, 고관절 순으로 구부리면서 시작 자세로 돌아온다.

10회씩 반복한다.

3 지도사항

1 복횡근과 복사근을 사용하여 동작이 진행되는 동안 척추와 골반의 안정성이 무너지지 않도록 주의한다.

2 두 다리가 똑같이 움직일 수 있도록 한다.

3 두 다리에 힘이 동일하게 들어가면서 골반의 틀어짐이 발생하지 않도록 한다.

4 다리를 펼 때 벽을 밀어내는 이미지를 주거나 발바닥에 강사의 손을 대고 밀어내는 느낌을 주도록 한다.

5 다리를 펼 때는 무릎을 완전히 펴도록 한다. 하지만 과신전 되지 않도록 주의한다.

6 내전근과 외회전 근육을 쓰도록 한다.

4 변형동작

1 동작의 난이도를 높게 할 경우 :

1) 외회전 된 다리를 골반 너비만큼 오픈한 상태로 진행한다.

2) 한 다리에만 Strap을 끼우고 두 다리를 동시에 동작한다.

2 동작의 난이도를 낮게 할 경우 :

1) 강사의 손으로 수행자의 발을 받쳐주며 동작의 범위와 속도를 인지하도록 도와준다.

2) 요추, 골반의 불안정하면 동작 내내 imprint로 동작을 한다.

3) 골반, 고관절 주위의 근육에 문제가 있다면 동작의 범위를 작게, 동작의 속도를 천천히 하도록 한다.

4) 동작 내내 발목을 저측 굴곡이나 배측 굴곡을 만들어 진행한다.

☑ **운동목적** 몸통 안정성과 고관절과 무릎의 움직임과 근력 향상

☑ **기구세팅** Footbar Position 3, B2~R1+B1 springs, Headrest 개인에 따라 조절

☑ **사용근육**

MOBILIZERS 고관절 신전근(Hip Extensor), 고관절 굴곡근(Hip Flexors), 무릎 신전근(Knee Extensors), 무릎 굴곡근(Knee Flexors)

STABILIZERS 복횡근(Transverse Abdominis), 다열근(Multifidus), 골반기저근(Pelvic Floor Muscle), 고관절 내회전근(Hip Internal Rotator), 배측 굴곡근(Dorsi Flexors)

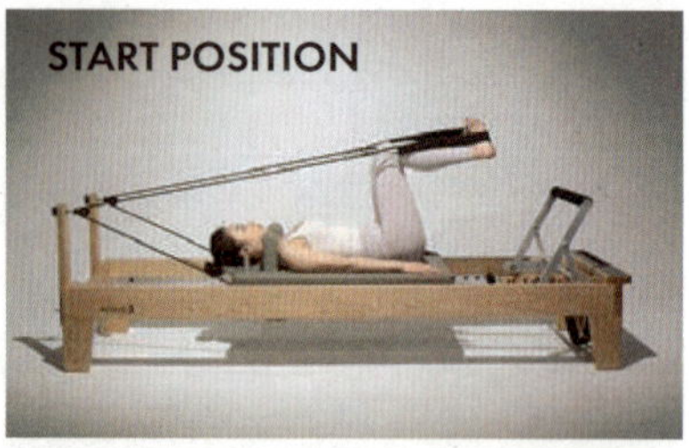
START POSITION

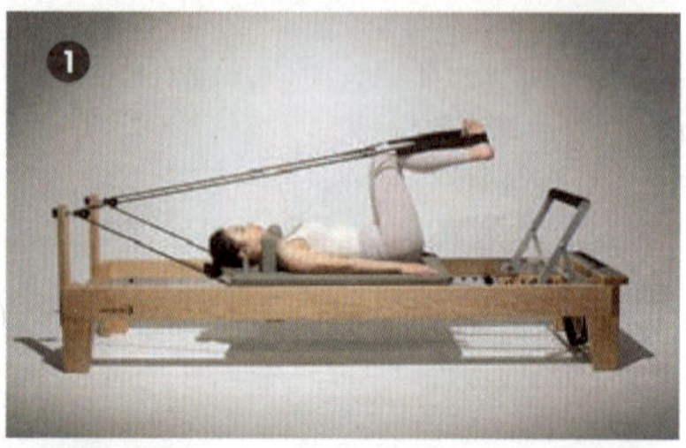
❶

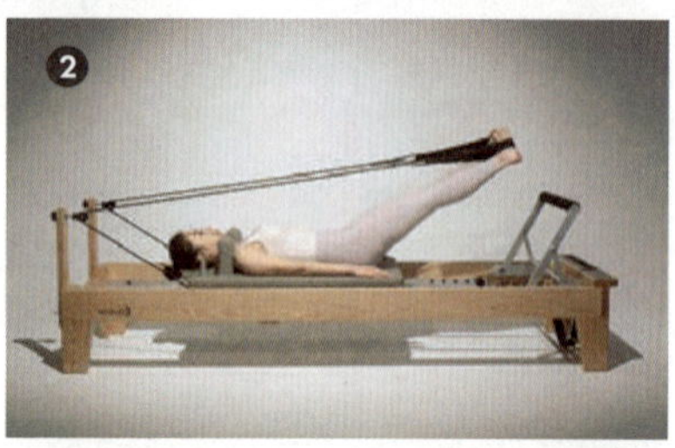
❷

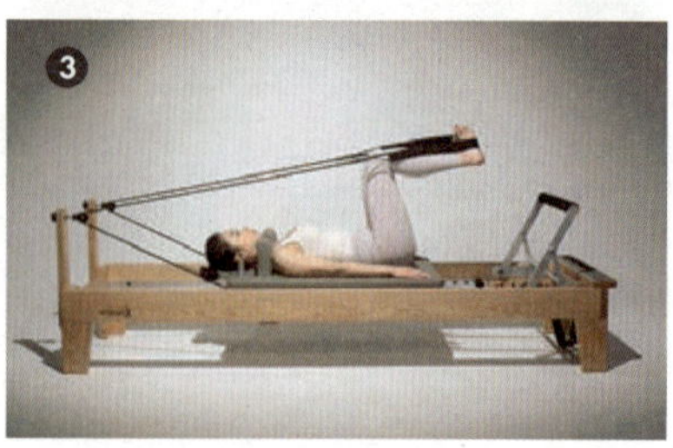
❸

3. MEDIALLY ROTATED

1 시작 자세

천장을 보고 Carriage에 누운 상태에서 척추와 골반은 Neutral을 유지하고 두 발의 아치에 Strap을 끼운다. 고관절을 굴곡시키고, 두 다리는 내회전하여 무릎을 구부리고 발은 배측 굴곡한다. 팔은 몸 옆에 길게 내려놓고 손바닥은 바닥을 향한다.

2 동작

❶ 마시면서 준비한다.

❷ 내쉬면서 두 다리의 고관절을 내회전 상태를 유지하면서 고관절, 무릎순으로 펴주면서 straps을 밀어낸다. 발목은 동작 내내 배측 굴곡을 유지한다. 다리를 뻗을 때 발가락끼리는 계속 붙인 상태가 유지가 되지만 무릎끼리는 떨어지게 된다. 다리는 척추 골반이 Neutral을 유지할 수 있을 만큼 뻗으면서 내려준다.

❸ 마시면서 다리를 무릎, 고관절 순으로 구부리면서 시작 자세로 돌아온다. 발목은 동작 내내 배측 굴곡을 유지한다.

10회씩 반복한다.

3 지도사항

1 복횡근과 복사근을 사용하여 동작이 진행되는 동안 척추와 골반의 안정성이 무너지지 않도록 주의한다.

2 두 다리가 똑같이 움직일 수 있도록 한다.

3 두 다리에 힘이 동일하게 들어가면서 골반의 틀어짐이 발생하지 않도록 한다.

4 다리를 펼 때 벽을 밀어내는 이미지를 주거나 발바닥에 강사의 손을 대고 밀어내는 느낌을 주도록 한다.

5 다리를 펼 때는 무릎을 완전히 펴도록 한다. 하지만 과신전 되지 않도록 주의한다.

6 발목에서만 과도한 회전이 일어나지 않도록 한다.

7 두 다리의 무릎을 다 펼 때는 무릎끼리 내전 되지 않고 떨어지게 된다.

8 무릎을 끝까지 붙이고 있다가 무릎을 펴고 무릎을 구부리기 시작 할때는 무릎을 먼저 붙이라는 큐잉을 주면 동작 내내 고관절의 내회전을 유지할 수 있다.

4 변형동작

1 동작의 난이도를 높게 할 경우 :

1) 외회전 된 다리를 골반 너비만큼 오픈한 상태로 진행한다.

2) 한 다리에만 Strap을 끼우고 두 다리를 동시에 동작한다.

2 동작의 난이도를 낮게 할 경우 :

1) 강사의 손으로 발을 받쳐주며 동작의 범위와 속도를 인지하도록 도와준다.

2) 요추, 골반의 불안정하면 동작 내내 imprint로 동작을 한다.

3) 골반, 고관절 주위의 근육에 문제가 있다면 동작의 범위를 작게, 동작의 속도를 천천히 하도록 한다.

LEVEL 1 | LEG WORK

LEG CIRCLE

☑ 운동목적 몸통 안정성과 고관절 회선 운동 범위 향상

☑ 기구세팅 Footbar Position 3, B2~R1+B1 springs, Headrest 개인에 따라 조절

☑ 사용근육
MOBILIZERS 고관절 신전근(Hip Extensor), 고관절 굴곡근(Hip Flexors), 고관절 내전근(Hip Adductors), 고관절 외전근(Hip Abductors)

STABILIZERS 복횡근(Transverse Abdominis), 다열근(Multifidus), 골반기저근(Pelvic Floor Muscle), 복사근(Obliques), 견갑대 안정화 근육, 저측 굴곡근(Plantar Flexors)

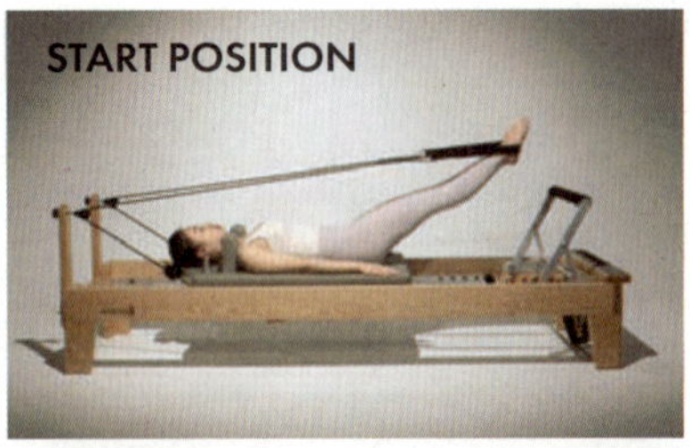

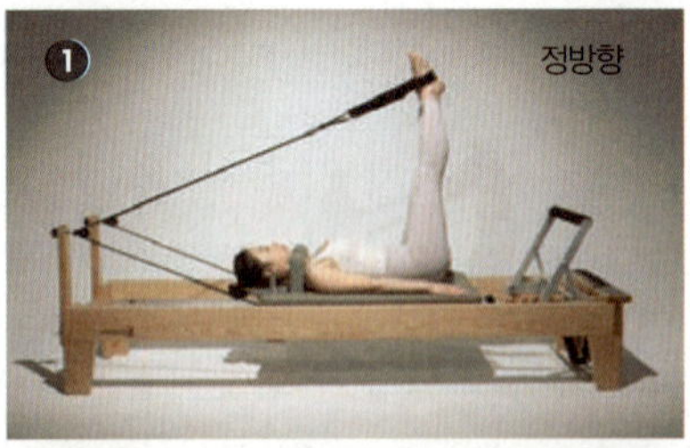

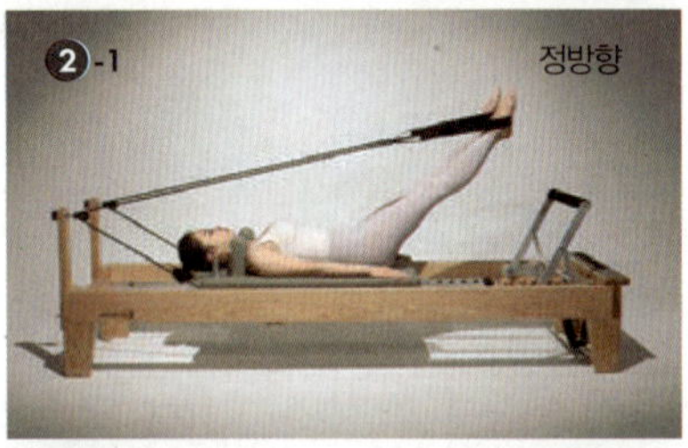

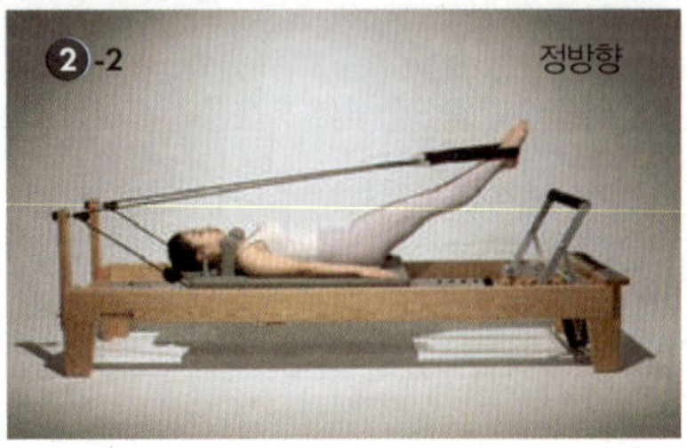

1. PARALLEL

1 시작 자세

Carriage 누워서 척추와 골반은 Neutral을 유지한다. 다리는 평행하게 유지하고 붙인 상태로 Neutral을 유지할 수 있을 만큼 뻗어준다. 발은 Strap에 끼우고 저측 굴곡 (Plantar Flexion)하고 자연스럽게 펴준다. 손은 길게 뻗어 몸 옆에 둔다.

2 동작

■ 정방향

❶ 마시면서 두 다리의 일자로 편 상태로 고관절을 굴곡하여 발을 천장 방향으로 올린다.

❷ 내쉬면서 다리를 벌리고 두 다리의 고관절을 신전하여 발을 바닥 방향으로 서클을 그리며 내린다. 그런 다음 다리를 서클 밑의 부분에서 모은다.

■ 반대방향

❶ 마시면서 다리를 일자로 편 상태로 외전하고 두 다리의 고관절을 굴곡한다. 그런 다음 서클 모양을 그리며 발을 천장 방향으로 올린다. 마지막으로는 서클의 맨 윗부분에서 다리를 모은다.

❷ 내쉬면서 다리를 붙인 상태로 두 다리의 고관절을 신전하여 바닥 방향으로 내린다.

각 방향으로 10회 반복한다.

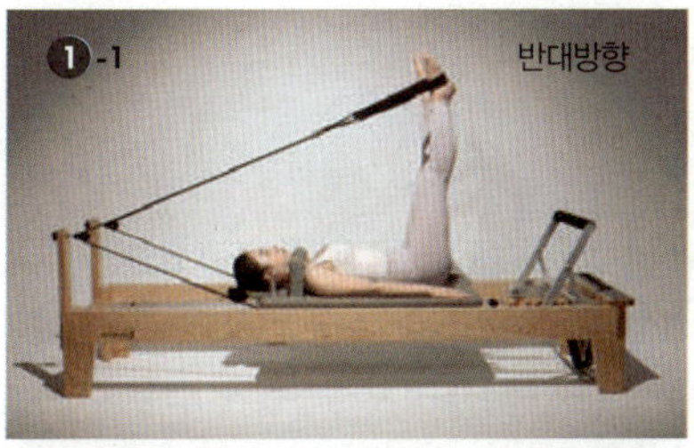

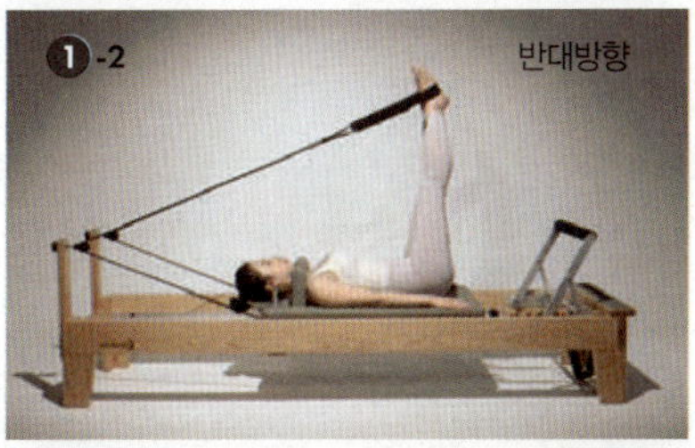

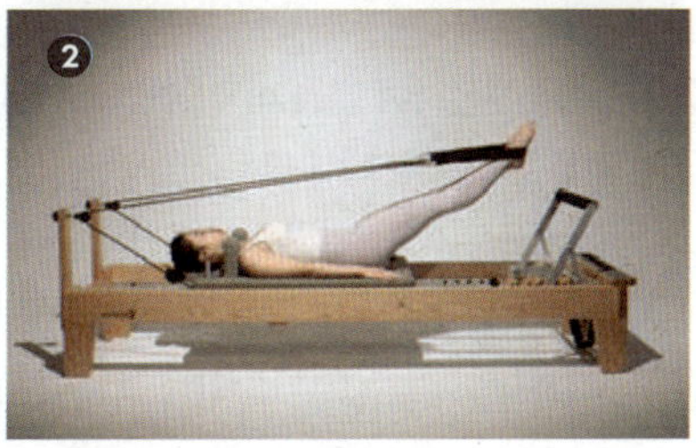

3 지도사항

1 척추와 골반은 안정화를 유지하고 고관절에서 움직임이 일어나도록 한다.

2 두 다리가 같은 힘을 써서 운동을 해야 하며 가운데 라인에서 동작이 이루어져야 한다.

3 서클을 그리면서 고관절에서 회전이 일어나지 않도록 동작 내내 무릎은 정면을 향하도록 한다. 무릎의 과신전과 Locking를 피해야 한다.

4 변형동작

1 동작의 난이도를 낮게 할 경우 :

1) 서클을 천천히 작게 그린다.

2) 동작 내내 Imprint를 유지하며 동작을 하게 되면 골반의 안정화에 도움을 준다.

3) 고관절을 움직임을 서클보다 굴곡, 외전, 신전, 내전 순으로 사각형을 그리며 동작을 하도록 한다.

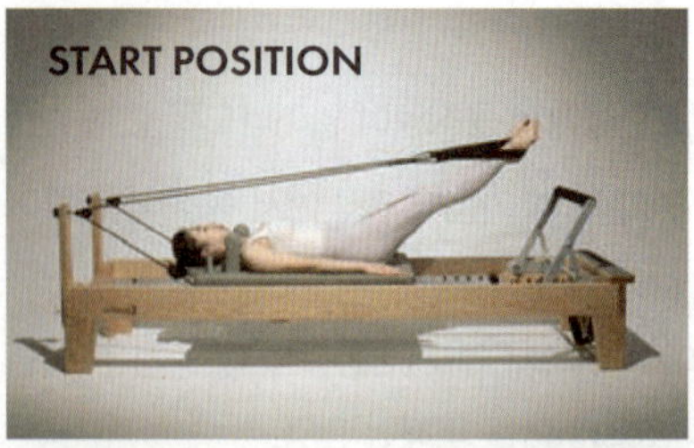

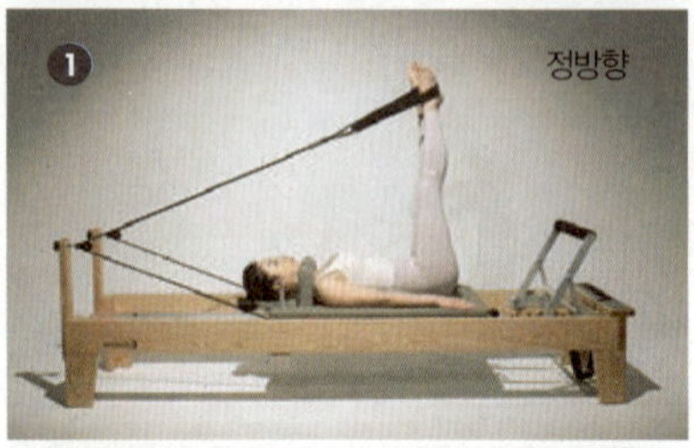

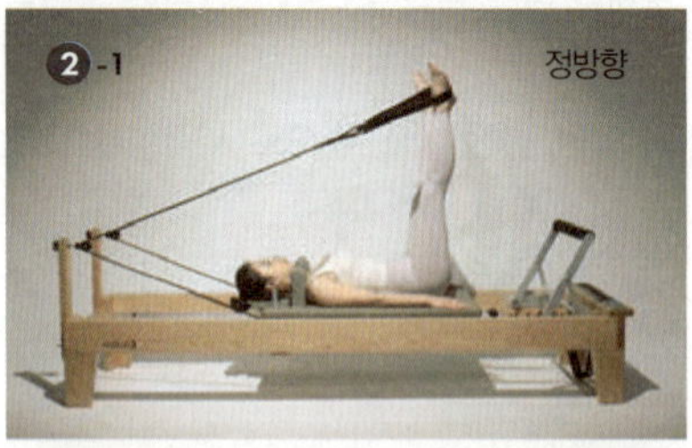

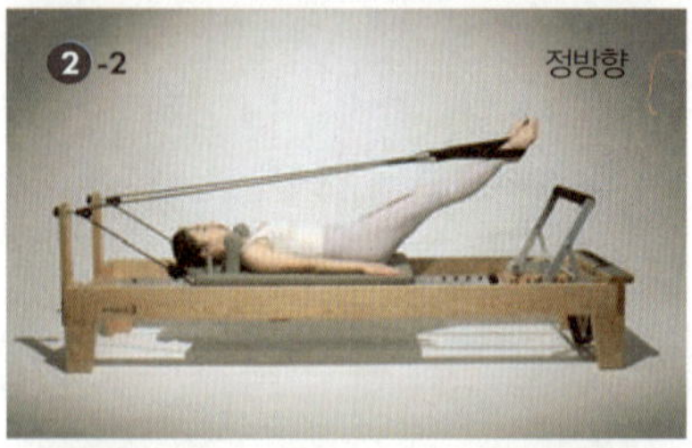

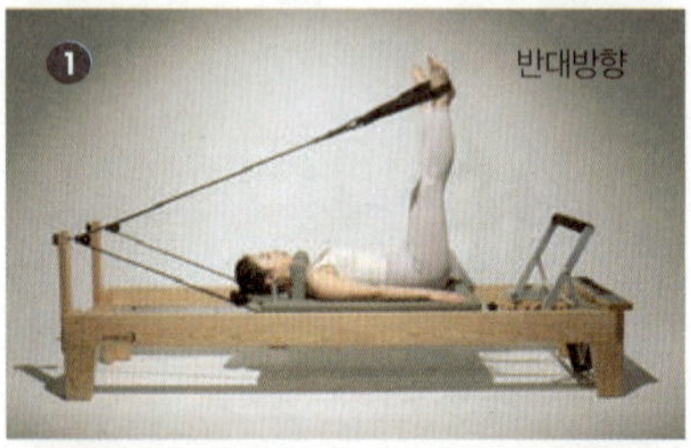

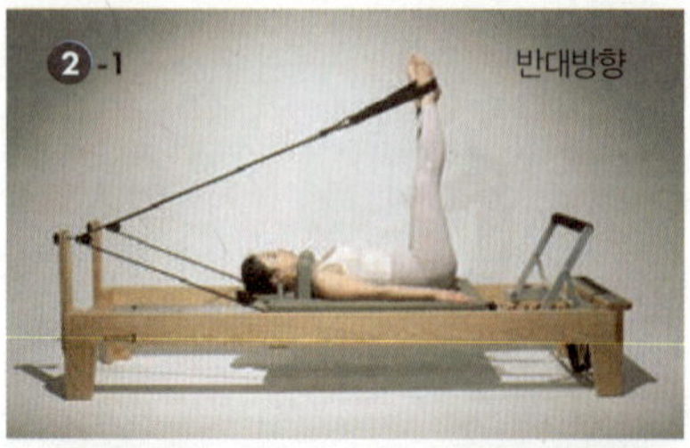

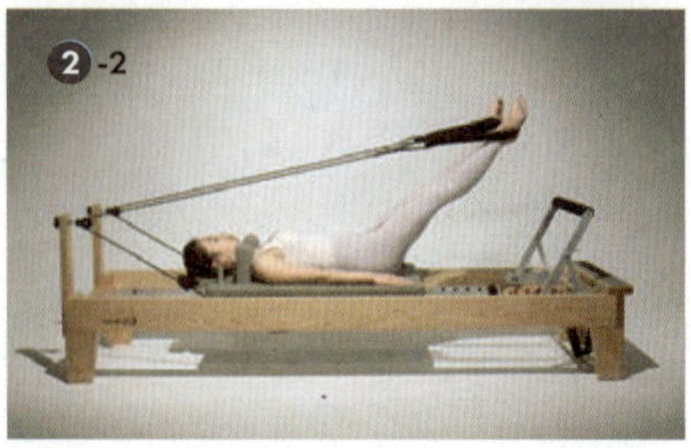

2. LATERALLY ROTATED

1 시작 자세

Carriage에 누워서 척추와 골반은 Neutral을 유지한다. 다리는 고관절을 외회전하여 일자로 펴서 붙인 상태로 Neutral을 유지할 수 있을 만큼 뻗어준다. 발에 Strap을 끼우고 저측 굴곡 (Plantar Flexion)하고 자연스럽게 펴준다. 손은 길게 뻗어 몸 옆에 둔다.

2 동작

■ **정방향**

❶ 마시면서 두 다리의 고관절을 외회전을 유지한 상태로 고관절을 굴곡하여 발을 천장 방향으로 올린다.

❷ 내쉬면서 다리를 벌리고 두 다리의 고관절을 신전하여 발을 바닥 방향으로 서클을 그리며 내린다. 그런 다음 다리를 서클 밑의 부분에서 모은다.

■ **반대방향**

❶ 마시면서 다리의 고관절은 외회전을 유지하고 외전하고 두 다리의 고관절을 굴곡한다. 그런 다음 서클 모양을 그리며 발을 천장 방향으로 올린다. 마지막으로는 서클의 맨 윗부분에서 다리를 모은다.

❷ 내쉬면서 다리를 붙인 상태로 두 다리의 고관절을 신전하여 바닥 방향으로 내린다.

각 방향으로 10회 반복한다.

3 지도사항

1 골반은 안정화를 유지하고 고관절에서 움직임이 일어나도록 한다.

2 두 다리가 같은 힘을 써서 운동을 해야 하며 가운데 라인에서 동작이 이루어져야 한다.

3 동작 내내 고관절에서 외회전을 유지하도록 한다. 무릎의 과신전과 Locking를 피해야 한다.

4 고관절을 평행하게 유지하고 동작하는 것보다 외회전한 상태에서 동작하는 것이 서클의 크기가 크다.

4 변형동작

1 동작의 난이도를 낮게 할 경우 :

1) 서클을 천천히 작게 그린다.

2) Imprint를 유지하며 동작을 하게 되면 골반의 안정화에 도움을 준다.

3) 고관절을 외회전을 유지한 상태로 움직임을 서클을 그리기보다 굴곡, 외전, 신전, 내전 순으로 사각형을 그리며 동작을 하도록 한다.

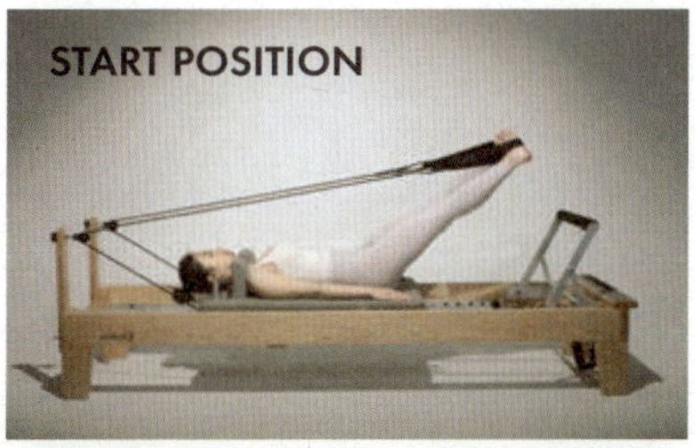

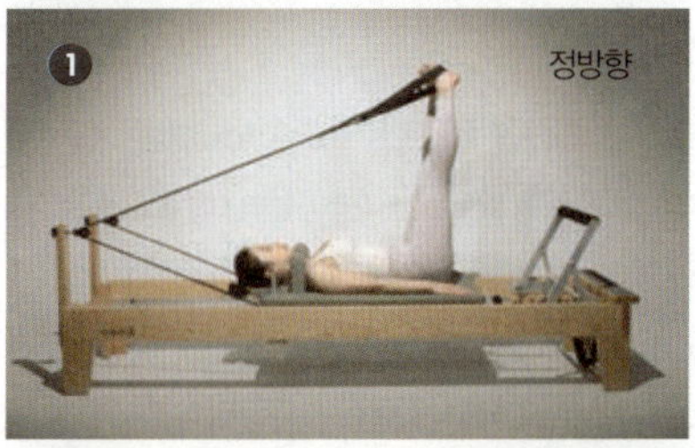

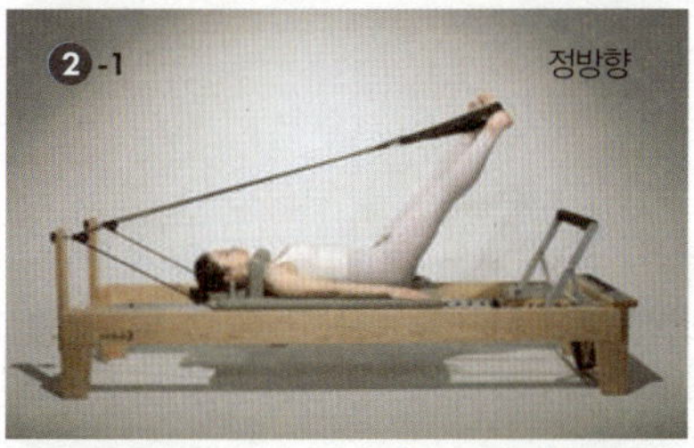

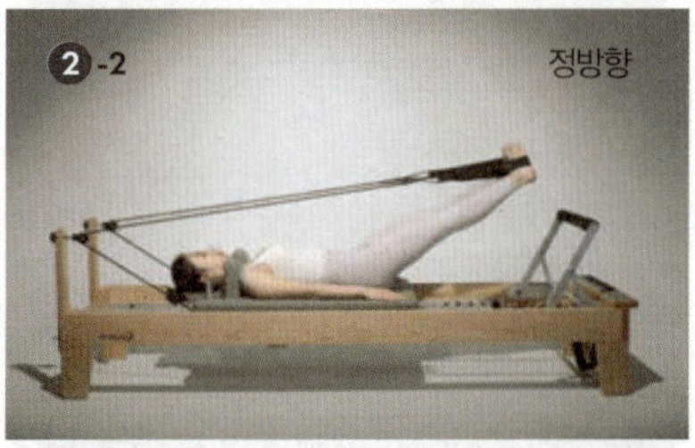

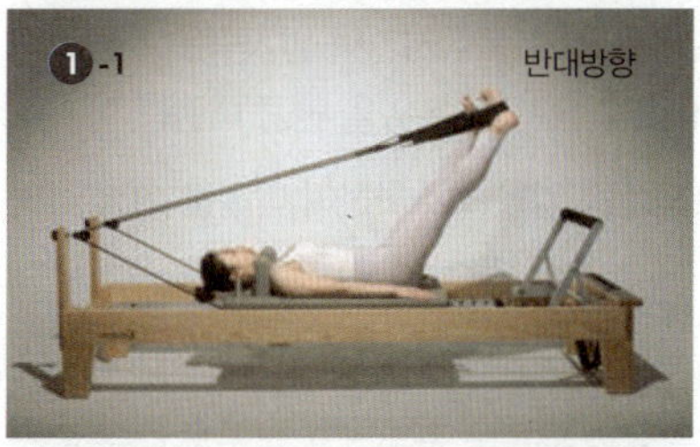

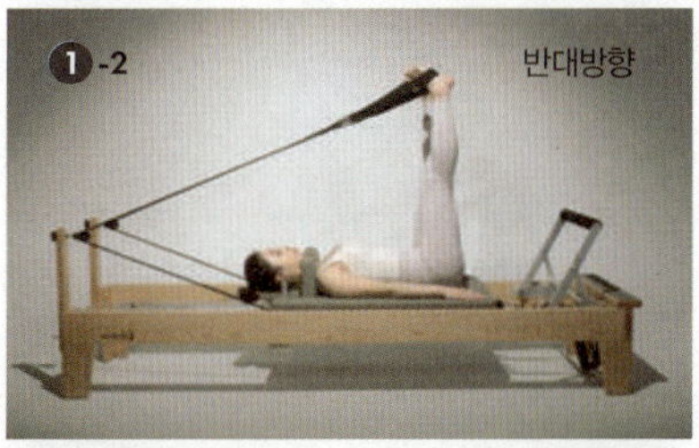

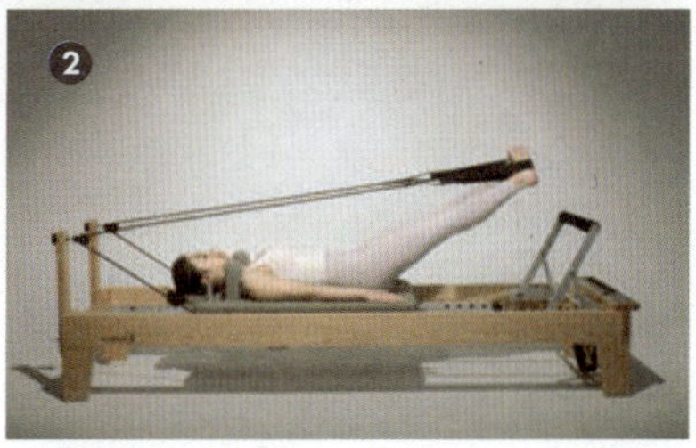

3. MEDIALLY ROTATED

1 시작 자세

Carriage 위에 누워 척추와 골반의 Neutral을 유지한다. 다리의 고관절을 내회전하여 일자로 펴서 붙인 상태로 Neutral을 유지할 수 있을 만큼 뻗어준다. 발은 Strap에 끼우고 배측 굴곡(Dorsi Flexion) 하고 자연스럽게 펴준다. 손은 길게 뻗어 몸 옆에 둔다.

2 동작

■ 정방향

❶ 마시면서 두 다리의 고관절의 내회전과 발목의 배측굴곡을 유지한 상태로 고관절을 굴곡하여 발을 천장 방향으로 올린다.

❷ 내쉬면서 다리를 벌리고 두 다리의 고관절을 신전하여 발을 바닥 방향으로 서클을 그리며 내린다. 그런 다음 다리를 서클 밑의 부분에서 모은다.

■ 반대방향

❶ 마시면서 다리의 고관절의 내회전과 발목의 배측굴곡을 유지한 상태에서 외전하여 두 다리의 고관절을 굴곡한다. 그런 다음 서클 모양을 그리며 발을 천장 방향으로 올린다. 마지막으로는 서클의 맨 윗부분에서 다리를 모은다.

❷ 내쉬면서 두 다리의 고관절을 신전하여 바닥 방향으로 내린다.

각 방향으로 8–10회 반복한다.

3 지도사항

1 골반은 안정화를 유지하고 고관절에서 움직임이 일어나도록 한다.

2 두 다리가 같은 힘을 써서 운동을 해야 하며 가운데 라인에서 동작이 이루어져야 한다.

3 동작 내내 고관절에서 내회전과 발목의 배측 굴곡을 유지하도록 한다. 무릎의 과신전과 Locking를 피해야 한다.

4 고관절을 평행하게 유지하고 동작하는 것보다 내회전한 상태에서 동작하는 것이 서클의 크기가 작다.

4 변형동작

1 동작의 난이도를 낮게 할 경우 :

1) 서클을 천천히 작게 그린다.

2) Imprint를 유지하며 동작을 하게 되면 골반의 안정화에 도움을 준다.

3) 고관절을 내회전을 유지한 상태로 움직임을 서클을 그리기보다 굴곡, 외전, 신전, 내전 순으로 사각형을 그리며 동작을 하도록 한다.

LEVEL 2 | LEG WORK

BEATS

☑ **운동목적** 몸통 안정성과 하체 근력 강화 및 협응력 향상

☑ **기구세팅** Footbar position 3, B2~B1+R1 spring, Headrest 개인에 따라 조절

☑ **사용근육**

MOBILIZERS 고관절 신전근 (Hip Extensor), 고관절 굴곡근(Hip Flexors), 고관절 내전근(Hip Adductor), 고관절 외전근(Hip Abductor), 무릎 신전근(Knee Extensors), 무릎 굴곡근(Knee Flexors), 배측 굴곡근(Dorsi Flexors), 저측 굴곡근(Plantar Flexors)

STABILIZERS 복횡근(Transverse Abdominis), 골반기저근(Pelvic Floor Muscle), 복사근(Obliques), 다열근(Multifidus), 견갑골의 안정화 근육, 고관절 외회전근(Hip External Rotator)

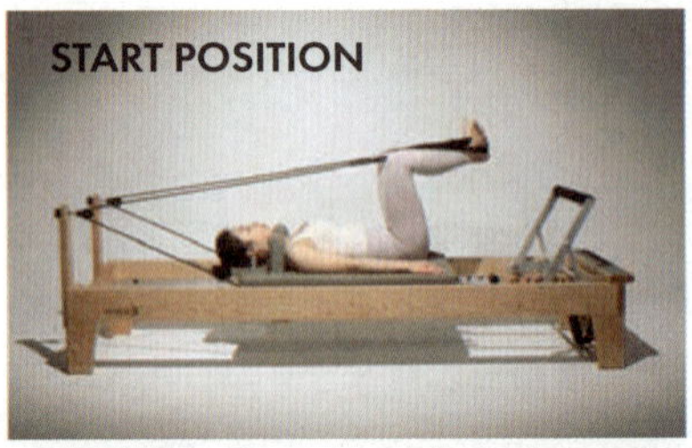

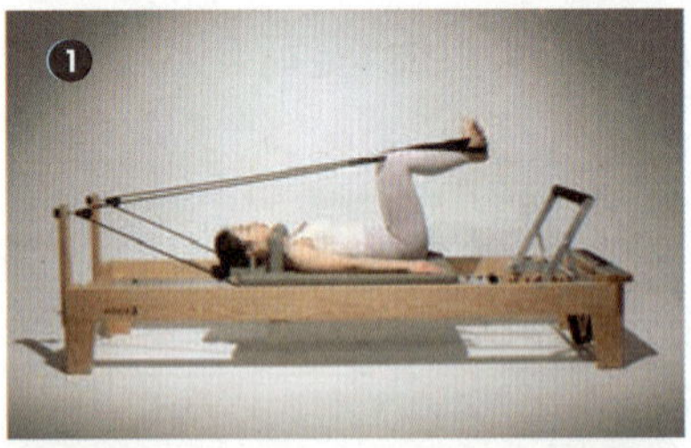

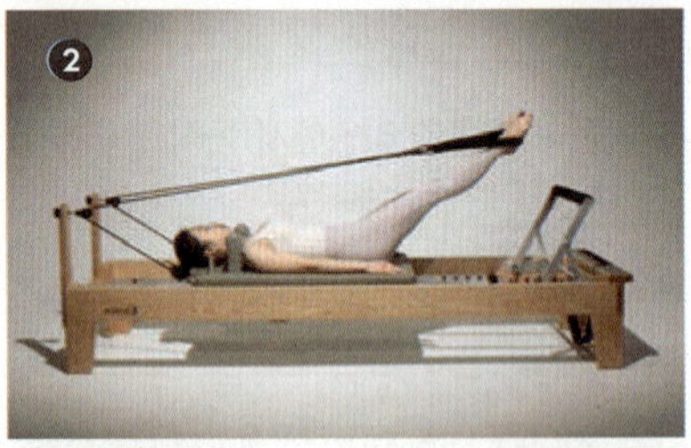

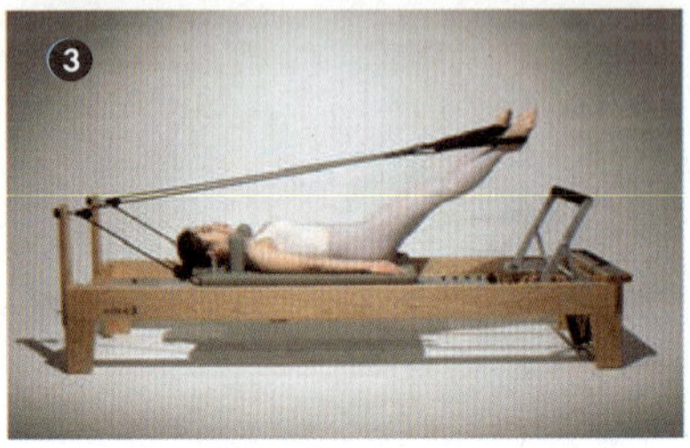

1 시작 자세

Carriage 누운 상태에서 척추와 골반은 Neutral을 만들고 양쪽 발에 Strap을 끼운 다. 양쪽 다리의 고관절은 외회전을 유지하고 무릎을 구부리고 발목은 배측 굴곡 시킨다. 뒤꿈치끼리는 서로 붙이고 발가락끼리는 벌린다. 손바닥은 바닥을 향하고 몸 옆에 팔을 길게 뻗는다.

2 동작

❶ 마시면서 준비한다.

❷ 내쉬면서 뒤꿈치를 붙이고 다리를 외회전을 유지하고 고관절과 무릎을 펴내면서 Strap을 밀어낸다. 동시에 발목은 저측 굴곡시키며 발가락은 자연스럽게 편다. 다리는 척추, 골반이 Neutral을 유지할 수 있을 만큼 내린다.

❸ 마시면서 빠른 호흡으로 Carriage의 움직임을 최소화하여 다리를 어깨 너비보다 넓게 벌린다.

❹ 내쉬면서 빠른 호흡으로 다리를 편 상태로 붙인다.

❺ 마시면서 뒤꿈치를 붙인 상태로 고관절과 무릎을 구부리고 발목을 배측 굴곡시킨다. Carriage를 들어오면서 시작 자세를 유지한다.

10회 반복한다.

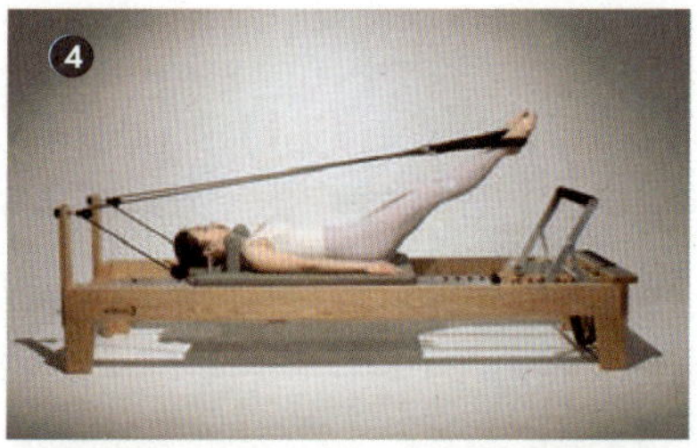

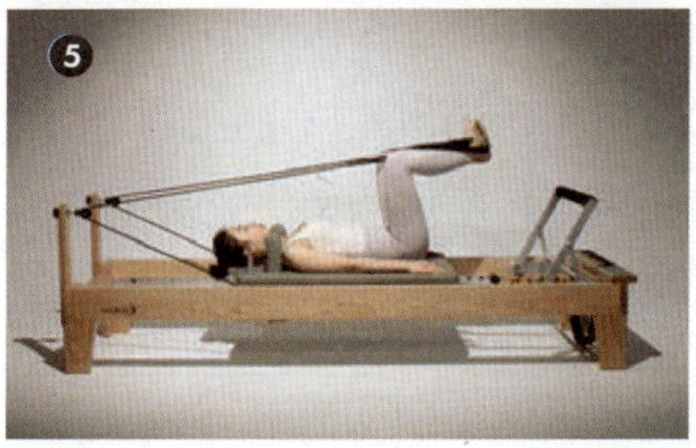

3 지도사항

1 동작 내내 척추, 골반의 Neutral과 고관절의 외회전을 유지하도록 한다.

2 두 다리는 동일한 힘으로 동작을 하도록 하며 가운데 라인으로 동작한다.

3 무릎이 과신전 되거나 Locking되지 않게 한다.

4 Beats하는 동안 Carriage의 움직임을 최소화하고 로프의 저항을 유지하도록 한다.

5 다리를 벌리는 각도는 Carriage보다 약간 넓게 벌린다.

6 동작 시 Neutral을 유지하기 힘들다면 동작 내내 Imprint를 유지하고 동작을 하도록 한다.

7 마시는 호흡을 작게 하고 내쉬는 호흡을 길고 강하게 하여 Adductors를 강조하도록 한다.

4 변형동작

1 동작의 난이도를 높게 할 경우 :

1) 근지구력이 향상을 위해 Beats를 3회 실시한다.

2) 다리를 평행하게 유지하여 동작을 진행함으로써 정렬에 대한 인지에 도전을 준다.

3) 발 모양을 동작 내내 배측 굴곡하여 Hamstring에 더 도전을 준다. (협응력에 대해서는 난이도가 낮아진다.)

LEVEL 2 | LEG WORK

FROG

☑ 운동목적 몸통 안정성, 고관절 유동성과 협응력 향상

☑ 기구세팅 Footbar position 3, B2~B1+R1 spring, Headrest 개인에 따라 조절

☑ 사용근육 MOBILIZERS 고관절 신전근(Hip Extensor), 고관절 굴곡근(Hip Flexors), 고관절 내전근(Hip Adductor), 고관절 외전근(Hip Abductor), 무릎 신전근(Knee Extensors), 무릎 굴곡근(Knee Flexors), 배측 굴곡근(Dorsi Flexors), 저측 굴곡근(Plantar Flexors)

STABILIZERS 복횡근(Transverse Abdominis), 골반기저근(Pelvic Floor Muscle), 복사근(Obliques), 다열근(Multifidus), 견갑골의 안정화 근육, 고관절 외회전근(Hip External Rotator)

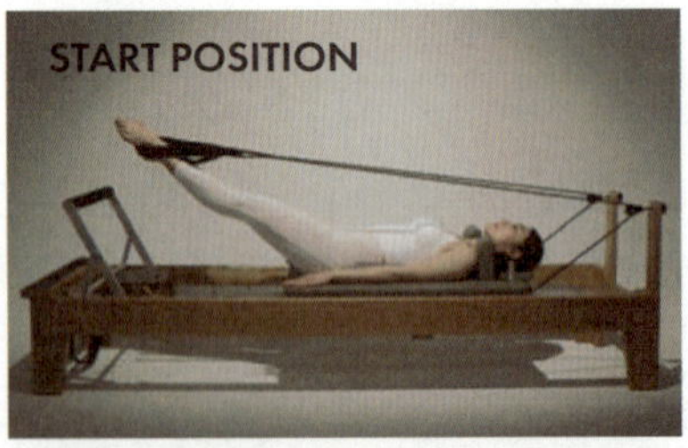

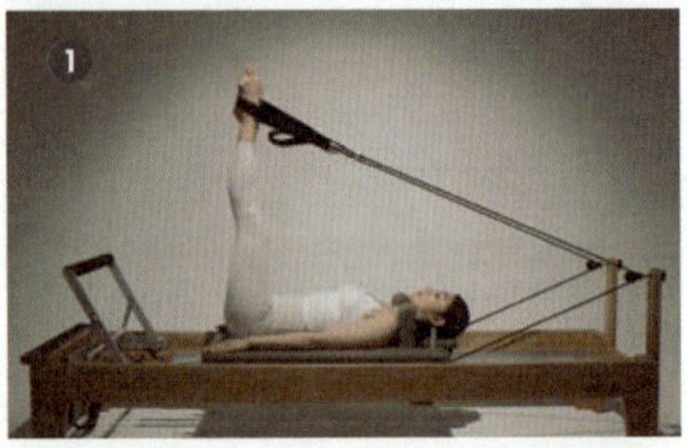

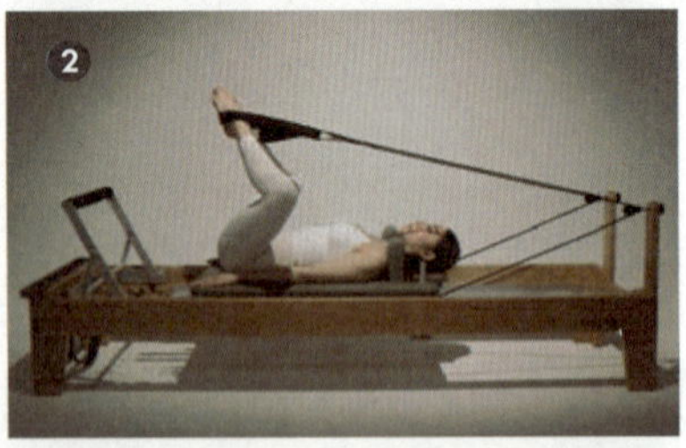

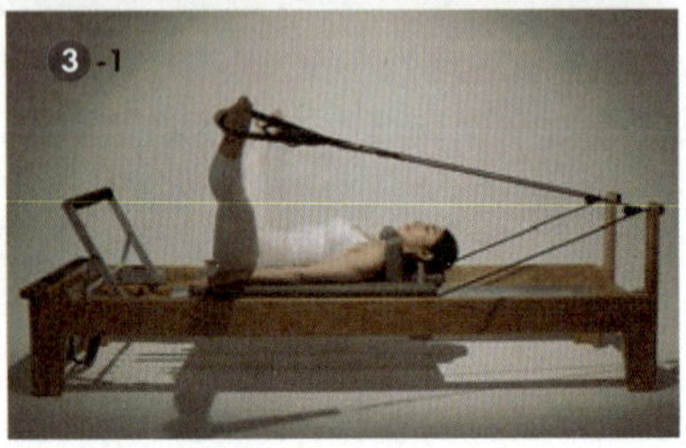

1 시작 자세

Carriage에 누운 상태에서 척추와 골반은 Neutral을 유지한다. 발에 Strap 을 끼우고 다리는 편 상태로 내전, 외회전하고 척추와 골반의 안정성을 유지할 만큼 다리를 사선으로 뻗는다. 발목은 저측 굴곡시키고 발가락은 자연스럽게 편다. 손바닥은 바닥을 보고 몸 양 옆에 팔을 길게 뻗는다.

2 동작

■ 정방향

❶ 마시면서 다리의 외회전을 유지하고 뻗은 상태에서 Carriage에서 천골이 떨어지지 않은 상태로 고관절을 굴곡시켜 다리를 천장 방향으로 뻗으면서 Carriage가 들어오도록 한다.

❷ 내쉬면서 Carriage를 그대로 유지하고 골반은 안정화시키고 무릎을 구부려 다리를 다이아몬드 모양을 만든다. 발목과 발가락을 자연스럽게 유지한다.

❸ 마시면서 Carriage를 유지하고 척추와 골반은 안정성 있게 유지하고 무릎을 신전하여 다리를 옆으로 뻗는다.

❹ 내쉬면서 발목을 배측 굴곡하여 다리를 밑으로 서클을 그리며 다리를 모아주면 Carriage가 밀린다. 그런 다음 발목은 저측 굴곡한다.

■ 반대방향

❶ 마시면서 다리는 외회전을 유지한 상태로 발목을 배측 굴곡하여 다리를 옆으로 서클을 그리며 외전한다.

❷ 내쉬면서 Carriage를 유지하고 골반을 안정성 있게 유지하고 무릎을 구부리고 발의 뒤꿈치끼리 닿도록 하여 다리의 모양을 다이아몬드 모양으로 만든다.

❸ 마시면서 다리의 외회전을 유지한 상태로 무릎을 펴서 발을 천장 방향으로 뻗는다. 그런 다음 다리를 내전한다. 발목은 저측 굴곡한다.

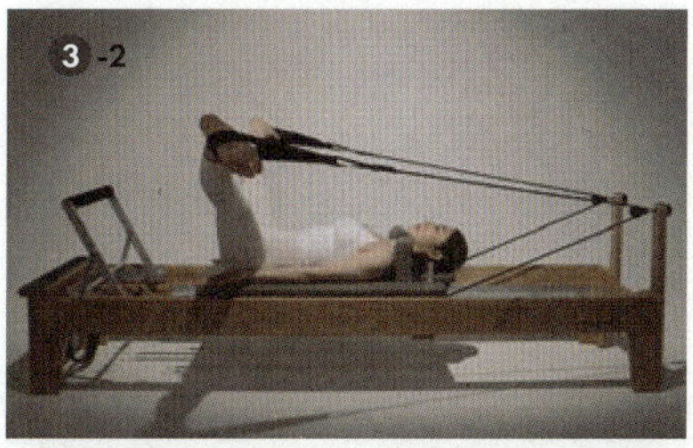

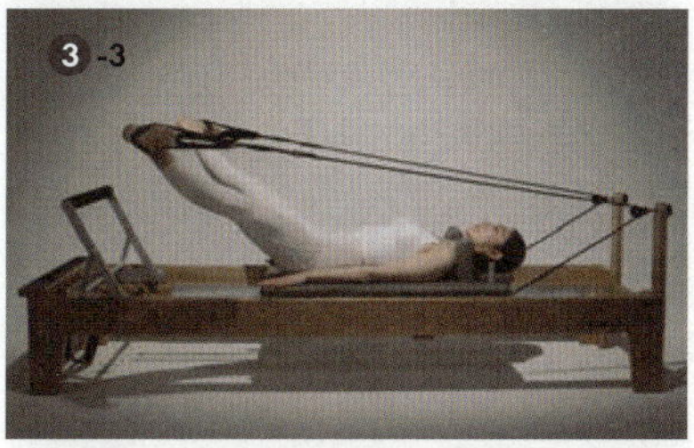

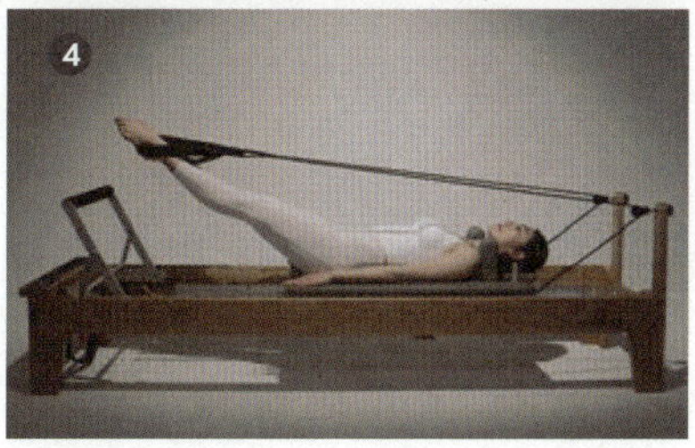

❹ 내쉬면서 다리를 펴고 외회전을 유지한 상태로 척추와 골반의 안정화를 유지할 수 있을 만큼 다리를 내리면서 Carriage를 움직인다.

각 방향으로 5회씩 반복한다.

3 지도사항

1 다리를 펼 때 골반의 안정성을 유지하기 위해 복부를 사용하도록 한다.

2 양 다리는 동일한 힘을 써서 가운데 라인에서 동작한다.

3 무릎이 과신전 되거나 Locking되지 않게 한다.

4 무릎을 구부리는 동작에서 Carriage의 움직임을 최소화한다.

5 다리를 벌리는 각도는 Carriage보다 약간 넓게 벌린다.

6 다리를 벌리거나 펼 때 Neutral을 유지하기 힘들다면 Imprint 자세를 하고 동작을 하고 무릎을 구부려 Neutral을 유지하고 동작한다.

7 운동하는 동안 다리의 외회전과 척추, 골반의 Neutral을 유지한다.

4 변형동작

1 동작의 난이도를 낮게 할 경우 :

1) 다리의 모양을 다이아몬드 모양을 하고 무릎의 신전만 한다.
고관절을 움직이지 않고 무릎에서만 동작을 하도록 인지시킬 수 있다.

2) 다리의 모양을 다이아몬드 모양을 만들어 준비한다.
마시면서 준비한다.
내쉬면서 무릎을 구부린 상태로 고관절만 신전한다.
마시면서 무릎을 구부린 상태로 다리를 외전한다.
내쉬면서 다리를 내전한다.
마시면서 고관절을 굴곡하여 시작 자세로 돌아온다

LEVEL 1 | LEG WORK

SHOULDER BRIDGE

- **운동목적** 다양한 Bridge 자세 유지를 위한 근력 강화
- **기구세팅** Footbar Position 3, B2~R1+B1 springs, Headrest Flat
- **사용근육**
  - **MOBILIZERS** 고관절 신전근 (Hip Extensor), 고관절 굴곡근(Hip Flexors), 무릎 신전근(Knee Extensors), 무릎 굴곡근(Knee Flexors)
  - **STABILIZERS** 복횡근(Transverse Abdominis), 골반기저근(Pelvic Floor Muscle), 다열근(Multifidus), 견갑골의 안정화 근육, 척추기립근(Erector Spinae), 배측 굴곡근(Dorsi Flexors)

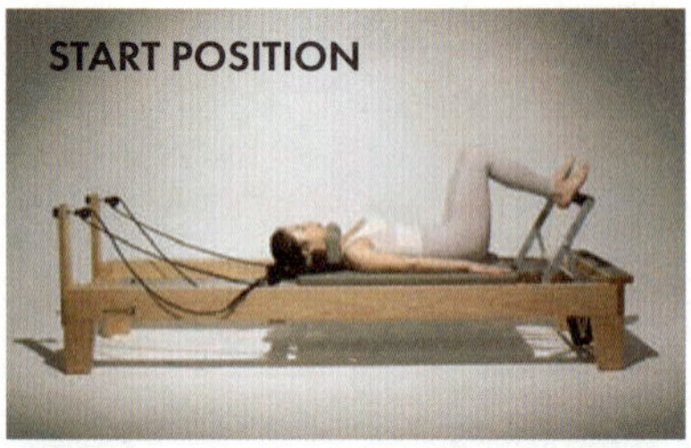

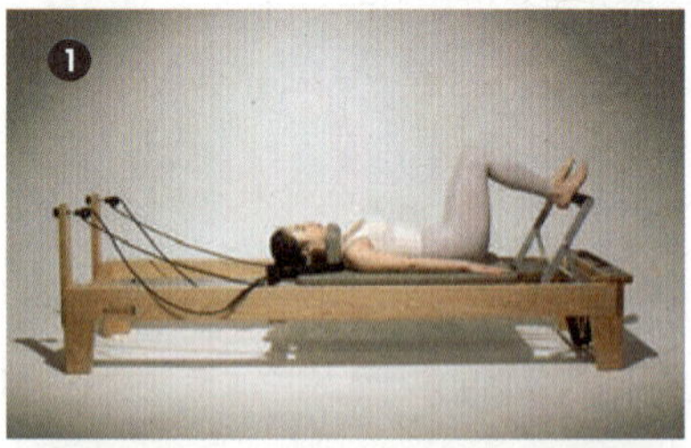

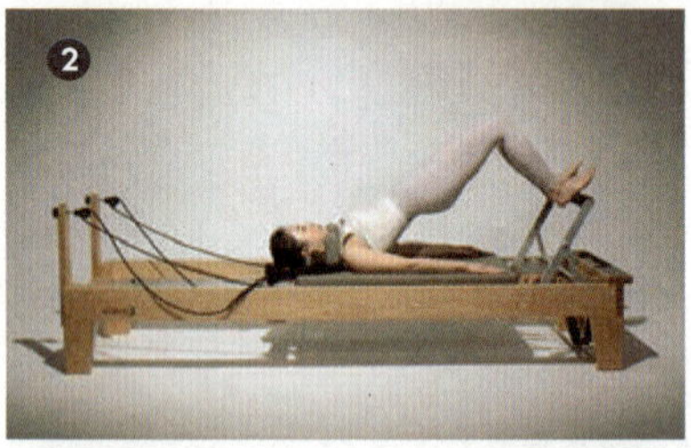

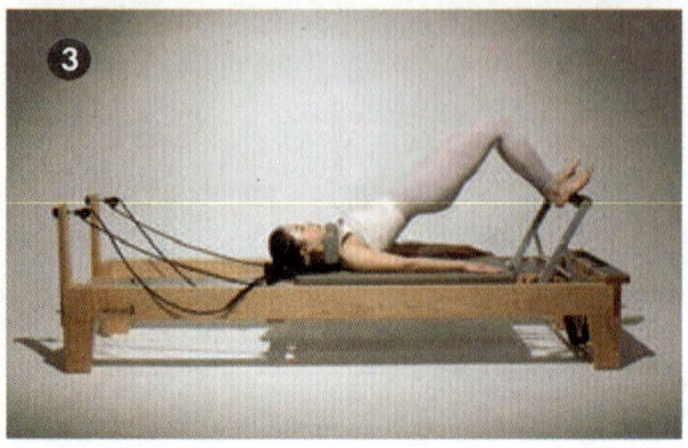

1 시작 자세

Carriage 위에 누워서 골반과 척추를 Neutral을 유지하고 다리는 유지하고 골반 너비만큼 벌리고 발의 뒤꿈치를 Footbar 위에 위치한다. 발목은 배측 굴곡한다. 견갑골은 안정화하여 팔은 몸 옆에 길게 내려놓고 손바닥은 바닥을 향한다.

2 동작

❶ 마시면서 준비한다.

❷ 내쉬면서 척추와 골반을 Neutral을 유지하고 고관절을 신전하여 가파른 각도의 bridge 자세를 만든다.

❸ 마시면서 유지한다.

❹ 내쉬면서 가파른 각도의 bridge 자세에서 무릎을 펴서 Carriage를 밀어낸다. 어깨와 뒤꿈치는 하나의 긴 라인을 유지하면서 완만한 각도의 bridge 자세를 만든다.

❺ 마시면서 척추와 골반을 Neutral을 유지하고 무릎을 구부려서 Carriage를 들어오게 하고 다시 가파른 각도의 bridge 자세를 만든다.

5-10회 반복한다. 마지막에는

❻ 내쉬면서 가파른 각도의 bridge 자세에서 다리의 고관절을 굴곡하여 골반을 carriage에 내려서 다시 시작 자세로 돌아온다.

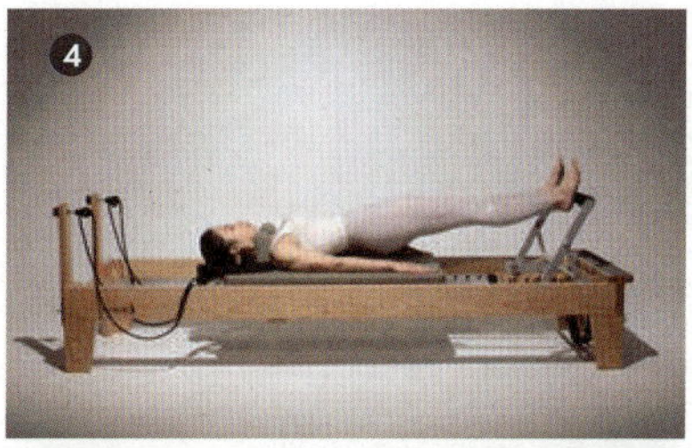

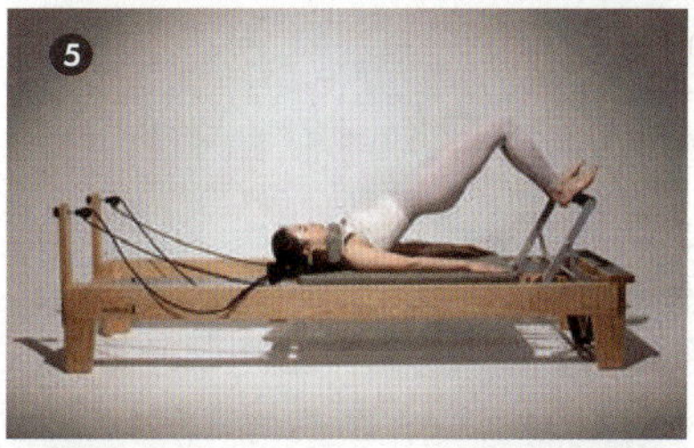

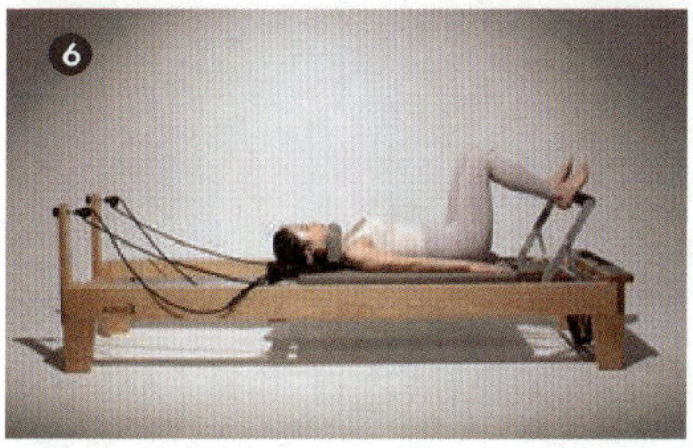

3 지도사항

1 골반과 요추의 Neutral이 무너지지 않도록 복근에 대한 큐잉을 주도록 한다.

2 발의 정렬이 무너지지 않도록 큐잉한다.

3 한쪽 골반이 무너지지 않도록 ASIS 높이에 대한 큐잉을 준다.

4 무릎이 발의 중앙 부분을 향하도록 하여 하지 정렬이 무너지지 않도록 주의한다.

4 변형동작

1 동작의 난이도를 높게 할 경우 :

1) Spring을 강하게 하여 허벅지 앞쪽(Quadriceps)에 도전을 준다.

2) Spring을 약하게 하여 허벅지 뒤쪽(Hamstrings)에 도전을 준다.

3) 시작 자세에서 가파른 SHOULDER BRIDGE 자세를 취하고 골반의 레벨을 유지하면서 한다리씩 foorbar에서 발을 들었다 내리는 동작을 반복하고 무릎을 펴내면서 완만한 SHOULDER BRIDGE 자세를 만든다.

LEVEL 1 | LEG WORK

KNEE STRETCH

☑ 운동목적 대퇴사두근 강화와 척추 중립의 안정성 향상

☑ 기구세팅 Footbar Position 3, B2~R1+B1 springs, Headrest Flat

☑ 사용근육

MOBILIZERS 고관절 신전근(Hip Extensor), 고관절 굴곡근(Hip Flexors), 무릎 신전근(Knee Extensor), 고관절 굴곡근(Knee Flexors)

STABILIZERS 복횡근(Transverse Abdominis), 다열근(Multifidus), 골반기저근(Pelvic Floor Muscle), 견갑대 안정화 근육, 척추기립근(Erector Spinae), 복직근(Rectus Abdominis), 복사근(Obliques)

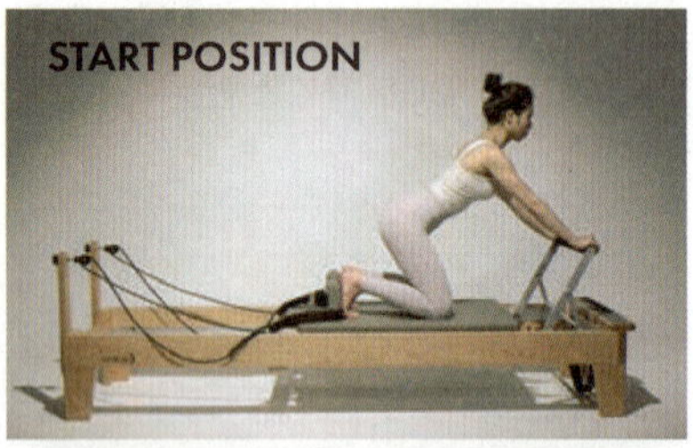

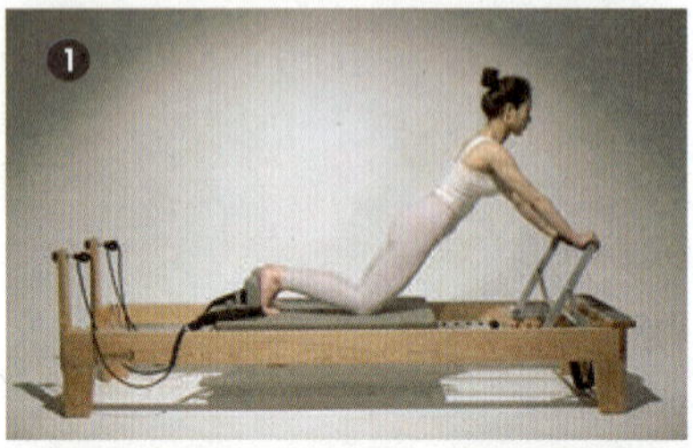

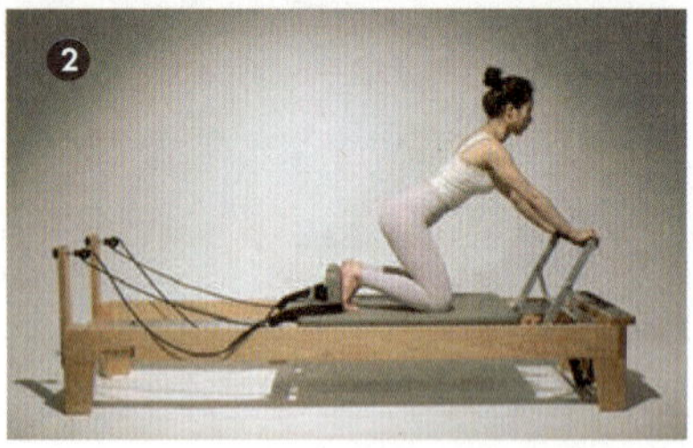

1. STRAIGHT BACK

1 시작 자세

footbar를 바라보고 carriage에 네발기기 자세로 앉는다. 발을 Shoulder Rest에 무릎은 Carriage에 위치하고 손은 Footbar를 잡는다. 복부를 유지하고 골반과 척추를 Neutral을 만들고 뒤꿈치 쪽으로 체중을 약간 두고 앉는다. 견갑골을 안정화시키고 손은 어깨 너비만큼 벌리고 팔꿈치가 뒤쪽을 향하도록 하여 팔을 안정성 있게 편다.

2 동작

❶ 마시면서 몸통과 어깨의 안정화를 유지하고 고관절을 신전하여 Carriage를 뒤로 밀어낸다. 골반과 척추의 움직임이 없이 가능한 멀리 간다.

❷ 내쉬면서 척추, 골반의 Neutral을 유지하고 무릎과 고관절을 굴곡하여 Carriage가 돌아오도록 한다.

10회 반복한다.

3 지도사항

1 척추의 Neutral 자세를 유지하고 Hip이 움직이는 동안 척추의 자세 유지를 위해 복부를 사용한다.

2 고관절 굴곡 시 요추가 구부려지지 않게 주의한다.

3 손으로 footbar을 살짝 밀어내면서 동작내내 견갑골의 안정화를 유지한다.

4 고관절의 동작으로 Carriage를 움직인다. 어깨나 척추의 움직임으로 동작을 하지 않도록 한다. 골반과 어깨의 핸즈온은 좋은 티칭이 된다.

5 손목이 과하게 꺾이지 않도록 주의한다.

6 동작을 할 때 Carriage는 완전히 들어오도록 지도한다.

7 팔꿈치는 과신전되거나 Locking되지 않게 한다.

4 변형동작

1 동작의 난이도를 높게 할 경우 :

1) 몸통과 골반 안정성에 도전을 주는 경우 Spring을 더 가볍게 하여 진행한다.

2 무릎에 통증이 있는 경우 매트를 놓거나 타월과 미끄럼 방지용 패드을 놓고 진행한다.

☑ **운동목적** 대퇴사두근 강화와 척추 굴곡의 유지를 위한 복근 강화

☑ **기구세팅** Footbar Position 3, B2~R1+B1 springs, Headrest Flat

☑ **사용근육**

MOBILIZERS 고관절 신전근(Hip Extensor), 고관절 굴곡근(Hip Flexors), 무릎 신전근(Knee Extensor), 고관절 굴곡근(Knee Flexors)

STABILIZERS 복횡근(Transverse Abdominis), 다열근(Multifidus), 골반기저근(Pelvic Floor Muscle), 견갑대 안정화 근육, 척추기립근(Erector Spinae), 복직근(Rectus Abdominis), 복사근(Obliques)

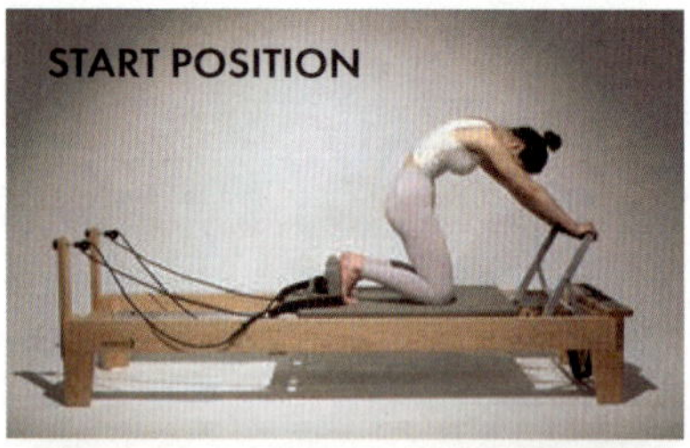

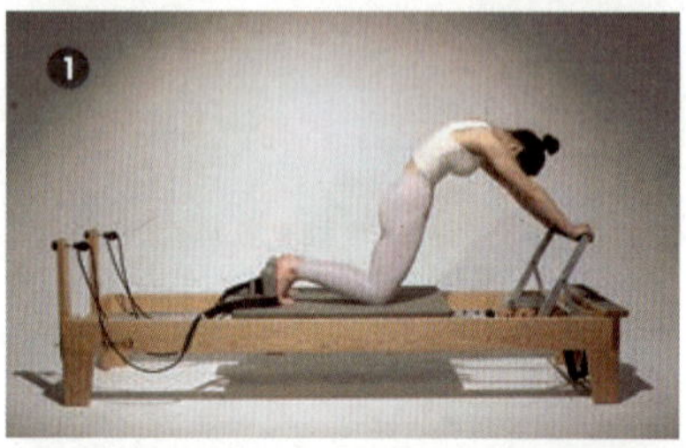

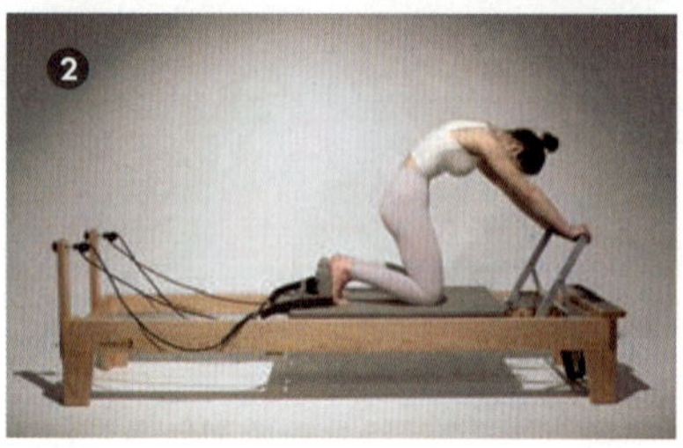

2. ROUND BACK

1 시작 자세

footbar를 바라보고 carriage에 네발기기 자세로 앉는다. 무릎은 구부려 Carriage에 발은 Shoulder Rest에 위치하고 척추는 C커브를 유지한다. 뒤꿈치 위에 무게중심이 위치하도록 하고, 견갑골을 안정화시키고 손은 어깨너비만큼 벌리고 Footbar를 잡고 팔꿈치가 뒤쪽을 향하도록 하고 팔은 안정성 있게 편다.

2 동작

❶ 마시면서 척추, 골반의 C커브 유지한 상태로 고관절과 무릎을 펴서 가능한 멀리 Carriage를 움직인다.

❷ 내쉬면서 척추, 골반의 C커브 유지한 상태로 고관절과 무릎을 구부려 시작 자세로 돌아온다.

10회 반복한다.

3 지도사항

1 복부에 작은 공이 계속 있다는 느낌의 큐잉을 준다.

2 고관절 굴곡 시 요추의 굴곡으로 동작을 시작하지 않도록 한다.

3 척추 C커브 유지 시 경추가 과하게 굴곡되지 않도록 주의한다.

4 동작내내 견갑골의 안정화를 유지한다.

5 척추, 골반의 C커브가 유지되는 범위 내에서만 Carriage를 움직이게 범위를 제한시킨다.

6 고관절 신전시 척추, 골반의 C커브를 유지하기 위해 골반의 옆을 손으로 잡아주거나 꼬리뼈를 아래로 밀어내주는 핸즈온과 손가락으로 복사근 연결시키는 핸즈온이 수행자의 인지력을 높일수 있다.

4 변형동작

1 동작의 난이도를 높게 할 경우 :

1) 몸통과 골반 안정성에 도전을 주는 경우 Spring을 더 가볍게 하여 진행한다.

2 무릎에 통증이 있는 경우는 carriage 옆에 서서 한쪽 다리를 바닥에 내려 놓고 지지한다. 반대쪽 다리는 carriage 에 무릎을 구부리고 위치하고 동작을 한다.

MEMO

LEVEL 1 | LEG WORK

SINGLE THIGH STRETCH

☑ **운동목적** 대퇴 스트레칭과 고관절 가동범위 향상

☑ **기구세팅** Footbar Position 3, B2~R1+B1 springs, Headrest 개인에 따라 조절

☑ **사용근육**

MOBILIZERS 대둔근(Gluteus Maximus), 고관절 굴곡근(Hip Flexors), 고관절 신전근(Hip Extensors)

STABILIZERS 복횡근(Transverse Abdominis), 골반기저근(Pelvic Floor Muscle), 복사근(Obliques), 다열근(Multifidus), 견갑골의 안정화 근육

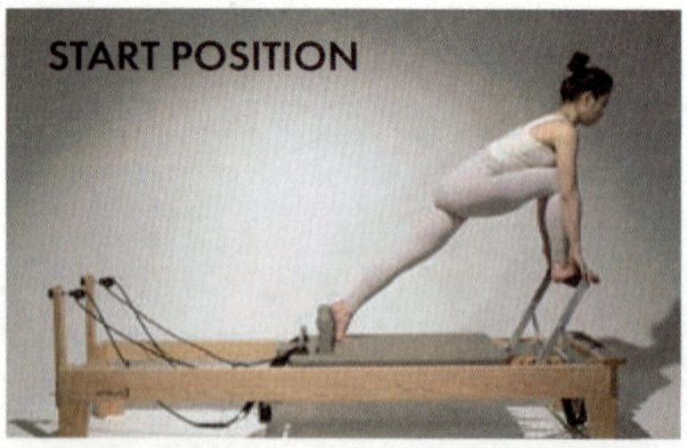

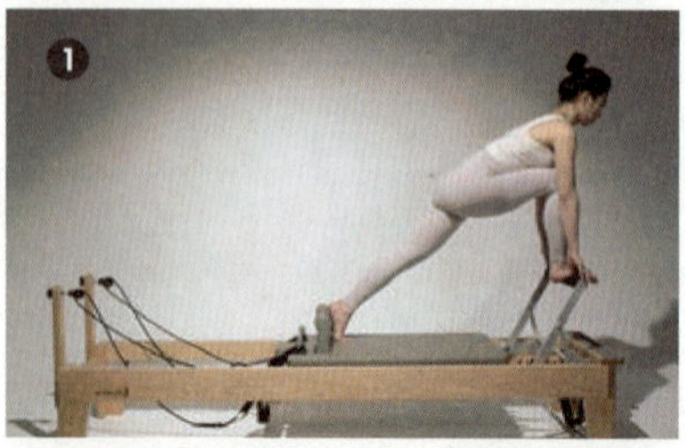

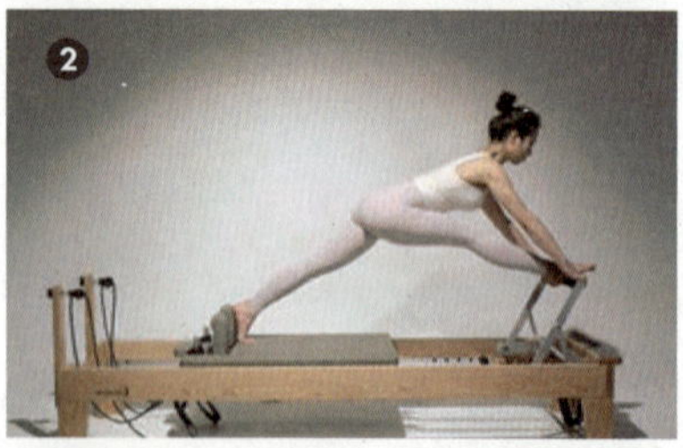

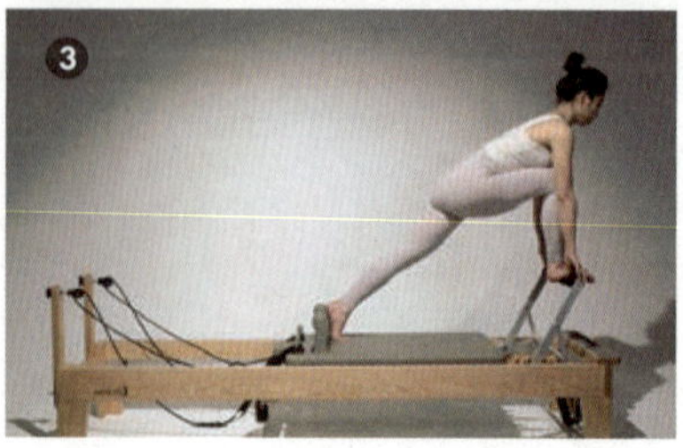

1 시작 자세

Footbar 바라보고 Carriage 무릎을 대고 두 발은 Shoulder Rests 에 발을 배측 굴곡하여 위치한다. 견갑골은 안정화를 유지하고 손으로 Footbar 를 어깨 너비 만큼 잡는다. 그런 다음 springs이 세팅되어 있는 방향의 다리는 무릎을 편다. 동시에 반대 다리의 발의 볼을 footbar 위치한다. 골반과 척추는 가능한 Neutral을 유지하고 척추는 긴 라인을 유지한다.

2 동작

❶ 마시면서 준비한다.

❷ 내쉬면서 Shoulder Rest 에 위치한 다리의 고관절을 신전한다. Footbar 쪽의 다리의 무릎은 Carriage 가 뒤로 밀리는 대로 자연스럽게 펴지도록 한다.

❸ 마시면서 Shoulder Rest 에 위치한 다리의 고관절을 굴곡한다. Carriage를 컨트롤하게 들어오면서 Footbar 쪽 다리의 무릎은 자연스럽게 구부려진다.

각 방향에서 5회 반복한다.

3 지도사항

1 다리의 고관절을 신전 시 footbar에 위치한 다리의 움직임으로 동작이 나오지 않도록 Shoulder Rest에 위치한 다리의 발로 carriage를 밀어내도록 큐잉을 준다.

2 골반의 정면을 유지하고 뒤쪽 다리 방향으로 회전이 일어나지 않도록 지도한다.

3 고관절 신전 시 척추의 굴곡 보상이 생긴다면 동작의 범위를 제한하도록 한다.

4 고관절과 무릎과 발목의 연결 라인을 유지한다.

4 변형동작

1 동작의 난이도를 낮게 할 경우 :

1) Footbar 쪽에 위치할 다리를 바닥에 내려놓고 동작한다. 반대쪽 다리의 발은 원래 위치 할 반대 Shoulder Rest에 위치한다.

2) Shoulder Rest에 지지하고 있는 다리의 무릎을 구부려 무릎을 Carriage에 내려놓고 동작한다.

LEVEL 1 | LEG WORK

SIDE SPLITS

☑ 운동목적 Standing 자세에서의 몸통의 안정성과 다리 외전근 강화

☑ 기구세팅 Footbar Position 7, B2~R1 springs, Headrest Flat, Stopper 1번으로 Setting

☑ 사용근육 MOBILIZERS 고관절 내전근(Hip Adductor), 고관절 외전근(Hip Abductor)

STABILIZERS 복횡근(Transverse Abdominis), 다열근(Multifidus), 골반기저근(Pelvic Floor Muscle), 복사근(Obliques), 견갑대 안정화 근육, 하체 안정화 근육

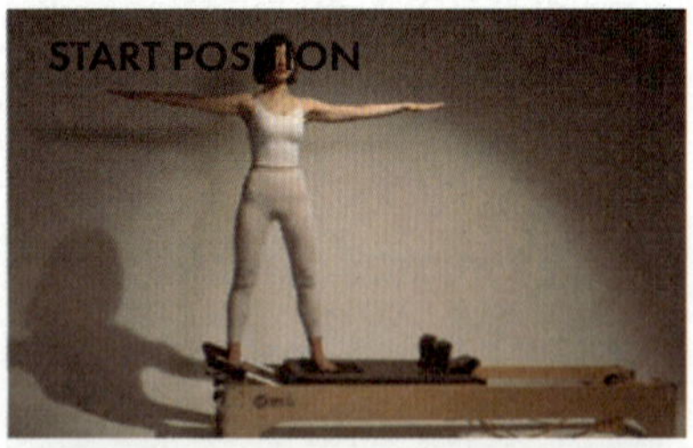

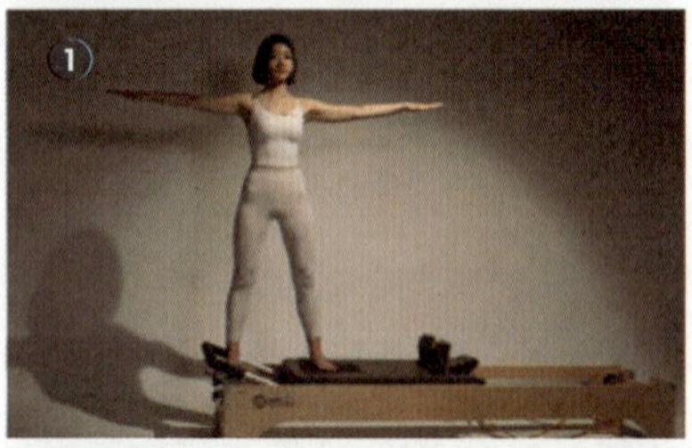

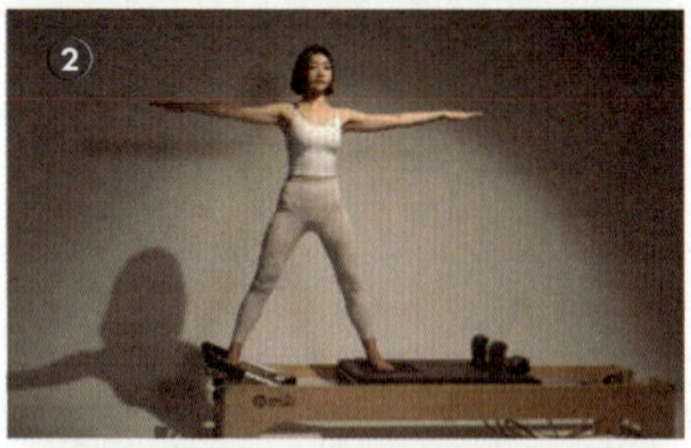

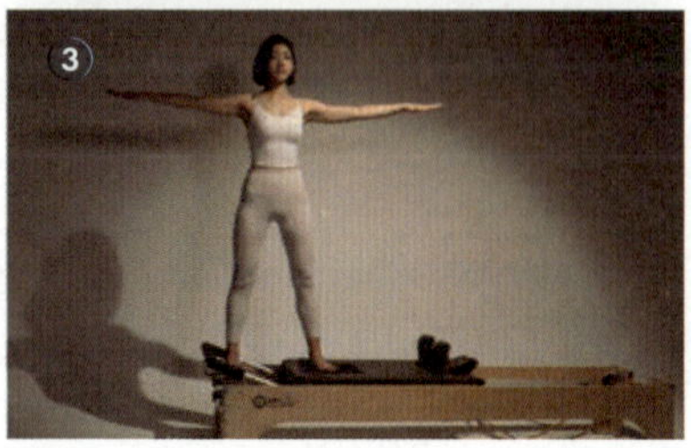

1. ABDUCTION

1 시작 자세

리포머 위에 옆으로 선다. 한쪽 다리는 나무 Platform 위에 놓고 다른 다리는 Carriage의 끝에 위치한다. 척추와 골반은 Neutral을 유지하고 다리는 평행하게 일자로 펴고 팔은 옆으로 들어서 뻗고 손바닥은 아래를 향하도록 한다.

2 동작

❶ 마시면서 준비한다.

❷ 내쉬면서 골반과 척추는 Neutral로 유지하고 양쪽 발에 무게를 똑같이 둔다. 미들 라인에서 멀리 다리를 균등하게 밀어서 Carriage를 밀어낸다.

❸ 마시면서 골반과 척추는 Neutral로 유지하고 양쪽 발에 무게를 똑같이 둔다. 미들 라인 쪽으로 다리를 균등하게 들어오게 하여 Carriage를 돌아오게 한다.

반대 방향에서도 동작을 한다.

각 방향으로 8–10회 반복한다.

3 지도사항

1 골반과 척추의 Neutral을 유지하여 골반이 기울거나 척추가 신전 되는 것을 피하도록 지도한다.

2 동작을 할 때 두 다리가 동시에 균등한 힘을 쓰도록 지도한다.

3 골반의 레벨을 유지하고 정면을 보도록 지도한다.

4 무릎이 과신전되거나 Locking되지 않도록 한다.

4 변형동작

1 동작의 난이도를 낮게 할 경우 :

1) 다리의 외회전을 유지하고 동작한다.

2) 골반 위에 손을 놓고 동작한다.

3) 견갑골의 안정성을 유지하기 위해 서클을 잡고 동작한다. 발란스면에서는 서클을 잡고 동작을 하는건 난이도가 높아진다.

☑ **운동목적** Standing 자세에서의 몸통의 안정성과 다리 내전근 강화

☑ **기구세팅** Footbar Position 7, B1~Y1 springs, Headrest Flat, Stopper 1번으로 Setting

☑ **사용근육** **MOBILIZERS** 고관절 내전근(Hip Adductor), 고관절 외전근(Hip Abductor)

STABILIZERS 복횡근(Transverse Abdominis), 다열근(Multifidus), 골반기저근(Pelvic Floor Muscle), 복사근(Obliques), 견갑대 안정화 근육, 하체안정화 근육

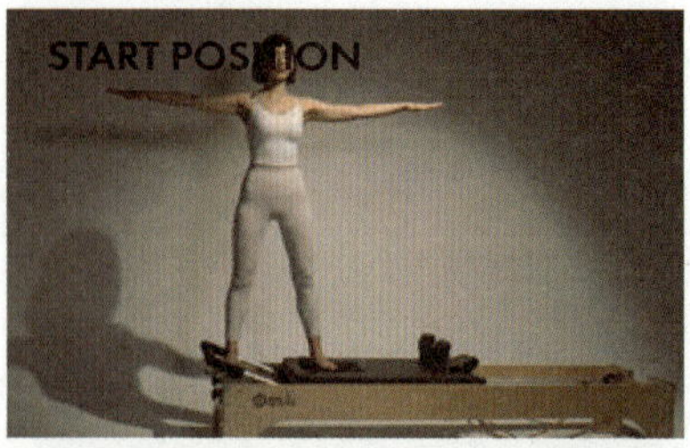

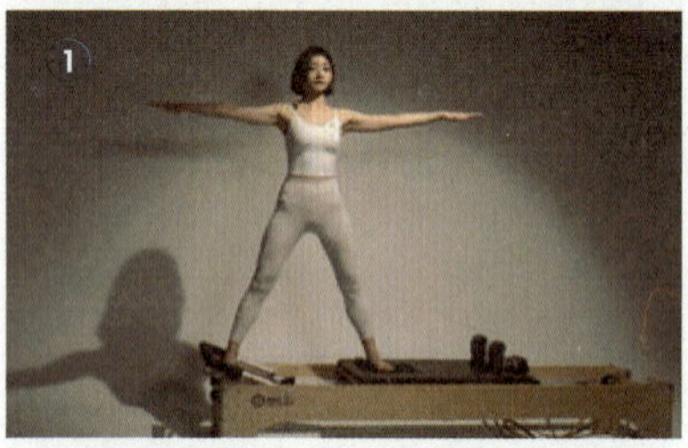

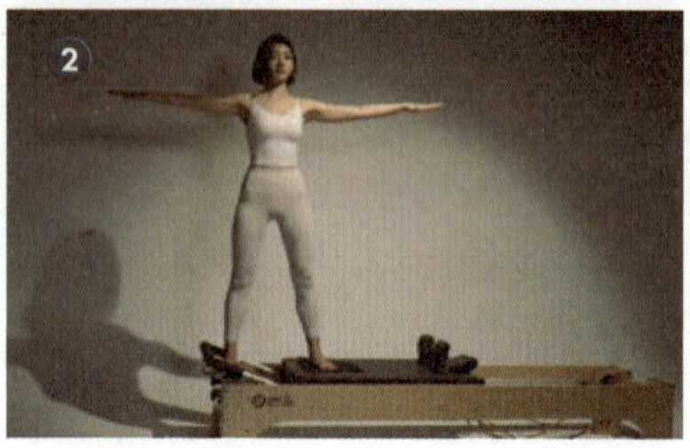

2. ADDUCTION

1 시작 자세

리포머 위에 옆으로 선다. 한쪽 다리는 나무 Platform 위에 놓고 다른 다리는 Carriage의 끝에 위치한다. 척추와 골반은 Neutral을 유지하고 다리는 평행하게 일자로 펴고 팔은 옆으로 들어서 뻗고 손바닥은 아래를 향하도록 한다. Carriage가 밀리지 않도록 Hip Adductors를 유지한다.

2 동작

❶ 마시면서 골반과 척추는 Neutral로 유지하고 양쪽 발에 무게를 똑같이 둔다. 미들 라인에서 멀어지도록 양쪽 다리에 균등하게 힘을 써서 Carriage를 밀어낸다.

❷ 내쉬면서 골반과 척추는 Neutral로 유지하고 양쪽 발에 무게를 똑같이 둔다. 미들 라인 쪽으로 다리에 균등하게 힘을 써서 Carriage를 돌아오게 한다.

반대 방향에서도 동작을 한다.

각 방향으로 8–10회 반복한다.

3 지도사항

1 골반과 척추의 Neutral을 유지하여 골반이 기울거나 척추가 신전 되는 것을 피하도록 지도한다.

2 동작을 할 때 두 다리가 동시에 균등한 힘을 쓰도록 지도한다.

3 골반의 레벨과 정면을 보도록 지도한다.

4 무릎이 과신전되거나 Locking되지 않도록 한다.

4 변형동작

1 동작의 난이도를 낮게 할 경우 :

1) 다리의 외회전을 유지하고 동작한다.

2) 골반 위에 손을 놓고 동작한다.

3) 견갑골의 안정성을 유지하기 위해 서클을 잡고 동작한다. 발란스면에서는 서클을 잡고 동작을 하는건 난이도가 높아진다.

☑ 운동목적 Standing 자세에서의 몸통의 안정성과 다리의 대퇴사두근과 내, 외전근 강화

☑ 기구세팅 Footbar Position 7, B1~B2 springs, Headrest Flat, Stopper 1번으로 Setting

☑ 사용근육

MOBILIZERS 고관절 내전근(Hip Adductor), 고관절 외전근(Hip Abductor), 무릎 신전근(Knee Extensors), 무릎 굴곡근(Knee Flexors)

STABILIZERS 복횡근(Transverse Abdominis), 다열근(Multifidus), 골반기저근(Pelvic Floor Muscle), 복사근(Obliques), 견갑대 안정화 근육, 하체안정화 근육

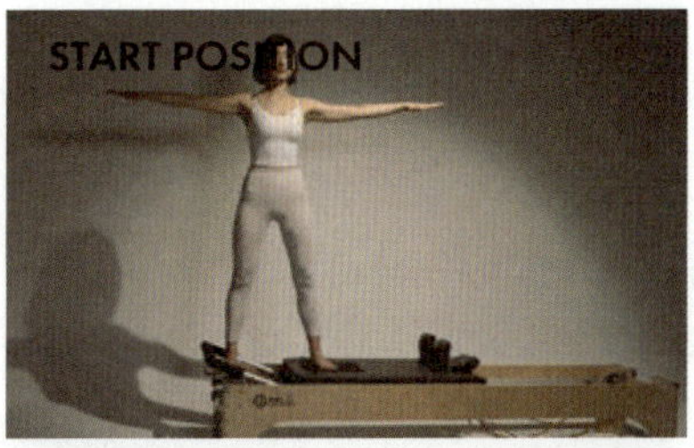

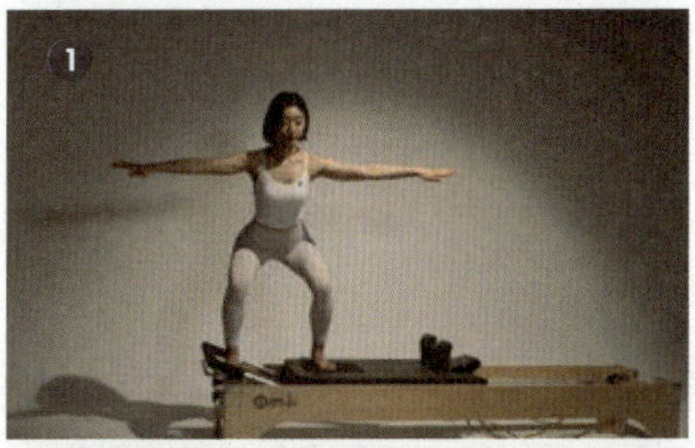

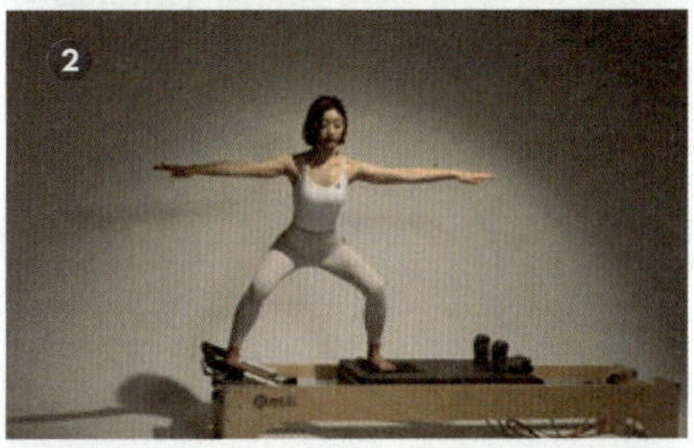

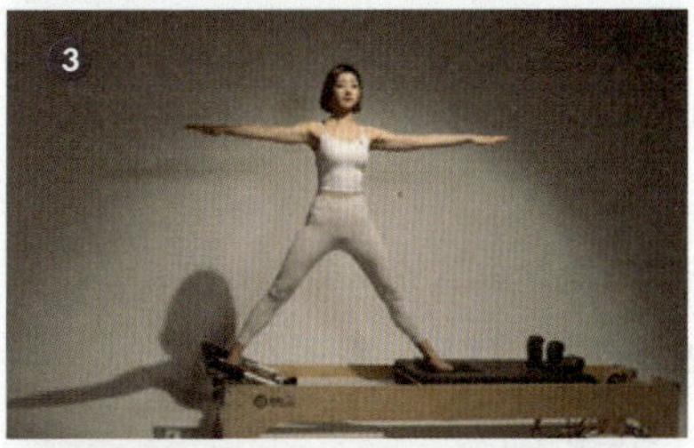

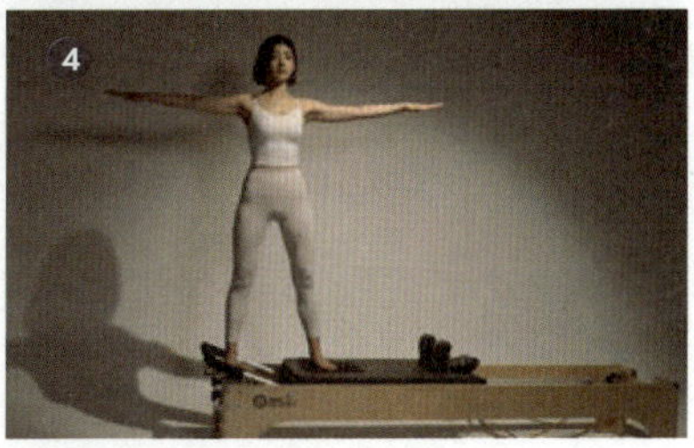

3. PLIE OUT

1 시작 자세

옆으로 서서 Carriage위에 선다. 한 발은 나무 Platform 에 대고 다리는 Carriage 끝에 대고 척추와 골반은 Neutral을 유지한다. 다리는 일자로 평행하게 하고 손바닥은 아래를 향하도록 한다. 팔은 옆으로 길게 뻗는다. 견갑골은 안정성을 유지한다.

2 동작

❶ 마시면서 척추와 골반은 Neutral을 유지하고 양쪽 무릎을 구부린다.

❷ 내쉬면서 무릎을 구부린 각도를 유지하고 골반은 다리의 중앙에 위치하며 다리를 외전하여 미들 라인에서 멀리 Carriage를 밀어낸다.

❸ 마시면서 척추와 골반은 Neutral을 유지하고 양쪽 무릎을 편다.

❹ 내쉬면서 무릎을 구부린 각도를 유지하고 골반은 다리의 중앙에 위치하고 다리를 내전하여 미들 라인에서 가깝게 Carriage를 당겨온다.

반대 방향에서도 동작을 한다.

각 방향으로 5회 반복한다.

3 지도사항

1 골반과 척추의 Neutral을 유지하여 골반이 기울거나 척추가 신전 되는 것을 피하도록 지도한다.

2 동작을 할 때 두 다리가 동시에 균등한 힘을 쓰도록 지도한다.

3 골반의 레벨을 유지하고 정면을 보도록 지도한다.

4 무릎이 과신전되거나 Locking되지 않도록 한다.

5 무릎의 굴곡과 신전 시 Carriage가 움직이지 않도록 한다.

4 변형동작

1 동작의 난이도를 낮게 할 경우 :

1) 다리의 외회전을 유지하고 동작한다.

2) 골반 위에 손을 놓고 동작한다.

3) 견갑골의 안정성을 유지하기 위해 서클을 잡고 동작한다. 발란스면에서는 서클을 잡고 동작을 하는건 난이도가 높아진다.

☑ **운동목적** 대퇴사두근, 내외전근 강화와 척추 중립의 안정성 향상

☑ **기구세팅** Footbar Position 7, B2~R1+B1 springs, Headrest Flat, Stopper 1번으로 Setting

☑ **사용근육**

MOBILIZERS 고관절 내전근(Hip Adductor), 고관절 외전근(Hip Abductor), 무릎 신전근(Knee Extensors), 무릎 굴곡근(Knee Flexors)

STABILIZERS 복횡근(Transverse Abdominis), 다열근(Multifidus), 골반기저근(Pelvic Floor Muscle), 복사근(Obliques), 견갑대 안정화 근육, 하체안정화 근육

4. PLIE IN

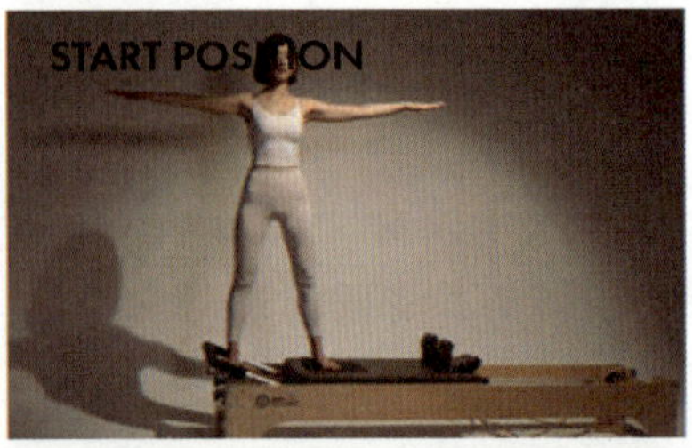

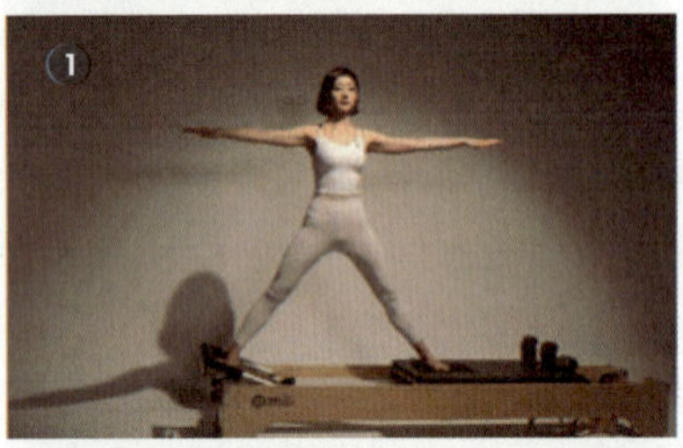

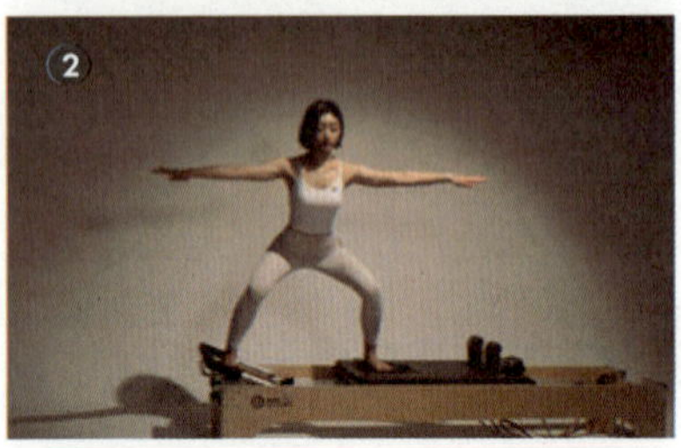

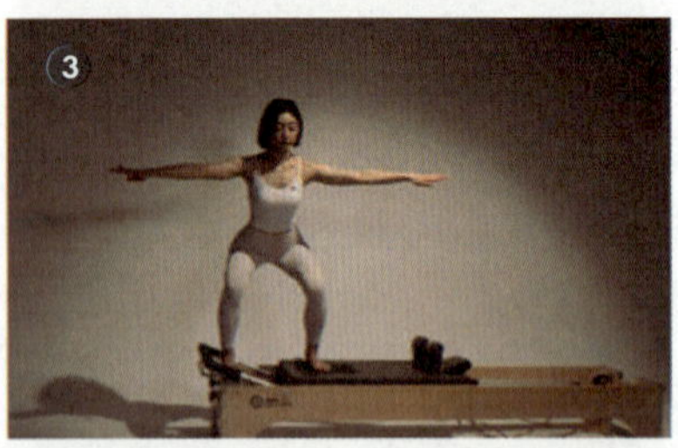

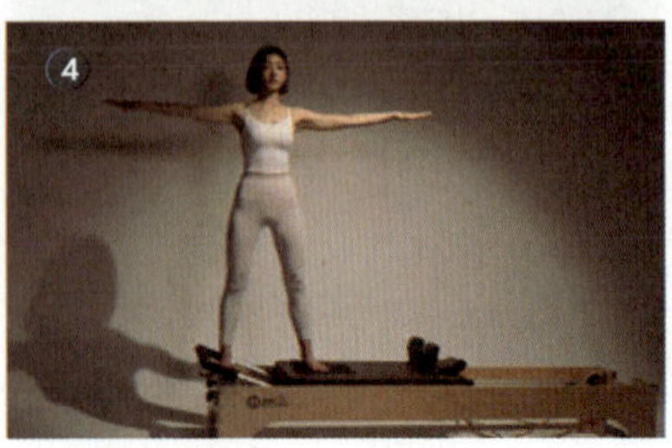

1 시작 자세

옆으로 서서 Carriage위에 선다. 한 발은 나무 Platform에 대고 다리는 Carriage 끝에 위치하고 척추와 골반은 Neutral을 유지한다. 다리는 일자로 평행하게 하고 손바닥은 아래쪽을 향하도록 한다. 팔은 옆으로 길게 뻗는다. 견갑골은 안정성을 유지한다.

2 동작

❶ 마시면서 척추와 골반은 Neutral을 유지하고 양쪽 다리를 외전 하여 미들 라인에서 멀리 Carriage를 밀어낸다.

❷ 내쉬면서 Carriage를 그대로 움직이지 않게 유지하고 양쪽 무릎을 구부린다.

❸ 마시면서 무릎을 구부린 각도를 유지하고 골반은 다리의 중앙에 위치하고 다리를 내전 하여 미들 라인에서 가깝게 Carriage를 돌려보낸다.

❹ 내쉬면서 척추와 골반은 Neutral을 유지하고 양쪽 무릎을 편다.

반대 방향에서도 동작을 한다.

각 방향으로 5회 반복한다.

3 지도사항

1 골반과 척추의 Neutral을 유지한다. 골반이 기울거나 척추가 신전되는 것을 피하도록 지도한다.

2 동작을 할 때 양쪽 다리가 같은 타임에 균등한 힘을 쓰도록 지도한다.

3 골반의 레벨을 유지하고 정면을 보도록 지도한다.

4 무릎이 과신전되거나 Locking되지 않도록 한다.

5 무릎의 굴곡과 신전 시 Carriage가 움직이지 않도록 한다.

4 변형동작

1 동작의 난이도를 낮게 할 경우 :

1) 다리의 외회전을 유지하고 동작한다.

2) 골반 위에 손을 놓고 동작한다.

3) 견갑골의 안정성을 유지하기 위해 서클을 잡고 동작을 하도록 한다. 발란스면에서는 서클을 잡고 동작을 하는건 난이도가 높아진다.

MEMO

LEVEL 3 | LEG WORK

FRONT SPLITS

☑ **운동목적** 몸통 안정화 근육, 대퇴사두근 강화와 발란스 향상

☑ **기구세팅** Footbar position 3, 한쪽으로 B2 ~ B1 + R1 spring, Headrest Flat

☑ **사용근육**

MOBILIZERS 무릎 신전근(Knee Extensors), 무릎 굴곡근(Knee Flexors)

STABILIZERS 복횡근(Transverse Abdominis), 골반기저근(Pelvic Floor Muscle), 복사근(Obliques), 다열근(Multifidus), 견갑골 안정화 근육, 고관절 외회전근(Hip External Rotator), 고관절 신전근(Hip Extensors), 고관절 굴곡근(Hip Flexors)

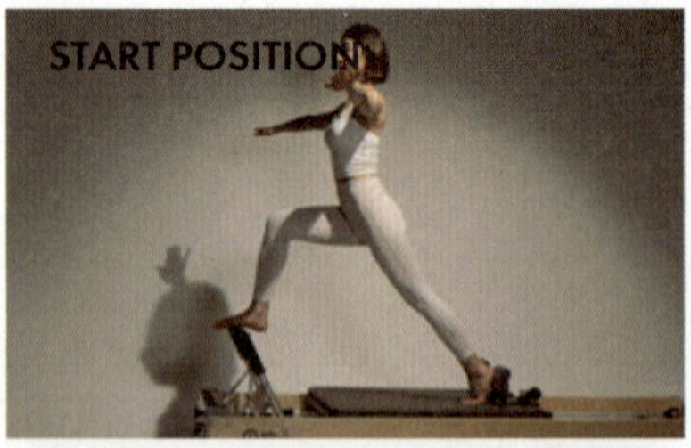

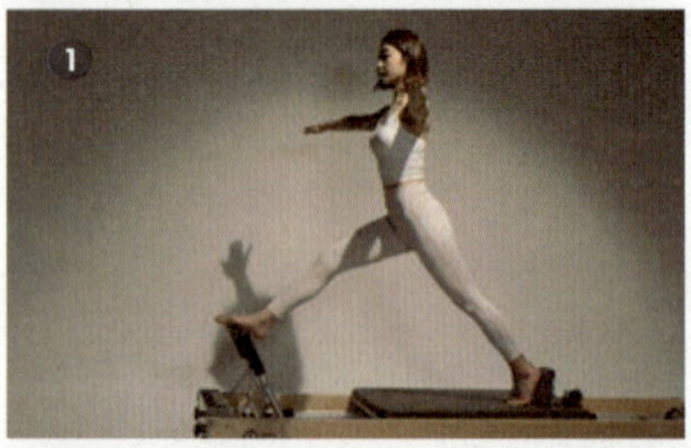

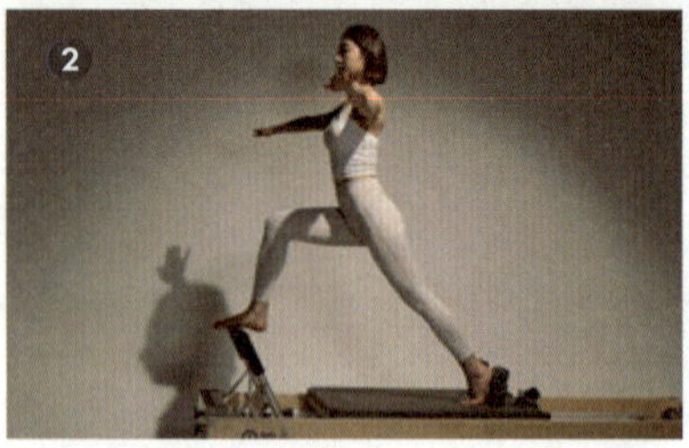

1 시작 자세

Carriage 위에 서서 Footbar 방향으로 런지 자세를 유지하고 한 다리의 발의 볼을 Footbar에 Sit-bone 라인으로 올린다. 다른 다리는 Shoulder Rest에 발을 대고 길게 뻗는다. 골반은 정면을 향하게 한다. 요추와 골반은 Neutral을 유지하고 상체를 위로 세워 약간 척추를 신전시킨다. 팔은 옆으로 길게 뻗고 손바닥은 아래를 향하고 견갑골은 안정화한다.

2 동작

❶ 마시면서 몸통과 골반과 뒤쪽의 무릎을 안정성 있게 유지하고 앞쪽 다리의 무릎을 펴서 Carriage를 밀어낸다.

❷ 내쉬면서 몸통과 골반과 뒤쪽의 무릎을 안정성 있게 유지하고 앞쪽 다리의 무릎을 구부려 Carriage를 컨트롤하게 돌아오도록 한다.

반대다리도 동작을 한다.

각 방향으로 5-7회 반복한다.

3 지도사항

1 공중에서 골반이 위, 아래로 움직이지 않도록 한다. 동작내내 같은 높이를 유지하도록 한다.

2 골반은 Square를 유지하도록 하고 뒤쪽 다리 방향으로 회전 되지 않도록 한다.

3 앞쪽의 다리는 발과 무릎은 라인을 맞추어 유지한다.

4 요추의 지지를 위해 복부를 유지한다.

5 밸런스를 도와주기 위하여 견갑골의 안정화를 유지한다.

6 뒤로 미는 동안에 공중에서 몸이 내려 앉지 않도록 주의한다.

7 Spring이 걸려 있는 방향과 Shoulder Rest에 위치한 다리는 같은 방향으로 시작 자세를 Setting한다.

4 변형동작

1 동작의 난이도를 낮게 할 경우 :

1) Footbar에 손을 대고 밸런스의 도전을 제외하여 움직임 연습을 먼저 진행한다. 이 때 척추와 골반은 Neutral을 유지한다.

2) 한 쪽 다리는 바닥에 위치하도록 하고 다른 다리는 Shoulder Rest에 무릎을 펴서 두고 바닥에 위치한 다리의 무릎을 신전하면서 동작한다.

LEVEL 3 | LEG WORK

BACK SPLITS

☑ **운동목적** 대퇴사두근과 고관절신전근 강화 및 밸런스 향상

☑ **기구세팅** Footbar Position 3, B1 ~ B2 spring, Headrest Flat

☑ **사용근육** MOBILIZERS 무릎 신전근(Knee Extensors), 무릎 굴곡근(Knee Flexors)

STABILIZERS 복횡근(Transverse Abdominis), 골반기저근(Pelvic Floor Muscle), 복사근(Obliques), 다열근(Multifidus), 견갑골 안정화 근육, 고관절 외회전근(Hip External Rotator), 고관절 신전근(Hip Extensors), 고관절 굴곡근(Hip Flexors)

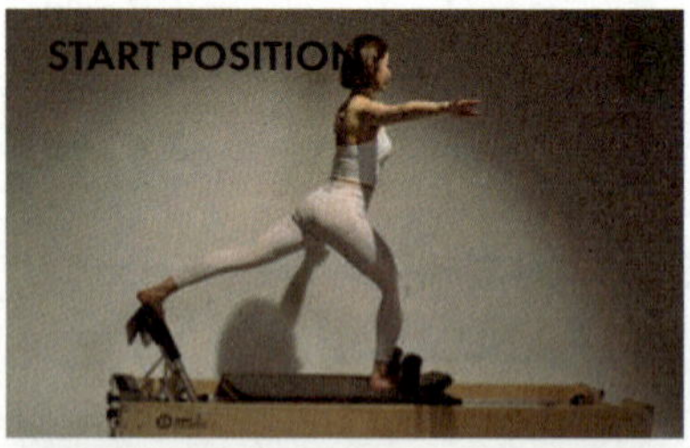

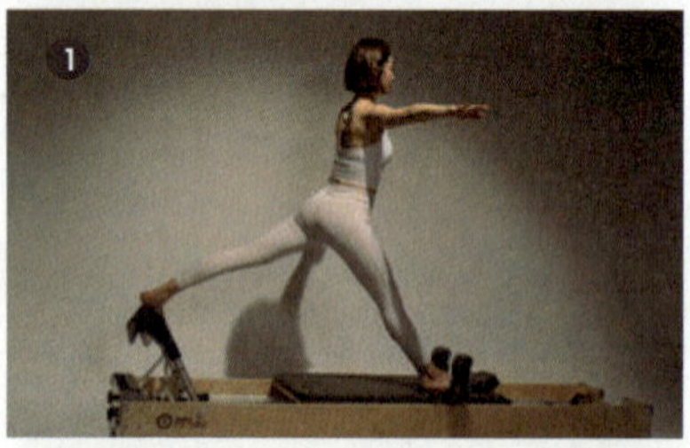

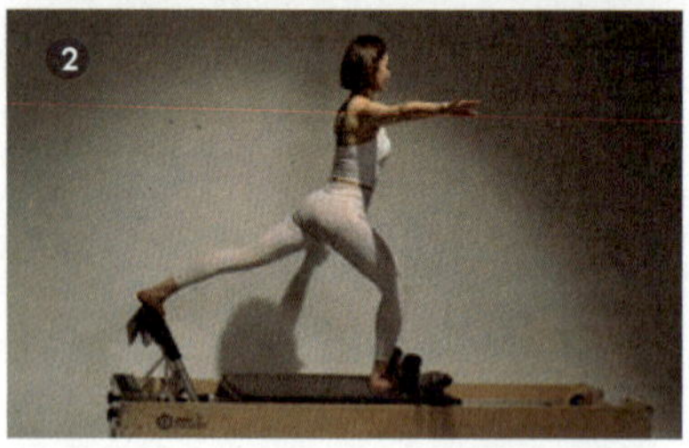

1 시작 자세

Carriage위에 서서 Pulley 방향으로 런지 자세를 유지하고 한 다리의 발은 Headrest에대고 무릎을 구부린다. 반대 다리는 외회전하여 Footbar에 발을 대고 길게 뻗는다. 골반은 내려 자세를 유지한다. 요추와 골반은 Neutral을 유지한다. 상체를 위로 세워 약간 척추를 신전시킨다. 팔은 옆으로 길게 뻗고 손바닥은 아래를 향하고 견갑골은 안정화한다.

2 동작

❶ 마시면서 몸통과 골반과 뒤쪽의 무릎을 안정성 있게 유지하고 앞쪽 다리의 무릎을 펴서 Carriage를 밀어낸다.

❷ 내쉬면서 몸통과 골반과 뒤쪽의 무릎을 안정성 있게 유지하고 앞쪽 다리의 무릎을 구부려 발이 무릎 아래로 오면서 Carriage를 컨트롤하게 돌아오도록 한다.

반대다리도 동작을 한다.

각 방향으로 5–7회 반복한다.

3 지도사항

1 공중에서 골반이 위, 아래로 움직이지 않도록 한다. 동작 내내 같은 높이를 유지하도록 한다.

2 골반은 Square를 유지하도록 하고 뒤쪽 다리 방향으로 회전되지 않도록 한다.

3 앞쪽의 다리는 발과 무릎은 라인을 맞추어 유지한다.

4 요추의 지지를 위해 복부를 유지한다.

5 밸런스를 도와주기 위하여 견갑골의 안정화를 유지한다.

6 앞쪽의 무릎을 많이 구부리는 것을 피해야 한다. 발이 돌아올 때 무릎 바로 아래에 위치하도록 한다. 무릎에 무리를 주는 것을 피한다.

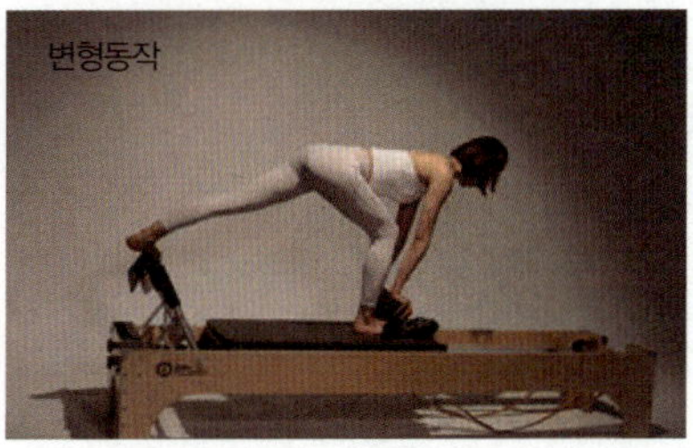

4 변형동작

1 동작의 난이도를 높게 할 경우 :

1) 슬괵근에 도전을 주기 위해 Spring을 약하게 한다.

2) 대퇴사두근에 도전을 주기 위해 Spring을 강하게 한다.

2 동작의 난이도를 낮게 할 경우 :

1) 골반에 손을 얹어 목과 어깨의 긴장을 완화시키며 고관절이 정확하게 정면을 향하도록 한다.

2) Footbar 를 낮게 조정하여 골반이 회전하는 것을 완화시킨다.

3) 손을 Shoulder Rest 에 대고 동작한다.

LEVEL 1 | ARM WORK

SUPINE ARM WORK

☑ 운동목적 어깨 관절 안정성 향상과 어깨 근육 강화

☑ 기구세팅 Footbar Position 3, B2~R1 + B1 Springs, Headrest 개인에 따라 조절

☑ 사용근육 MOBILIZERS 어깨 굴곡근(Shoulder Flexors), 어깨 신전근(Shoulder Extensor)

STABILIZERS 복횡근(Transverse Abdominis), 다열근(Multifidus), 골반기저근(Pelvic Floor Muscle), 복사근(Obliques), 복직근(Rectus Abdominis), 견갑대 안정화 근육

참고사항 : 1. 동작의 가동범위를 위해서 Strap을 짧게 잡거나 그립 핸들로 바꾸거나 Carriage를 Footbar에 가깝게 다시 세팅을 한다.

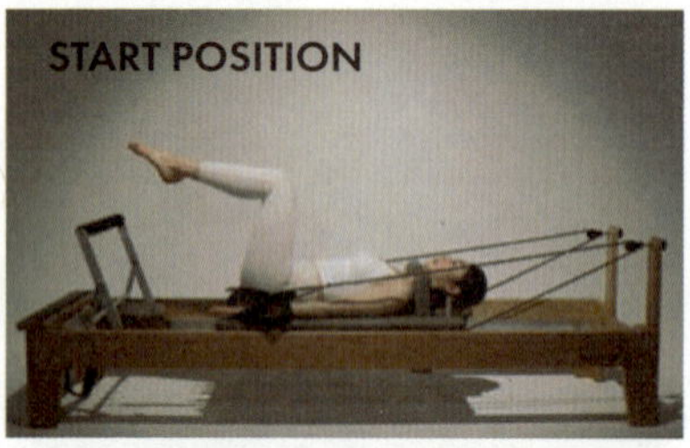

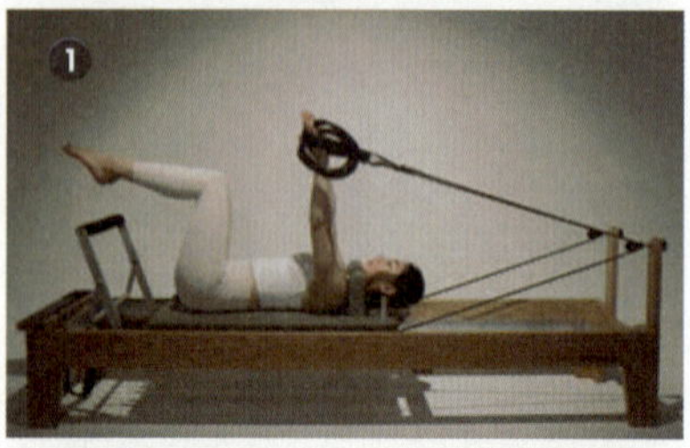

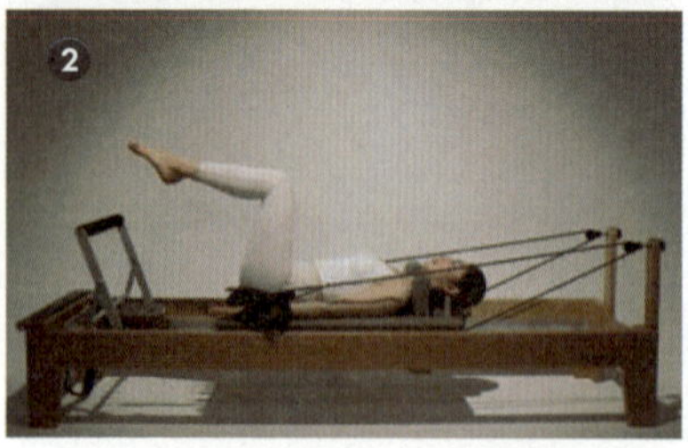

1. SHOULDER EXTENSTION (STRAIGHT DOWN)

1 시작 자세

누운 상태에서 골반과 요추는 Imprint를 유지하고 두 다리는 Table Top 을 만든다. 두팔은 몸통 옆에 위치하도록 하고 팔꿈치를 편 상태로 양손에 Strap을 걸고 손바닥은 아래를 향하도록 한다. 앞과 뒤쪽의 Shoulder Girdle 을 넓게 펴고 견갑을 안정화 시킨다.

2 동작

❶ 마시면서 견갑골 안정성을 유지하고 팔꿈치를 펴고 어깨 관절을 굴곡하여 손을 천장을 향해 뻗는다.

❷ 내쉬면서 견갑골 안정성을 유지하고 팔꿈치를 편 상태로 어깨 관절을 신전하여 Carriage 방향으로 컨트롤하게 돌아오게 한다.

5-6회 반복한다.

- ☑ **운동목적** 어깨 관절 안정성 향상과 어깨 근육 강화
- ☑ **기구세팅** Footbar Position 3, B2~R1 + B1 Springs, Headrest 개인에 따라 조절
- ☑ **사용근육**
  - **MOBILIZERS** 어깨 내전근(Shoulder Adductor), 어깨 외전근(Shoulder Abductor), 어깨 굴곡근(Shoulder Flexors), 어깨 신전근(Shoulder Extensor)
  - **STABILIZERS** 복횡근(Transverse Abdominis), 다열근(Multifidus), 골반기저근(Pelvic Floor Muscle), 복사근(Obliques), 복직근 (Rectus Abdominis), 견갑대 안정화 근육

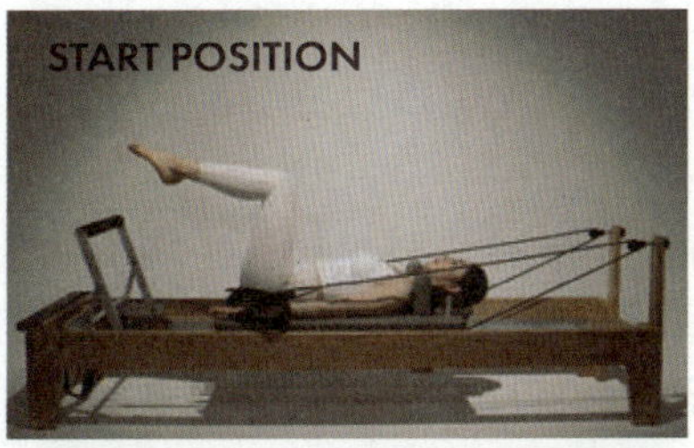

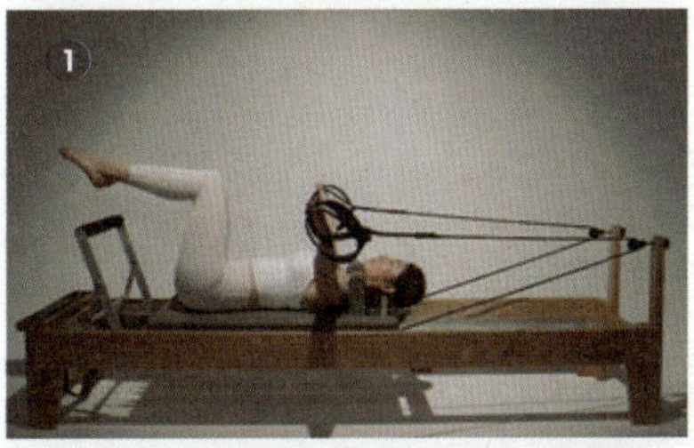

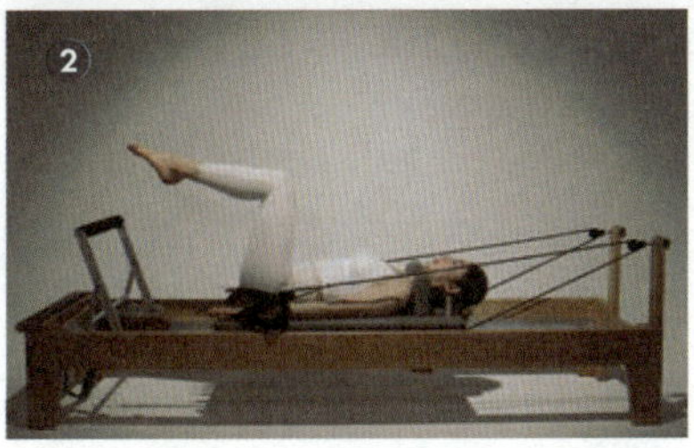

2. 45˚

1 시작 자세

누운 상태에서 골반과 요추는 Imprint를 유지하고 두 다리는 Table Top을 만든다. 두 팔은 몸통 옆에 위치하도록 하고 팔꿈치를 편 상태로 양손에 Strap을 걸고 손바닥은 아래를 향하도록 한다. 앞과 뒤쪽의 Shoulder Girdle을 넓게 펴고 견갑을 안정화한다.

2 동작

❶ 마시면서 견갑골 안정성을 유지하고 팔꿈치를 펴고 어깨 관절을 45도 방향으로 외전하여 손을 사선으로 향해 뻗는다.

❷ 내쉬면서 견갑골 안정성을 유지하고 팔꿈치를 편 상태로 어깨 관절을 내전하여 팔을 Carriage 방향으로 컨트롤하게 돌아오게 한다.

5–6회 반복한다.

☑ **운동목적** 어깨 관절 안정성 향상과 어깨 근육 강화

☑ **기구세팅** Footbar Position 3, B2~R1 + B1 Springs, Headrest 개인에 따라 조절

☑ **사용근육**
MOBILIZERS 어깨 내전근(Shoulder Adductor), 어깨 외전근(Shoulder Abductor)
STABILIZERS 복횡근(Transverse Abdominis), 다열근(Multifidus), 골반기저근(Pelvic Floor Muscle), 복사근(Obliques), 복직근 (Rectus Abdominis), 견갑대 안정화 근육

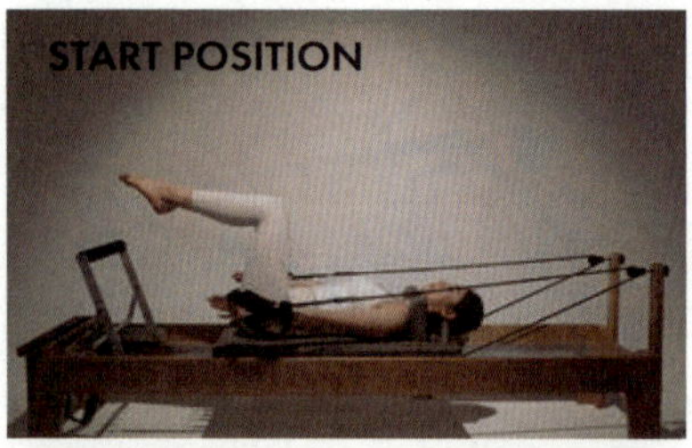

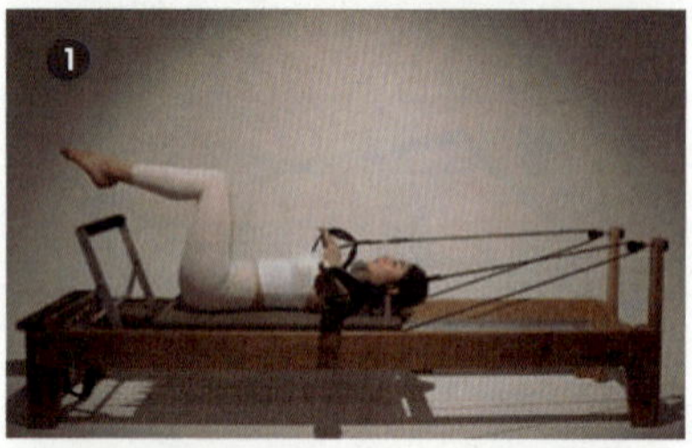

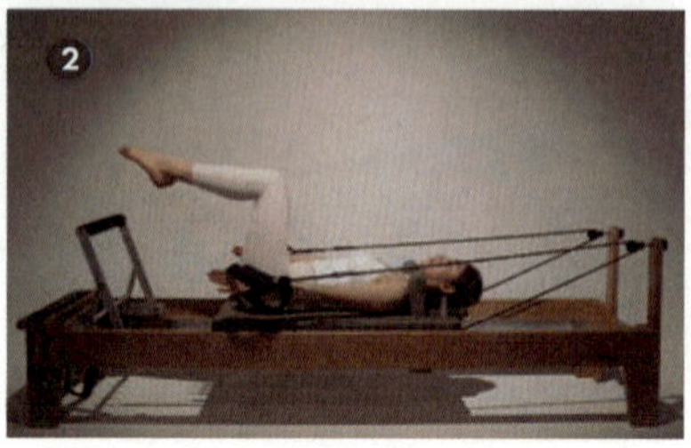

3. SHOULDER ADDUCTION (SIDE)

1 시작 자세

누운 상태에서 골반과 요추는 Imprint를 유지하고 두 다리는 Table Top을 만든다. 두 팔은 몸통 옆에 위치하도록 하고 팔꿈치를 편 상태로 양손에 Strap을 걸고 손바닥은 몸통을 향하도록 한다. 앞과 뒤쪽의 Shoulder Girdle 을 넓게 펴고 견갑을 안정화한다.

2 동작

❶ 마시면서 견갑골 안정성을 유지하고 팔꿈치를 펴고 어깨 관절을 외전하여 손을 옆을 향해 뻗는다.

❷ 내쉬면서 견갑골 안정성을 유지하고 팔꿈치를 편 채로 어깨 관절을 내전하여 팔을 Carriage 방향으로 컨트롤하게 돌아오게 한다.

5~6회 반복한다.

- ☑ **운동목적** 어깨 관절 안정성 향상과 어깨 근육 강화
- ☑ **기구세팅** Footbar Position 3, B2~R1 + B1 Springs, Headrest 개인에 따라 조절
- ☑ **사용근육**
  - **MOBILIZERS** 어깨 굴곡근(Shoulder Flexors), 어깨 신전근(Shoulder Extensor), 어깨 내전근(Shoulder Adductor), 어깨 외전근(Shoulder Abductor)
  - **STABILIZERS** 복횡근(Transverse Abdominis), 다열근(Multifidus), 골반기저근(Pelvic Floor Muscle), 복사근(Obliques), 복직근(Rectus Abdominis), 견갑대 안정화 근육

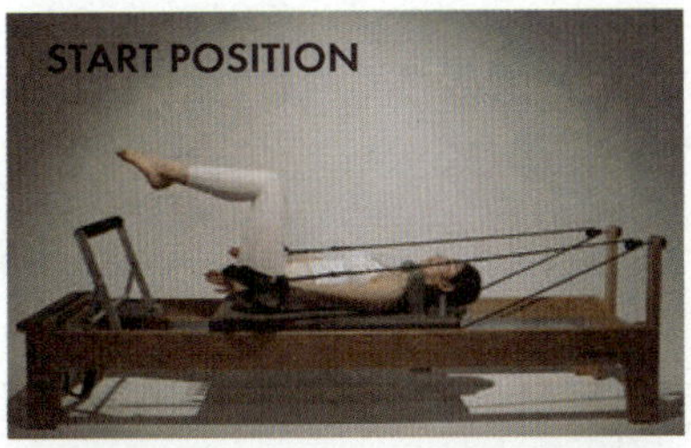

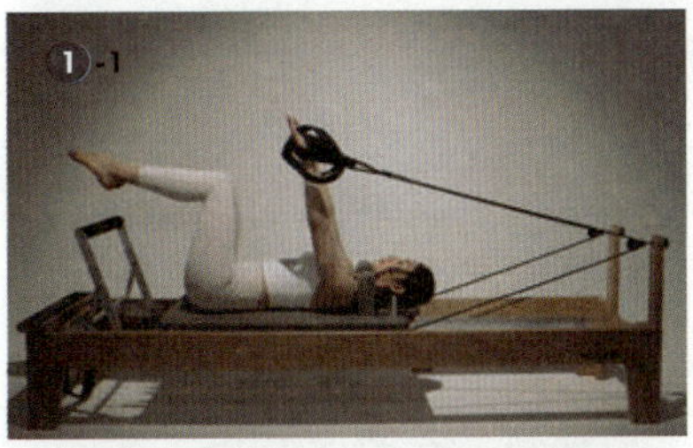

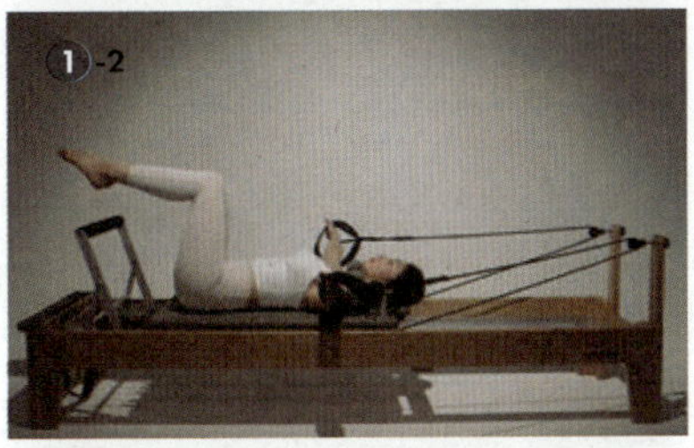

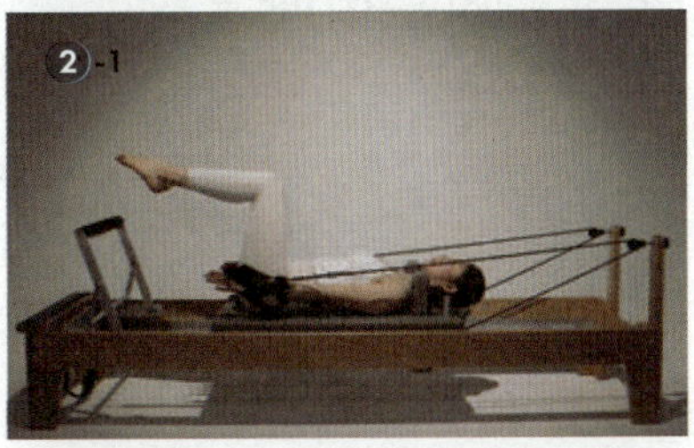

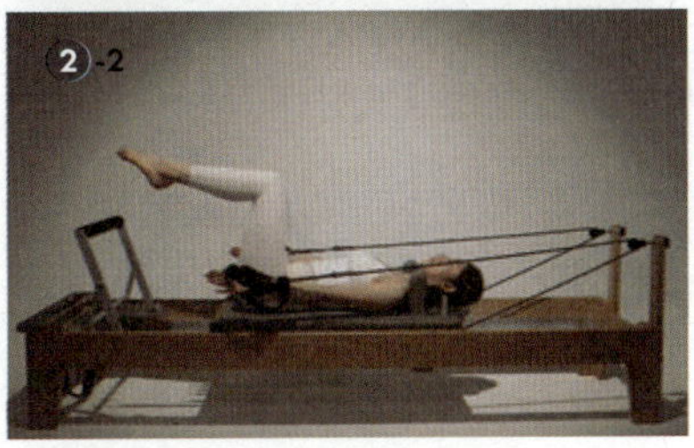

4. CIRCLE

1 시작 자세

누운 상태에서 골반과 요추는 Imprint를 유지하고 두 다리는 Table Top을 만든다. 두 팔은 몸통 옆에 위치하도록 하고 팔꿈치를 편 상태로 양손에 Strap을 걸고 손바닥은 아래를 향하도록 한다. 앞과 뒤쪽의 Shoulder Girdle 을 넓게 펴고 견갑을 안정화한다.

2 동작

■ **정방향**

❶ 마시면서 견갑골 안정성을 유지하고 팔꿈치를 펴고 어깨 관절을 굴곡하여 손을 천장을 향해 뻗고 외전한다.

❷ 내쉬면서 견갑골 안정성을 유지하고 팔꿈치를 편 상태로 어깨 관절을 내전하여 팔을 Carriage 방향으로 서클을 그리며 컨트롤하게 돌아오게 한다.

■ **반대방향**

❶ 마시면서 어깨 관절을 외전하고 서클을 그리며 굴곡하여 팔을 천정을 향하도록 한다.

❷ 내쉬면서 어깨 관절을 신전하여 시작 자세로 돌아온다.

5–6회 반복한다.

☑ **운동목적** 팔꿈치 관절 신전근 강화 어깨 관절 안정성 향상

☑ **기구세팅** Footbar Position 3, B2~R1 + B1 Springs, Headrest 개인에 따라 조절

☑ **사용근육** **MOBILIZERS** 팔꿈치 신전근(Elbow Extensors), 팔꿈치 굴곡근(Elbow Flexors)

STABILIZERS 복횡근(Transverse Abdominis), 다열근(Multifidus), 골반기저근(Pelvic Floor Muscle), 복사근(Obliques), 복직근(Rectus Abdominis), 견갑대 안정화 근육

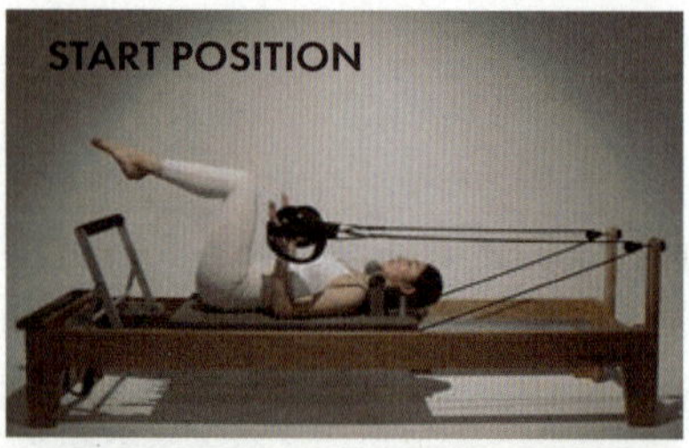

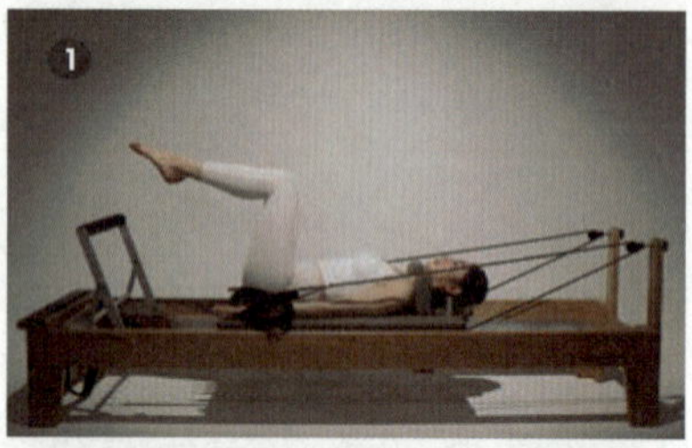

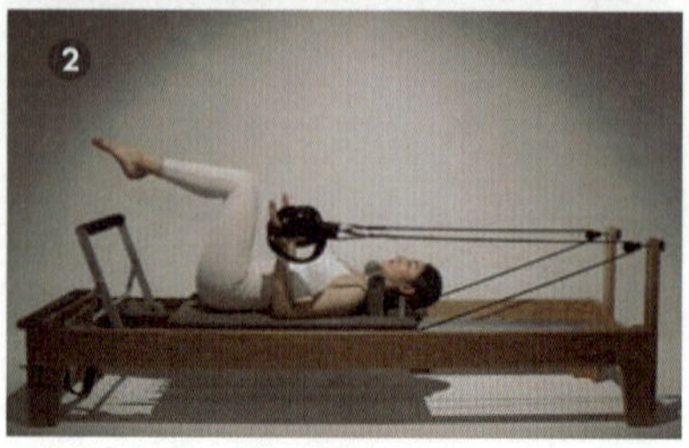

5. TRICEPS

1 시작 자세

누운 상태에서 골반과 요추는 Imprint를 유지하고 두다리는 Table Top을 만든다. 두팔은 몸통 옆에 위치하도록 하고 팔꿈치를 구부린 상태로 양손에 Strap을 걸고 약간의 긴장감을 유지한다. 앞과 뒤쪽의 Shoulder Girdle을 넓게 펴고 견갑을 안정화한다.

2 동작

❶ 마시면서 견갑골 안정성을 유지하고 팔꿈치를 편다.

❷ 내쉬면서 견갑골 안정성을 유지하고 팔꿈치를 구부려 시작 자세로 돌아온다.

5–6회 반복한다.

■ SUPINE ARM WORK 지도사항

1 견갑골의 안정성을 유지하고 견갑이 Elevation 되거나 안으로 말리지 않도록 주의 한다.

2 골반의 Imprint를 유지하고 팔을 올릴 때 흉곽이 들리지 않도록 한다.

■ SUPINE ARM WORK 변형동작

1 동작의 난이도를 높게 할 경우 :

1) 하체와 복근에 더 도전을 주기 위해서 다리를 사선으로 펴서 뻗는다.

2) 상체 근력에 도전을 주는 경우 Spring을 강하게 한다.

3) 상복부의 근력 강화를 위해 Half Flexion 하고 동작한다.

2 팔 동작을 다르게 한다.

1) 손바닥을 위나 안쪽을 향하도록 동작한다.

MEMO

LEVEL 1 | ARM WORK

BACK ROWING 1

☑ 운동목적 몸통, 어깨 관절 안정성 향상과 어깨 근육 강화

☑ 기구세팅 Footbar Position 7, B1~B2 Springs, Headrest Flat

☑ 사용근육 MOBILIZERS 어깨 굴곡근(Shoulder Flexors), 어깨 신전근(Shoulder Extensors)

STABILIZERS 복횡근(Transverse Abdominis), 다열근(Multifidus), 복사근(Obliques), 골반기저근(Pelvic Floor Muscle), 견갑골 안정화 근육, 척추 기립근(Erector Spinae)

참고사항 : 1. 동작의 가동 범위를 위해서 Strap을 짧게 잡거나 그립 핸들로 바꾸거나, Carriage Stopper를 뺀다.

2. 앉는 자세에 따라 Level이 달라진다. 다리를 길게 편 Sitting, 양반다리, 앉아서 다리를 길게 펴서 Shoulder Rest 사이로 뻗어서 교차한 자세, Box 위에 앉는 자세, 무릎을 구부려서 앉는 자세는 Level 1, Kneeling 자세는 Level 2.

3. 동작 시 승모근 상부의 긴장하거나 어깨가 말리지 않도록 한다.

4. 1, 3, 4 ,5 번 동작은 손바닥의 방향을 바꾸어 동작을 할 수 있다.

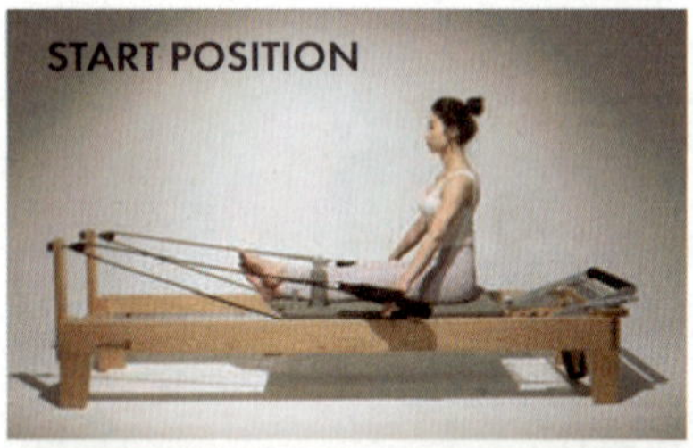

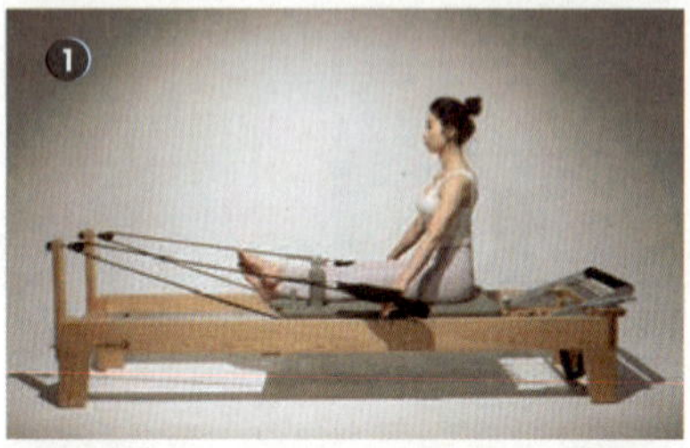

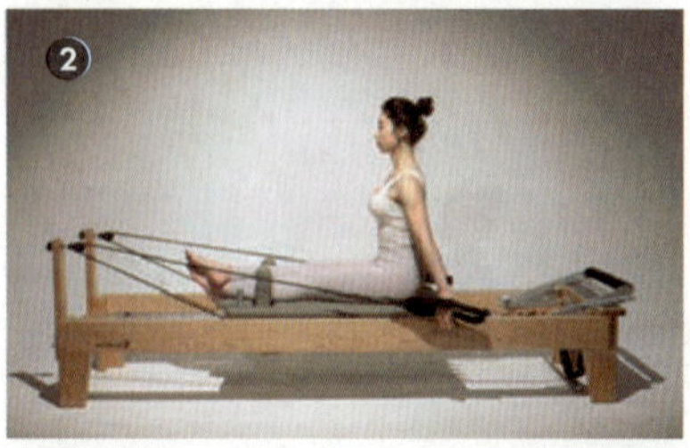

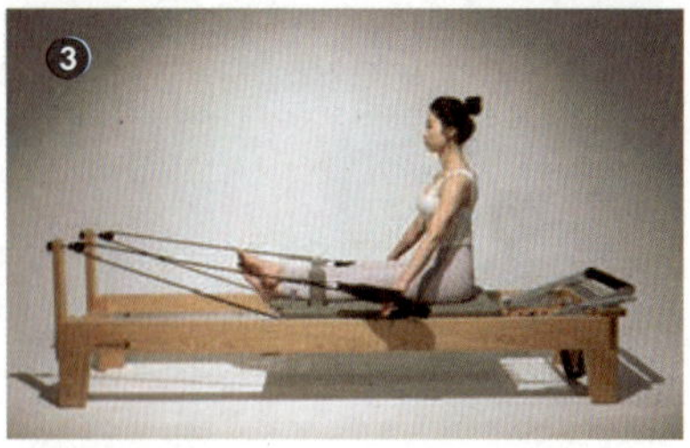

1. SHOULDER EXTENSION (PLOW)

1 시작 자세

Pulley를 바라보고 Carriage에 앉는다. 다리는 평행하게 하고 일자로 붙여 뻗어 교차하고 골반과 척추는 Neutral을 유지한다. 발목은 저측 굴곡(Plantar Flexion)한다. 견갑골을 안정화하고 어깨 관절을 굴곡하여 팔은 몸보다 앞쪽으로 길게 펴고 아래로 내린다. Strap을 잡고 손바닥은 뒤를 향하도록 한다.

2 동작

❶ 마시면서 준비한다.

❷ 내쉬면서 견갑골 안정성을 유지하고 어깨를 뒤쪽으로 신전하여 Carriage를 밀어낸다.

❸ 마시면서 견갑골 안정성을 유지하고 어깨를 굴곡하여 Carriage를 컨트롤하게 돌아오게 한다.

5~10회 반복한다.

- 운동목적 몸통, 어깨 관절 안정성 향상과 어깨 근육 강화
- 기구세팅 Footbar Position 7, B1~B2 Springs, Headrest Flat
- 사용근육
  - MOBILIZERS 어깨 수평 내전근(Shoulder Horizontal Adductors), 어깨 수평 외전근(Shoulder Horizontal Abductors)
  - STABILIZERS 복횡근(Transverse Abdominis), 다열근(Multifidus), 복사근(Obliques), 골반기저근(Pelvic Floor Muscle), 견갑골 안정화 근육, 척추 기립근(Erector Spinae)

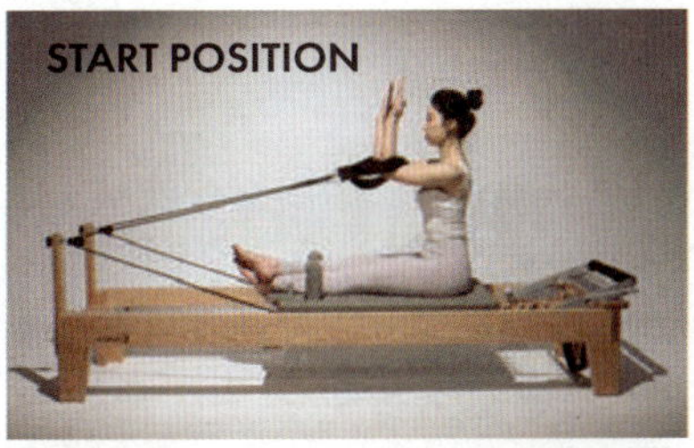

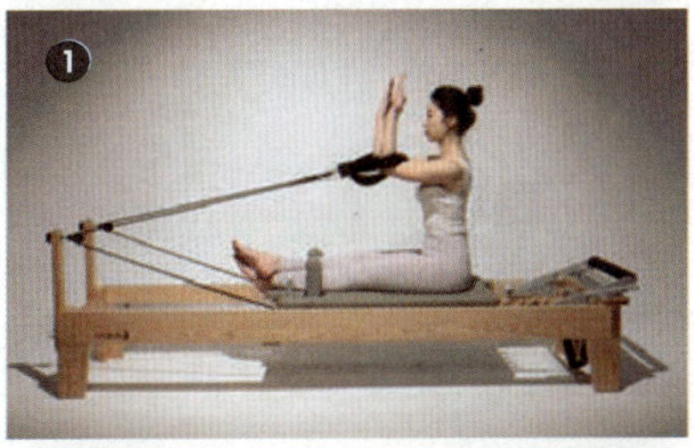

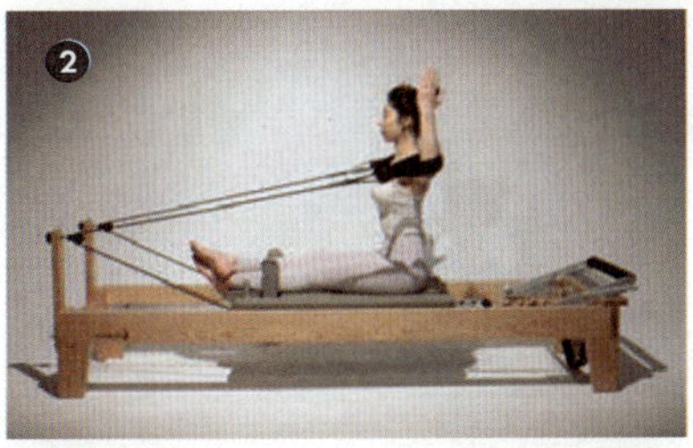

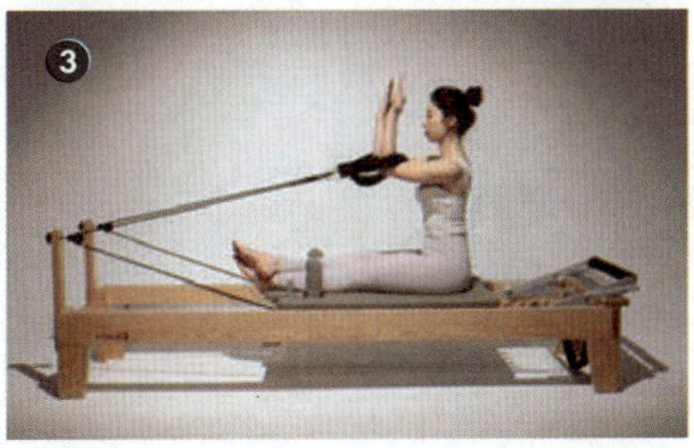

2. RHOMBOID (OPEN ELBOWS)

1 시작 자세

Pulley를 바라보고 Carriage에 앉는다. 다리는 평행하게 하고 일자로 붙여서 뻗어 교차하고 골반과 척추는 Neutral을 유지한다. 발목은 저측 굴곡(Plantar Flex)한다. 견갑골을 안정화하고 어깨를 굴곡하여 상완골을 바닥과 평행하게 만들고 팔꿈치를 구부린다. 손바닥을 얼굴을 향하도록 하고 Strap은 팔꿈치 위의 전완에 걸어준다.

2 동작

1. 마시면서 준비한다.
2. 내쉬면서 견갑골의 안정화를 유지하고 어깨를 수평 외전하여 팔꿈치를 뒤로 보낸다.
3. 마시면서 견갑골의 안정화를 유지하고 어깨를 수평 내전하여 팔꿈치를 앞으로 보내 시작 자세로 돌아온다.

5–10회 반복한다.

- ☑ **운동목적** 몸통, 어깨 관절 안정성 향상과 어깨 근육 강화
- ☑ **기구세팅** Footbar Position 7, B1~B2 Springs, Headrest Flat
- ☑ **사용근육**
  - **MOBILIZERS** 어깨 수평 내전근(Shoulder Horizontal Adductors), 어깨 수평 외전근(Shoulder Horizontal Abductors)
  - **STABILIZERS** 복횡근(Transverse Abdominis), 다열근(Multifidus), 복사근(Obliques), 골반기저근(Pelvic Floor Muscle), 견갑골 안정화 근육, 척추 기립근(Erector Spinae)

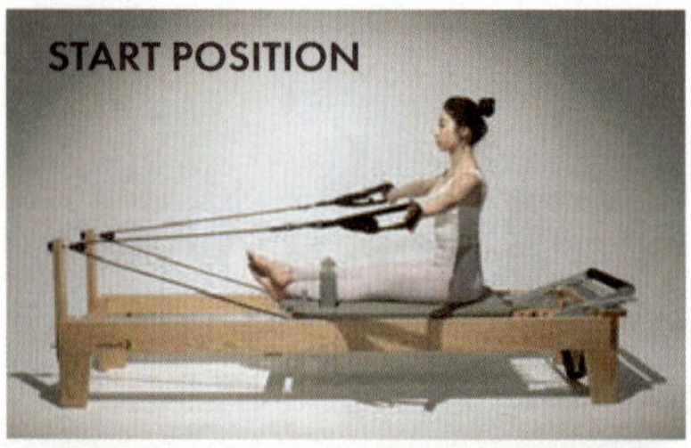

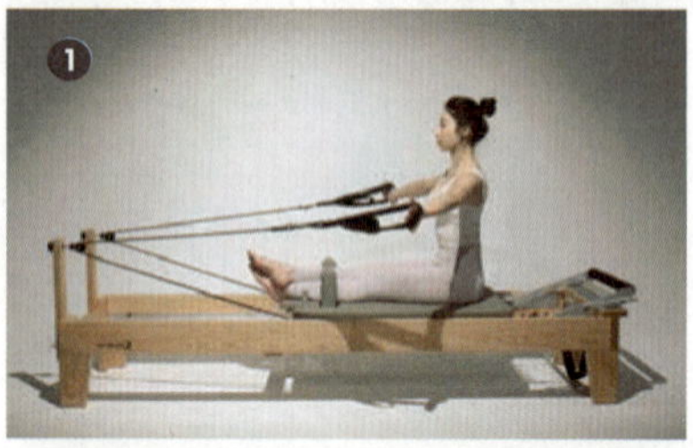

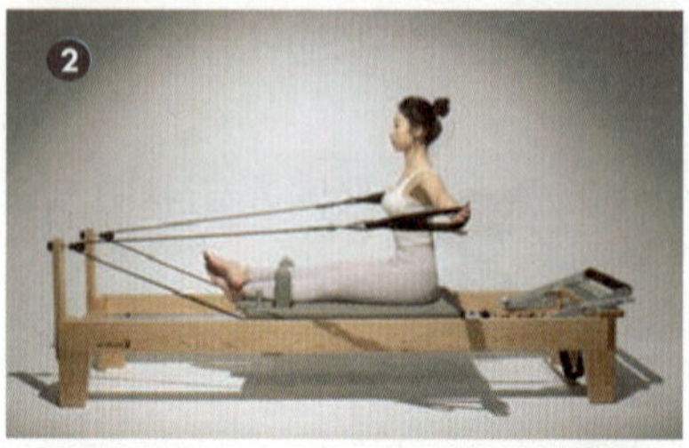

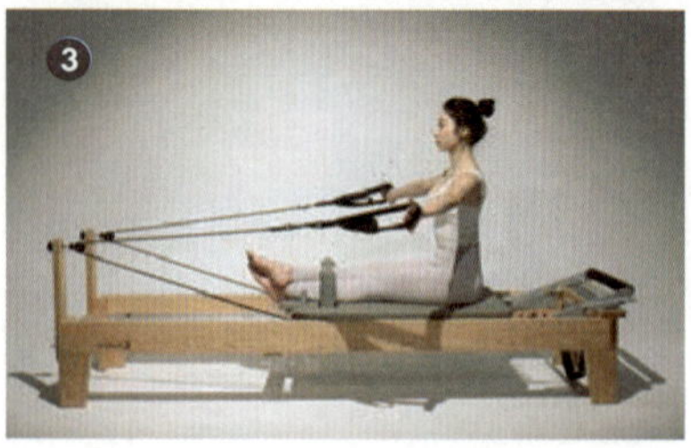

3. ARM SIDEWAYS

1 시작 자세

Pulley를 바라보고 Carriage에 앉는다. 다리는 평행하게 하고 일자로 붙여서 뻗어 교차하고 골반과 척추는 Neutral을 유지한다. 발목은 저측 굴곡(Plantar Flex)한다. 견갑골을 안정화하고 팔은 바닥 방향 45도 방향보다 약간 위로 뻗어 주고 몸통보다 앞에 위치하도록 한다. 두 손으로 Strap을잡고 손바닥은 뒤를 향한다.

2 동작

❶ 마시면서 준비한다.

❷ 내쉬면서 견갑골의 안정화를 유지하고 어깨를 수평 외전하여 팔을 뒤로 보낸다.

❸ 마시면서 견갑골의 안정화를 유지하고 어깨를 수평 내전하여 팔을 앞으로 보내 시작 자세로 돌아온다.

5-10회 반복한다.

☑ **운동목적** 몸통, 어깨 관절 안정성 향상과 어깨 근육 강화

☑ **기구세팅** Footbar Position 7, B1~B2 Springs, Headrest Flat

☑ **사용근육** **MOBILIZERS** 팔꿈치 굴곡근(Elbow Flexors), 팔꿈치 신전근(Elbow Extensors)

STABILIZERS 복횡근(Transverse Abdominis), 다열근(Multifidus), 복사근(Obliques), 골반기저근(Pelvic Floor Muscle), 견갑골 안정화 근육, 척추 기립근(Erector Spinae)

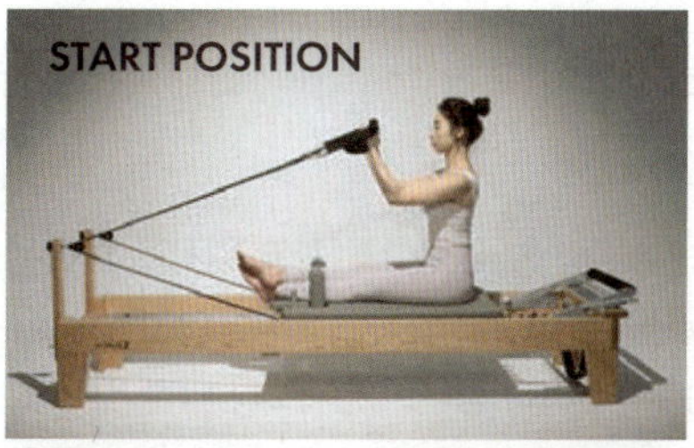

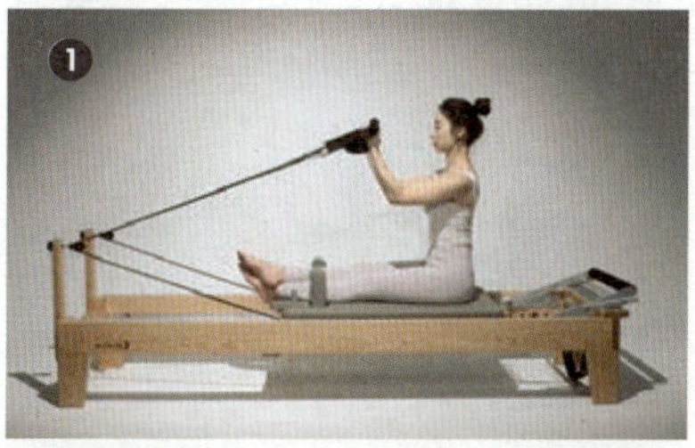

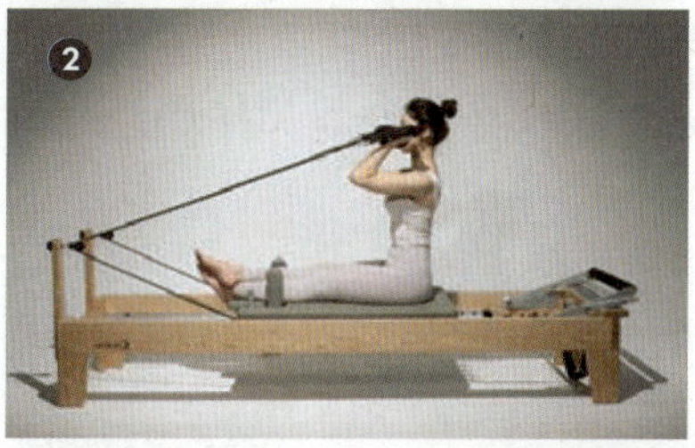

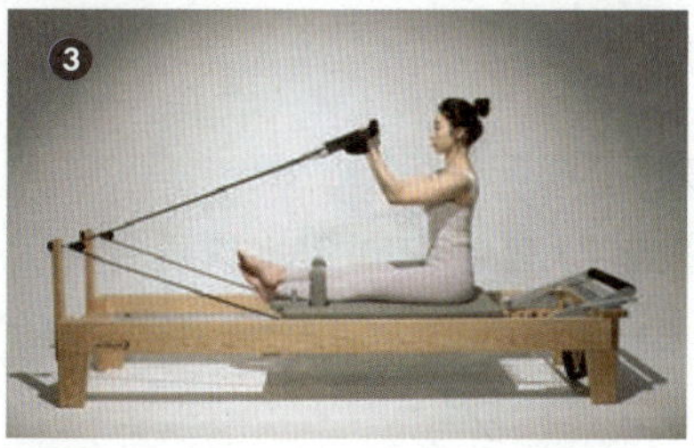

4. BICEPS

1 시작 자세

Pulley를 바라보고 Carriage에 앉는다. 다리는 평행하게 하고 일자로 붙여서 뻗어 교차하고 골반과 척추는 Neutral을 유지한다. 발목은 저측 굴곡(Plantar Flex)한다. 견갑골을 안정화하고 어깨 관절을 굴곡하여 팔은 어깨 높이로 들어서 길게 펴고 손으로 Strap을 잡고 손바닥은 천장을 향한다.

2 동작

❶ 마시면서 준비한다.

❷ 내쉬면서 견갑골의 안정화를 유지하고 팔꿈치를 굴곡하여 손을 귀 쪽으로 가져온다.

❸ 마시면서 견갑골의 안정화를 유지하고 팔꿈치를 신전하여 시작 자세로 돌아온다.

5-10회 반복한다.

3 지도사항

1 동작 내내 상완골은 같은 높이로 유지한다.

☑ **운동목적** 몸통, 어깨 관절 안정성 향상과 어깨 근육 강화

☑ **기구세팅** Footbar Position 7, B1~B2 Springs, Headrest Flat

☑ **사용근육**

MOBILIZERS 팔꿈치 굴곡근(Elbow Flexors), 팔꿈치 신전근(Elbow Extensors)

STABILIZERS 복횡근(Transverse Abdominis), 다열근(Multifidus), 복사근(Obliques), 골반기저근(Pelvic Floor Muscle), 견갑골 안정화 근육, 척추 기립근(Erector Spinae)

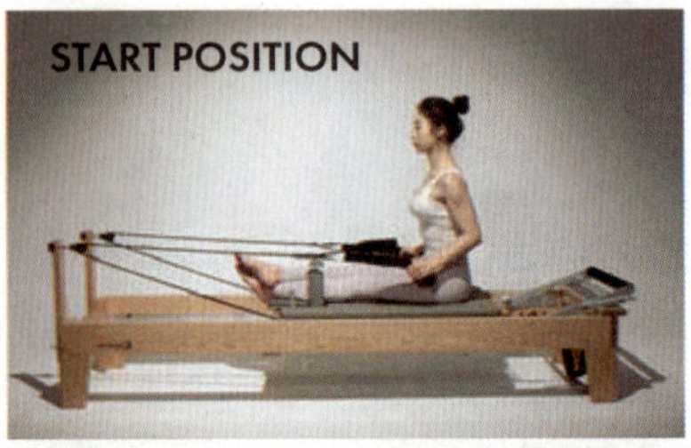

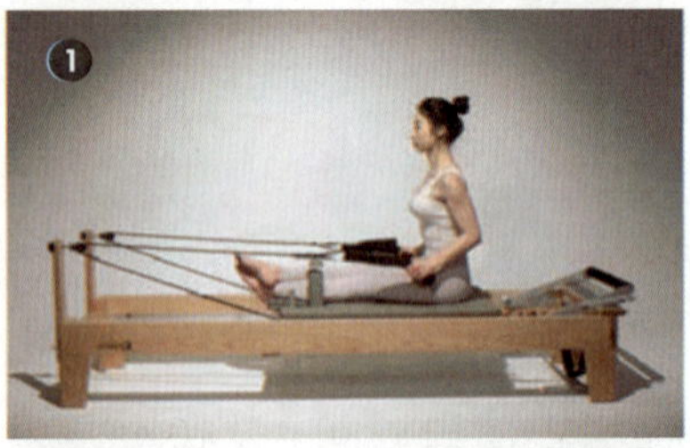

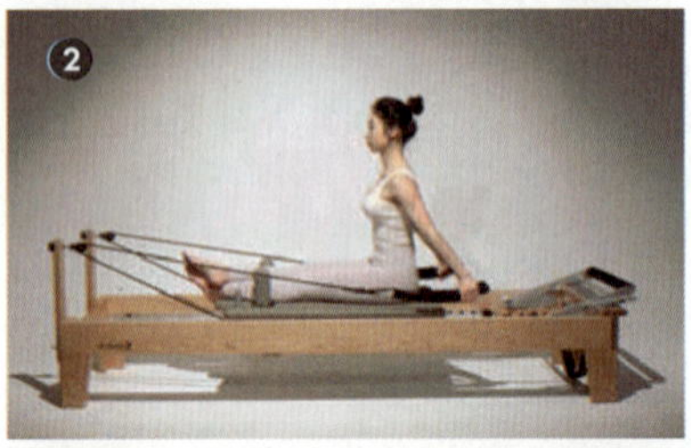

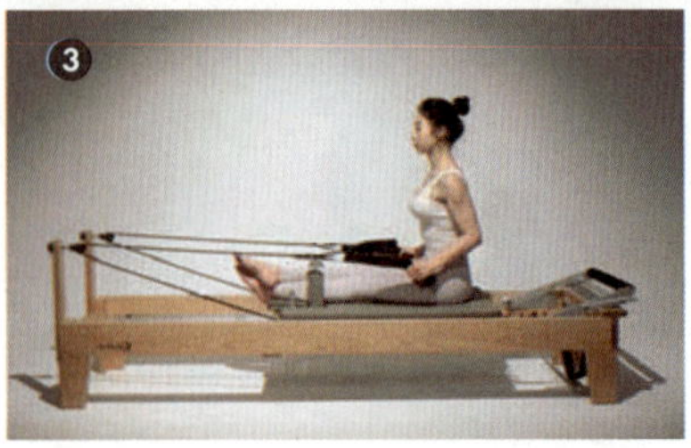

5. TRICEPS

1 시작 자세

Pulley를 바라보고 Carriage에 앉는다. 다리는 평행하게 하고 일자로 붙여서 뻗어 교차하고 골반과 척추는 Neutral을 유지한다. 발목은 저측 굴곡(Plantar Flex)한다. 견갑골을 안정화하고 어깨는 신전하여 상완이 상체보다 약간 뒤에 있도록 위치하고 팔꿈치를 구부린다. 손으로 Strap을 을 잡고 손바닥은 안쪽을 향한다.

2 동작

❶ 마시면서 준비한다.

❷ 내쉬면서 견갑골의 안정화를 유지하고 팔꿈치를 신전한다.

❸ 마시면서 견갑골의 안정화를 유지하고 팔꿈치를 굴곡하여 시작 자세로 돌아온다.

5-10회 반복한다.

3 지도사항

1 어깨 신전 시 어깨에서 round가 일어나지 않도록 한다.

2 동작 내내 상완골은 그대로 유지하고 팔꿈치에서 동작이 일어나도록 한다.

■ BACK ROWING 1 변형동작

1 1, 3, 4, 5 번 동작은 손바닥의 방향을 바꾸어 동작을 한다.

2 동작 시 척추의 Neutral을 유지가 어렵다면 다리 모양을 바꾼다.

LEVEL 2 | ARM & AB WORK

BACK ROWING 2

☑ **운동목적** 어깨 관절 움직임 향상과 어깨 근육, 몸통의 안정화 근육 강화

☑ **기구세팅** Footbar position 7, R1~B2 spring, Headrest Flat

☑ **사용근육**

MOBILIZERS 고관절 신전근(Hip Extensor), 고관절 굴곡근(Hip Flexors), 복직근(Rectus Abdominis), 복사근(Obliques), 팔꿈치 굴곡근(Elbow Flexors), 팔꿈치 신전근(Elbow Extensors), 상완삼두근(Triceps), 상완이두근(Biceps), 후삼각근(Posterior Deltoid), 광배근(Latissimus Dorsi)

STABILIZERS 복횡근(Transverse Abdominis), 다열근(Multifidus), 골반기저근(Pelvic Floor Muscle), 복직근(Rectus Abdominis), 복사근(Obliques), 견갑대 안정화 근육

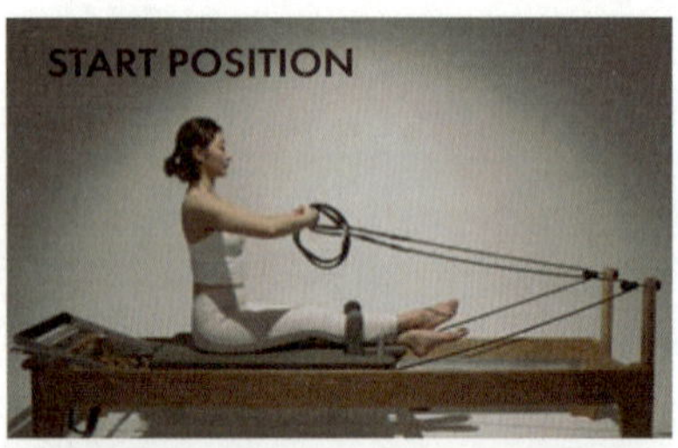

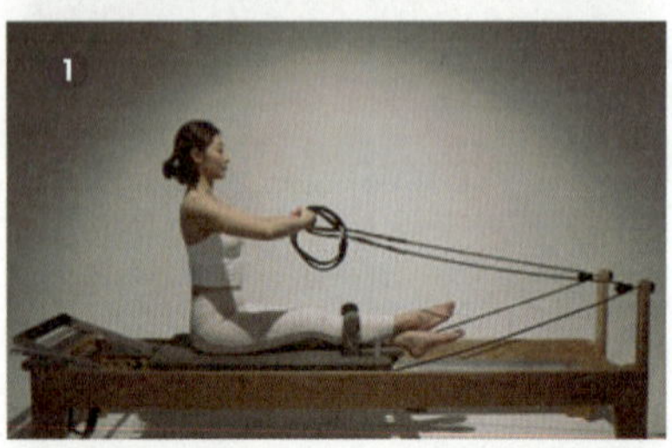

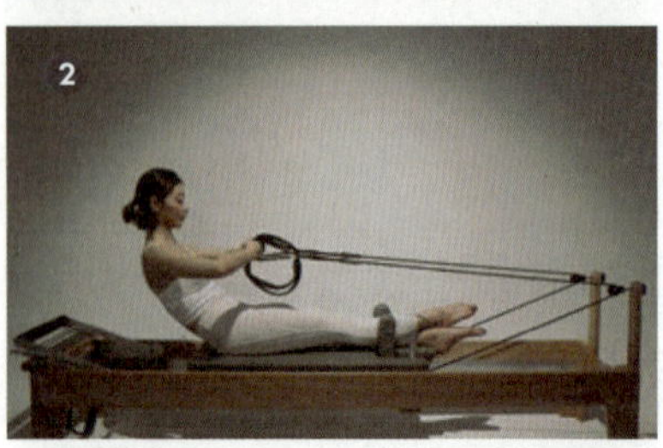

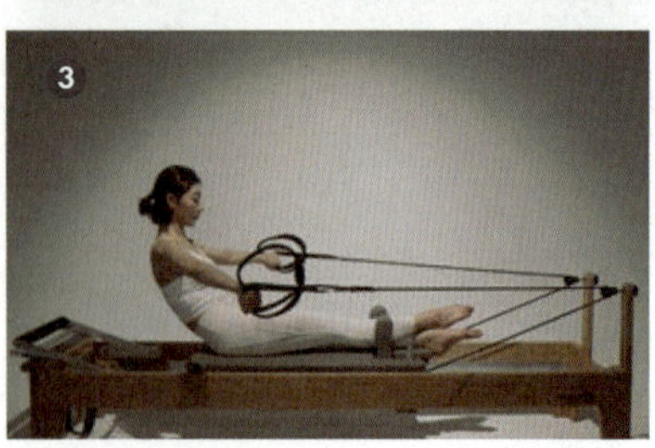

1. ROUND BACK

1 시작 자세

척추와 골반의 Neutral을 유지하고 Carriage에 앉는다. 다리는 일자로 펴서 모아서 Shoulder Rests사이로 교차하여 놓는다. 발목은 Plantar Flexion 한다. 팔은 어깨 높이로 자연스럽게 원형을 그려 몸통 앞에서 들고 손은 Strap을 주먹 모양으로 잡아서 손바닥은 서로 마주본다. 견갑골은 안정화한다.

2 동작

❶ 마시면서 준비한다.

❷ 내쉬면서 골반부터 뒤로 굴곡하여 복부가 평평하게 유지할 수 있을 만큼 요추를 굴곡한다. 동시에 견갑골을 안정화하고 팔꿈치를 구부리고 손을 흉골 방향으로 당겨 Carriage를 밀어낸다.

❸ 마시면서 척추를 구부린 상태로 Carriage를 그대로 유지하고 상완골의 위치를 그대로 유지하고 손바닥을 아래에서 옆으로 돌리면서 팔꿈치를 옆으로 편다.

❹ 내쉬면서 복근을 써서 몸통을 다리 위쪽으로 이동하면서 무게중심도 Sit-bone 쪽으로 이동한다. 동시에 팔을 어깨 뒤쪽으로 밀면서 손바닥은 서로를 마주보게 하고 Carriage를 더 멀리 밀어낸다.

❺ 마시면서 몸통을 앞쪽으로 구부린 상태로 수영에서 접영을 하듯이 팔은 앞쪽으로 서클을 그리고 Carriage는 시작 자세로 돌아오기 시작한다. 팔을 다리의 위쪽으로 더 뻗어주면서 손바닥은 바깥쪽을 향하도록 한다.

❻ 내쉬면서 몸통의 C커브를 유지하면서 복횡근을 활성화시킨다.

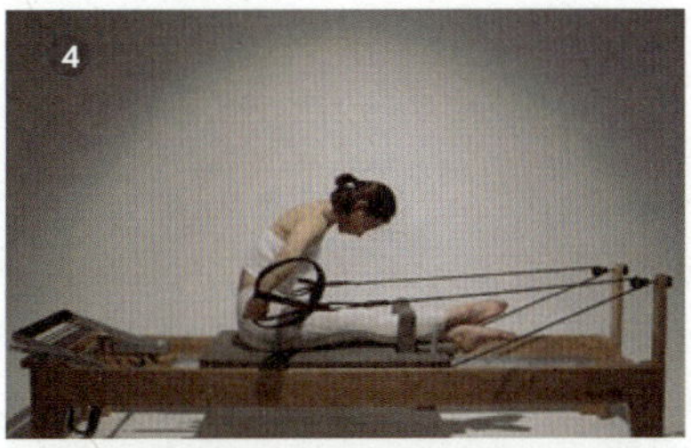

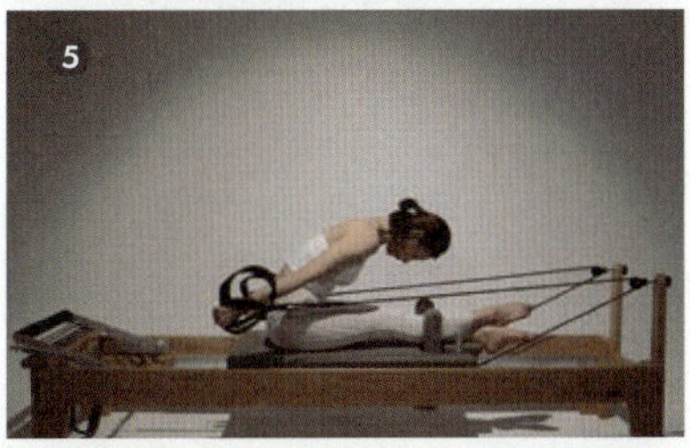

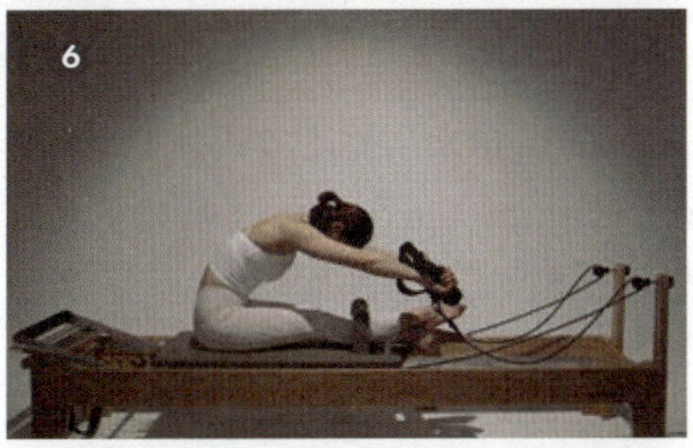

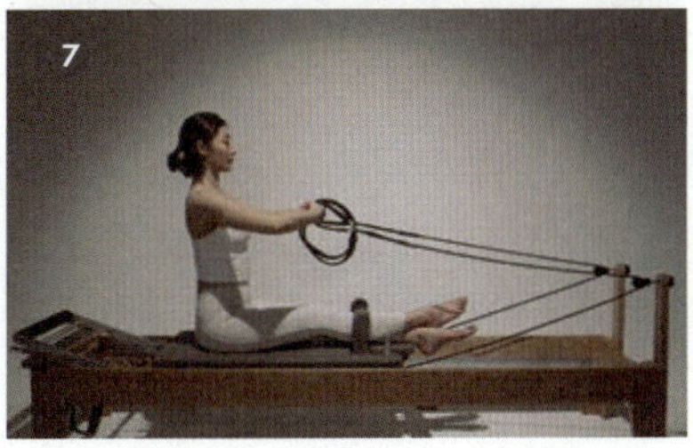

❼ 마시면서 척추를 꼬리뼈부터 머리까지 하나씩 길게 신전하여 Neutral로 돌아온다. 동시에 팔은 시작 자세로 돌아오고 Carriage는 컨트롤하게 돌아오고 로프의 저항을 풀어준다.

5회 반복한다.

3 지도사항

1 견갑골의 안정화에 주의한다.

2 경추를 과하게 굴곡하여 턱이 가슴에 닿는 것을 주의한다.

3 척추를 뒤로 기대는 것이 아니라 골반을 뒤로 굴곡하여 동작을 시작한다. 복부를 사용하여 요추의 굴곡을 늘린다.

4 손목을 길게 유지한다.

4 변형동작

1 동작의 난이도를 높게 할 경우 :

1) 동작 시 양 팔을 옆으로 뻗은 다음 먼저 상체를 앞으로 굴곡하여 이동한다. 그런 다음 팔을 뒤로 보내는 순서로 동작을 한다. (Level 3)

2 동작의 난이도를 낮게 할 경우 :

1) 시작 자세에서 척추와 골반이 Neutral 유지가 어렵다면 무릎을 구부리거나 BOX 위에 앉아서 동작을 한다.

☑ **운동목적** 어깨 관절 움직임 향상과 어깨 근육, 몸통의 안정화 근육 강화

☑ **기구세팅** Footbar position 7, R1~B2 spring, Headrest flat

☑ **사용근육**

MOBILIZERS 고관절 신전근(Hip Extensor), 고관절 굴곡근(Hip Flexors), 복직근(Rectus Abdominis), 복사근(Obliques), 팔꿈치 굴곡근(Elbow Flexors), 팔꿈치 신전근(Elbow Extensors), 상완이두근(Biceps), 상완삼두근(Triceps), 후삼각근(Posterior Deltoid), 광배근(Latissimus Dorsi)

STABILIZERS 복횡근(Transverse Abdominis), 골반기저근(Pelvic Floor Muscle), 다열근(Multifidus) 견갑골 안정화 근육, 복사근(Obliques)

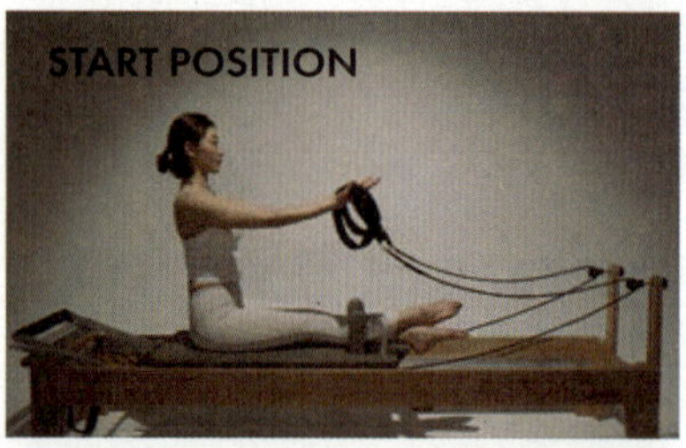

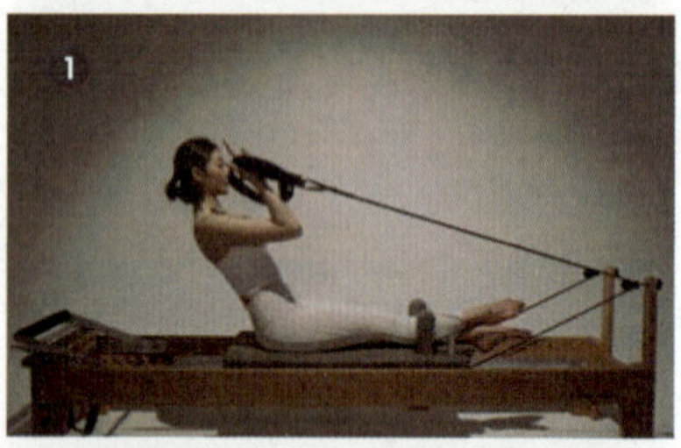

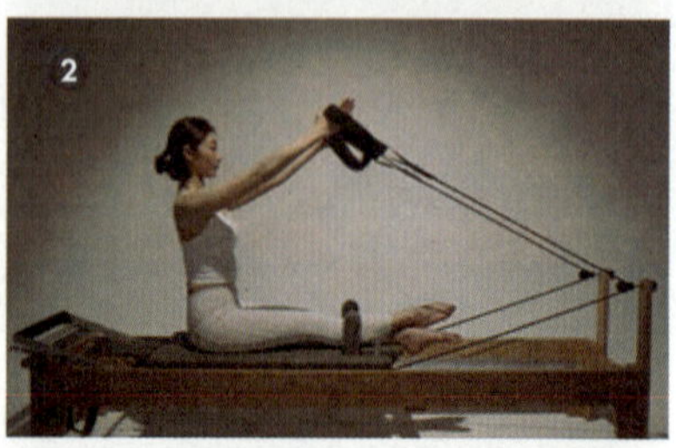

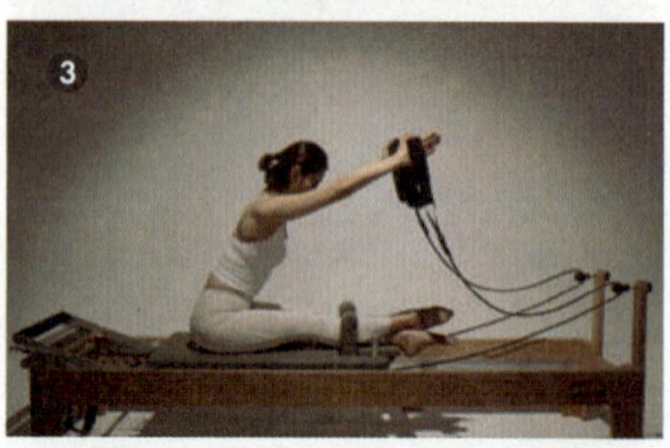

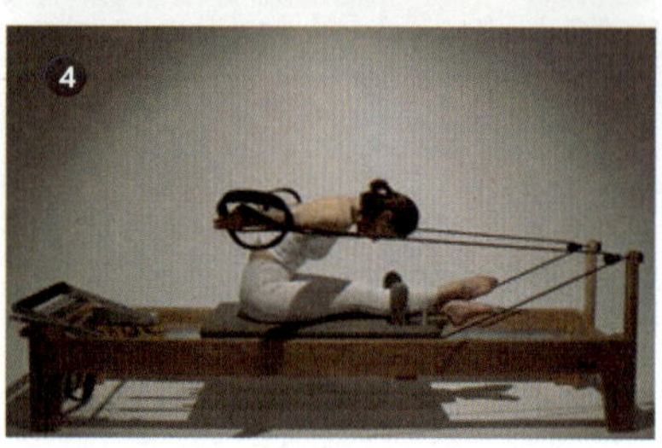

2. STRAIGHT BACK

1 시작 자세

척추와 골반을 Neutral 하게 유지하고 Carriage에 앉는다. 다리는 교차하여 Shoulder Rests사이로 놓는다. 발목은 Plantar Flexion 한다. 어깨 관절을 굴곡하여 팔을 바닥과 수평인 상태를 만들고 손은 Strap을 잡고 손바닥은 위를 향하도록 한다.

2 동작

❶ 마시면서 상완골의 위치는 그대로 유지한 상태로 팔꿈치를 구부려 손을 귀 쪽으로 보내면서 동시에 척추의 Neutral을 유지할 수 있을 만큼 골반 뒤로 Hinge한다.

❷ 내쉬면서 척추의 Neutral을 유지하고 골반을 대퇴골 쪽으로 이동하여 무게 중심을 Sit-bone쪽으로 옮긴다. 동시에 견갑골을 안정성 있게 유지하고 팔을 천장 방향으로 펴서 올리고 손바닥은 서로 마주보게 한다.

❸ 마시면서 팔의 위치를 유지하면서 골반을 대퇴골 쪽으로 Hinge하면서 척추를 가능한 길게 편다. Carriage는 돌아오기 시작한다.

❹ 내쉬면서 척추를 다리 위쪽으로 하나씩 굴곡하여 C커브를 만든다. 요추를 지지하기 위해 복횡근을 사용하도록 한다. 어깨관절을 수영에서 접영을 하듯이 아래 쪽으로 회전하면서 Carriage를 밀어낸다.

❺ 마시면서 몸통을 다리 위쪽으로 구부린 상태를 유지하고 팔을 아래에서 위쪽으로 서클을 그린다. 그런 다음 팔을 다리 위쪽으로 뻗어주고 손바닥은 바깥쪽을 향하도록 한다. Carriage는 돌아온다.

❻ 내쉬면서 꼬리뼈부터 척추를 하나씩 신전하여 Neutral로 돌아온다. 동시에 팔은 시작 자세로 돌아오고 Carriage도 컨트롤하게 돌아온다. 로프의 저항감을 풀어준다.

5회 반복한다.

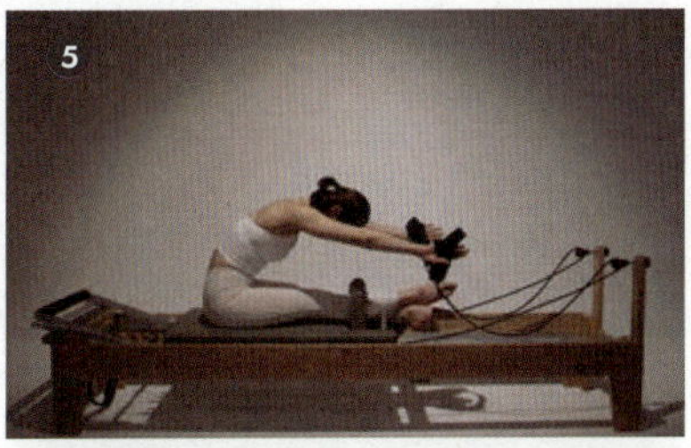

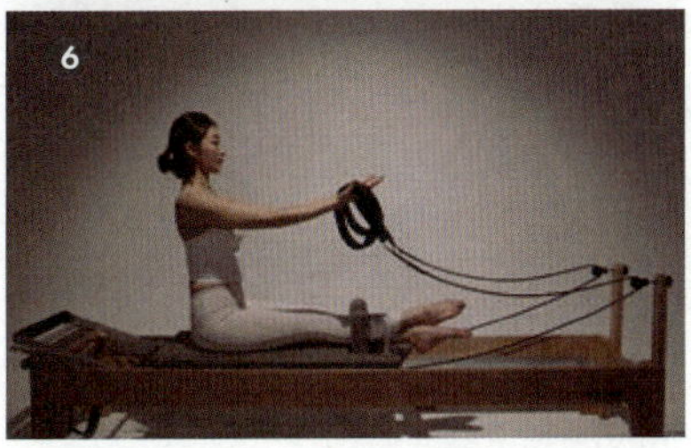

3 지도사항

1 척추를 대퇴골로부터 Hinge 한다. 척추는 굴곡이나 신전이 생기면 안된다.

2 팔을 천장으로 뻗을 때 견갑골의 안정화에 주의한다.

3 손목을 길게 유지한다.

4 로프 없이 연습한 다음에 동작을 실시하면 협응력 인지에 도움이 된다.

4 변형동작

1 동작의 난이도를 낮게 할 경우 :

1) 시작 자세에서 척추와 골반이 Neutral 유지가 어렵다면 무릎을 구부리거나 Box 위에 앉아서 동작을 한다.

LEVEL 1 | ARM WORK

FRONT ROWING 1

☑ **운동목적** 몸통, 어깨 관절 안정성 향상과 어깨 근육 강화

☑ **기구세팅** Footbar Position 7, B1~B2 Springs, Headrest Flat

☑ **사용근육**

MOBILIZERS 어깨 굴곡근(Shoulder Flexors), 어깨 신전근(Shoulder Extensors)

STABILIZERS 복횡근(Transverse Abdominis), 다열근(Multifidus), 복사근(Obliques), 골반기저근(Pelvic Floor Muscle), 견갑골 안정화 근육

참고사항 : 1. 동작의 가동 범위를 위해서 Strap을 짧게 잡거나 그립 핸들로 바꾸거나, Carriage Stopper를 뺀다.
2. 앉는 자세에 따라 Level이 달라진다. 다리를 길게 편 Sitting, 양반다리, 앉아서 다리를 길게 펴서 Shoulder Rest 사이로 뻗어서 교차한 자세, Box 위에 앉는 자세, 무릎을 구부려서 앉는 자세는 Level 1, Kneeling 자세는 Level 2.

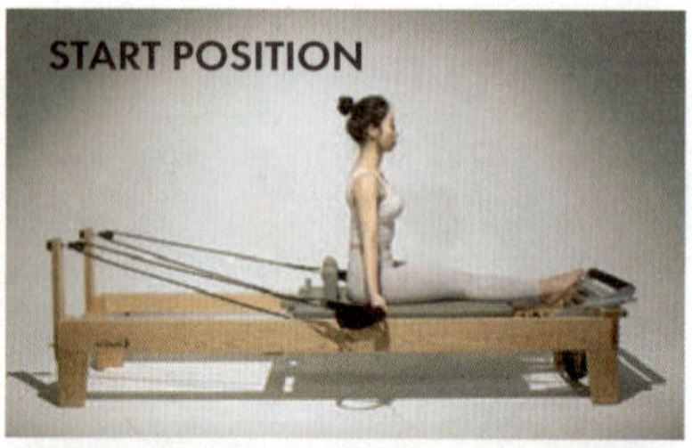

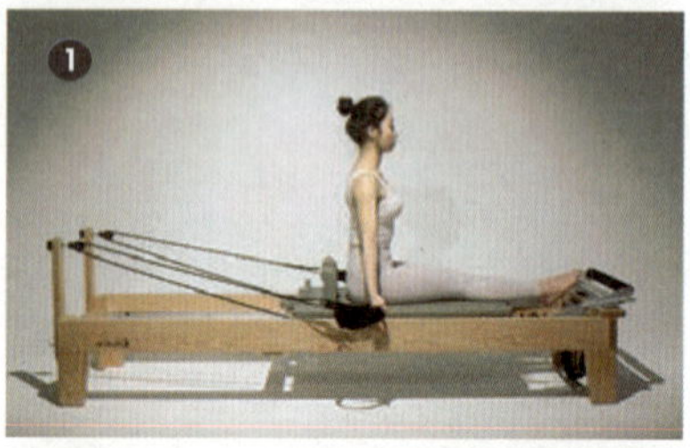

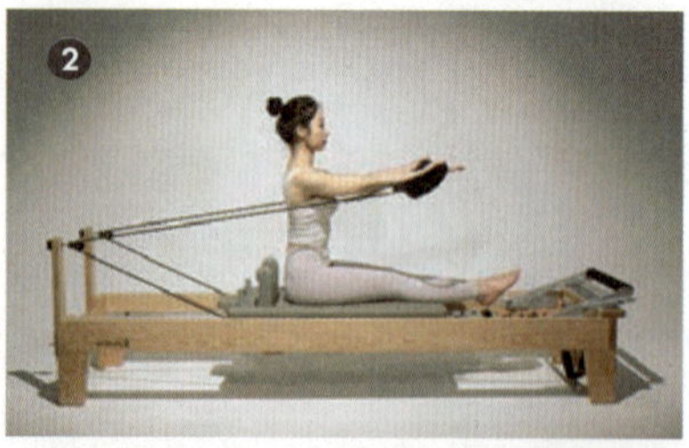

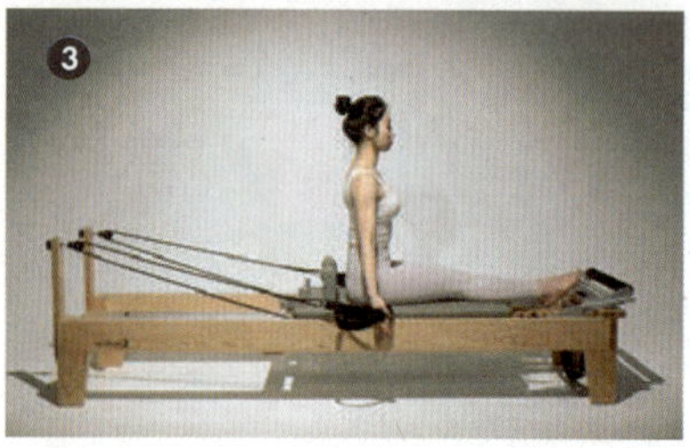

1. SHOULDER FLEXION (REACH ARM)

1 시작 자세

골반과 척추는 Neutral을 유지하고 Footbar를 바라보고 다리는 모아서 길게 뻗는다. 발목은 저측 굴곡(Plantar Flexion)을 한다. 두 손에 Strap을 걸고 견갑골은 안정화를 유지하고 팔을 몸통 옆에 길게 뻗어주고, 손바닥은 앞을 향한다.

2 동작

❶ 마시면서 준비한다.

❷ 내쉬면서 견갑골 안정성을 유지하고 어깨 관절을 굴곡하여 팔을 몸통 앞으로 뻗어준다.

❸ 마시면서 견갑골 안정성을 유지하고 어깨 관절을 신전하여 시작 자세로 돌아온다.

5~10회 반복한다.

3 지도사항

1. Neutral을 유지하기 위해 복근을 사용한다.
2. Sit-bone의 앞쪽이나 뒤쪽으로 몸이 기울어지지 않도록 한다.
3. 몸통이 앞으로 구부려지지 않도록 복근을 쓰도록 한다.
4. 흉곽의 갈비뼈가 올라가거나 앞으로 밀리지 않도록 주의한다.
5. 팔 동작을 하는 동안 견갑골의 과한 Protraction이나 Retraction에 주의한다.
6. 팔꿈치가 과신전되거나 Locking 되는 것을 피한다.
7. 손목은 걸리거나 꺾이지 않게 길게 유지한다.

- **운동목적** 몸통, 어깨 관절 안정성 향상과 어깨 근육 강화
- **기구세팅** Footbar Position 7, B1~B2 Springs, Headrest Flat
- **사용근육**
  - **MOBILIZERS** 어깨 수평내전근(Shoulder Horizontal Adductors), 어깨 수평외전근(Shoulder Horizontal Abductors)
  - **STABILIZERS** 복횡근(Transverse Abdominis), 다열근(Multifidus), 복사근(Obliques), 골반기저근(Pelvic Floor Muscle), 견갑골 안정화 근육

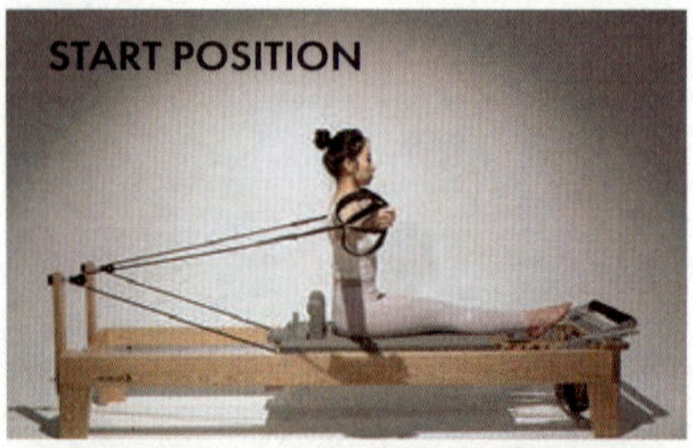

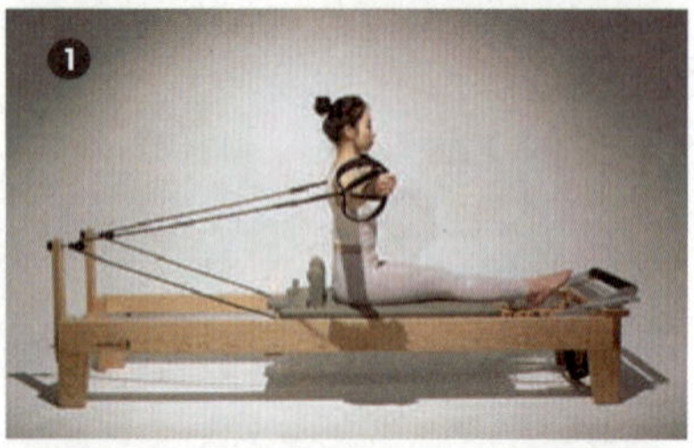

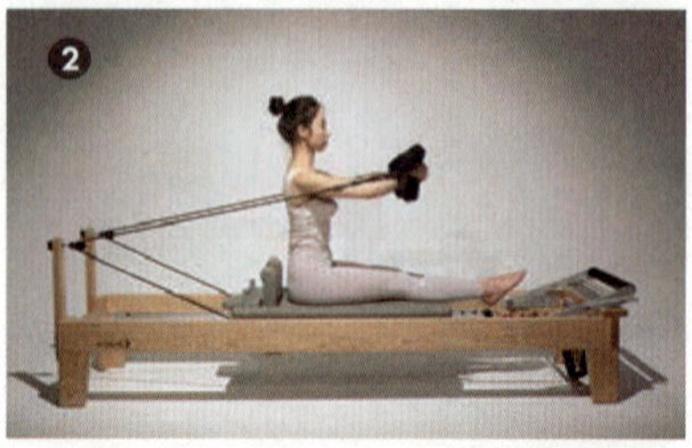

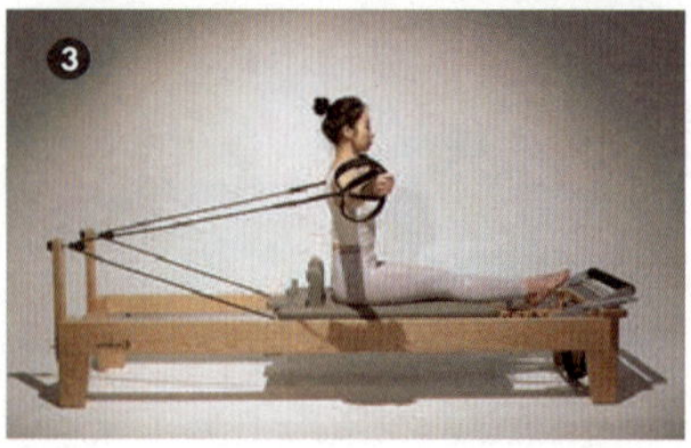

2. HUG THE TREE

1 시작 자세

골반과 척추는 Neutral을 유지하고 Footbar를 바라보고 Carriage에 앉는다. 다리는 모아서 길게 뻗고 발목은 저측 굴곡(Plantar Flexion)한다. 견갑골을 안정화하고 어깨를 바닥과 수평하게 들고 외전하여 팔은 몸보다 앞에 위치한다. 팔꿈치는 약간 구부린다. 손으로 Strap을 잡고 손바닥은 앞을 향한다.

2 동작

❶ 마시면서 준비한다.

❷ 내쉬면서 견갑골의 안정화를 유지하고 상완의 높이를 유지하면서 어깨를 수평 내전하여 팔을 몸통 앞으로 보낸다. (큰 나무를 안듯이)

❸ 마시면서 견갑골의 안정화를 유지하고 상완의 높이를 유지하면서 어깨를 수평 외전하여 팔을 벌려 시작 자세로 돌아온다.

5~10회 반복한다.

3 지도사항

1 Neutral을 유지하기 위해 복근을 사용한다.

2 Sit-bone의 앞쪽이나 뒤쪽으로 몸이 기울어지지 않도록 한다.

3 팔 동작을 하는 동안 견갑골의 과한 Protraction이나 Retraction에 주의한다.

4 손목은 걸리거나 꺾이지 않게 길게 유지한다.

5 동작내내 상완골은 같은 높이로 유지한다.

6 견갑골의 안정화가 유지될 만큼 동작한다.

- ☑ **운동목적** 몸통, 어깨 관절 안정성 향상과 어깨 근육 강화
- ☑ **기구세팅** Footbar Position 7, B1~B2 Springs, Headrest Flat
- ☑ **사용근육**
  - **MOBILIZERS** 어깨 굴곡근(Shoulder Flexors), 어깨 신전근(Shoulder Extensors), 어깨 수평내전근(Shoulder Horizontal Adductor), 어깨 수평외전근(Shoulder Horizontal Abductor)
  - **STABILIZERS** 복횡근(Transverse Abdominis), 다열근(Multifidus), 복사근(Obliques), 골반기저근(Pelvic Floor Muscle), 견갑골 안정화 근육

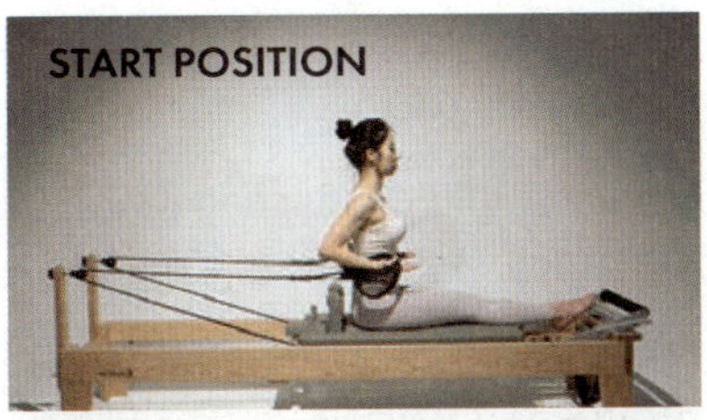

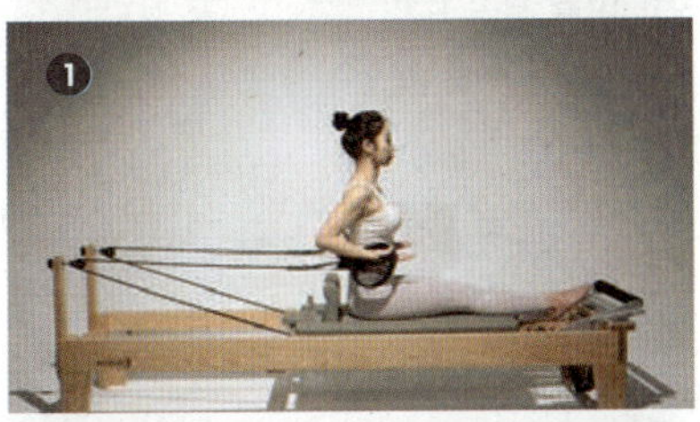

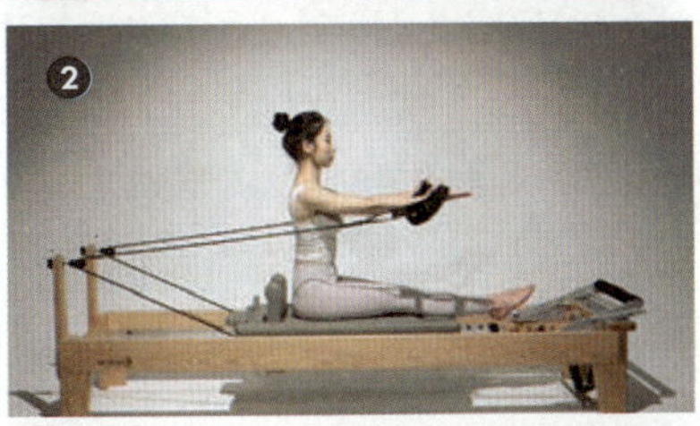

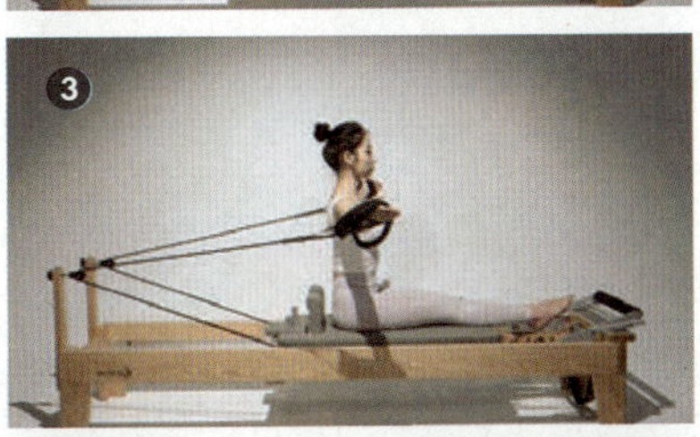

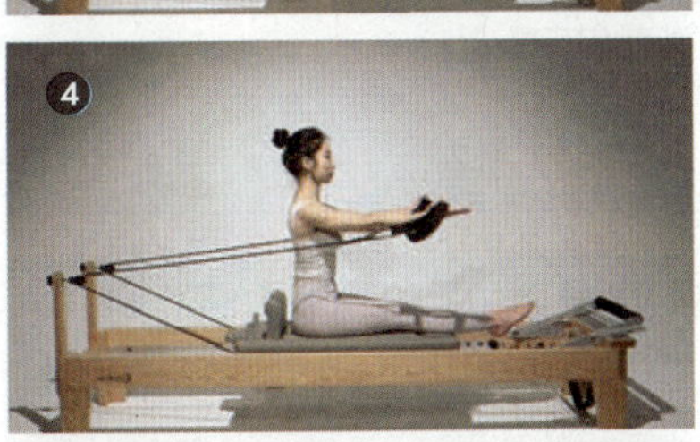

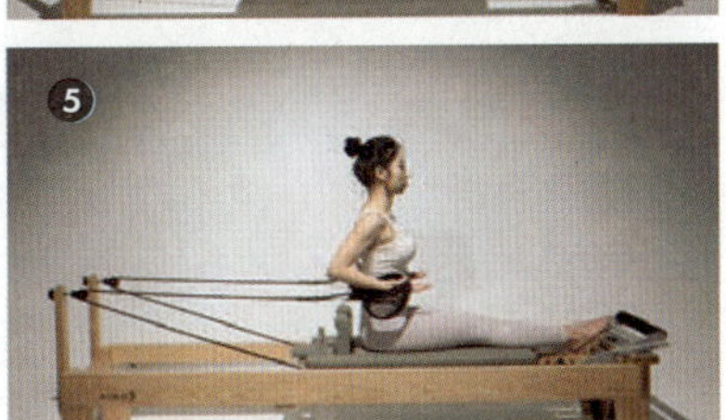

3. REACH&OPEN (OFFERING)

1 시작 자세

골반과 척추는 Neutral을 유지하고 Footbar를 바라보고 Carriage에 앉는다. 다리는 모아서 길게 뻗고 발목은 저측 굴곡(Plantar Flexion)한다. 견갑골을 안정화하고 어깨를 바닥과 수평하게 들고 외전하여 팔은 몸보다 앞에 위치한다. 팔꿈치는 약간 구부린다. 손으로 Strap을 잡고 손바닥은 천장을 향한다.

2 동작

❶ 마시면서 준비한다.

❷ 내쉬면서 견갑골의 안정화를 유지하고 어깨는 굴곡하여 팔꿈치를 펴면서 손을 어깨높이까지 길게 뻗는다.

❸ 마시면서 견갑골이 올라가거나 내려가지 않도록 주의하며 팔의 모양을 그대로 유지하면서 어깨에서만 수평 외전한다.

❹ 내쉬면서 팔은 계속 길게 편 상태를 유지하고 손바닥은 계속 위로 향하게 하여 어깨에서 수평 내전하여 팔을 다시 몸통 앞으로 가져온다.

❺ 마시면서 견갑골을 안정화하고 어깨를 신전하고 팔꿈치를 구부려 팔을 다시 시작 자세로 가져온다.

5~10회 반복한다.

3 지도사항

1. Neutral을 유지하기 위해 복근을 사용한다.
2. Sit-bone의 앞쪽이나 뒤쪽으로 몸이 기울어지지 않도록 한다.
3. 팔 동작을 하는 동안 견갑골의 과한 Protraction이나 Retraction에 주의한다.
4. 손목은 걸리거나 꺾이지 않게 길게 유지한다.
5. 견갑골의 안정화가 유지 될 만큼 까지만 동작 한다.

☑ **운동목적** 몸통, 어깨 관절 안정성 향상과 어깨 근육 강화

☑ **기구세팅** Footbar Position 7, B1~B2 Springs, Headrest Flat

☑ **사용근육** **MOBILIZERS** 팔꿈치 굴곡근(Elbow Flexors), 팔꿈치 신전근(Elbow Extensors)

STABILIZERS 복횡근(Transverse Abdominis), 다열근(Multifidus), 복사근(Obliques), 골반기저근(Pelvic Floor Muscle), 견갑골 안정화 근육

START POSITION

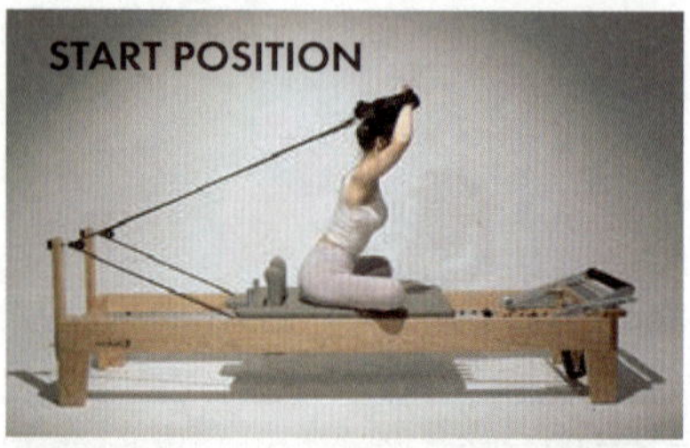

1

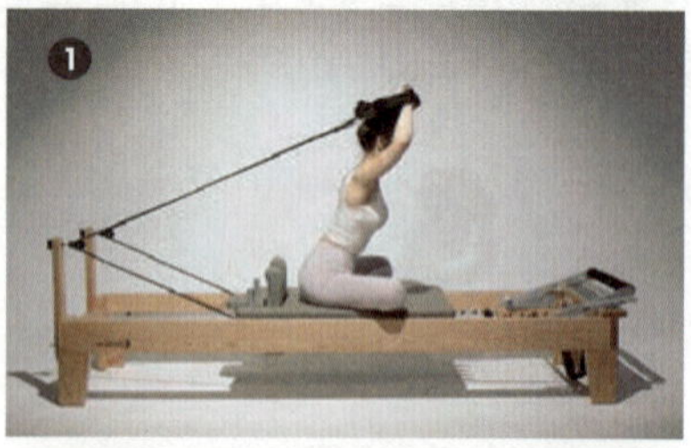

2

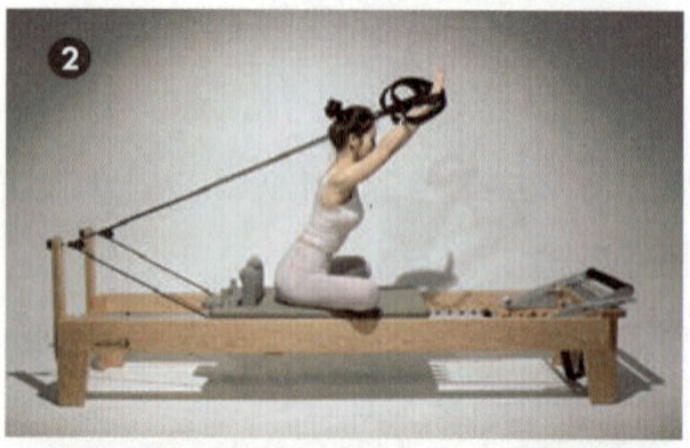

3

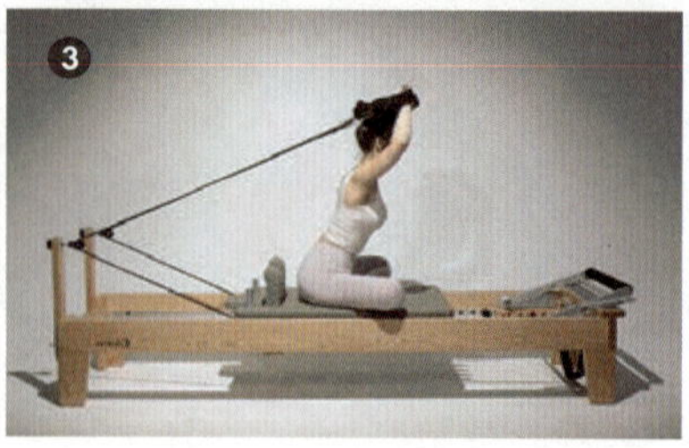

4. TRICEPS

1 시작 자세

골반과 척추는 Neutral을 유지하고 Footbar를 바라보고 Carriage에 앉는다. 견갑골을 안정화하고 어깨를 굴곡하여 팔을 머리 위로 올려서 팔꿈치는 접어서 손이 정수리에 위치하도록 한다. 이 때 손가락은 서로 닿게 하고 팔의 모양을 다이 아몬드 모양을 만들어준다. 손으로 Strap을 잡고 손바닥은 아래를 향한다.

2 동작

1. 마시면서 준비한다.
2. 내쉬면서 견갑골의 안정화를 유지하고 팔꿈치를 신전하여 손을 대각선 천장 방향으로 뻗어준다.
3. 마시면서 견갑골의 안정화를 유지하고 팔꿈치를 굴곡하여 시작 자세를 유지한다.

5~10회 반복한다.

3 지도사항

1 동작내내 견갑골의 안정화를 유지한다.

2 복부를 연결해서 Neutral 앉은 자세를 유지한다.

3 팔꿈치의 과신전되거나 Locking 하지 않도록 한다.

4 손목은 꺾임없이 길게 유지한다.

5 상완골을 유지하고 팔꿈치에서만 동작이 일어나도록 한다.

6 손의 모양을 지도할 때 경례 포즈 이미지를 상상 할 수 있도록 한다.

■ FRONT ROWING 1 변형동작

1 다리를 폈을 때 골반과 척추의 Neutral이 어려운 경우는 무릎을 살짝 구부리거나 다리를 X자로 크로스 한다.

2 상체 근력에 도전을 주는 경우 Spring을 강하게 한다.

3 동작의 다양성을 위해 팔 동작을 다르게 한다.

1) DOUBLE ARM TWIST :

마시면서 두 팔을 몸통 옆에 위치하고 팔꿈치를 구부려서 준비를 한다.

내쉬면서 오른쪽으로 몸통을 회전하면서 왼쪽 팔꿈치를 펴면서 뻗어낸다.

반대편도 동작한다(3번 동작).

4 손바닥의 방향을 다르게 동작한다.

LEVEL 2 | ARM & AB WORK

FRONT ROWING 2

☑ 운동목적 어깨 관절 움직임 향상과 어깨 근육, 몸통의 안정화 근육 강화

☑ 기구세팅 Footbar position 7, R1~B2, spring, Headrest Flat

☑ 사용근육

MOBILIZERS 어깨 외회전근(Shoulder External Rotators), 어깨 내회전근(Shoulder Internal Rotators), 어깨 굴곡근(Shoulder Flexors), 어깨 내전근 (Shoulder Adductor), 팔꿈치 굴곡근(Elbow Flexors), 팔꿈치 신전근(Elbow Extensors), 전삼각근(Anterior Deltoid), 대흉근(Pectoralis Major), 상완삼두근(Triceps)

STABILIZERS 척추기립근(Erector Spinae), 복횡근(Transverse Abdominis), 골반기저근(Pelvic Floor Muscle), 다열근(Multifidus), 복직근(Rectus Abdomins), 복사근(Obliques), 견갑대 안정화 근육

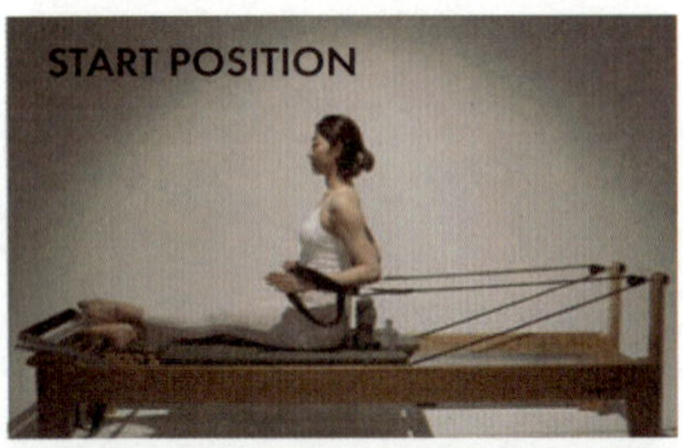

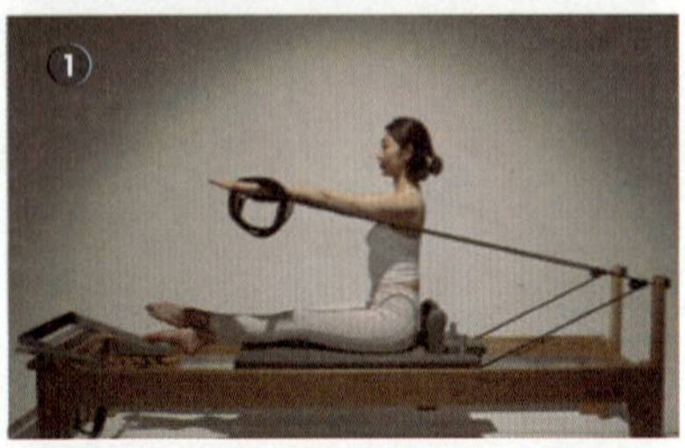

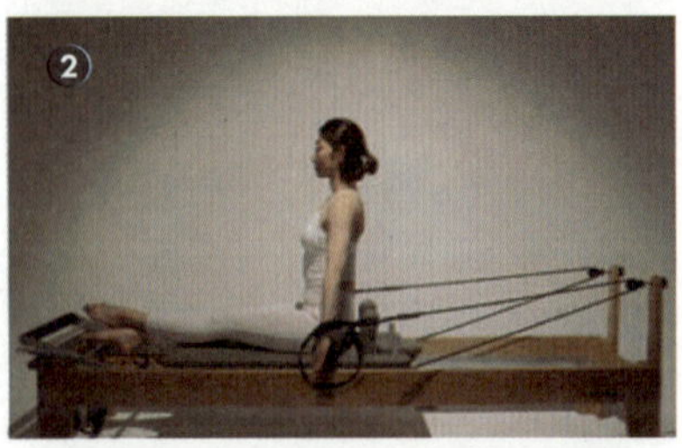

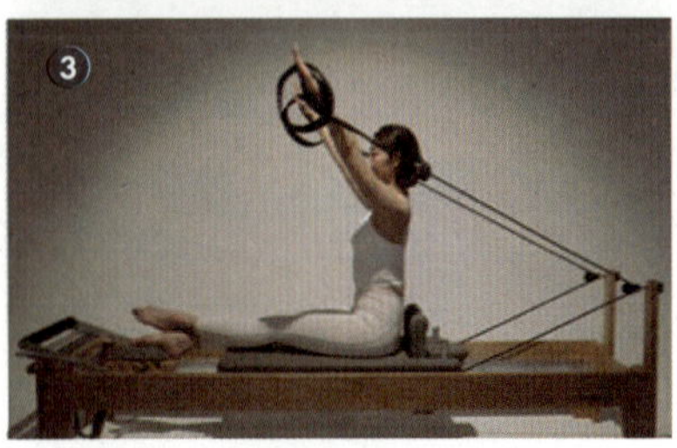

1. STRAIGHT BACK

1 시작 자세

Footbar를 향해 앉아서 골반과 척추는 Neutral을 유지한다. 다리는 일자로 모아 교차한다. 발목은 저측 굴곡한다. 팔꿈치는 구부리고 약간 몸의 뒤쪽에 위치하고 전완은 바닥과 평행하게 유지한다. 손바닥은 서로를 향한다. 견갑골은 안정화를 유지한다.

2 동작

❶ 마시면서 견갑골과 몸통의 안정화를 유지하면서 팔꿈치를 펴서 손을 눈 높이로 뻗어 Carriage를 밀어낸다.

❷ 내쉬면서 팔을 편 상태로 어깨관절을 내회전하여 손바닥이 바깥 방향을 향하도록 한다. 손가락을 Carriage의 끝을 향해 팔을 내린다. Carriage의 움직임은 최소화시킨다.

❸ 마시면서 팔은 편 상태로 견갑골을 유지하고 어깨 관절을 외회전하여 팔을 머리 위로 올린다. 손바닥은 정면을 향하게 하고 몸통을 유지하고 Carriage를 컨트롤하게 들어오게 한다.

❹ 내쉬면서 팔은 편 상태로 손바닥을 정면으로 향하게 하고 옆으로 서클을 그리며 Hip 쪽으로 내린다. 마지막에는 팔꿈치를 구부리고 손바닥을 돌려서 시작 자세로 돌아온다.

5회 반복한다.

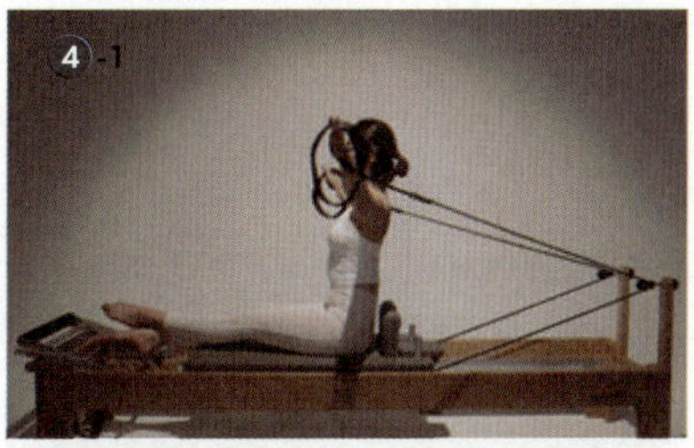

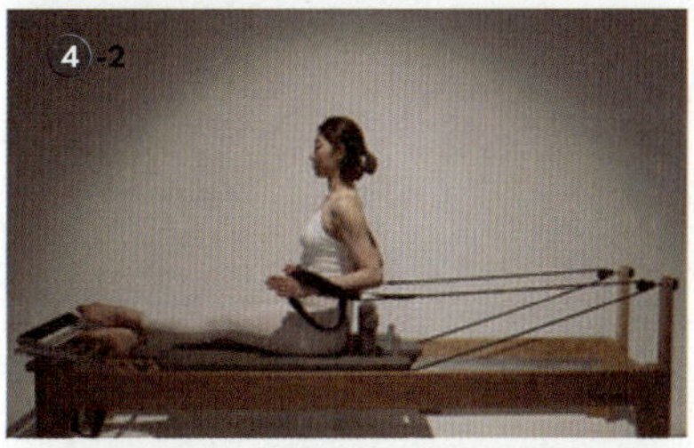

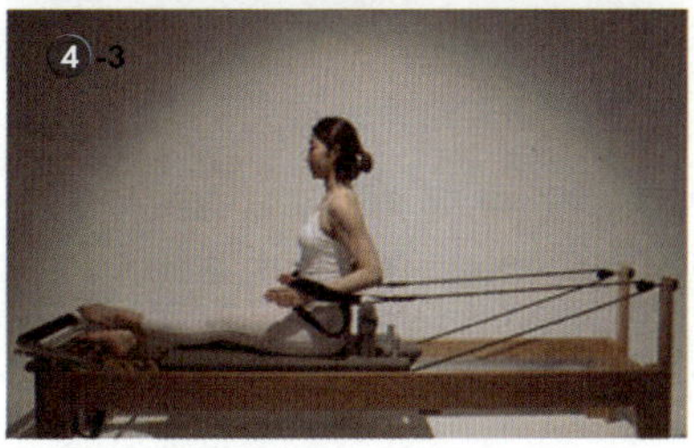

3 지도사항

1 팔을 움직이는 동작에서 몸통의 안정성을 유지하기 위해 복근을 쓰도록 한다.

2 팔꿈치나 손목이 아닌 어깨에서 동작이 나오도록 한다.

3 시작 자세에서 골반이 Shoulder Rests에 기대지 않도록 한다.

4 변형동작

1 동작의 난이도를 낮게 할 경우 :

1) 시작 자세에서 척추와 골반의 Neutral 유지가 힘든 경우는 무릎을 구부리거나 Box 위에 앉아서 동작을 한다.

2 동작의 난이도를 높게 할 경우 :

1) Spring의 강도를 높여서 상지 근력에 도전을 주도록 한다.

☑ **운동목적** 어깨 관절 움직임 향상과 어깨 근육, 몸통의 안정화 근육 강화

☑ **기구세팅** Footbar position 7, R1~B2 spring, Headrest Flat

☑ **사용근육**

MOBILIZERS 복직근(Rectus Abdominis), 복사근(Obliques), 어깨 굴곡근(Shoulder Flexors), 어깨 내전근(Shoulder Adductor), 팔꿈치 굴곡근(Elbow Flexors), 팔꿈치 신전근(Elbow Extensors), 전삼각근(Anterior Deltoid), 대흉근(Pectoralis Major), 척추기립근(Erector Spinae), 광배근(Latissimus Dorsi), 오훼완근(Coracobrachialis)

STABILIZERS 복횡근(Transverse Abdominis), 골반기저근(Pelvic Floor Muscle), 복사근(Obliques), 다열근(Multifidus), 견갑대 안정화 근육

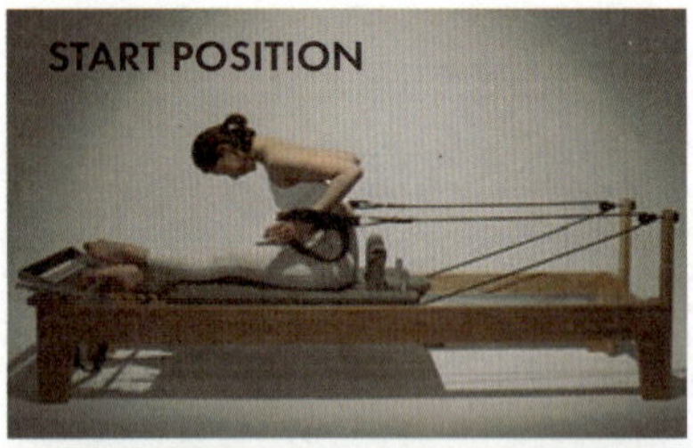

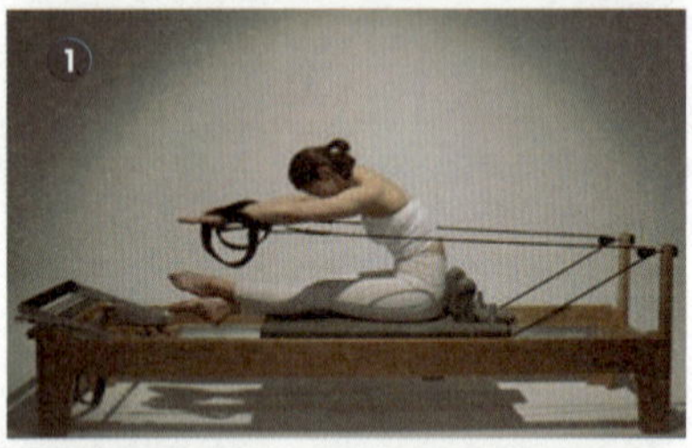

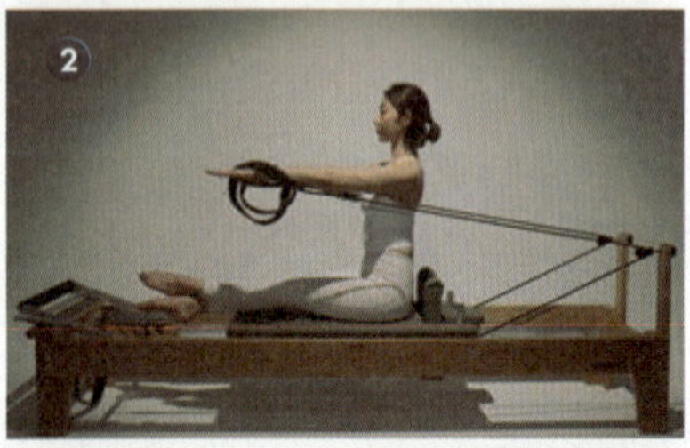

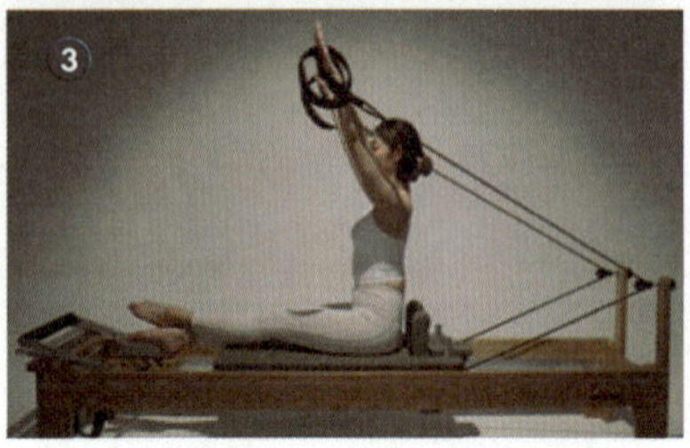

2. ROUND BACK

1 시작 자세

Footbar를 향해 척추는 C커브를 유지하고 앉는다. 두 다리는 일자로 붙여서 뻗어 교차한다. 발목은 저측 굴곡한다. 팔꿈치는 구부려 몸의 뒤쪽에 위치하도록 하고 전완은 바닥과 평행하게 유지하고 손바닥은 마주본다. 견갑골은 안정화를 유지한다.

2 동작

1. 마시면서 견갑골을 유지하고 골반은 안정화시킨 상태로 팔꿈치를 펴서 손을 어깨 높이로 뻗어 Carriage를 밀어낸다. 손바닥은 바닥을 향하게 한다.
2. 내쉬면서 꼬리뼈부터 척추를 하나씩 신전하여 길게 늘려주고 Neutral로 돌아온다. 손은 어깨 높이에서 앞쪽으로 계속 뻗어준다.
3. 마시면서 견갑골은 안정화하여 팔을 천장 방향으로 뻗어 Carriage가 컨트롤하게 들어오고 손바닥은 정면을 향한다.
4. 내쉬면서 팔은 편 상태를 유지하고 손바닥은 정면을 향하게 하고 팔을 옆으로 서클을 그려 Hip 방향으로 내린다. 계속 호흡을 내쉬면서 척추를 다리 위로 하나씩 굴곡하여 팔꿈치를 구부린다.

5회 반복한다.

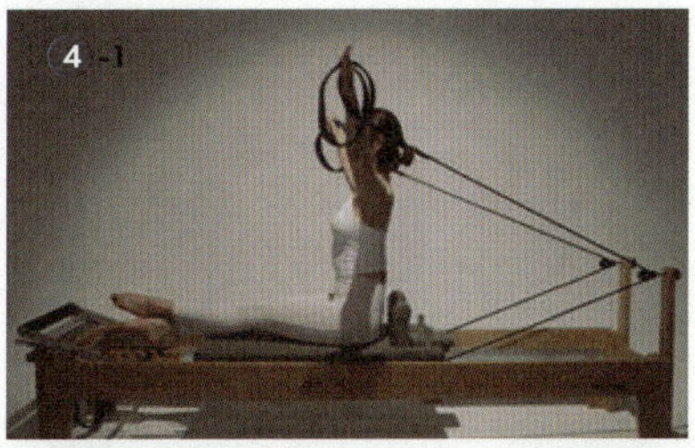

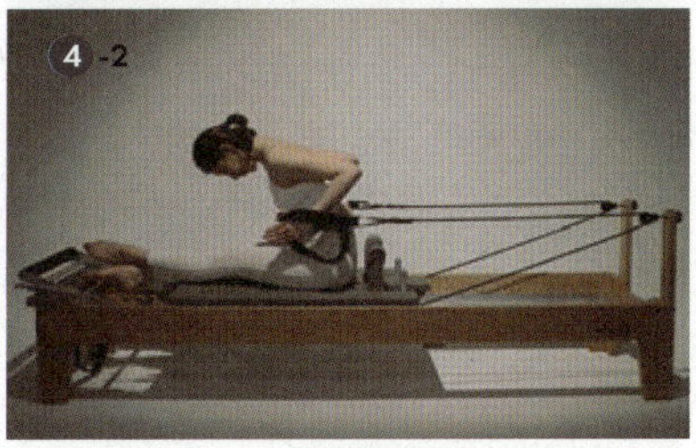

3 지도사항

1 앉아서 Neutral을 유지하기 위해 복부에 힘을 주고 있어야 한다.

2 갈비뼈가 올라가거나 앞으로 밀어서는 안된다.

3 앉아서 척추 신전 시 하나씩 척추 마디마디를 세워야 한다.

4 팔 동작을 하는 동안 견갑골의 안정화를 유지한다.

5 팔꿈치를 Locking하거나 과신전해서는 안된다.

6 손목은 꺾이지 않게 길게 유지한다.

4 변형동작

1 동작의 난이도를 낮게 할 경우 :

1) 시작 자세에서 척추와 골반의 Neutral 유지가 힘든 경우는 무릎을 구부리거나 Box 위에 앉아서 동작을 한다.

LEVEL 1 | ARM WORK

SIDE ARM WORK SITTING

☑ **운동목적** 견갑대 안정성 향상과 어깨 내회전근 강화

☑ **기구세팅** Footbar Position 7, R1~B1 Springs, Headrest Flat

☑ **사용근육** **MOBILIZERS** 어깨 내회전근(Shoulder Internal Rotator), 어깨 외회전근(Shoulder External Rotator)

STABILIZERS 복횡근(Transverse Abdominis), 다열근(Multifidus), 복사근(Obliques), 골반기저근(Pelvic Floor Muscle), 견갑대 안정화 근육

참고사항 : 1. 동작의 가동 범위를 위해서 Strap을 짧게 잡거나 그립 핸들로 바꾸거나, Stopper를 빼고 다시 세팅 할 수 있다.

2. 앉는 자세에 따라 Level이 달라진다. 양반다리, Box 위에 앉는 자세, 무릎을 구부려서 앉는 자세는 Level 1, Kneeling 자세는 Level 2.

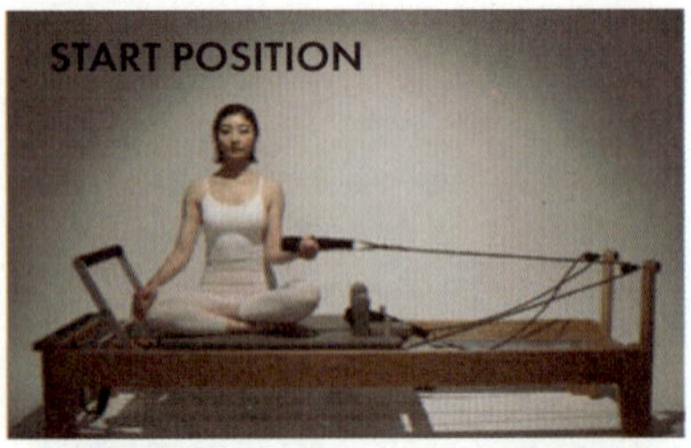

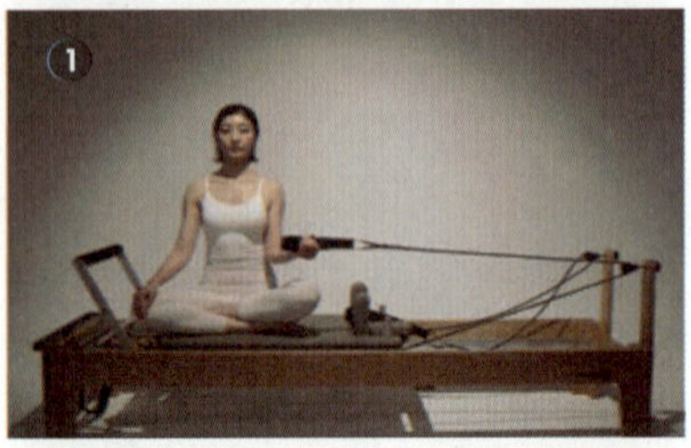

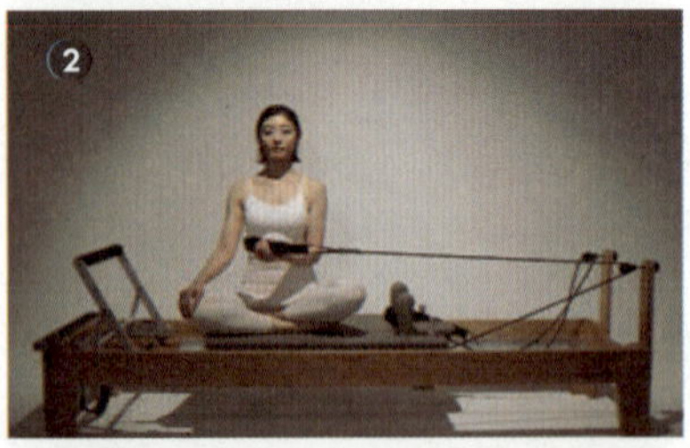

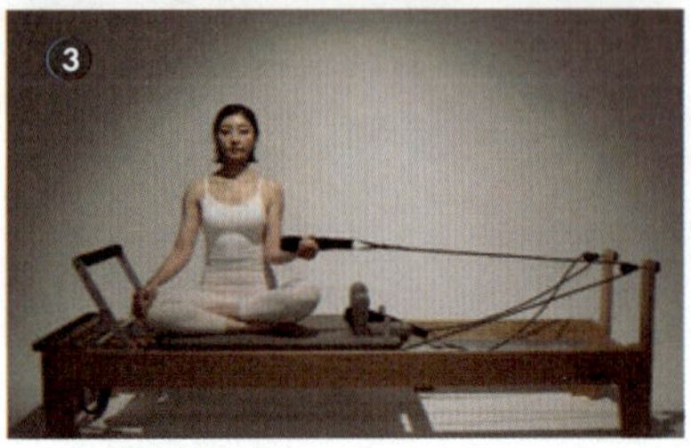

1. INTERNAL ROTATION

1 시작 자세

Carriage에서 옆을 바라보고 앉는다. 골반과 척추는 Neutral을 유지하고 다리는 양반다리를 유지한다. Pulleys와 가까운 팔은 견갑골을 안정화하고 몸통 옆에 위치한 상태로 팔꿈치를 90도로 구부리고 손바닥은 천장을 향하도록 하고, Strap을 잡는다. 반대쪽 손은 무릎 위에 놓는다.

2 동작

❶ 마시면서 준비한다.

❷ 내쉬면서 견갑골 안정성을 유지하고 전완은 바닥과 수평인 상태를 유지하고 어깨관절에서 내회전하여 Carriage를 밀어낸다.

❸ 마시면서 어깨 관절을 외회전하여 시작 자세로 돌아온다.

반대방향에서도 동작을 한다.

각 방향마다 5~10회 반복한다.

3 지도사항

1 앉은 자세에서 척추와 골반은 Neutral을 유지한다. 동작 시 어깨 관절의 근육만 사용하여 척추의 움직임이 일어나지 않도록 한다.

2 동작내내 어깨가 올라가거나 앞으로 말리지 않도록 견갑골의 안정화를 유지한다.

3 동작하는 동안 상완골은 몸통이 떨어지지 않도록 지도한다.

4 손목은 가능한 길게 유지한다.

☑ **운동목적** 견갑대 안정성 향상과 어깨 외회전근 강화

☑ **기구세팅** Footbar Position 7, R1~B1 Springs, Headrest Flat

☑ **사용근육** **MOBILIZERS** 어깨 내회전근(Shoulder Internal Rotator), 어깨 외회전근(Shoulder External Rotator)

STABILIZERS 복횡근(Transverse Abdominis), 다열근(Multifidus), 복사근(Obliques), 골반기저근(Pelvic Floor Muscle), 견갑대 안정화 근육

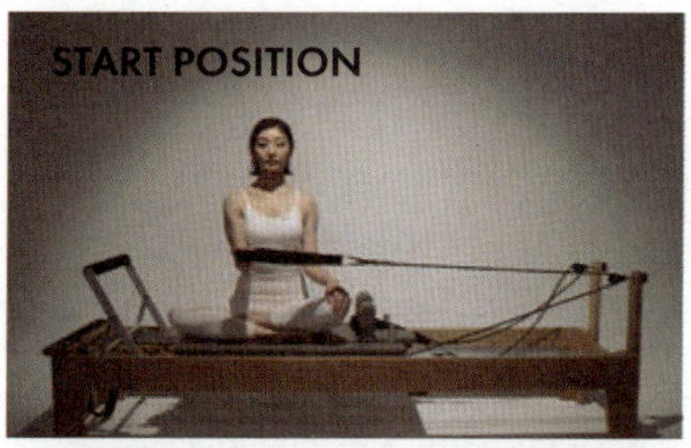

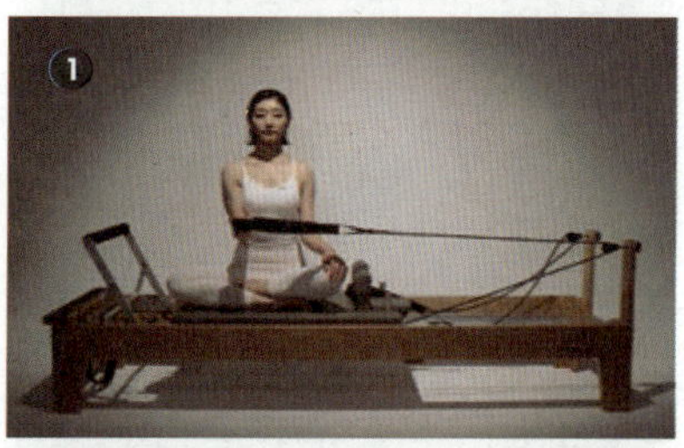

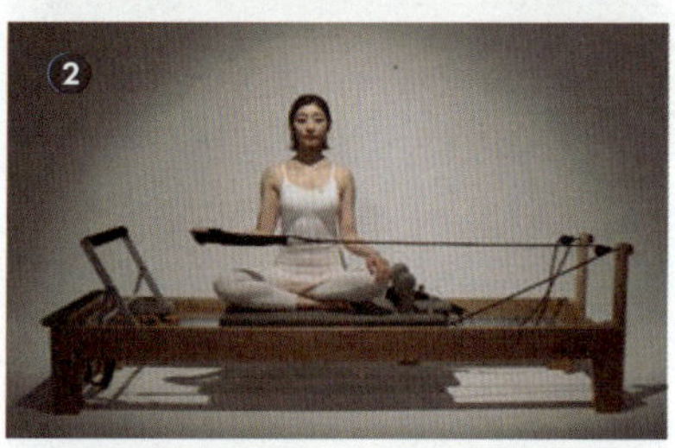

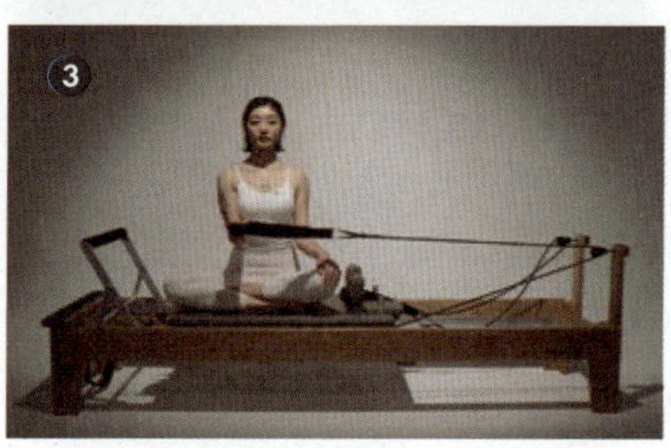

2. EXTERNAL ROTATION

1 시작 자세

Carriage에서 옆을 바라보고 앉는다. 골반과 척추는 Neutral을 유지하고 다리는 양반다리를 유지한다. Footbar와 가까운 팔은 견갑골을 안정화하고 몸통 옆에 위치한 상태로 팔꿈치를 90도로 구부리고 손바닥은 천장을 향하도록 하고 Strap을 잡는다. 반대쪽 손은 무릎 위에 놓는다.

2 동작

❶ 마시면서 준비한다.

❷ 내쉬면서 견갑골을 안정화하고 전완은 바닥과 수평인 상태에서 어깨 관절을 외회전한다.

❸ 마시면서 견갑골을 안정화하고 어깨관절을 내회전하여 시작 자세로 돌아온다.

반대방향에서도 동작을 한다.

각 방향마다 5~10회 반복한다.

3 지도사항

1 앉은 자세에서 척추와 골반은 Neutral을 유지한다. 동작 시 한쪽이 짧아지거나 과신전되거나 앞으로 구부러지지 않도록(flexion) 주의한다.

2 동작내내 어깨가 올라가거나 앞으로 말리지 않도록 견갑골의 안정화를 유지한다.

3 동작하는 동안 상완골은 몸통이 떨어지지 않게 지도한다.

4 손목은 가능한 길게 유지한다.

☑ **운동목적** 견갑대 안정성 향상과 어깨 내전근 강화

☑ **기구세팅** Footbar Position 7, R1~B1 Springs, Headrest Flat

☑ **사용근육**
MOBILIZERS 어깨 내전근(Shoulder Adductor), 어깨 외전근(Shoulder Abductor)
STABILIZERS 복횡근(Transverse Abdominis), 다열근(Multifidus), 복사근(Obliques), 골반기저근(Pelvic Floor Muscle), 견갑대 안정화 근육

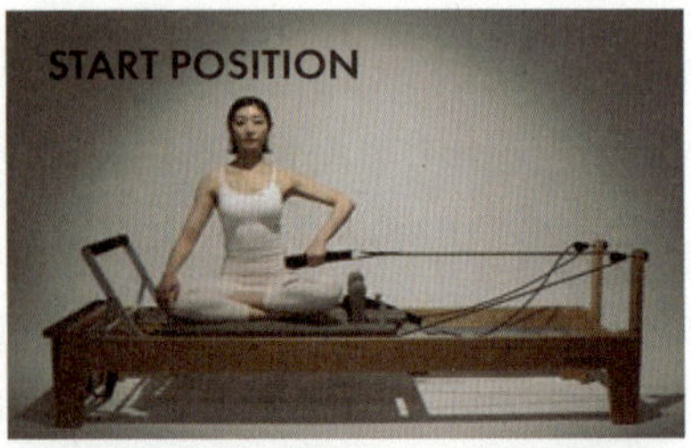

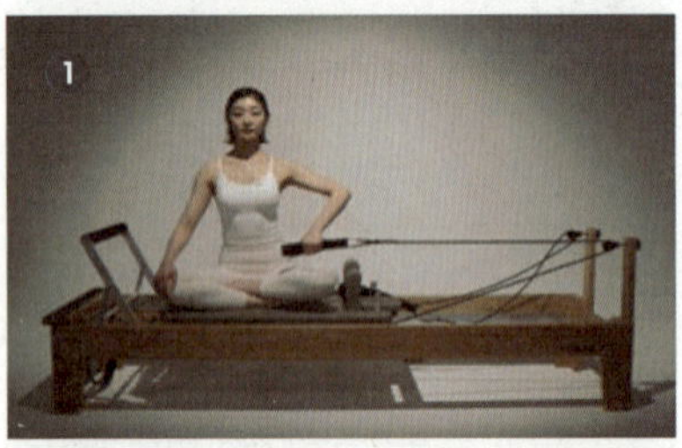

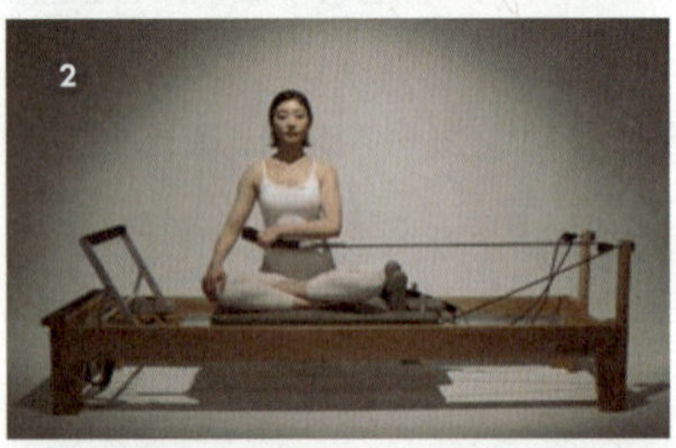

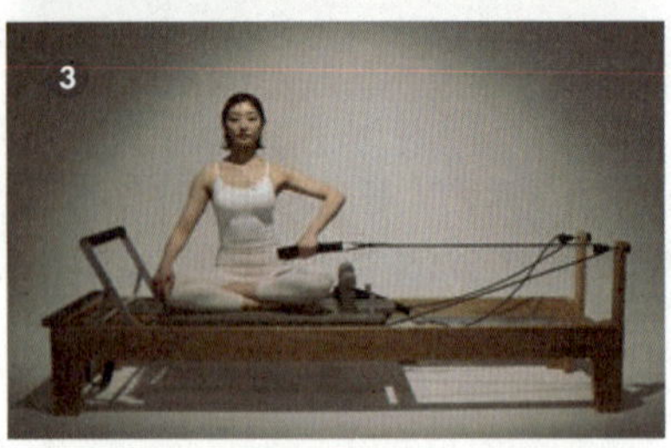

3. ADDUCTION

1 시작 자세

Carriage에서 옆을 바라보고 앉는다. 골반과 척추는 Neutral을 유지하고 다리는 양반다리를 유지한다. Pulleys와 가까운 팔은 견갑골을 안정화하고 어깨 관절을 외전하고 팔꿈치를 90도로 구부리고 손바닥은 몸통의 안쪽을 향하도록 하고 Strap을 잡는다. 반대쪽 손은 무릎 위에 놓는다. 반대쪽 손은 무릎 위에 놓는다.

2 동작

❶ 마시면서 준비한다.

❷ 내쉬면서 견갑골 안정성을 유지하고 팔꿈치의 각도를 유지하고 어깨관절을 내전하여 Carriage를 밀어낸다.

❸ 마시면서 어깨 관절을 외전하여 시작 자세로 돌아오면서 Carriage를 컨트롤하게 들어오게 한다.

반대방향에서도 동작을 한다.

각 방향마다 5~10회 반복한다.

3 지도사항

1 앉은 자세에서 척추와 골반은 Neutral을 유지한다. 동작 시 어깨 관절의 근육만 사용하여 척추의 움직임이 일어나지 않도록 한다.

2 동작내내 어깨가 올라가거나 앞으로 말리지 않도록 견갑골의 안정화를 유지한다.

3 동작하는 동안 팔꿈치 굴곡 각도가 변하지 않도록 지도한다.

4 손목은 가능한 길게 유지한다.

- ☑ **운동목적** 견갑대 안정성 향상과 어깨 외전근 강화
- ☑ **기구세팅** Footbar Position 7, R1~B1 Springs, Headrest Flat
- ☑ **사용근육**
  - **MOBILIZERS** 어깨 내전근(Shoulder Adductor), 어깨 외전근(Shoulder Abductor)
  - **STABILIZERS** 복횡근(Transverse Abdominis), 다열근(Multifidus), 복사근(Obliques), 골반기저근(Pelvic Floor Muscle), 견갑대 안정화 근육

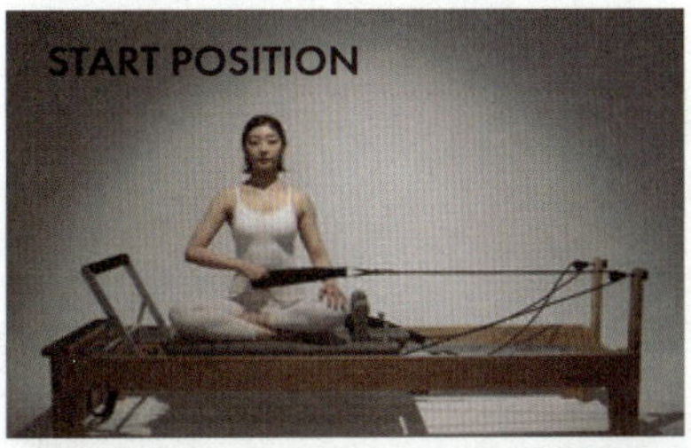

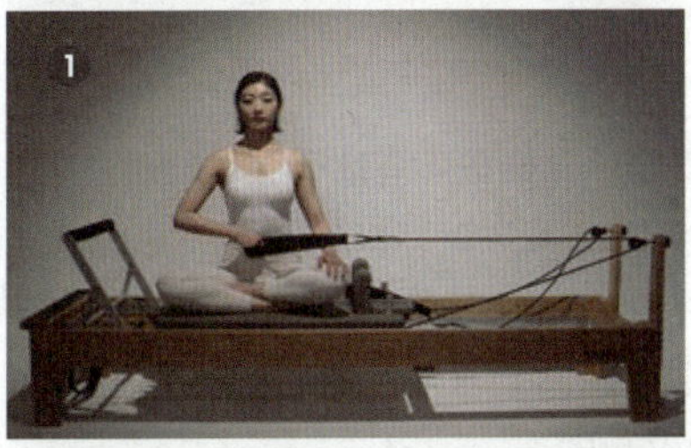

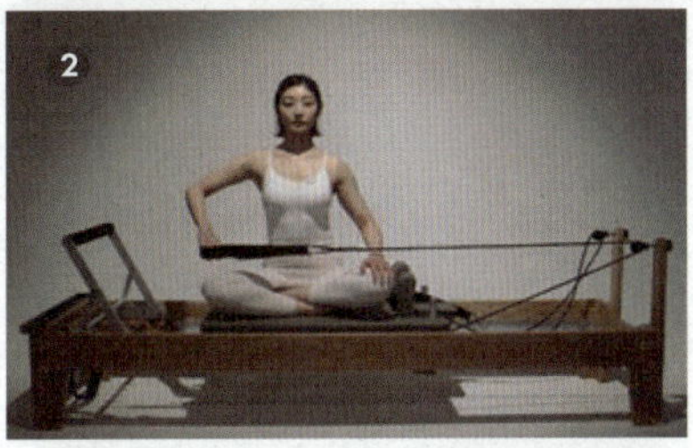

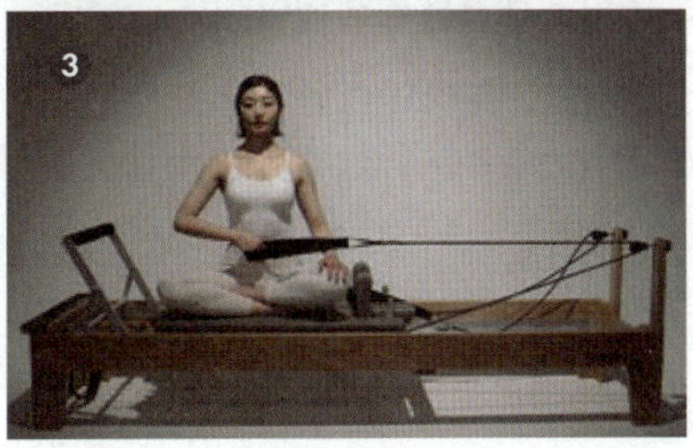

4. ABDUCTION

1 시작 자세

Carriage에서 옆을 바라보고 앉는다. 골반과 척추는 Neutral을 유지하고 다리는 양반다리를 유지한다. Foorbar와 가까운 팔은 견갑골을 안정화하고 몸통 옆에 위치한 상태로 팔꿈치를 90도로 구부리고 손바닥은 몸통의 안쪽을 향하도록 하고 Strap을 잡는다. 반대쪽 손은 무릎 위에 놓는다.

2 동작

1. 마시면서 준비한다.
2. 내쉬면서 팔꿈치의 각도를 유지하고 어깨관절을 외전하여 Carriage를 밀어낸다.
3. 마시면서 어깨 관절을 내전하여 시작 자세로 돌아오면서 Carriage를 컨트롤하게 들어오게 한다.

반대방향에서도 동작을 한다.

각 방향마다 5~10회 반복한다.

3 지도사항

1. 앉은 자세에서 척추와 골반은 Neutral을 유지한다. 동작 시 어깨 관절의 근육을 사용하여 척추의 움직임이 일어나지 않도록 한다.
2. 동작내내 어깨가 올라가거나 앞으로 말리지 않도록 견갑골의 안정화를 유지한다.
3. 동작하는 동안 팔꿈치 굴곡 각도가 변하지 않도록 지도한다.
4. 손목은 꺾이지 않도록 가능한 길게 유지한다.

■ SIDE ARM WORK SITTING 변형동작

1. 상체 근력에 도전을 주는 경우 Spring을 강하게 한다.
2. 손바닥의 방향을 다르게 하거나 바꾸어 동작한다.

LEVEL 3 | ARM WORK

SIDE ARM KNEELING

☑ **운동목적** 어깨 관절 내,회전근,내,외전근, 팔꿈치 신전근 강화

☑ **기구세팅** Footbar position 7~3, B1~B2 spring, Headrest Flat

☑ **사용근육**

MOBILIZERS 어깨 외회전근(Shoulder External Rotators), 어깨 내회전근(Shoulder Internal Rotators), 어깨 외전근(Shoulder Abductor), 어깨 내전근(Shoulder Adductor), 팔꿈치 신전근(Elbow Extensors), 팔꿈치 굴곡근(Elbow Flexors)

STABILIZERS 복횡근(Transverse Abdominis), 다열근(Multifidus), 골반기저근(Pelvic Floor Muscle), 복사근(Obliques), 견갑대 안정화 근육, 하체 안정화 근육

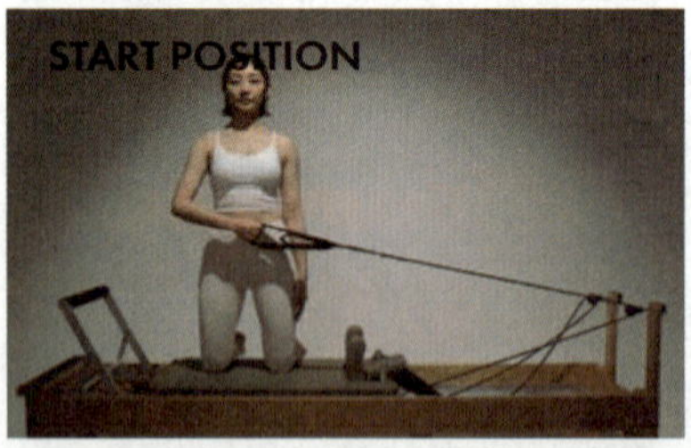

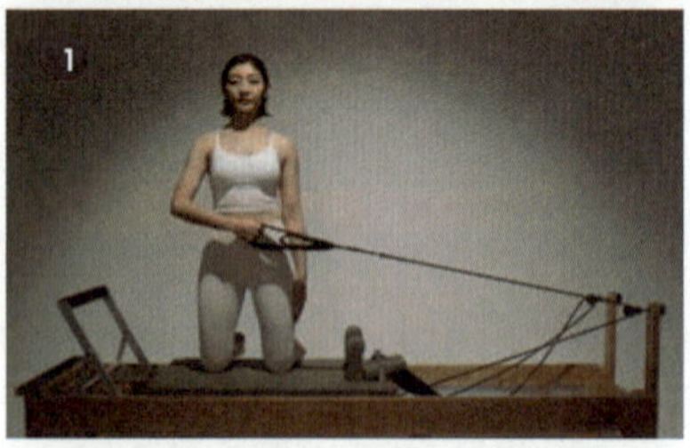

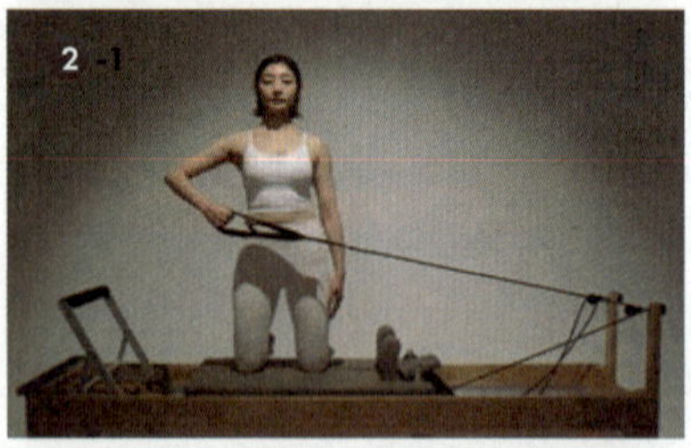

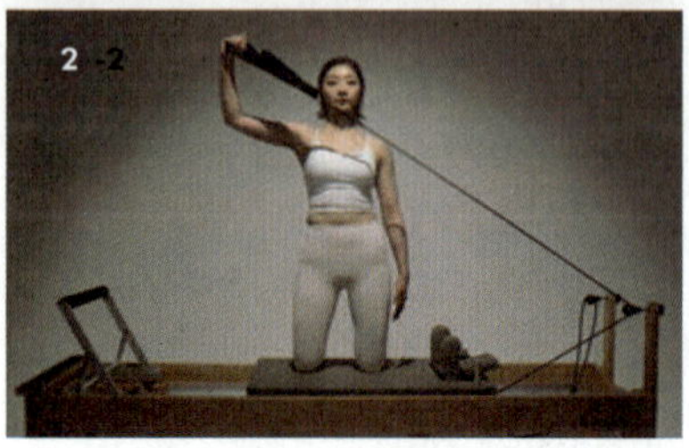

1. KNIGHT

1 시작 자세

Shoulder Rest에서 약간 간격을 두고 Carriage에 무릎을 골반 너비로 벌리고 Kneeling 자세를 만든다. 대퇴골을 수직으로 세우고 척추와 골반은 Neutral을 유지한다. 견갑골의 안정화를 유지하여 Footbar 방향의 손은 Strap을 주먹 모양으로 잡는다. 팔꿈치를 구부리고 전완을 몸통 앞에 위치하고 손바닥은 안쪽을 향한다. 다른 쪽의 손은 허벅지 옆에 살짝 누른다.

2 동작

❶ 마시면서 준비한다.

❷ 내쉬면서 견갑골을 안정화하고 대퇴골 위에 골반과 몸통을 유지하고 팔꿈치를 구부린 채로 상완골을 몸통으로부터 멀게 외전한다. 손목의 움직임 없이 어깨 관절을 외전하면서 팔꿈치를 펴서 팔을 대각선 위로 뻗어준다.

❸ 마시면서 어깨 관절을 내전하면서 팔꿈치를 구부리고 Carriage를 컨트롤하게 돌아오기 시작하고 팔을 내전하여 계속 Carriage가 컨트롤하게 들어오도록 한다.

반대방향도 동작을 한다.

각 방향으로 5회 반복 한다.

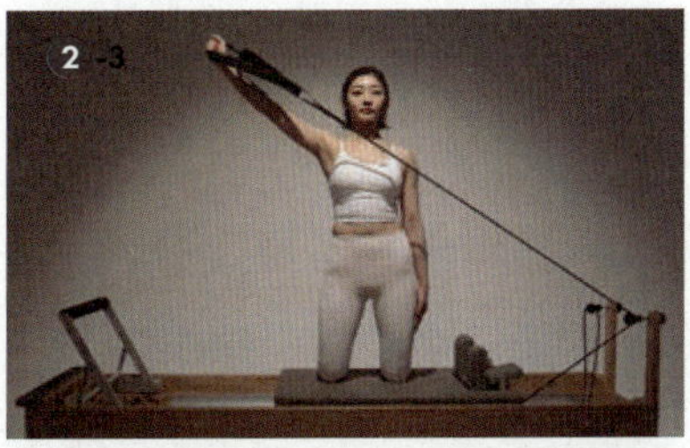

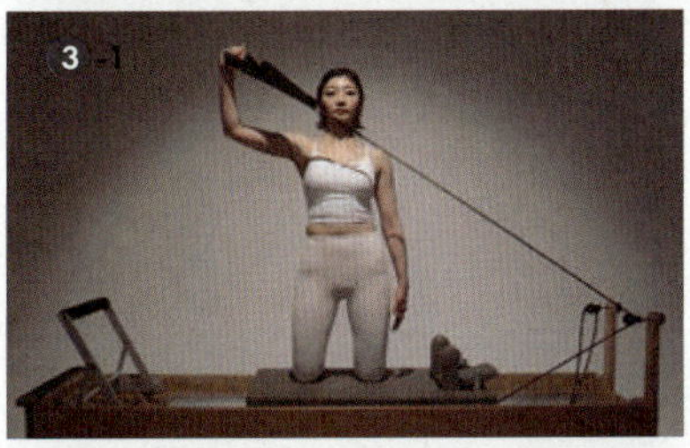

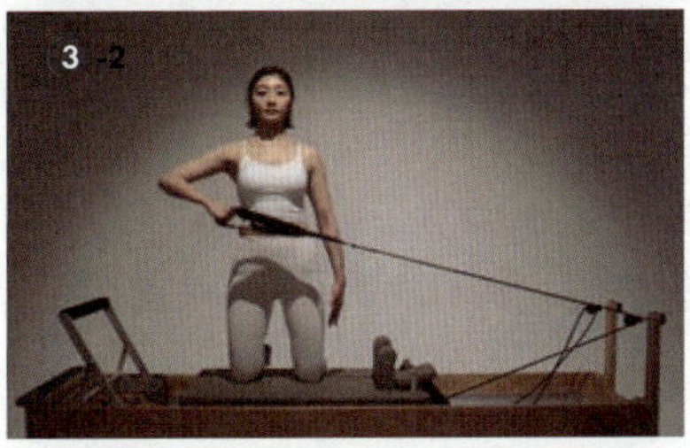

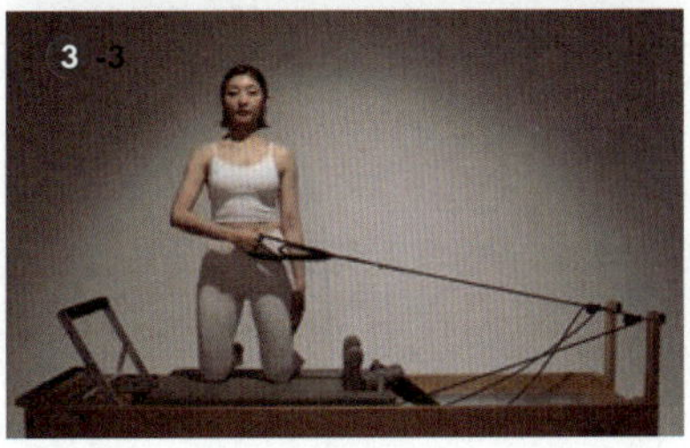

3 지도사항

1 대둔근과 Hamstrings과 복부를 사용하여 대퇴골을 유지하여 골반을 Neutral을 유지한다.

2 Hip의 내전근과 외전근을 사용하여 골반이 기울어지지 않게 유지한다.

3 복부를 사용하여 몸통의 안정화를 유지하도록 한다.

4 긴 칼을 뽑아 드는 모습의 이미지를 준다.

5 견갑골의 안정화를 유지하고 팔을 움직이도록 한다.

6 손목은 꺾임없이 길게 유지한다.

7 손으로 잡아당기지 않고 어깨 관절이 리드하여 움직일 수 있게 한다.

4 변형동작

1 동작의 난이도를 높게 할 경우 :

1) 무릎과 Shoulder Rests에서 간격을 멀리 두고 진행한다.

2) 몸통의 안정성에 도전을 주는 경우 Spring을 약하게 한다.

3) 상체 근력에 도전을 주는 경우 Spring을 강하게 한다.

2 동작의 난이도를 낮게 할 경우 :

1) 어깨 관절의 힘이 약한 경우 몸통의 회전을 추가하여 팔을 당기면서 몸통도 함께 회전시켜 시선을 Strap을 잡은 손으로 가져간다.

2) 무릎 통증이 있는 경우 Carriage 위에 다리를 교차시켜 앉거나 무릎을 꿇고 엉덩이는 내려놓은 상태로 진행한다.

3) 몸통의 안정성과 내전근 사용에 도움을 주기 위해 작은 짐볼을 다리 사이에 끼우고 진행한다.

4) 4호흡으로 동작을 분절할 수 있다.

마시면서 어깨 외전한다.

내쉬면서 팔꿈치를 펴면서 팔을 사선 위쪽으로 뻗어준다.

마시면서 팔꿈치를 접어서 팔을 내려준다.

내쉬면서 어깨를 내전하여 시작 자세로 돌아온다.

☑ 운동목적	어깨 관절 내, 회전근 강화	
☑ 기구세팅	Footbar position 7~3, B1~B2 spring, Headrest Flat	
☑ 사용근육	MOBILIZERS	어깨 외전근(Shoulder Abductor), 어깨 내전근(Shoulder Adductor)
	STABILIZERS	복횡근(Transverse Abdominis), 대둔근(Gluteus Maximus), 다열근(Multifidus), 고관절 내전근(Hip Adductor), 견갑골 안정화 근육, 골반기저근(Pelvic Floor Muscle), 척추기립근(Erector Spinae)

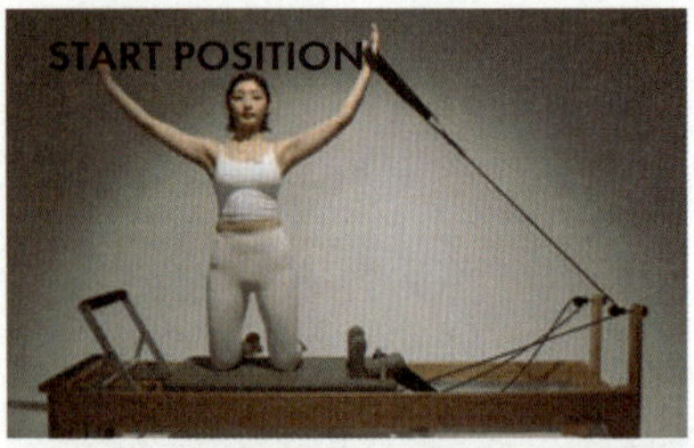

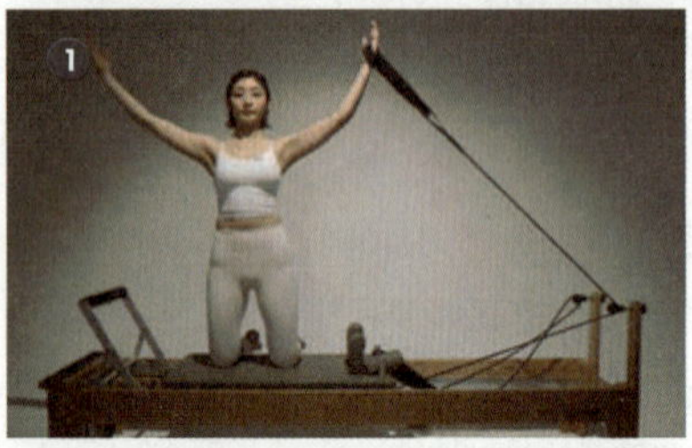

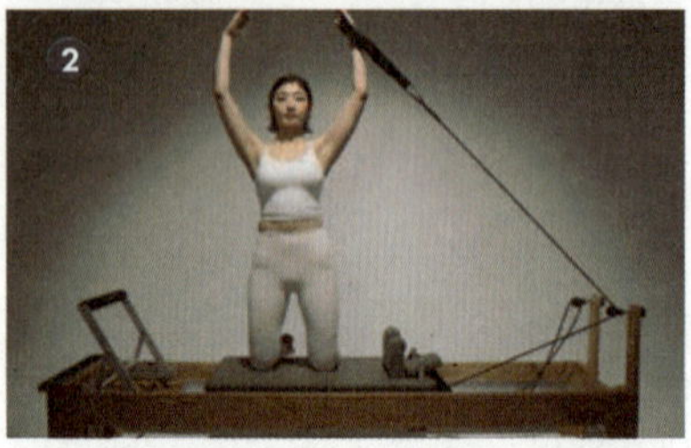

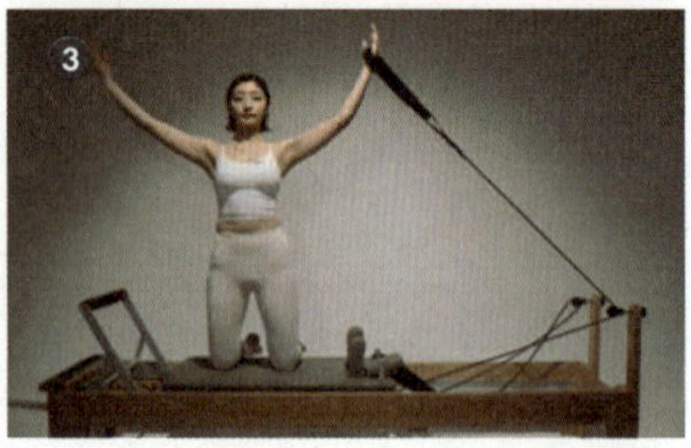

2. FULL MOON

1 시작 자세

Shoulder Rest 에서 약간 멀게 Carriage에 무릎을 골반 너비로 벌리고 Kneeling 자세를 만든다. 대퇴골을 수직으로 세우고 척추와 골반은 Neutral을 유지한다. Pulley 쪽의 손은 주먹 모양으로 Strap을 잡는다. 견갑골은 안정화를 유지하고 두 팔은 옆으로 팔꿈치는 약간 구부리고 뻗고 손바닥은 위쪽을 향한다.

2 동작

❶ 마시면서 준비한다.

❷ 내쉬면서 견갑골을 안정화하고 대퇴골 위에 골반과 몸통을 유지하고 팔꿈치를 살짝 구부린 상태로 손목의 움직임없이 어깨 관절을 외전하여 팔을 천장으로 뻗어준다.

❸ 마시면서 어깨 관절을 내전하여 팔을 바닥 쪽으로 내려 Carriage를 컨트롤하게 돌아와 시작 자세를 유지한다.

반대방향도 동작을 한다.

각 방향으로 5회 반복 한다.

3 지도사항

1 대둔군과 Hamstring과 복부를 사용하여 대퇴골을 유지하여 골반의 Neutral을 유지한다.

2 Hip의 내전근과 외전근을 사용하여 골반이 기울어지지 않게 유지한다.

3 복부를 사용하여 몸통의 안정화를 유지하도록 한다.

4 보름달 모양의 이미지를 준다.

5 견갑골의 안정화를 유지하고 팔을 움직이도록 한다.

6 손목은 꺾임없이 길게 유지한다.

7 양 팔을 동시에 움직일수 있도록 하고 어깨에서 움직임이 일어나도록 한다.

4 변형동작

1 동작의 난이도를 높게 할 경우 :

1) 무릎과 Shoulder Rests에서 간격을 멀리 두고 진행한다..
2) 몸통의 안정성에 도전을 주는 경우 Spring을 약하게 한다.
3) 팔의 근력에 도전을 주는 경우 Spring을 강하게 한다.
4) Footbar 방향의 팔을 내려서 손을 허리 옆에 위치하고 한 팔로만 동작한다.

2 동작의 난이도를 낮게 할 경우 :

1) Pulley에 가까운 팔을 팔꿈치만 구부리며 동작한다.
2) 무릎 통증이 있는 경우 Carriage 위에 다리를 교차시켜 앉거나 무릎을 꿇고 엉덩이를 내려놓은 상태로 진행한다.
3) 몸통의 안정성과 내전근 사용에 도움을 주기 위해 작은 짐볼을 다리 사이에 끼우고 진행한다.

☑ **운동목적** 팔꿈치 신전근 강화

☑ **기구세팅** Footbar position 7~3, Y1~R1 spring, Headrest Flat

☑ **사용근육**

MOBILIZERS 팔꿈치 신전근(Elbow Extensor), 팔꿈치 굴곡근(Elbow Flexors)

STABILIZERS 복횡근(Transverse Abdominis), 대둔근(Gluteus Maximus), 다열근(Multifidus), 고관절 내전근(Hip Adductor), 견갑골 안정화 근육, 골반기저근(Pelvic Floor Muscle), 척추기립근(Erector Spinae)

3. TRICEPS

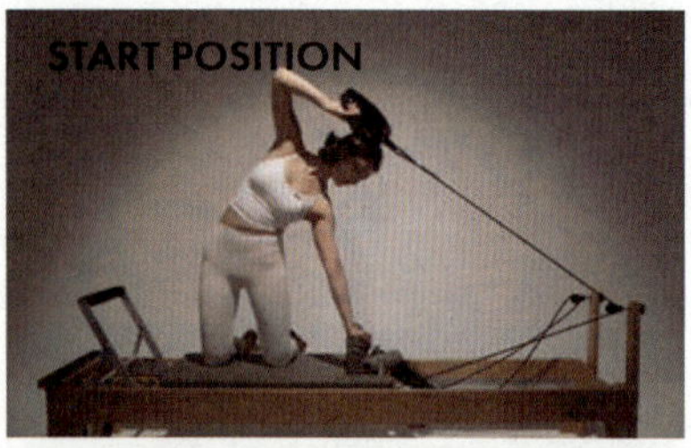

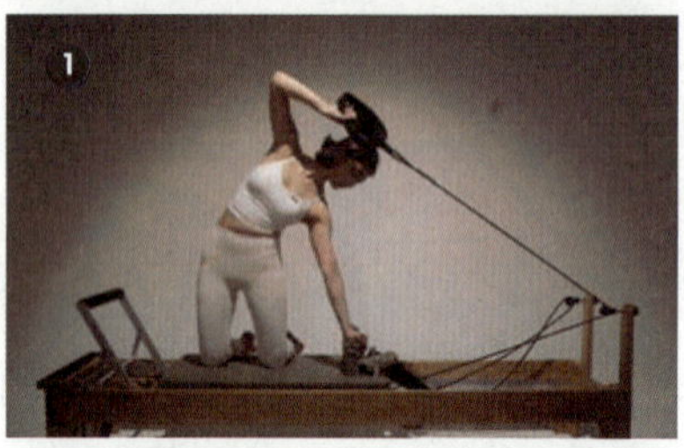

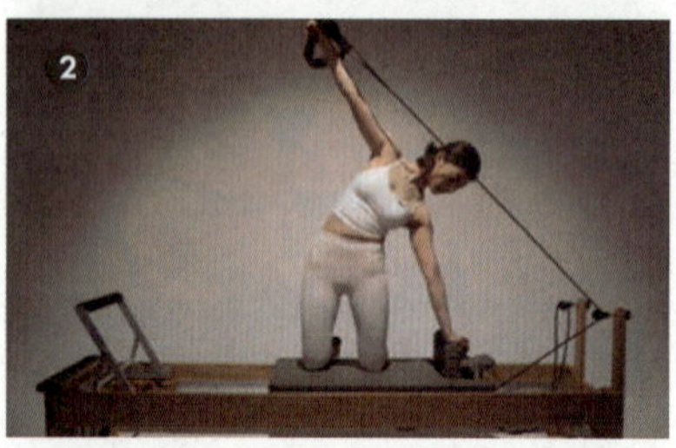

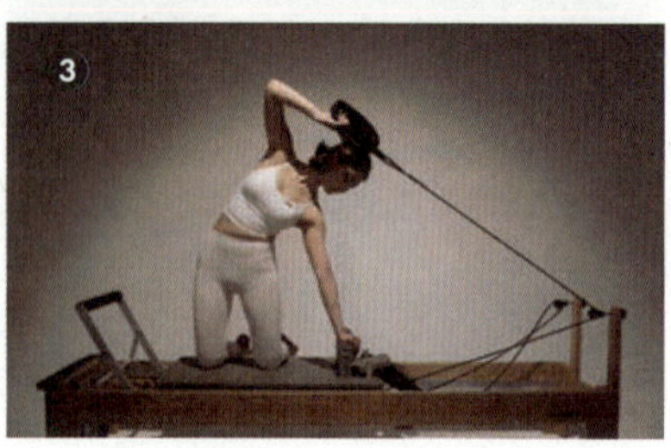

1 시작 자세

Shoulder Rest에서 약간 멀게 Carriage에 무릎을 골반 너비로 벌리고 Kneeling 자세를 만든다. 대퇴골을 수직으로 세우고 척추와 골반은 Neutral을 유지한다. 상체를 측면 굴곡하고 머리를 Shoulder Rest 방향으로 회전시켜 시선이 Shoulder Rest을 향하도록 한다. 손을 앞쪽의 Shoulder Rest 위를 잡는다. Footbar 방향의 손으로 Strap을 잡고 팔꿈치를 구부리고 손이 얼굴 옆에 위치하도록 한다.

2 동작

❶ 마시면서 준비한다.

❷ 내쉬면서 견갑골을 안정화하고 Strap을 잡은 방향의 팔의 팔꿈치를 신전하여 Carriage를 움직인다.

❸ 마시면서 팔꿈치를 구부리고 Carriage를 컨트롤하게 돌아오게 한다.

반대방향도 동작을 한다.

각 방향으로 5회 반복 한다.

3 지도사항

1 대둔근과 Hamstrings과 복부를 사용하여 대퇴골을 유지하여 골반을 Neutral을 유지하도록 한다.

2 Hip의 내전근과 외전근을 사용하여 골반이 기울어지지 않게 유지한다.

3 동작 내내 척추의 측면 굴곡을 유지하도록 한다.

4 견갑골의 안정화를 유지하고 팔꿈치가 움직이도록 한다.

5 손목은 꺽임없이 길게 유지한다.

6 어깨 관절에서의 움직임이 일어나지 않도록 한다.

4 변형동작

1 동작의 난이도를 높게 할 경우 :

1) 무릎과 Shoulder Rests에서 간격을 멀리 두고 진행한다.

2) 팔의 근력에 도전을 주는 경우 Spring을 강하게 한다.

2 동작의 난이도를 낮게 할 경우 :

1) 무릎 통증이 있는 경우 Carriage 위에 다리를 교차시켜 앉거나 무릎을 꿇고 엉덩이를 내려놓은 상태로 진행한다.

2) 몸통의 안정성과 내전근 사용에 도움을 주기 위해 작은 짐볼을 다리 사이에 끼우고 진행한다.

☑ **운동목적** 몸통과 고관절의 안정성과 어깨 관절 내전근 강화

☑ **기구세팅** Footbar Position 7~3, B1~B2 Spring, Headrest Flat

☑ **사용근육** **MOBILIZERS** 어깨 수평 내전근(Shoulder Horizontal Adductor)

STABILIZERS 복횡근(Transverse Abdominis), 대둔근(Gluteus Maximus), 다열근(Multifidus), 고관절 내전근(Hip Adductor), 견갑골 안정화 근육, 골반기저근(Pelvic Floor Muscle), 척추기립근(Erector Spinae)

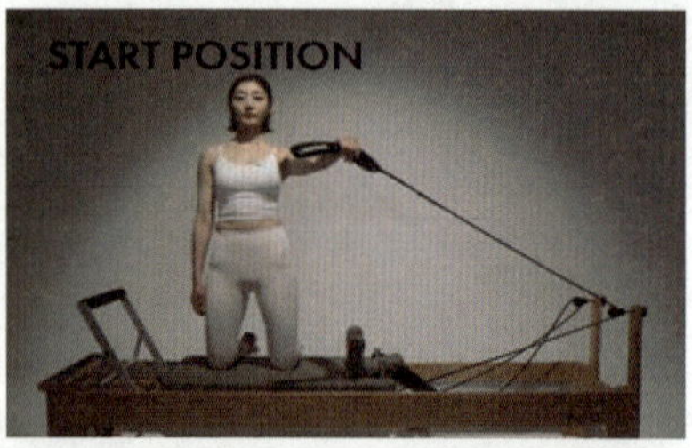

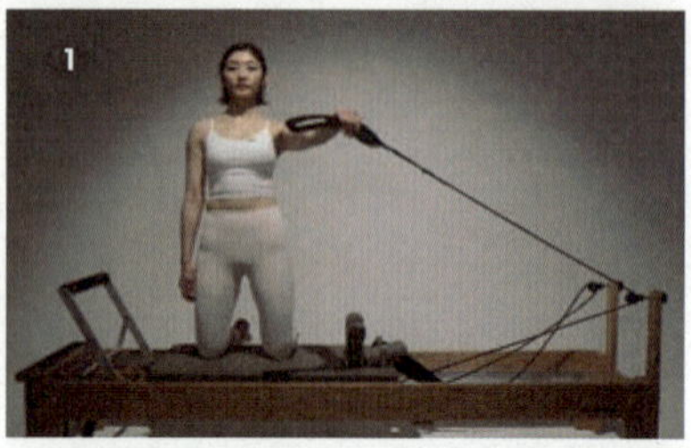

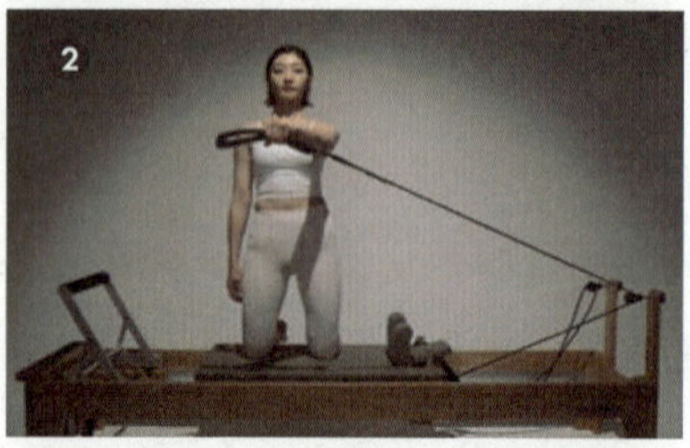

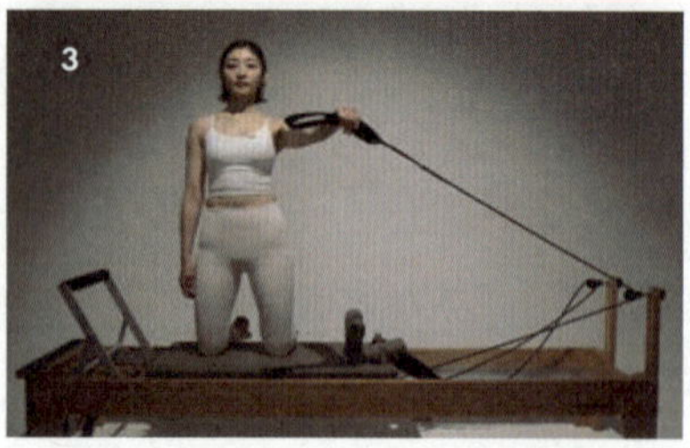

4. LONG ADDUCTION

1 시작 자세

Carriage에 옆을 보고 서서 Shoulder Rest에서 약간 멀게 Carriage에 무릎을 골반 너비로 벌리고 Kneeling 자세를 만든다. 대퇴골을 수직으로 세우고 척추와 골반은 Neutral을 유지한다. Pulley 쪽의 손의 손바닥은 바닥을 향하도록 하고 Strap을 주먹 모양으로 잡는다. 견갑골은 안정화를 유지하고 팔을 바닥과 수평하게 유지하고 팔은 몸통 밖에 위치하도록 한다. 반대쪽의 손은 허벅지 옆에 살짝 누른다.

2 동작

❶ 마시면서 준비한다.

❷ 내쉬면서 견갑골을 안정화하고 대퇴골 위에 골반과 몸통을 유지하고 팔을 바닥과 수평하게 유지하며 어깨 관절을 내전시켜 Carriage를 밀어낸다. 팔은 몸통 앞에 위치한다.

❸ 마시면서 어깨 관절을 외전시켜 시작 세로 돌아오고 Carriage를 컨트롤하며 돌아온다.

반대방향도 동작을 한다.

각 방향으로 5회 반복 한다.

3 지도사항

1 몸이 앞으로 떨어지는 것을 방지하기 위하여 팔을 천천히 당기고 몸통의 밸런스를 유지한다.

2 대둔근과 Hamstrings과 복부를 사용하여 대퇴골을 유지하여 골반을 Neutral을 유지하도록 한다.

3 복부를 사용하여 몸통의 안정화를 유지하도록 한다.

4 몸통이 한쪽으로 짧아지지 않도록 주의한다.

5 견갑골의 안정화를 유지하고 어깨 관절이 움직이도록 한다.

6 손목은 꺽임없이 길게 유지한다.

4 변형동작

1 동작의 난이도를 높게 할 경우 :

1) 무릎과 Shoulder Rests에서 간격을 멀리 두고 진행한다.

2) 몸통의 안정성에 도전을 주는 경우 Spring을 약하게 한다.

3) 상체 근력에 도전을 주는 경우 Spring을 강하게 한다.

2 동작의 난이도를 낮게 할 경우 :

1) 무릎 통증이 있는 경우 Carriage 위에 다리를 교차시켜 앉거나, 무릎을 꿇고 엉덩이를 내려놓은 상태로 진행한다.

2) 몸통의 안정성과 내전근 사용에 도움을 주기 위해 작은 짐볼을 다리 사이에 끼우고 진행한다.

☑ 운동목적 몸통과 고관절의 안정설과 어깨 관절 외전근 강화

☑ 기구세팅 Footbar Position 7~3, B1~B2 Spring, Headrest Flat

☑ 사용근육 **MOBILIZERS** 어깨 수평 외전근(Shoulder Horizontal Abductor)

STABILIZERS 복횡근(Transverse Abdominis), 대둔근(Gluteus Maximus), 다열근(Multifidus), 고관절 내전근(Hip Adductor), 견갑골 안정화 근육, 골반기저근(Pelvic Floor Muscle), 척추기립근(Erector Spinae)

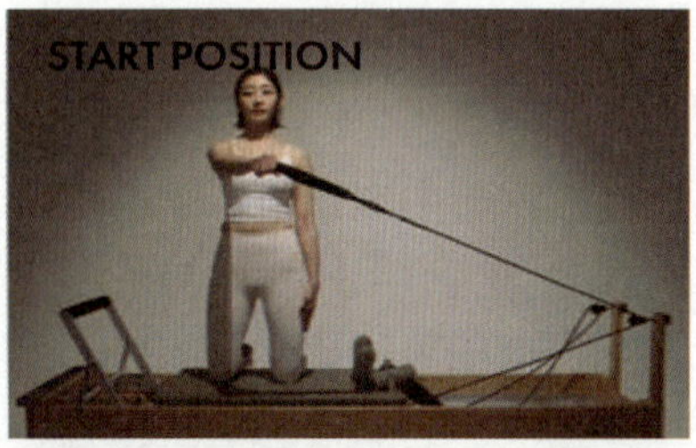

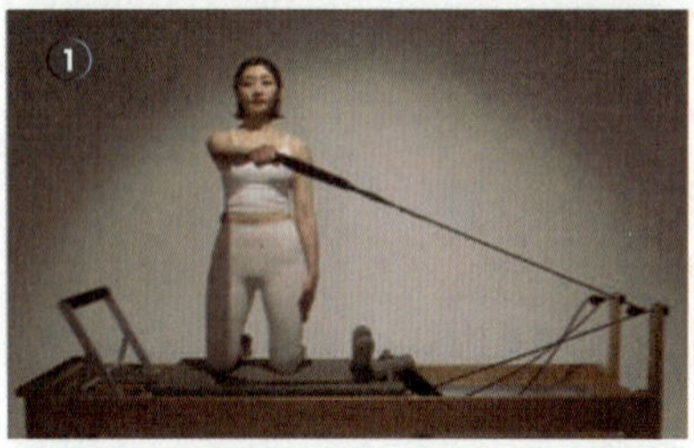

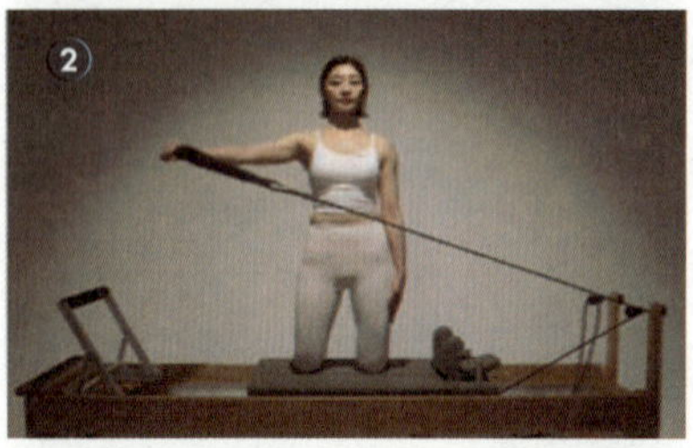

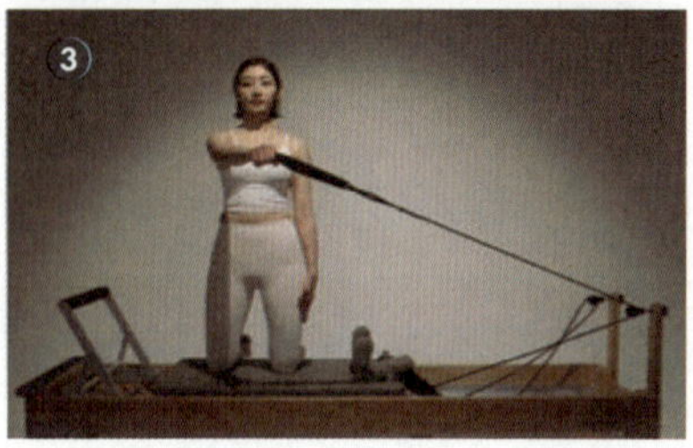

5. LONG ABDUCTION

1 시작 자세

Carriage에 옆을 보고 서서 Shoulder Rest에서 약간 멀게 Carriage에 무릎을 골반 너비로 벌리고 Kneeling 자세를 만든다. 대퇴골을 수직으로 세우고 척추와 골반 Neutral을 유지한다. Footbar 방향의 손은 Strap을 주먹 모양으로 잡고 손바닥이 바닥을 향하도록 한다. 견갑골은 안정화를 유지하고 팔을 어깨 높이로 들어서 바닥과 수평하게 유지한다. 팔은 몸통 안에 위치한다. 반대쪽의 손은 허벅지 옆에 살짝 누른다.

2 동작

❶ 마시면서 준비한다.

❷ 내쉬면서 견갑골을 안정화하고 대퇴골 위에 골반과 몸통을 유지하고 팔을 바닥과 수평하게 유지하며 어깨 관절을 외전하여 Carriage를 밀어낸다.

❸ 마시면서 어깨 관절을 내전하여 시작 자세로 돌아오고 Carriage를 컨트롤하며 돌아온다.

반대방향도 동작을 한다.

각 방향으로 5회 반복 한다.

3 지도사항

1 몸이 앞으로 떨어지는 것을 방지하기 위하여 팔을 천천히 당기고 몸통의 밸런스를 유지한다.

2 대둔근과 Hamstrings과 복부를 사용하여 대퇴골을 유지하여 골반을 Neutral을 유지하도록 한다.

3 복부를 사용하여 몸통의 안정화를 유지하도록 한다.

4 몸통이 한쪽으로 짧아지지 않도록 주의한다.

5 견갑골의 안정화를 유지하고 어깨 관절이 움직이도록 한다.

6 손목은 꺽임없이 길게 유지한다.

4 변형동작

1 동작의 난이도를 높게 할 경우 :

1) 무릎과 Shoulder Rests에서 간격을 멀리 두고 진행한다.
2) 몸통의 안정성에 도전을 주는 경우 Spring을 약하게 한다.
3) 상체 근력에 도전을 주는 경우 Spring을 강하게 한다.
4) 척추의 회전을 추가한다.

2 동작의 난이도를 낮게 할 경우 :

1) 무릎 통증이 있는 경우 Carriage 위에 다리를 교차시켜 앉거나, 무릎을 꿇고 엉덩이를 내려놓은 상태로 진행한다.
2) 몸통의 안정성과 내전근 사용에 도움을 주기 위해 작은 짐볼을 다리 사이에 끼우고 진행한다.

LEVEL 2 | ARM WORK

STAR KNEELING

☑ **운동목적** 사선 라인에서의 척추, 골반과 견갑대 안정성 향상과 어깨 관절 근력 강화

☑ **기구세팅** Footbar position 3, B2~B1 springs, Headrest Flat

☑ **사용근육**
MOBILIZERS 어깨 외전근(Shoulder Abductor), 어깨 내전근(Shoulder Adductor)
STABILIZERS 복횡근(Transverse Abdominis), 다열근(Multifidus), 골반기저근(Pelvic Floor Muscle), 복사근(Obliques), 대퇴사두근(Quadriceps Femoris), 고관절 내전근(Hip Adductor), 슬괵근(Hamstring), 견갑대 안정화 근육

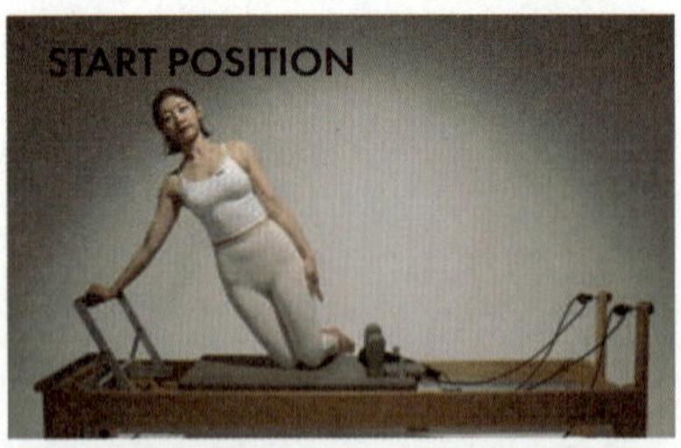

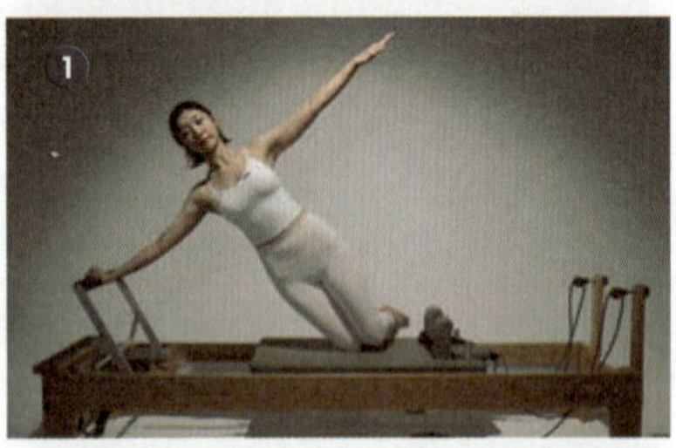

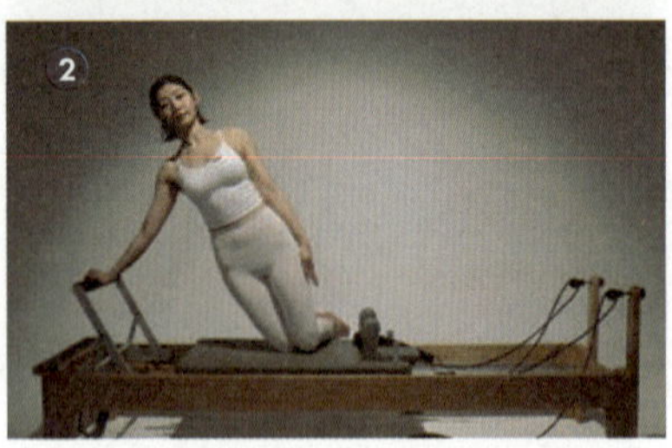

1 시작 자세

Carriage 옆에 서서 Footbar에 가까운 팔로 Footbar의 중앙보다 약간 앞쪽을 잡는다. 그런 다음 Footbar에 가까운 다리의 무릎을 Carriage에 대고 반대쪽 다리의 무릎도 Carriage에 대고 몸통을 Footbar 방향으로 대각선 사선 라인으로 몸통을 기울인다. 골반과 척추 모두 Neutral을 유지한다. 견갑골의 안정성을 유지하고 다른 팔은 손바닥을 허벅지를 향하게 하고 Hip옆에 위치한다.

2 동작

❶ 마시면서 머리끝부터 발끝까지 하나의 긴 라인을 유지하며 견갑골을 안정시키고 양 팔을 외전하여 Carriage를 밀어낸다.

❷ 내쉬면서 양 팔을 내전하여 Carriage를 들어오게 하고 시작 자세로 돌아온다.

각 방향으로 5회씩 반복한다.

3 지도사항

1 지지하는 팔이 과신전이 되지 않도록 주의한다.

2 몸통이 한쪽으로 짧아지지 않도록 주의하며 사각형 모양을 유지한다.

3 하체가 Carriage 위에서 안정성있게 유지하기 위해 하체 유지 근육들을 활성화한다.

4 Carriage를 컨트롤하게 움직인다.

5 Carriage가 들어오는 동작에서 척추의 길이가 짧아지지 않도록 척추가 길어지는 큐잉을 준다.

6 ASIS가 정확하게 정면을 바라보고 있을 수 있도록 지도한다.

4 변형동작

1 동작의 난이도를 높게 할 경우 :

1) 어깨의 근력을 강화 하기 위해 Spring의 강도를 강하게 한다.

MEMO

LEVEL 2 | ARM WORK

CHEST EXPANSION

☑ **운동목적** Kneeling 자세에서 몸통, 고관절 안정성과 어깨 근력 강화

☑ **기구세팅** Footbar position 7~3, B2~B1 springs, Headrest Flat

☑ **사용근육**
- **MOBILIZERS** 어깨 굴곡근(Shoulder Flexors), 어깨 신전근(Shoulder Extensor)
- **STABILIZERS** 복횡근(Transverse Abdominis), 다열근(Multifidus), 복사근(Obliques), 하체 안정화 근육, 골반기저근(Pelvic Floor Muscle), 견갑대 안정화 근육

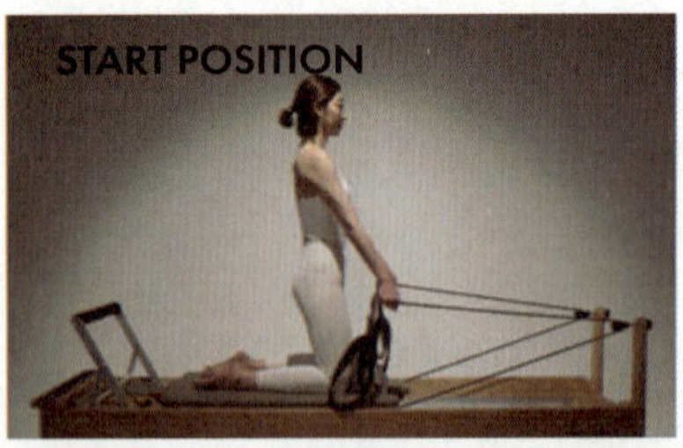

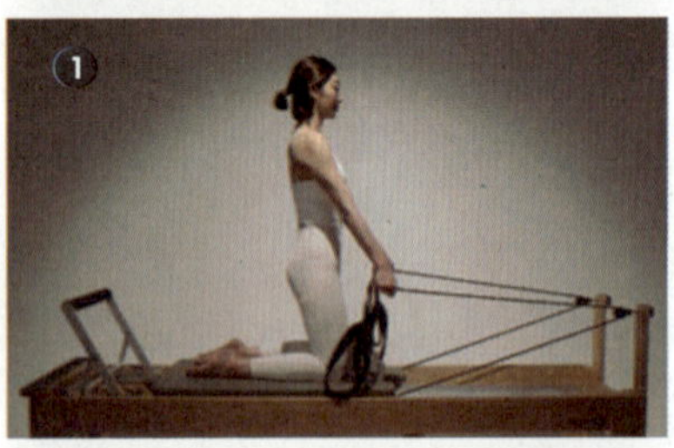

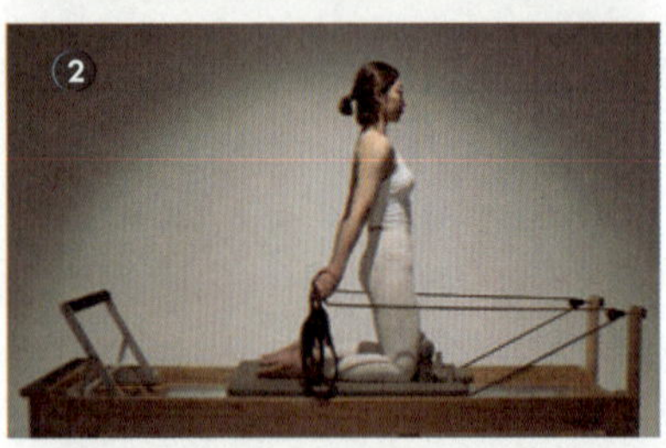

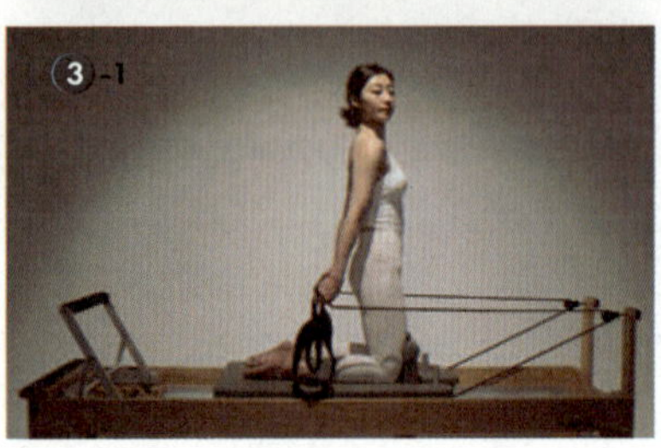

1. CHEST EXPANSION

1 시작 자세

Carriage에서 Pulley를 바라보고 Kneeling 자세를 만든다. 허벅지는 Shoulder Rest에 댄다. 대퇴골은 수직으로 세우고 척추와 골반은 Neutral 유지한다. 손바닥은 몸통의 안쪽을 향하게 하고 손은 주먹을 쥐고 팔을 뻗어 로프를 잡는다. 견갑골의 안정화를 유지할 수 있을 만큼 팔은 앞으로 길게 뻗어준다.

2 동작

❶ 마시면서 준비한다.

❷ 내쉬면서 견갑골의 안정화를 유지하고 대퇴골 위에 골반과 몸통을 유지하고 어깨를 신전하여 팔을 뒤로 보낸다.

❸ 마시면서 팔의 자세를 유지하고 머리를 왼쪽, 오른쪽으로 한 번씩 회전한다.

❹ 내쉬면서 팔의 자세를 유지하고 머리를 가운데로 돌린다.

❺ 마시면서 어깨를 굴곡하여 팔을 시작 자세로 돌아오게 하고 Carriage를 컨트롤하게 들어오게 한다.

6회 반복한다.

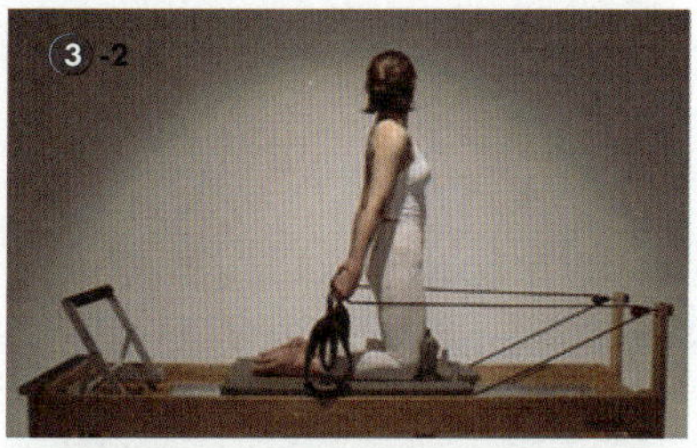

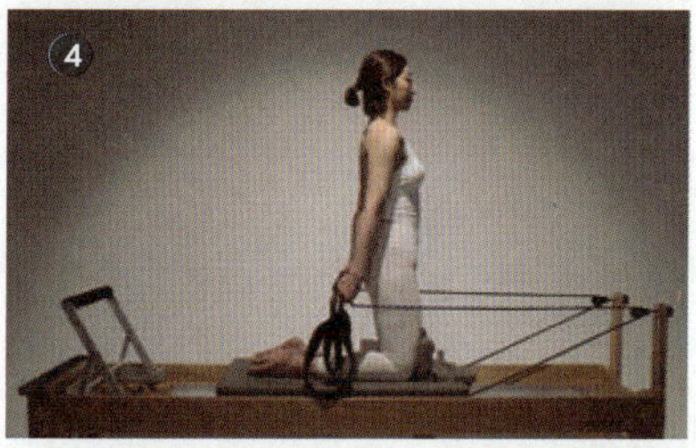

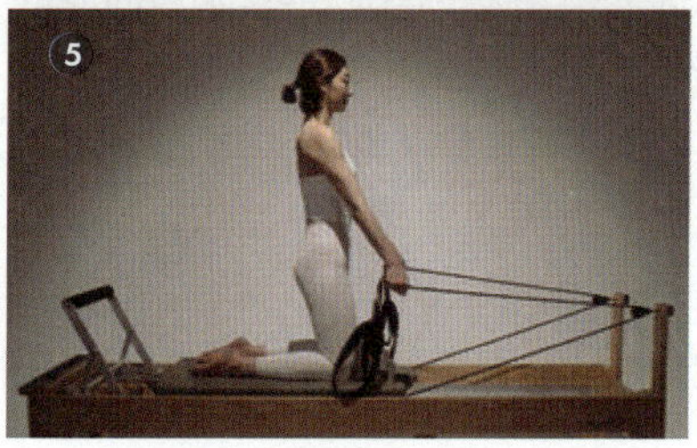

3 지도사항

1 수행자가 넘어지지 않도록 몸통의 안정성과 로프의 반동에 주의해서 지도한다.

2 경추가 회전을 할 때 몸통이 따라가지 않도록 주의한다.

3 kneeling 자세에서 척추와 골반, 고관절이 Neutral이 유지될 수 있도록 지도한다.

4 변형동작

1 동작의 난이도를 높게 할 경우 :

1) 무릎을 Shoulder Rests에서 일정 간격을 두고 진행한다.

2) 몸통의 안정성에 도전을 주는 경우 Spring을 약하게 한다.

3) 상지 근력에 도전을 주는 경우 Spring을 강하게 한다.

2 동작의 난이도를 낮게 할 경우 :

1) 무릎 통증이 있는 경우 Carriage 위에 다리를 교차시켜 앉거나, Kneeling 자세에서 엉덩이를 내려놓은 상태로 진행한다.

2) 발목이 저측 굴곡이 어려운 경우에는 발목을 배측 굴곡하여 동작을 진행한다.

3 몸통의 안정성과 내전근 사용에 도움을 주기 위해 작은 짐볼을 다리 사이에 끼우고 진행한다.

☑ **운동목적** Kneeling 자세에서 몸통, 고관절 안정성과 어깨 근력 강화

☑ **기구세팅** Footbar position 7~3, B2~B1 springs, Headrest Flat

☑ **사용근육** **MOBILIZERS** 어깨 굴곡근(Shoulder Flexors), 어깨 신전근(Shoulder Extensor)

STABILIZERS 복횡근(Transverse Abdominis), 다열근(Multifidus), 복사근(Obliques), 하체 안정화 근육, 골반기저근(Pelvic Floor Muscle), 견갑대 안정화 근육

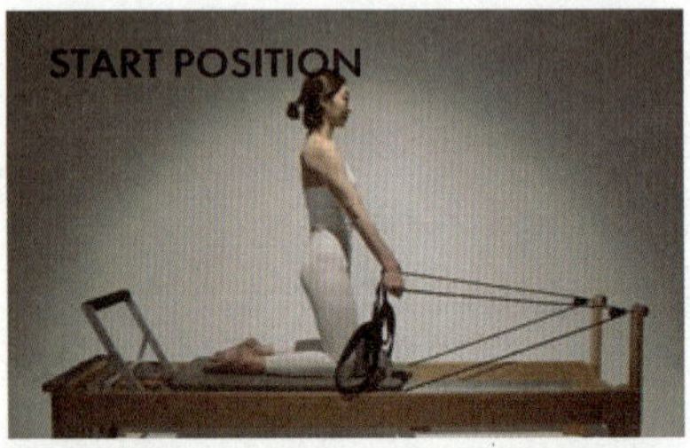

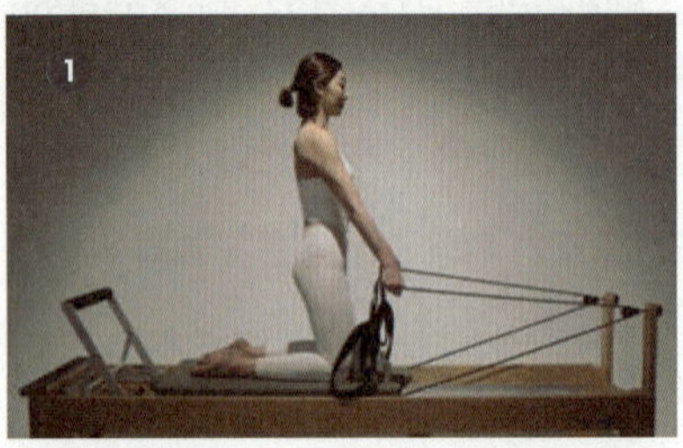

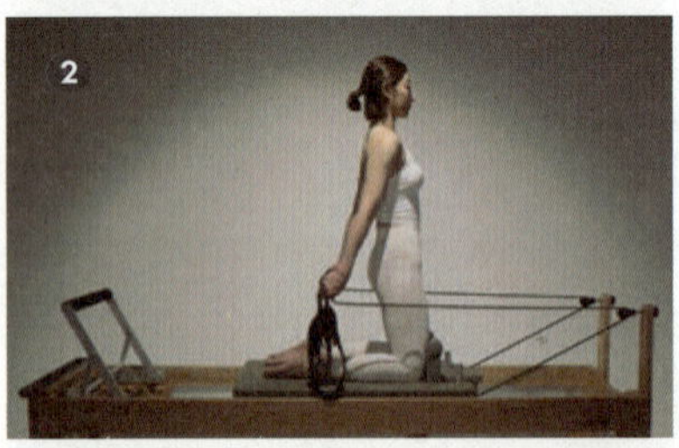

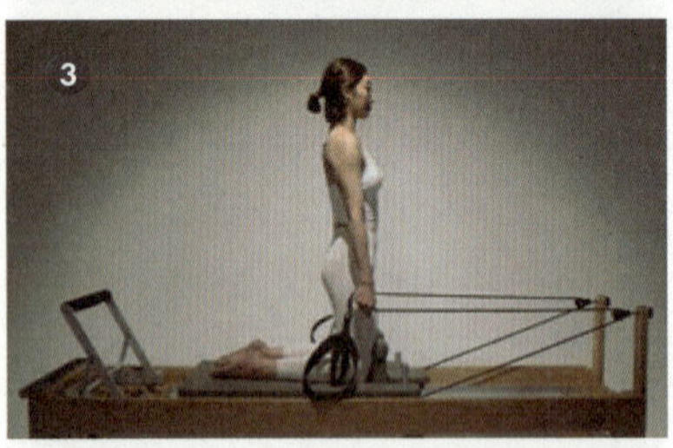

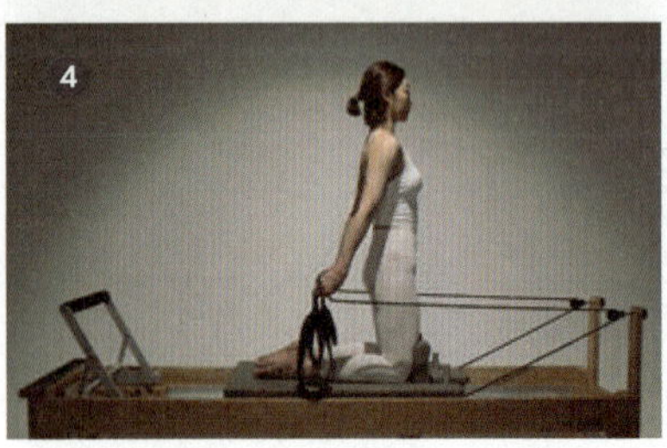

2. PULSES

1 시작 자세

Carriage에서 Pulley를 바라보고 Kneeling 자세를 만든다. 허벅지는 Shoulder Rest에 댄다. 대퇴골은 수직으로 세우고 척추와 골반은 Neutral 유지한다. 손바닥은 몸통 안쪽을 향하게 하고 손은 주먹을 쥐고 팔을 뻗어 로프를 잡는다. 견갑골의 안정화를 유지할 수 있을 만큼 팔은 앞으로 길게 뻗어준다.

2 동작

❶ 마시면서 준비한다.

❷ 내쉬면서 견갑골의 안정화를 유지하고 대퇴골 위에 골반과 몸통을 유지하고 어깨를 신전하여 팔을 뒤로 보낸다.

❸ 마시면서 팔은 골반 옆까지 돌아온다.

❹ 내쉬면서 3카운트 동안 팔을 뒤로 뻗어준다. 각 카운트 마다 견갑골의 안정성을 유지할 수 있을 만큼 뒤로 뻗어준다.

❺ 마시면서 팔을 시작 자세로 돌아오게 하고 Carriage를 컨트롤하게 들어오게 한다.

6회 반복한다.

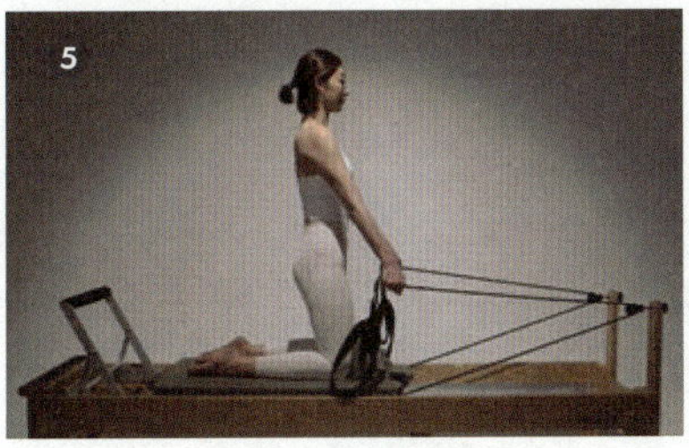

3 지도사항

1 몸이 앞으로 떨어지는 것을 방지하기 위하여 팔을 천천히 당기고 몸의 밸런스를 잡는다.

2 대둔근과 슬괵근과 복부를 사용하여 대퇴골을 유지하여 골반을 Neutral을 유지한다.

3 복부를 사용하여 몸통의 안정성을 유지하고 갈비뼈가 올라가거나 앞으로 나오는 것을 방지한다.

4 견갑골의 안정화를 유지하고 팔을 움직이도록 한다.

5 동작내내 손목은 길게 유지한다.

4 변형동작

1 동작의 난이도를 높게 할 경우 :

1) 무릎을 Shoulder Rest에서 일정 간격을 두고 진행한다.

2) 몸통의 안정성에 도전을 주는 경우 Spring을 약하게 한다.

3) 상지 근력에 도전을 주는 경우 Spring을 강하게 한다.

2 동작의 난이도를 낮게 할 경우 :

1) 무릎 통증이 있는 경우 Carriage 위에 다리를 교차 시켜 앉거나 Kneeling 자세에서 엉덩이를 내려놓은 상태로 진행한다.

2) 발목이 저측 굴곡이 어려운 경우에는 발목을 배측 굴곡하여 동작을 진행한다.

3 몸통의 안정성과 내전근 사용에 도움을 주기 위해 작은 짐볼을 다리 사이에 끼우고 진행한다.

LEVEL 2 | ARM WORK

REVERSE EXPANSION

- ☑ **운동목적** 몸통, 고관절, 어깨 관절 안정성과 어깨 근력 강화
- ☑ **기구세팅** Footbar position 7~3, B2~B1 springs, Headrest Flat
- ☑ **사용근육**
  - **MOBILIZERS** 어깨 굴곡근(Shoulder Flexors), 어깨 신전근(Shoulder Extensor)
  - **STABILIZERS** 복횡근(Transverse Abdominis), 다열근(Multifidus), 척추기립근(Erector Spinae), 골반기저근(Pelvic Floor Muscle), 하체 안정화 근육, 견갑대 안정화 근육

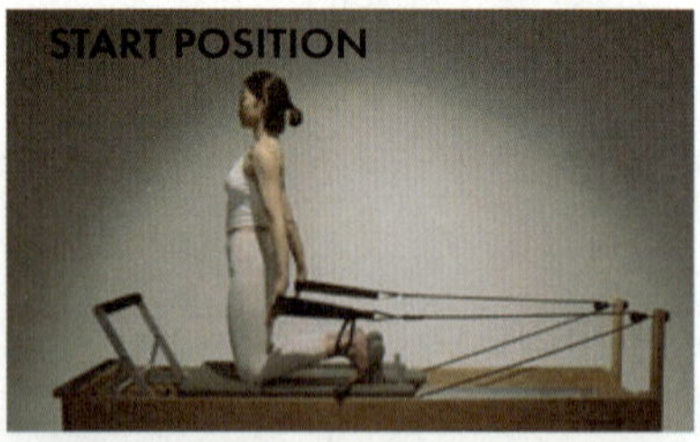

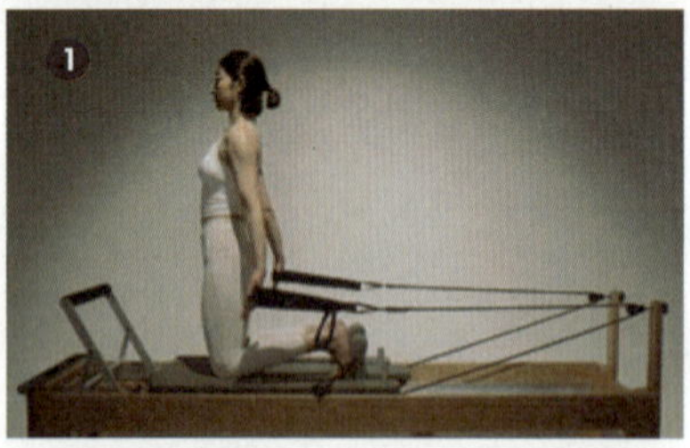

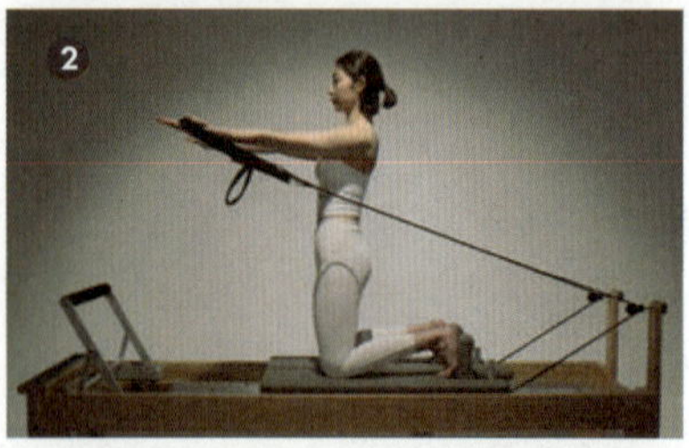

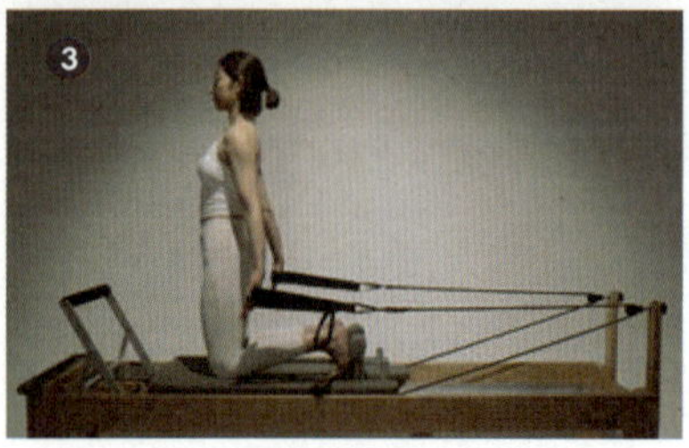

1. SHOULDER FLEXION (REACH ARM)

1 시작 자세

Carriage에 무릎을 세우고 Footbar를 향해 선다. 발은 Shoulder Rest에 대고 발목은 배측 굴곡하고 골반과 척추는 Neutral을 유지한다. 팔은 견갑골을 안정화시킬 수 있을 만큼 신전하여 뒤로 뻗는다. Strap을 잡고 손바닥은 앞을 향하고 손가락은 길게 펴서 견갑골을 안정화한다.

2 동작

1. 마시면서 준비한다.
2. 내쉬면서 견갑골의 안정화를 유지하고 어깨 관절을 굴곡 하여 팔을 앞으로 눈높이까지 뻗어 올려준다.
3. 마시면서 견갑골과 몸통의 안정화를 유지하고 어깨 관절을 신전 하여 팔을 내려서 뒤로 보내 시작 자세로 돌아온다.

4회 반복한다.

3 지도사항

1 몸이 앞으로 떨어지는 것을 방지하기 위하여 팔을 천천히 당기고 몸의 밸런스를 잡는다.

2 대둔근과 슬괵근과 복부를 사용하여 대퇴골을 유지하여 골반을 Neutral을 유지한다.

3 복부를 사용하여 몸통의 안정성을 유지하고 갈비뼈가 올라가거나 앞으로 나오는 것을 방지한다.

4 견갑골의 안정화를 유지하고 팔을 움직이도록 한다.

5 동작내내 손목은 꺽임없이 길게 유지한다.

4 변형동작

1 동작의 난이도를 높게 할 경우 :

1) 무릎을 Shoulder Rest에서 일정 간격을 두고 진행한다.

2) 몸통의 안정성에 도전을 주는 경우 spring을 약하게 한다.

3) 상체 근력에 도전을 주는 경우 spring을 강하게 한다.

2 동작의 난이도를 낮게 할 경우 :

1) 무릎 통증이 있는 경우 Carriage 위에 다리를 교차 시켜 앉거나 무릎을 꿇고 엉덩이를 내려놓은 상태로 진행한다.

3 몸통의 안정성과 내전근 사용에 도움을 주기 위해 작은 짐볼을 다리 사이에 끼우고 진행한다.

☑ **운동목적** 몸통, 고관절, 어깨 관절 안정성과 이두근 근력 향상

☑ **기구세팅** Footbar position 7, B2~B1 springs, Headrest Flat

☑ **사용근육** **MOBILIZERS** 팔꿈치 신전근(Elbow Extensors), 팔꿈치 굴곡근(Elbow Flexors)

STABILIZERS 복횡근(Transverse Abdominis), 다열근(Multifidus), 하체 안정화 근육, 견갑대 안정화 근육, 척추기립근(Erector Spinae), 골반기저근(Pelvic Floor Muscle), 어깨 신전근(Shoulder Extensor)

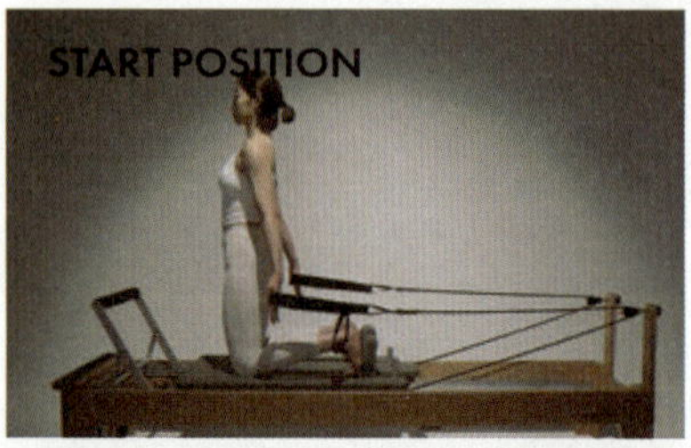

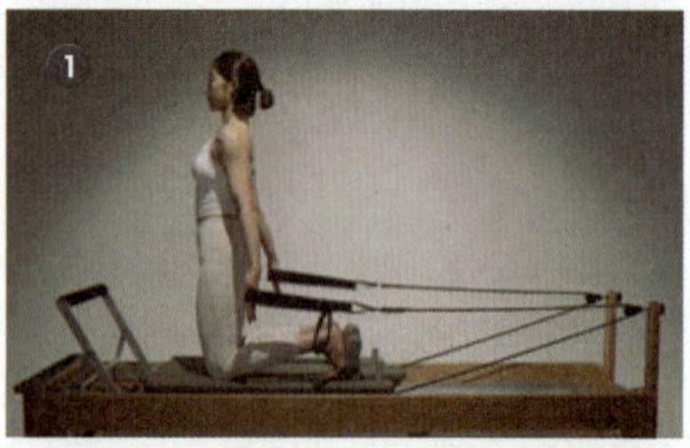

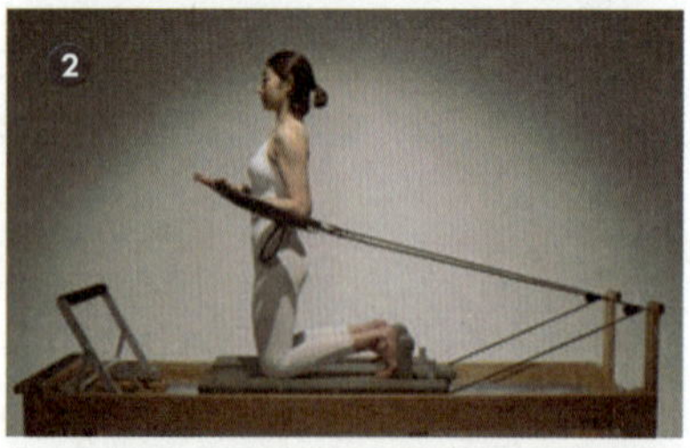

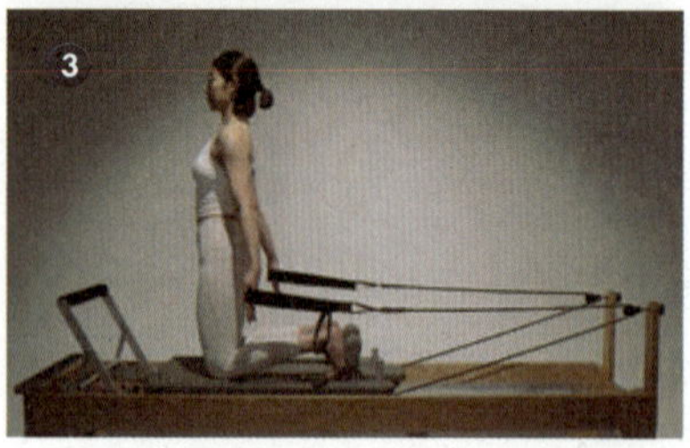

2. BICEPS

1 시작 자세

Carriage에 무릎을 세우고 Footbar를 향해 선다. 발은 Shoulder Rest대고 발목은 배측 굴곡한다. 골반과 척추는 Neutral을 유지한다. 견갑골의 안정화를 유지할 수 있을 만큼 어깨를 신전하여 손으로 Strap을 잡는다. 손바닥은 앞을 향한다. 손가락은 길게 펴서 견갑골을 안정화 한다.

2 동작

❶ 마시면서 준비한다.

❷ 내쉬면서 견갑골의 안정화를 유지하고 상완골은 그대로 유지한 채 팔꿈치를 굴곡하여 손을 어깨 방향으로 가져온다.

❸ 마시면서 견갑골을 안정화하고 팔꿈치를 신전하여 시작 자세로 돌아온다.

10회 반복한다.

3 지도사항

1 몸이 앞으로 떨어지는 것을 방지하기 위하여 팔을 천천히 당기고 몸통의 밸런스를 유지한다.

2 대둔근과 Hamstrings과 복부를 사용하여 대퇴골을 유지하여 골반을 Neutral을유지한다.

3 앞으로 넘어질 수 있으므로 지도자는 앞에서 지도를 하도록 한다.

4 복부를 사용하여 몸통의 안정화를 유지하도록 한다.

5 몸통이 한쪽으로 짧아지지 않도록 주의한다.

6 견갑골의 안정화를 유지하고 상완골의 움직임없이 팔을 움직여 동작한다.

7 동작내내 손목은 꺾임없이 길게 유지한다.

4 변형동작

1 동작의 난이도를 높게 할 경우 :

1) 무릎을 Shoulder Rest에서 일정 간격을 두고 진행한다.

2) 몸통의 안정성에 도전을 주는 경우 Spring을 약하게 한다.

3) 상체 근력에 도전을 주는 경우 Spring을 강하게 한다.

2 동작의 난이도를 낮게 할 경우 :

1) 무릎 통증이 있는 경우 Carriage 위에 다리를 교차 시켜 앉거나 무릎을 꿇고 엉덩이를 내려놓은 상태로 진행한다.

3 몸통의 안정성과 내전근 사용에 도움을 주기 위해 작은 짐볼을 다리 사이에 끼우고 진행한다.

☑ **운동목적** 몸통, 고관절, 어깨 관절 안정성과 삼두근 근력 향상

☑ **기구세팅** Footbar position 7~3, B2~B1 springs, Headrest Flat

☑ **사용근육**

MOBILIZERS 팔꿈치 신전근(Elbow Extensors), 팔꿈치 굴곡근(Elbow Flexors)

STABILIZERS 복횡근(Transverse Abdominis), 다열근(Multifidus), 대둔근(Gluteus Maximus), 척추기립근(Erector Spinae), 골반기저근(Pelvic Floor Muscle), 하체 안정화 근육, 견갑대 안정화 근육, 어깨 굴곡근(Shoulder Flexors)

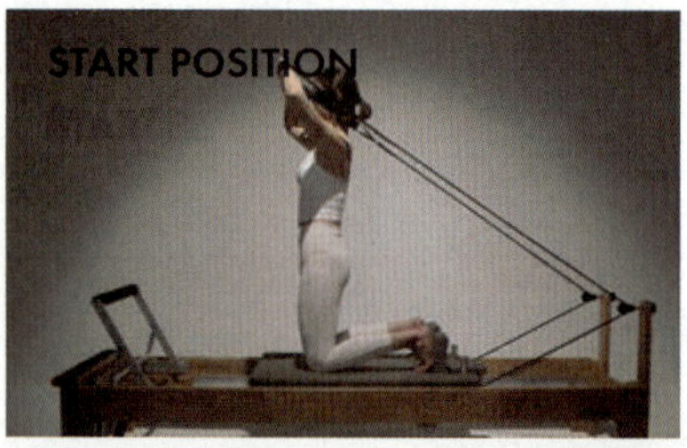

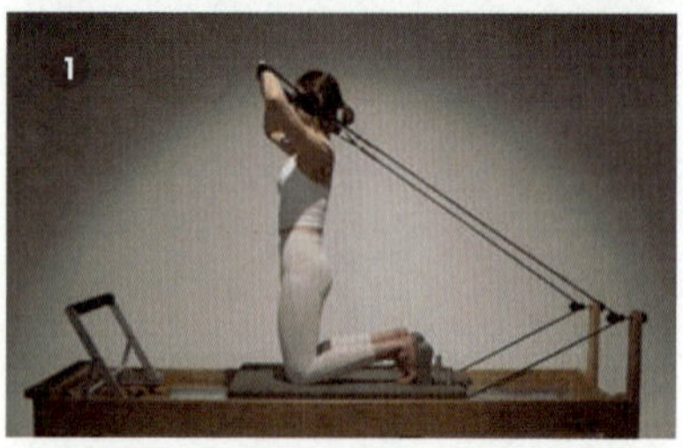

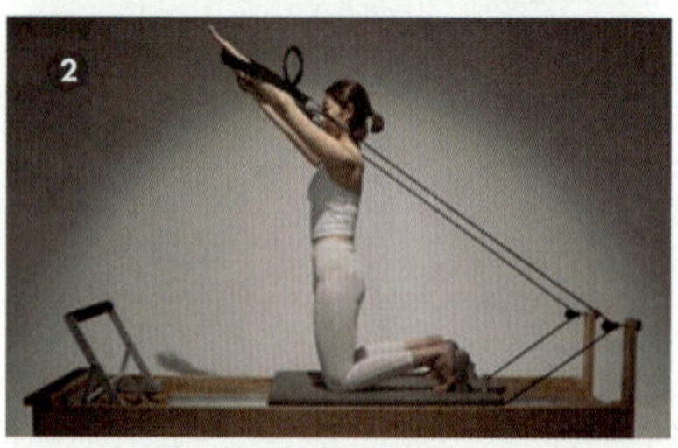

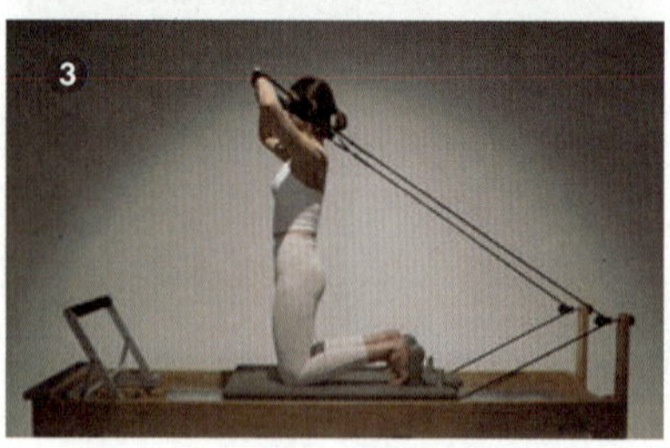

3. TRICEPS (SALUTE)

1 시작 자세

Carriage에 무릎을 세우고 Footbar를 향해 선다. 발은 Shoulder Rest대고 발목은 배측 굴곡한다. 골반과 척추는 Neutral을 유지한다. 견갑골을 안정화하고 손으로 Strap을잡고 손바닥은 정면을 향하고 어깨를 최대한 굴곡하여 팔꿈치를 접어서 팔은 다이아몬드 모양을 만든다. 손목은 길게 펴고 손을 이마에 위치한다.

2 동작

❶ 마시면서 준비한다.

❷ 내쉬면서 견갑골, 몸통과 다리의 안정화를 유지하고 팔꿈치만 신전하여 팔을 11자로 만들고 손을 대각선 위로 뻗어준다. 견갑골의 안정성을 유지하고 손가락들은 최대한 멀리까지 뻗는다.

❸ 마시면서 견갑골을 안정화하고 몸통의 안정화를 유지하고 팔꿈치를 구부려서 팔을 시작 자세로 가져온다.

4회 반복한다.

3 지도사항

1 몸이 앞으로 떨어지는 것을 방지하기 위하여 팔을 천천히 당기고 몸통의 밸런스를 유지한다.

2 대둔근과 Hamstrings과 복부를 사용하여 대퇴골을 유지하여 골반을 Neutral을유지한다.

3 앞으로 넘어질 수 있으므로 앞에서 지도를 하도록 한다.

4 복부를 사용하여 몸통의 안정화를 유지한다.

5 팔꿈치의 각도를 다르게 하여 목표 근육을 다르게 설정 할 수 있다.

6 견갑골의 안정화를 유지하고 팔을 움직이도록 한다.

7 동작내내 손목은 꺽임없이 길게 유지한다.

4 변형동작

1 동작의 난이도를 높게 할 경우 :

1) 무릎을 Shoulder Rest에서 일정 간격을 두고 진행한다.

2) 몸통의 안정성에 도전을 주는 경우 Spring을 약하게 한다.

3) 상체 근력에 도전을 주는 경우 Spring을 강하게 한다.

2 동작의 난이도를 낮게 할 경우 :

1) 무릎 통증이 있는 경우 Carriage 위에 다리를 교차시켜 앉거나 무릎을 꿇고 엉덩이를 내려놓은 상태로 진행한다.

3 몸통의 안정성과 내전근 사용에 도움을 주기 위해 작은 짐볼을 다리 사이에 끼우고 진행한다.

4 견갑골의 안정성에 따라 손은 이마, 정수리, 머리의 뒤쪽 위치 할 수 있다.

LEVEL 2 | ARM WORK

LONG STRETCH

☑ 운동목적 Push up 자세 유지를 위한 근육과 어깨 관절 근력 강화

☑ 기구세팅 Footbar position 3, Y1~B2 springs, Headrest Flat

☑ 사용근육 MOBILIZERS 어깨 굴곡근(Shoulder Flexors), 어깨 신전근(Shoulder Extensor)

STABILIZERS 복횡근(Transverse Abdominis), 다열근(Multifidus), 복직근(Rectus Abdominis), 복사근(Obliques), 척추기립근(Erector Spinae), 하체 안정화 근육, 견갑대 안정화 근육

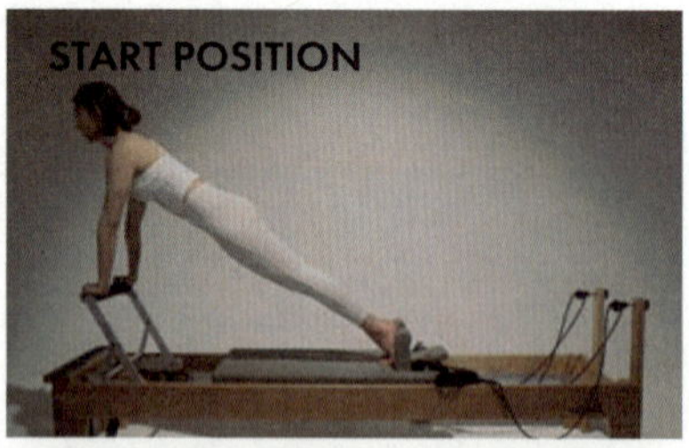

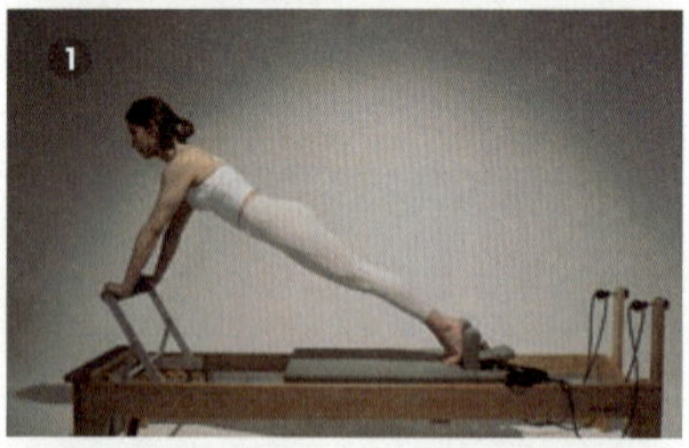

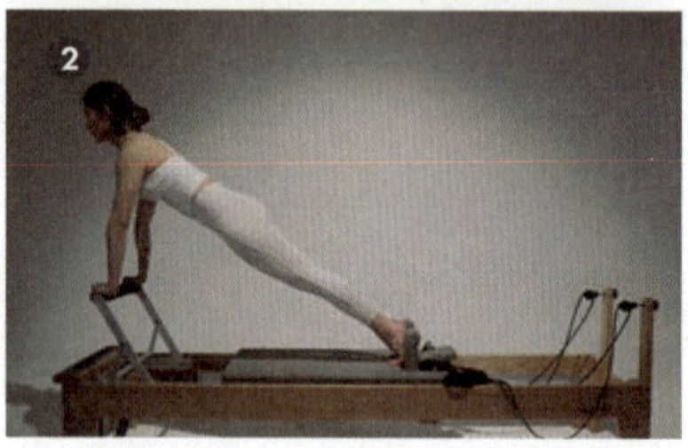

1 시작 자세

Push-up자세를 하고 손은 어깨 너비로 벌려서 Footbar를 잡고 어깨 바로 아래에 손을 위치한다. 견갑골의 안정화를 유지하고 팔은 일자로 펴고 팔꿈치의 방향은 뒤쪽을 향한다. 다리는 일자로 펴서 붙인 상태로 발의 볼은 Shoulde Rrest (다리를 벌려서)에 놓는다. 골반과 척추 Neutral을 유지하고 발부터 머리까지 하나의 긴 라인을 유지한다.

2 동작

❶ 마시면서 몸은 하나의 긴 라인을 만들고 골반의 안정성을 유지한다. 견갑골을 안정화하고 어깨를 굴곡하여 몸통을 유지할 수 있을 만큼 Carriage를 밀어낸다.

❷ 내쉬면서 몸통은 긴 라인을 유지하고 어깨를 신전하여 Carriage가 들어오면서 시작 자세로 돌아온다.

5회 반복한다.

3 지도사항

1 동작내내 머리부터 꼬리뼈가지 하나의 긴 라인을 유지한다. (큐잉 예시 : 수행자의 등쪽에 긴 폴대를 위치시켜 머리와 흉추 중간부분, 천추가 닿은 채로 동작을 진행한다.)

2 골반이 바닥으로 떨어지거나 고관절에서 굴곡이 일어나는 것을 피한다. 복부와 Hip Extensors를 쓴다.

3 견갑골 안정화와 몸통의 유지를 위해 어깨 움직임을 조절한다. (라운드 숄더, 견갑의 winging, tipping)

4 팔꿈치의 과신전을 피한다.

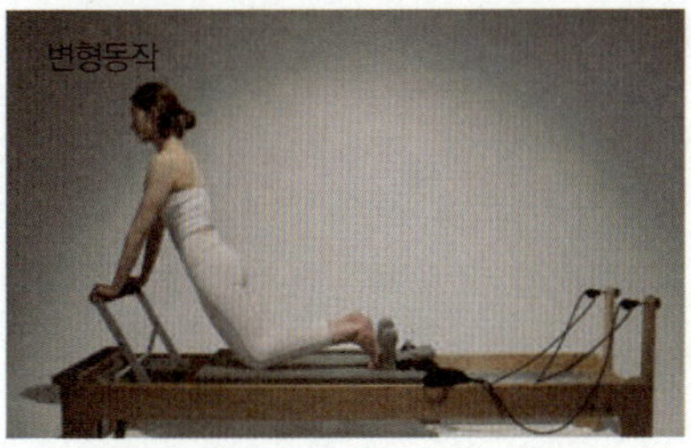

5 시작 자세 세팅 방법 :

1) knee stretch 시작 자세에서 무릎을 펴서 시작 자세를 잡는다.

2) 한 손으로 footbar를 잡고 한 다리를 carriage에 위치하고 다른 손을 footbar에 마저 대고 마지막으로 carriage를 밀어내면서 다른 다리를 올린다.

4 변형동작

1 동작의 난이도를 높게 할 경우 :

1) Spring의 강도를 약하게 하여 몸통 근력에 도전을 준다.

2) Spring의 강도를 강하게 하여 상지 근력에 도전을 준다.

3) Carriage가 들어왔을 때 팔꿈치를 구부려 Push-Up을 추가한다.

2 동작의 난이도를 낮게 할 경우 :

1) 무릎을 Carriage 에 대고 진행한다. (Level 1)

LEVEL 2 | MULTI WORK

DOWN STRETCH

☑ 운동목적 척추, 어깨 관절, 고관절의 움직임 향상

☑ 기구세팅 Footbar Position 3, B2~B1 springs, Headrest Flat

☑ 사용근육

MOBILIZERS 고관절 신전근(Hip Extensor), 고관절 굴곡근(Hip Flexors), 어깨 굴곡근(Shoulder Flexors), 어깨 신전근(Shoulder Extensor), 척추기립근(Erector Spinae), 복사근(Obliques), 복직근(Rectus Abdominis)

STABILIZERS 복횡근(Transverse Abdominis), 다열근(Multifidus), 복직근(Rectus Abdominis), 골반기저근(Pelvic Floor Muscle), 복사근(Obliques), 고관절 굴곡근(Hip Flexors), 고관절 신전근(Hip Extensors), 척추기립근(Erector Spinae)

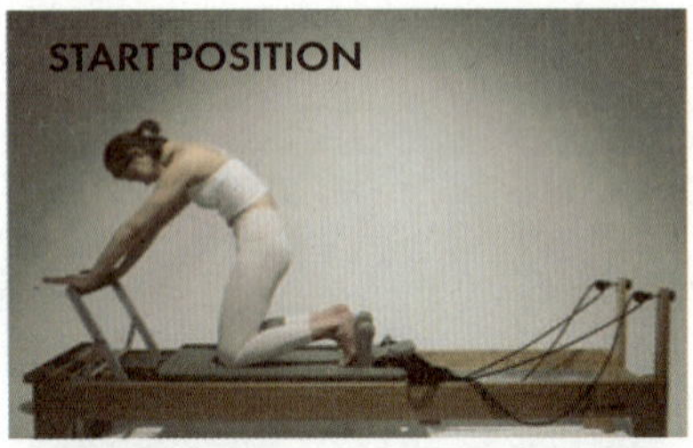

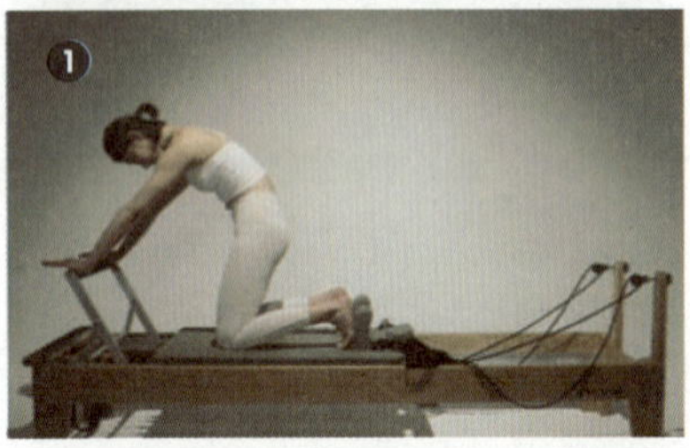

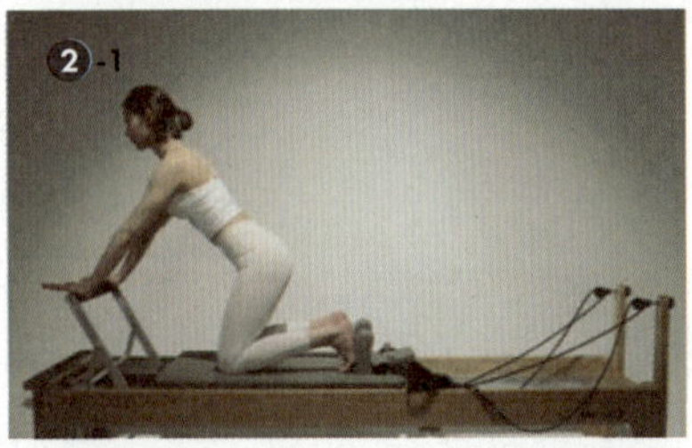

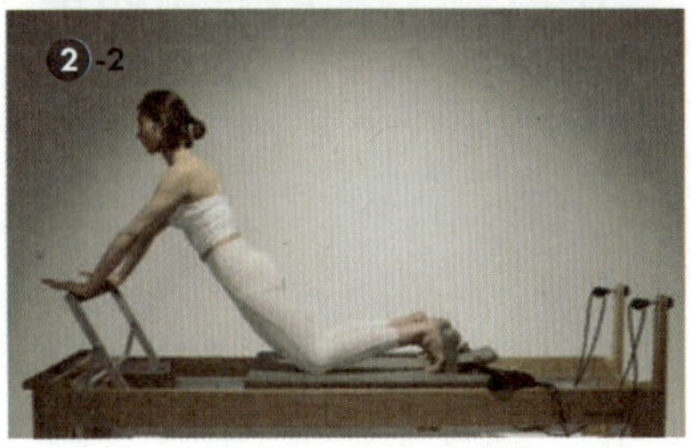

1 시작 자세

리포머 Carriage에서 Footbar 방향을 바라보고 Shoulder Rest에 발을 대고 Kneeling 자세에서 손으로 Footbar를 잡는다. 견갑골은 안정화를 유지하고 팔꿈치와 손목을 길게 만든다. 척추과 골반은 C 커브를 유지한다. 무게중심을 뒤쪽으로 놓는다.

2 동작

❶ 마시면서 준비한다.

❷ 내쉬면서 견갑골은 안정화하고 꼬리뼈부터 척추를 신전하여 하나의 긴 라인을 만들고 Carriage를 밀어내기 시작한다.

❸ 마시면서 복근를 활성화하고 고관절을 신전하여 다리로 계속 Carriage를 밀어낸다. 동시에 흉추를 신전한다.

❹ 내쉬면서 몸통의 모양을 유지하고 어깨를 신전하여 Carriage가 시작점에 닿을 때까지 돌아온다.

❺ 마시면서 몸통의 모양을 유지하고 어깨를 굴곡하여 Carriage를 다시 밀어낸다.

어깨 동작을 3~5회 반복한다.

❻ 내쉬면서 척추, 골반, 무릎을 한번에 굴곡하고 어깨를 신전하여 시작 자세로 돌아온다.

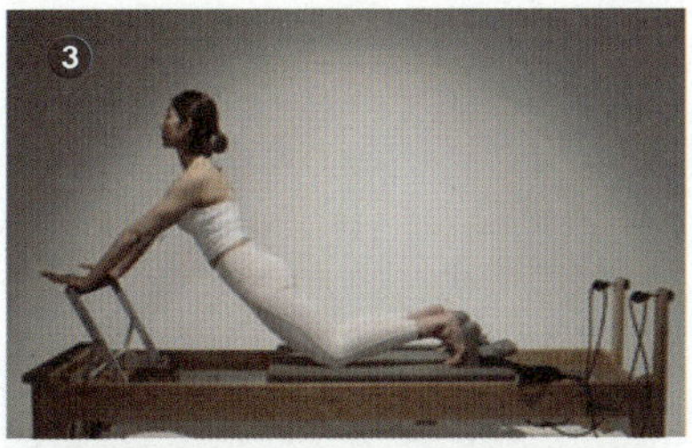

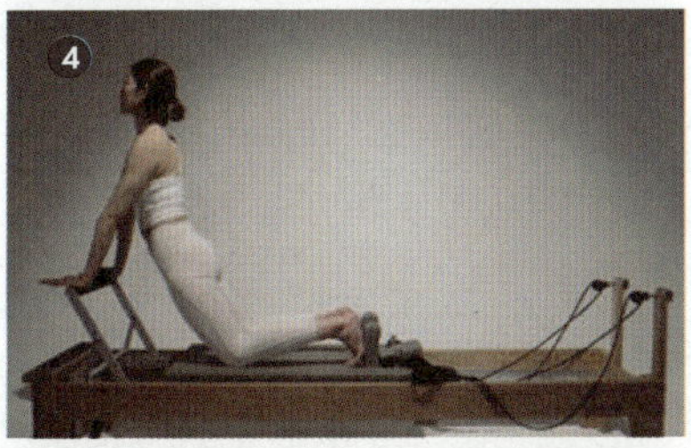

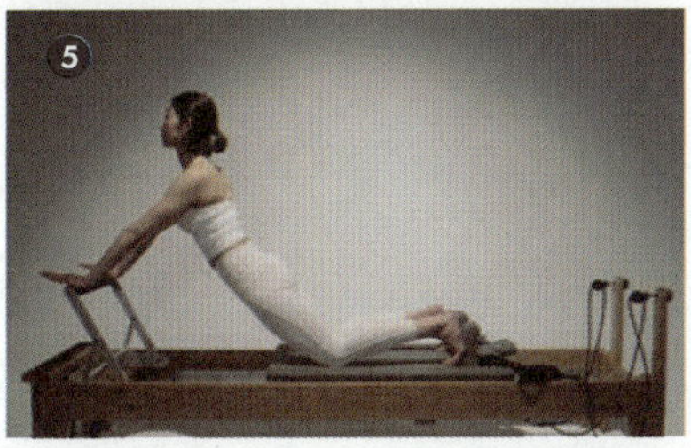

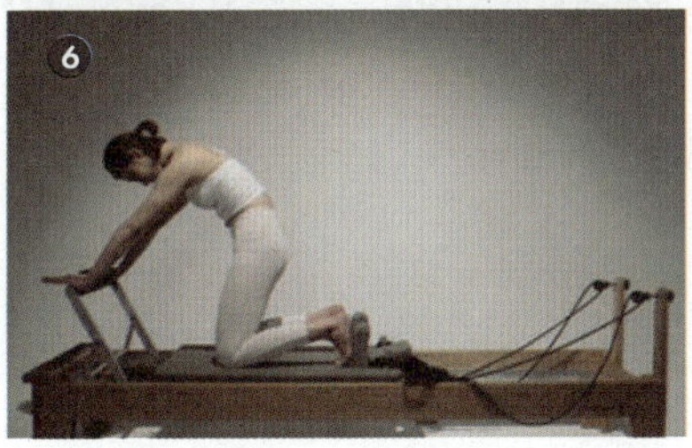

3 지도사항

1 동작내내 견갑골의 안정화를 유지한다.

2 한번에 굴곡시키는 마지막 동작에서 몸통이 아래로 무너지지 않도록 주의한다.

3 요추와 경추가 과신전 되지 않도록 주의한다.

4 어깨 관절 움직임 시 척추와 고관절의 신전을 유지하도록 한다.

5 팔꿈치가 과신전 되거나 Locking되는 것을 피하도록 한다.

4 변형동작

1 동작의 난이도를 높게 할 경우 :

1) Spring의 무게를 약하게 하여 어깨 관절과 복부의 근력을 더 쓰도록 한다.

LEVEL 2 | MULTI WORK

UP STRETCH

운동목적 척추 분절과 고관절의 움직임 인지, push up 자세를 위한 근력 향상

기구세팅 Footbar Position 3, B2~B1 springs, Headrest Flat

사용근육

MOBILIZERS 고관절 신전근(Hip Extensor), 고관절 굴곡근(Hip Flexors), 어깨 굴곡근(Shoulder Flexors), 어깨 신전근(Shoulder Extensor), 척추기립근(Erector Spinae), 복사근(Obliques), 복직근(Rectus Abdominis)

STABILIZERS 복횡근(Transverse Abdominis), 다열근(Multifidus), 골반기저근(Pelvic Floor Muscle), 견갑대 안정화 근육, 척추기립근(Erector Spinae), 복사근(Obliques), 복직근(Rectus Abdominis)

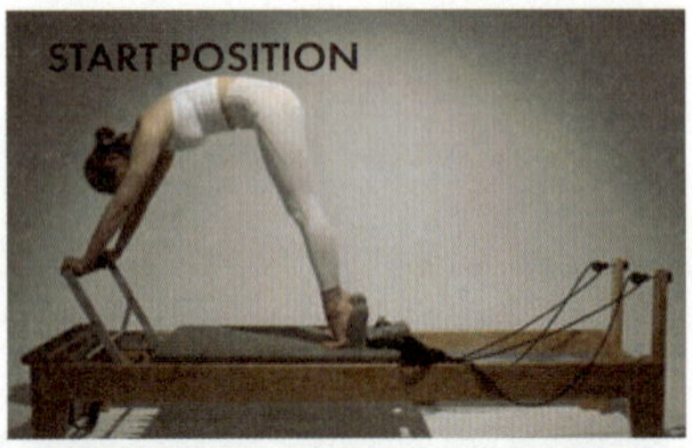

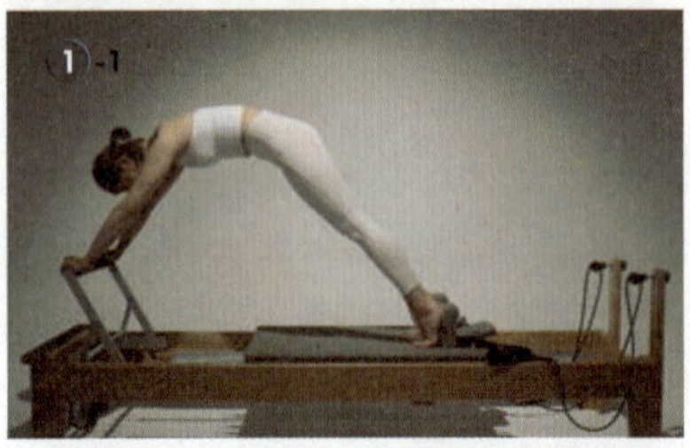

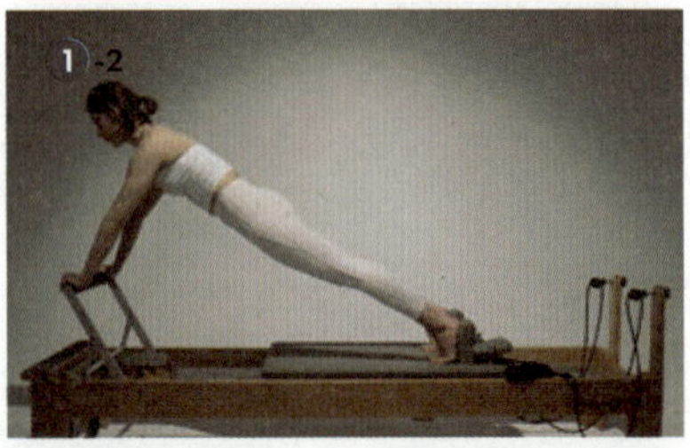

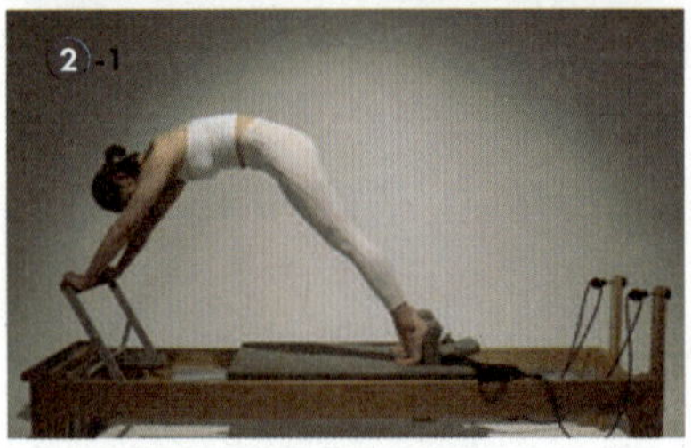

1 시작 자세

Footbar를 바라보고 Carriage 위에 선다. 다리는 일자로 펴서 발목은 저측 굴곡한다. 발의 볼을 Shoulder Rest 앞에 위치하고 발목을 저측 골곡한다. 견갑골은 안정화하고 팔은 어깨너비만큼 벌려서 손으로 Footbar를 잡는다. 척추는 최대한 C 커브를 유지하고 무게중심이 뒤쪽에 둔다.

2 동작

❶ 마시면서 척추의 C커브를 유지한 상태로 고관절을 신전하여 Carriage를 밀어낸다. Carriage를 밀어낸 상태를 유지하고 척추를 꼬리뼈부터 순차적으로 펴서 긴 라인을 만들어준다. 이때 어깨 관절이 90도가 된 상태 까지만 Carriage를 밀어낸다.

❷ 내쉬면서 어깨를 신전하여 Footbar 위로 위치하고 머리부터 굴곡하여 복부를 말아 올리고 고관절을 굴곡하여 Carriage를 시작점에 닿기 직전까지 가지고 온다.

5회 반복한다.

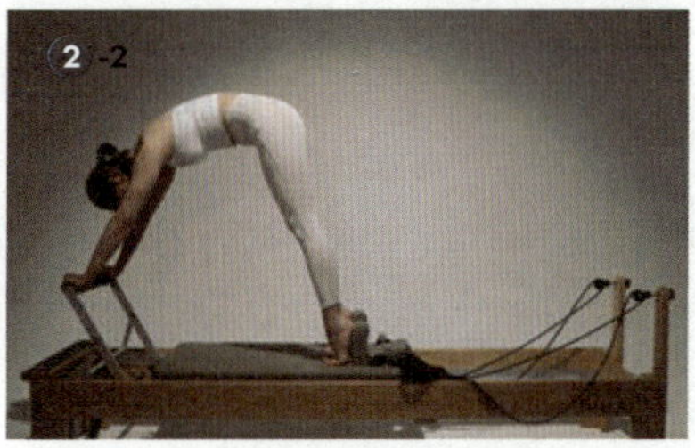

3 지도사항

1 고관절을 굴곡 시키는 힘과 복부의 힘을 함께 사용하여 Carriage를 가지고 돌아올 수 있도록 한다.

2 요추가 무너지지 않도록 복근에 집중해서 지도한다.

3 동작의 시작에서는 고관절 먼저 신전하고 그런 다음 척추 신전 순으로 움직인다.

4 동작의 마지막에서는 어깨관절을 신전하고 머리부터 척추를 굴곡, 그 다음에 고관절 굴곡 순으로 움직인다.

4 변형동작

1 호흡을 4번에 나누어 진행하여 호흡과의 협응력에 도움을 준다.

2 시작 자세를 척추와 골반의 Neutral로 만들어 어깨와 고관절의 움직임만 동작한다.

“

필라테스를 10번 하고 나면, 스스로 변화를 느낄 것이고

필라테스를 20번 하고 나면, 타인이 그 변화를 느낄 것이며

필라테스를 30번 하고 나면, 완전히 달라진 몸을 체험할 것이다.

- Joseph Pilates -

”

필라테스 강사를 위한

필라테스 동작 **티칭가이드 200**

CHAIR

IIPAMASTER

www.iipamaster.com

LEVEL 1 | AB WORK

AB PRESS SITTING

☑ **운동목적** 척추 분절 능력 학습 / 복부 강화

☑ **사용근육**

MOBILIZERS 복직근(Rectus Abdominis), 복사근(Obliques)

STABILIZERS 복횡근(Transverse Abdominis), 골반기저근(Pelvic Floor Muscle), 척추기립근(Erector Spinae), 다열근(Multifidus), 하체 안정화 근육(Gluteus, Maximus, Quadriceps, Hamstring), 견갑대 안정화 근육

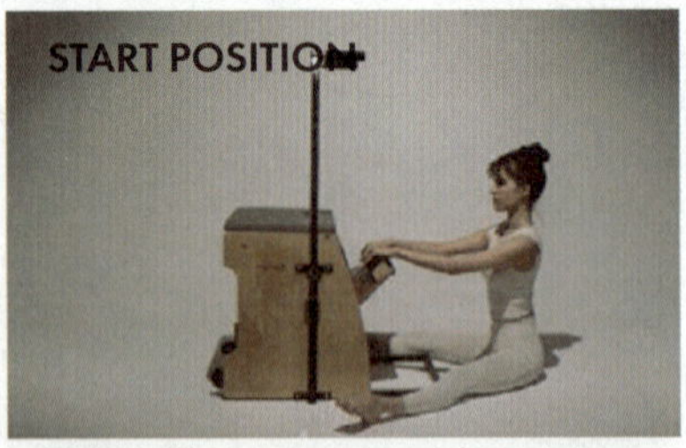

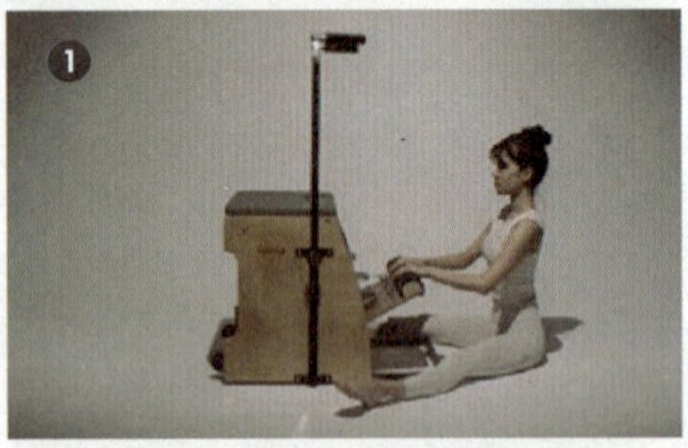

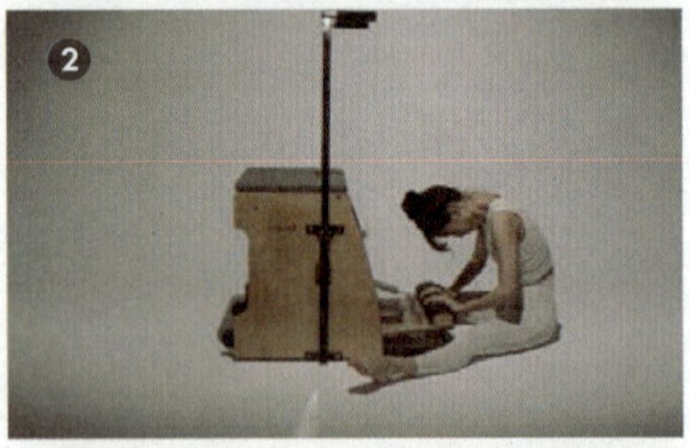

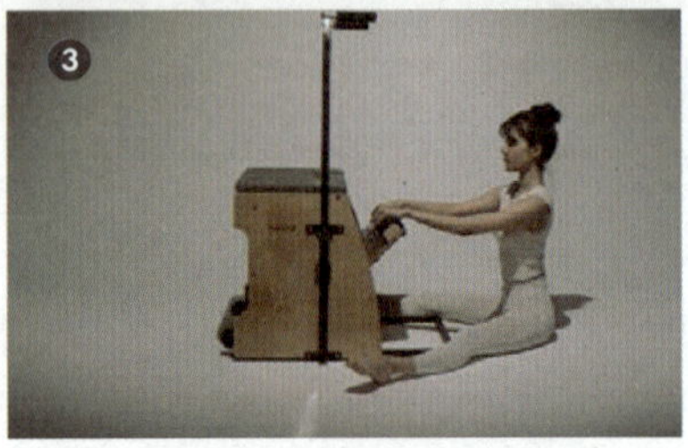

1 시작 자세

Chair를 바라보고 바닥에 앉아 골반과 척추는 Neutral을 유지하고 다리는 곧게 펴서 Chair의 프레임보다 조금 더 넓게 벌린다. 견갑골은 안정화하고 Pedal에 손을 대고 팔꿈치를 구부리고 Pedal을 살짝 누르고 시작한다.

2 동작

❶ 마시면서 준비한다.

❷ 내쉬면서 경추부터 꼬리뼈까지 차례로 굴곡하여 Pedal을 누른다. 골반은 바닥과 수직으로 유지한다.

❸ 마시면서 꼬리뼈부터 경추까지 신전하면서 Pedal이 올라오게 하여 시작 자세로 돌아온다.

5–8회 반복한다.

3 지도사항

1 골반을 수직으로 유지한다.

2 Roll Up과 Roll Down 때 척추를 분절하여 차례대로 움직인다.

3 Pedal을 누를 때 팔을 사용하지 말고 복근을 수축하여 척추를 굴곡한다.

4 견갑골을 안정화시키기 위하여 전거근과 광배근을 활성화하고 동작한다.

5 Flat back 체형에서 좋은 동작이다.

6 허리 디스크가 있는 수행자에게는 실시하지 않는다.

4 변형동작

1 Flexion을 생략한다. : 상체를 수직(Neutral)으로 유지하고 Pedal을 팔로 누른다. 광배근(Latissimus Dorsi)을 사용할 수 있도록 한다.

2 앉은 자세 바꾸기 : Box, Foam Cushion, 혹은 Platform Extender 위에 양반다리로 앉거나 다리를 산 모양으로 만든다.

5 응용동작

■ **Split-Pedal Stability Chair를 이용한 응용**

CHAIR Set Up Spring : 2 light top

1 Bilateral : Pedal을 분리해서 운동한다. Pedal을 누르거나 올라올 때 똑같이 움직이도록 한다.

2 Unilateral :한쪽 팔을 시작 자세로 유지하고 다른 팔로 굴곡과 신전 동작한다.

3 Reciprocal : 각 팔로 번갈아 가며 Pedal을 누른다. 팔을 바꾸고 누를 때마다 숨을 내쉰다.

LEVEL 1 | AB WORK

CAT STANDING FRONT

☑ 운동목적 척추 분절 능력 학습 / 복부 강화

☑ 기구세팅 2 light top

☑ 사용근육
MOBILIZERS 복근(Abdominis), 척추기립근(Erector Spinae)
STABILIZERS 복횡근(Transverse Abdominis), 골반기저근(Pelvic Floor Muscle), 복사근(Obliques), 다열근(Multifidus), 하체 안정화 근육(Gluteus, Maximus, Quadriceps, Hamstring), 견갑대 안정화 근육

참고사항 :
1. 양 발에 균등하게 무게가 실리도록 하고 하체 안정화 근육들을 활성화 한다.
2. 두번째 발가락과 무릎은 정면을 바라보고 발바닥은 바닥에 전반적으로 닿아 있도록 한다.
3. Roll up 시 골반의 후방를 만든 후에 꼬리뼈부터 경추까지 하나씩 신전한다.
4. 무게 중심을 앞, 뒤로 이동하면서 Pedal을 누르지않는다.
5. 복부의 힘으로 Pedal을 누르고 몸통의 굴곡을 유지한다.
6. 경추부터 굴곡하여 손으로 Pedal을 누를 때 전거근을 활성화하여 견갑골의 안정화를 유지한다.
7. 회원의 체형에 따라 2가지 동작을 연속하여 시행한다.
8. 요추가 과신전되거나 척추의 움직임을 많이 해야 하는 시행자에게 좋은 동작이다.
9. 경추나 요추에 디스크가 있는 시행자에게는 실시 하지 않는다.

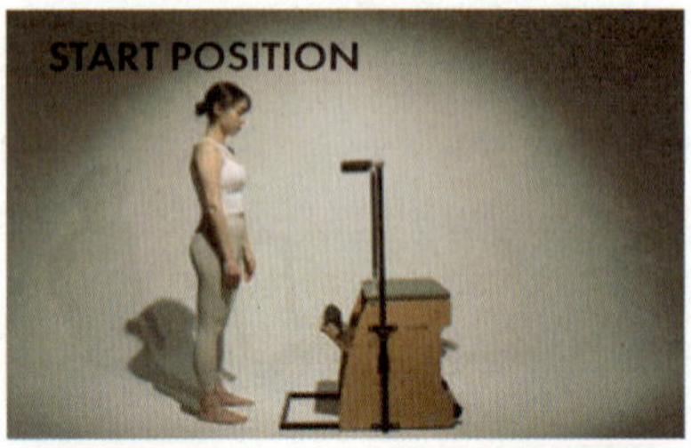

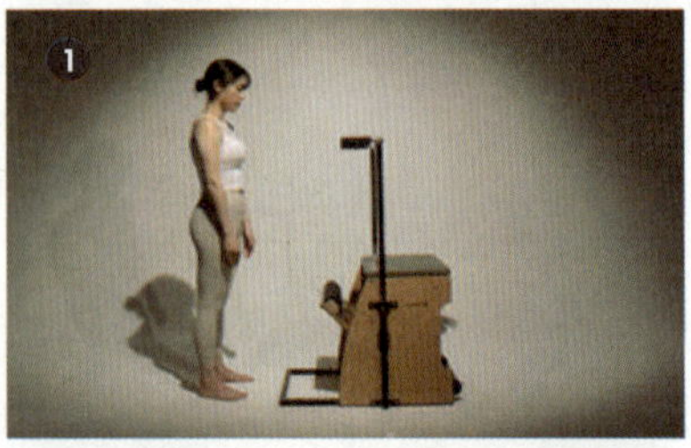

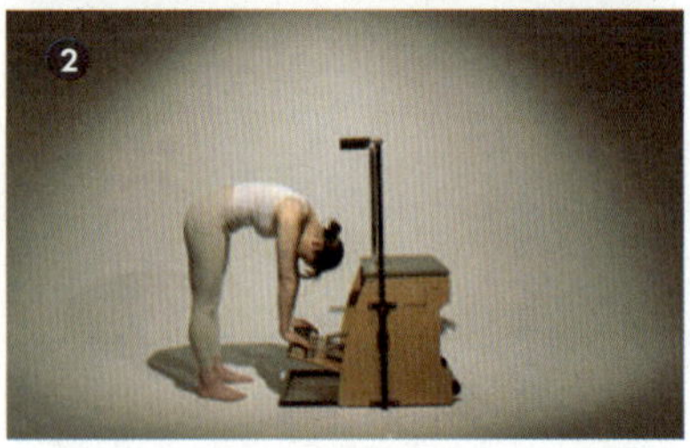

1. ARTICULATION

1 시작 자세

Chair를 바라보고 다리는 평행하게 유지하고 발은 골반 너비로 벌리고 선다. 골반과 척추는 Neutral을 유지한다. 팔은 옆으로 자연스럽게 내리고 견갑골을 안정화한다.

2 동작

❶ 마시면서 준비한다.

❷ 내쉬면서 경추부터 분절하여 Chair방향으로 차례대로 굴곡한다. 동시에 팔을 뻗어 Pedal을 프레임에 닿기 직전까지 누른다.

❸ 마시면서 Pedal을 누른 상태에서 꼬리뼈부터 골반을 전방으로 이동하여 Neutral 되게 한다.

❹ 내쉬면서 Roll Up 하여 꼬리뼈부터 분절하여 올라온다. 복부를 수축하는 힘을 유지하며 Pedal을 천천히 올린다.

❺ 마시면서 손을 Pedal에서 떼고 Roll Up 동작을 끝까지 수행한다. 척추가 Neutral로 돌아와 시작 자세로 돌아온다.

6회 반복한다.

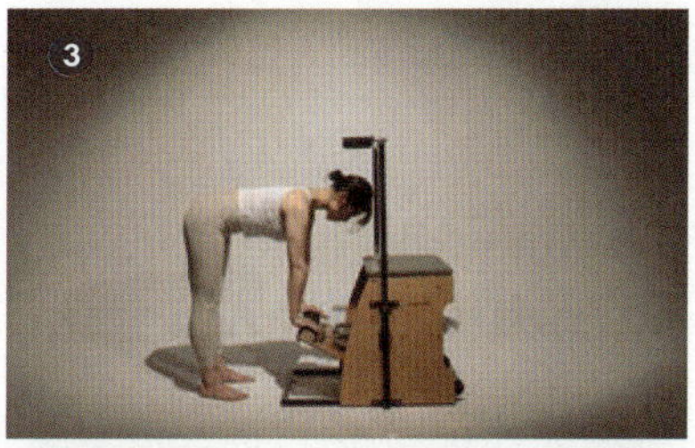

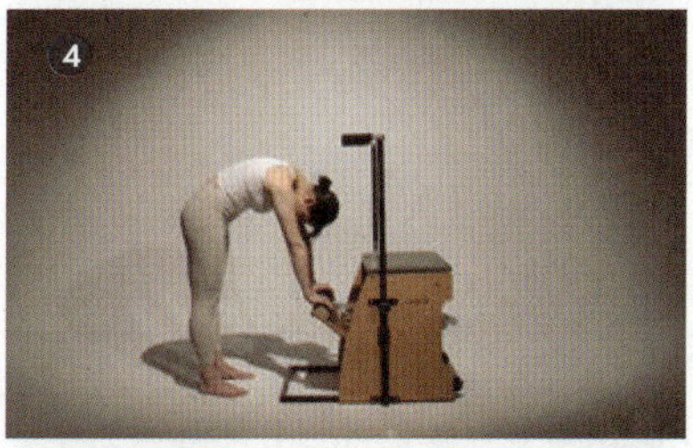

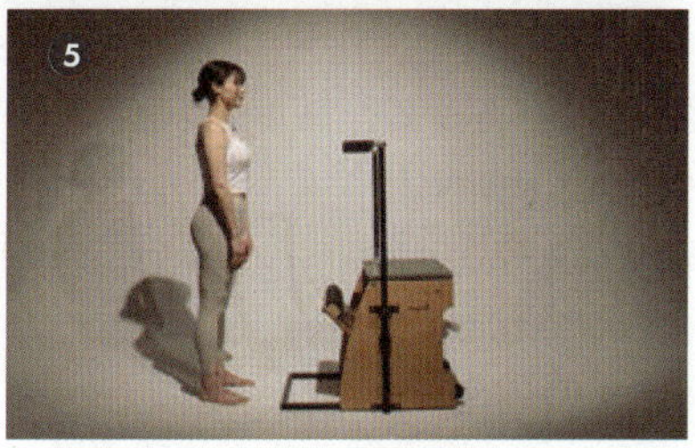

3 지도사항

1 내려간 동작에서 골반이 neutral에서 골반이 전방 경사 될때 꼬리뼈부터 경추까지 neutral을 유지한다. 경추와 요추의 과신전을 방지한다.

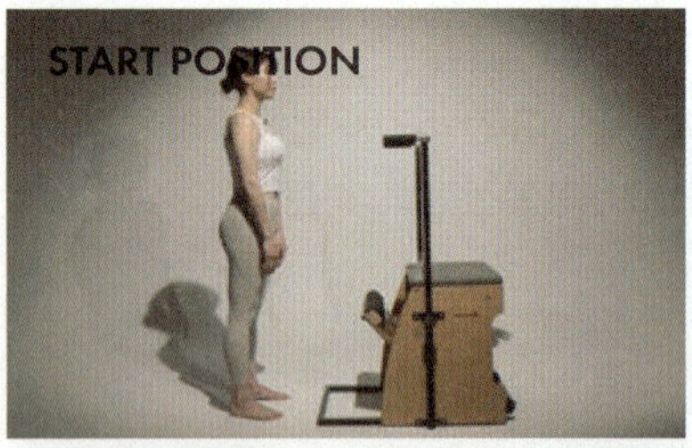

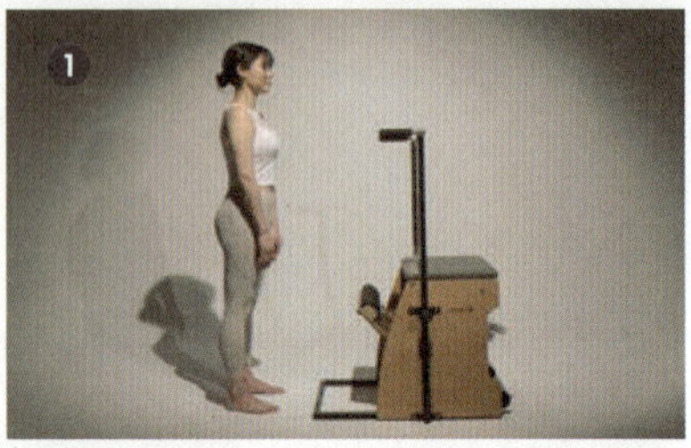

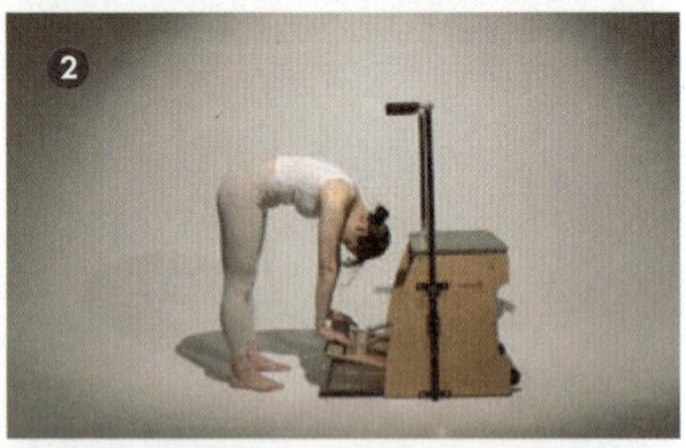

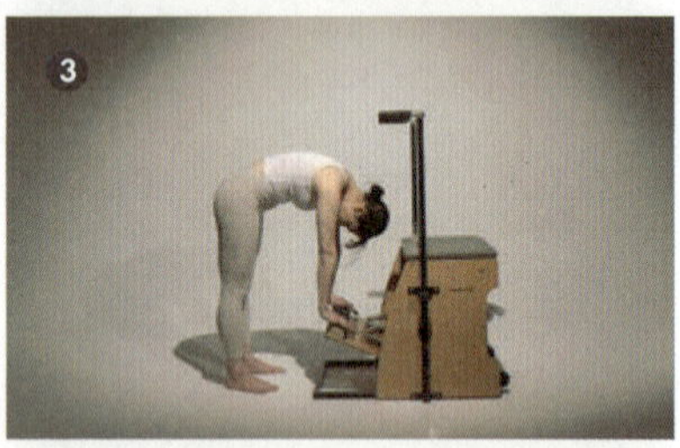

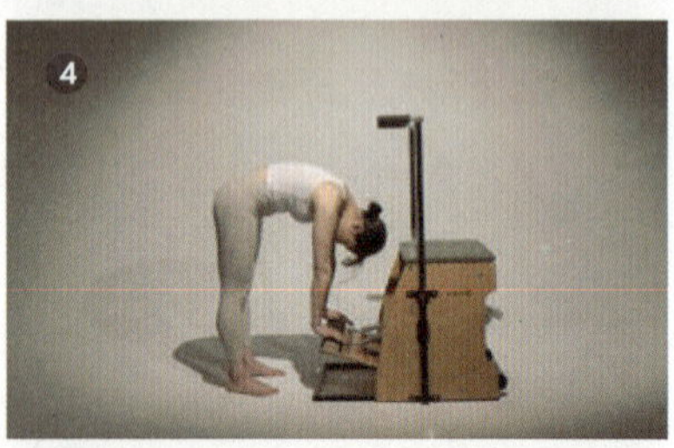

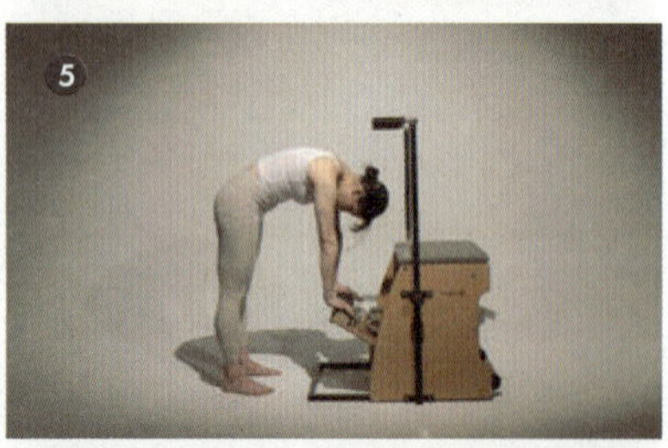

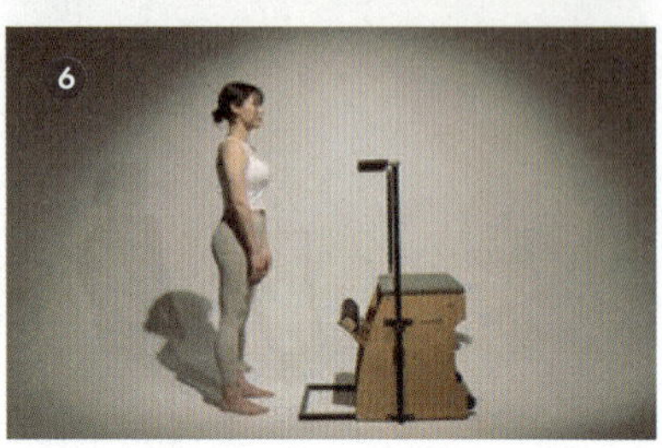

2. AB PULSES

1 시작 자세

Chair를 바라보고 다리는 평행하게 유지하고 발은 골반 너비로 벌리고 선다. 골반과 척추는 Neutral을 유지한다. 팔은 옆으로 자연스럽게 내리고 견갑골을 안정화한다.

2 동작

❶ 마시면서 준비한다.

❷ 내쉬면서 경추부터 꼬리뼈까지 하나씩 굴곡하여 Chair방향으로 척추를 C커브를 만든다. 동시에 팔을 뻗어 Pedal을 프레임에 닿기 직전까지 누른다.

❸ 마시면서 Roll Up 하기 시작하여 Pedal의 압력을 풀어준다. 이때 복부의 수축력은 유지한다.

❹ 내쉬면서 3카운트 동안 호흡에 맞춰 Pedal을 누른다. 누를 때마다 복근을 이용하여 몸통의 굴곡을 증가시키는 느낌으로 동작한다.

❺ 마시면서 Roll Up 하여 Pedal의 압력을 풀어준다. 이때 척추와 복부의 수축력은 유지한다.

3회 반복한다.

마무리

❻ 내쉬면서 손을 Pedal에서 떼고 계속해서 차례대로 Roll Up 한다. 척추 Neutral을 유지하고 시작 자세로 돌아온다.

총 6회 반복한다.

3 지도사항

1 Pedal을 반복해서 누를 때(Pulse 동작) 척추의 굴곡을 유지한다.

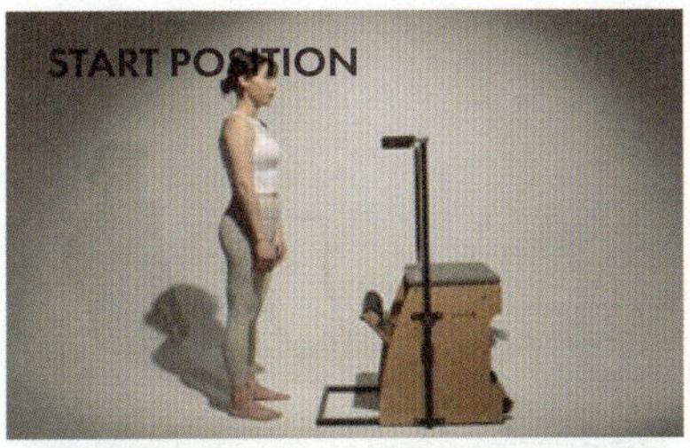

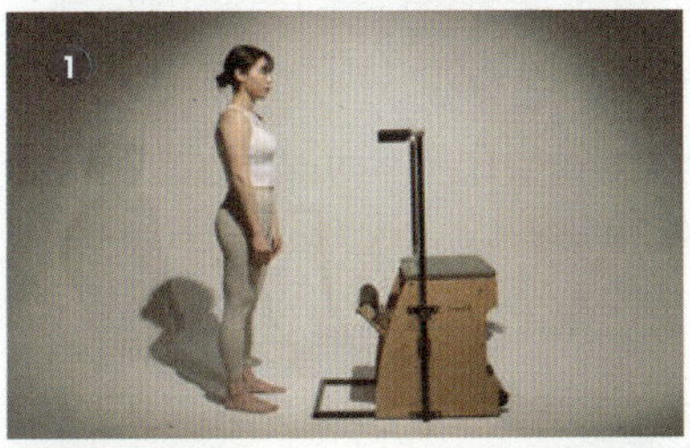

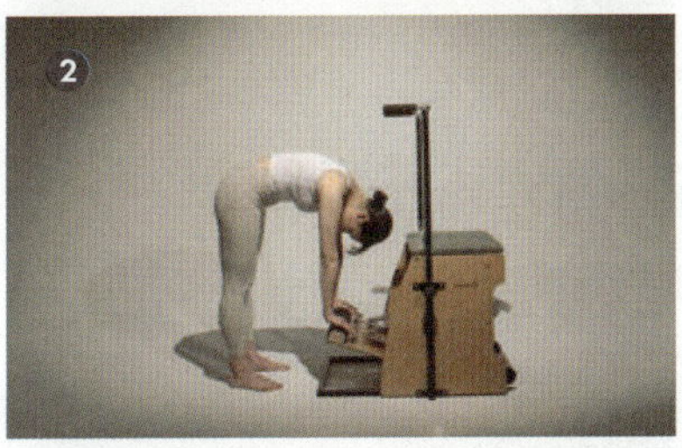

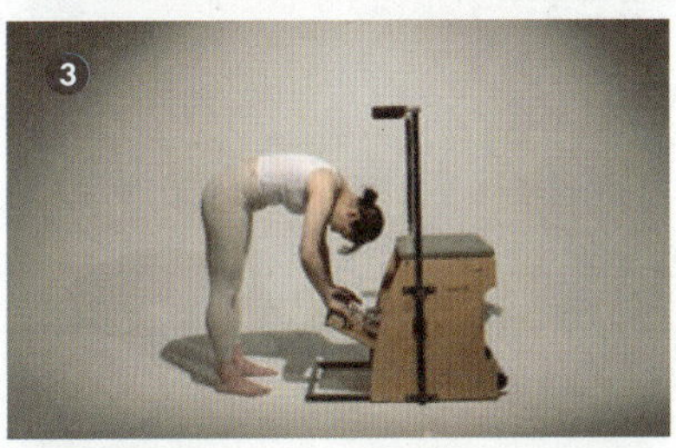

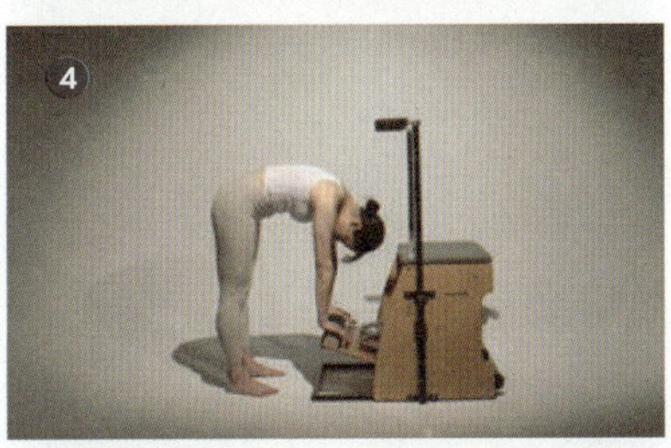

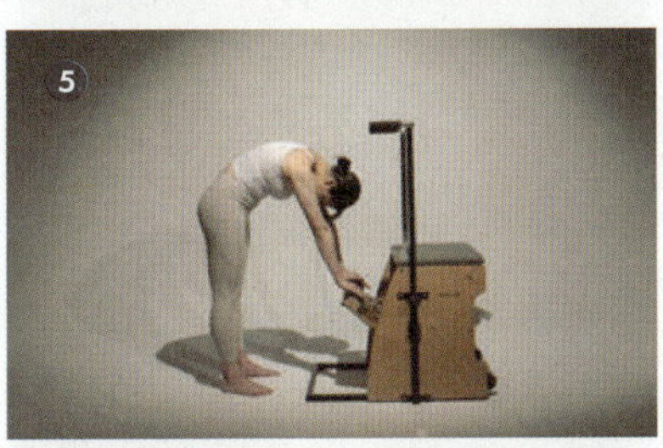

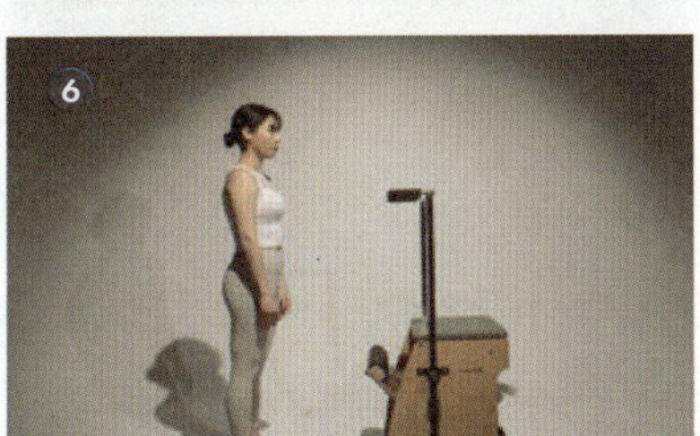

3. ARM PRESSES

1 시작 자세

Chair를 바라보고 다리는 평행하게 유지하고 발은 골반 너비로 벌리고 선다. 골반과 척추는 Neutral을 유지한다. 팔은 옆으로 자연스럽게 내리고 견갑골을 안정화한다.

2 동작

❶ 마시면서 준비한다.

❷ 내쉬면서 척추를 경추부터 꼬리뼈까지 분절하여 Chair방향으로 차례대로 굴곡한다. 동시에 팔을 뻗어 Pedal을 프레임에 닿기 직전까지 누른다.

❸ 마시면서 척추의 굴곡을 유지하며 팔꿈치를 약간 바깥쪽으로 굽혀 Pedal을 올린다.

❹ 내쉬면서 척추를 유지하며 팔꿈치를 펴 Pedal을 누른다.

3회 반복한다.

마무리

❺ 마시면서 Roll Up하며 Pedal을 올린다. 이때 척추의 굴곡과 복근의 수축력을 유지한다.

❻ 내쉬면서 손을 Pedal에서 떼고 계속해서 차례대로 Roll Up 한다. 척추가 Neutral 이 되도록 돌아와 시작 자세로 선다.

총 6회 반복한다.

3 지도사항

1 팔꿈치가 신전 될 때 척추와 복근의 수축을 유지한다.

2 팔꿈치 동작 시 견갑골의 안정화를 유지한다.

■ CAT STANDING FRONT 변형 동작

1 동작의 난이도를 낮게 할 경우 :

1) 척추의 roll up과 rolldown만 한다.

마시면서 준비한다.

내쉬면서 Roll Down하며 페달을 누른다.

마시면서 Pedal을 누른 상태로 척추의 굴곡과 복부의 수축을 유지한다.

내쉬면서 척추를 roll up하여 시작 자세로 돌아온다.

2) 1번 동작에서 척추 굴곡 후 Neutral을 만들 때 Hamstring이 타이트하다면 무릎을 약간 구부리고 동작한다.

2 한쪽 팔의 자세를 바꾸어 준다.

: 한 팔을 이마에 위치하고 동작을 한다. 몸통의 안정성을 위해 복사근에 도전을 준다.

3 팔꿈치의 각도 조절하기 (3번동작)

1) 팔꿈치를 바깥으로 굽히면 대흉근에 더 자극을 줄 수 있다.

2) 팔꿈치를 안쪽으로 굽히면 상완삼두근에 더 자극을 줄 수 있다.

■ Split-Pedal Stability Chair를 이용한 응용동작

CHAIR Set Up Spring : 2 light top

1 Bilateral (1–3번 동작) : Pedal을 분리해서 운동한다. Pedal을 누르거나 올라올 때 똑같이 움직이도록 한다.

2 Unilateral (3번 동작) : 한쪽 팔을 시작 자세로 유지하고 다른 팔로 굴곡과 신전 동작한다.

3 Reciprocal (3번 동작) : 각 팔로 번갈아 가며 Pedal을 누른다. 동시에 팔을 바꾸고 누를 때마다 숨을 내쉰다.

MEMO

LEVEL 2 | AB WORK

TORSO PRESS SITTING

- **운동목적** 복부의 강화 / 척추의 분절 능력 학습
- **기구세팅** 2 light low
- **사용근육**
  - MOBILIZERS 복부(Abdominis), 고관절 굴곡근(Hip Flexors)
  - STABILIZERS 복횡근(Transverse Abdominis), 골반기저근(Pelvic Floor Muscle), 복사근(Obliques), 척추기립근(Erector Spinae), 다열근(Multifidus)

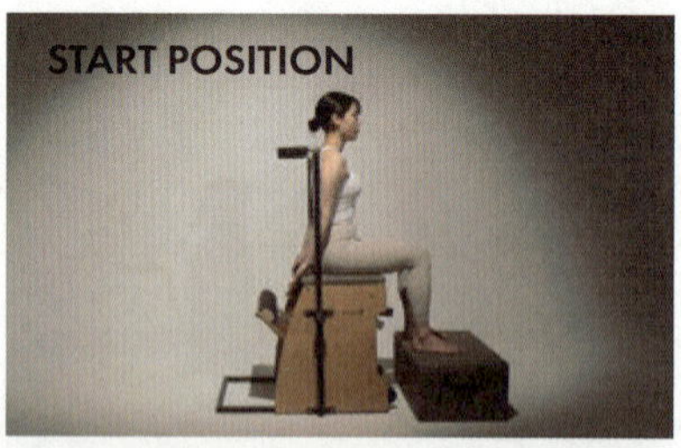

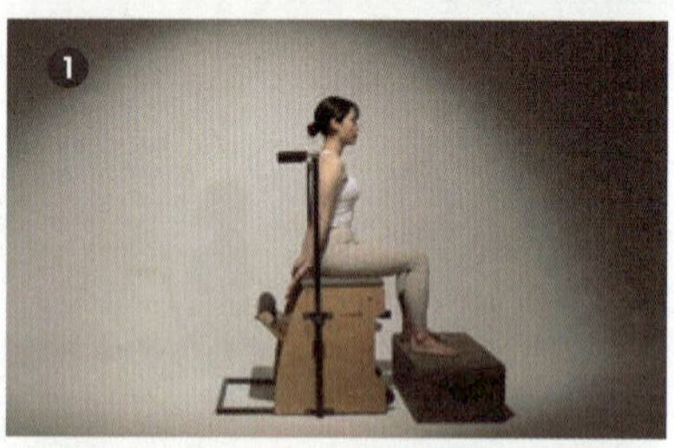

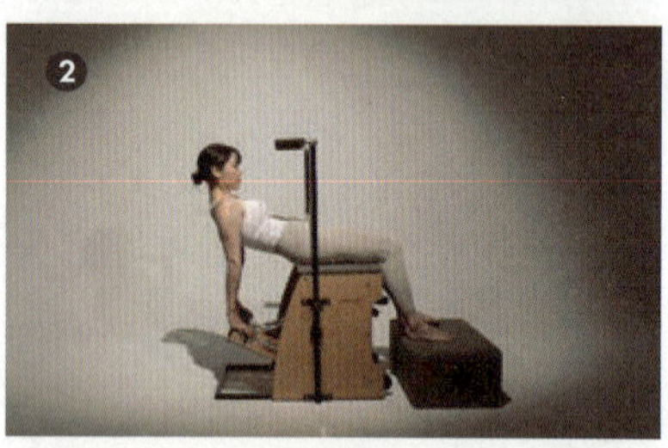

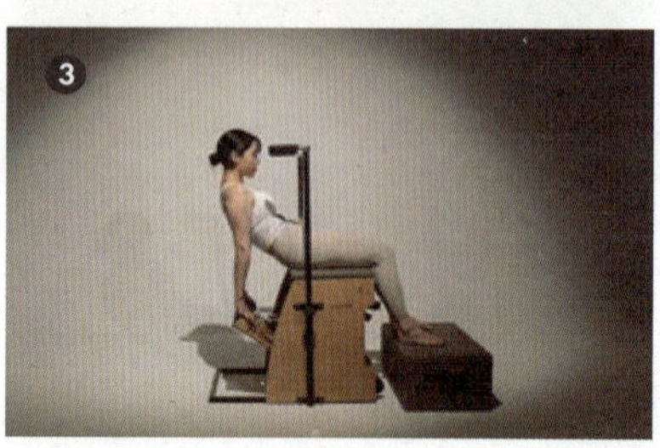

1 시작 자세

Chair 뒤에 Box를 두고 Chair의 중앙에 Pedal을 등지고 앉아 골반과 척추는 Neutral을 유지한다. 발은 Box에 위치하고 무릎을 구부리고 다리는 골반 너비만큼 벌린다. 견갑골을 안정화하고 어깨 관절을 내회전하여 팔을 길게 뻗고 손가락은 Pedal 방향으로 뻗어준다.

* Roll Down 시 천골이 Chair 위에 있을 공간을 위해 Chair의 가장자리에 앉지 않게 주의한다.

2 동작

❶ 마시면서 준비한다.

❷ 내쉬면서 발은 Box에 위치하고 골반부터 뒤로 굴곡하고 복근을 사용하여 요추도 굴곡한다. 동시에 팔은 펴고 손을 아래로 뻗어 Pedal을 누른다. 복근이 납작해지도록 Roll Back하여 천추가 Chair에 닿게 한다.

❸ 마시면서 갈비뼈를 골반 방향으로 이동하여 복근을 수축한다. 상체가 올라오면서 Pedal도 올라온다.

❹ 내쉬면서 척추의 Flexion을 증가시키면서 Roll Back하여 Pedal을 누른다.

❺ 마시면서 갈비뼈를 골반 방향으로 이동하여 복근을 수축한다. 상체가 올라오면서 Pedal도 올라온다.

5–10회 반복한다.

❻ 내쉬면서 척추의 굴곡을 유지하면서 골반이 바닥과 수직이 될 때까지 몸통을 다리 너머로 이동한다. 손은 Pedal에서 떨어진다.

❼ 마시면서 꼬리뼈부터 경추까지 차례로 Roll Up하여 시작 자세로 돌아온다.

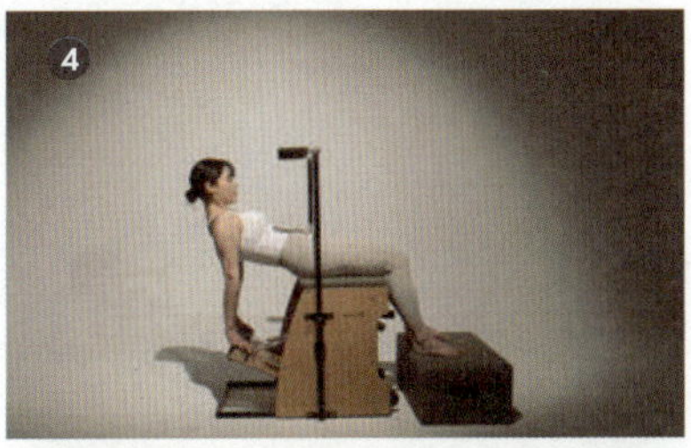

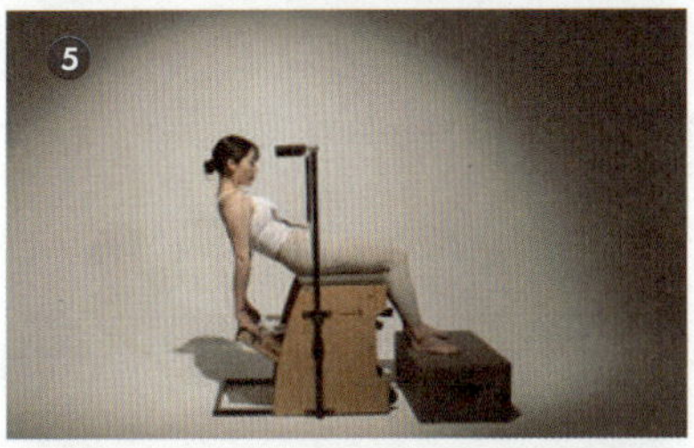

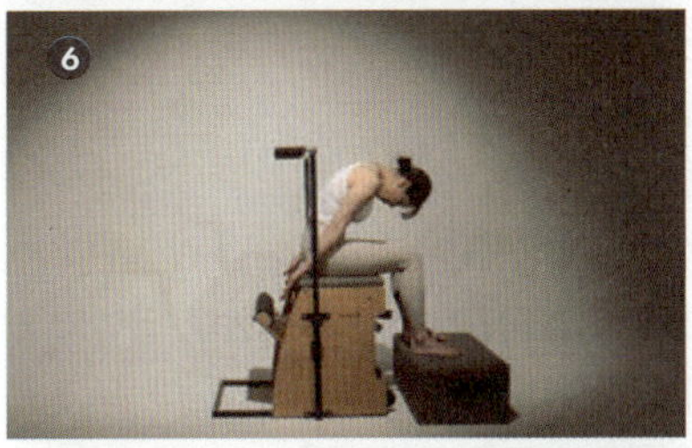

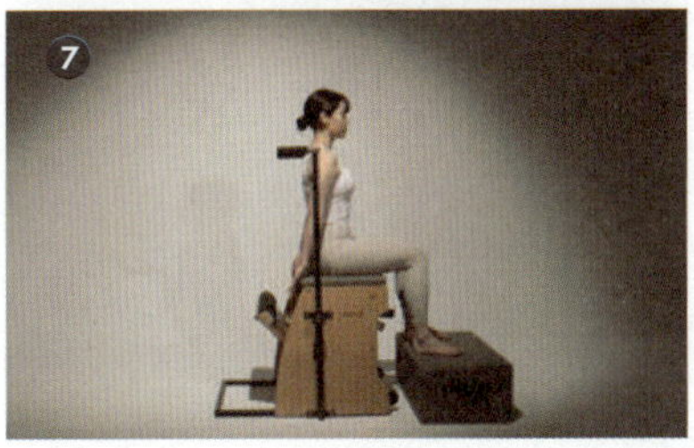

3 지도사항

1 ASIS를 대퇴골에서 멀어지게 동작한다.

2 경추의 과한 굴곡이 생기지 않도록 주의한다.

3 척추 굴곡이 증가하는 느낌을 갖는다.

4 손목이 과신전되지 않도록 주의한다.

5 회전근개나 손목에 이상이 있는 수행자에게는 실시하지 않는다.

6 경추나 요추 디스크가 있는 수행자에게는 실시하지 않는다.

7 Pedal은 잡는 손의 위치나 척추 의 가동 범위가 작거나 복근이 불안정하다면 수행자의 머리 쪽에 위치하여 지도한다.

8 spring을 무겁게 세팅하면 복근에는 도움을 주지만 팔과 어깨의 근력에는 도전을 준다.

4 변형동작

1 Pulses를 더한다. :
3카운트 동안 숨을 내쉬며 Pedal을 누른다. 숨을 내쉴 때마다 더 깊게 누른다.

2 동작의 난이도를 높게 할 경우 :
다리를 table top 모양을 만들어 동작을 한다.

LEVEL 2 | AB & ARTI WORK

ROLL OVER

☑ **운동목적** 복부의 강화 / 척추의 분절 능력 학습

☑ **기구세팅** 2 light low

☑ **사용근육**

MOBILIZERS 복직근(Rectus Abdominis), 복사근(Obliques), 고관절 신전근(Hip Extensor) 고관절 굴곡근(Hip Flexors)

STABILIZERS 복횡근(Transverse Abdominis), 다열근(Multifidus), 골반기저근(Pelvic Floor Muscle), 견갑골 안정화 근육, 하체 안정화 근육(Gluteus Maximus, Quadriceps, Hamstring)

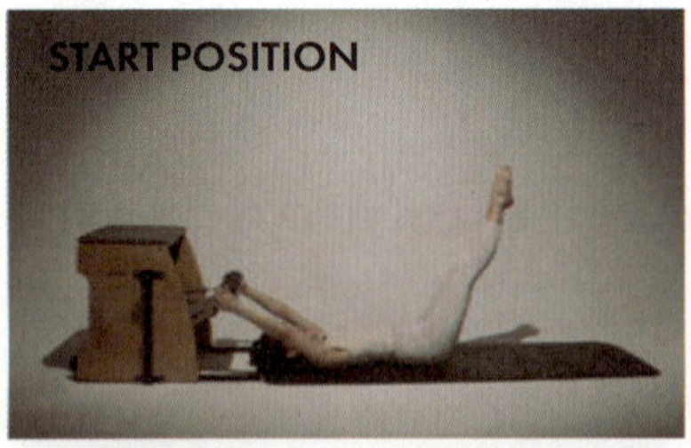

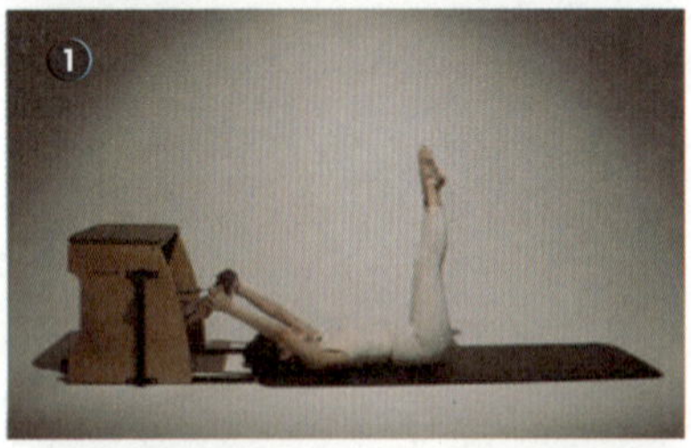

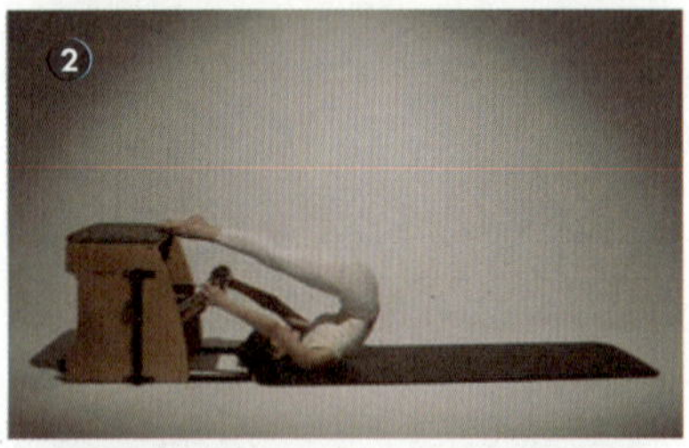

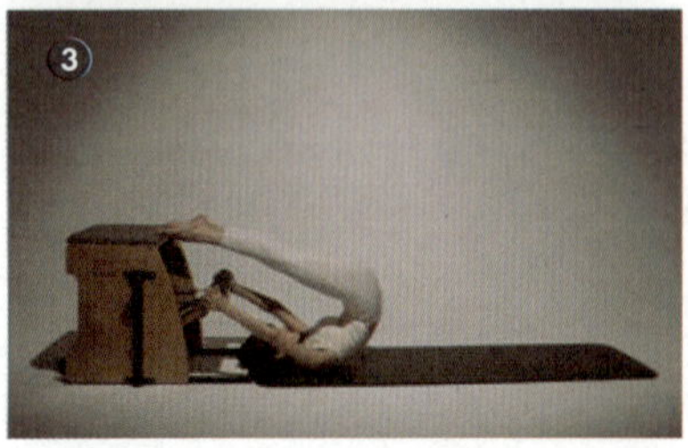

1 시작 자세

CHAIR 앞에 매트를 둔다. CHAIR 방향으로 머리를 두고 매트에 누워 골반과 척추는 imprint를 유지한다. 다리는 평행하게 붙이고 사선으로 뻗는다. 골반의 안정성이 유지될 수 있는 범위에서 다리를 내린다. 발목은 저측 굴곡한다. 두 팔은 자연스럽게 뻗어 머리 위로 Pedal을 잡고 견갑골은 안정화한다.

2 동작

■ 정방향

❶ 마시면서 다리를 천장으로 들어올린다.

❷ 내쉬면서 Pedal을 잡고 척추를 꼬리뼈부터 흉추상부까지 굴곡하여 바닥에서 떨어지게 한다. 다리가 머리 위로 이동하여 바닥과 평행을 이룬다. CHAIR의 Seat에 발 끝이 닿는다.

❸ 마시면서 다리를 어깨 너비보다 약간 넓게 벌린다.

❹ 내쉬면서 견갑골의 안정화를 유지하고 흉추의 상부부터 꼬리뼈까지 차례대로 바닥으로 내려온다. 천추가 바닥에 닿으면 다리를 사선으로 길게 뻗어 다리를 모아 시작 자세로 돌아온다.

■ 반대방향

❶ 마시면서 다리를 골반 너비로 벌린 상태를 유지하고 고관절을 굴곡하여 다리를 천장 방향으로 뻗는다.

❷ 내쉬면서 Pedal을 잡고 척추 관절을 꼬리뼈부터 하나씩 굴곡하여 바닥에서 떨어지게 한다. 다리는 머리 위로 이동하여 바닥과 평행하게 유지한다. 발 끝은 Seat에 위치한다.

❸ 마시면서 다리를 서로 붙인다.

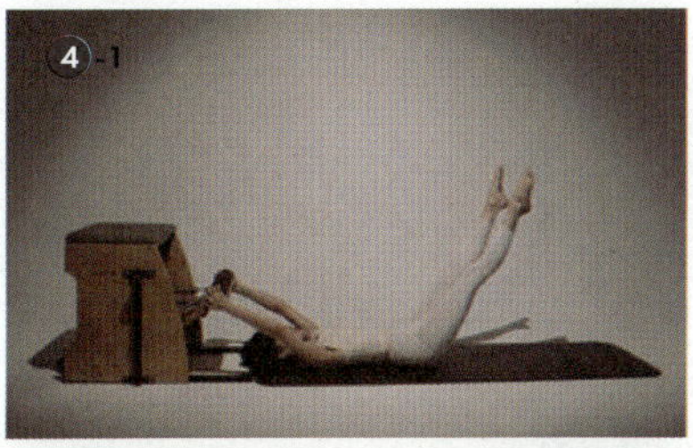

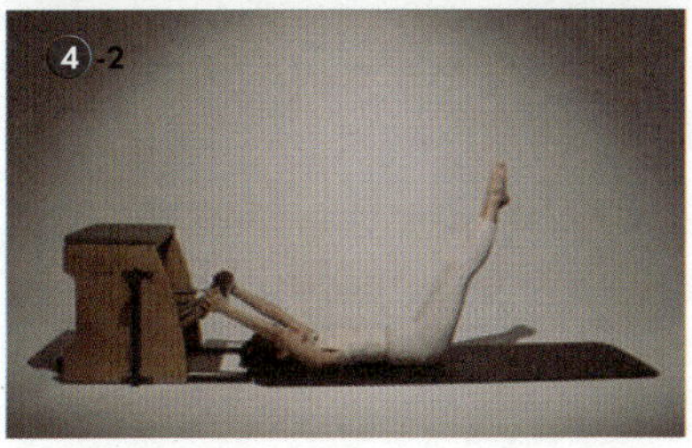

❹ 내쉬면서 견갑골의 안정화를 유지하고 흉추의 상부부터 꼬리뼈까지 차례대로 바닥으로 내려온다. 천추가 바닥에 닿으면 다리를 사선으로 뻗어 골반 너비로 벌리며 시작 자세로 돌아온다.

각 방향 3회씩, 총 6–8회 반복한다.

3 지도사항

1 롤 업, 롤 다운 시 척추가 하나하나씩 움직인다.

2 동작 시 반동으로 다리를 올리는 것이 아닌 복부와 고관절 굴곡근을 이용하여 천천히 들어 올린다.

3 복횡근을 활성화하고 복직근을 과하게 써서 튀어나오지 않도록 한다.

4 척추의 굴곡 시 경추가 아닌 흉추 상부에 의지하도록 한다.

5 Roll Over 할 시에는 복근이 단축성 수축하고 Roll Down 시에는 복근이 신장성 수축하여 동작을 하도록 하여 머리나 상체가 올라오지 않도록 한다.

6 경추나 요추에 디스크가 있다면 실시하지 않는다.

7 고혈압이 있다면 실시 하지 않는다.

4 변형동작

1 발을 대고 밀기 (SLIDE 시키기) :

발이 CHAIR 윗부분에 닿게 한 다음 다리를 붙여 유지하고 흉추의 굴곡을 증가시켜 발을 CHAIR 뒤쪽으로 미끄러지듯 이동시킨다. 경추로 체중이 이동하지 않도록 주의한다.

마시면서 고관절을 굴곡한다.

내쉬면서 Roll over 하여 다리를 머리 위로 뻗어 CHAIR 위에 발을 놓는다.

마시면서 흉추의 굴곡을 증가시켜 발을 슬라이딩 한다.

내쉬면서 다리를 붙인 상태로 롤 다운하여 시작 자세로 돌아온다.

LEVEL 2 | AB & ARTI WORK

JACK KNIFE

☑ **운동목적** 복부의 강화 / 척추의 분절 능력 학습 / 고관절 신전근 강화

☑ **기구세팅** 2 light low

☑ **사용근육** **MOBILIZERS** 복직근(Rectus Abdominis), 복사근(Obliques), 고관절 신전근(Hip Extensor)

STABILIZERS 복횡근(Transverse Abdominis), 다열근(Multifidus), 골반기저근(Pelvic Floor Muscle), 견갑골 안정화 근육, 하체 안정화 근육(Gluteus Maximus, Qaudriceps, Hamstring)

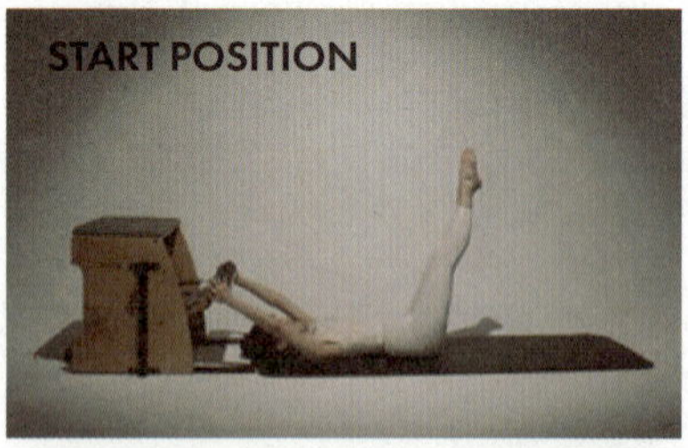

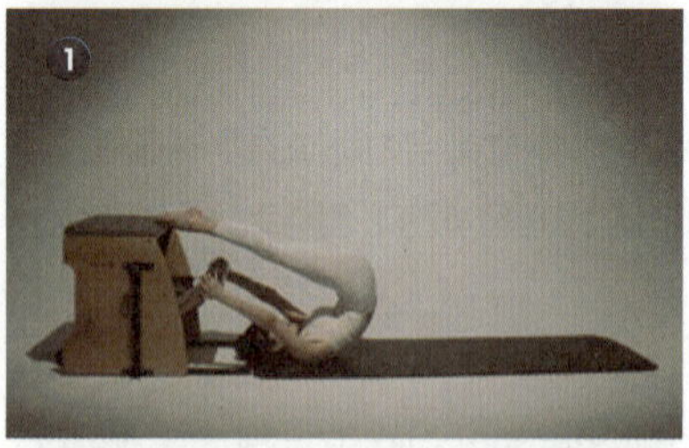

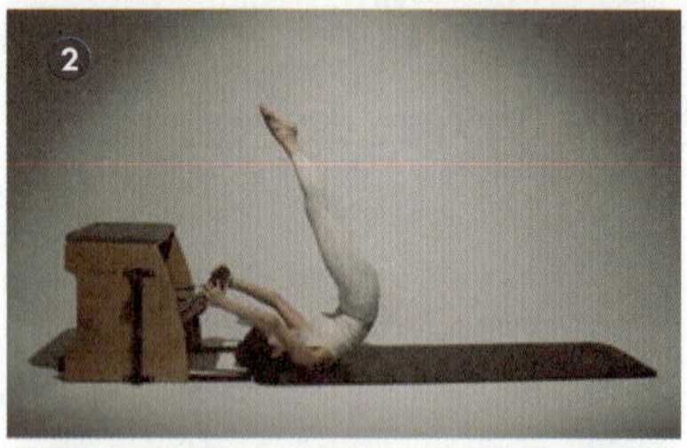

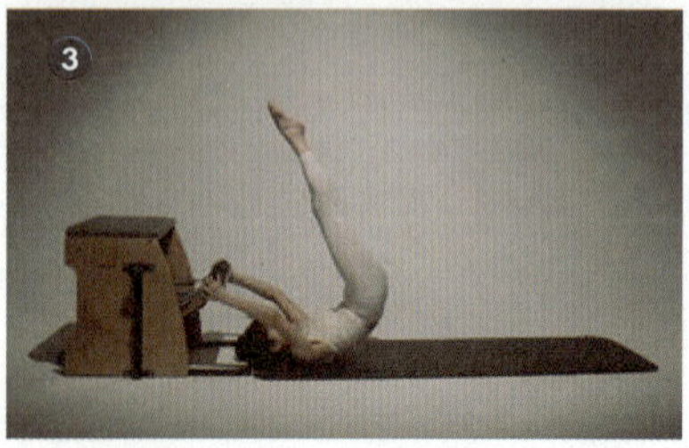

1 시작 자세

CHAIR 앞에 매트를 둔다. CHAIR 쪽으로 머리를 두고 매트에 누워 골반과 척추는 imprint를 유지한다. 다리는 평행하게 유지하고 붙여서 사선으로 뻗는다. 골반의 안정성이 유지될 수 있는 범위에서 다리를 내린다. 발목은 저측 굴곡한다. 팔은 자연스럽게 뻗어 머리 위로 Pedal을 잡고 견갑골을 안정화한다.

2 동작

❶ 마시면서 Pedal을 잡고 고관절을 굴곡한 다음 척추를 꼬리뼈부터 하나씩 굴곡하여 바닥에서 떨어지게 한다. 다리를 머리 위로 이동하고 바닥과 평행인 상태를 유지한다. Seat에 발 끝이 닿도록 한다.

❷ 내쉬면서 고관절을 신전하여 다리를 천장을 향해 뻗는다. 무게 중심이 흉추 상부에 있도록 하고 척추의 굴곡을 유지한다.

❸ 마시면서 자세를 유지하고 발끝을 천장을 향해 더 뻗어준다.

❹ 내쉬면서 견갑골을 안정화하고 고관절을 최대한 신전한 상태로 흉추에서 꼬리뼈 순서로 내려온다. 천추가 바닥에 닿으며 시작 자세로 돌아온다.

4-6회 반복한다.

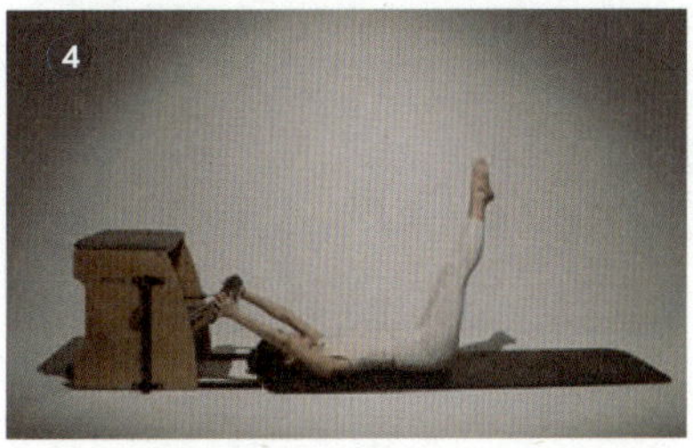

3 지도사항

1 척추의 굴곡 시 경추가 아닌 흉추 상부에 의지하도록 한다.

2 롤 업, 롤 다운 시 척추가 하나씩 움직일 수 있도록 한다.

3 동작 시 반동으로 다리를 올리는 것이 아닌 복부와 고관절 굴곡근을 이용하여 천천히 들어올릴 수 있도록 한다.

4 복직근을 과하게 사용하여 복부가 튀어나오지 않도록 한다.

5 다리를 천정으로 올릴 때 고관절 신전근을 사용하고 척추의 움직임은 없도록 한다.

6 Roll Over 동작이 잘 수행되면 다음 동작으로 구성하면 좋은 동작이다.

7 경추나 요추에 디스크가 있거나 고혈압이 있다면 실시하지 않는다.

4 변형동작

1 동작의 난이도를 높게 할 경우 : (CORKSCREW)

내쉬면서 고관절을 굴곡한다. Roll over 하여 다리를 머리위로 뻗어 CHAIR 위에 발을 놓는다.

마시면서 몸의 무게 중심을 한쪽으로 이동하고 롤 다운을 시작한다.

내쉬면서 롤 업을 한다.

마시면서 반대 방향으로 몸의 무게중심을 이동하면서 롤 다운한다.

내쉬면서 롤 업을 한다.

마시면서 자세를 유지한다.

내쉬면서 몸의 가운데에서 척추를 롤 다운하여 다리를 내린다.

LEVEL 3 | AB WORK

ELEPHANT

☑ **운동목적** 복부 강화와 어깨의 안정성

☑ **기구세팅** 2 heavy middle

☑ **사용근육**
MOBILIZERS 복직근(Rectus Abdominis), 복사근(Obliques), 고관절 굴곡근(Hip Flexors)
STABILIZERS 복횡근(Transverse Abdominis), 골반기저근(Pelvic Floor Muscle), 복사근(Obliques), 척추 기립근(Erector Spinae), 다열근(Multifidus), 견갑골 안정화 근육, 하체 안정화 근육(Gluteus Maximus, Quadriceps, Hamstring)

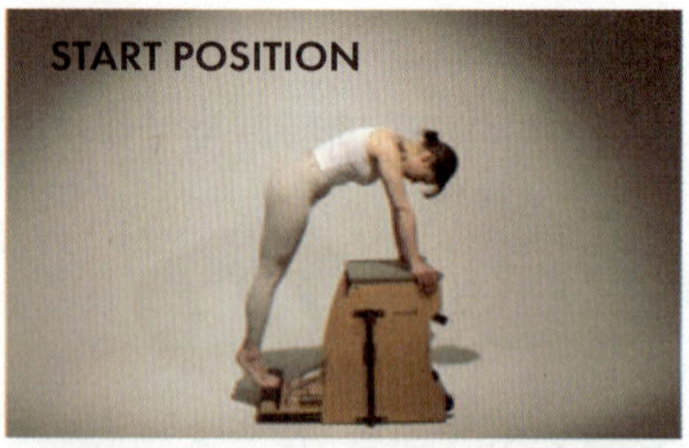

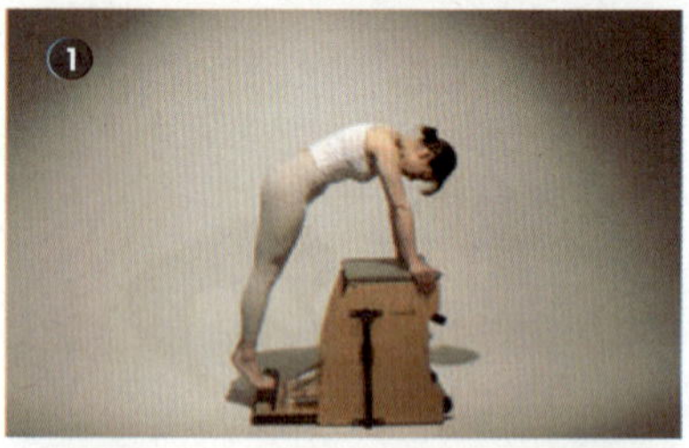

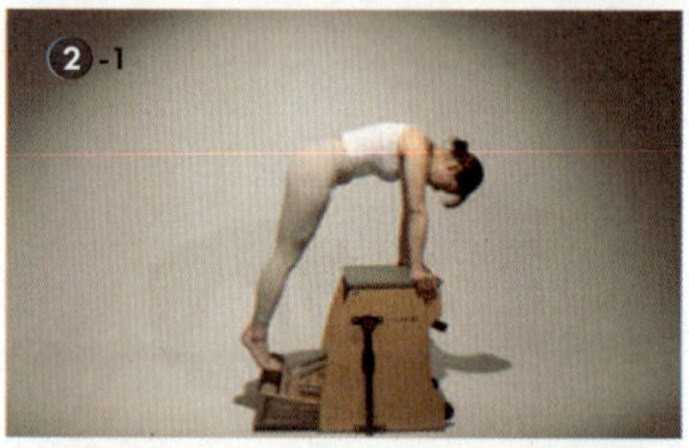

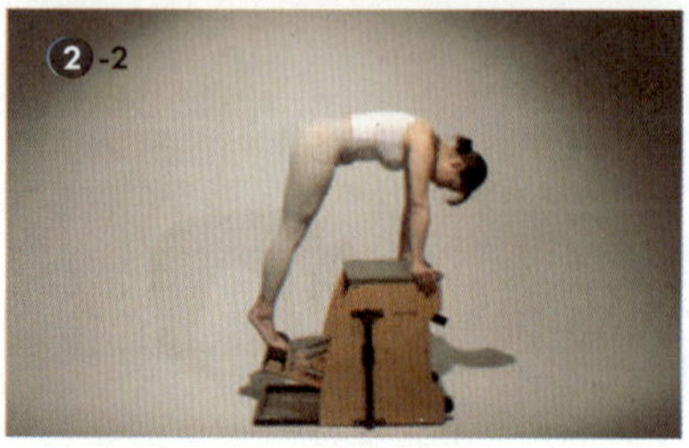

1 시작 자세

CHAIR를 바라보고 Pedal에 발 볼을 대고 선다. 다리는 일자로 붙이고 발목은 저측 굴곡한다. 척추를 C 커브를 만든다. 손은 Seat의 먼 부분의 모서리에 옆에 위치한다.

2 동작

❶ 마시면서 준비한다.

❷ 내쉬면서 손 방향으로 무게중심을 이동하면서 3카운트 동안 복근을 사용해 하체를 끌어올려 골반이 천장을 향하도록 한다. 3카운트 동안 점점 더 높이 올라가도록 한다.

❸ 마시면서 하체를 내리면서 Pedal을 컨트롤하게 바닥에 닿지 않을 만큼만 내린다.

2–3회 하체 끌어올리는 동작을 한다.

마무리

❹ 내쉬면서 3카운트 동안 하체가 내려오는 것 없이 올린다.

❺ 마시면서 Pedal을 컨트롤 하게 내려 시작 자세를 만든다.

총 4–6회 반복한다.

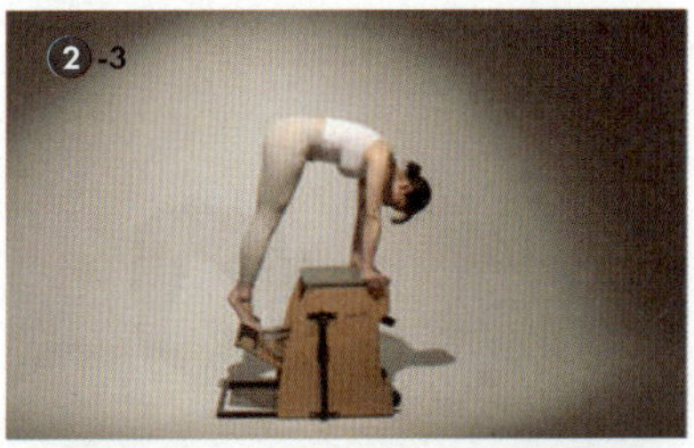

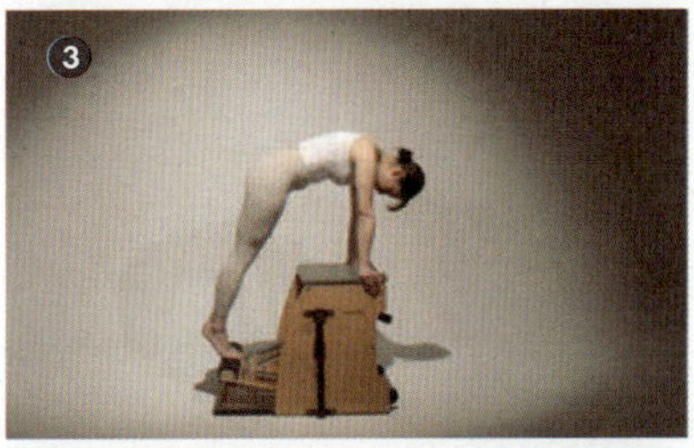

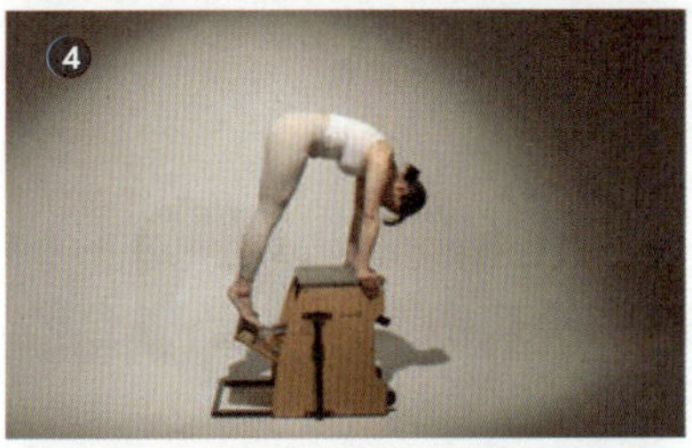

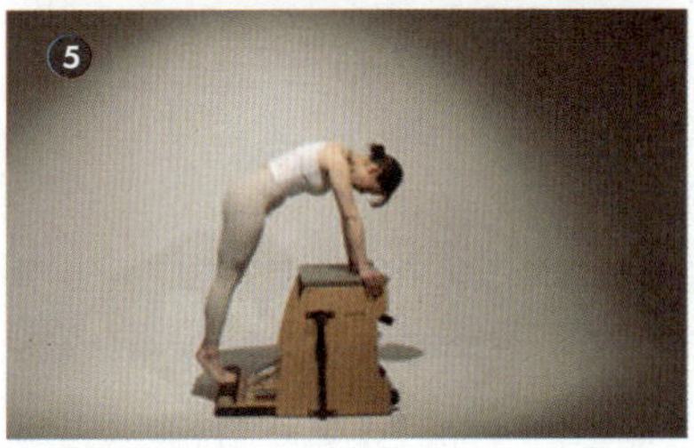

3 지도사항

1 동작 내내 척추의 굴곡을 유지한다.

2 동작 내내 Pedal을 컨트롤하게 움직이도록 한다.

3 동작 내내 전거근을 활성화하여 견갑골의 안정화를 유지하도록 한다.

4 동작 전부터 복횡근을 활성화하도록 한다.

5 동작 시 어깨와 손목은 일직선 상에 위치하도록 한다.

6 Pedal 을 올릴 때 복근을 단축성 수축하고 내릴 때는 신장성 수축한다.

4 응용동작

CHAIR Set Up-Springs : 2 heavy top

1 Bilateral

1) Pedal을 분리해서 운동한다. Pedal을 누르거나 올라올 때 똑같이 움직이도록 한다.

2 Reciprocal

1) Pedal을 올린 상태에서 몸통과 척추의 회전을 방지하고 각 발로 번갈아가며 Pedal을 누른다.

2) 4카운트 동안 Pedal을 올리면서 Running 동작하고 4카운트 동안 Pedal을 내리면서 Running 동작을 한다.

LEVEL 1 | **LF WORK**

MERMAID KNEELING

☑ **운동목적** 몸통 측면 굴곡근 강화

☑ **기구세팅** 1 heavy low

☑ **사용근육**

MOBILIZERS 몸통 측면 굴곡근(Trunk Lateral Flexor)

STABILIZERS 복횡근(Transverse Abdominis), 골반기저근(Pelvic Floor Muscle), 복사근(Obliques), 척추기립근(Erector Spinae), 다열근(Multifidus), 하체 안정화 근육(Gluteus, Maximus, Quadriceps, Hamstring), 견갑대 안정화 근육

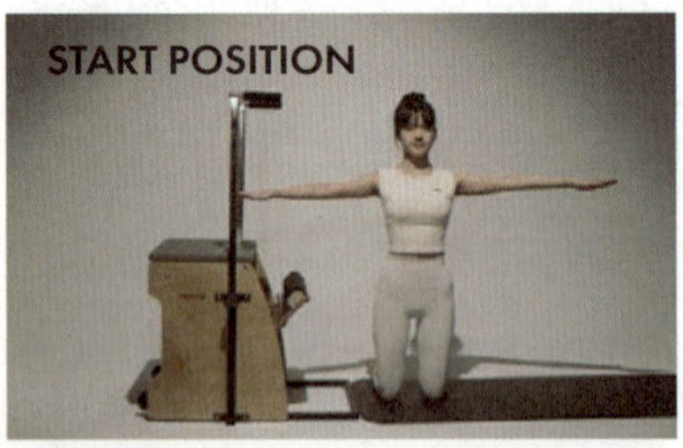

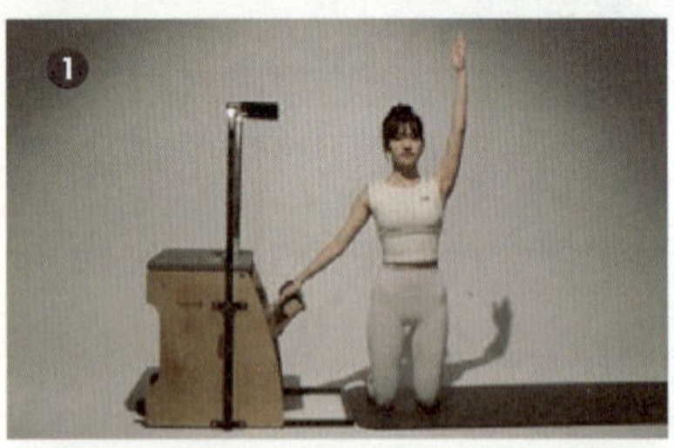

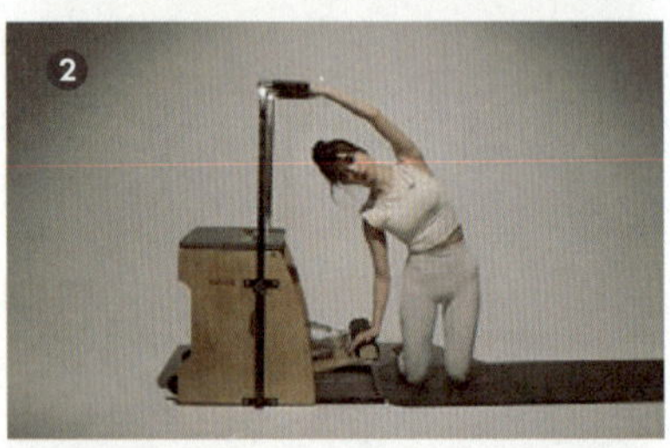

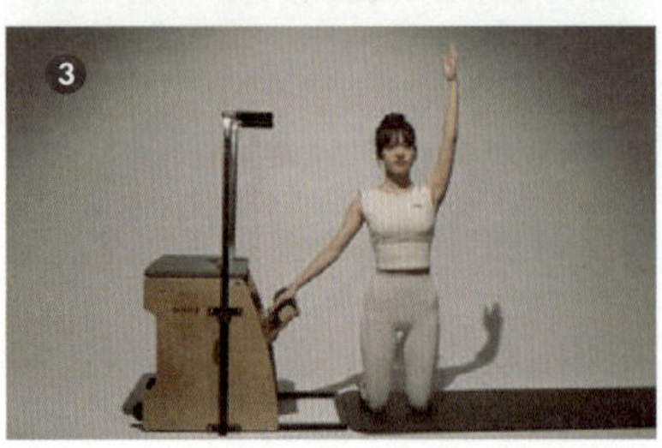

1 시작 자세

Chair 옆에서 Kneeling 자세로 골반과 척추는 Neutral을 유지한다. 골반 너비로 무릎을 벌리고 대퇴골은 바닥과 수직인 상태를 유지한다. 견갑골을 안정화하고 두 팔은 옆으로 뻗어준다.

2 동작

❶ 마시면서 견갑골을 안정화하고 Chair 반대쪽 팔을 머리 위로 뻗고 Pedal 쪽의 팔은 Pedal 방향으로 내린다.

❷ 내쉬면서 견갑골을 안정화하고 머리 끝부터 Pedal 방향으로 척추를 측면 굴곡한다. 손으로 Pedal을 누르며 반대 쪽 팔은 머리 위에 유지시킨다.

❸ 마시면서 아래쪽 척추부터 시작하여 척추를 수직으로 세운다. Pedal을 컨트롤하며 neutral 자세로 돌아온다. 반대 쪽 팔은 머리 위에 유지시킨다.

몸통의 측면 굴곡을 5–8회 반복한다.

❹ 내쉬면서 팔을 옆으로 뻗어 시작 자세로 돌아온다.

반대 방향으로도 동작한다.

각 방향으로 1회씩 한다.

3 지도사항

1 측면 굴곡시 골반과 몸통이 앞, 뒤로 기울지 않도록 한다.

2 동작 시 몸통의 회전이 발생하지 않도록 한다.

3 돌아오는 동작 시 척추를 길게 하고 복근을 사용하여 올라올 수 있도록 한다.

4 내려가는 동작에서 광배근을 사용하여 팔로 Pedal을 누른 다음 복사근을 사용하여 누르면서 동작을 하도록 한다. 반대편의 옆구리쪽의 복사근과 요방형근이 스트레칭이 되도록 한다.

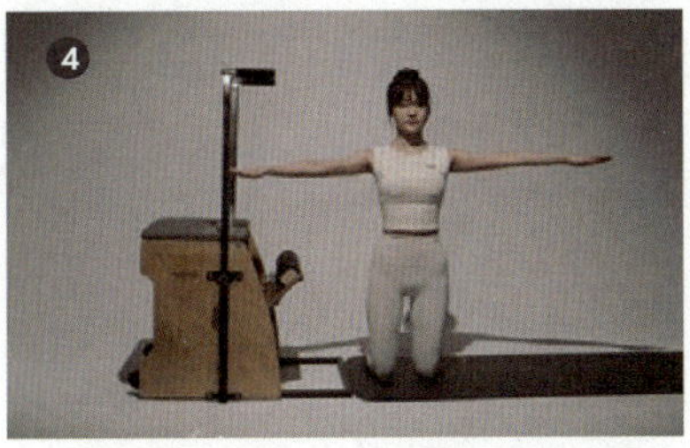

5 요추에 디스크가 있다면 통증이 발생하기 전까지의 운동 범위를 정하고 동작을 한다.

6 어깨에 통증이 있다면 실시하지 않는다.

7 동작 내내 골반의 중립을 유지하도록 하여 고관절 굴곡근의 스트레칭이 되도록 한다.

LEVEL 1 | LF WORK

MERMAID

☑ **운동목적** 몸통 측면 굴곡근 강화

☑ **기구세팅** 2 light low

☑ **사용근육**

MOBILIZERS 몸통 측면 굴곡근(Trunk Lateral Flexor)

STABILIZERS 복횡근(Transverse Abdominis), 골반기저근(Pelvic Floor Muscle), 복사근(Obliques), 척추기립근(Erector Spinae), 다열근(Multifidus), 하체 안정화 근육(Gluteus, Maximus, Quadriceps, Hamstring), 견갑대 안정화 근육

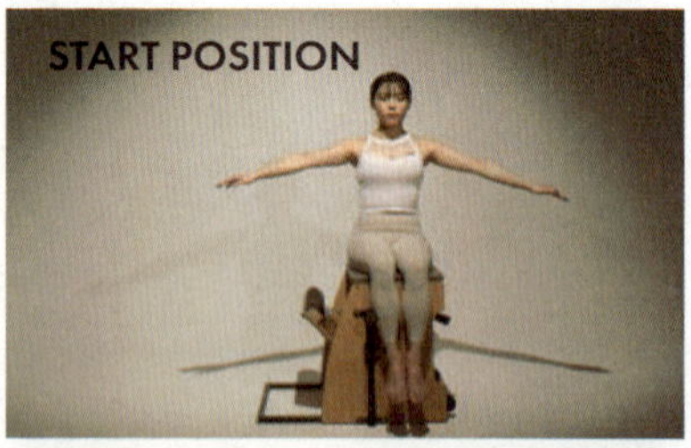

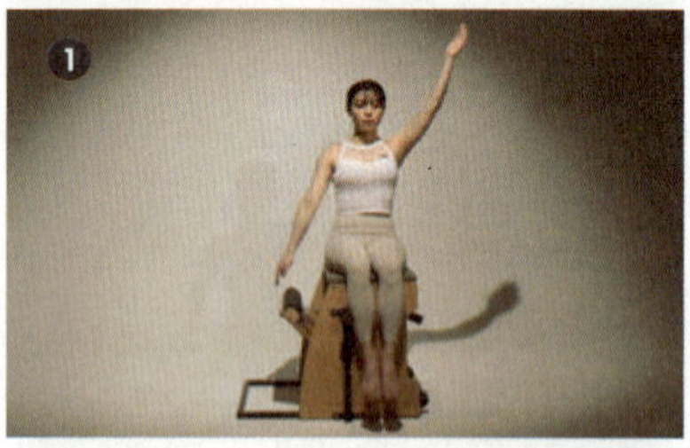

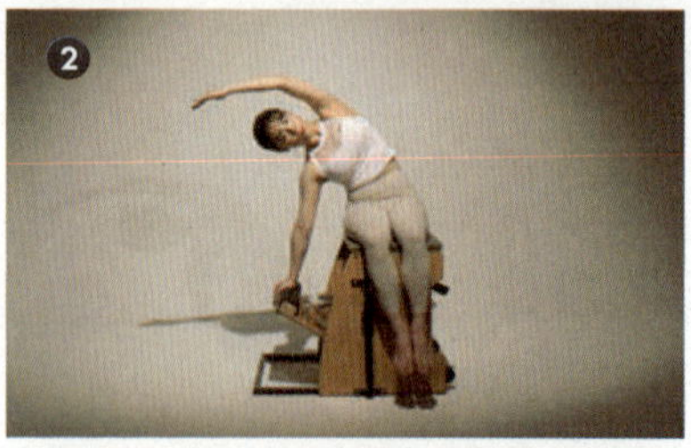

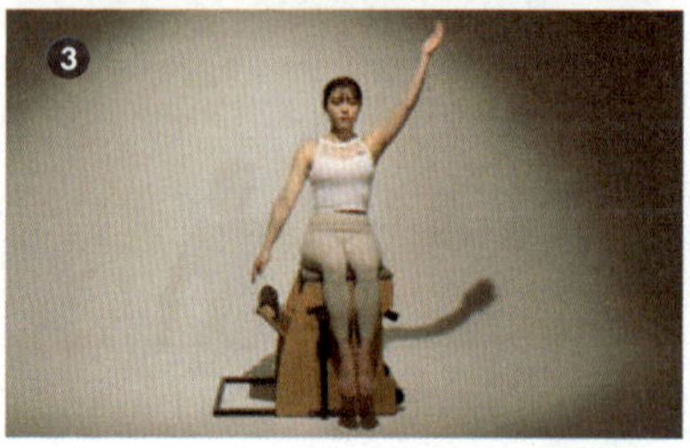

1 시작 자세

Chair의 측면을 향해 앉는다. 골반과 척추는 Neutral 상태에서 다리의 대퇴골은 Seat에 완전히 닿도록 하고 무릎을 구부린다. 견갑골은 안정화하고 팔은 양 옆으로 뻗는다.

2 동작

❶ 마시면서 견갑골을 안정화하고 Pedal 쪽 팔을 아래로 내려 Pedal에 닿을 수 있도록 준비하고 반대쪽 팔은 머리위로 뻗는다.

❷ 내쉬면서 견갑골의 안정성을 유지하고 척추를 측면 굴곡한다. 골반이 Seat에서 떨어지지 않는 범위까지 Pedal을 누른다.

❸ 마시면서 척추는 수직으로 돌아오고 양쪽 골반에 무게가 균등하게 실릴 수 있도록 한다.

❹ 내쉬면서 팔을 옆으로 뻗어 시작 자세로 돌아온다.

반대방향으로도 동작한다.

3–5 회 반복한다.

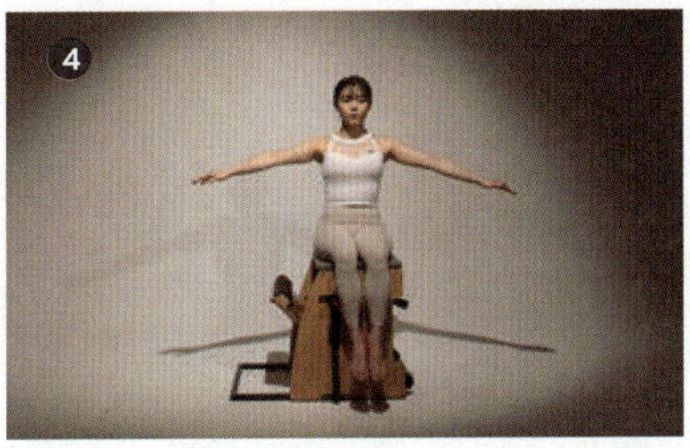

3 지도사항

1 측면 굴곡 시 골반과 몸통이 앞, 뒤로 기울지 않도록 한다.

2 동작내내 골반이 Seat에 닿고 있어야 한다.

3 돌아오는 동작 시 척추를 길게 유지하고 복근의 사용하여 올라올 수 있도록 한다.

4 시작 자세에서 발목을 교차하지 않도록 한다.

5 내려가는 동작에서 광배근을 사용하여 팔로 Pedal을 누른다음 복사근을 사용하여 누르면서 동작한다. 반대편의 옆구리쪽의 복사근과 요방형근이 스트레칭이 되도록 한다.

6 요추에 디스크가 있다면 통증이 발생하기 전까지의 운동 범위를 정하고 동작을 한다.

7 어깨에 통증이 있다면 실시하지 않는다.

4 변형동작

1 동작의 난이도를 높게 할 경우 :

1) 무릎을 펴고 동작한다.

2) 발을 Ball 위에 두고 동작한다.

3) 척추를 측면 굴곡하고 척추의 굴곡과 신전 동작을 추가한다.

2 동작의 난이도를 낮게 할 경우 :

1) 몸의 밸런스를 쉽게 하기 위해 Pedal 쪽 반대 방향의 다리는 옆으로 일자로 뻗어주어 발가락이 바닥에 닿도록 한다.

LEVEL 2 | RO WORK

LEAN

☑ 운동목적 복부 근력 향상

☑ 기구세팅 1 heavy low + 1 light top

☑ 사용근육

MOBILIZERS 복직근(Rectus Abdominis), 복사근(Obliques), 고관절 굴곡근(Hip Flexors)

STABILIZERS 복횡근(Transverse Abdominis), 골반기저근(Pelvic Floor Muscle), 복사근(Obliques), 척추기립근(Erector Spinae), 다열근(Multifidus), 견갑대 안정화 근육, 하체 안정화 근육(Gluteus Maximus, Quadriceps, Hamstring)

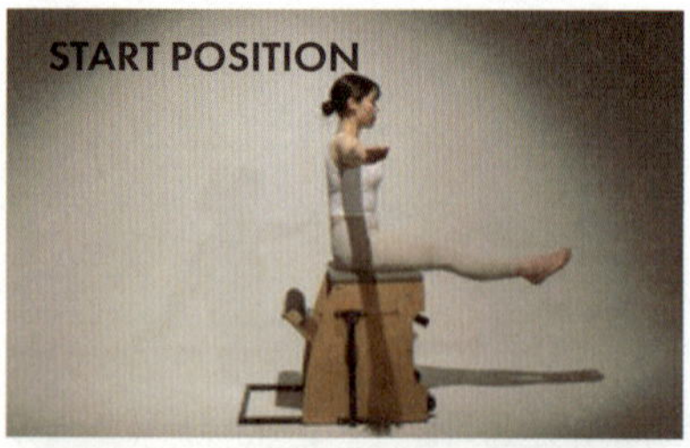

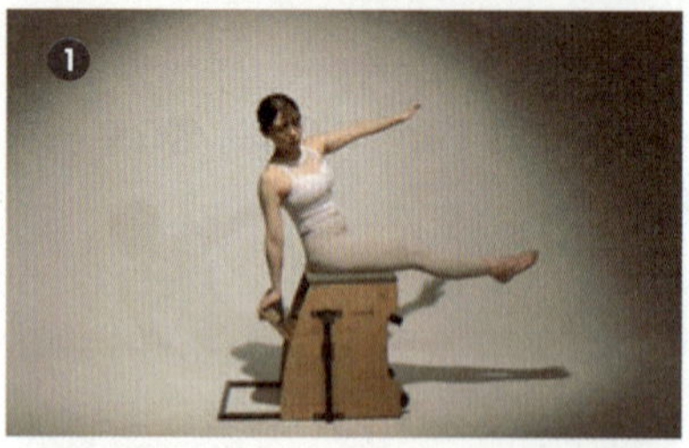

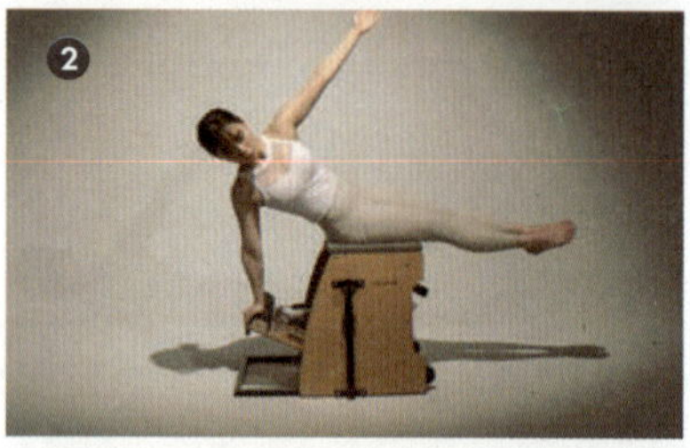

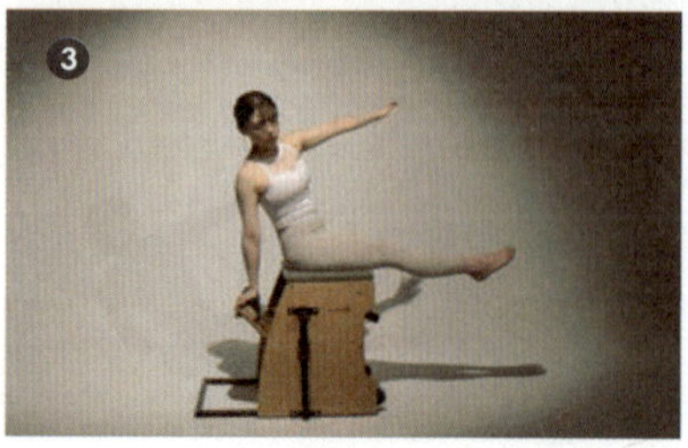

1 시작 자세

CHAIR의 반대편으로 돌아서 Seat 위에 앉는다. 골반과 척추는 Neutral을 유지한다. 다리는 평행하게 모아서 일자로 뻗어주고 발목은 저측 굴곡한다. 두 팔은 옆으로 벌려서 길게 뻗어준다.

2 동작

❶ 마시면서 한쪽으로 척추를 회전한다. 이 때 척추와 골반의 Neutral을 유지한다. 회전한 방향과 같은 방향의 팔은 CHAIR의 Pedal쪽으로 내린다.

❷ 내쉬면서 척추가 회전된 상태를 유지하고 뒤쪽 사선방향으로 Neutral을 유지하며 기울인다. 척추 모양의 변화 없이 가능한 멀리 기울인다. 이 때 반대편 골반은 CHAIR Seat에서 떨어진다. 팔은 페달 쪽으로 내려서 Pedal을 눌러 몸을 더 기울인다.

❸ 마시면서 회전 상태로 기울인 척추를 유지하며 골반을 Seat에 완전히 위치하여 수직을 유지한다. 내린 팔은 Pedal에서 떨어진다.

❹ 내쉬면서 척추의 회전을 풀어서 다시 정면을 바라보게 하고 양팔은 옆으로 바닥과 수평하게 만들면서 시작 자세를 만들어 준다.

반대 방향으로도 동작한다.

각 방향으로 3–5회 반복한다.

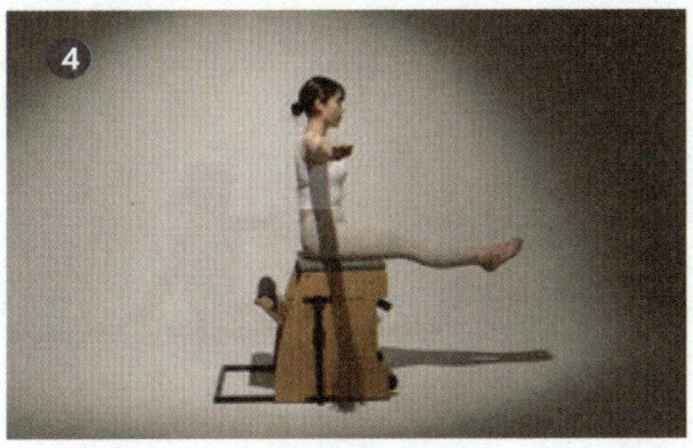

3 지도사항

1 고관절에서 동작이 일어나야 하며 척추의 신전이나 굴곡이 없어야 한다.

2 팔을 올리는 각도는 견갑골의 안정성에 따라 다르지만 견갑골은 변함없이 안정성을 유지해야 한다.

3 몸 전체 하나의 긴 라인을 유지할 수 있도록 지도한다.

4 몸통이 한쪽으로 짧아지지 않도록 주의한다.

5 동작 시 Seat에서 골반이 떨어지거나 다시 제자리로 돌아올 때 골반이 틀어지지 않도록 골반을 잡아준다.

6 척추의 neutral을 유지할수 있게 시선에 대한 큐잉을 준다.

7 흉곽이 벌어지지 않도록 호흡에 대한 큐잉을 준다.

4 변형동작

1 동작의 난이도를 낮게 할 경우 :

1) Hamstrimg이 타이트하면 무릎을 구부려 동작한다.

2 동작의 난이도를 높게 할 경우 :

1) 하체 근력의 강화를 위해 다리 사이에 서클이나 작은 짐볼을 끼우고 동작한다.

LEVEL 1 | RO & EX WORK

ROTATION PRONE

☑ 운동목적 척추 회전 교육 및 강화

☑ 기구세팅 2 light low

☑ 사용근육 MOBILIZERS 복사근(Obliques)

STABILIZERS 복횡근(Transverse Abdominis), 골반기저근(Pelvic Floor Muscle), 복사근(Obliques), 척추기립근(Erector Spinae), 다열근(Multifidus), 견갑대 안정화 근육, 하체 안정화 근육 (Gluteus, Maximus, Quadriceps, Hamstring)

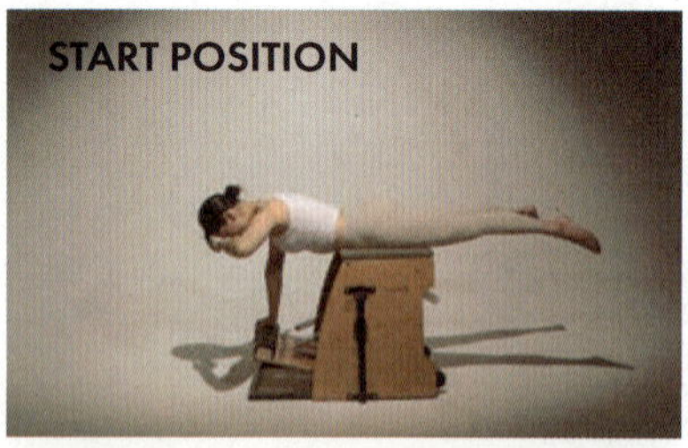

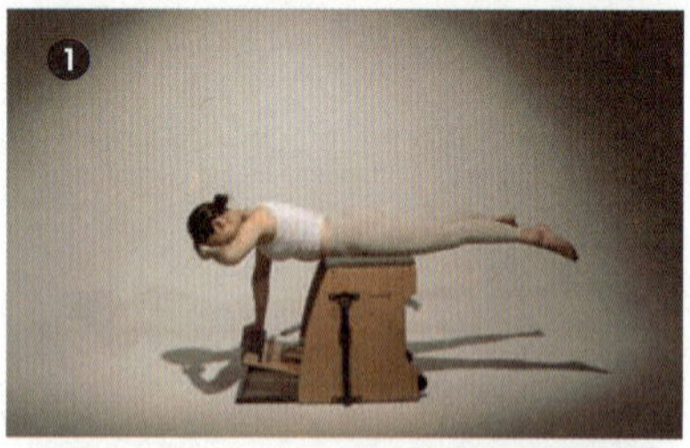

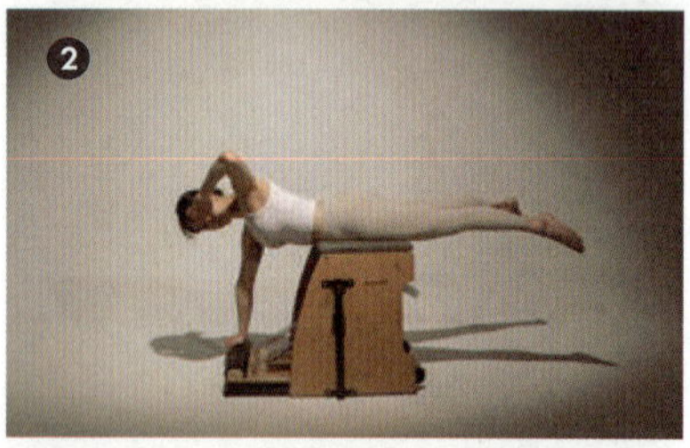

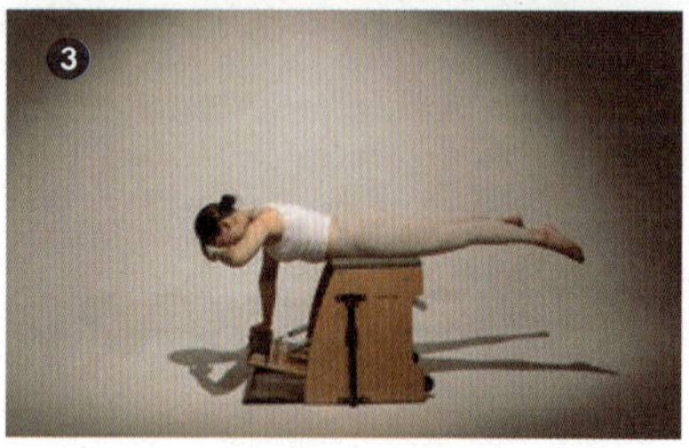

1 시작 자세

Chair의 위에 골반과 척추는 Neutral을 유지하여 엎드린다. 머리에서 발까지 일직선이 되도록 한다. 엎드렸을 때 ASIS가 Chair를 넘어가지 않도록 한다. 견갑골을 안정화하고 한 쪽 팔이 바닥과 수직인 상태를 유지하고 길게 펴서 Pedal은 누른다. 이 때 Pedal이 바닥에 닿지 않게 Frame에서 떨어지게 한다. 반대 팔은 팔꿈치를 구부려 손등을 이마에 댄다.

2 동작

❶ 마시면서 준비한다.

❷ 내쉬면서 Pedal의 팔과 몸통을 길게 유지하고 척추를 들고 있는 팔 방향으로 회전한다. 회전에 의해 반대 팔은 Pedal을 누르게 된다.

❸ 마시면서 척추를 정면으로 회전하여 시작 자세로 돌아온다.

반대 방향도 동작한다.

각 방향으로 5회씩 반복한다.

3 지도사항

1 상체 회전 시 하체 안정화 근육을 활성화하여 골반과 대퇴골의 안정성을 유지한다.

2 척추의 정렬을 유지하고 회전 시 굴곡(Flexion) 또는 신전(Extension)이 생기지 않도록 한다.

3 동작내내 견갑골의 안정화를 유지한다.

4 동작 시 Pedal 쪽의 팔이 굽혀지지 않도록 한다.

5 경추에서 과한 회전이 발생하지 않도록 한다.

6 골반을 고정하여 요추에서 회전이 일어나지 않고 흉추에서만 회전이 일어나도록 한다.

7 경추에 문제가 있다면 실시하지 않는다.

4 변형동작

1 팔을 뻗기 :

마시면서 준비한다.

내쉬면서 상체를 회전한다.

마시면서 위쪽 팔의 팔꿈치를 편다.

내쉬면서 팔꿈치를 굽혀 손이 이마로 돌아온다.

마시면서 중앙으로 돌아온다.

2 Extension을 더하기 (Level 2) :

마시면서 준비한다.

내쉬면서 상체를 회전한다.

마시면서 위쪽 팔을 펴면서 척추와 고관절을 신전한다.

내쉬면서 몸의 회전을 유지한 상태에서 팔꿈치를 굽히며 Neutral 자세로 돌아온다.

마시면서 중앙으로 돌아온다.

5 응용동작

■ **Split-Pedal Stability Chair를 이용한 응용**

CHAIR Set Up Spring : 2 light top

1 Pedal을 분리해서 양 손을 Pedal 위에 둔다. :

상체가 회전할 때 한쪽 Pedal은 올라오게 하고 다른 쪽은 누른다. 양쪽 Pedal이똑같이 움직이도록 한다.

LEVEL 2 | LF WORK

SIDEBEND

☑ 운동목적 척추 측면 굴곡

☑ 기구세팅 2 light low

☑ 사용근육

MOBILIZERS	다열근(Multifidus), 복사근(Obliques)
STABILIZERS	복횡근(Transverse Abdominis), 골반기저근(Pelvic Floor Muscle), 복사근(Obliques), 척추기립근(Erector Spinae), 다열근(Multifidus), 견갑대 안정화 근육, 하체 안정화 근육(Gluteus Maximus, Quadriceps, Hamstring)

START POSITION

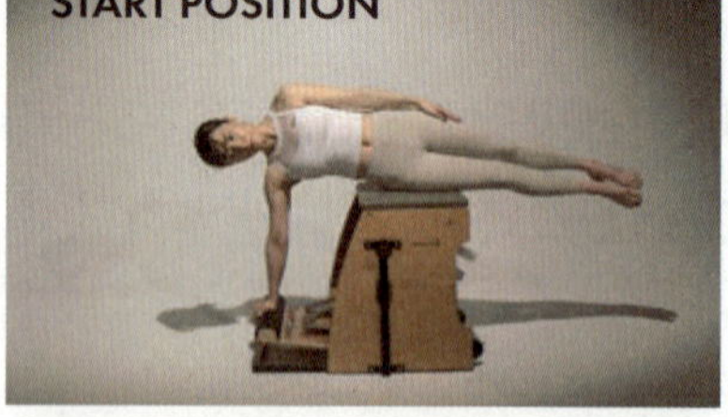

❶

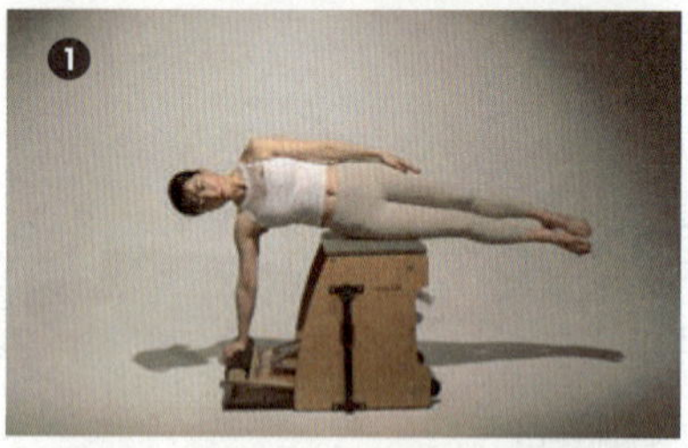

❷

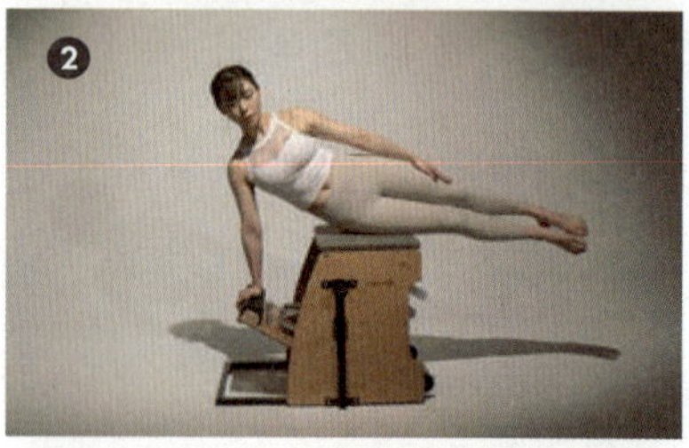

❸

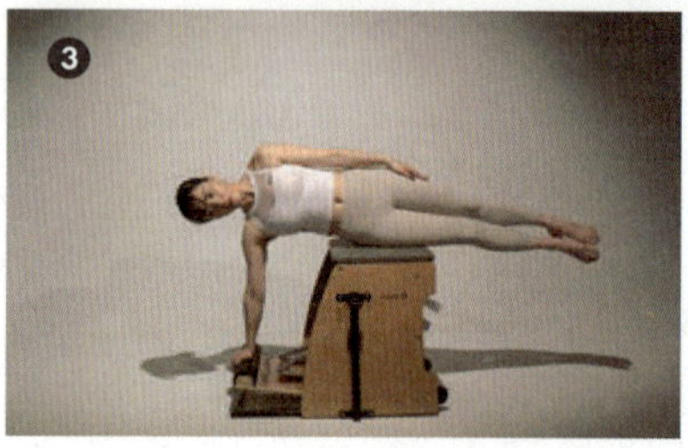

1 시작 자세

CHAIR 위에 옆으로 누워 머리는 Pedal 쪽에 위치한다. 골반과 척추는 Neutral을 유지하고 머리부터 발 끝까지 일직선을 만든다. 다리는 평행하게 유지하고 붙여서 길게 뻗는다. 발목은 저측 굴곡 한다. 아래 쪽 팔은 어깨 아래방향으로 길게 뻗어 Pedal을 누르고 반대 팔은 몸 옆에 위치한다.

2 동작

❶ 마시면서 준비한다.

❷ 내쉬면서 골반과 다리의 안정성을 유지하고 척추를 측면 굴곡한다. 아래에 위치한 팔을 편 상태를 유지하고 Pedal이 올라온다.

❸ 마시면서 척추를 바닥과 수평하게 만들면서 시작 자세로 돌아온다.

5회 반복한다.

3 지도사항

1 골반과 몸통 그리고 머리가 회전하지 않도록 한다.

2 척추가 굴곡 또는 신전되지 않게 한다.

3 동작 내내 견갑골의 안정화를 유지하여 어깨가 올라오지 않도록 한다.

4 요방형근과 복사근을 사용하여 척추의 측면 굴곡을 한다.

5 측면 굴곡 시 다리가 아래로 쳐지지 않도록 한다.

MEMO

LEVEL 2 | LF & RO WORK

SIDEBEND WITH TWIST

☑ **운동목적** 몸통 측굴근 강화

☑ **기구세팅** 1 Heavy Low + 1 Light Top

☑ **사용근육**

MOBILIZERS 다열근(Multifidus), 복사근(Obliques)

STABILIZERS 복횡근(Transverse Abdominis), 골반기저근(Pelvic Floor Muscle), 복사근(Obliques), 척추기립근(Erector Spinae), 다열근(Multifidus), 견갑대 안정화 근육, 하체 안정화 근육(Gluteus Maximus, Quadriceps, Hamstring)

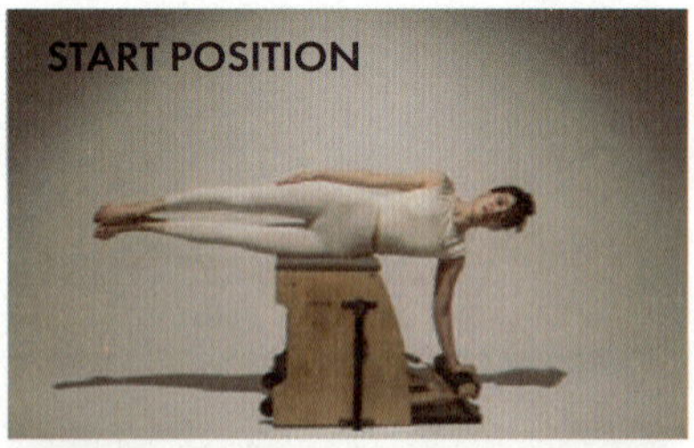

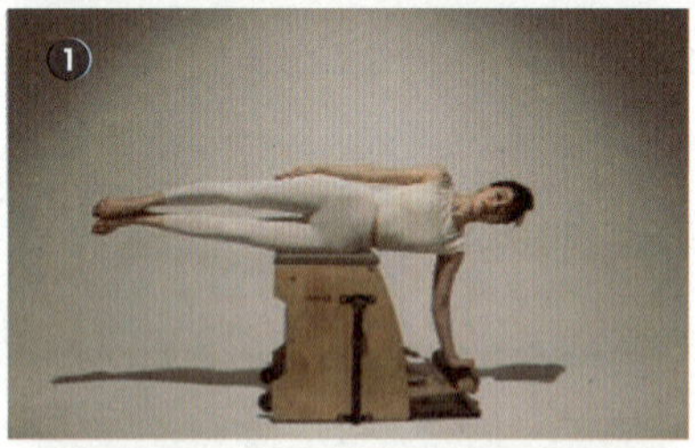

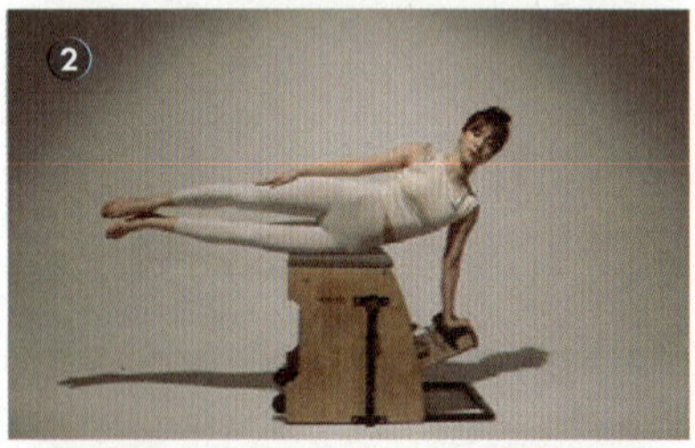

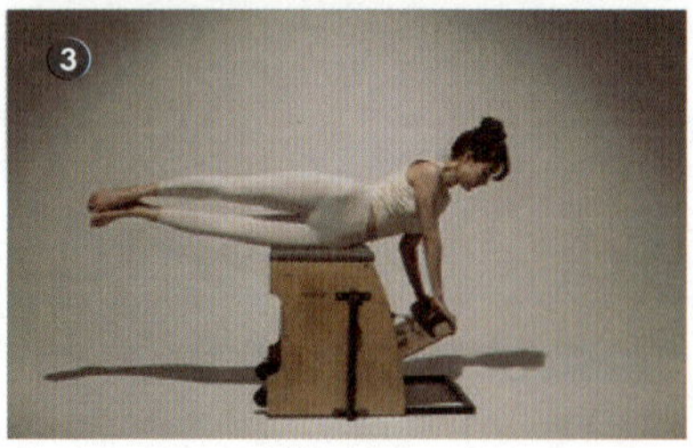

1 시작 자세

CHAIR 위에 옆으로 누워 머리는 Pedal에 위치한다. 골반과 척추는 Neutral을 유지하고 머리부터 발 끝까지 일직선을 만든다. 다리는 평행하게 내전하여 뻗는다. 발목은 저측 굴곡 한다. 아래 쪽 팔은 어깨 아래방향으로 길게뻗어 Pedal을 누르고 반대 팔은 몸 옆에 자연스럽게 위치한다.

2 동작

1. 마시면서 준비한다.
2. 내쉬면서 골반과 다리의 안정성을 유지하고 척추를 측면 굴곡한다. 아래에 위치한 팔을 편 상태를 유지하고 Pedal이 올라온다.
3. 마시면서 척추를 바닥 방향으로 회전하고 천장 쪽의 팔을 Pedal로 내린다. 양손은 어깨 너비로 Pedal에 위치한다.
4. 내쉬면서 복부의 힘을 사용하여 Pedal을 누른다. 몸통이 바닥과 평행이 될 때까지 누른다.
5. 마시면서 팔꿈치를 구부려서 Pedal을 올린다.
6. 내쉬면서 팔꿈치를 펴서 Pedal이 내린다.

팔 동작을 3-5회 반복한다.

7. 마시면서 척추를 정면으로 다시 회전하고 위쪽 팔을 천장 방향으로 뻗는다.
8. 내쉬면서 천장쪽을 뻗은 팔을 내려 시작 자세로 돌아온다.

5회 반복한다.

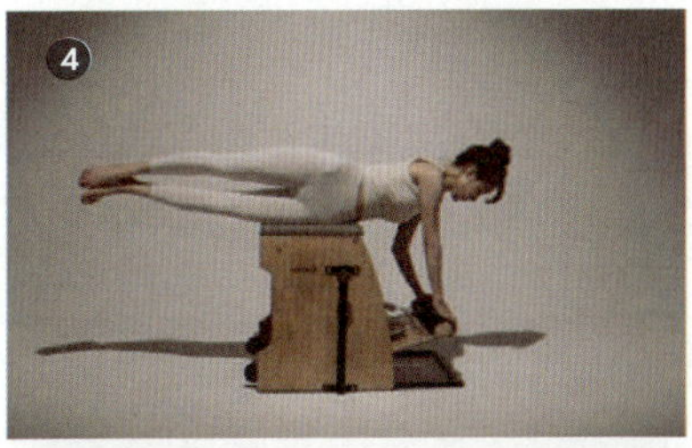

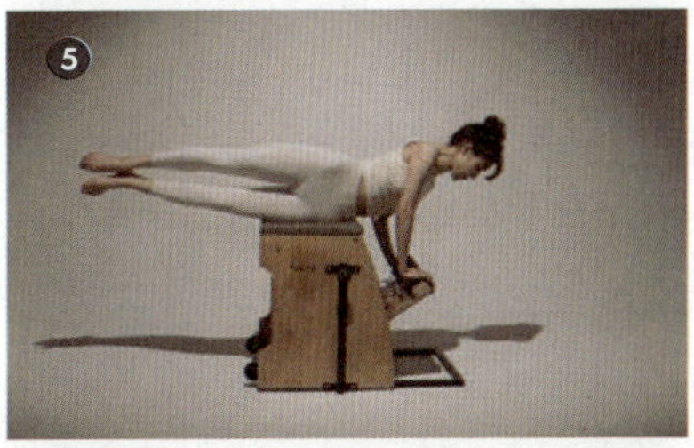

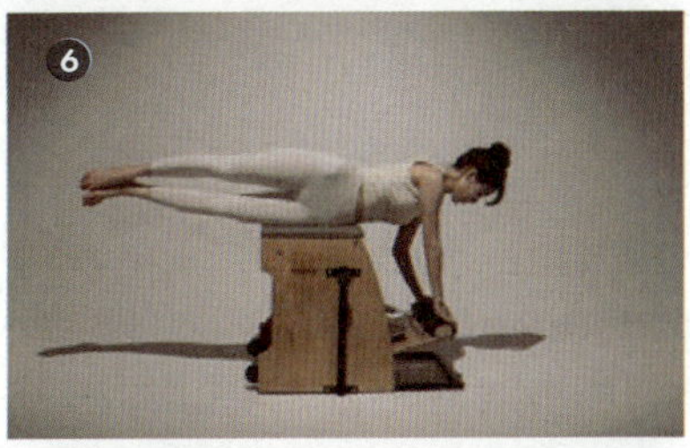

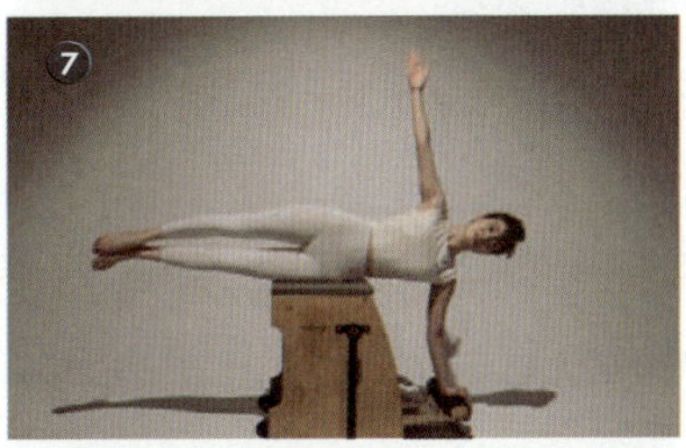

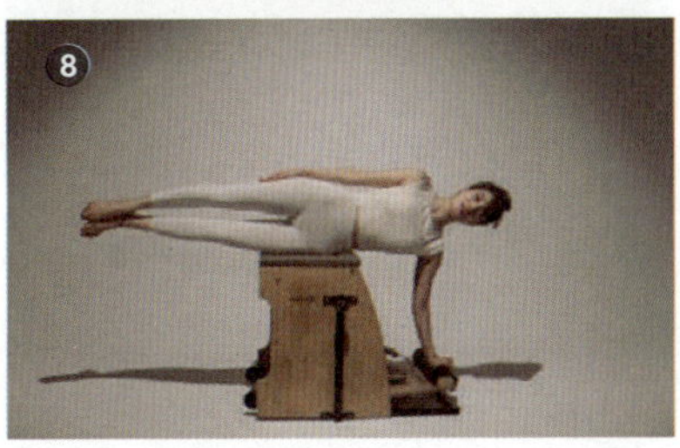

3 지도사항

1 견갑골의 안정화를 유지하고 Pedal을 누르도록 한다.

2 경추에서 과한 움직임이 발생하지 않도록 한다. 경추의 움직임은 흉추의 움직임 라인을 따른다.

3 상체가 올라올 때 다리가 아래로 쳐지지 않도록 한다.

4 흉추의 회전이 안되는 경우에는 선행 동작으로 갈비뼈와 흉추의 움직임 진행 후에 동작을 한다.

LEVEL 1 | **EX WORK**

SWAN FROM FLOOR

☑ **운동목적** 등 신전근 강화/ 척추 신전 및 안정화

☑ **기구세팅** 2 light low

☑ **사용근육**

MOBILIZERS 등 신전근(Back Extensors), 어깨 신전근(Shoulder Extensors)

STABILIZERS 복횡근(Transverse Abdominis), 골반기저근(Pelvic Floor Muscle), 척추기립근(Erector Spinae), 다열근(Multifidus)

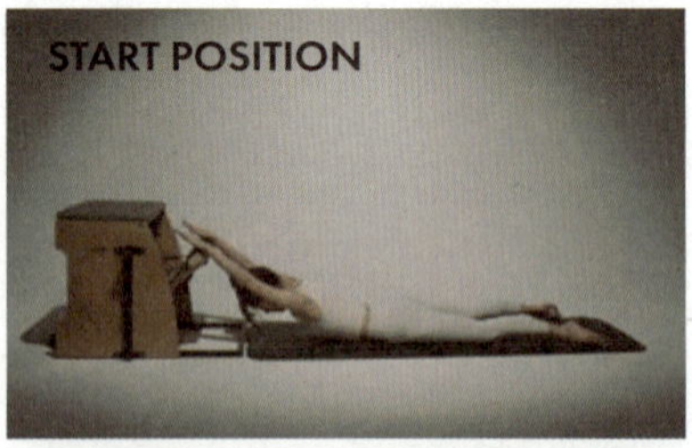

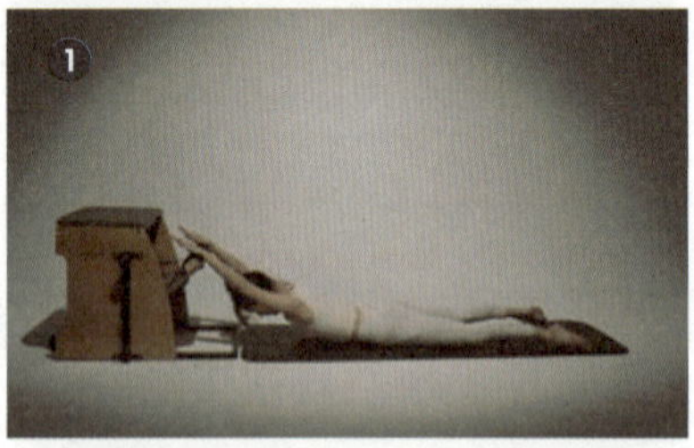

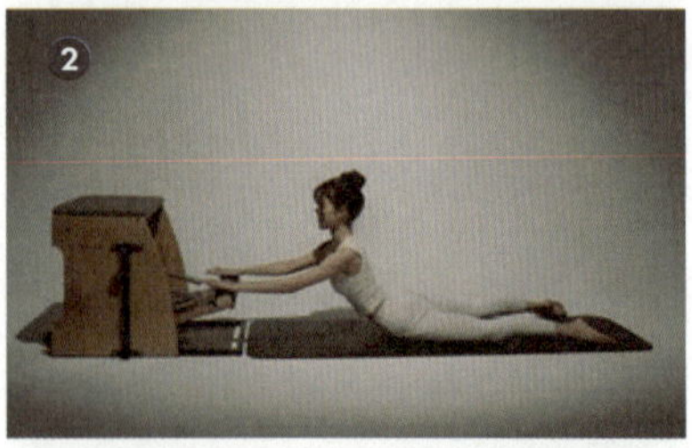

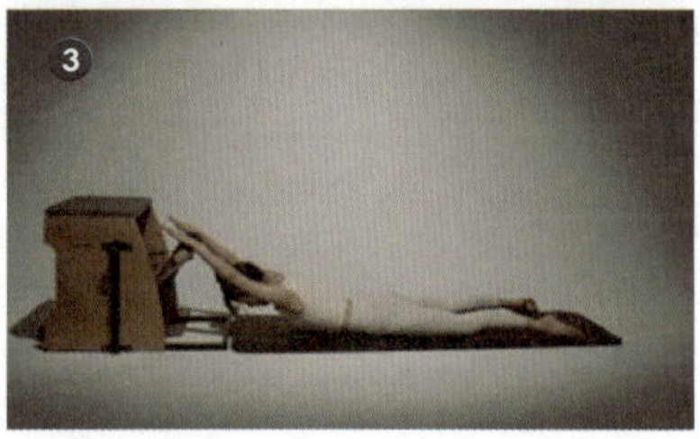

1 시작 자세

머리가 Chair를 향하도록 하고 엎드린다. 골반은 Neutral을 유지하고 척추를 약간 신전(Extension)한다. 다리는 외회전(External Rotation)하고 어깨 보다 약간 넓게 벌린다. 팔은 길게 앞으로 뻗어 Pedal에 손바닥을 위치시키고 견갑골은 안정화한다.

2 동작

❶ 마시면서 견갑골을 안정화하고 준비한다.

❷ 내쉬면서 어깨관절을 신전하며 Pedal을 누른다. 동시에 척추를 신전한다. 마시면서 자세를 유지한다.

❸ 내쉬면서 어깨 관절을 굴곡하며 Pedal이 올라간다. 동시에 척추를 굴곡하여 시작 자세로 돌아온다.

5회씩 반복한다.

3 지도사항

1 시작 시 견갑골을 안정화하여 견갑대(Shoulder Girdle)를 넓게 유지하도록 한다.

2 동작 시 척추를 전체적으로 균등하게 신전하고 경추, 요추가 과신전 되지 않도록 주의한다.

3 복부와 견갑의 안정성이 유지될 수 있는 범위 안에서 동작한다.

4 흉추의 신전이 잘 나오지 않을 때는 복근을 신장성하게 쓰도록 한다. (흉추의 신전이 잘 되지 않으면 경추나 요추에서 과신전이 발생할 수 있다.)

MEMO

LEVEL 2 | EX WORK

SWAN DIVE

☑ **운동목적** 척추 신전근 강화

☑ **기구세팅** 2 light top

☑ **사용근육**

MOBILIZERS 팔꿈치 굴곡근(Elbow Flexors), 팔꿈치 신전근(Elbow Extensors)

STABILIZERS 복횡근(Transverse Abdominis), 골반기저근(Pelvic Floor Muscle), 척추기립근(Erector Spinae), 다열근(Multifidus), 하체 안정화 근육(Gluteus Maximus, Quadriceps, Hamstring), 고관절 신전근(Hip Extensors)

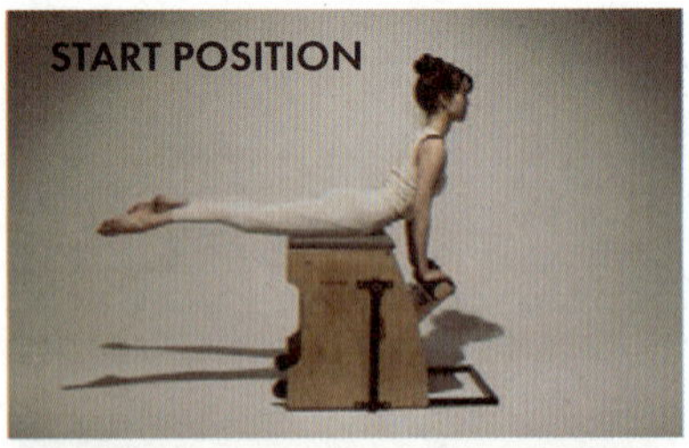

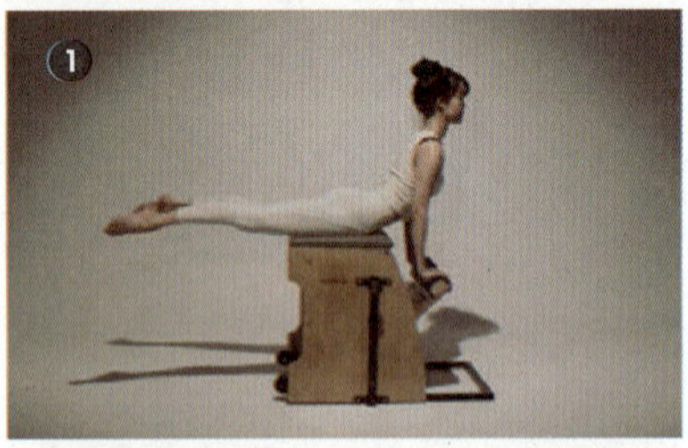

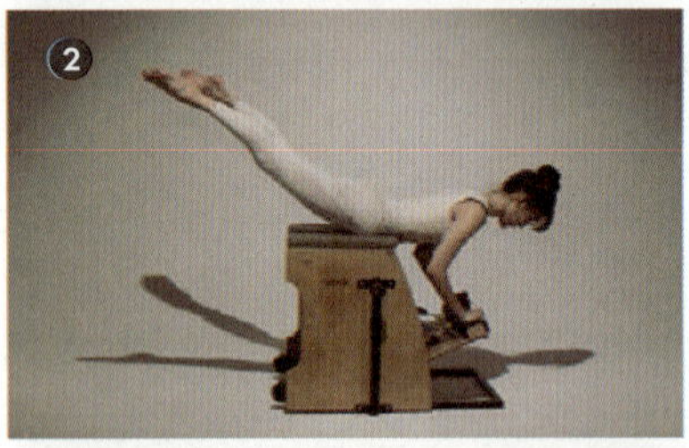

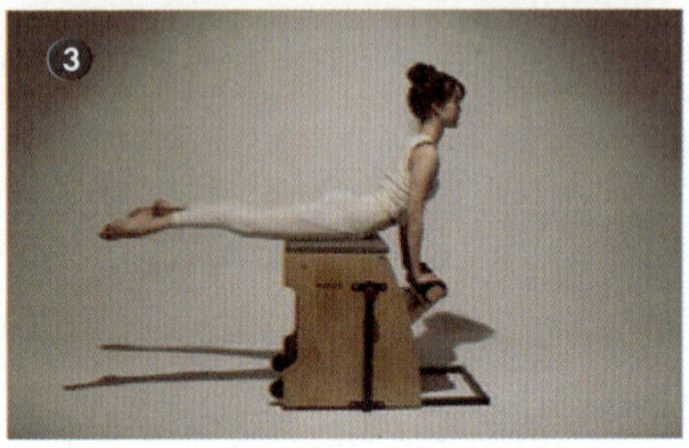

1 시작 자세

ASIS가 CHAIR의 앞 가장자리 안쪽에 위치하고 엎드린다. 척추는 신전하고 다리는 외회전하여 어깨 너비보다 조금 더 넓게 벌린다. 팔은 어깨 너비로 뻗어 Pedal에 손바닥을 위치한다. 척추와 고관절을 최대한 신전하여 Pedal이 올라올 수 있도록 한다. 견갑골을 안정화한다.

2 동작

❶ 마시면서 준비한다.

❷ 내쉬면서 척추와 Hip을 신전하여 활 모양을 유지한다. 다리는 뒤쪽으로 뻗으면서 몸통을 앞쪽으로 기울이고 팔꿈치를 구부린다.

❸ 마시면서 몸통은 활 모양을 유지하며 견갑골을 안정성 있게 두고 팔꿈치를 펴서 시작 자세로 돌아온다.

5회 반복한다.

3 지도사항

1 시작 시 견갑골을 안정화하여 견갑대(Shoulder girdle)를 넓게 유지하도록 한다.

2 동작 내내 척추를 전체적으로 균등하게 신전하고 경추, 요추가 과하게 신전되지 않도록 주의 한다.

3 복부와 견갑의 안정성이 유지될 수 있는 범위 안에서 동작한다.

4 동작 시작 시 시선이 먼저 떨어지지 않도록 한다.

5 흉추의 신전이 잘 나오지 않을 때는 복근을 신장성하게 쓰도록 한다. (흉추의 신전이 잘 되지 않으면 경추나 요추에서 과신전이 발생할 수 있다.)

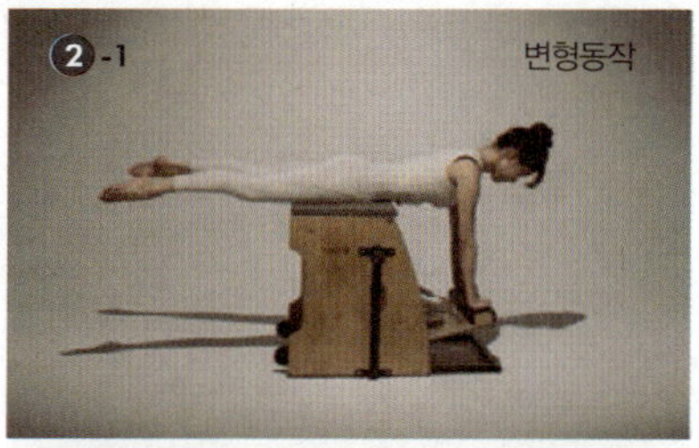

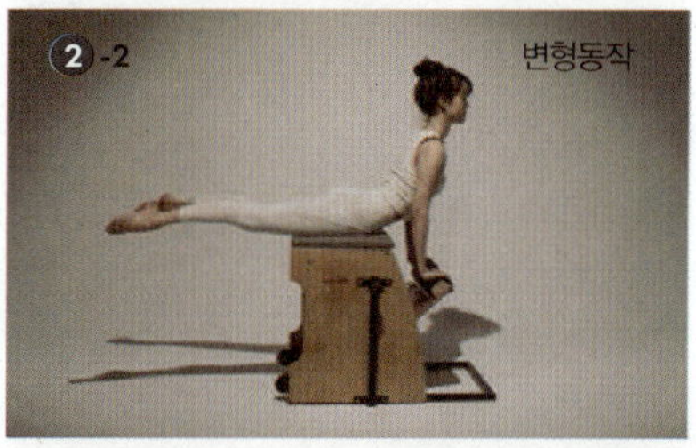

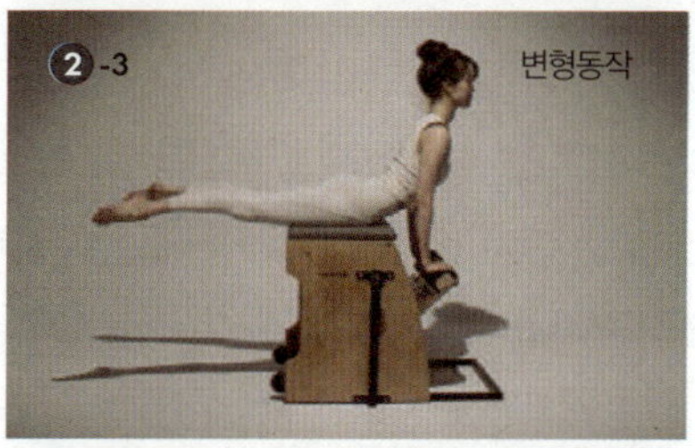

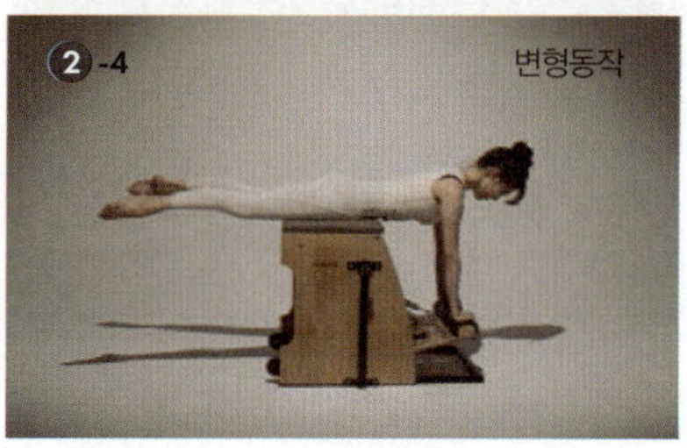

4 변형동작

1 난이도를 낮게 할 경우 : 골반과 척추를 Neutral로 시작 자세를 만든다. (Level 1)

1) 마시면서 준비한다.

2) 내쉬면서 척추를 최대한 신전 시킨다. ASIS는 Chair에서 떨어지고 치골은 유지한다.

동시에 팔을 뻗은 상태로 어깨 관절을 신전하여 Pedal이 올라오게 한다.

3) 마시면서 자세를 유지하며 상체와 견갑골의 안정을 유지한다.

4) 내쉬면서 척추를 Neutral하게 하고 Pedal을 내려 시작 자세로 돌아온다.

5 응용동작

■ **Split-Pedal Stability Chair를 이용한 응용**

1 Bilateral

1) Pedal을 분리해서 운동한다. Pedal을 누르거나 올라올 때 똑같이 움직이도록 한다.

LEVEL 2 | EX WORK

SWIMMING

☑ **운동목적** 등 신전근 강화

☑ **기구세팅** 2 Heavy Low

☑ **사용근육**

MOBILIZERS 어깨 굴곡근(Shoulder Flexors), 어깨 신전근(Shoulder Extensor) 고관절 신전근(Hip Extensors), 고관절 굴곡근(Hip Flexors)

STABILIZERS 복횡근(Transverse Abdominis), 골반기저근(Pelvic Floor Muscle), 복사근(Obliques), 척추기립근(Erector Spinae), 다열근(Multifidus), 하체 안정화 근육(Gluteus Maximus, Quadriceps, Hamstring)

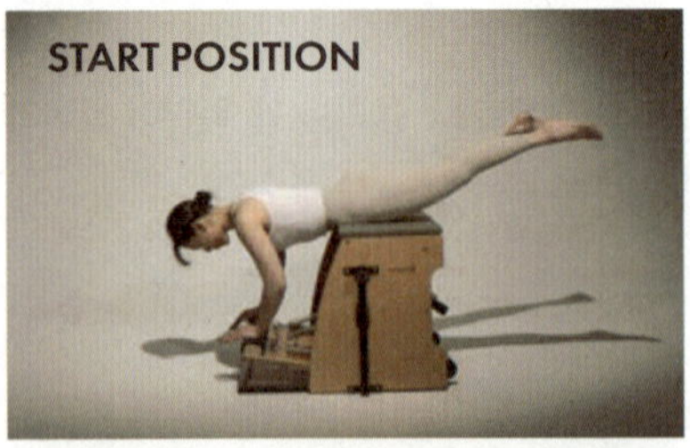

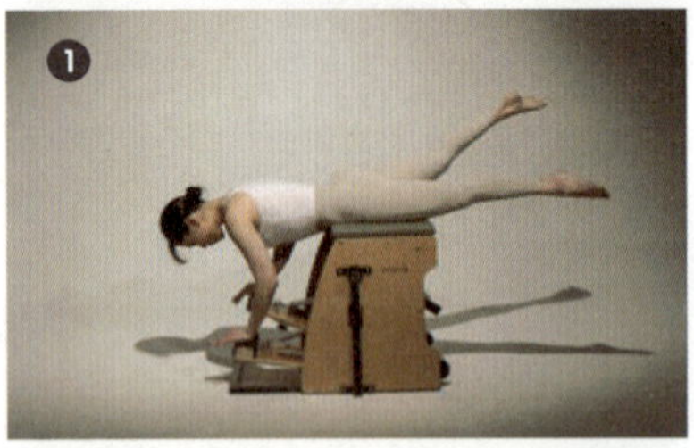

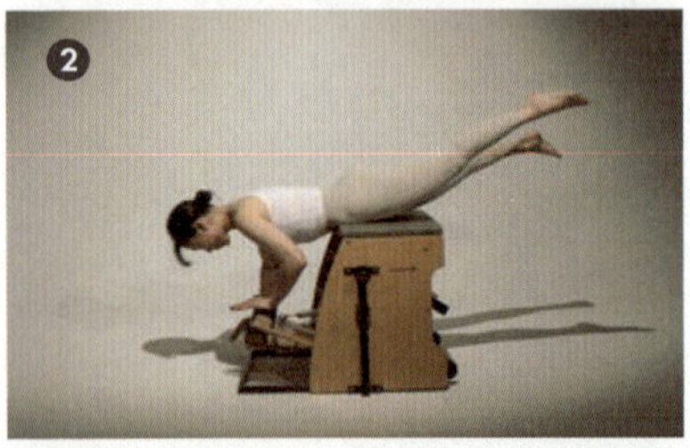

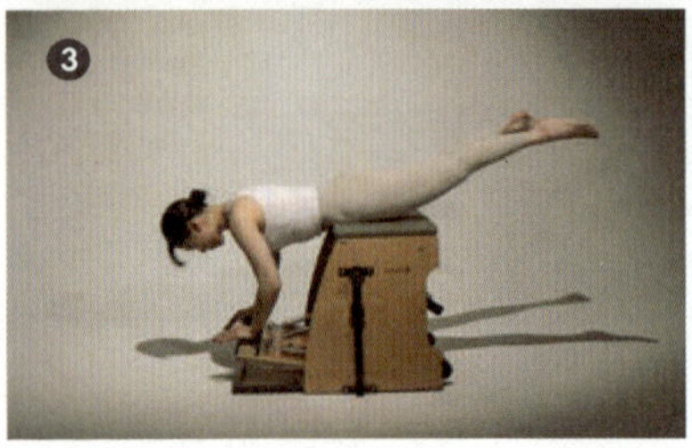

1 시작 자세

Pedal을 분리한다. ASIS가 CHAIR의 앞 가장자리의 안쪽에 위치할 수 있도록 엎드린다. 다리는 외회전하여 어깨 너비보다 조금 더 넓게 벌린다. 견갑골을 안정화하고 팔은 어깨 너비로 벌려 길게 펴서 Pedal에 손을 위치한다. 몸을 사선 라인으로 기울여 팔꿈치는 굴곡하고 흉추를 신전하여 Pedal이 바닥에서 떨어지게 한다.

2 동작

❶ 5카운트 동안 마시면서 척추의 신전을 유지하며 왼쪽 팔로 Pedal을 누르고 동시에 오른쪽 다리의 고관절을 신전한다. 오른쪽 팔로 Pedal을 누르고 동시에 왼쪽 다리의 고관절을 신전하는 동작을 반복한다.

❷ 5카운트 동안 내쉬면서 왼쪽 팔로 Pedal을 누르고 동시에 오른쪽 다리의 고관절을 신전한다. 오른쪽 팔로 Pedal을 누르고 동시에 왼쪽 다리의 고관절을 신전하는 동작을 반복한다.

4–6회 반복한다.

❸ 마시면서 팔, 다리, 몸통을 바닥과 수평하게 유지하면서 돌아온다.

3 지도사항

1 동작을 하는 동안 몸통의 회전이 없어야 한다.

2 흉추에서 약간 신전이 일어나도록 하고 요추에서 과신전이 생기지 않도록 한다.

3 동작 내내 견갑골의 안정화를 유지한다.

MEMO

LEVEL 1 | LEG WORK

FOOT WORK

☑ **운동목적** 발목의 안정성과 하지 근력 향상

☑ **기구세팅** 2 heavy top

☑ **사용근육**

MOBILIZERS 고관절 신전근(Hip Extensors), 고관절 굴곡근(Hip Flexors), 무릎 신전근(Knee Extensors), 무릎 굴곡근(Knee flexor)

STABILIZERS 복횡근(Transverse Abdominis), 골반기저근(Pelvic Floor Muscle), 복사근(Obliques), 척추기립근(Erector Spinae), 다열근(Multifidus), 견갑대 안정화 근육, 고관절 외회전근(Hip external rotators), 저측 굴곡근(Plantar Flexors)

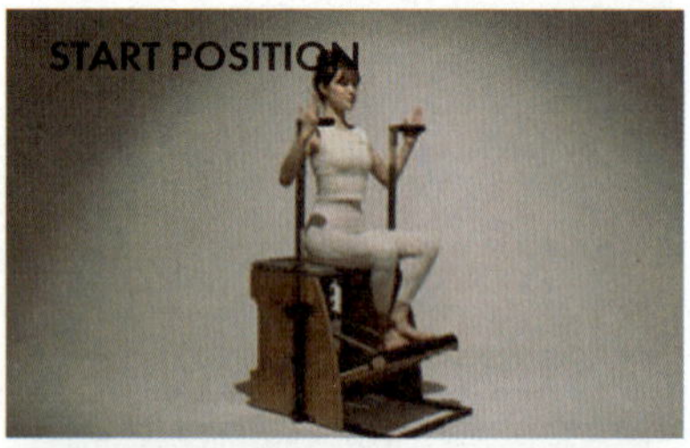

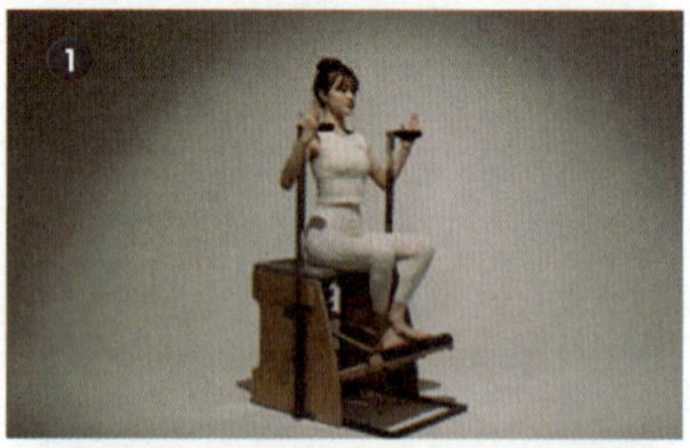

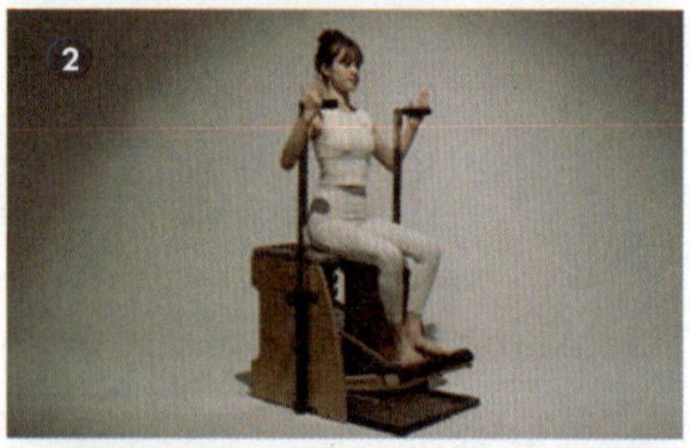

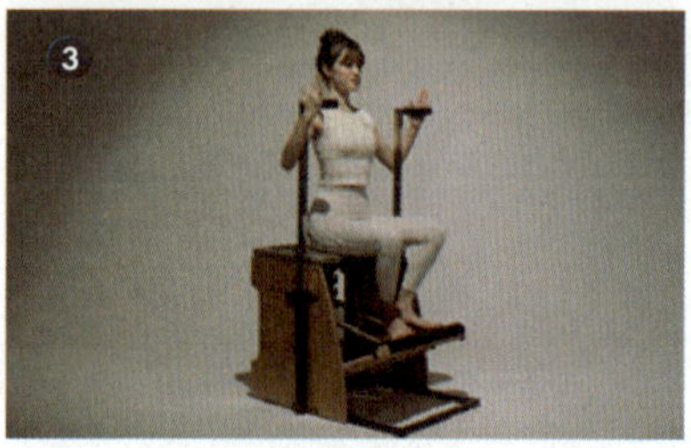

1. PILATES V POSITION (TOES APART HEELS TOGETHER)

1 시작 자세

다리의 고관절은 외회전하며 무릎은 구부려 벌리고 발볼은 Pedal에 위치한다. 두발의 발가락은 서로 간격을 두고 벌리고 45도 방향으로 향하도록 한다. 양쪽 뒤꿈치는 서로 붙이고 몸통이 Neutral을 유지할 수 있을 만큼 Pedal을 올린다. 견갑골을 안정화하여 손으로 Handle의 바깥 쪽을 누른다.

2 동작

❶ 마시면서 준비한다.

❷ 내쉬면서 뒤꿈치를 서로 조이고 무릎을 신전하여 Pedal을 누른다. 상체의 안정성을 유지할 수 있는 범위 내에서 최대한 Pedal을 누른다.

❸ 마시면서 무릎과 고관절을 굴곡하여 Pedal이 돌아오게 한다.

10회 반복한다.

3 지도사항

1 발꿈치가 벌어지지 않게 하고 발목 관절이 움직이지 않도록 한다.

2 두 다리를 균등하게 쓸 수 있도록 한다.

3 동작 내내 외회전근을 활성화하여 외회전의 정도가 똑같이 유지되게 한다.

4 동작 시 몸통의 안정성을 유지하기 위해 핸들에 의존하지 않고 복부를 사용하도록 한다.

5 Pedal을 내릴 때 무게 이동을 앞쪽으로 하여 몸이 기울어지지 않도록 한다.

6 동작 내내 하지 정렬을 유지하도록 한다.

7 임산부의 다리 운동으로 좋은 동작이다.

- ☑ **운동목적** 발목의 안정성과 하지 근력 향상
- ☑ **기구세팅** 2 heavy top
- ☑ **사용근육**
  - MOBILIZERS 고관절 신전근(Hip Extensors), 고관절 굴곡근(Hip Flexors), 무릎 신전근(Knee Extensors), 무릎 굴곡근(Knee flexor)
  - STABILIZERS 복횡근(Transverse Abdominis), 골반기저근(Pelvic Floor Muscle), 복사근(Obliques), 척추기립근(Erector Spinae), 다열근(Multifidus), 견갑대 안정화 근육, 고관절 내전근(Hip adductors), 배측 굴곡근(Dorsi Flexors)

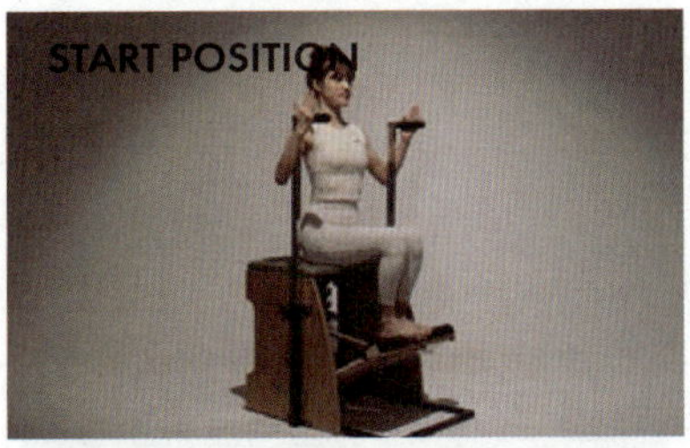

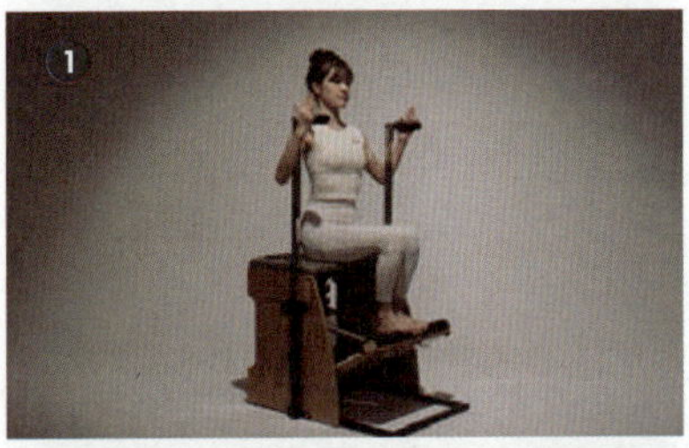

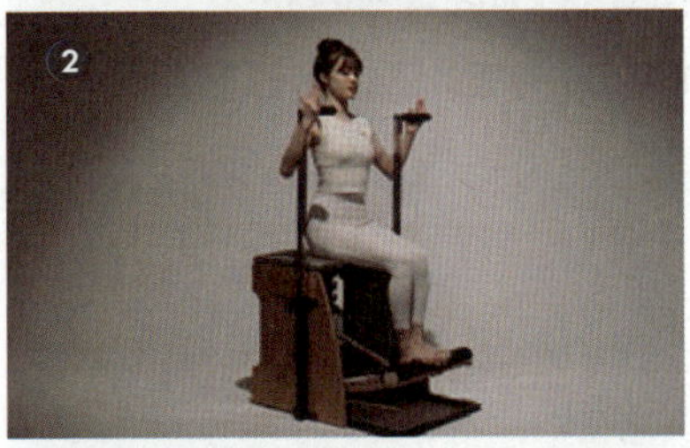

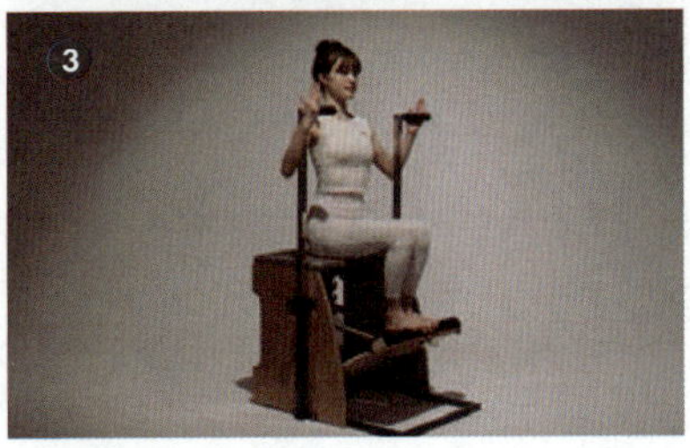

2. PARALLEL WRAP TOES

1 시작 자세

발가락은 자연스럽게 구부려 Pedal을 가볍게 쥔다. 발목은 배측 굴곡(Dorsi Flexion)한다. 다리는 평행을 유지하고 내전(Adduction)한다. 몸통이 Neutral을 유지할 수 있을 만큼 Pedal을 올린다. 견갑골을 안정화하여 손으로 Handle의 바깥 쪽을 누른다.

2 동작

❶ 마시면서 준비한다.

❷ 내쉬면서 발목은 배측 굴곡(Dorsi Flexion)을 유지한 상태로 상체의 안정성을 유지할 수있는 범위 내에서 최대한 무릎을 신전하여 Pedal을 누른다.

❸ 마시면서 무릎과 고관절을 굴곡하여 Pedal이 돌아오게 한다.

10회 반복한다.

3 지도사항

1. Pedal을 잡고 있는 발가락을 유지할 수 있도록 한다.
2. 발목의 배측 굴곡을 유지하며 동작할 수 있도록 한다.
3. 대퇴부의 안쪽을 붙이고 다리를 평행하게 유지한다.
4. 동작 시 몸통의 안정성을 유지하기 위해 핸들에 의존하지 않고 복부를 사용하도록 한다.
5. Pedal을 내릴 때 무게 이동을 앞쪽으로 하여 몸이 기울어지지 않도록 한다.
6. 동작 내내 하지 정렬을 유지하도록 한다.
7. 임산부의 다리 운동으로 좋은 동작이다.

☑ **운동목적** 발목의 안정성과 하지 근력 향상

☑ **기구세팅** 2 heavy top

☑ **사용근육**

MOBILIZERS 고관절 신전근(Hip Extensors), 고관절 굴곡근(Hip Flexors), 무릎 신전근(Knee Extensors), 무릎 굴곡근(Knee flexor)

STABILIZERS 복횡근(Transverse Abdominis), 골반기저근(Pelvic Floor Muscle), 복사근(Obliques), 척추기립근(Erector Spinae), 다열근(Multifidus), 견갑대 안정화 근육, 고관절 내전근(Hip adductors), 배측 굴곡근(Dorsi Flexors)

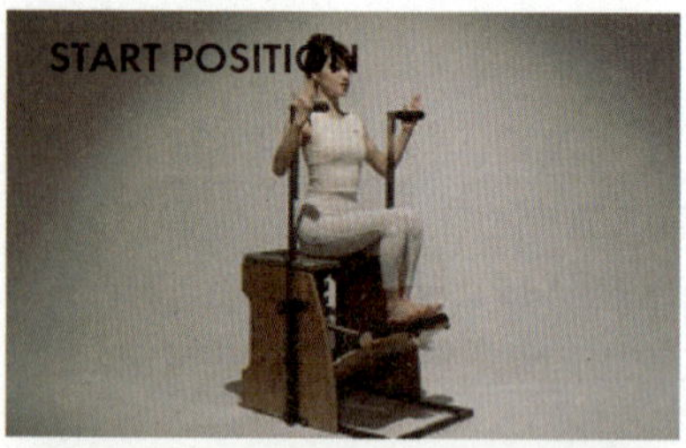

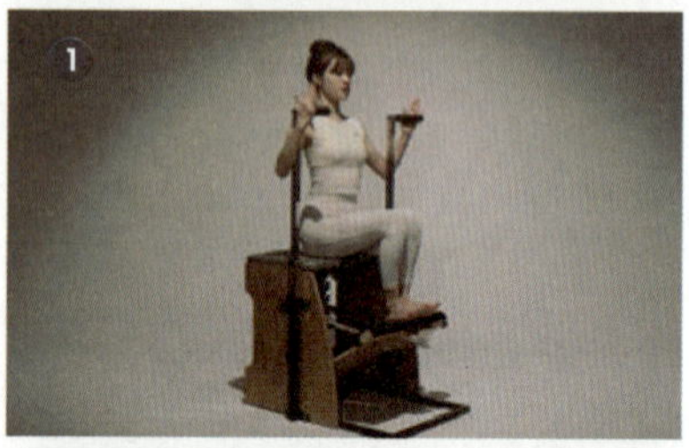

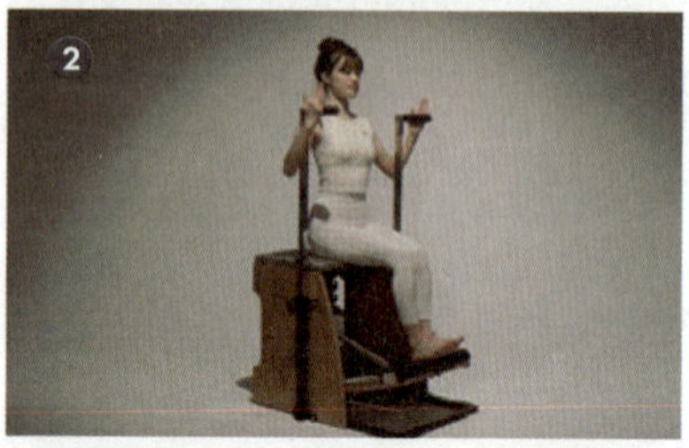

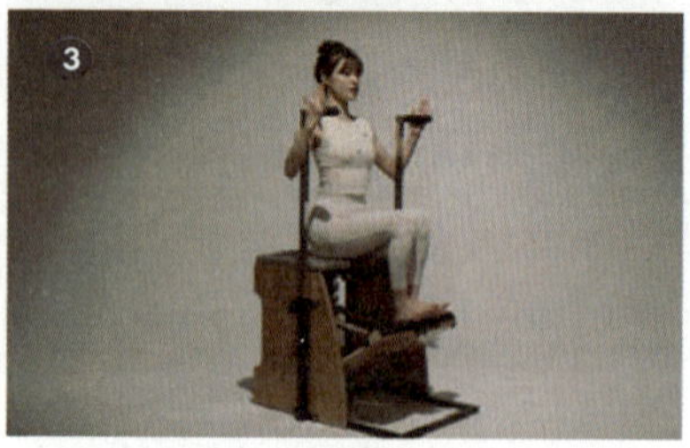

3. PARALLEL HEELS (HEELS ON PEDAL)

1 시작 자세

발의 뒤꿈치를 Pedal에 대고 발목을 배측 굴곡(Dorsi Flexion)한다. 다리는 평행하게 유지하고 내전(Adduction)한다. 몸통이 Neutral을 유지할 수 있을 만큼 Pedal을 올린다. 견갑골을 안정화하여 손으로 Handle의 바깥 쪽을 누른다.

2 동작

❶ 마시면서 준비한다.

❷ 내쉬면서 발목은 배측 굴곡(Dorsi Flexion)을 유지하며 상체의 안정성을 유지할 수있는 범위 내에서 최대한 무릎을 펴 Pedal을 누른다.

❸ 마시면서 무릎과 고관절을 굴곡하여 Pedal이 돌아오게 한다.

10회 반복한다.

3 지도사항

1 바닥을 밟고 있는 것처럼 발목과 발의 모양을 유지하며 동작한다.

2 발목의 배측 굴곡을 유지하며 동작한다.

3 대퇴부의 안쪽을 붙인 상태로 다리를 평행하게 유지하여 동작한다.

4 두 다리를 균등하게 쓸 수 있도록 한다.

5 동작 시 몸통의 안정성을 유지하기 위해 핸들에 의존하지 않고 복부를 사용하도록 한다.

6 Pedal을 내릴 때 무게 이동을 앞쪽으로 하여 몸이 기울어지지 않도록 한다.

7 동작 내내 하지 정렬을 유지하도록 한다.

8 임산부의 다리 운동으로 좋은 동작이다.

☑ 운동목적 발목의 안정성과 하지 근력 향상

☑ 기구세팅 2 heavy top

☑ 사용근육 MOBILIZERS 고관절 신전근(Hip Extensors), 고관절 굴곡근(Hip Flexors), 무릎 신전근(Knee Extensors), 무릎 굴곡근(Knee flexor)

STABILIZERS 복횡근(Transverse Abdominis), 골반기저근(Pelvic Floor Muscle), 복사근(Obliques), 척추기립근(Erector Spinae), 다열근(Multifidus), 견갑대 안정화 근육, 고관절 내전근(Hip adductors), 저측 굴곡근(Plantar Flexors)

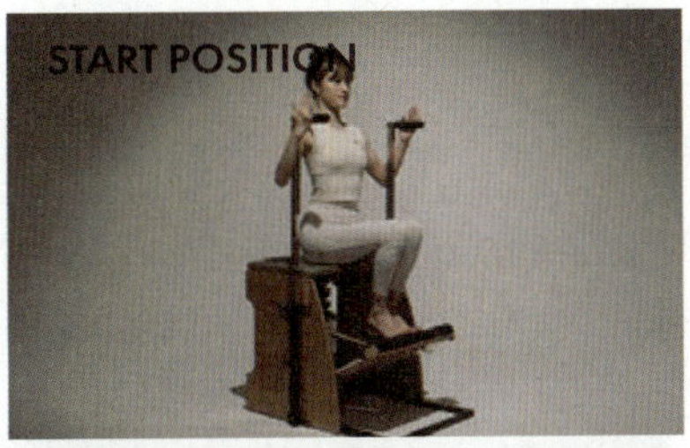

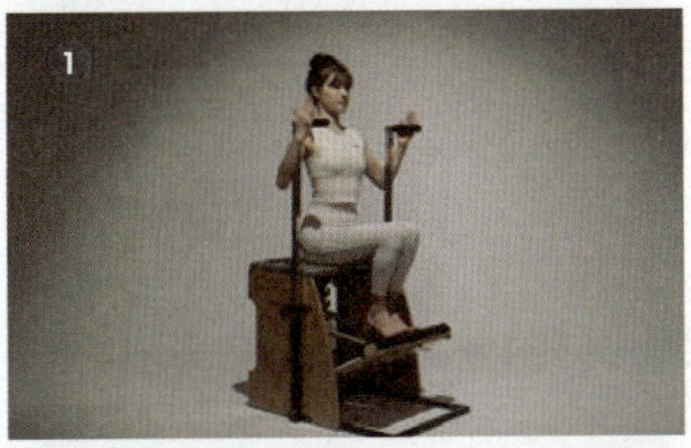

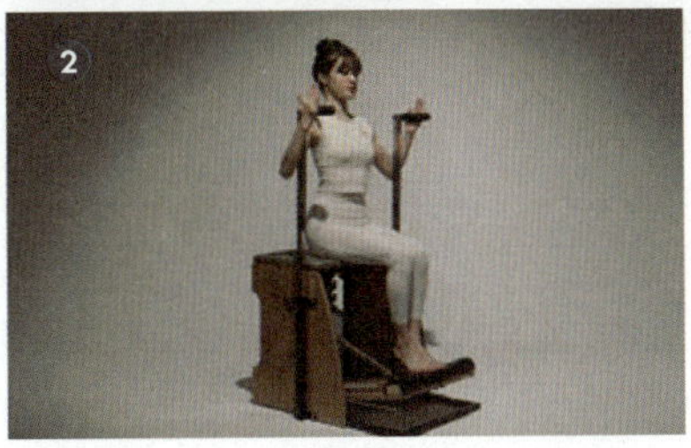

4. PARALLEL TOES (HIGH HALF TOE)

1 시작 자세

발의 볼을 Pedal에 대고 발목을 저측 굴곡한다. 다리는 평행하게 유지하고 내전(Adduction)한다. 몸통이 Neutral을 유지할 수 있을 만큼 Pedal을 올린다. 견갑골을 안정화하여 손으로 Handle의 바깥 쪽을 누른다.

2 동작

❶ 마시면서 준비한다.

❷ 내쉬면서 발목을 저측 굴곡 한 상태에서 상체의 안정성을 유지할 수 있는 범위 내에서 최대한 무릎을 펴 Pedal을 누른다.

❸ 마시면서 무릎과 고관절을 굴곡하여 Pedal이 돌아오게 한다.

10회 반복한다.

3 지도사항

1 발목의 저측 굴곡을 동작 내내 유지한다. (너무 과한 저측 굴곡을 하지 않도록 한다.)

2 발 볼 전체에 균등하게 무게를 줄 수 있도록 한다.

3 발가락에 과한 무게가 실리지 않도록 한다.

4 두 다리를 균등하게 쓸 수 있도록 한다.

5 동작 시 몸통의 안정성을 유지하기 위해 핸들에 의존하지 않고 복부를 사용하도록 한다.

6 Pedal을 내릴 때 무게 이동을 앞쪽으로 하여 몸이 기울어지지 않도록 한다.

7 동작 내내 하지 정렬을 유지하도록 한다.

8 임산부의 다리 운동으로 좋은 동작이다.

☑ **운동목적** 발목의 안정성과 하지 근력 향상

☑ **기구세팅** 2 heavy top

☑ **사용근육** **MOBILIZERS** 저측 굴곡근(Plantar Flexors), 배측 굴곡근(Dorsi Flexors)

STABILIZERS 복횡근(Transverse Abdominis), 골반기저근(Pelvic Floor Muscle), 복사근(Obliques), 척추기립근(Erector Spinae), 다열근(Multifidus)

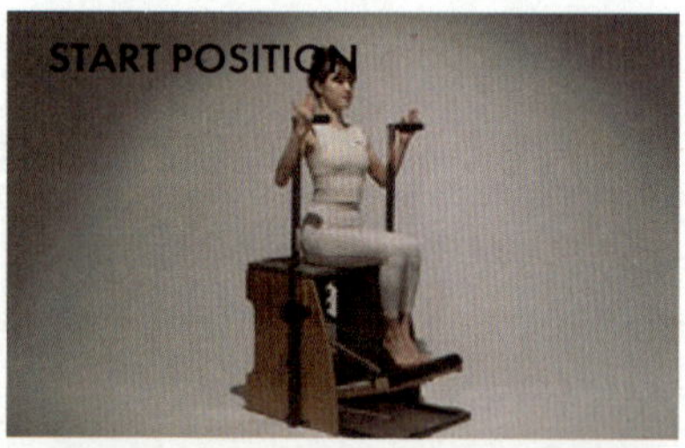

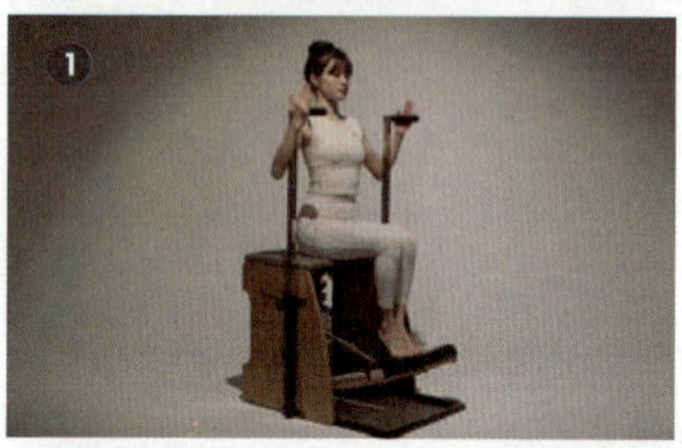

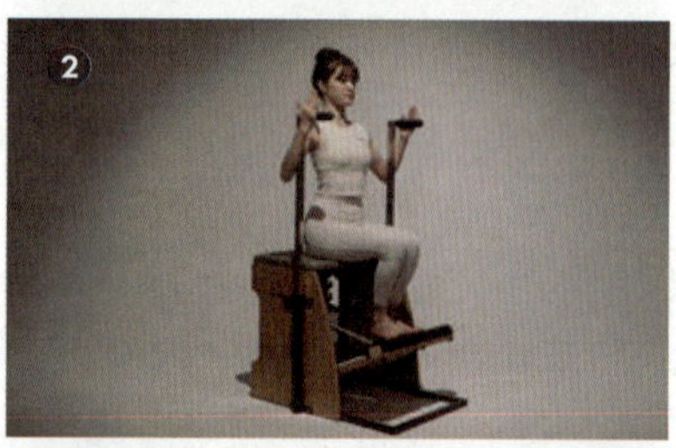

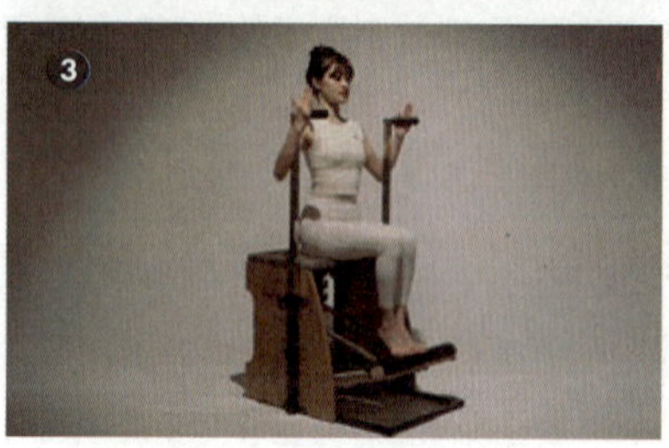

5. TENDON STRETCH(LOWER & LIFT)

1 시작 자세

발의 볼을 Pedal에 대고 발목을 저측 굴곡(Plantar Flexion) 시킨다. 다리는 평행하게 유지하고 내전(Adduction)한다. 허벅지와 바닥이 평행을 유지하고 몸통이 Neutral을 유지할 수 있을만큼 Pedal을 누른다. 견갑골을 안정화하여 손으로 Handle의 바깥 쪽을 누른다.

2 동작

❶ 마시면서 허벅지와 바닥은 평행을 유지하며 발목을 배측 굴곡(Dorsi Flexion) 하여 Pedal을 올린다.

❷ 내쉬면서 허벅지와 바닥은 평행을 유지하며 발목을 저측 굴곡(Plantar Flexion) 하여 Pedal을 누른다.

10회 반복한다.

3 지도사항

1 발 볼 전체에 균등하게 무게를 줄 수 있도록 한다.

2 발가락에 과한 무게가 실리지 않도록 한다.

3 Pedal을 누른 상태에서 허벅지와 바닥이 수평을 유지하도록 하고 다리가 위아래로 움직이지 않게 한다.

4 대퇴부의 안쪽을 붙이고 다리를 평행하게 유지한다.

5 동작 시 몸통의 안정성을 유지하기 위해 핸들에 의존하지 않고 복부를 사용하도록 한다.

6 Pedal을 내릴 때 무게 이동을 앞쪽으로 하여 몸이 기울어지지 않도록 한다.

7 동작 내내 하지 정렬을 유지하도록 한다.

8 임산부의 다리 운동으로 좋은 동작이다.

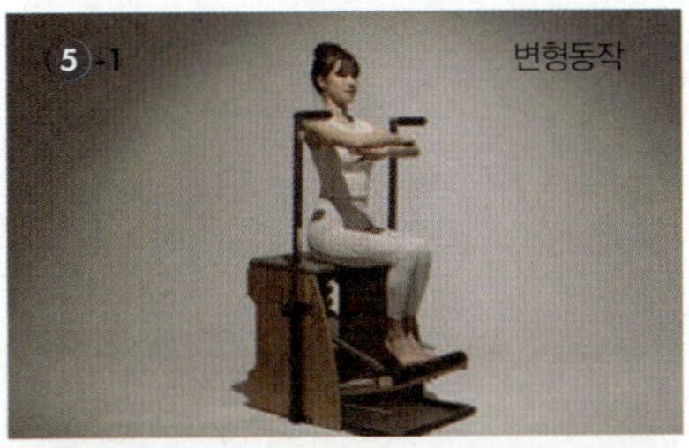

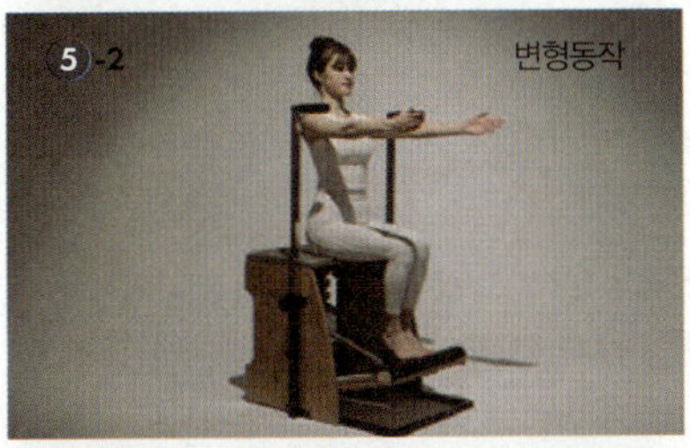

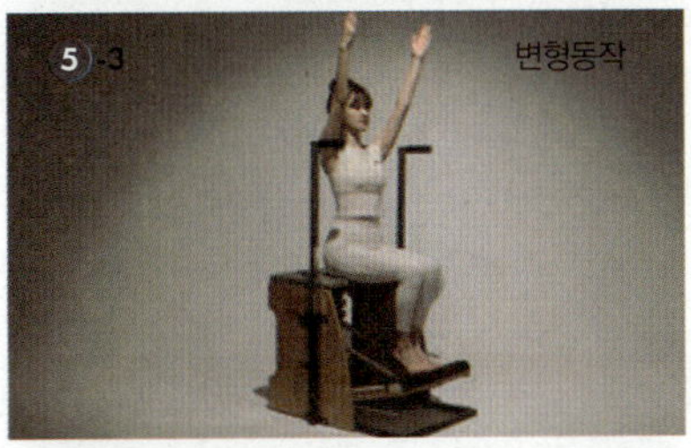

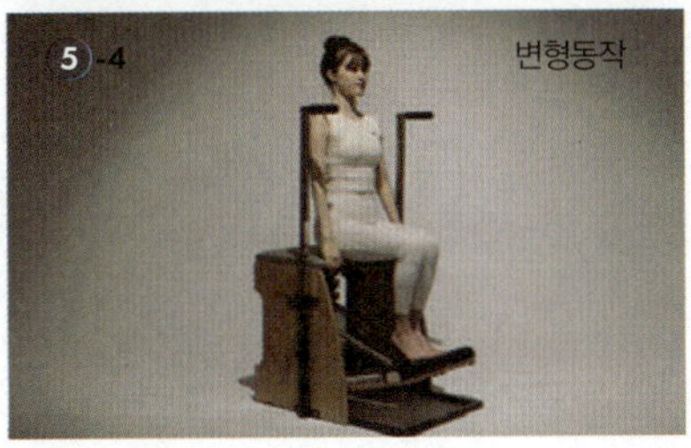

4 변형동작

- **FOOTWORK 시리즈의 변형동작**

1 Chair를 벽에 붙여 놓기 (모든 동작) :
상체의 안정성을 돕기 위해 등 뒤에 Foam Cushion, Box, 혹은 Arc Barrel 등을 세팅한다.

2 끝 범위에서 동작하기 (1,2,3,4번 동작) :
Pedal을 끝까지 누르고 올릴 때 반만 올라온다.
내쉬면서 페달을 밑으로 누르는 동작을 강조한다.
작은 범위의 동작으로 안정성 확보에 도움이 된다.

3 다리를 살짝 벌려 동작하기 (2,3,4,5번 동작) :
다리를 좌골 너비까지 벌려서 동작한다.
고관절, 무릎, 그리고 발목까지의 평행을 유지한다.

4 간격을 이용하기 (2,3,4,5번 동작) :
고관절 내전근(Hip Adductors)의 활성화를 돕기 위하여 Foam Cushion이나 작은 공 등을 무릎 사이에 끼우고 동작한다.
자세를 유지하기 위해 발목에 끼울수도 있다.
고관절 외전근(Hip Abductors)의 활성화를 위해서는 Flex-Band를 대퇴부에 묶어 동작한다.

5 다른 팔 동작을 하기 (모든 동작) :
1) 상체의 안정성을 더 강조하기 위하여 지니 자세를 하고 동작한다.
2) 상체의 안정성을 더 강조하기 위하여 팔을 앞으로 나란히 뻗어 동작한다.
3) 상체의 안정성을 더 강조하기 위하여 팔을 위로 나란히 뻗어 동작한다.
4) 어깨의 안정성을 위해서 손가락으로 Chair의 앞부분이나 옆부분을 누르며 동작한다.

6 Spring의 세기를 조정하기 (모든 동작)

7 상체와 골반의 안정성을 유지하기 위하여 움짐임의 범위나 속도를 줄여 동작한다.

5 응용동작

- **Split-Pedal Stability Chair를 이용한 응용**

CHAIR Set Up Spring : 2 heavy top

1 Bilateral :
페달을 서로 분리하고 양 쪽 Pedal을 균등하게 누른다.

2 Unilateral :
한쪽 다리는 시작 자세나 Pedal을 반만 누르며 유지하고, 다른 다리로만 Pedal 을 누른다. 골반이나 상체가 돌아가지 않도록 한다.

3 Reciprocal :
두 다리로 번갈아 가며 Pedal을 누른다. 다리를 바꿔가면서 동작 할 때마다 숨을 내쉰다.

LEVEL 2 | LEG WORK

SINGLE LEG

☑ 운동목적 발목의 안정성과 하지 근력 향상, 한쪽 움직임에 대한 몸통 안정성

☑ 기구세팅 2 heavy top

☑ 사용근육
MOBILIZERS 고관절 신전근(Hip Extensors), 고관절 굴곡근(Hip Flexors), 무릎 신전근(Knee Extensors), 무릎 굴곡근 (Knee Flexors)

STABILIZERS 복횡근(Transverse Abdominis), 골반기저근(Pelvic Floor Muscle), 복사근(Obliques), 척추기립근(Erector Spinae), 다열근(Multifidus), 고관절 굴곡근 (Hip Flexors), 견갑대 안정화 근육, 하체 안정화 근육(Gluteus, Maximus, Quadriceps, Hamstring), 배측 굴곡근(Dorsi Flexors), 저측 굴곡근 (Plantar Flexors)

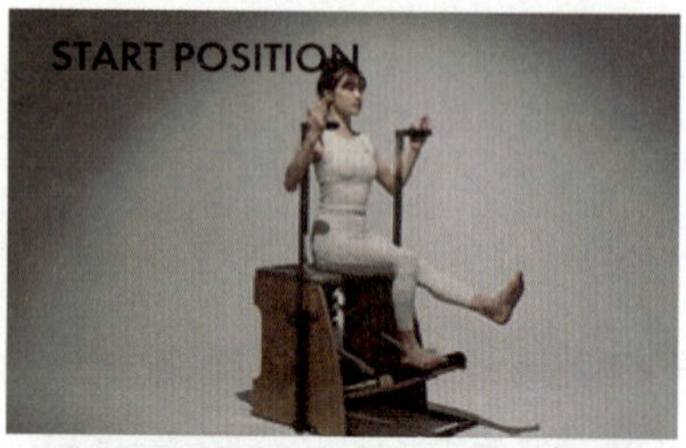

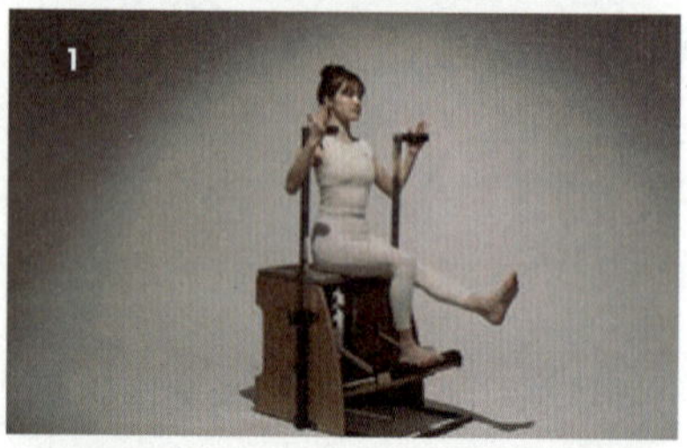

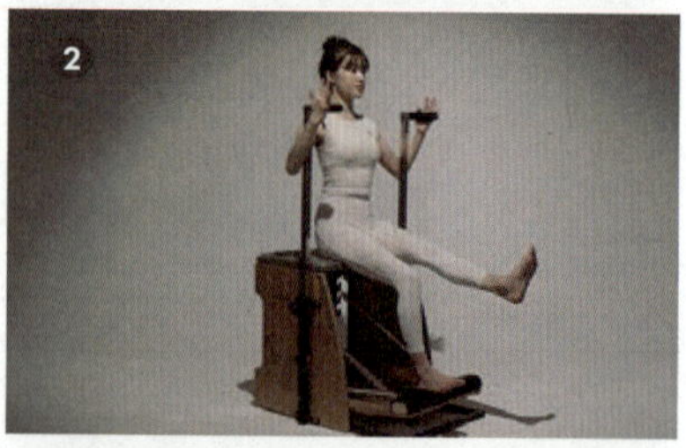

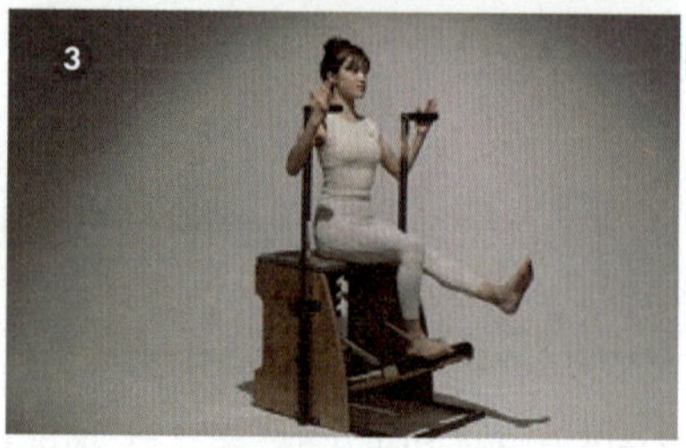

1. HEEL (HEELS ON PEDAL)

1 시작 자세

한쪽 발의 뒤꿈치를 좌골에서 수직으로 내려오게 하여 Pedal에 대고 발목을 배측 굴곡 (Dorsi Flexion) 한다. 반대쪽의 다리는 앞으로 뻗어 골반 높이까지 들어 올리고 발목을 배측 굴곡한다. 견갑골을 안정화하여 손으로 Handle의 바깥쪽을 누른다.

2 동작

❶ 마시면서 준비한다.

❷ 내쉬면서 발목의 배측 굴곡을 유지하고 상체의 안정성을 유지할 수 있는 범위 내에서 최대한 Pedal을 누른다.

❸ 마시면서 무릎과 고관절을 구부려 컨트롤하게 Pedal이 돌아오게 한다.

각 방향으로 5-10회 반복한다.

3 지도사항

1 움직이지 않는 다리는 등척성 운동을 한다.

2 양쪽 다리의 발목은 움직임이 없이 동작을 하도록 한다.

3 고관절, 무릎, 발목, 2번째 발가락은 같은 선상을 유지하면서 동작한다.

4 동작내내 골반이 들리거나 밀리지 않도록 한다.

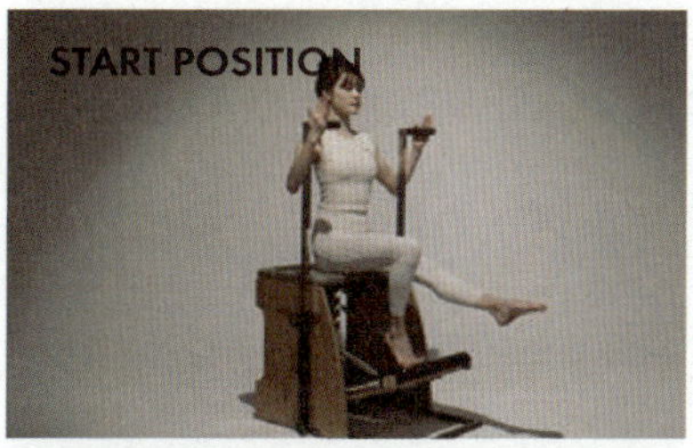

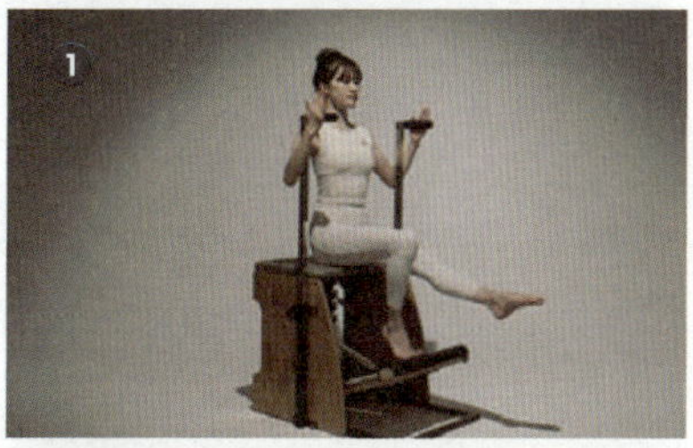

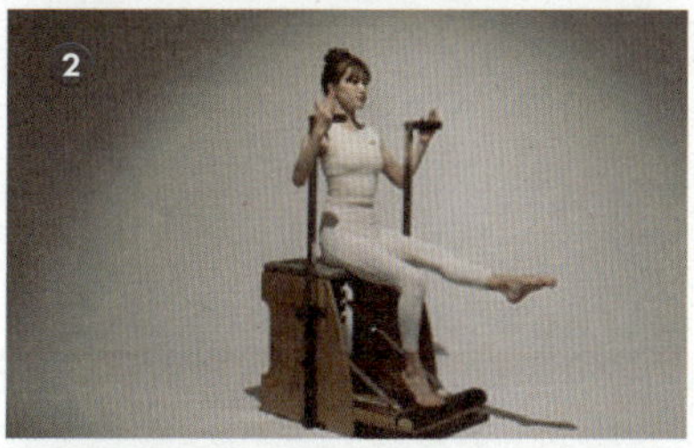

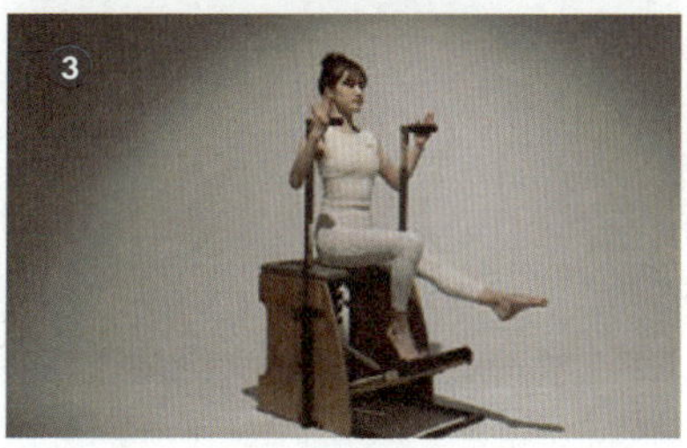

2. TOE (HIGH HALF TOE)

1 시작 자세

한쪽 발의 뒤꿈치를 좌골에서 수직으로 내려오게 하여 Pedal에 대고 발목을 저측 굴곡한다. 반대쪽의 다리는 앞으로 뻗어 골반 높이까지 들어 올리고 발목을 저측 굴곡한다. 견갑골을 안정화하여 손으로 Handle의 바깥 쪽을 누른다.

2 동작

❶ 마시면서 준비한다.

❷ 내쉬면서 발목의 저측 굴곡을 유지하고 상체의 안정성을 유지할 수 있는 범위 내에서 최대한 Pedal을 누른다.

❸ 마시면서 무릎과 고관절을 구부려 컨트롤하게 Pedal이 돌아오게 한다.

각 방향으로 5-10회 반복한다.

3 지도사항

1 움직이지 않는 다리는 등척성 운동을 한다.

2 양쪽 다리의 발목은 움직임이 없이 동작을 하도록 한다.

3 고관절, 무릎, 발목, 2번째 발가락은 같은 선상을 유지하면서 동작을 하도록 한다.

4 동작내내 골반이 들리거나 밀리지 않도록 한다.

4 변형동작

■ **SINGLE LEG 시리즈의 변형동작**

1 Chair를 벽에 붙여 놓기 :
상체의 안정성을 돕기 위해 Foam Cushion, Box, 혹은 Arc Barrel 등을 사용한다.

2 끝 범위에서 동작하기 :
Pedal을 끝까지 누르고 올릴 때 반만 올라온다.
내쉬면서 페달을 누르는 동작을 강조한다.
작은 범위의 동작으로 안정성 확보에 도움을 준다.

3 다른 팔 동작을 하기 :
어깨의 안정성을 위해서 손가락으로 Chair의 앞부분이나 옆부분을 누르며 동작한다.
상체의 안정성 도전을 주기 위하여 지니자세 또는 팔을 앞이나 위로 뻗고 동작한다.
어깨와 목의 긴장을 줄여주기 위해 가슴 앞에 양 손을 올리고 동작한다.

4 움직이지 않는 다리를 Ball 위에 올려놓기 :
움직이지 않는 다리의 발을 공 위에 올려 놓아 고관절과 골반의 자세를 유지한다.

5 Spring의 세기를 조정하기 :
상체와 골반의 안정성을 유지하기 위하여 스프링의 세기, 움직임의 범위, 움직임의 속도를 줄일 수 있다.

MEMO

LEVEL 1 | LEG WORK

HAMSTRING PRESS HIPS DOWN

☑ **운동목적** 고관절 신전근 강화

☑ **기구세팅** 1 Heavy Top

☑ **사용근육**

MOBILIZERS 고관절 신전근(Hip Extensor), 고관절 굴곡근(Hip Flexors), 무릎 신전근(Knee Extensors), 무릎 굴곡근 (Knee Flexors)

STABILIZERS 복횡근(Transverse Abdominis), 골반기저근(Pelvic Floor Muscle), 복사근(Obliques), 척추기립근(Erector Spinae), 다열근(Multifidus), 견갑대 안정화 근육

START POSITION

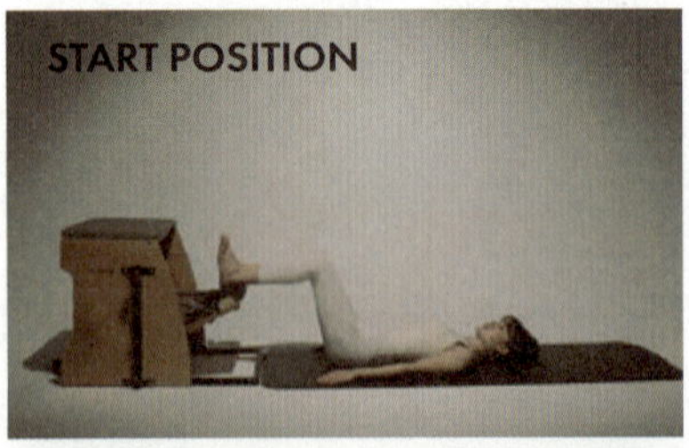

1

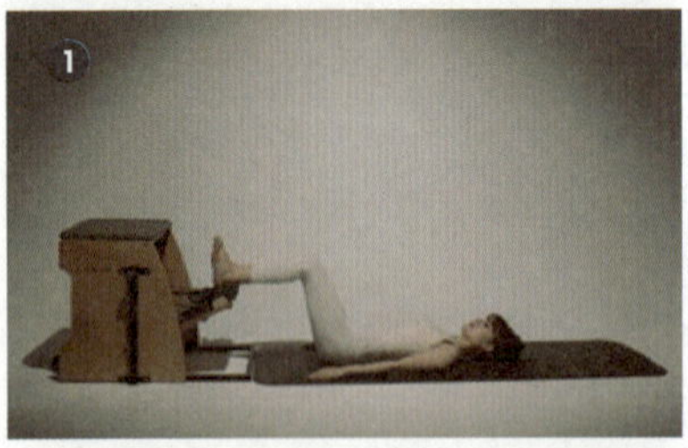

2

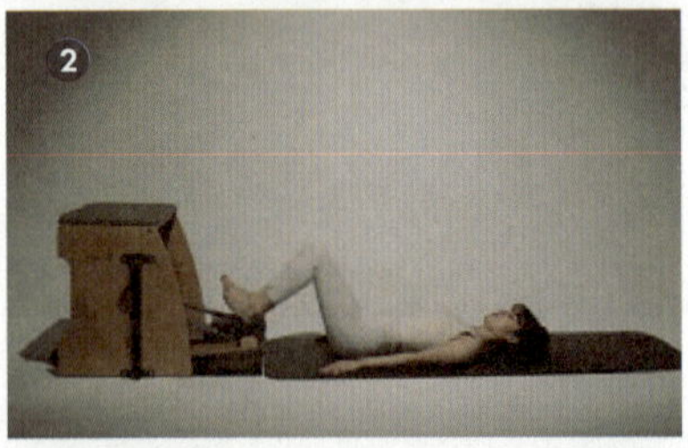

3

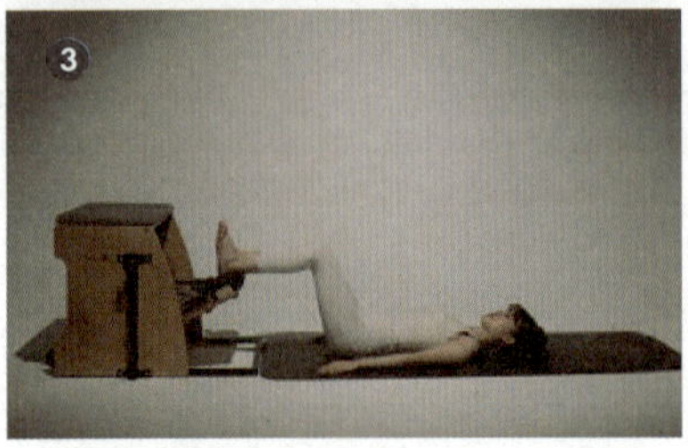

1 시작 자세

Chair 앞에 매트를 두고 Chair 반대 방향으로 머리가 향하도록 하여 눕는다. 골반과 척추는 Neutral을 유지한다. 다리를 평행하게 유지하고 골반 너비만큼 벌린다. 무릎은 구부리고 발목을 배측굴곡하여 뒤꿈치를 Pedal에 위치한다. 팔은 몸의 옆에 자연스럽게 위치하고 견갑골을 안정화한다.

2 동작

❶ 마시면서 준비한다.

❷ 내쉬면서 골반과 척추의 Neutral을 유지하고 무릎을 구부려 Pedal이 바닥에 닿기 직전까지 누른다.

❸ 마시면서 Pedal을 컨트롤하여 제자리로 돌아온다.

8-10회 반복한다.

3 지도사항

1 대둔근(Gluteus Maximus)과 슬괵근(Hamstrings)을 사용해서 골반의 안정성을 유지한다.

2 고관절, 무릎, 발목, 2번째 발가락은 같은 선상을 유지하면서 동작한다.

3 고관절에서 회전이 생기지 않도록 동작 한다.

4 동작 시 어깨에 과한 긴장이 일어나지 않도록 한다.

5 동작 시 무릎을 굴곡하고 고관절을 신전한다.

6 발목을 사용하지 않도록 한다.

7 슬괵근을 활성화하고 동작한다.

8 무릎이나 발목에 문제가 있다면 실시하지 않는다.

4 변형동작

1 발의 모양 바꾸기 : Pedal에 발의 아치를 대고 동작한다.

2 Single Leg : 한쪽 다리는 Table top 자세를 유지하고 반대쪽 다리로 동작한다.

3 작은 범위의 동작 : 무릎을 구부리는 동작에 집중하기 위해 Pedal을 반만 누른다.

4 끝 범위의 동작 : Pedal을 완전히 끝까지 누른 후, 고관절 신전근에 집중하며 반만 올라온다.

5 3번 누르기(Pulse) : 숨을 내쉬면서 Pedal을 3번 누른 뒤, 숨을 마시면서 돌아온다. 작은 범위로 운동한다.

6 상체를 굴곡하여 상복부 운동과 함께 진행한다.

5 응용동작

■ **Split-Pedal Stability Chair를 이용한 응용**

CHAIR Set Up Spring : 2 light top

1 Bilateral : Pedal을 서로 분리해서 누를 때 양쪽 Pedal을 균등하게 누른다.

2 Unilateral : 한쪽 다리는 시작 자세나 Pedal을 반만 누른 자세에서 다른 다리로 Pedal을 누른다. 골반이나 상체가 돌아가는 것을 피한다.

3 Reciprocal : 양 다리로 번갈아 가며 Pedal을 누른다. 다리를 바꿔가면서 누를때 마다 숨을 내쉰다.

LEVEL 2 | LEG WORK

HAMSTRING PRESS HIPS UP

☑ **운동목적** 고관절 굴곡근 · 신전근 강화

☑ **기구세팅** 2 Light Low

☑ **사용근육**

MOBILIZERS 고관절 신전근(Hip Extensor), 고관절 굴곡근(Hip Flexors), 무릎 신전근(Knee Extensors), 무릎 굴곡근(Knee Flexors)

STABILIZERS 복횡근(Transverse Abdominis), 골반기저근(Pelvic Floor Muscle), 복사근(Obliques), 척추기립근(Erector Spinae), 다열근(Multifidus), 견갑대 안정화 근육

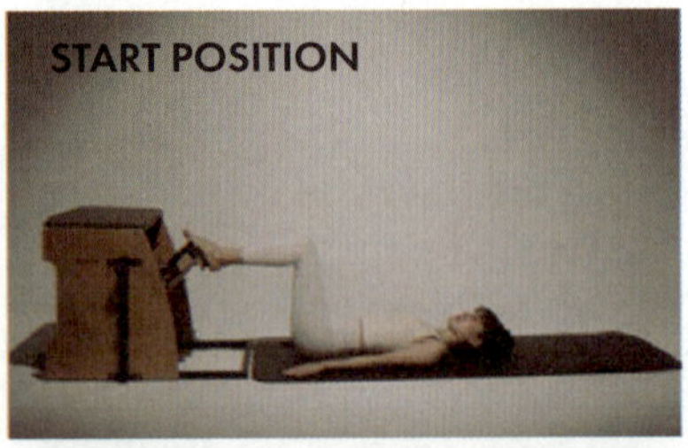

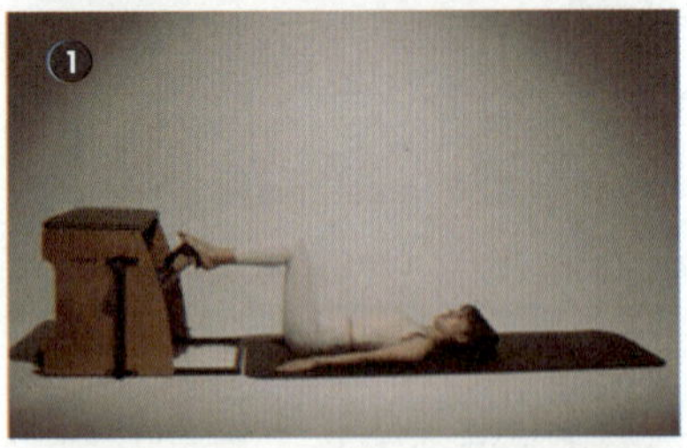

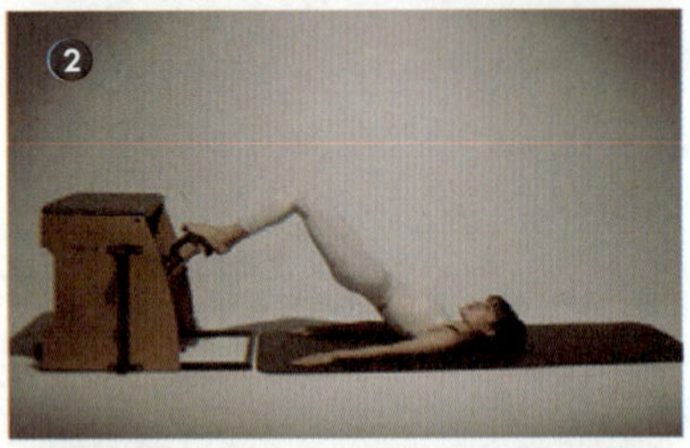

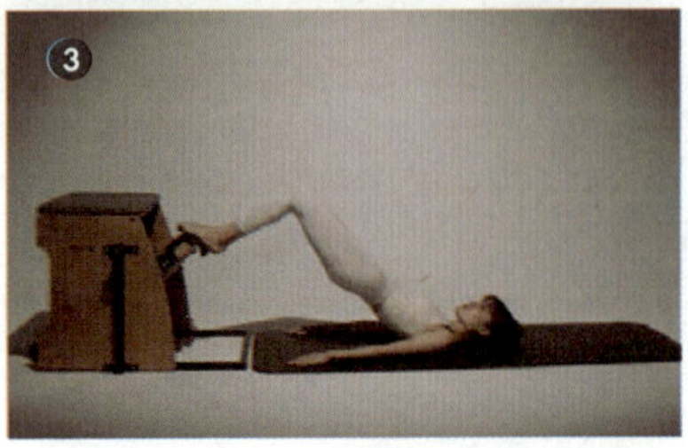

1 시작 자세

Chair 앞에 매트를 두고 Chair 반대 방향으로 머리가 향하도록 하여 눕는다. 골반과 척추는 Neutral을 유지한다. 다리는 평행하게 유지하고 골반 너비만큼 벌린다. 무릎은 구부리고 발목은 저측굴곡하여 발의 아치를 Pedal에 위치한다. 팔은 몸의 옆에 자연스럽게 위치하고 견갑골을 안정화한다.

2 동작

❶ 마시면서 준비한다.

❷ 내쉬면서 Pedal을 누르지 않고 척추를 꼬리뼈부터 차례로 흉추의 상단까지 굴곡하여 바닥에서 올린다.

❸ 마시면서 유지한다.

❹ 내쉬면서 골반의 안정성을 유지하고 3카운트 동안 무릎을 구부려 Pedal을 누른다.

❺ 마시면서 무릎을 펴서 Pedal이 올라오게 한다.

3회 반복한다.

마무리

❻ 내쉬면서 척추를 흉추부터 꼬리뼈까지 차례로 굴곡하여 시작 자세로 돌아간다.

3회 반복한다.

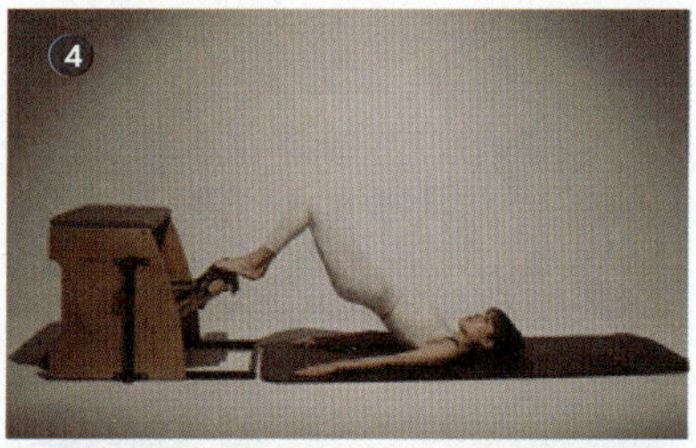

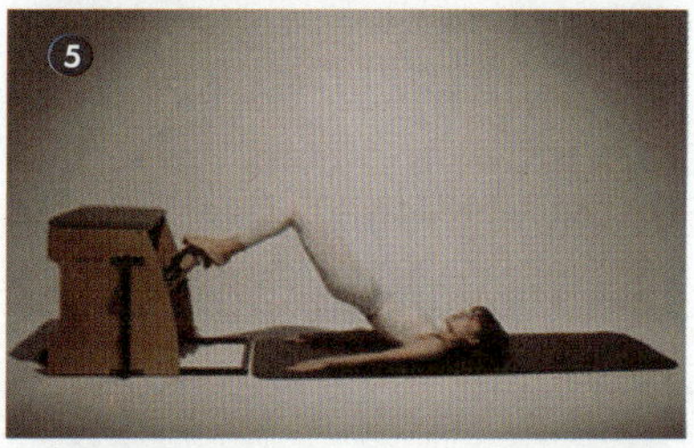

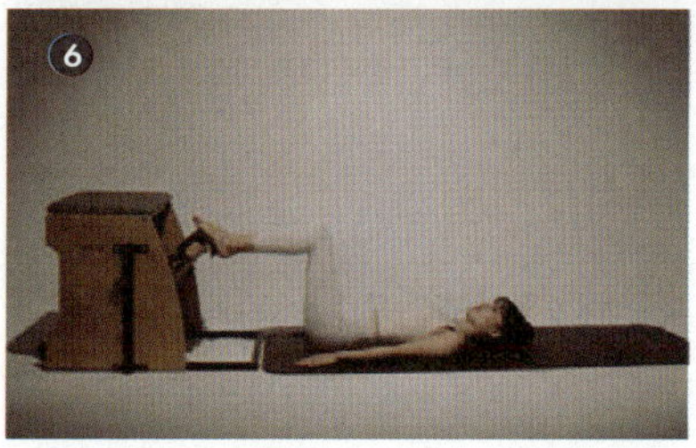

3 지도사항

1 Roll Up, Roll Down 시 척추가 하나씩 분절한다.

2 Bridge 자세에서 요추가 과신전 되지 않게 복근의 힘을 사용하도록 지도한다.

3 대둔근(Gluteus Maximus)과 슬괵근(Hamstrings)을 사용해서 골반의 안정성을 유지한다.

4 동작 하는 동안 다리를 평행하게 유지한다.

5 발 바깥쪽으로 무게가 이동하지 않도록 주의한다.

6 동작 시 발목을 사용하지 않도록 한다.

7 Bridge 자세에서 무릎의 각도가 90도를 유지하도록 시작 자세를 만든다.

8 요추에 디스크가 있다면 척추 분절 없이 고관절에서만 신전을 하여 Bridge 자세를 만든다.

4 변형동작

1 Single Leg Pumps :

1) 골반의 회전을 막기 위해 외복사근(External Oblique)과 등 신전근(다열근, 척추기립근 등)에 도전을 준다.

내쉬면서 차례로 척추를 Roll Up해서 Neutral로 만든다.

마시면서 한쪽 다리를 Pedal에서 들어 발을 천장을 향해 뻗는다.

내쉬면서 다른 쪽 다리로 Pedal을 누른다.

2 동작의 난이도를 낮게 할 경우 :

3카운트 동안 무릎의 굴곡 동작을 생략하고 Bridge 자세를 유지하고 바로 시작 자세로 내려온다.

5 응용동작

- **Split-Pedal Stability Chair를 이용한 응용**

Chair set up– springs : 2 heavy Top

1 Bilateral : Pedal을 분리해서 운동한다. Pedal을 누를 때 양 다리가 똑같이 움직이도록 한다.

2 Unilateral : 한쪽 다리를 시작 자세로 유지하고 반대 다리로 Pedal을 누른다. 골반이나 상체의 회전을 피한다.

3 Reciprocal : 두 다리를 번갈아 가며 Pedal을 누른다. 동시에 다리를 바꾸고 누를 때마다 숨을 내쉰다.

LEVEL 1 | LEG WORK

ADDUCTOR PRESS

☑ **운동목적** 고관절 움직임 학습 / 고관절 내전근 강화

☑ **기구세팅** 1 heavy low

☑ **사용근육**
- **MOBILIZERS** 고관절 내전근(Hip Adductors)
- **STABILIZERS** 복횡근(Transverse Abdominis), 골반기저근(Pelvic Floor Muscle), 복사근(Obliques), 척추기립근(Erector Spinae), 다열근(Multifidus), 하체 안정화 근육(Gluteus, Maximus, Quadriceps, Hamstring), 견갑대 안정화 근육

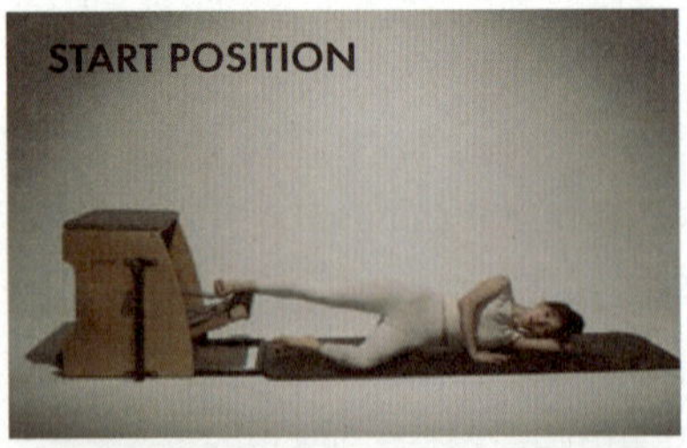

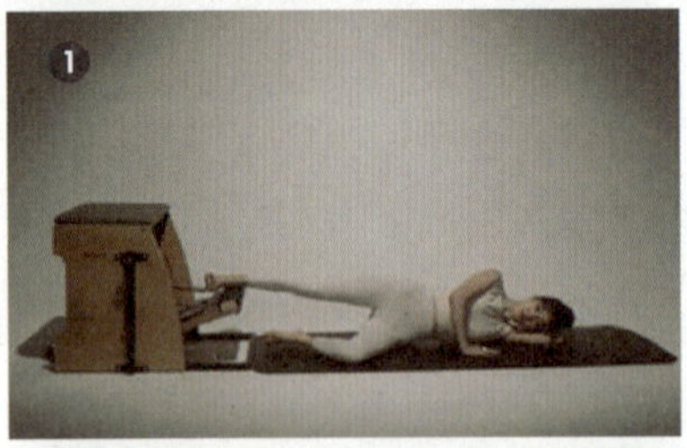

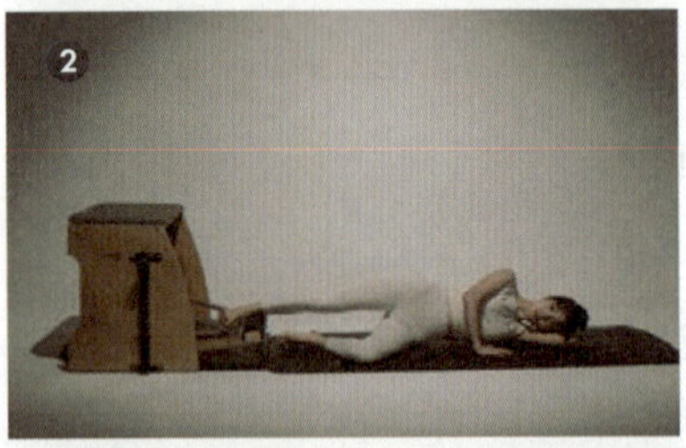

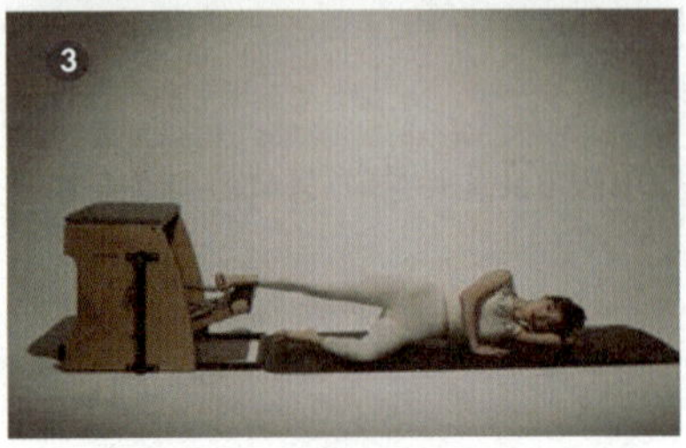

1 시작 자세

Chair 앞에 매트를 두고 Chair 반대 방향으로 머리가 향하도록 옆으로 누워 골반과 척추는 Neutral을 유지한다. 아래 다리는 무릎과 고관절을 굴곡하여 몸의 균형을 잡고 위의 다리는 고관절 높이로 길게 뻗어 배측 굴곡(Dorsi Flexion) 한 후 Pedal에 위치한다. 머리부터 발 끝까지 일직선을 유지한다. 견갑골을 안정화하고 아래 팔은 팔꿈치를 구부려 머리에 위치하고 위의 팔은 몸통 앞에 위치하여 자연스럽게 몸을 지지 한다.

2 동작

❶ 마시면서 준비한다.

❷ 내쉬면서 위의 다리를 내전(Adduction)하여 Pedal을 누른다.

❸ 마시면서 천천히 컨트롤 하여 Pedal을 제자리로 돌아오게 한다.

반대 다리도 동작한다.

각 방향 10회 반복한다.

3 지도사항

1 동작 시 무릎을 완전히 펼 수 있도록 한다. (과신전 금지)

2 골반과 척추의 Neutral을 유지하고 동작 시 몸이 앞뒤로 흔들리지 않도록 한다.

3 복근을 사용하여 상체의 안정성을 유지한다.

4 동작하는 다리가 고관절보다 높이 올라가지 않도록 작은 범위 내에서 동작한다.

5 대퇴골이 외회전 된 O다리에게 좋은 동작이다.

MEMO

LEVEL 1 | LEG WORK

STANDING LEG PRESS

☑ **운동목적** 지지하는 하지의 근력 강화와 하지 움직임 학습

☑ **기구세팅** 1 light top

☑ **사용근육**

MOBILIZERS 고관절 신전근(Hip Extensor), 고관절 굴곡근(Hip Flexors), 무릎 신전근(Knee Extensors), 무릎 굴곡근(Knee Flexors)

STABILIZERS 복횡근(Transverse Abdominis), 골반기저근(Pelvic Floor Muscle), 복사근(Obliques), 척추기립근(Erector Spinae), 다열근(Multifidus), 하체 안정화 근육(Gluteus, Maximus, Quadriceps, Hamstring), 견갑대 안정화 근육

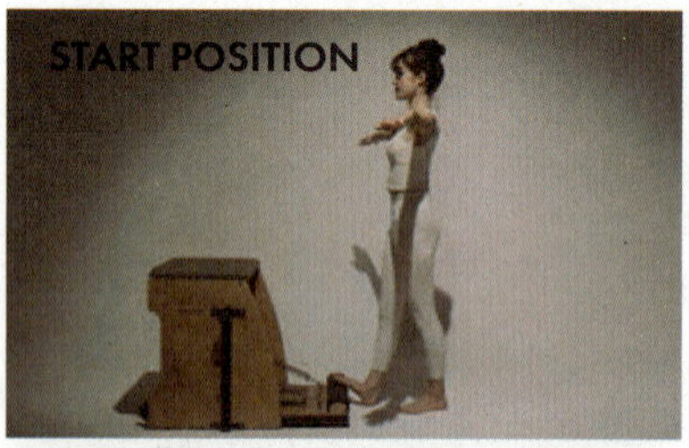

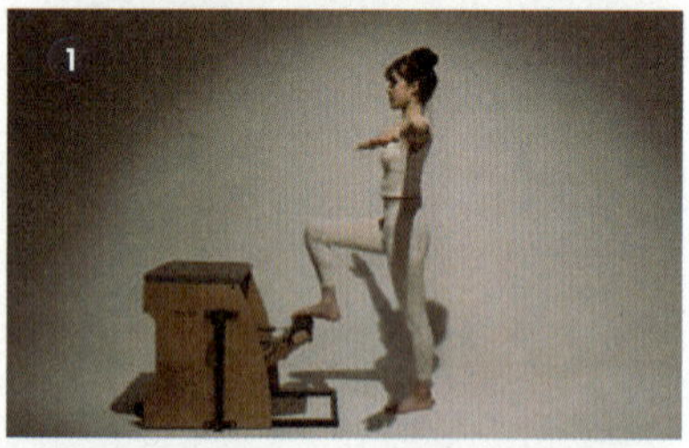

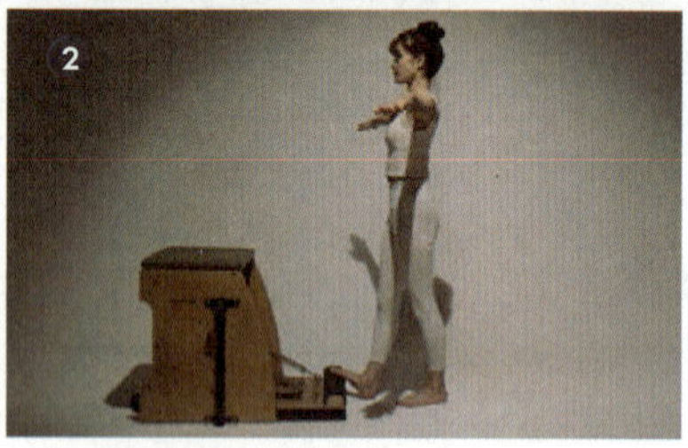

1. FRONT

1 시작 자세

Chair에서 한 발 정도 뒤로 이동하여 서서 골반과 척추는 Neutral을 유지한다. 동작하는 다리의 발 볼을 Pedal에 대고 무릎을 쭉 펴서 Pedal을 누른다. 두 팔은 양 옆으로 넓게 벌리고 견갑골을 안정화한다.

2 동작

❶ 마시면서 Pedal에 올려놓은 다리의 무릎을 구부려 Pedal이 올라오게 한다.

❷ 내쉬면서 Pedal에 올려놓은 다리의 무릎을 펴 Pedal을 누른다.

각 방향으로 5회 반복한다.

3 지도사항

1 동작 시 무릎을 완전히 펼 수 있도록 한다. (과신전 금지)

2 골반과 척추의 Neutral을 유지하여 몸이 앞뒤로 흔들리지 않도록 한다.

3 지지하는 다리에 중심을 두어 동작하는 다리가 자유롭게 움직일 수 있도록 한다. (지지하는 다리의 중둔근을 활성화 하도록 큐잉을 준다.)

4 동작 하는 다리에 무게가 실리지 않도록 한다.

5 팔을 어깨 위치보다 낮게 그리고 살짝 앞쪽에 위치하고 동작을 하도록 한다.

4 변형동작

1 다리를 회전하여 동작하기 :

1) 동작하는 다리를 외회전(External Rotation)하고 지지하는 다리는 정면을 향하게 하여 동작한다.

2 Spring의 무게를 다르게 하여 목표 근육을 다르게 한다.

3 양팔을 올린 상태에서 어깨 위쪽에 통증이 있으면 팔을 내려 골반 위에 위치하고 동작을 한다. (극상근의 문제 가능성, 치료)

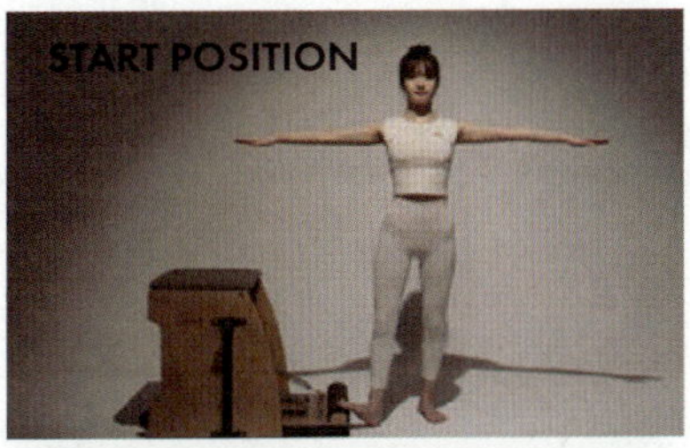

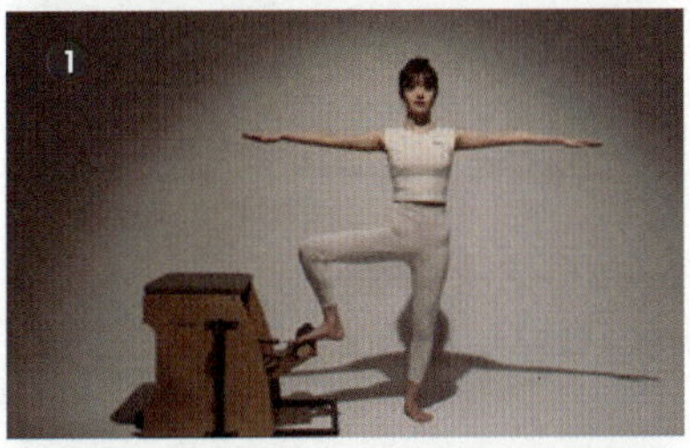

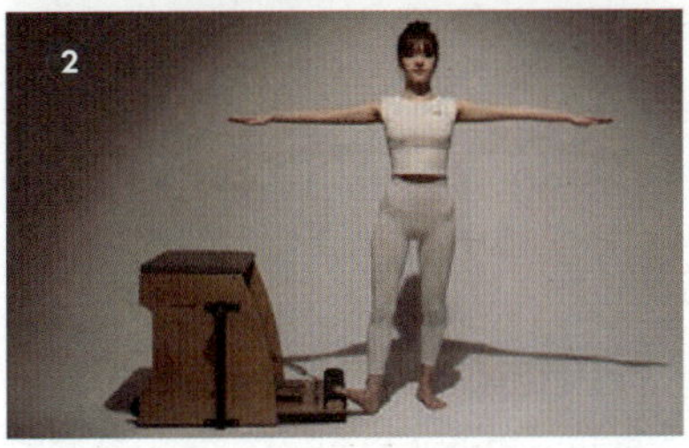

2. SIDE

1 시작 자세

Chair옆에서 두 발 간격을 두고 선다. 골반과 척추는 Neutral을 유지하고 지지하는 다리를 길게 펴고 외회전(External Rotation)한다. 동작하는 다리를 외회전하고 옆으로 뻗어 발의 볼을 Pedal에 대고 무릎을 쭉 펴서 Pedal을 누른다. 팔은 양 옆으로 넓게 벌리고 견갑골을 안정화한다.

2 동작

1 마시면서 Pedal에 올려놓은 다리의 무릎을 굽혀 Pedal이 올라오게 한다.

2 내쉬면서 Pedal에 올려놓은 다리의 무릎을 펴 Pedal을 누른다.

각 방향으로 5회 반복한다.

3 지도사항

1 동작 시 무릎을 완전히 펼 수 있도록 한다. (과신전 금지)

2 골반과 척추의 Neutral을 유지하여 몸이 앞뒤로 흔들리지 않도록 한다.

3 지지하는 다리에 중심을 두어 동작하는 다리가 자유롭게 움직일 수 있도록 한다. (지지하는 다리의 중둔근을 활성화 하도록 큐잉을 준다.)

4 동작 하는 다리에 무게가 실리지 않도록 한다.

5 팔을 어깨 위치보다 낮게 그리고 살짝 앞쪽에 위치하고 동작을 하도록 한다.

LEVEL 1 | LEG WORK

FOOT PRESS ON LONGBOX

☑ **운동목적** 고관절과 무릎의 굴곡 · 신전근 강화

☑ **기구세팅** 2 Light Middle

☑ **사용근육**

MOBILIZERS 고관절 신전근(Hip Extensor), 고관절 굴곡근(Hip Flexors), 무릎 신전근(Knee Extensors), 무릎 굴곡근(Knee Flexors)

STABILIZERS 복횡근(Transverse Abdominis), 골반기저근(Pelvic Floor Muscle), 복사근(Obliques), 척추기립근(Erector Spinae), 다열근(Multifidus), 하체 안정화 근육(Gluteus,Maximus,Quadriceps,Hamstring), 견갑대 안정화 근육

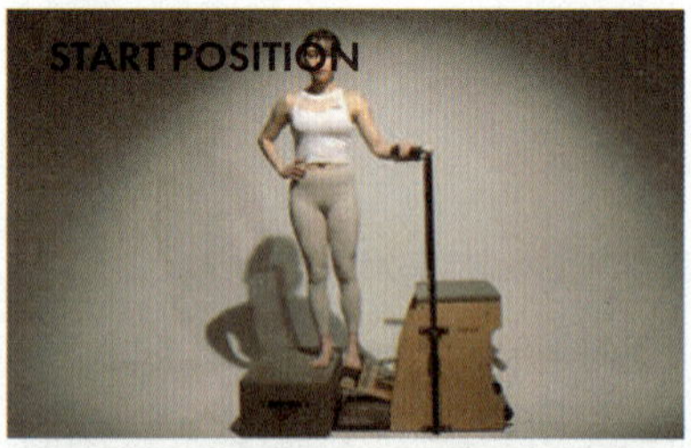

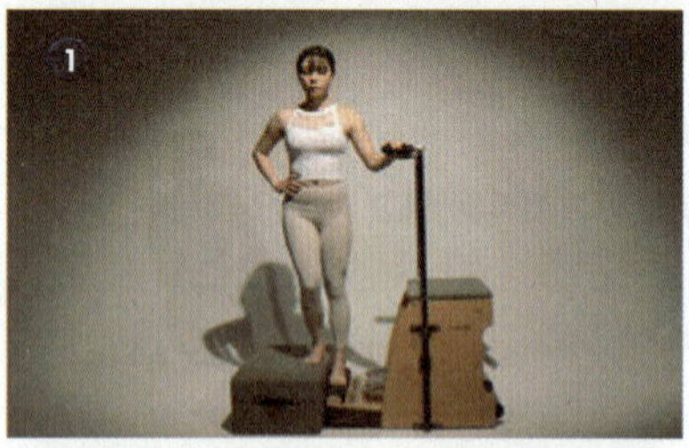

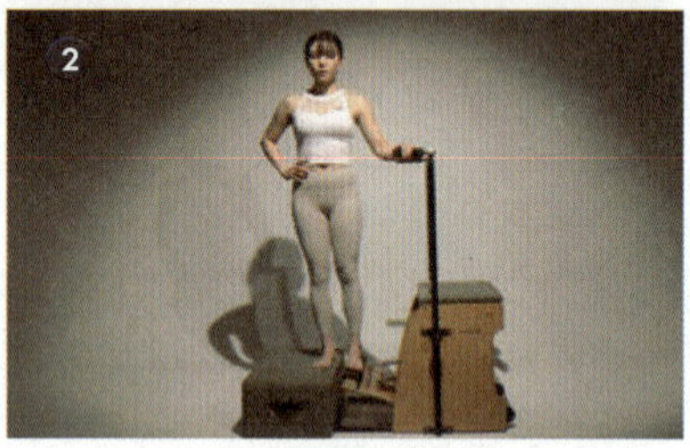

1. BOX LEG FLEXING

1 시작 자세

Chair 앞에 Long Box를 두고 옆으로 선다. 다리를 펴서 평행하게 두고 한쪽 발은 Box 위에, 반대 발은 Pedal 위에 위치한다. 골반과 척추는 Neutral을 유지하고 골반이 기울어지지 않도록 한다. Chair 방향의 손은 Handle 을 잡아 균형을 유지하고 반대 팔은 자연스럽게 골반 옆에 위치한다. 견갑골을 안정화한다.

2 동작

❶ 마시면서 골반의 안정성을 유지하고 Pedal에 위치한 다리는 편 상태로 Box에 위치한 다리를 구부려 Pedal을 누른다.

❷ 내쉬면서 Box에 놓은 다리의 무릎을 펴 Pedal이 제자리로 돌아오게 한다.

반대 다리도 동작한다.

각 방향으로 10회 반복한다.

3 지도사항

1 골반과 척추가 Neutral을 유지할 수 있도록 한다.

2 골반의 평행을 유지하여 골반이 한쪽으로 치우치지 않도록 한다.

3 하지를 전체적으로 컨트롤 하여 무릎, 발목, 발가락의 정렬을 유지한다.

4 동작 시 무릎이 과신전(Hyper-Extension)되지 않도록 한다.

4 변형동작

1 팔 자세를 바꾸기 :

팔을 지니 자세나 양 옆으로 뻗어서 신체 컨트롤과 밸런스 능력을 향상시킨다.

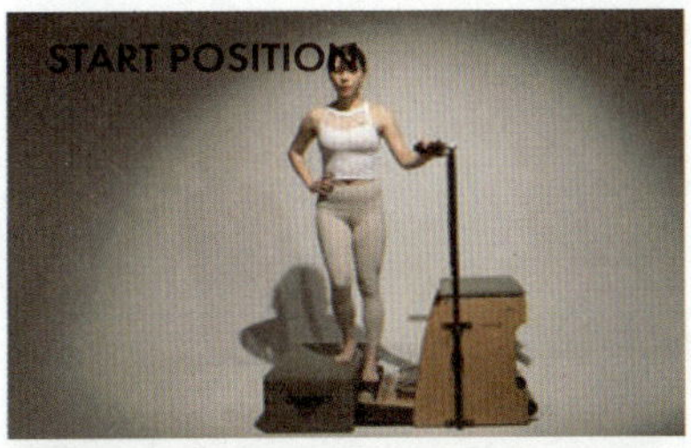

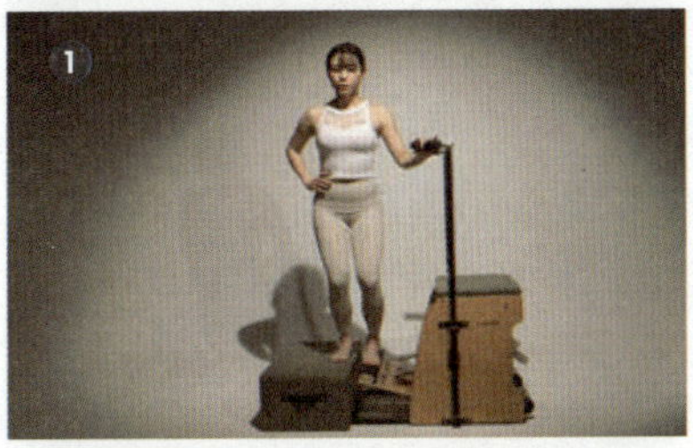

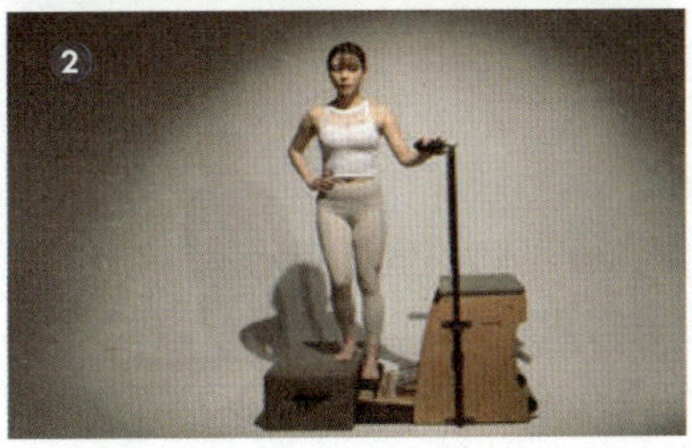

2. PEDAL LEG FLEXING

1 시작 자세

Chair 앞에 Long Box를 두고 옆으로 선다. 한쪽 발을 Box위에 위치하고 무릎을 구부린다. 다른 쪽 발은 Pedal에 무릎을 편 상태로 위치한다. 골반과 척추는 Neutral을 유지하고 골반은 기울어지지 않도록 한다. Chair 방향의 손은 Handle을 잡아 균형을 유지하고 반대 팔은 자연스럽게 골반 옆에 위치한다. 견갑골을 안정화 한다.

2 동작

❶ 마시면서 Box에 위치한 다리의 무릎을 구부린 상태로 Pedal에 위치한 다리의 무릎을 구부려 Pedal을 들어올린다.

❷ 내쉬면서 Pedal에 놓은 다리의 무릎을 펴 Pedal을 누른다.

반대 다리도 동작한다.

각 방향으로 10회 반복한다.

3 지도사항

1 골반과 척추가 Neutral을 유지할 수 있도록 한다.

2 골반의 평행을 유지하여 골반이 한쪽으로 치우치지 않도록 한다.

3 하지를 전체적으로 컨트롤 하여 무릎, 발목, 발가락의 정렬을 유지한다.

4 동작 시 무릎이 과신전(Hyper-Extension)되지 않도록 한다.

4 변형동작

1 팔 자세를 바꾸기 :

팔을 지니 자세나 양 옆으로 뻗어서 신체 컨트롤과 밸런스 능력을 향상시킨다.

LEVEL 1 | LEG WORK

ANKLE EXERCISE

☑ **운동목적** 발목 신전근과 발목 안정화 근육 강화

☑ **기구세팅** 2 heavy low

☑ **사용근육**

MOBILIZERS 배측 굴곡근(Dorsi flexors), 저측 굴곡근(Plantar flexors)

STABILIZERS 복횡근(Transverse Abdominis), 골반기저근(Pelvic Floor Muscle), 복사근(Obliques), 척추기립근(Erector Spinae), 다열근(Multifidus), 하체 안정화 근육(Gluteus, Maximus, Quadriceps, Hamstring), 견갑대 안정화 근육

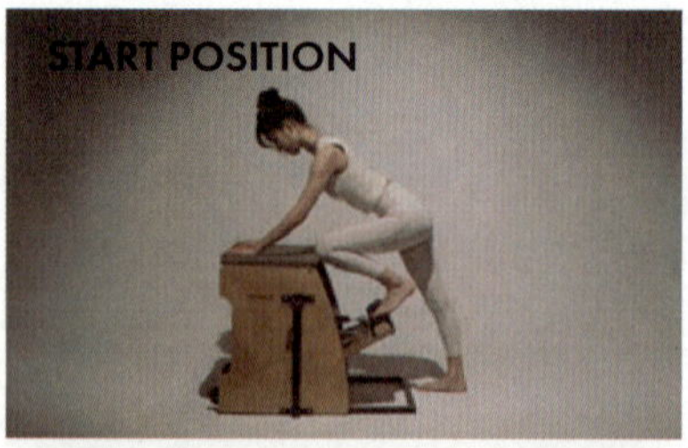

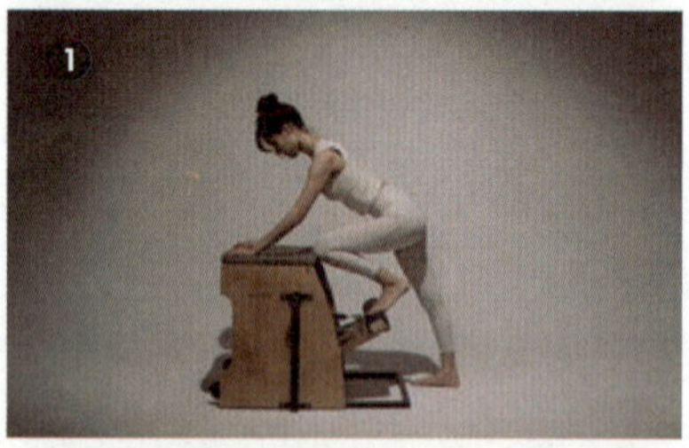

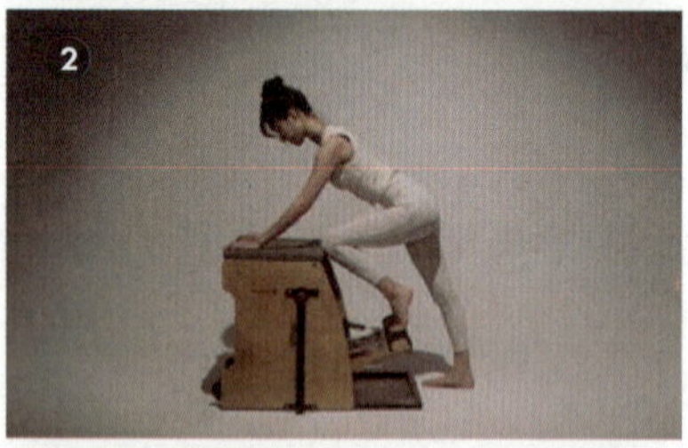

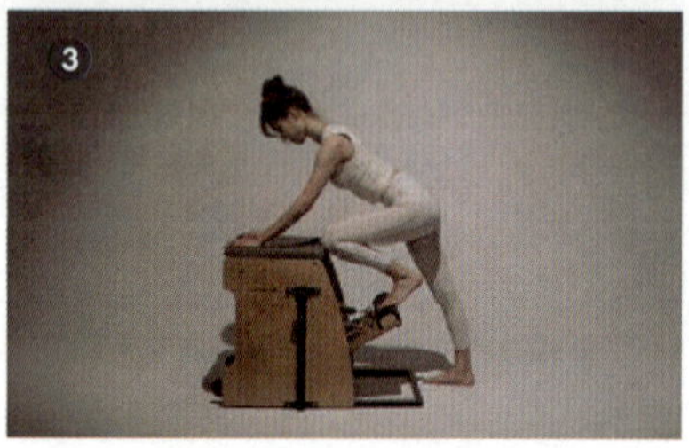

1 시작 자세

Chair를 바라보고 선다. 한쪽 다리의 발은 바닥에 지지하고 다른 쪽 다리의 무릎은 Seat모서리에 대고 발은 Pedal에 올려 발목을 배측 굴곡한다. 골반과 척추는 Neutral을 유지하고 몸은 앞으로 기울여 머리부터 바닥의 다리까지 사선으로 일직선 라인을 만든다. 견갑골은 안정화를 유지하고 두 손은 Seat의 끝 모서리에 위치한다.

2 동작

1. 마시면서 준비한다.
2. 내쉬면서 발목만 저측 굴곡을 하여 Pedal을 누른다.
3. 마시면서 발목만 배측 굴곡을 하여 시작 자세로 돌아온다.

다른 다리의 발목도 동작한다.

8-10회 반복한다.

3 지도사항

1 발목 동작 시 발목이 오른쪽이나 왼쪽으로 돌아가지 않도록 한다.

2 발목 근육의 신장성 수축에 집중을 하도록 한다.

3 다리를 Pedal에 올렸을 때 한쪽 골반이 올라가지 않도록 한다.

4 Pedal을 내릴 때 비복근, 가자미근을 단축성 수축, 전경골근은 신장상 수축하도록 한다.

5 Pedal 을 컨트롤 하지 못한다면 동작을 천천히, 범위를 작게 한다.

MEMO

LEVEL 1 | **LEG WORK**

ANKLE LOWER & LIFT

☑ **운동목적** 발목 신전근 스트레칭과 발목 안정화 근육 강화

☑ **기구세팅** 2 heavy top

☑ **사용근육**

MOBILIZERS 배측 굴곡근(Dorsi flexors), 저측 굴곡근(Plantar flexors)

STABILIZERS 복횡근(Transverse Abdominis), 골반기저근(Pelvic Floor Muscle), 복사근(Obliques), 척추기립근(Erector Spinae), 다열근(Multifidus), 하체 안정화 근육(Gluteus, Maximus, Quadriceps, Hamstring), 견갑대 안정화 근육

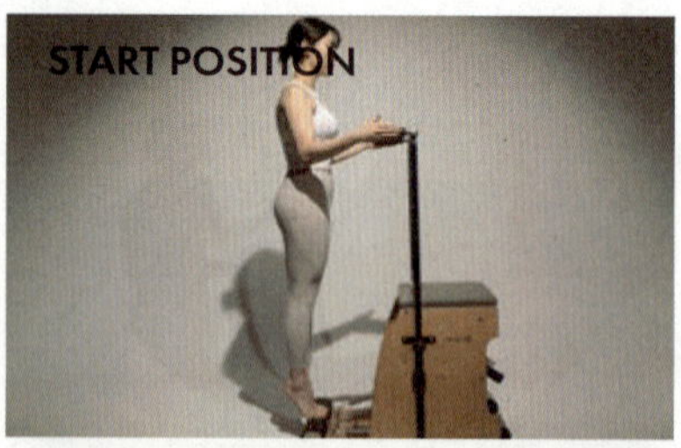

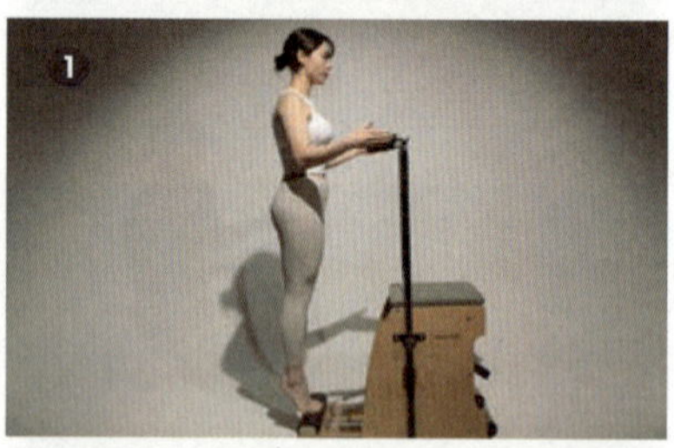

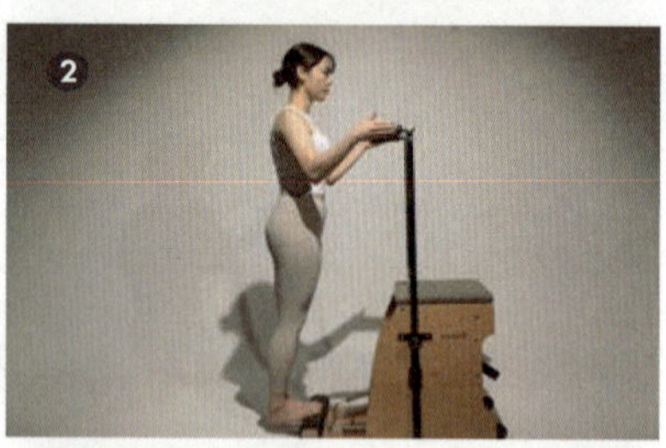

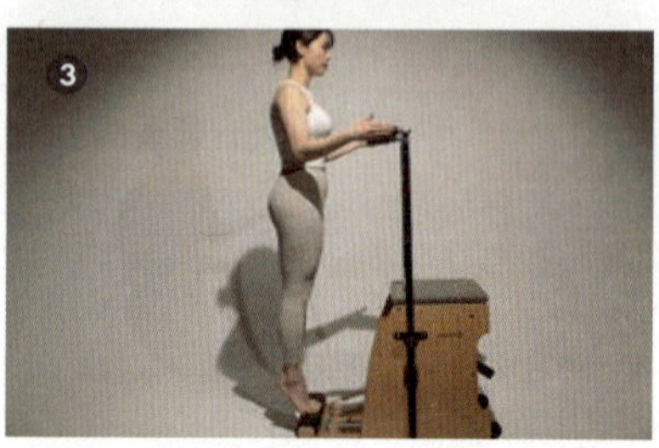

1 시작 자세

Chair를 바라보고 서서 두 발의 볼을 Pedal에 위치하고 발목을 저측 굴곡한다. 견갑골의 안정화를 유지하고 두 손은 Handle을 위치하여 몸의 밸런스를 잡는다. 골반과 척추는 Neutral을 유지하고 두 다리는 평행하게 유지하고 내전한다. 발목은 저측 굴곡한다.

2 동작

❶ 마시면서 준비한다.

❷ 내쉬면서 발목을 배측 굴곡하여 뒤꿈치를 내린다.

❸ 마시면서 발목을 저측 굴곡하여 시작 자세로 돌아오도록 한다.

10회 반복한다.

3 지도사항

1 발목 관절의 안정화에 주의하여 동작을 하도록 한다.

2 신장성 수축에 집중을 하여 천천히 동작을 하도록 한다.

3 동작을 하는 동안 무릎이 안으로 돌아가지 않도록 한다.

4 변형동작

1 Reciprocal 하게 움직인다 :

두 다리로 번갈아 가며 Pedal을 누른다. 동시에 다리를 바꾸고 누를 때마다 숨을 내쉰다.

MEMO

LEVEL 2 | LEG WORK

FROG FRONT

☑ **운동목적** 견갑대의 안정성과 복부 근력 향상

☑ **기구세팅** 1 heavy low + 1 light top

☑ **사용근육**

MOBILIZERS 복직근(Rectus Abdominis), 복사근(Obliques), 고관절 신전근(Hip Extensor), 고관절 굴곡근(Hip Flexors), 무릎 신전근(Knee Extensors), 무릎 굴곡근(Knee Flexors)

STABILIZERS 복횡근(Transverse Abdominis), 골반기저근(Pelvic Floor Muscle), 복사근(Obliques), 척추기립근(Erector Spinae), 다열근(Multifidus), 견갑대 안정화 근육, 하체 안정화 근육(Gluteus Maximus, Quadriceps, Hamstring), 고관절 외회전근(Hip External Rotator), 저측 굴곡근(Plantar Flexors)

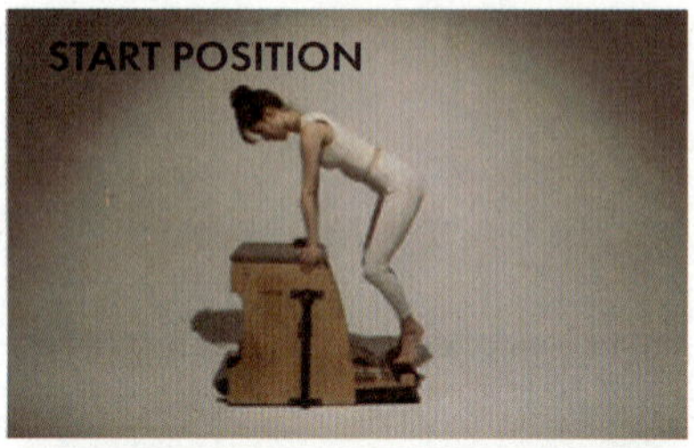

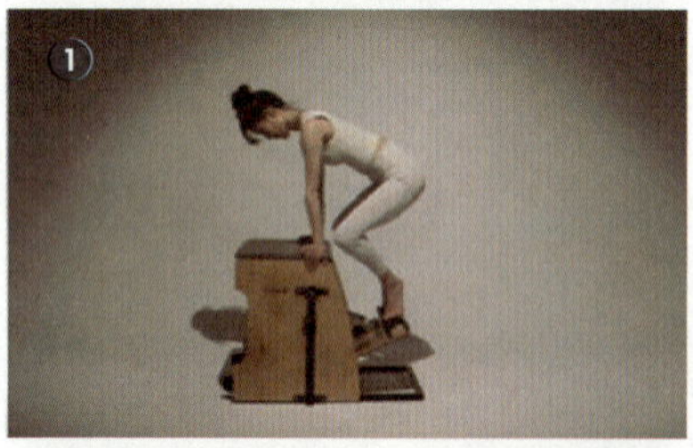

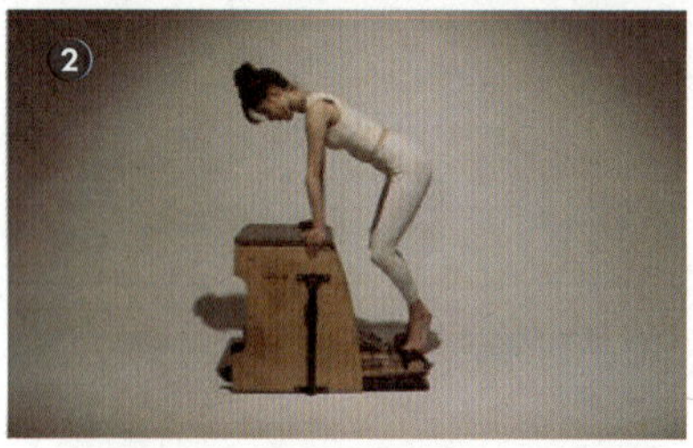

1 시작 자세

Pedal에 발의 볼을 대고 발목은 저측 굴곡한다. 두 다리의 고관절을 외회전하고 뒤꿈치는 서로 붙이고 무릎은 굴곡한다. 견갑골을 안정화하고 CHAIR의 가장자리에 손을 위치하여 지탱한다. 척추와 골반은 Neutral을 유지한다. 팔로 몸의 무게를 지탱하고 Pedal을 바닥에서 올린다.

2 동작

❶ 마시면서 팔로 몸통을 지탱한 상태로 무릎을 구부려 Pedal을 들어올린다. 골반은 계속 안정화를 유지한다.

❷ 3회에 나눠 내쉬면서 호흡마다 다리를 더 길게 펴준다. Pedal이 프레임에 닿기 직전까지만 내린다.

3–5회 반복한다.

반대로 3회 나누어 내리는 동작도 한다.

3 지도사항

1 목과 어깨의 긴장이 생기지 않도록 한다.

2 운동 시 골반의 높이에 변화가 없도록 주의한다.

3 동작 내내 뒤꿈치는 붙어있도록 한다.

4 어깨와 손목은 바닥과 수직인 선상에 있도록 한다.

5 어깨가 말리지 않도록 한다.

6 Pedal을 못 올린다면 Spring 무게를 올린다.

MEMO

LEVEL 2 | LEG WORK

FROG BACK

☑ 운동목적 견갑대의 안정성과 복부 근력 향상

☑ 기구세팅 1 heavy low + 1 light top

☑ 사용근육

MOBILIZERS 복직근(Rectus Abdominis), 복사근(Obliques), 고관절 신전근(Hip Extensor), 고관절 굴곡근(Hip Flexors), 무릎 신전근(Knee Extensors), 무릎 굴곡근(Knee Flexors)

STABILIZERS 복횡근(Transverse Abdominis), 골반기저근(Pelvic Floor Muscle), 복사근(Obliques), 척추기립근(Erector Spinae), 다열근(Multifidus), 견갑골의 안정화 근육, 하체 안정화 근육 (Gluteus Maximus, Quadriceps, Hamstring), 고관절 외회전근(Hip External Rotator), 저측 굴곡근(Plantar Flexors)

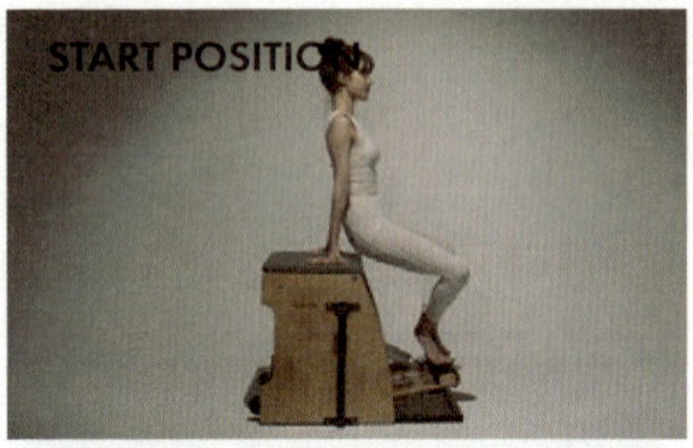

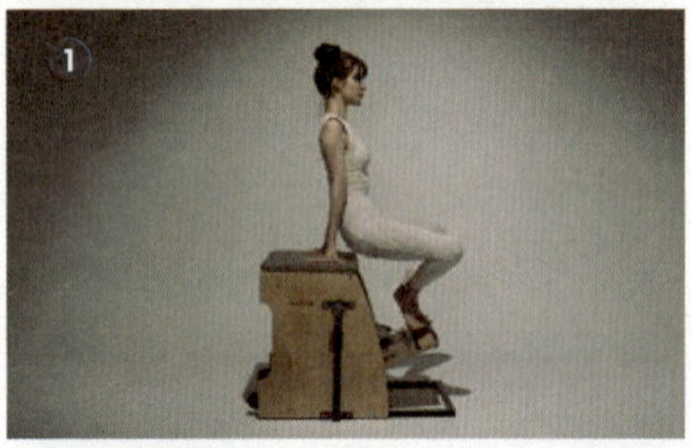

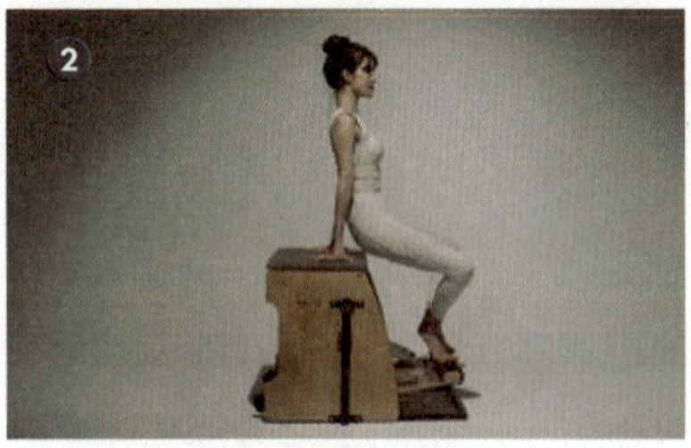

1 시작 자세

CHAIR의 등을 지고 서서 Pedal에 발의 볼을 대고 발목 저측 굴곡하고 한다. 두 다리의 고관절을 외회전하고 무릎은 굴곡한다. 뒤꿈치는 서로 붙인다. 견갑골을 안정화하고 CHAIR의 가장자리에 손을 위치하고 지탱한다. 척추와 골반은 Neutral을 유지한다. 팔로 몸의 무게를 지탱하고 Pedal을 바닥에서 올린다.

2 동작

❶ 마시면서 팔로 몸통을 지탱한 상태로 무릎을 구부려 Pedal을 들어올린다. 골반은 계속 안정화를 유지한다.

❷ 3회에 나눠 내쉬면서 호흡 마다 다리를 더 길게 펴준다. Pedal이 프레임에 닿기 직전까지만 내린다.

3-5회 반복한다.

반대로 3회 나누어 내리는 동작도 한다.

3 지도사항

1 목과 어깨의 긴장이 생기지 않도록 한다.

2 운동 시 골반의 높이에 변화가 없도록 주의한다.

3 동작 내내 뒤꿈치는 붙어있도록 한다.

4 어깨와 손목은 바닥과 수직인 선상에 있도록 한다.

5 어깨가 말리지 않도록 한다.

6 Pedal을 못 올린다면 Spring 무게를 올린다.

MEMO

LEVEL 2 | LEG WORK

FORWARD STEP UP

☑ **운동목적** 무릎 신전근 강화 / 신체 밸런스 능력 강화

☑ **기구세팅** 2 Heavy low

☑ **사용근육**

MOBILIZERS 고관절 신전근(Hip Extensor), 고관절 굴곡근(Hip Flexors), 무릎 신전근(Knee Extensors), 무릎 굴곡근(Knee Flexors)

STABILIZERS 복횡근(Transverse Abdominis), 골반기저근(Pelvic Floor Muscle), 복사근(Obliques), 척추기립근(Erector Spinae), 다열근(Multifidus), 하체 안정화 근육(Gluteus Maximus, Quadriceps, Hamstring), 견갑대 안정화 근육

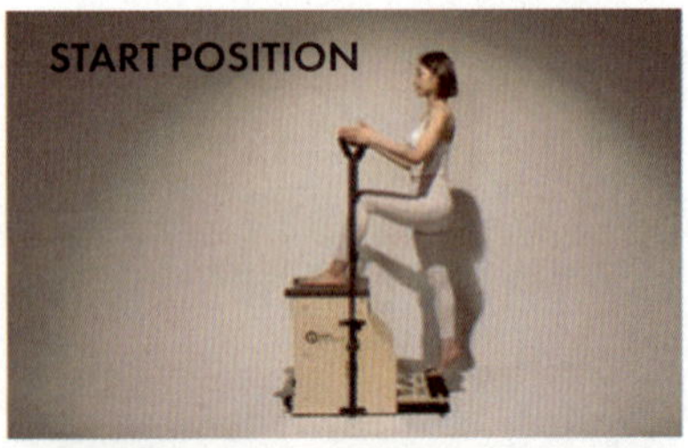
START POSITION

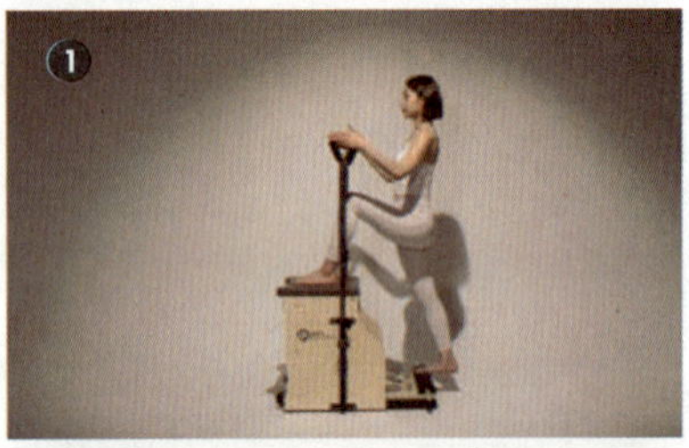
1

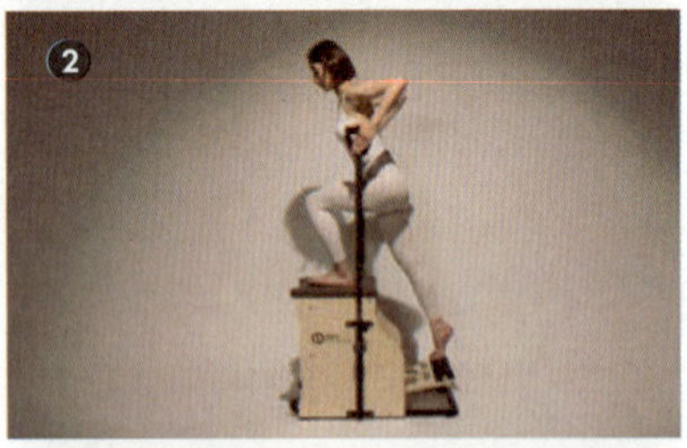
2

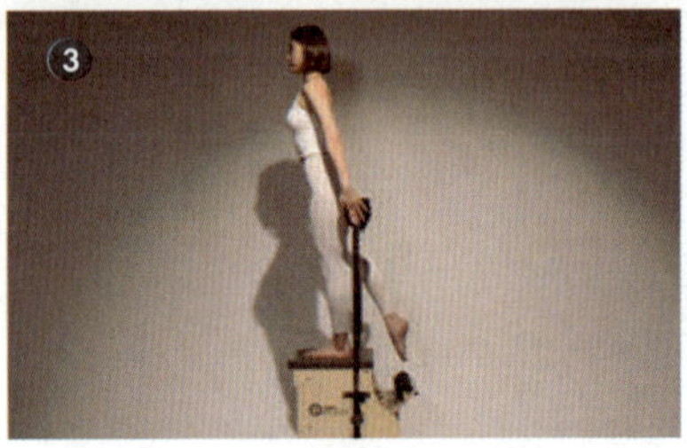
3

1 시작 자세

CHAIR를 보고 서서 척추와 골반은 Neutral을 유지한다. 한쪽 다리는 일자로 펴 발 볼을 Pedal에 위치하고 발목을 저측 굴곡한다. 반대 다리의 무릎은 구부려 발을 Seat 위에 위치한다. 다리를 평행하게 유지하고 손으로 Handle을 잡는다. 견갑골은 안정화한다.

2 동작

❶ 마시면서 Pedal 위의 발목을 배측 굴곡한다. 이 때 상체를 똑바로 유지할 수 있도록 한다.

❷ 내쉬면서 Pedal 위의 발목을 저측 굴곡하면서 Seat 방향으로 무게를 이동한다. 그런 다음 Seat 위의 무릎을 펴 상체와 Pedal이 올라오게 한다.

❸ 마시면서 몸의 무게를 완전히 Seat 위의 다리로 이동하고 무릎을 편다. Pedal에 위치한 발은 저측 굴곡을 유지하면서 Pedal에서 떨어지게 한다.

❹ 내쉬면서 Seat 위에 위치한 다리의 무릎을 구부려 뒤의 발을 Pedal에 위치하고 컨트롤하며 Pedal을 눌러 시작 자세를 만든다.

각 방향으로 5회 반복한다.

3 지도사항

1 동작 내내 고관절, 무릎, 발목, 2번째 발가락을 정면을 향하도록 한다.

2 무릎이 과신전되지 않도록 한다.

3 골반의 Neutral을 유지하여 앞이나 뒤로 기울지 않도록 한다.

4 상체를 올리기 위해서 팔을 쓰지 않도록 한다. 팔을 쓰면 목과 팔, 어깨의 긴장이 생긴다.

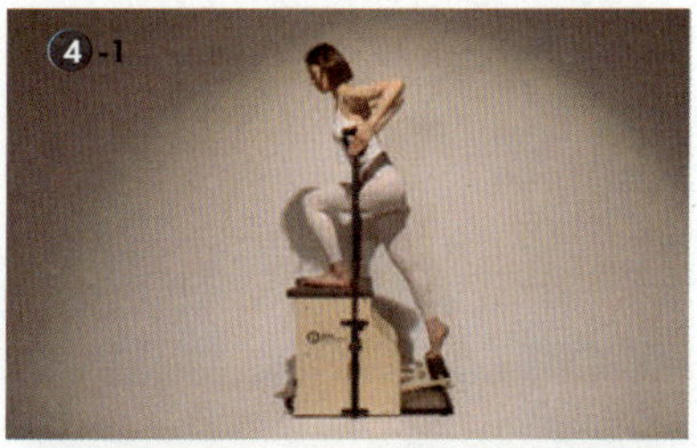

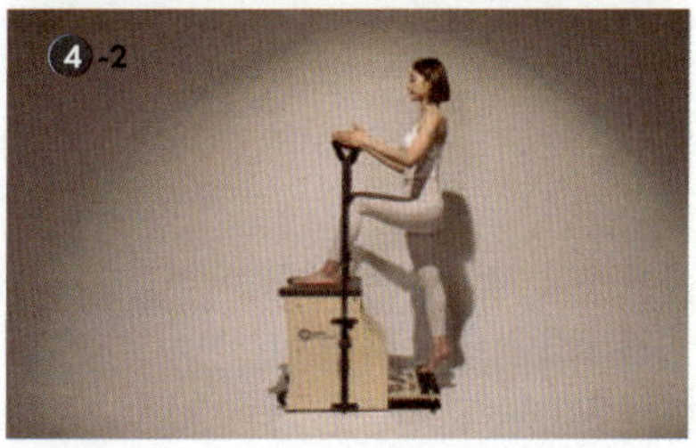

5 상체를 가능한 앞으로 기울지 않도록 노력한다.

6 Seat에 위치한 발바닥의 아치가 무너지지 않게 한다.

7 족저근막염이 있거나 고관절과 무릎에 통증이 있다면 실시하지 않는다.

8 계단을 올라간다는 이미지 큐잉을 주면 좋다.

4 변형동작

1 동작의 난이도를 낮게 할 경우 :

1) 작은 범위 동작 : CHAIR위에서 선 상태로 시작하여 Pedal을 반만 눌러 Hip과 무릎의 동작 범위를 줄여 동작을 한다.

2 동작의 난이도를 높게 할 경우 :

1) 팔을 지니자세로 하거나 위로 혹은 옆으로 벌려서 균형과 안정성을 단련한다.

LEVEL 3 | LEG WORK

SIDE STEP UP

☑ 운동목적 무릎 신전근, 고관절 외회전근 강화 / 신체 밸런스 능력 강화

☑ 기구세팅 2 Heavy low

☑ 사용근육
MOBILIZERS 고관절 신전근(Hip Extensor), 고관절 굴곡근(Hip Flexors), 무릎 신전근(Knee Extensors), 무릎 굴곡근(Knee Flexors)

STABILIZERS 복횡근(Transverse Abdominis), 골반기저근(Pelvic Floor Muscle), 복사근(Obliques), 척추기립근(Erector Spinae), 다열근(Multifidus), 하체 안정화 근육(Gluteus Maximus, Quadriceps, Hamstring), 고관절 외회전근(Hip External Rotators), 견갑대 안정화 근육

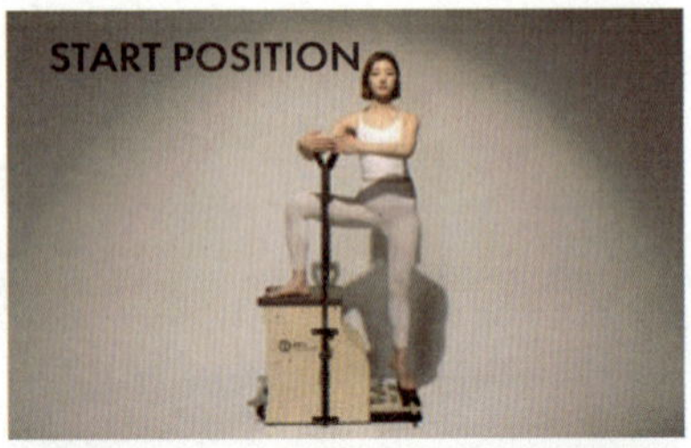

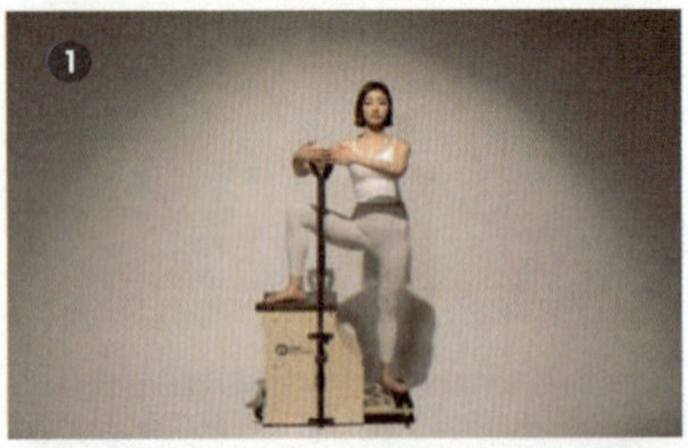

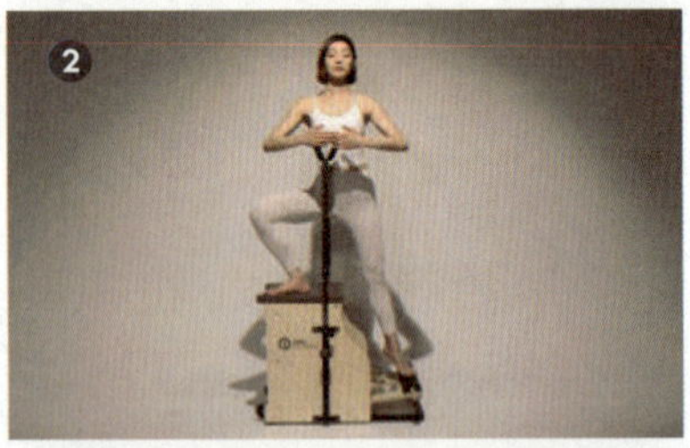

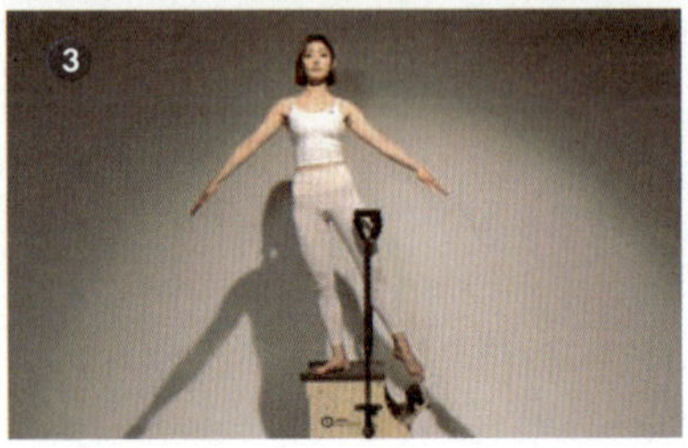

1 시작 자세

CHAIR 측면을 향하도록 선다. 두 다리는 외회전을 유지한다. Seat에 위치한 다리는 고관절을 굴곡하고 발을 Seat의 앞 쪽 먼 쪽 모서리에 위치한다. 반대 다리의 발목을 저측 굴곡하고 발 볼을 Pedal의 중앙에 위치한다. 무게 중심을 가운데에 두고 척추와 골반은 Neutral을 유지한다. 두 손은 Handle을 균형을 유지할 만큼만 잡고 견갑골을 안정화한다.

2 동작

❶ 마시면서 Pedal 위의 발목을 배측 굴곡한다. 이 때 상체를 똑바로 유지한다.

❷ 내쉬면서 Pedal 위의 발목을 저측 굴곡하면서 Seat 방향으로 무게를 이동하고 Seat 위에 위치한 다리의 무릎을 펴 상체와 Pedal이 올라오게 한다.

❸ 마시면서 Seat 위의 다리로 무게중심을 완전히 이동하면서 무릎을 편다. Pedal에 위치한 발은 저측 굴곡을 유지하며 Pedal에서 떨어지게 한다. 동시에 양 팔은 옆으로 벌려 발란스를 유지한다.

❹ 내쉬면서 손은 Handle에 위치하고 Seat 위의 다리의 무릎을 구부리고 반대 쪽 발은 컨트롤하게 Pedal을 눌러 시작자세로 돌아온다.

각 방향으로 5-7회 반복한다.

3 지도사항

1 골반의 Neutral을 유지하여 앞이나 뒤로 기울지 않도록 한다.

2 동작 시 움직이는 다리의 골반이 올라가지 않도록 한다.

3 Seat에 있는 다리의 각도를 유지하고 동작한다.

4 상체를 올리기 위해서 팔을 쓰지 않도록 한다. 팔을 쓰면 목과 팔, 어깨의 긴장이 생긴다.

5 지지하는 다리로 동작을 조절하도록 한다.

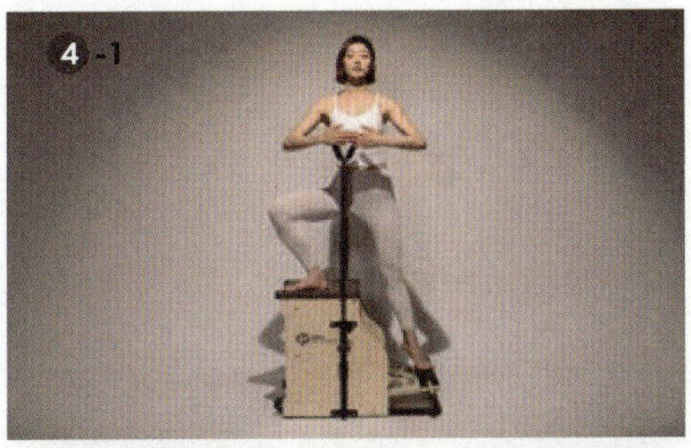

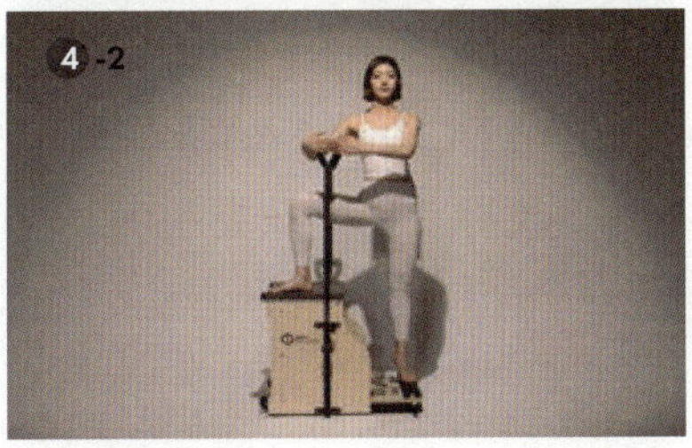

6 Seat에 위치한 발바닥의 아치가 무너지지 않게 한다.

7 족저근막염이 있거나 고관절과 무릎에 통증이 있다면 실시하지 않는다.

8 계단을 옆으로 올라간다는 이미지를 주면 좋다.

4 변형동작

1 동작의 난이도를 낮게 할 경우 :

1) 작은 범위 동작 : CHAIR위에서 선 상태로 시작하여 Pedal을 반만 눌러 Hip과 무릎의 동작 범위를 줄여 동작을 한다.

2 동작의 난이도를 높게 할 경우 :

1) 팔을 지니자세로 하거나 위로 혹은 옆으로 벌려서 균형과 안정성을 도전한다.

LEVEL 2 | LEG WORK

FORWARD STEP DOWN

☑ **운동목적** 지지하는 하지 근력 강화와 무릎 굴곡, 신전 인지

☑ **기구세팅** 2 light low

☑ **사용근육**

MOBILIZERS 고관절 신전근(Hip Extensor), 고관절 굴곡근(Hip Flexors), 무릎 신전근(Knee Extensors), 무릎 굴곡근(Knee Flexors)

STABILIZERS 복횡근(Transverse Abdominis), 골반기저근(Pelvic Floor Muscle), 복사근(Obliques), 척추기립근(Erector Spinae), 다열근(Multifidus), 하체 안정화 근육(Gluteus Maximus, Quadriceps, Hamstring), 견갑대 안정화 근육

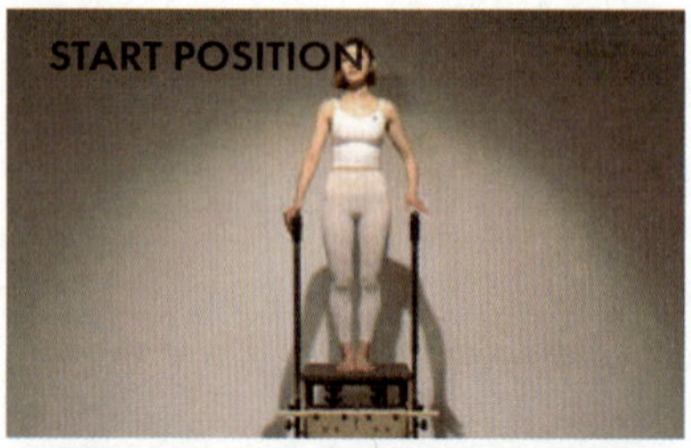

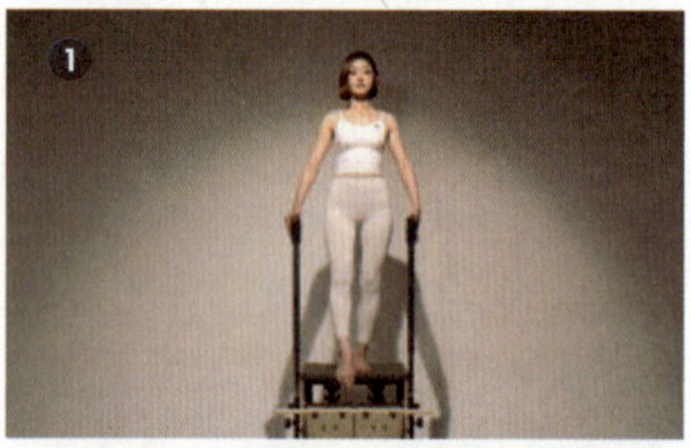

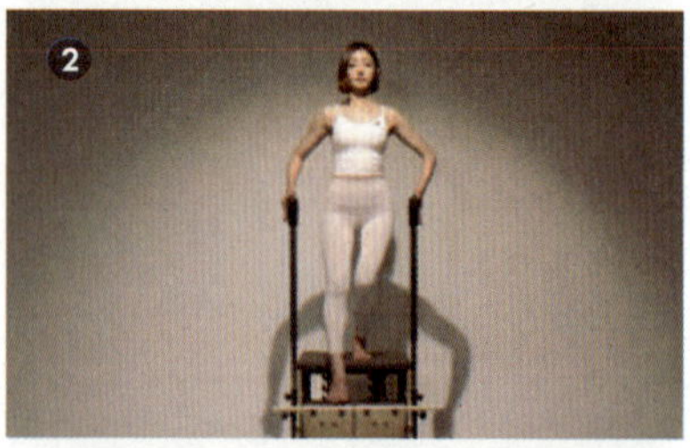

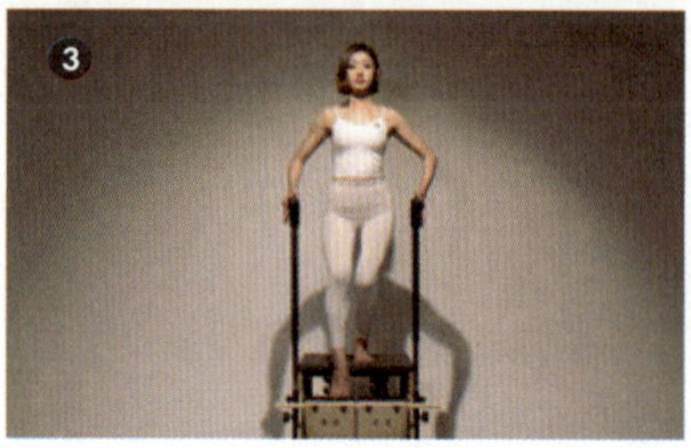

1 시작 자세

CHAIR 위에 정면을 향해 서서 척추와 골반은 Neutral을 유지한다. 다리는 일자로 펴서 평행하게 유지하고 두 발을 붙인다. 손은 Handle을 잡고 견갑골을 안정화한다.

2 동작

❶ 마시면서 pedal쪽으로 발을 뻗는다. 발목은 저측 굴곡한다.

❷ 내쉬면서 상체는 Neutral을 유지하고 Seat에 있는 다리의 무릎을 구부린다. 뻗은 다리의 발 볼로 Pedal을 누른다. 지지하는 다리가 안정적인 범위 안에서 최대한 낮게 내려간다. 뒤꿈치가 최대한 들리지 않게한다.

❸ 마시면서 뻗은 다리의 무릎을 구부려 Pedal이 올라오게 한다.

❹ 내쉬면서 무릎을 펴서 Pedal을 누른다.

무릎의 동작을 5–10회 반복한다.

마무리

❺ 마시면서 지지하는 다리 쪽으로 무게 중심을 이동하여 무릎을 편다.

❻ 내쉬면서 두 발을 CHAIR 위에 위치하여 시작 자세를 만든다.

반대 방향으로도 동작한다.

3 지도사항

1 동작 내내 고관절, 무릎, 발목, 2번째 발가락을 정면을 향하도록 한다.

2 골반의 Neutral을 유지하여 앞이나 뒤로 기울지 않도록 한다.

3 동작 시 움직이는 다리의 골반이 올라가지 않도록 한다.

4 상체를 올리기 위해서 팔을 쓰지 않도록 한다. 팔을 쓰면 목과 팔, 어깨의 긴장이 생긴다.

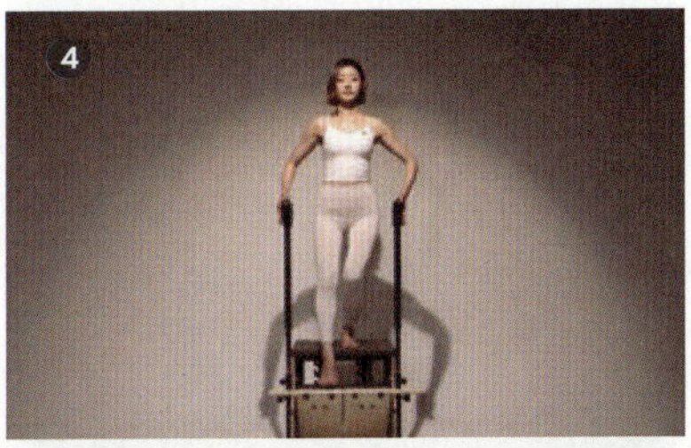

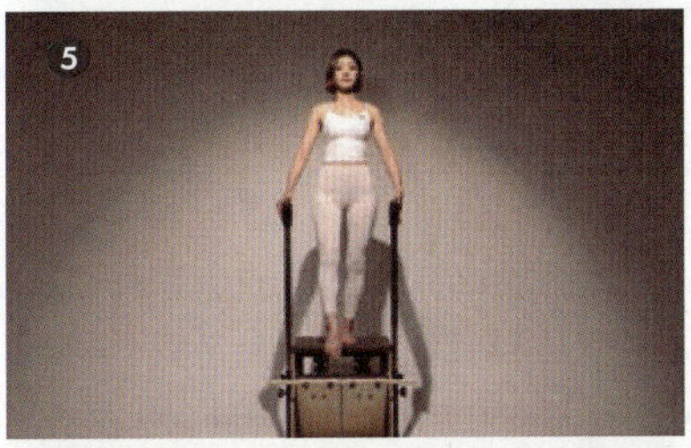

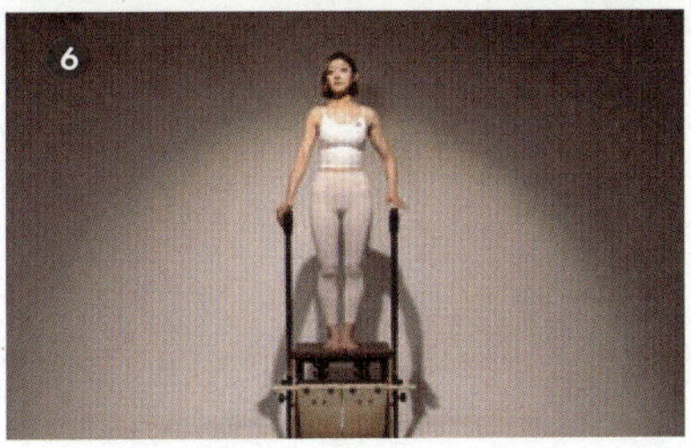

5 지지하는 다리의 무릎은 안정성을 유지할 수 있는 범위 까지만 움직인다.

6 동작 시 골반의 레벨을 유지하도록 한다.

7 지지하는 다리의 무릎이 발보다 앞으로 나가지 않게 주의한다.

8 지지하는 다리의 발의 아치가 무너지지 않도록 한다.

9 족저근막염, 고관절, 무릎에 통증이 있다면 실시하지 않는다.

4 변형동작

1 동작의 난이도를 높게 할 경우 :
팔을 지니자세로 하거나 위로 혹은 옆으로 벌려서 균형과 안정성에 도전한다.

2 동작의 난이도를 낮게 할 경우 :
Seat에 무릎을 대고 동작한다.

LEVEL 2 | LEG WORK

SIDE STEP DOWN

☑ **운동목적** 지지하는 하지 근력 강화와 무릎 굴곡, 신전 인지

☑ **기구세팅** 2 light low

☑ **사용근육**

MOBILIZERS 고관절 신전근(Hip Extensor), 고관절 굴곡근(Hip Flexors), 무릎 신전근(Knee Extensors), 무릎 굴곡근(Knee Flexors)

STABILIZERS 복횡근(Transverse Abdominis), 골반기저근(Pelvic Floor Muscle), 복사근(Obliques), 척추기립근(Erector Spinae), 다열근(Multifidus), 하체 안정화 근육(Gluteus Maximus, Quadriceps, Hamstring), 고관절 외회전근(Hip External Rotators), 견갑대 안정화 근육

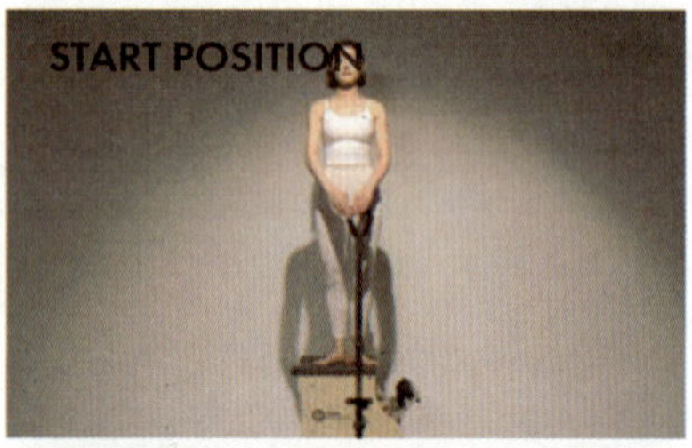

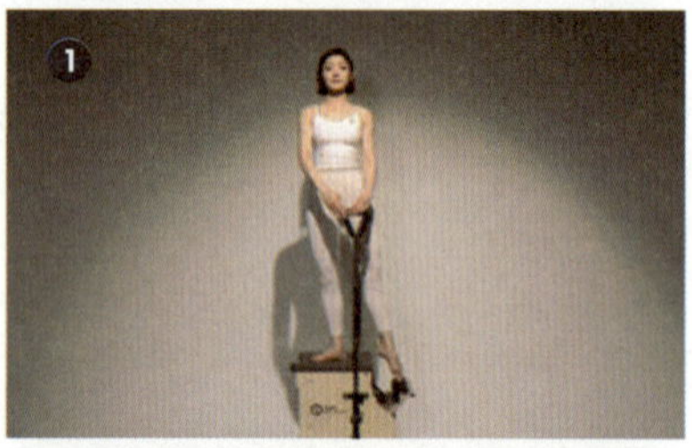

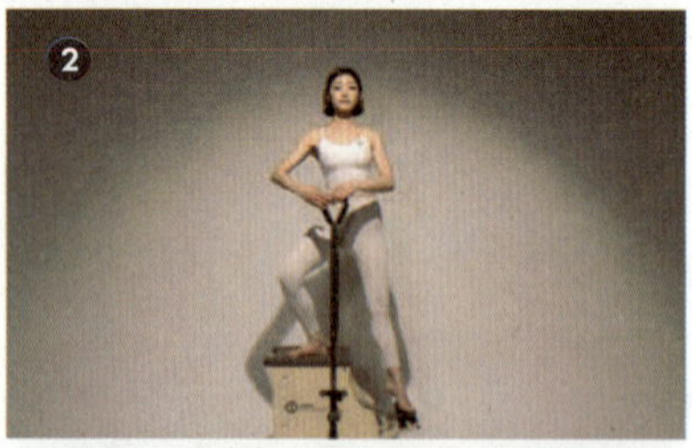

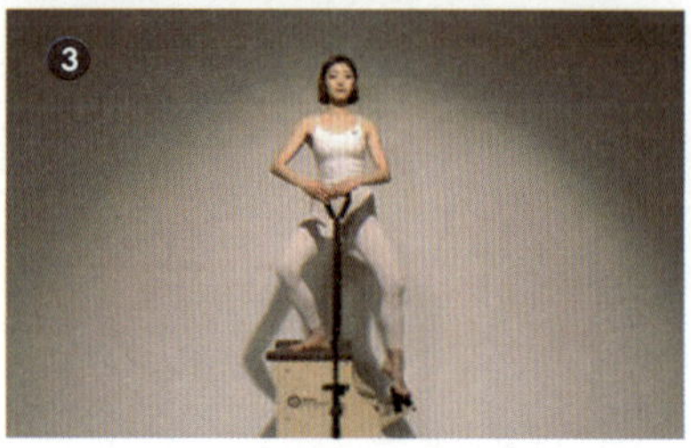

1 시작 자세

CHAIR 위에 측면을 향해 서서 척추와 골반은 Neutral을 유지한다. 다리는 외회전하고 일자로 펴서 붙인다. 손은 Handle을 잡고 견갑골을 안정화한다.

2 동작

❶ 마시면서 Pedal쪽의 발을 옆으로 뻗고 발목을 저측 굴곡한다.

❷ 내쉬면서 상체는 정면을 유지하고 지지하는 다리의 무릎을 구부린다. 반대 쪽 다리는 뻗어 발 볼로 Pedal을 누른다. 지지하는 다리의 무릎이 안정적인 범위 안에서 최대한 낮게 내려갈 수 있도록 한다. 이 때, 뒤꿈치가 최대한 들리지 않게 한다.

❸ 마시면서 무릎을 안정되게 유지하고 움직이는 다리의 무릎을 구부려 Pedal이 올라오게 한다.

❹ 내쉬면서 움직이는 다리의 무릎을 펴 Pedal을 누른다.

5–10회 반복한다.

마무리

❺ 마시면서 지지하는 다리 쪽으로 무게 중심을 이동하여 무릎을 편다. Pedal이 완전 제자리로 돌아온 뒤 Pedal에서 발이 떨어지도록 한다.

❻ 내쉬면서 시작 자세로 돌아와 두 발을 CHAIR 위에 위치한다.

반대 방향으로도 동작한다.

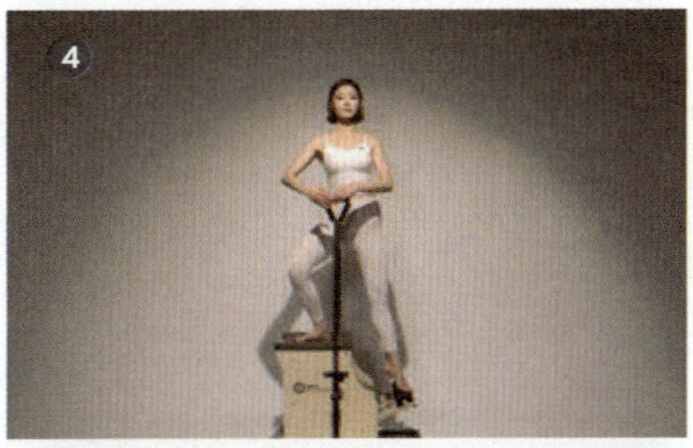

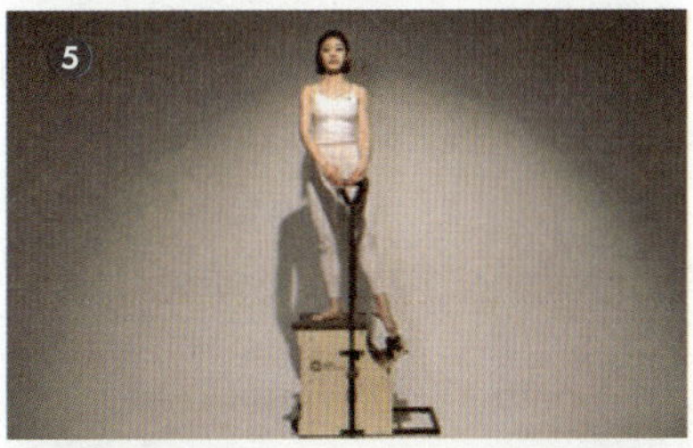

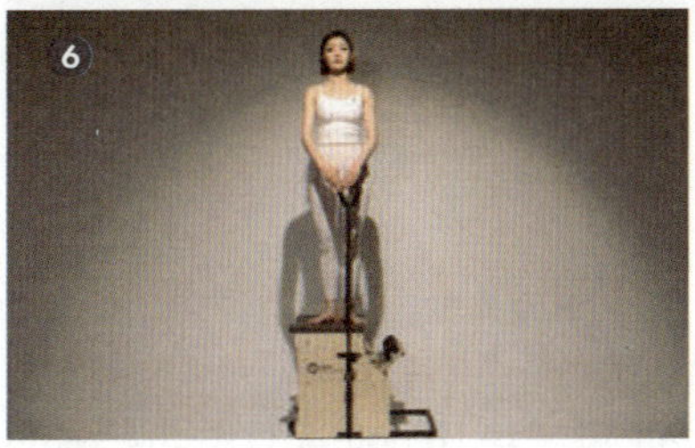

3 지도사항

1 골반의 Neutral을 유지하여 앞이나 뒤로 기울지 않도록 한다.

2 동작 시 움직이는 다리의 골반이 올라가지 않도록 한다.

3 상체를 올리기 위해서 팔을 쓰지 않도록 한다. 팔을 쓰면 목과 팔, 어깨의 긴장이 생긴다.

4 지지하는 다리의 무릎은 안정성을 유지할 수 있는 범위 까지만 움직인다.

5 동작 시 골반의 레벨을 유지하도록 한다.

6 지지하느 다리의 무릎이 발보다 앞으로 나가지 않게 주의한다.

7 지지하는 다리의 발의 아치가 무너지지 않도록 한다.

8 족저근막염, 고관절, 무릎에 통증이 있다면 실시하지 않는다.

4 변형동작

1 동작의 난이도를 높게 할 경우 :

1) 팔을 지니자세로 하거나 위로 혹은 옆으로 벌려서 균형과 안정성에 도전한다.

LEVEL 2 | LEG WORK

BACKWARD STEP DOWN

☑ **운동목적** 지지하는 하지 근력 강화와 무릎 굴곡, 신전 인지

☑ **기구세팅** 2 light low

☑ **사용근육**

MOBILIZERS 고관절 신전근(Hip Extensor), 고관절 굴곡근(Hip Flexors), 무릎 신전근(Knee Extensors), 무릎 굴곡근(Knee Flexors)

STABILIZERS 복횡근(Transverse Abdominis), 골반기저근(Pelvic Floor Muscle), 복사근(Obliques), 척추기립근(Erector Spinae), 다열근(Multifidus), 하체 안정화 근육(Gluteus Maximus, Quadriceps, Hamstring), 견갑대 안정화 근육

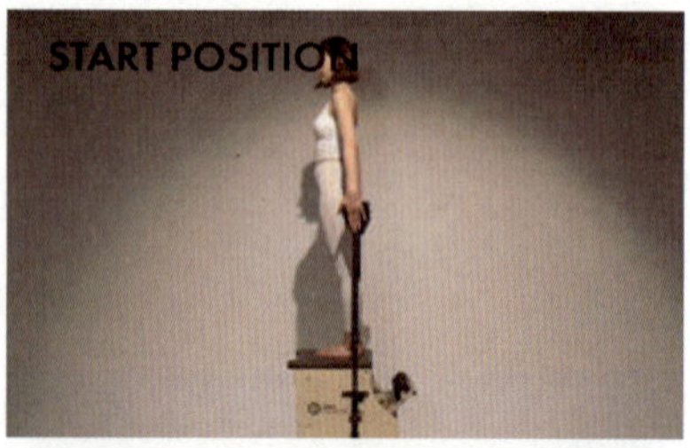

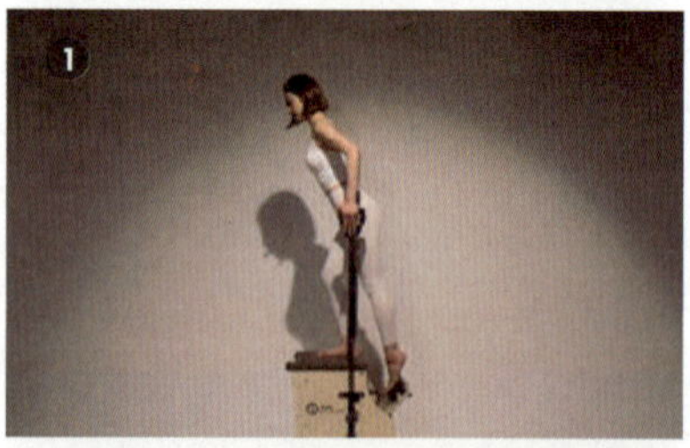

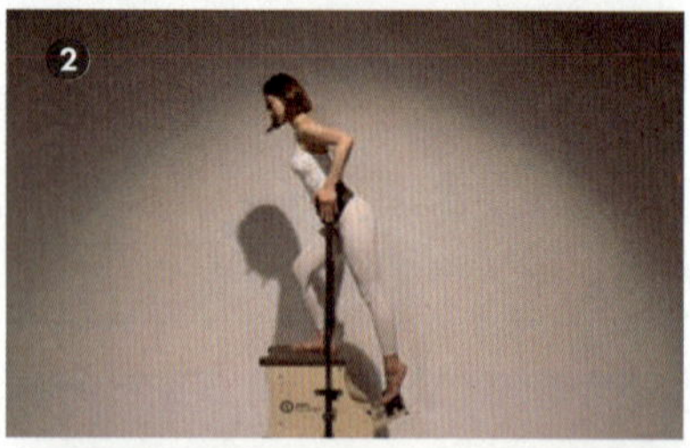

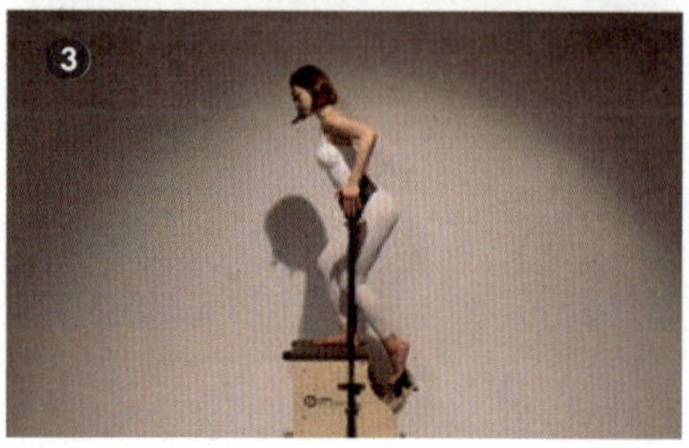

1 시작 자세

CHAIR 위에서 Pedal의 반대 방향을 향해 서서 척추와 골반은 Neutral을 유지한다. 다리는 일자로 펴서 평행하게 유지한다. 손은 Handle을 잡고 견갑골을 안정화한다.

2 동작

❶ 마시면서 한쪽 발을 뒤로 뻗고, 발목을 저측 굴곡한다.

❷ 내쉬면서 척추를 Neutral로 유지하며 지지하는 다리의 무릎을 구부린다. 반대 다리를 뒤로 뻗어 발의 볼로 Pedal을 누른다. 지지하는 다리의 무릎이 안정적인 범위 안에서 최대한 낮게 내려간다. 이 때, 뒤꿈치가 최대한 들리지 않게 한다.

❸ 마시면서 무릎을 안정되게 유지한 상태로 움직이는 다리의 무릎을 구부려 Pedal이 올라오게 한다.

❹ 내쉬면서 움직이는 다리의 무릎을 펴 Pedal을 누른다.

5-10회 반복한다.

마무리

❺ 마시면서 지지하는 다리 쪽으로 무게 중심을 이동하여 무릎을 편다. Pedal이 완전히 제자리로 돌아온 뒤 Pedal에서 발이 떨어지게 한다.

❻ 내쉬면서 시작 자세로 돌아와 두 발을 CHAIR 위에 위치한다.

반대방향으로 동작한다.

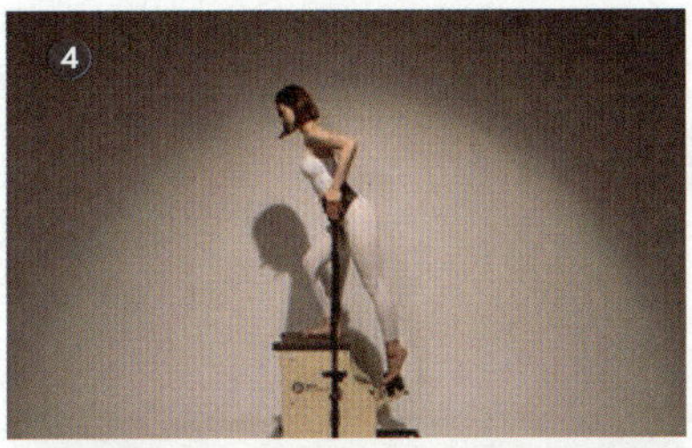

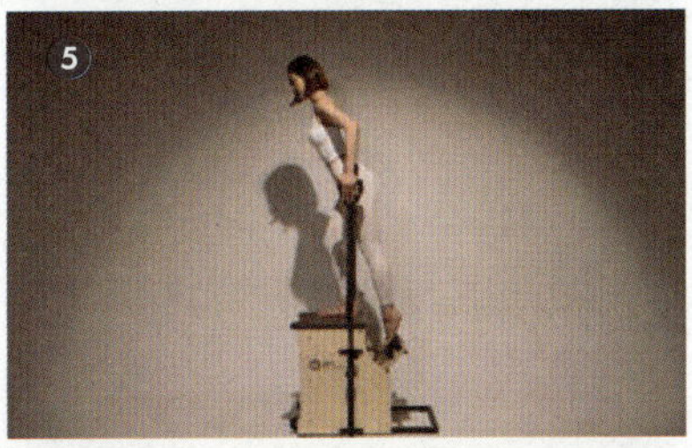

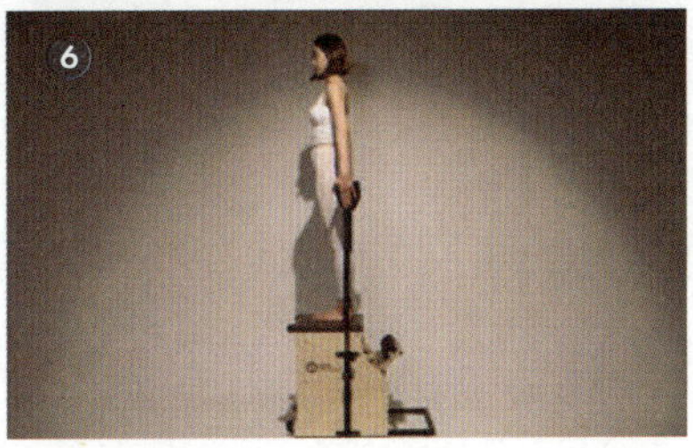

3 지도사항

1 동작 내내 고관절, 무릎, 발목, 2번째 발가락을 정면을 향하도록 한다.
2 골반의 Neutral을 유지하여 앞이나 뒤로 기울지 않도록 한다.
3 동작 시 움직이는 다리의 골반이 올라가지 않도록 한다.
4 상체를 올리기 위해서 팔을 쓰지 않도록 한다. 팔을 쓰면 목과 팔, 어깨의 긴장이 초래된다.
5 지지하는 다리의 무릎은 안정성을 유지할 수 있는 범위 까지만 움직인다.
6 동작 시 골반의 레벨을 유지하도록 한다.
7 지지하는 다리의 무릎이 발보다 앞으로 나가지 않게 주의한다.
8 지지하는 다리의 발의 아치가 무너지지 않도록 한다.
9 족저근막염, 고관절, 무릎에 통증이 있다면 실시하지 않는다.

4 변형동작

1 동작의 난이도를 높게 할 경우 :
1) 팔을 지니자세로 하거나 위로 혹은 옆으로 벌려서 균형과 안정성에 도전한다.

LEVEL 1 | ARM WORK

SCAPULA ISOLATION PRONE

☑ **운동목적** 견갑의 안정화, 견갑의 움직임 학습

☑ **기구세팅** 2 light low

☑ **사용근육**

MOBILIZERS 견갑골 안정화 근육(Scapula Stabilizer)

STABILIZERS 복횡근(Transverse Abdominis), 골반기저근(Pelvic Floor Muscle), 다열근(Multifidus), 복사근(Obliques), 척추기립근(Erector Spinae), 하체 안정화 근육(Gluteus, Maximus, Quadriceps, Hamstring), 견갑대 안정화 근육

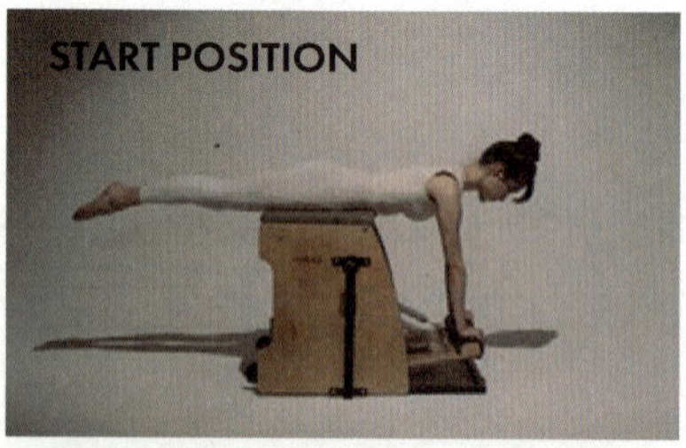

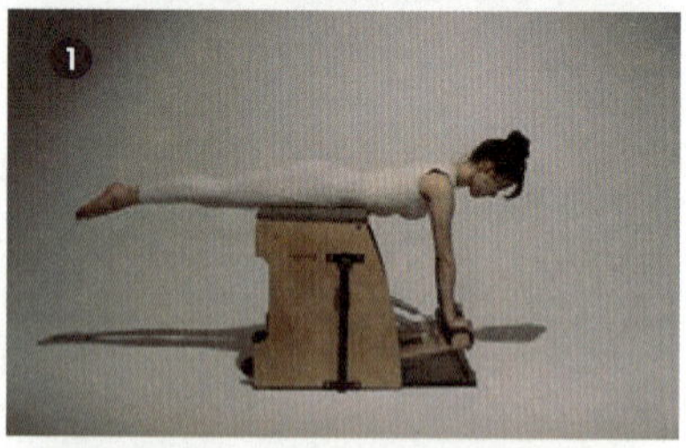

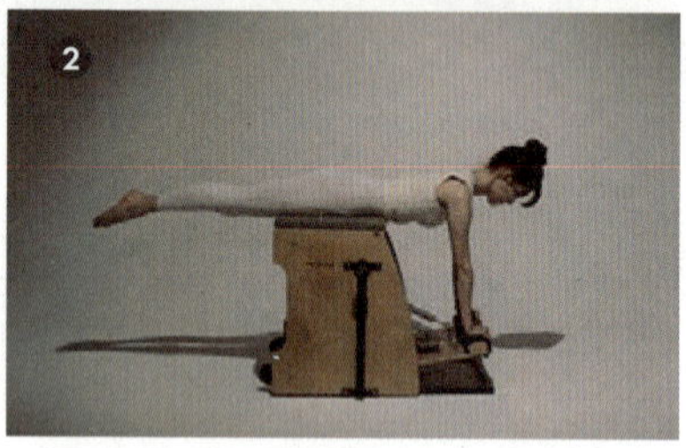

1 시작 자세

Chair의 위에 엎드려 머리에서 발까지 일직선이 되도록 하여 골반과 척추는 Neutral을 유지한다. 엎드렸을 때 ASIS가 Chair를 넘어가기 않도록 한다. 견갑을 안정화하고 두 팔은 바닥과 수직이 되게 길게 펴서 Pedal을 누른다. Pedal이 바닥에 닿지 않고 Frame에서 약간 떨어지게 위치한다.

2 동작

■ RETRACTION

❶ 마시면서 상체를 공중에 유지하면서 견갑골을 후인(Retraction) 하여 Pedal이 올라 오게 하고 팔꿈치는 구부러지지 않게한다.

❷ 내쉬면서 견갑골을 Neutral로 만들고 Pedal을 누른다.

5–10회씩 반복한다.

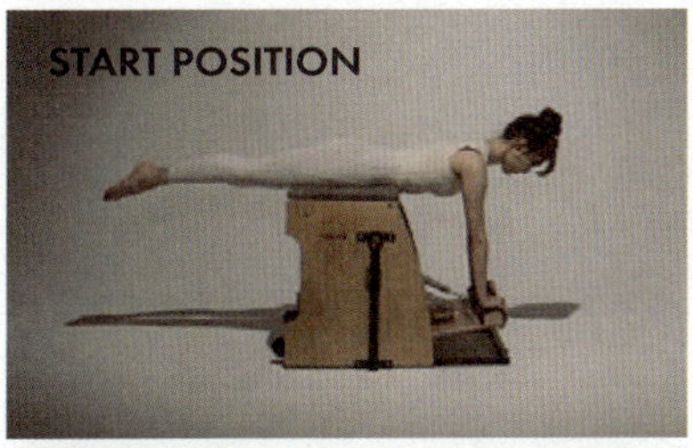

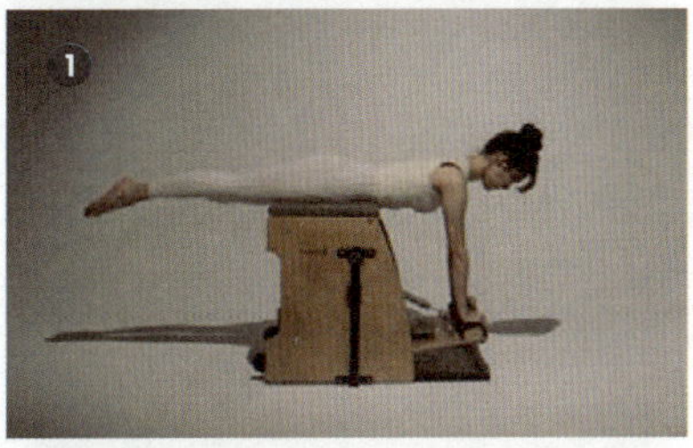

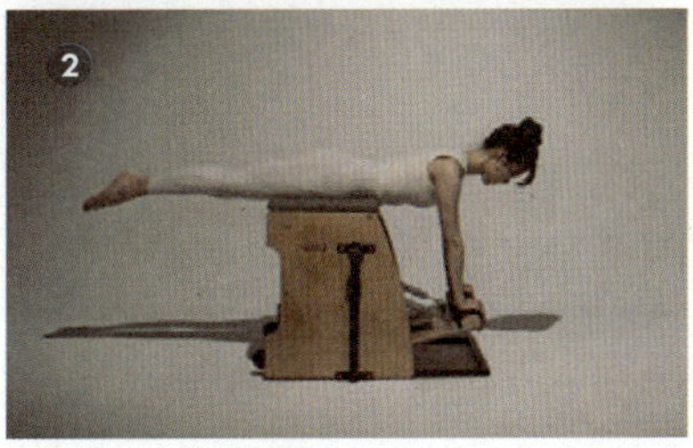

- **PROTRACTION**

❶ 마시면서 상체를 공중에 유지하면서 견갑골을 전인(Protraction)하여 Pedal을 누른다.

❷ 내쉬면서 견갑골을 Neutral로 만들고 Pedal을 올라오게 한다.

5–10회씩 반복한다.

3 지도사항

1 동작 시 흉추에서 움직임이 생기지 않도록 주의한다.

2 손목을 과하게 신전(Extension) 시키지 않도록 주의하고 어깨와 손목은 일직선상에 위치하도록 한다.

3 동작 시 팔꿈치의 움직임이 생기지 않도록 한다.

4 하체 유지와 요추의 안정성을 위해 하체 안정화 근육을 활성화 하도록 한다.

5 척추의 신전을 막기 위해 복사근(Obliques)의 연결을 유지한다.

6 Pedal을 밀어낼 때는 전거근을 활성화하도록 한다.

7 요통, 임산부, 손목에 이상이 있다면 실시하지 않는다.

8 Flat Back 체형에게 전인 동작이 좋다.

4 변형동작

1 한 팔로 동작 :

1) 들어올린 팔을 이마에 댄다. (난이도 상)

2) 들어올린 팔을 옆으로 뻗는다. (난이도 중)

3) 들어올린 팔을 아래로 내려 손바닥을 허벅지를 향하게 한다. (난이도 하)

5 응용동작

- **Split-Pedal Stability Chair를 이용한 응용**

Chair set up– springs : 2 light top

1 Bilateral :

Pedal을 분리해서 운동한다. Pedal을 누를 때 똑같이 움직이도록 한다.

2 Unilateral :

한쪽 팔은 시작 자세로 유지하고 다른 팔로 Pedal을 누른다.

골반이나 상체의 회전을 피한다.

LEVEL 1 | ARM WORK

ONE ARM PUSH PRONE

☑ 운동목적 견갑의 안정성과 상지 근력 강화

☑ 기구세팅 2 light low

☑ 사용근육 MOBILIZERS 대흉근(Pectoralis Major), 상완삼두근(Triceps Brachii)

STABILIZERS 복횡근(Transverse Abdominis), 골반기저근(Pelvic Floor Muscles), 다열근(Multifidus), 복사근(Obliques), 척추기립근(Erector Spinae), 하체 안정화 근육(Gluteus, Maximus, Quadriceps, Hamstring), 견갑대 안정화 근육

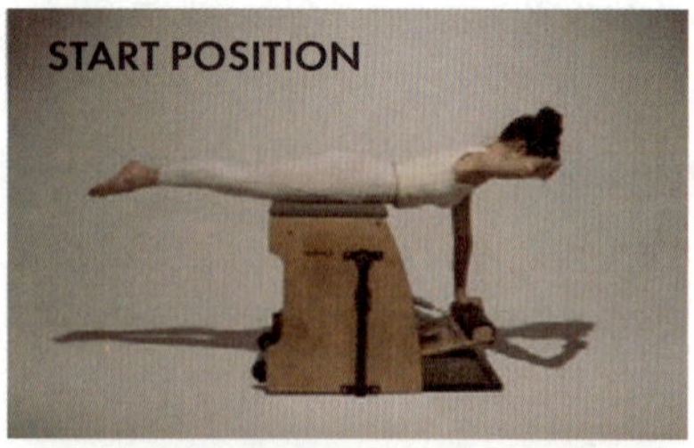

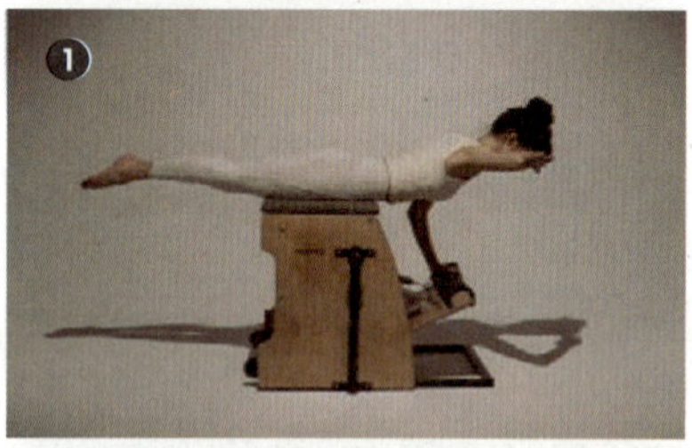

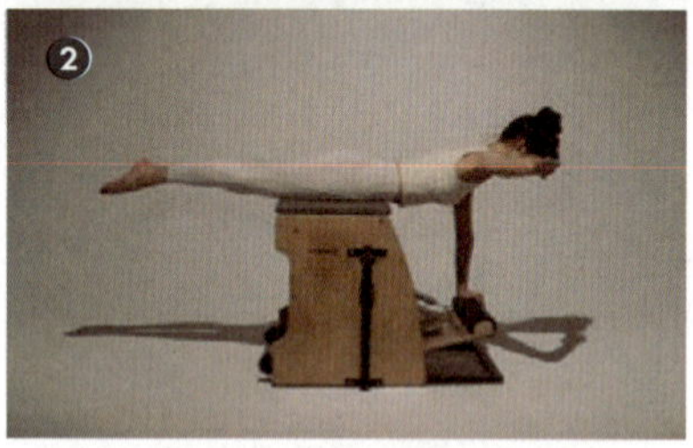

1 시작 자세

Chair의 위에 엎드려 머리에서 발까지 일직선이 되도록 하고 골반과 척추는 Neutral을 유지한다. 엎드렸을 때 ASIS가 Chair를 넘어가기 않도록 한다. 견갑을 안정화하고 한 팔은 바닥과 수직이 되게 펴서 Pedal을 누른다. Pedal이 바닥에 닿지 않게 Frame에서 약간 떨어지게 한다. 반대 팔의 팔꿈치를 구부려 손등을 이마에 위치한다.

2 동작

❶ 마시면서 팔꿈치를 구부려 Pedal이 올라오게 한다.

❷ 내쉬면서 팔꿈치를 펴 Pedal을 누른다.

반대 방향도 동작한다.

각 방향으로 5-10회씩 반복한다.

3 지도사항

1 동작 시 몸통의 회전이 발생하지 않도록 한다.

2 하체 유지와 요추의 안정성을 위해 하체 안정화 근육을 활성화 하도록 한다.

3 척추의 신전을 막기 위해 복사근(Obliques)의 연결을 유지한다.

4 Pedal을 밀어낼 때는 전거근을 활성화하도록 한다.

5 요통, 임산부, 손목에 이상이 있다면 실시하지 않는다.

4 변형동작

1 두 팔로 밀기 : 두 손을 Pedal위에 놓고 팔꿈치를 동시에 구부린다.

1) 복사근(Obliques)과 다열근(Multifidus)에 도움을 준다.

2) One Arm Push Prone의 사전 동작으로 사용할 수 있다.

2 무릎을 굽히기 :

고관절 신전근(Hip Extensors)와 요추에 도움을 준다.

3 팔의 자세 바꾸기 :

한쪽 팔의 자세를 바꾸기:

1) 들어올린 팔을 이마에 댄다. (난이도 상)

2) 들어올린 팔을 옆으로 뻗는다. (난이도 중)

3) 들어올린 팔을 아래로 내려 손바닥을 허벅지를 향하게 한다. (난이도 하)

4 팔꿈치의 각도 조절하기 :

바깥으로 구부리면 대흉근(Pectoralis Major)을 강조할 수 있다. 안쪽으로 구부리면 상완삼두근(Triceps Brachii)를 강조할 수 있다.

5 Foam Cushion을 대기 :

팔이 길어서 팔꿈치가 완전히 펴지지 않을 경우나, 안정성에 도전을 주기 위해 Foam Cushion을 Seat에 댄다.

6 팔 동작 진행 후 척추 회전 동작을 추가 할 수 있다.

5 응용동작

- **Split-Pedal Stability Chair를 이용한 응용 (변형동작 1번의 응용)**

Chair set up– springs : 2 light top

1 Bilateral : Pedal을 분리해서 운동한다. Pedal을 누르거나 올라올 때 똑같이 움직이도록 한다.

2 Unilateral : 한쪽 팔을 시작 자세로 유지하고 다른 팔로 Flexion과 Extension 동작을 한다.

3 Reciprocal : 각 팔로 번갈아 가며 Pedal을 누른다. 동시에 팔을 바꾸고 누를 때마다 숨을 내쉰다.

LEVEL 1 | ARM WORK

TRICEPS PRESS SITTING

☑ **운동목적** 견갑골의 안정화와 삼두근 강화

☑ **기구세팅** 2 light top

☑ **사용근육**

MOBILIZERS	상완삼두근(Triceps Brachii), 견갑골 안정화 근육(Scapula Stabilizer)
STABILIZERS	복횡근(Transverse Abdominis), 골반기저근(Pelvic Floor Muscles), 다열근(Multifidus), 견갑골 안정화 근육(Scapula Stabilizer)

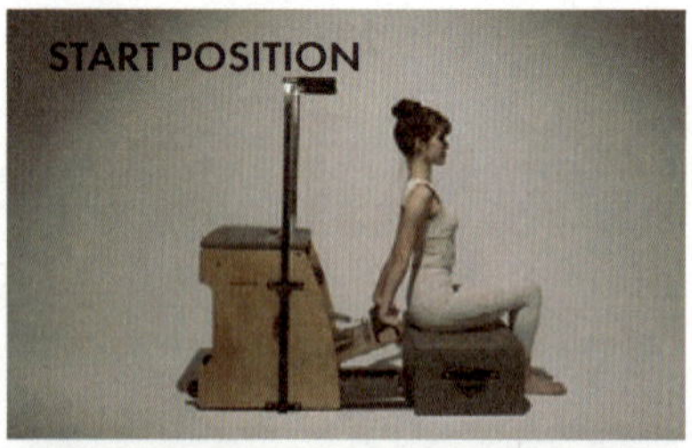

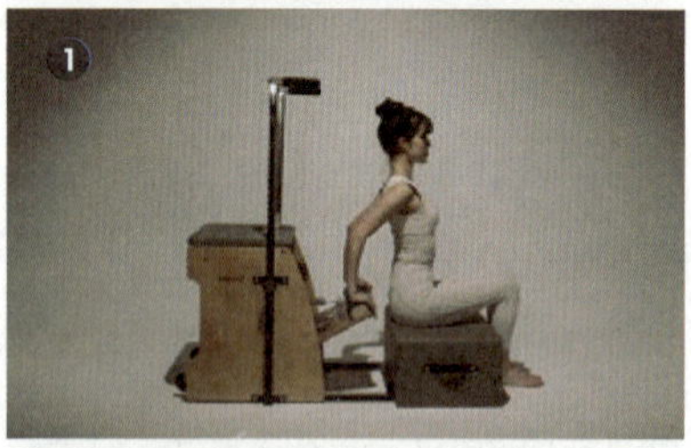

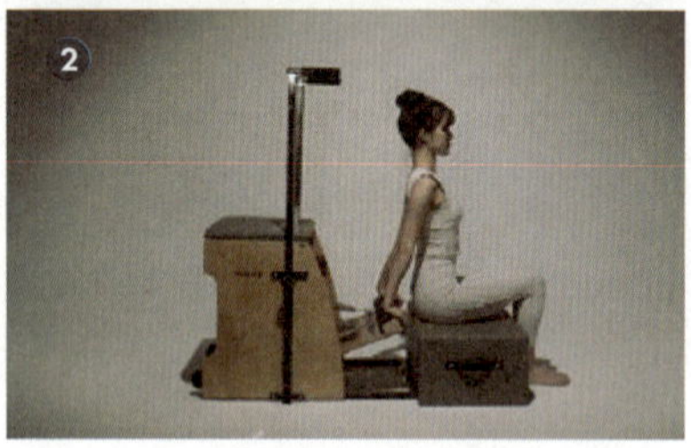

1 시작 자세

Chair를 등지고 바닥에 Box를 두고 앉아 골반과 척추는 Neutral을 유지한다. 팔꿈치는 뒤로 구부려 손바닥으로 Pedal을 누른다. 손가락은 Chair의 반대방향을 향하도록 한다.

2 동작

❶ 마시면서 팔꿈치를 구부려 Pedal이 올라오게 한다.

❷ 내쉬면서 팔꿈치를 펴 Pedal을 누른다.

5–10회씩 반복한다.

3 지도사항

1 동작 시 어깨가 올라가지 않도록 한다.

2 동작 시 어깨가 과하게 후인(Retraction)되지 않도록 한다.

3 골반과 척추를 Neutral로 유지한다.

4 변형동작

1 손의 자세 바꾸기:

Pedal 바깥 쪽에 손을 두고 손가락이 측면을 가리키도록 한다. 견갑골을 안정하여 팔꿈치가 구부릴 때 서로 부딪히지 않게 한다.

2 견갑의 안정성에 집중하기 위해서는 바닥에 앉아서 동작을 실시한다.

5 응용동작

- **Split-Pedal Stability Chair를 이용한 응용**

  Chair set up– springs : 2 heavy low

  1 Bilateral :

  Pedal을 분리해서 운동한다. Pedal을 누르거나 올라올 때 똑같이 움직이도록 한다.

  2 Unilateral :

  한쪽 팔을 시작 자세로 유지하고 다른 팔로 동작한다.

  3 Reciprocal :

  각 팔로 번갈아 가며 Pedal을 누른다. 동시에 팔을 바꾸고 누를 때마다 숨을 내쉰다.

LEVEL 1 | ARM WORK

SCAPULA ISOLATION STANDING

☑ 운동목적 견갑의 움직임학습 및 안정화

☑ 기구세팅 2 heavy top

☑ 사용근육 MOBILIZERS 견갑골 안정화 근육(Scapula Stabilizers)

STABILIZERS 복횡근(Transverse Abdominis), 골반기저근(Pelvic Floor Muscle), 복사근(Obliques), 척추기립근(Erector Spinae), 다열근(Multifidus), 하체 안정화 근육(Gluteus, Maximus, Quadriceps, Hamstring), 견갑대 안정화 근육

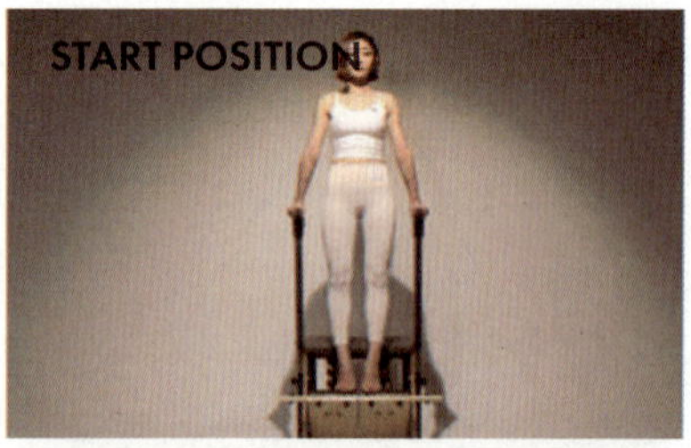

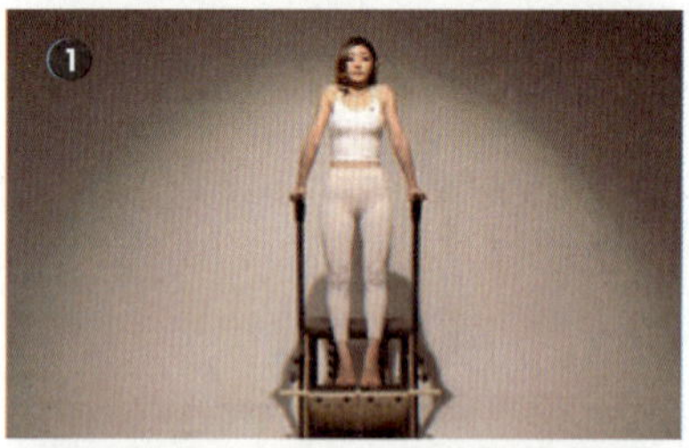

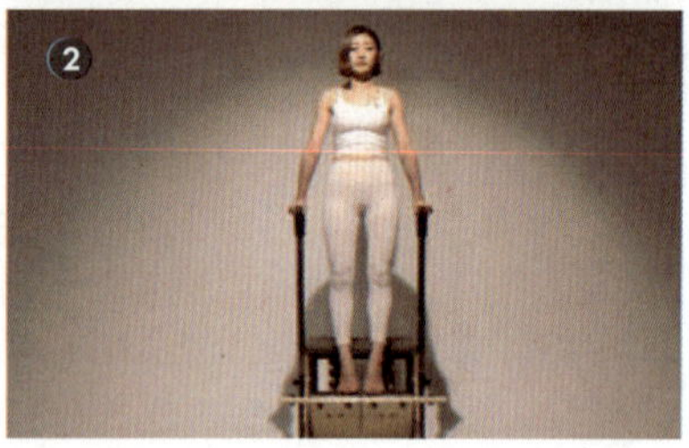

1 시작 자세

CHAIR 위에 서서 손으로 Handle을 잡고 견갑골을 안정화한다. 팔로 몸의 무게를 지탱한 다음 상체를 수직으로 세우고 골반과 척추를 Neutral로 유지한다. 무릎을 구부린다. 한 다리씩 일직선으로 펴고 발목은 저측 굴곡(plantar Flexion)하여 Pedal에 발 볼을 위치한다.

2 동작

❶ 마시면서 몸통을 수직으로 유지하며 천천히 견갑을 거상(Elevation)하여 Pedal을 누른다.

❷ 내쉬면서 견갑을 하강(Depression)하고 몸과 Pedal이 함께 올라와 시작 자세로 돌아온다.

5–10회 반복한다.

3 지도사항

1 거상 동작 시 하부승모근, 광배근에 집중하여 어깨가 앞으로 말리지 않도록 한다.

2 골반과 척추의 Neutral을 유지할 수 있도록 한다.

3 팔을 펴지만 팔꿈치의 과신전이나 Locking을 주의한다.

4 손목이 너무 꺽이지 않도록 동작을 하고 손목에 이상이 있다면 실시하지 않는다.

5 동작의 범위를 작게 하여 견갑의 움직임에만 집중하도록 한다.

6 거상 시 근육의 힘을 다 빼지 않도록 한다.

4 변형동작

1 Chair 방향으로 서기 : 상체가 Chair 방향으로 선 상태로 동작을 반복한다. Pedal에 발을 놓은 채로 상체와 골반이 최대한 Neutral이 될 수 있도록 한다.

MEMO

LEVEL 1 | ARM WORK

TRICEPS PRESS STANDING

☑ **운동목적** 견갑골의 안정화와 삼두근 강화

☑ **기구세팅** 2 heavy top

☑ **사용근육**

MOBILIZERS 상완삼두근(Triceps Brachii), 견갑골 안정화 근육(Scapula Stabilizer)

STABILIZERS 복횡근(Transverse Abdominis), 골반기저근(Pelvic Floor Muscles), 다열근(Multifidus), 하체 안정화 근육(Gluteus, Maximus, Quadriceps, Hamstring), 견갑대 안정화 근육

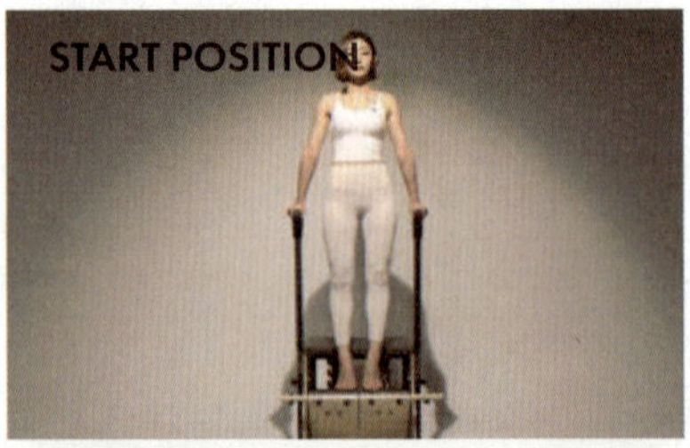

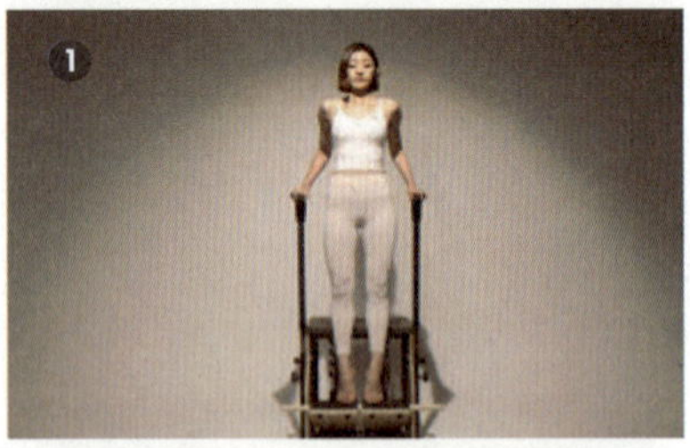

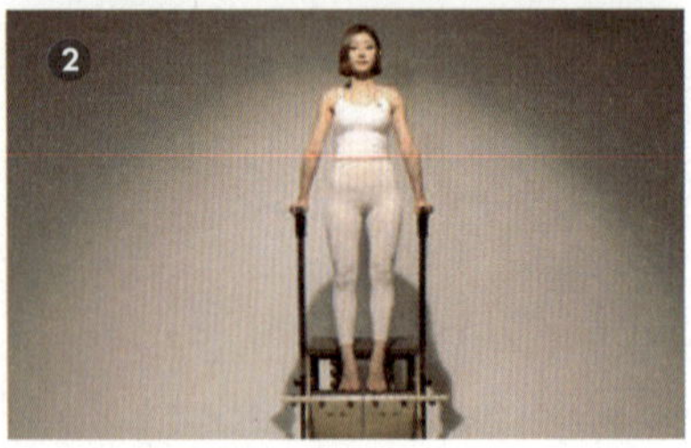

1 시작 자세

CHAIR 위에 서서 손으로 Handle을 잡고 견갑골을 안정화한다. 팔로 몸의 무게를 지탱한 다음 상체를 수직으로 세우고 골반과 척추를 Neutral로 유지한다. 무릎을 구부린다. 그런 다음 한 다리씩 일직선으로 펴고 발목은 저측 굴곡(plantar Flexion)하여 Pedal에 발 볼을 위치한다.

2 동작

❶ 마시면서 견갑골을 안정화하고 팔꿈치를 구부려 몸을 아래로 내리면서 Pedal을 누른다.

❷ 내쉬면서 팔꿈치를 펴 Pedal과 함께 몸이 올라오게 한다.

5-10회씩 반복한다.

3 지도사항

1 동작 시 어깨와 견갑이 안정된 범위 내에서 동작할 수 있도록 한다.

2 동작 시 승모근(Trapezius)와 광배근(Latissimus Dorsi)의 연결을 유지하여 어깨가 앞으로 구부러지지 않도록 한다.

3 골반과 척추를 Neutral로 유지한다.

4 동작 시 팔꿈치가 과신전 되지 않도록 한다.

5 손목이 너무 꺾이지 않도록 동작을 하고 손목에 이상이 있다면 실시하지 않는다.

4 변형동작

1 Chair을 향해 서기 :
상체 방향을 반대로 돌려 동작한다.

MEMO

LEVEL 3 | ARM WORK

ONE ARM PUSH UP SERIES

☑ **운동목적** 견갑의 안정화 / 상지 근력 강화

☑ **기구세팅** 2 light low

☑ **사용근육**

MOBILIZERS 팔꿈치 굴곡근(Elbow Flexors), 팔꿈치 신전근(Elbow Extensors)

STABILIZERS 복횡근(Transverse Abdominis), 골반기저근(Pelvic Floor Muscle), 복사근(Obliques), 척추기립근(Erector Spinae), 다열근(Multifidus), 견갑대 안정화 근육, 하체 안정화 근육 (Gluteus Maximus, Quadriceps, Hamstring)

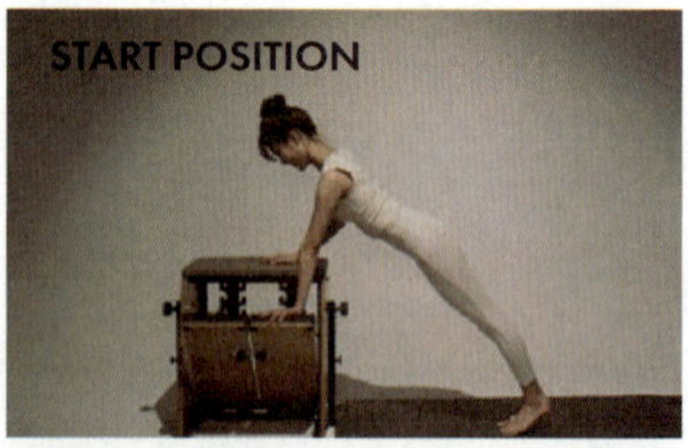

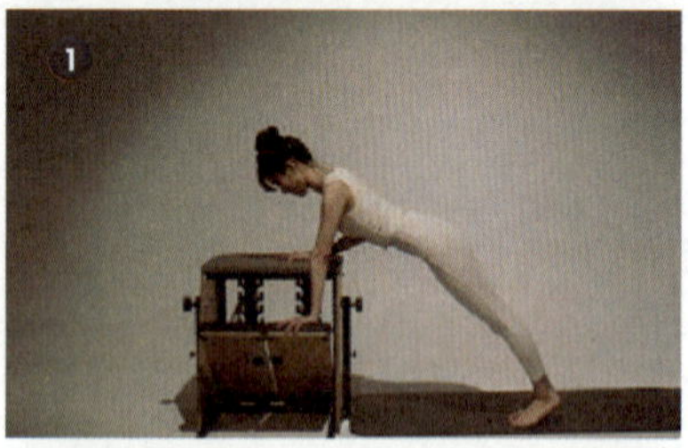

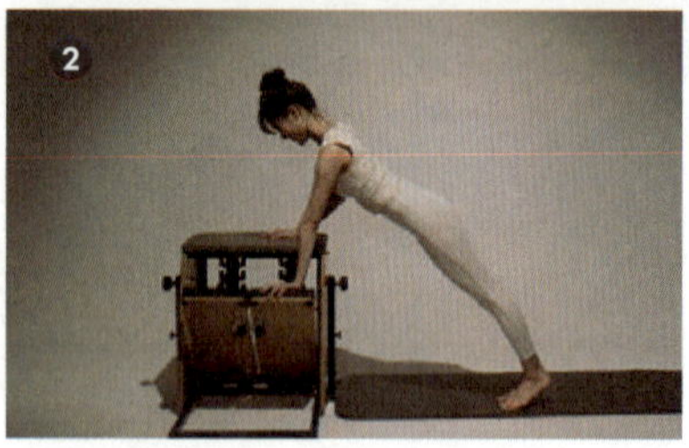

1. SEAT ARM FLEXING

1 시작 자세

CHAIR 의 옆쪽에 서서 CHAIR를 바라본다. Push Up 자세를 유지한다. 견갑골을 안정화하고 Seat에 쪽의 팔은 Seat에 대고 팔꿈치를 구부린다. Pedal쪽에 가까운 팔의 손을 Pedal에 대고 길게 펴서 Pedal을 밀어낸다.

골반과 척추는 Neutral을 유지한다. 다리는 평행하게 모아서 일자로 뻗어주고 발목은 배측 굴곡한다.

2 동작

❶ 마시면서 몸통을 그대로 유지하며 Seat 쪽의 팔의 팔꿈치를 구부린다.

❷ 내쉬면서 Seat 쪽의 팔의 팔꿈치를 편다.

반대 방향도 동작한다.

각 방향으로 7–10회 반복한다.

3 지도사항

1 팔을 올리는 각도는 견갑골의 안정성에 따라 다르지만 견갑골은 변함없이 안정성을 유지해야 한다. (전거근을 계속 활성화 하도록 한다.)

2 몸 전체 하나의 긴 라인을 유지할 수 있도록 지도한다.

3 몸통이 한쪽으로 짧아지지 않도록 주의한다.

4 골반이 틀어지지 않도록 골반의 방향을 손으로 큐잉을 주어 잡아준다.

5 시작 자세에서 Pedal 쪽 팔이 다 펴진 상태에서 몸통이 레벨을 유지할 수 있을 만큼 Seat 쪽의 팔꿈치를 구부리고 시작한다.

6 Seat 쪽의 팔꿈치를 구부릴 때 Pedal 쪽 팔은 안정성 있게 Pedal을 누르면서 동작한다.

4 변형동작

1 동작의 난이도를 낮게 할 경우 :

1) Seat 쪽의 팔꿈치를 조금만 구부리거나 전완을 완전히 Seat에 위치하고 운동의 범위를 줄인다.

2. PEDAL ARM FLEXING

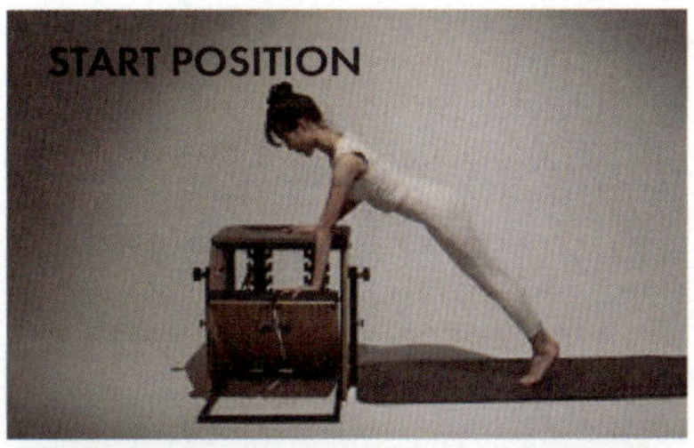

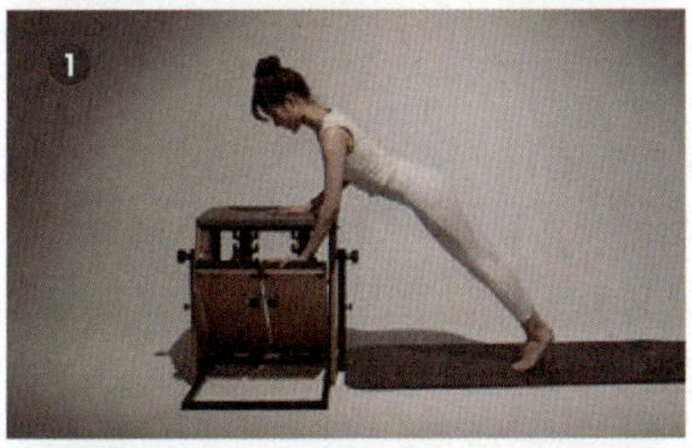

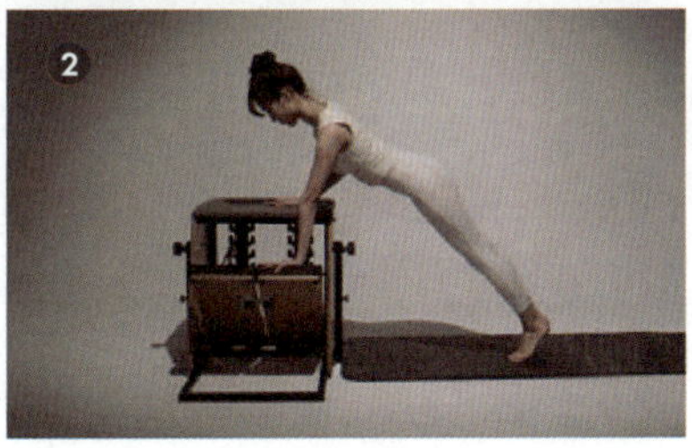

1 시작 자세

CHAIR 의 옆쪽에 서서 CHAIR를 바라본다. Push Up 자세를 유지한다. 견갑골을 안정화하고 Seat에 쪽의 팔은 Seat에 대고 팔꿈치를 구부린다. Pedal쪽에 가까운 팔의 손을 Pedal에 대고 길게 펴서 Pedal을 밀어낸다.

골반과 척추는 Neutral을 유지한다. 다리는 평행하게 모아서 일자로 뻗어주고 발목은 배측 굴곡한다.

2 동작

❶ 마시면서 골반과 척추는 Neutral을 유지하며 Pedal 쪽의 팔의 팔꿈치를 구부려서 Pedal 을 올린다.

❷ 내쉬면서 Pedal 쪽의 팔의 팔꿈치를 펴서 Pedal을 내린다.

반대 방향도 동작한다. 각 방향으로 7–10회 반복한다.

3 지도사항

1 팔을 올리는 각도는 견갑골의 안정성에 따라 다르지만 동작 내내 견갑골의 안정화를 유지한다. (전거근을 계속 활성화 하도록 한다.)

2 몸 전체 하나의 긴 라인을 유지할 수 있도록 지도한다.

3 몸통이 한쪽으로 짧아지지 않도록 주의한다.

4 골반이 틀어지지 않도록 골반의 방향을 손으로 큐잉을 주어 잡아준다.

5 시작 자세에서 Pedal 쪽 팔이 다 펴진 상태에서 몸통이 레벨을 유지할 수 있을 만큼 Seat 쪽의 팔꿈치를 구부리고 시작한다.

6 Pedal 쪽 팔은 안정성 있게 Pedal을 누른 상태에서 팔꿈치를 구부려 동작을 한다.

4 변형동작

1 동작의 난이도를 낮게 할 경우 :

1) 시트 쪽의 팔꿈치를 조금만 구부리거나 전완을 완전히 Seat에 대고 운동의 범위를 줄인다.

2) 바닥에서 Push up 자세를 만들고 한 손은 Pedal에 대고 다른 손은 바닥에 대고 동작을 한다.

LEVEL 2 | MULTI WORK

SPREAD EAGLE

- **운동목적** 척추 분절 학습 / 상지 근력과 와 등신전근의 강화
- **기구세팅** 2 heavy low, Handle은 가장 낮게 세팅
- **사용근육**
  - MOBILIZERS 팔꿈치 굴곡근(Elbow Flexors), 팔꿈치 신전근(Elbow extensors), 복직근(Rectus Abdominis), 복사근(Obliques), 척추기립근(Erector Spinae)
  - STABILIZERS 복횡근(Transverse Abdominis), 골반기저근(Pelvic Floor Muscle), 복사근(Obliques), 척추기립근(Erector Spinae), 다열근(Multifidus), 견갑대 안정화 근육, 하체 안정화 근육(Gluteus Maximus, Quadriceps, Hamstring)

START POSITION

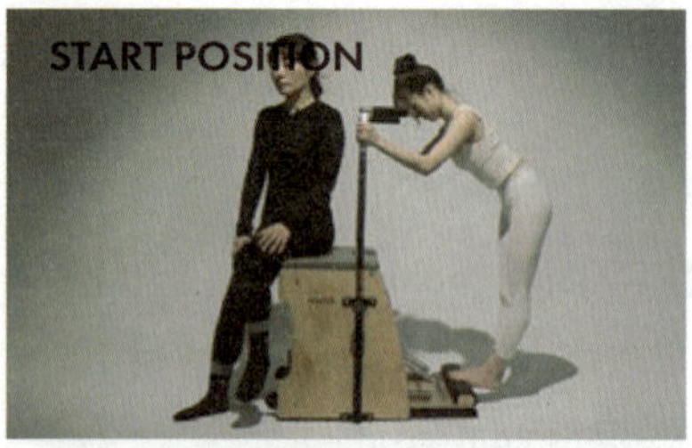

1

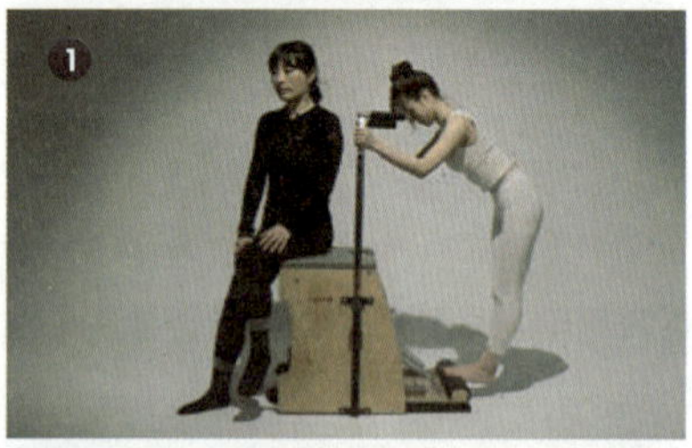

2-1

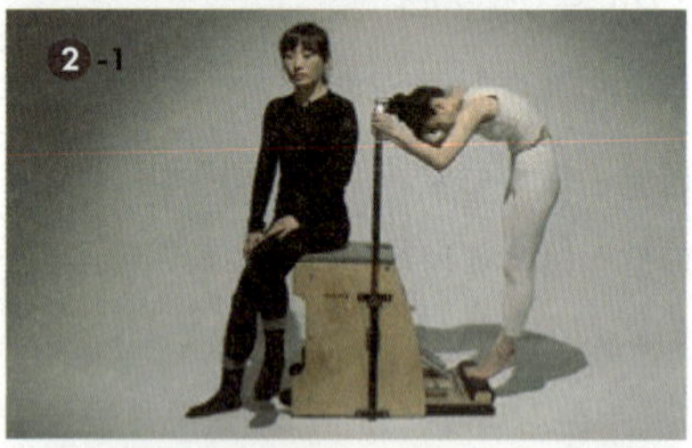

2-2

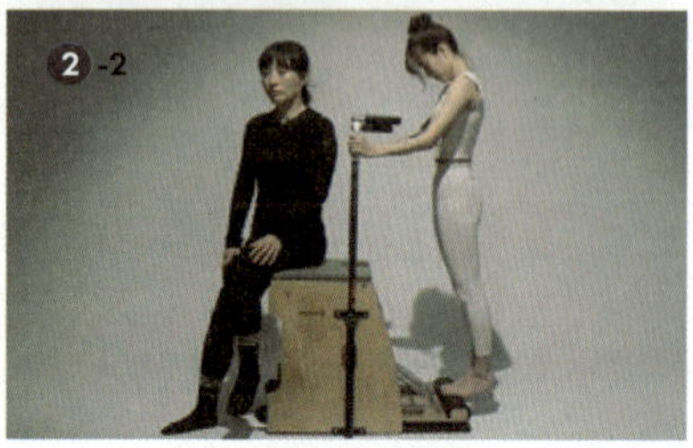

1 시작 자세

CHAIR 앞에 선다. 견갑골을 안정화하고 양쪽 Handle을 두 손으로 잡는다. 골반과 척추는 Neutral 하고 발을 Pedal에 두고 다리는 평행하게 길게 뻗어 서로 붙인다. Handle의 대를 잡고 Pedal에 발을 올려 어깨와 고관절을 굴곡하여 골반을 뒤로 이동한다. 이 때 척추와 골반은 Neutral하게 유지하고 팔꿈치는 구부리고 다리는 길게 편 상태를 유지한다.

2 동작

❶ 마시면서 준비한다.

❷ 내쉬면서 복부를 이용하여 골반을 후방경사하여 요추부터 흉추까지 분절로 말아 올린다. 고관절을 신전하고 발목을 저측 굴곡하여 발 끝에 중심을 실어 설 수 있도록 한다. 몸을 하나의 긴 라인을 만들어 살짝 앞으로 기울인 상태를 유지하고 손은 Handles을 잡는다.

❸ 마시면서 팔꿈치를 펴면서 Pedal을 올린다. 흉골이 천장으로 향한다는 느낌으로 흉추를 신전한다.

❹ 내쉬면서 경추부터 요추까지 차례대로 굴곡하고 손은 다시 시작 자세로 Handles의 대를 잡는다.

❺ 마시면서 척추, 골반을 Neutral로 만들어 시작 자세로 돌아온다.

3~5회 반복한다.

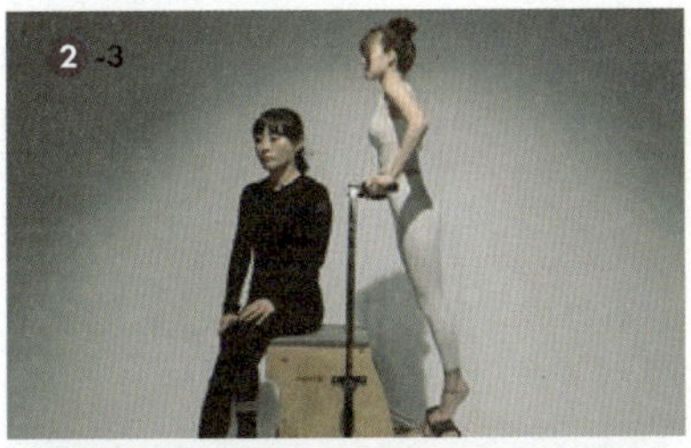

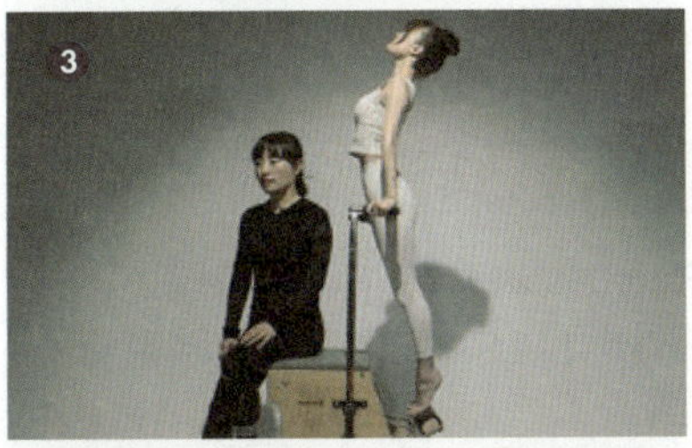

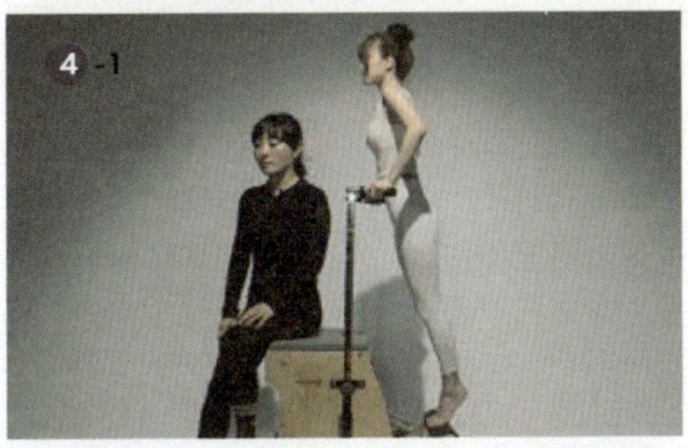

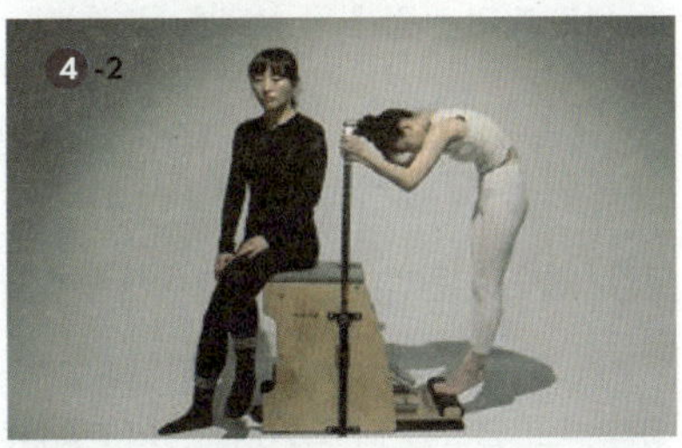

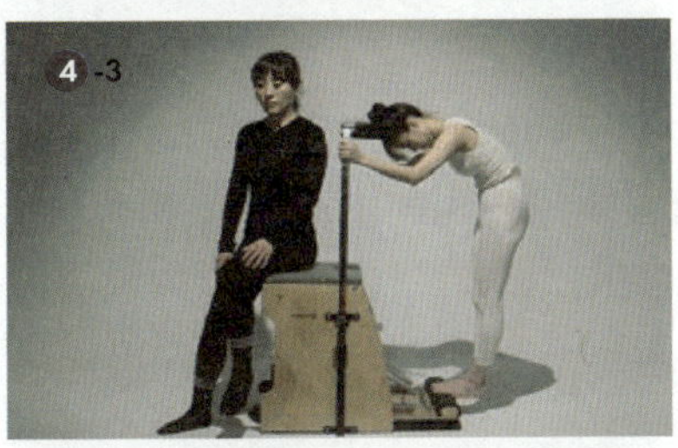

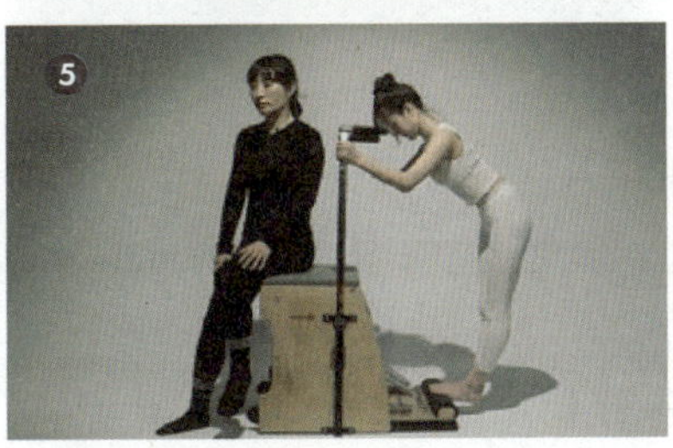

3 지도사항

1 목과 어깨의 긴장을 풀 수 있도록 한다.

2 동작의 시작과 끝에서 척추, 골반의 Neutral 을 유지하고 시작 자세에서 매달려 있지 않도록 한다.

3 Roll up, down 시에 척추를 하나씩 분절하여 움직이도록 한다.

4 척추 신전 시 흉추에서만 신전이 일어나도록 한다.

4 변형동작

1 동작의 난이도를 낮게 할 경우 :

1) 팔꿈치를 펴서 올라가는 동작을 제외하고 척추의 분절에 집중한다.

LEVEL 2 | MULTI WORK

REVERSE SPREAD EAGLE

☑ **운동목적** 척추 분절 학습 / 상지 근력과 와 등신전근의 강화

☑ **기구세팅** 2 heavy low, Handle 은 가장 낮게 세팅

☑ **사용근육**

MOBILIZERS 팔꿈치 굴곡근(Elbow Flexors), 팔꿈치 신전근(Elbow extensors), 복직근(Rectus Abdominis), 복사근(Obliques), 척추기립근(Erector Spinae)

STABILIZERS 복횡근(Transverse Abdominis), 골반기저근(Pelvic Floor Muscle), 복사근(Obliques), 척추기립근(Erector Spinae), 다열근(Multifidus), 견갑대 안정화 근육, 하체 안정화 근육(Gluteus Maximus, Quadriceps, Hamstring)

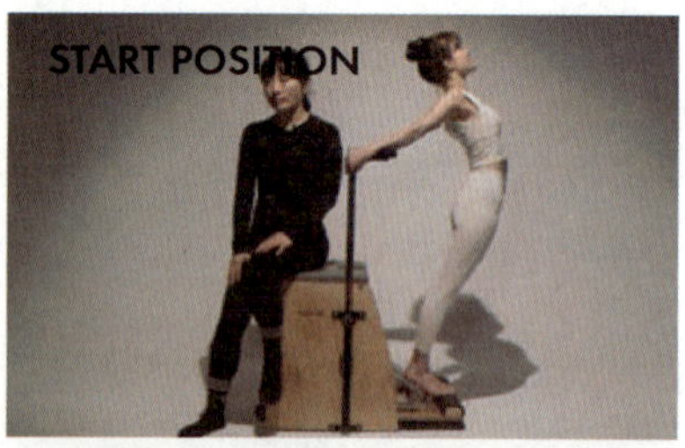

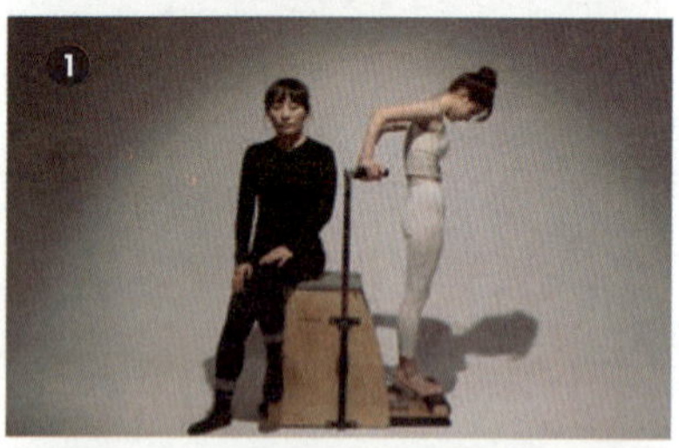

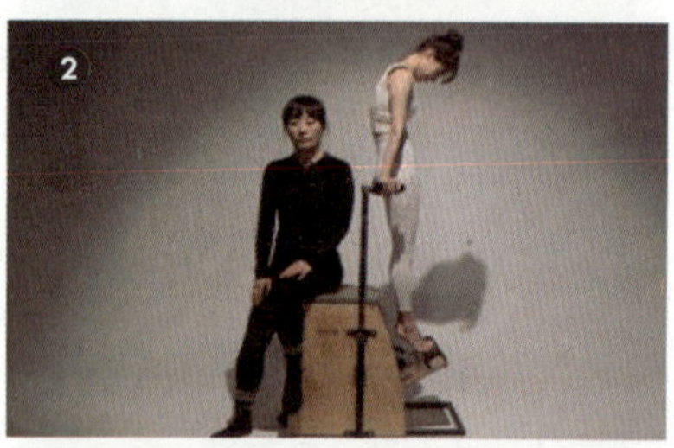

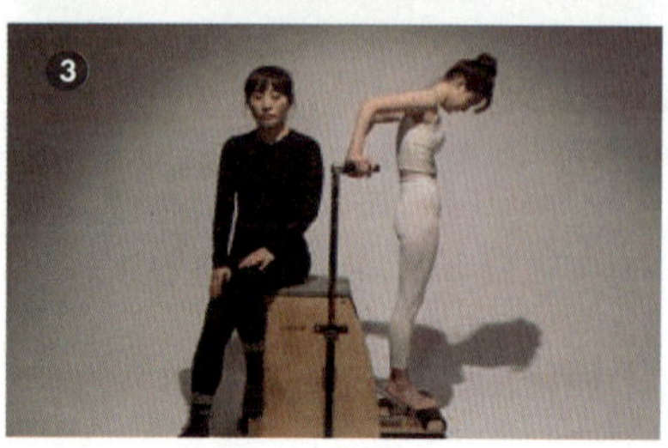

1 시작 자세

CHAIR의 등을 지고 선다. 견갑골을 안정화하고 어깨를 신전하여 양쪽 Handle을 두 손으로 잡는다.

골반과 척추는 Neutral자세를 유지하고 발은 저측굴곡하여 Pedal에 위치한다. 고관절과 척추는 완전히 신전한다. 이 때, 팔과 다리는 길게 편 상태를 유지한다.

2 동작

❶ 마시면서 손으로 Handle을 잡고 팔꿈치를 구부린다. 동시에, 경추와 흉추를 차례로 굴곡한다.

❷ 내쉬면서 팔꿈치를 펴면서 상체의 윗부분의 굴곡을 더 증가시키면서 Pedal이 올라간다.

❸ 마시면서 팔꿈치를 펴면서 몸통을 내려 Pedal이 내려오도록 한다.

❹ 내쉬면서 손을 Handle의 대를 잡고 골반을 앞으로 밀어 내면서 척추, 어깨, 고관절을 신전하여 시작 자세로 돌아간다.

3-5회 반복한다.

3 지도사항

1 목과 어깨의 긴장을 풀 수 있도록 한다.

2 시작 자세에서 척추, 고관절, 어깨의 완전한 신전을 유지한다. Handle에 매달려 있지 않도록 한다.

3 척추를 하나씩 분절하여 움직이도록 한다.

4 척추 굴곡 시 경추와 흉추에서 굴곡이 일어나도록 하고 요추와 골반은 Neutral을 유지하도록 한다.

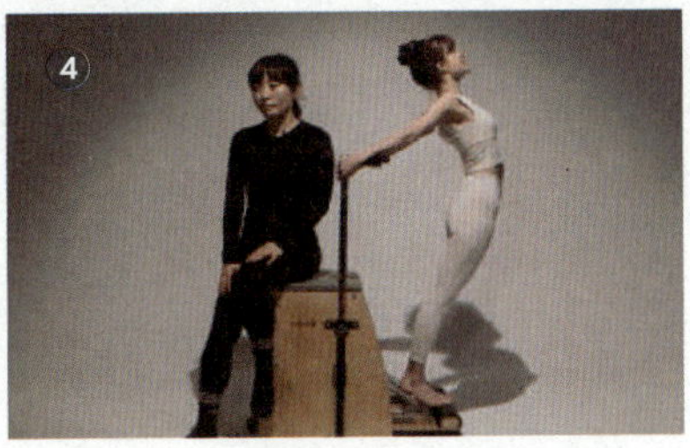

4 변형동작

1 동작의 난이도를 낮게 할 경우 :

1) 팔꿈치를 펴서 올라가는 동작을 제외하고 척추의 분절에 집중한다.

"

필라테스를 10번 하고 나면, 스스로 변화를 느낄 것이고

필라테스를 20번 하고 나면, 타인이 그 변화를 느낄 것이며

필라테스를 30번 하고 나면, 완전히 달라진 몸을 체험할 것이다.

- Joseph Pilates -

"

필 라 테 스 강 사 를 위 한

필라테스 동작 **티칭가이드 200**

BARREL

IIPAMASTER

www.iipamaster.com

LEVEL 1 | STRETCHING

SPINE STRETCH 1

☑ 운동목적 몸통 스트레칭

☑ 기구세팅 SETTING 1-2

☑ 사용근육 MOBILIZERS 복사근(Obliques), 복직근(Rectus Abdominis), 척추기립근(Erector Spinae)

STABILIZERS 복횡근(Transverse Abdominis), 골반기저근(Pelvic Floor Muscles), 척추기립근(Erector Spinae), 견갑대 안정화 근육, 하체 안정화 근육(Gluteus Maximus, Quadriceps, Hamstring)

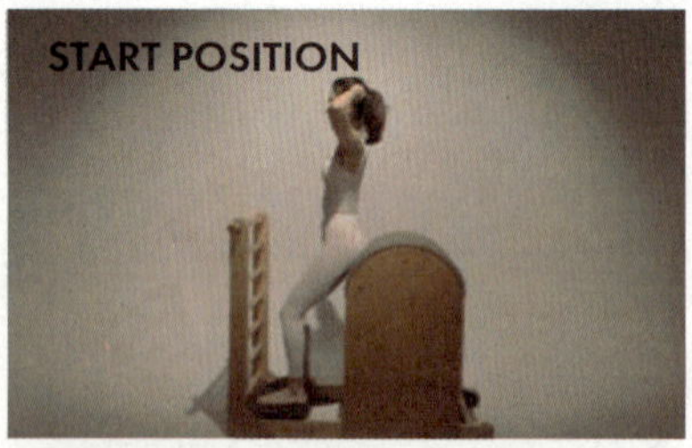

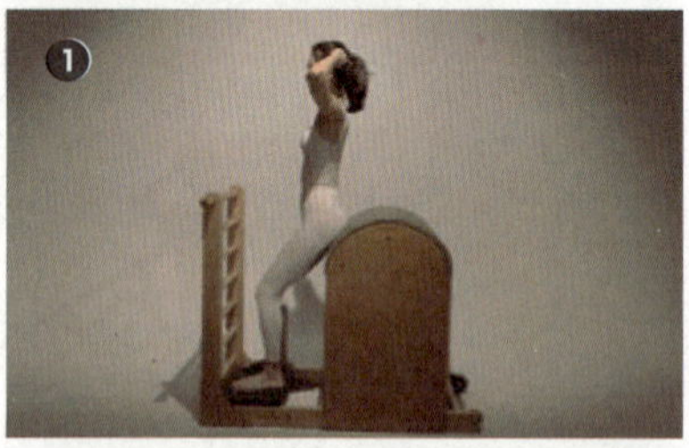

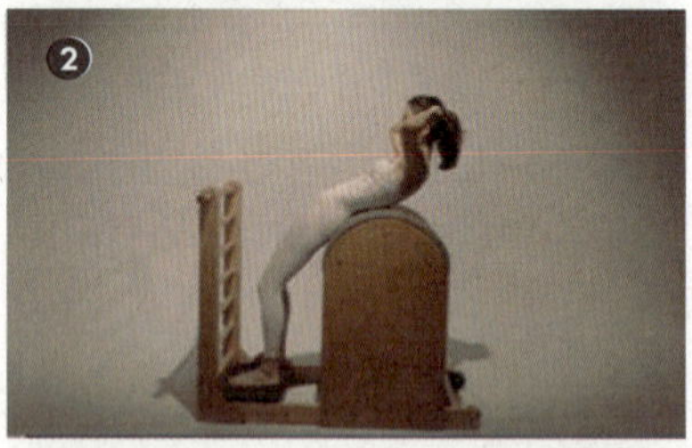

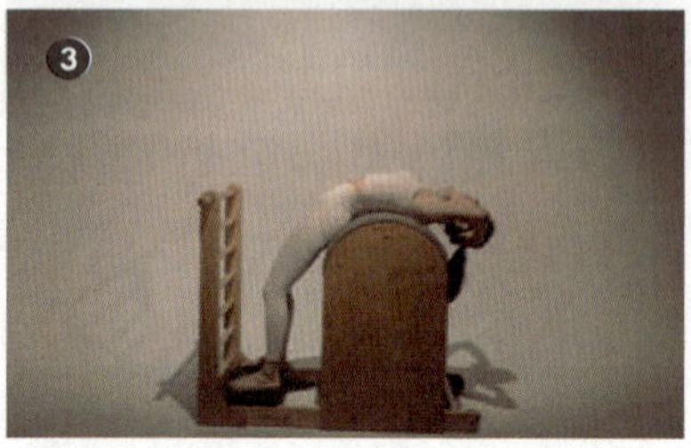

1 시작 자세

Barrel과 Ladder사이에서 Ladder를 바라보고 선다. 골반의 아래 부분이 Barrel에 닿도록 하고 다리는 평행하게 유지하고 골반 너비만큼 벌려서 Ladder 의 세로대 기둥에 발을 댄다. 무릎은 구부리고 기마 자세를 만들어 척추와 골반은 Neutral하게 유지한다. 견갑골은 안정성 있게 유지하고 두 팔은 머리 뒤에 위치한다.

2 동작

❶ 마시면서 준비한다.

❷ 내쉬면서 견갑골은 안정성 있게 유지하고 골반부터 뒤로 굴곡하면서 척추를 Barrel에 하나씩 댄다. 복근을 사용하여 몸통을 C커브를 유지한다.

❸ 마시면서 척추를 하나씩 신전하여 활 모양을 만든다.

❹ 내쉬면서 견갑골을 안정성 있게 유지하고 머리부터 척추를 하나씩 굴곡하여 올라오도록 한다.

❺ 마시면서 척추를 신전하여 몸통을 Neutral 만들고 바닥과 수직인 상태로 만들면서 시작 자세로 돌아온다.

3-5회 반복한다.

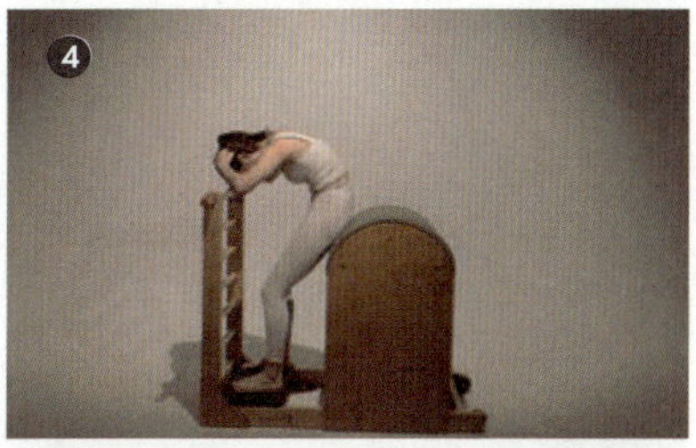

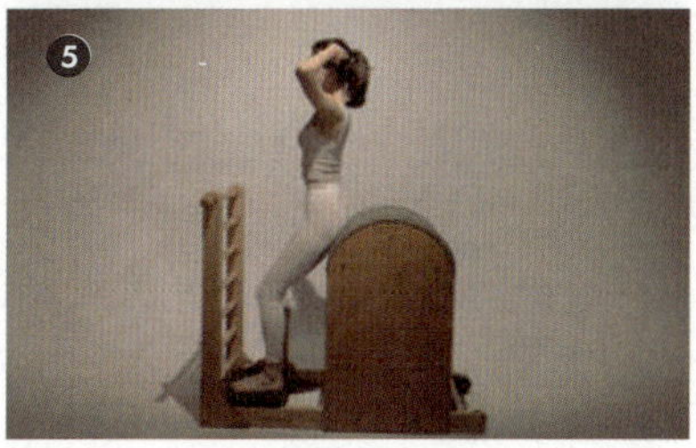

3 지도사항

1 척추를 일정하게 신전시키고 요추의 과신전을 방지하기 위한 복사근을 사용하도록 지도한다. (SPINE EXTENSION 시)

2 척추의 모양은 전체에서 일어나도록 한다.

3 동작 내내 견갑골의 안정성을 유지한다.

4 경추의 과사용을 피하도록 지도한다.

4 변형동작

1 동작의 난이도를 높게 할 경우 (SPINE EXTENSTION) :

1) 척추를 신전할 때 두 팔과 무릎을 펴준다.

LEVEL 2 | STRETCHING

SPINE STRETCH 2

운동목적 몸통 스트레칭

기구세팅 SETTING 1-2

사용근육

MOBILIZERS 복사근(Obliques), 복직근(Rectus Abdominis), 척추기립근(Erector Spinae), 어깨 굴곡근(Shoulder Flexors), 어깨 신전근(Shoulder Extensor), 고관절 신전근(Hip Extensor), 고관절 굴곡근(Hip Flexors)

STABILIZERS 복횡근(Transverse Abdominis), 골반기저근(Pelvic Floor Muscles), 견갑대 안정화 근육, 하체 안정화 근육(Gluteus Maximus, Quadriceps, Hamstring)

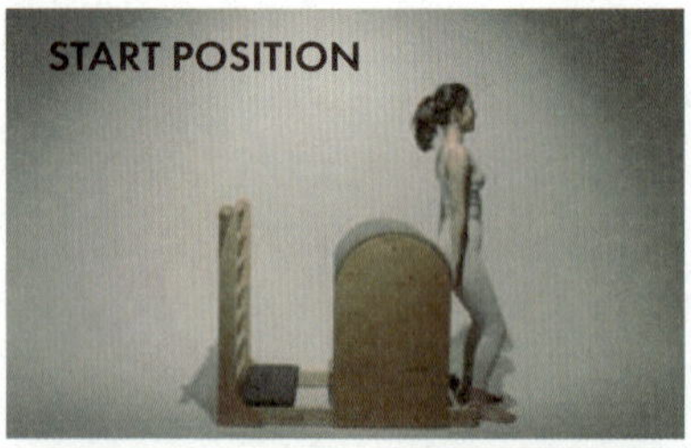
START POSITION

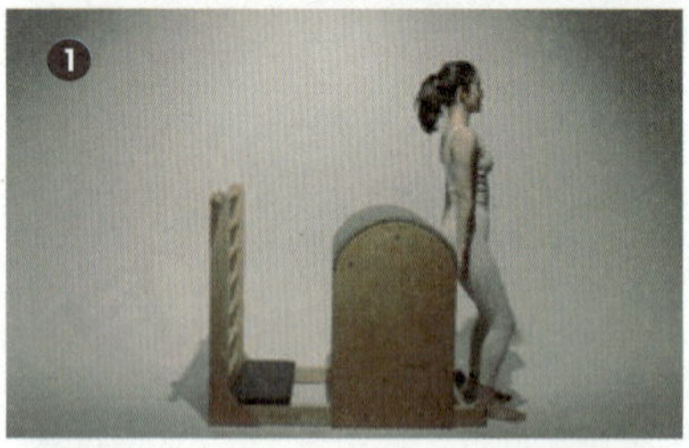
1

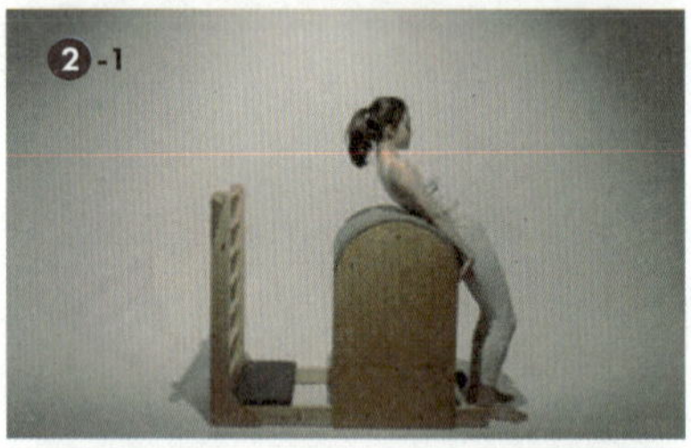
2-1

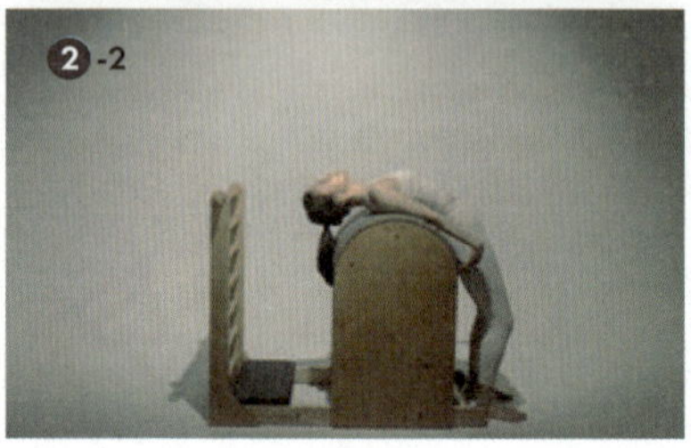
2-2

1 시작 자세

Barrel 을 등지고 서서 척추와 골반은 Neutral하게 유지한다. 골반의 꼬리뼈가 Barrel에 닿도록 하고 다리는 평행하게 골반 너비만큼 벌려서 무릎을 살짝 구부려 유지한다 (기마 자세). 견갑골은 안정성 있게 유지하고 두 손은 Barrel에 위치하도록 한다.

2 동작

1. 마시면서 준비한다.
2. 내쉬면서 갑골은 안정성 있게 유지하고 골반부터 뒤로 굴려 굴곡하면서 척추를 Barrel에 하나씩 댄다. 복근을 사용하여 몸통을 C커브를 유지한다.
3. 마시면서 척추를 하나씩 신전하여 활 모양을 만든다. 동시에 어깨 관절을 하나씩 굴곡하여 두 팔을 머리 위로 올려서 뻗는다. 그런 다음 손으로 Ladder의 가로대를 잡는다.
4. 내쉬고 마시면서 몸통은 활 모양을 유지한다.
5. 내쉬면서 견갑골을 안정성 있게 유지하고 어깨 관절을 하나씩 신전하여 팔을 Barrel에 댄다. 머리부터 척추를 하나씩 굴곡하여 올라온다. 그런 다음 척추의 C 커브를 유지하고 몸통을 바닥으로 향하도록 내린다. 자연스럽게 팔도 바닥으로 향한다.
6. 마시면서 구부린 무릎을 펴면서 두 손을 다리 사이로 뻗어 Ladder Barrel 아래에 있는 가로대를 잡는다.
7. 내쉬면서 무릎을 신전하여 다리를 펴준다.
8. 마시면서 다시 무릎을 구부리고 척추를 Roll Up하여 올라온 후에 꼬리뼈부터 신전 시켜 Neutral 만들고 바닥과 수직인 상태로 만들어 시작 자세로 돌아온다.

3회 반복한다.

3 지도사항

1 복사근을 사용하여 척추를 일정하게 신전시키며 요추의 과신전을 방지한다.

2 척추의 신전은 요추가 아닌 척추 전체에서 일어나도록 한다.

3 동작 내내 견갑골의 안정성을 유지한다.

4 경추의 과신전을 피하도록 지도한다.

4 변형동작

1 동작의 난이도를 높게 할 경우 :

1) 척추를 신전 할 때 무릎을 펴준다.

2 동작의 난이도를 낮게 할 경우 :

1) 손으로 머리의 무게를 케어하고 동작한다.

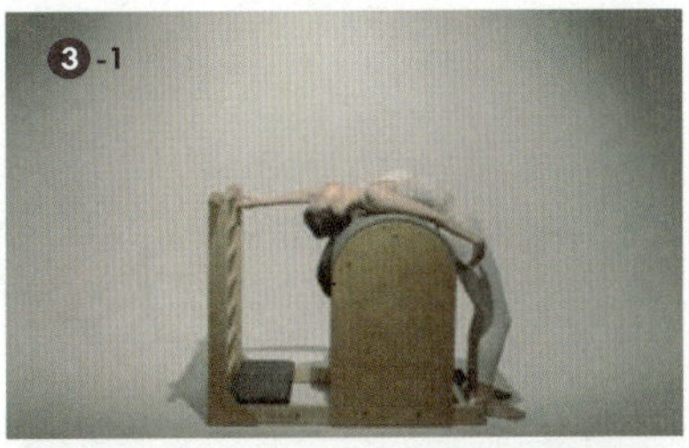

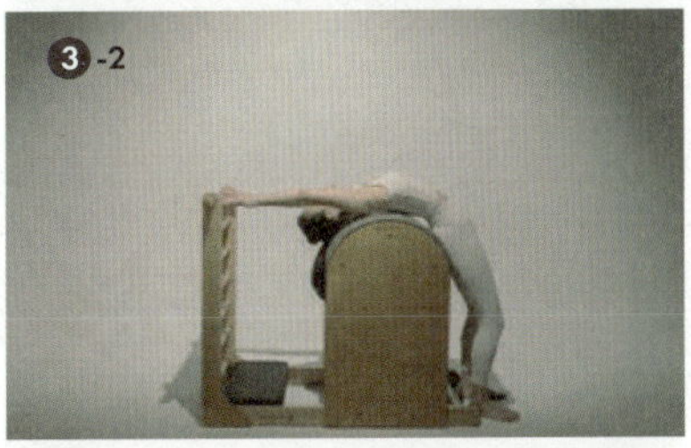

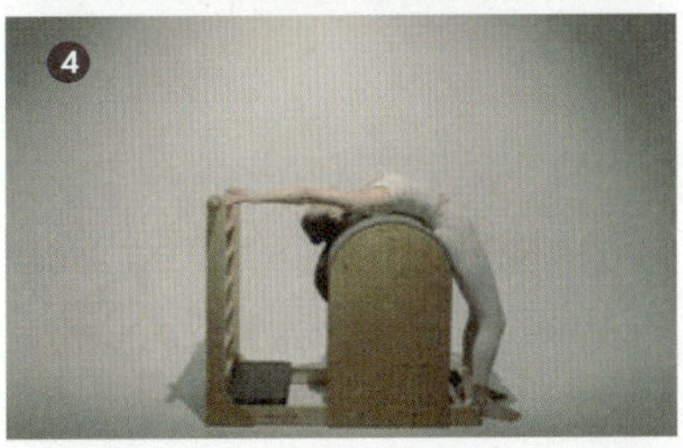

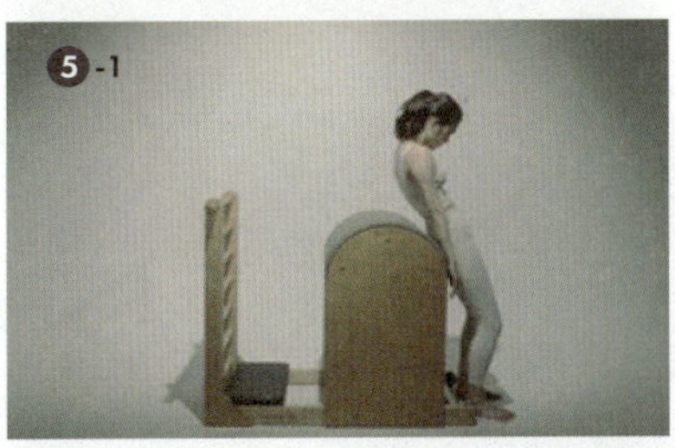

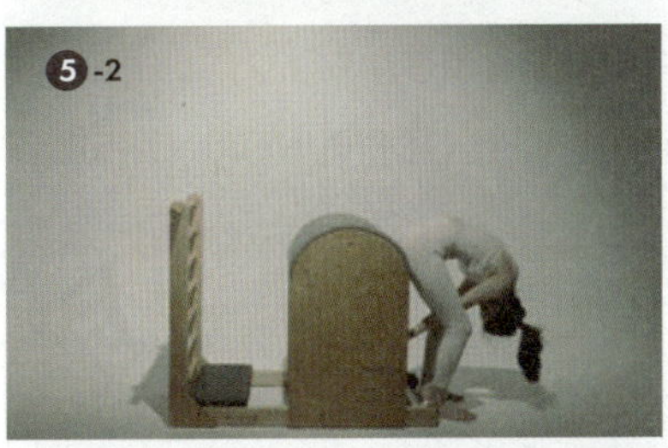

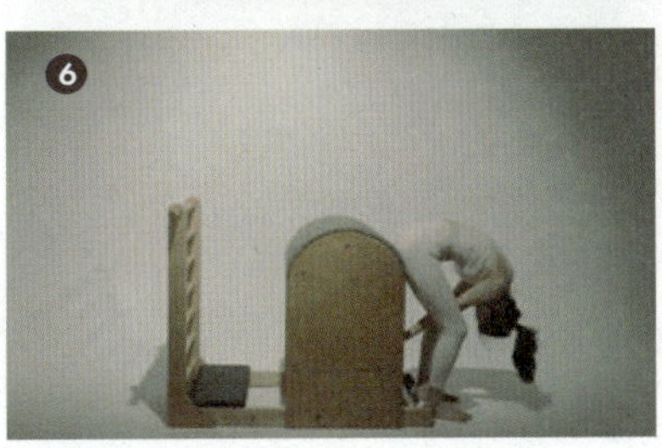

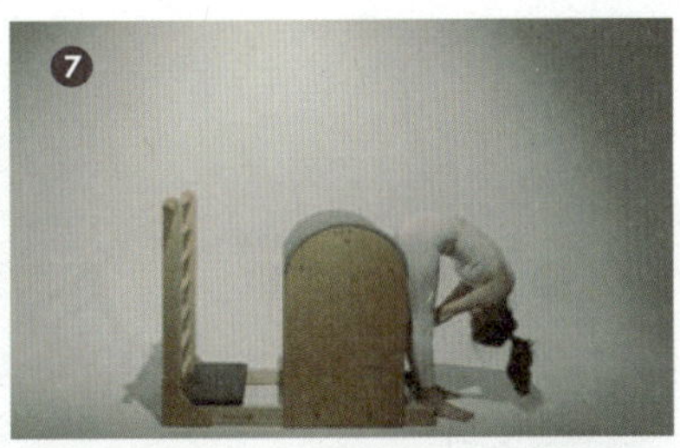

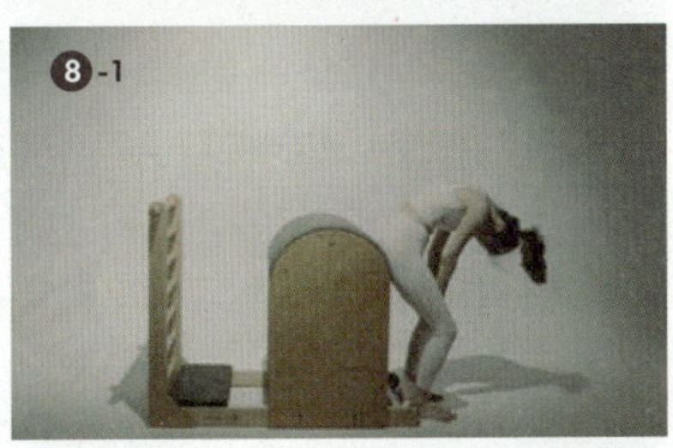

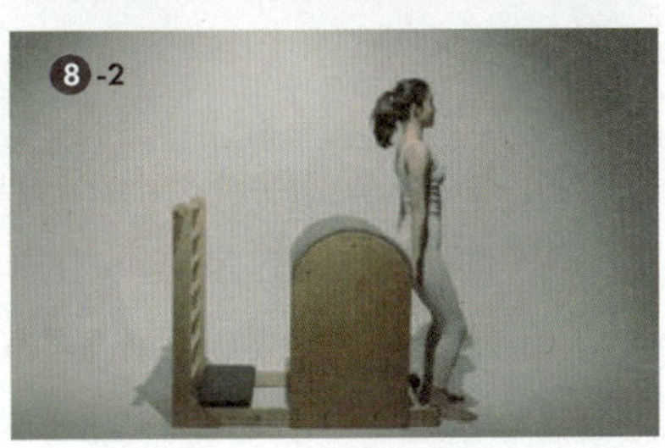

LEVEL 1 | STRETCHING

CAT STRETCH

☑ 운동목적　척추 분절, 등근육 이완

☑ 기구세팅　SETTING 1-2

☑ 사용근육　MOBILIZERS　복사근(Obliques), 복직근(Rectus Abdominis), 척추기립근(Erector Spinae)

STABILIZERS　복횡근(Transverse Abdominis), 골반기저근(Pelvic Floor Muscles), 척추기립근(Erector Spinae), 견갑대 안정화 근육, 하체 안정화 근육(Gluteus Maximus, Quadriceps, Hamstring)

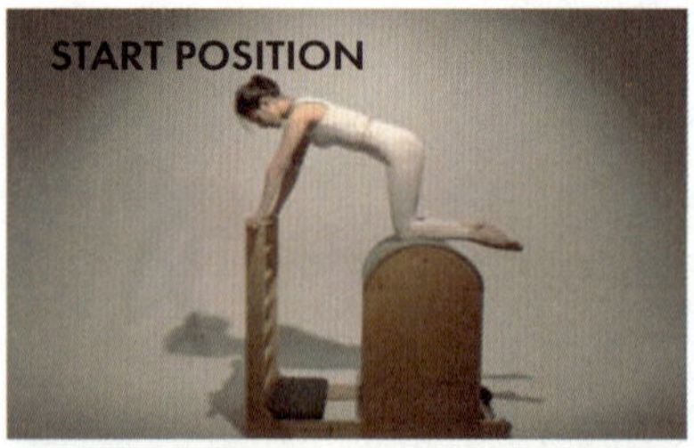

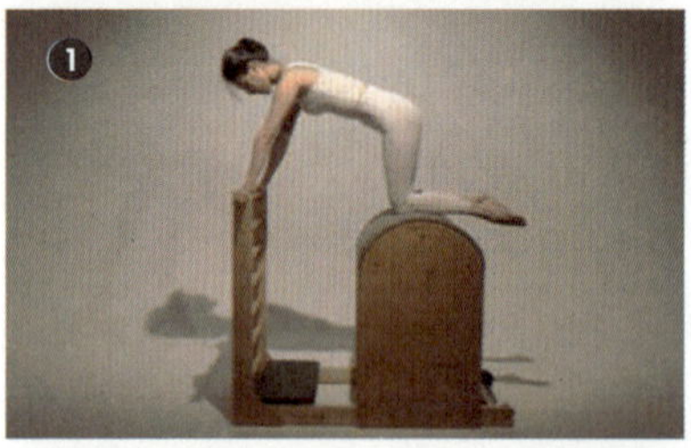

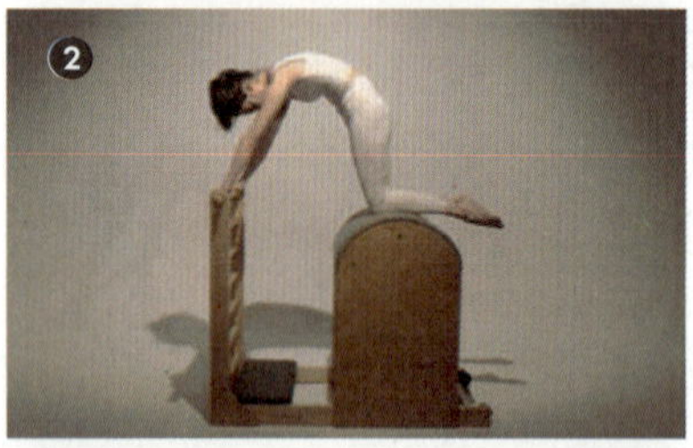

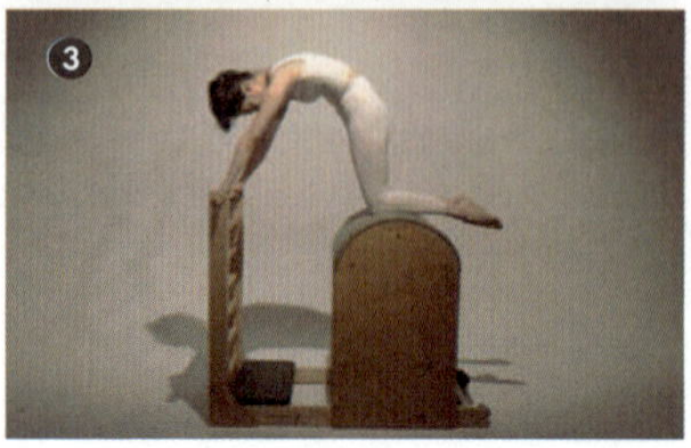

1 시작 자세

Barrel 에 다리는 모으고 무릎을 댄다. 견갑골은 안정성 있게 유지하고 Ladder 의 맨 위의 가로대에 손을 대고 네발 기기 자세를 만든다. 골반과 척추는 Neutral 을 유지한다.

2 동작

❶ 마시면서 준비한다.

❷ 내쉬면서 꼬리뼈부터 시작하여 경추까지 척추를 하나씩 굴곡하여 C커브를 만든다.

❸ 마시면서 척추의 굴곡된 상태를 유지하고 흉곽 호흡을 한다.

❹ 내쉬면서 꼬리뼈부터 머리까지 척추를 하나씩 신전하여 Neutral을 만들어 시작 자세를 유지한다.

5-7회 반복한다.

3 지도사항

1 척추를 꼬리뼈부터 하나씩 움직이도록 한다.

2 경추에서 과도한 움직임이 일어나지 않도록 한다.

3 Neutral 상태를 만들 때 요추가 과신전되지 않도록 한다.

4 척추를 구부릴 때 턱이 가슴에 닿는 동작이 나오지 않도록 한다.

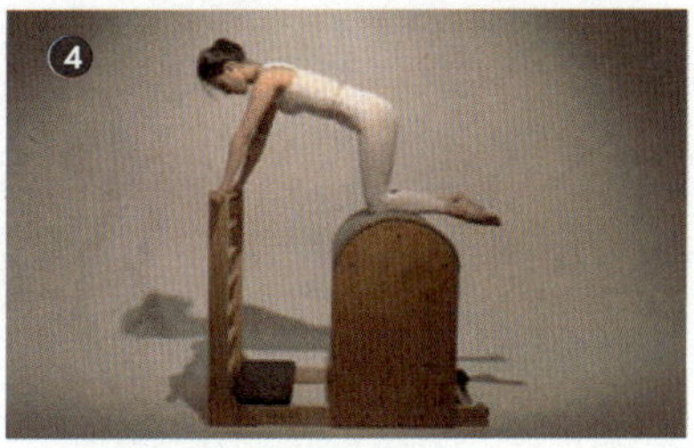

4 변형동작

1 움직임의 다양성을 위해 :

1) 경추부터 척추를 하나씩 움직이도록 한다.

2 동작의 난이도를 높게 할 경우 :

척추를 신전하여 Neutral로 돌아올 때 한쪽 다리의 고관절과 무릎을 신전하여 뒤쪽으로 뻗어준다.

LEVEL 1 | AB WORK

ROUND BACK

☑ **운동목적** 척추의 굴곡 인지와 복부 근력을 향상

☑ **기구세팅** SETTING 1

☑ **사용근육**

MOBILIZERS 복사근(Obliques), 복직근(Rectus Abdominis), 고관절 신전근(Hip Extensor), 고관절 굴곡근(Hip Flexors)

STABILIZERS 복횡근(Transverse Abdominis), 골반기저근(Pelvic Floor Muscles), 복사근(Obliques), 복직근(Rectus Abdominis), 고관절 내전근(Hip Adductor), 견갑대 안정화 근육

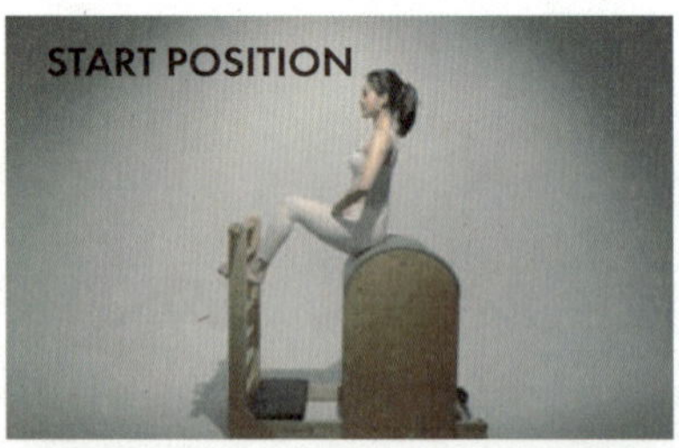

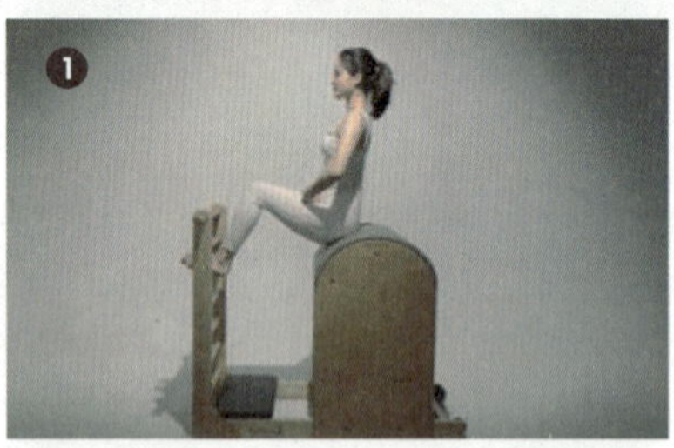

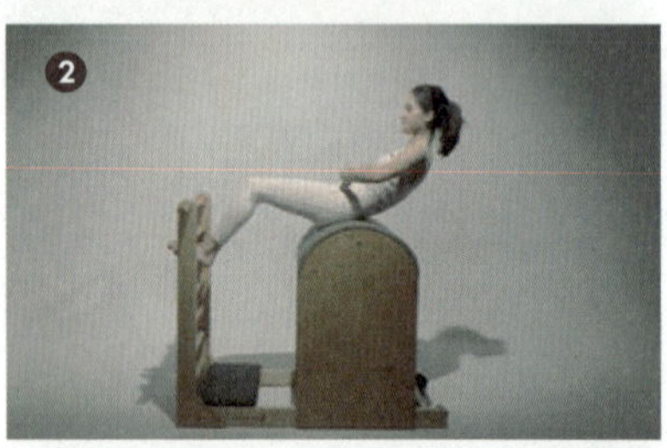

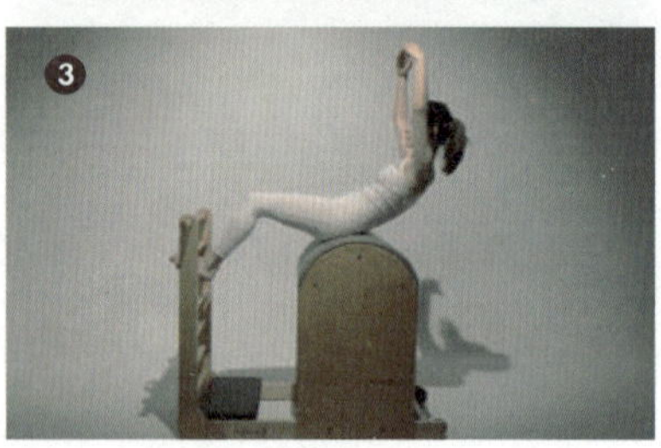

1 시작 자세

Barrel 정상보다 약간 아래 쪽에 앉아 골반과 척추는 Neutral을 유지한다. 다리는 평행하게 유지하고 붙여서 Hip 높이로 무릎을 구부려서 가로대에 뒤꿈치를 대고 발목은 살짝 배측 굴곡 (Dorsi Flexion) 한다. 견갑골은 안정화하고 두 손은 포개어 배꼽 앞에 위치한다.

2 동작

❶ 마시면서 준비한다.

❷ 내쉬면서 대퇴골에서 ASIS지점이 멀어지게 골반을 굴려 뒤로 보내어 복부가 평평하게 유지될 수 있을 만큼 요추를 굴곡하고 나머지 척추도 따라서 굴곡한다.

❸ 마시면서 척추의 굴곡된 상태를 유지하면서 팔의 모양을 유지하고 어깨 관절을 굴곡하여 팔을 머리 위로 올린다.

❹ 내쉬면서 몸통의 모양을 유지하고 팔을 배꼽 방향으로 내린 다음 몸통을 다리 위쪽으로 굴곡하여 무게 중심이 Sit-bone방향으로 오도록 한다.

❺ 마시면서 꼬리뼈부터 머리까지 척추를 하나씩 신전하여 Neutral을 유지한다.

5회 반복한다.

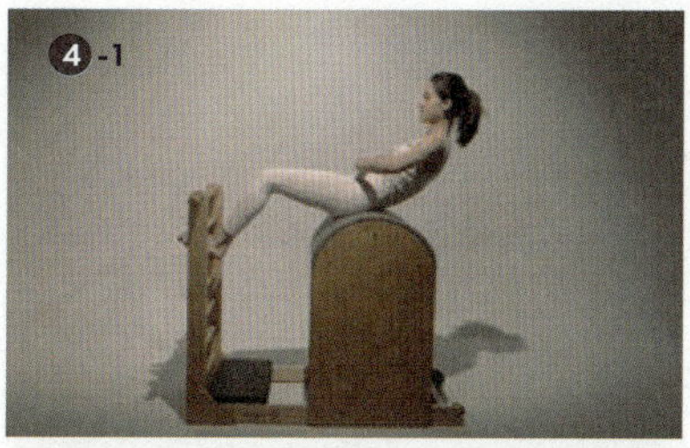

4-1

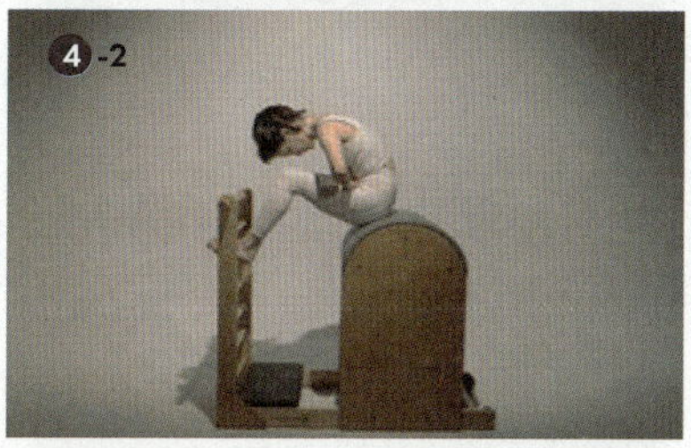

4-2

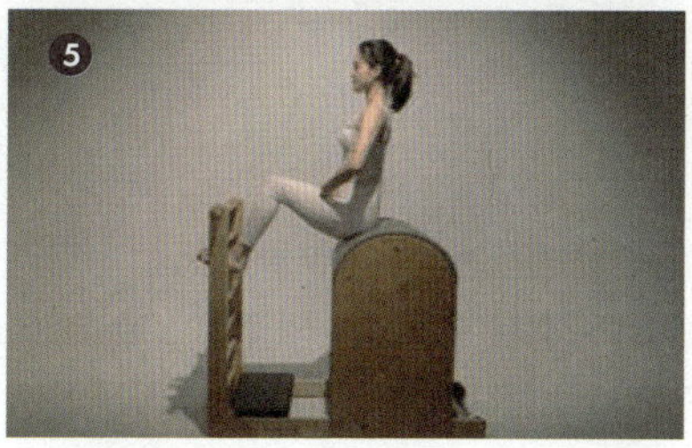

5

3 지도사항

1 대퇴골로부터 골반이 멀어지도록하여 동작을 시작한다.

2 복부를 사용하여 요추의 굴곡을 증가 시키도록 한다.

3 롤 다운 시 꼬리뼈가 Barrel에 닿도록 지도하고 요추에서 신전이 일어나지 않도록 주의한다.

4 척추를 구부릴 때 턱이 가슴에 닿는 동작이 나오지 않도록 한다.

5 팔을 올릴 때 견갑골의 안정화를 유지하도록 지도한다.

6 요추를 지지하고 골반을 안정화 시키기 위해서 복횡근을 유지하도록 한다.

7 롤 업 동작에서 Hip Flexors을 쓰기 보다는 복부를 사용하여 척추를 굴곡한다.

4 변형동작

1 동작의 난이도를 높게 할 경우 :

1) 롤 다운 후에 팔을 천장으로 올린 다음 몸통과 같이 앞쪽으로 굴곡한다. (Level 2)

LEVEL 1 | AB WORK

STRAIGHT BACK

- 운동목적 척추의 Neutral를 유지하기 위한 복부 근력을 향상
- 기구세팅 SETTING 1
- 사용근육
  - MOBILIZERS 고관절 신전근(Hip Extensor), 고관절 굴곡근(Hip Flexors)
  - STABILIZERS 복횡근(Transverse Abdominis), 골반기저근(Pelvic Floor Muscles), 복사근(Obliques), 복직근(Rectus Abdominis), 고관절 내전근(Hip Adductor), 견갑대 안정화 근육

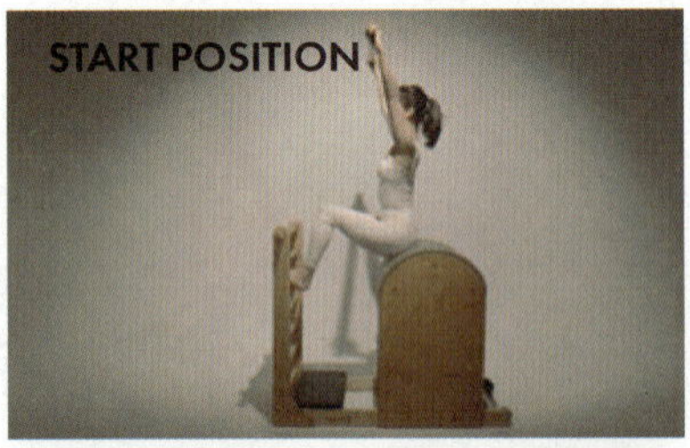

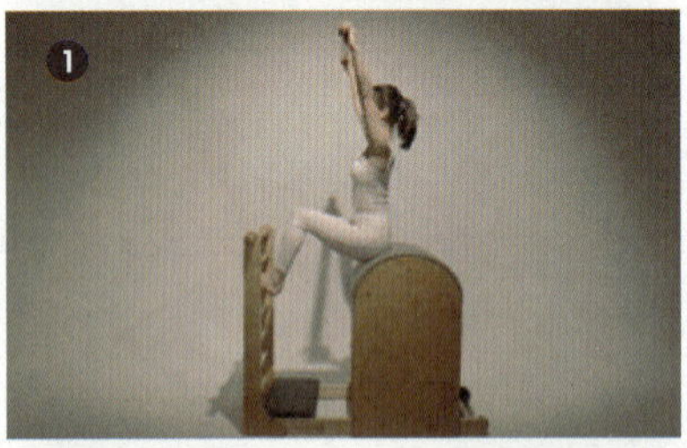

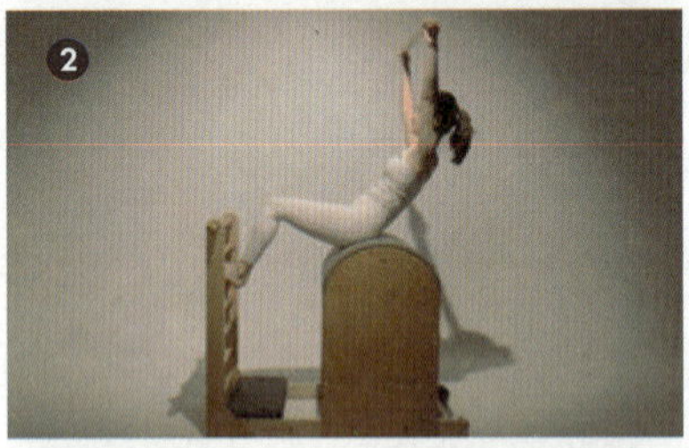

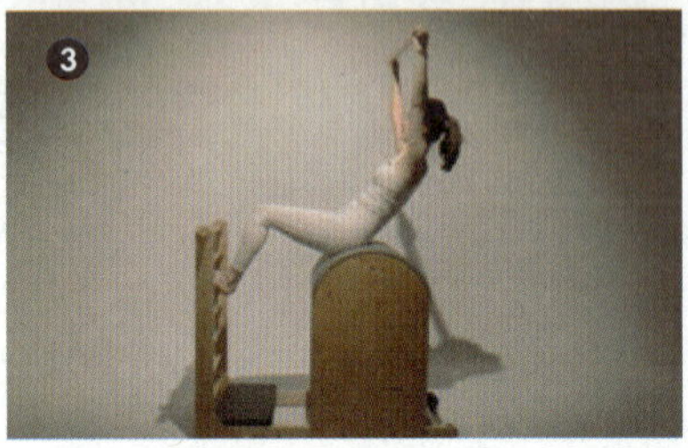

1 시작 자세

Barrel 정상보다 약간 아래쪽에 앉아 골반과 척추는 Neutral을 유지한다. 다리는 평행하게 유지하고 붙여서 Hip 높이로 무릎을 구부려서 가로대에 뒤꿈치를 대고 발목은 살짝 배측 굴곡 (Dorsi Flexion) 한다. 견갑골은 안정성 있게 유지하고 팔은 어깨 너비로 벌려서 머리 위로 올리고 폴(Pole)을 잡는다.

2 동작

❶ 마시면서 준비한다.

❷ 내쉬면서 척추는 Neutral을 유지하고 대퇴골로부터 골반을 Hinge한다.
동시에 턱을 살짝 내려 Lower Head를 한다.

❸ 마시면서 자세를 유지한다.

❹ 내쉬면서 무게중심을 Sit-bone 위로 이동하면서 시작 자세로 돌아온다.

5회 반복한다.

3 지도사항

1 척추의 신전이나 굴곡이 발생하지 않도록 골반에서 Hinge한다.

2 동작내내 견갑골의 안정화를 유지한다.

3 동작 내내 경추를 제외한 나머지 척추는 Neutral을 유지하도록 한다.

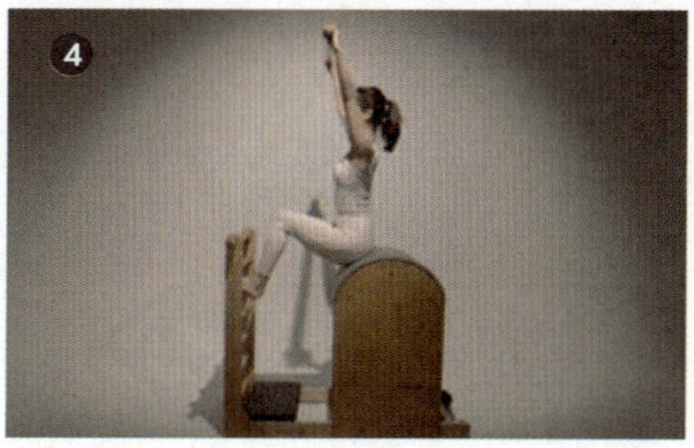

4 변형동작

1 동작의 난이도를 낮게 할 경우 :

1) 골반, 요추의 안정성이 필요한 경우 뒤로 Hinge할 때 Imprint를 하고 동작한다.

LEVEL 1 | AB WORK

SPINE WAVE

☑ 운동목적 척추 분절과 복부 근력 향상

☑ 기구세팅 SETTING 1

☑ 사용근육 **MOBILIZERS** 복사근(Obliques), 복직근(Rectus Abdominis), 고관절 신전근(Hip Extensor), 고관절 굴곡근(Hip Flexors)

STABILIZERS 복횡근(Transverse Abdominis), 골반기저근(Pelvic Floor Muscles), 복사근(Obliques), 복직근(Rectus Abdominis), 고관절 내전근(Hip Adductor), 견갑대 안정화 근육

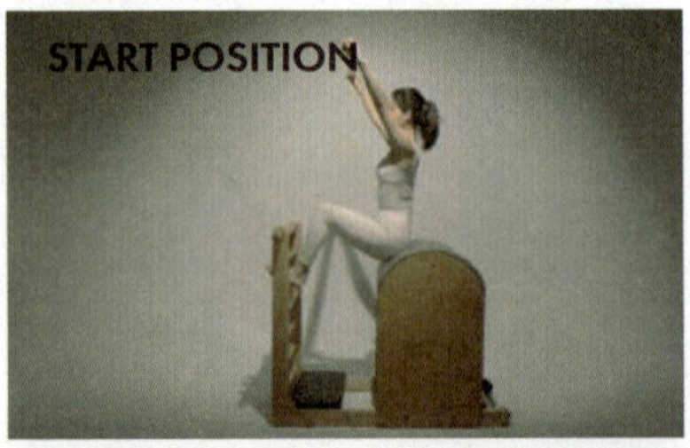

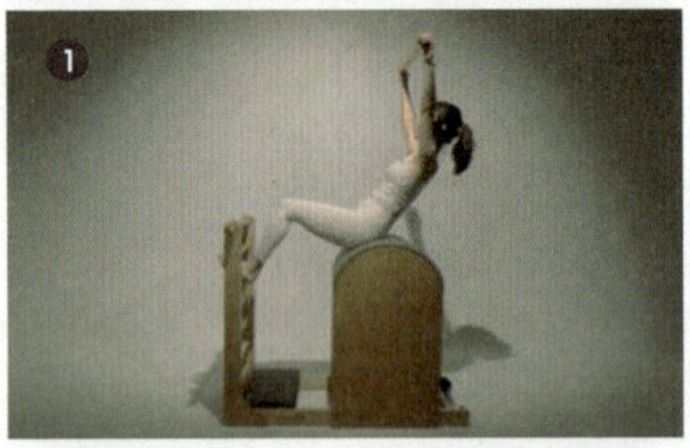

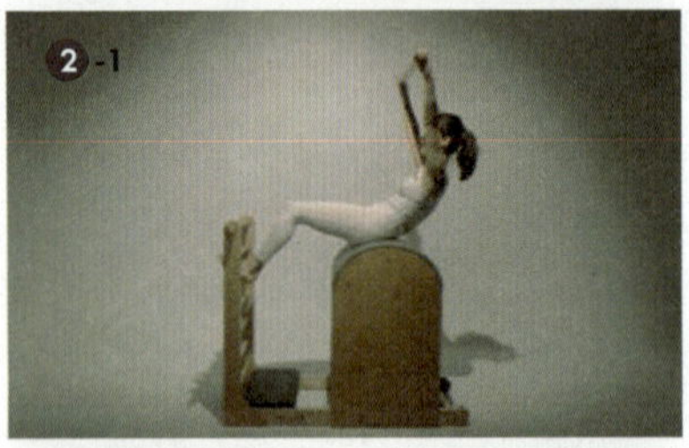

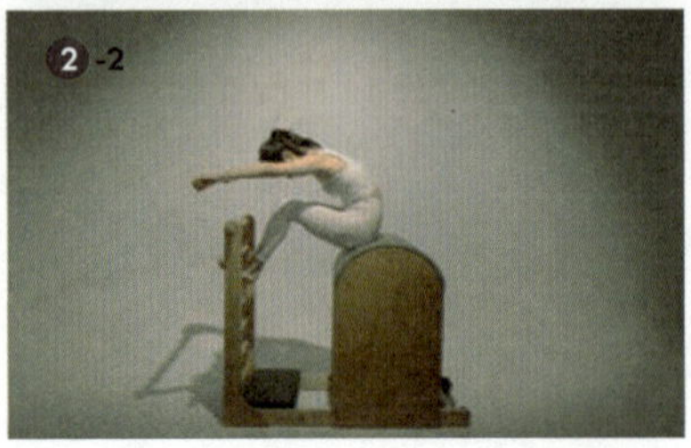

1 시작 자세

Barrel 정상보다 약간 아래 쪽에 앉는다. 골반과 척추는 Neutral을 유지한다. 다리는 평행하게 유지하고 붙여서 Hip 높이로 무릎을 구부려서 가로대에 뒤꿈치를 댄다. 그리고 발목은 살짝 배측 굴곡 (Dorsi Flexion) 한다. 견갑골은 안정성 있게 유지하고 손에 Pole 을 잡은 후에 어깨 관절을 굴곡하여 팔을 천장으로 뻗는다.

2 동작

❶ 마시면서 척추는 Neutral을 유지하고 대퇴골로부터 골반을 Hinge한다. 동시에 턱을 살짝 내려 Lower Head를 한다.

❷ 내쉬면서 골반부터 굴곡하여 척추를 C 커브를 유지하고 복부에 힘을 계속 유지하면서 몸통을 다리 위로 이동한다.

❸ 마시면서 꼬리뼈부터 경추까지 척추를 하나씩 신전하여 Neutral을 만든다.

❹ 내쉬면서 무게중심을 Sit-bone 위로 이동하면서 시작 자세로 돌아온다.

5회 반복한다.

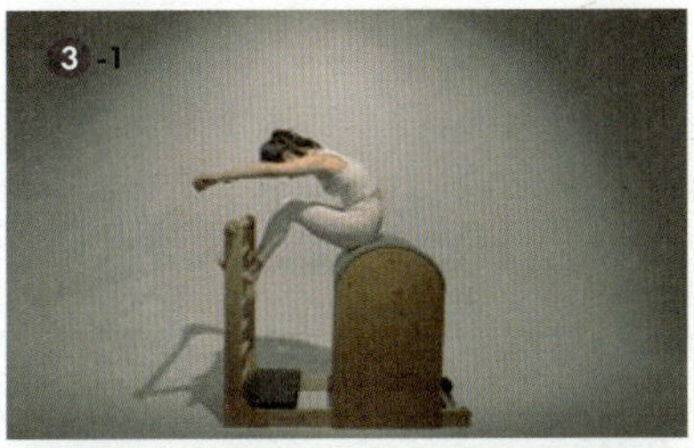

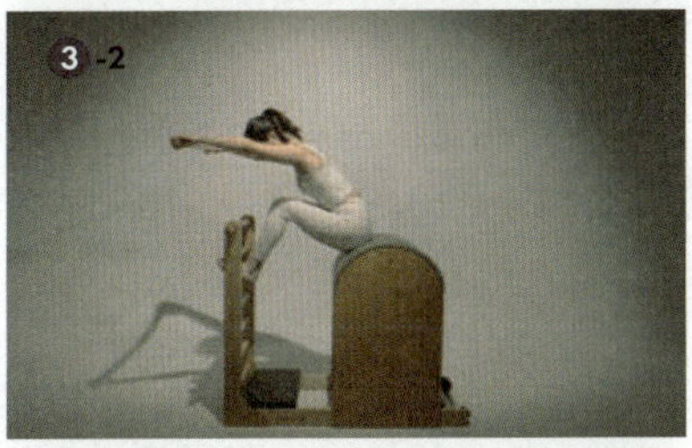

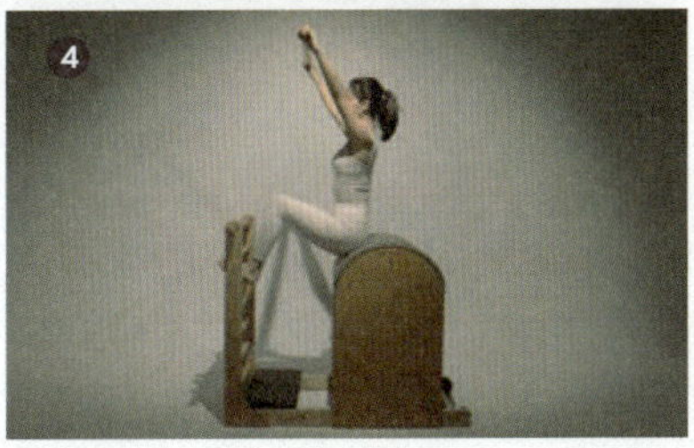

3 지도사항

1 척추가 신전이나 굴곡 되지 않고 골반에서 Hinge가 일어나도록 한다.

2 동작 내내 견갑골의 안정화를 유지한다.

3 척추를 하나씩 움직일 때는 꼬리뼈부터 순차적으로 움직인다.

4 변형동작

1 동작의 난이도를 낮게 할 경우 :

1) 골반, 요추의 안정성이 필요한 경우 뒤로 Hinge할 때 Imprint를 하고 동작한다.

2) 손을 머리 뒤에 위치하여 팔의 길이를 짧게 해 준다.

LEVEL 2 | AB WORK

TREE

- 운동목적 복근 강화와 고관절 가동성
- 기구세팅 SETTING 1
- 사용근육 **MOBILIZERS** 복사근(Obliques), 복직근(Rectus Abdominis), 고관절 신전근(Hip Extensor), 고관절 굴곡근(Hip Flexors), 무릎 굴곡근(Knee Flexors), 무릎 신전근(Knee Extensors)

  STABILIZERS 복횡근(Transverse Abdominis), 골반기저근(Pelvic Floor Muscles), 견갑대 안정화 근육

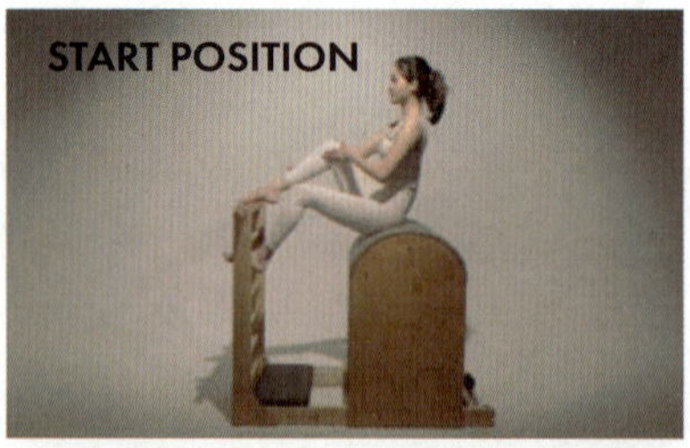

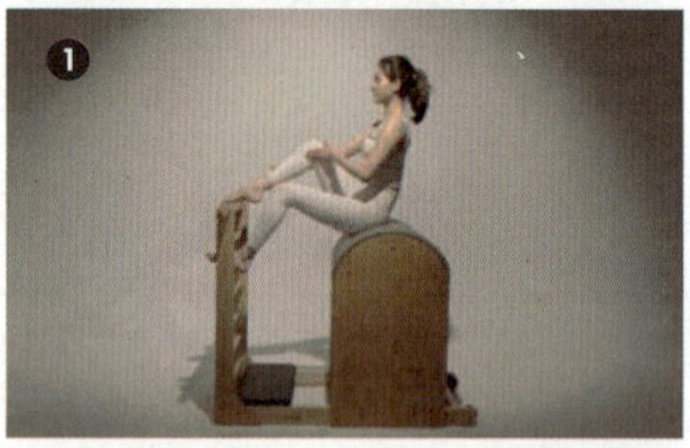

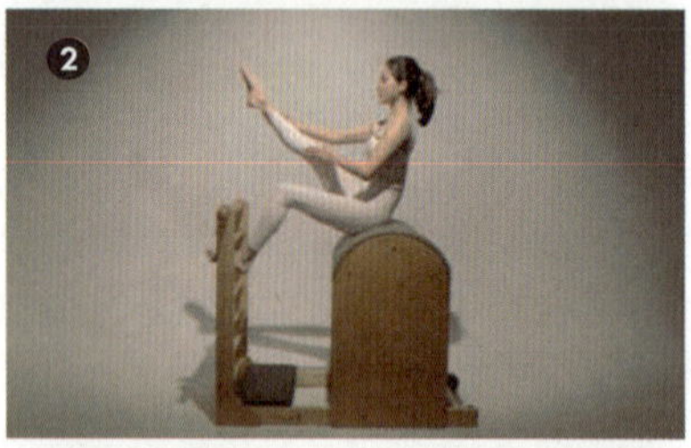

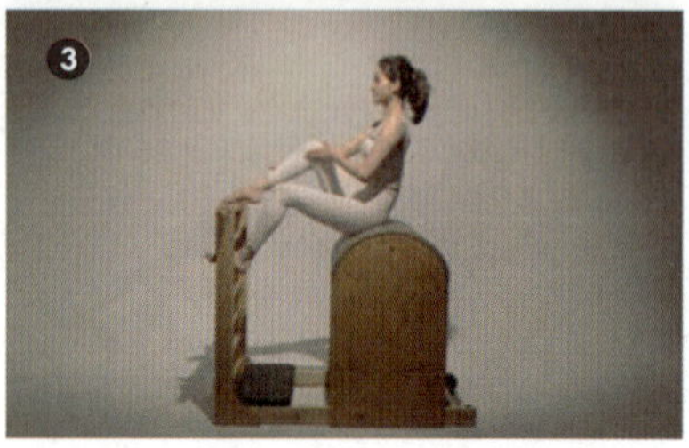

1 시작 자세

Barrel의 정상보다 약간 아래에 앉아 척추 골반은 Neutral을 유지한다. 한 쪽 다리의 무릎을 구부려서 Hip 높이 또는 약간 높게 위치하고 가로대에 뒤꿈치를 대고 발목은 살짝 배측 굴곡 (Dorsi Flexion) 한다. 다른 쪽 다리는 고관절과 무릎을 구부려서 가슴 방향으로 당기고 같은 방향의 손은 발목을 잡고 반대 손은 무릎의 바깥 방향으로 잡는다.

2 동작

❶ 마시면서 준비한다.

❷ 내쉬면서 골반은 정면을 유지하고 몸통의 Neutral을 유지할 수 있을 만큼만 무릎을 신전하여 슬괵근 (Hamstrings)을 길게 늘린다.

❸ 마시면서 무릎을 구부려 시작 자세를 취한다.

3회 반복한다.

마지막 횟수에

❹ 마시면서 무릎을 편 상태에서 두 손으로 발목을 잡는다.

❺ 내쉬면서 지지하는 다리의 대퇴골에서 ASIS가 서로 멀어지도록 골반을 롤 다운하고 Barrel에 천골이 닿도록 요추를 굴곡하여 척추의 C 커브를 만든다. 동시에 허벅지 아래 방향으로 손으로 나무를 타듯이 하나씩 잡으며 내린다.

❻ 마시면서 몸통의 C커브를 유지한다.

❼ 내쉬면서 머리부터 척추를 하나씩 구부려 올라와서 무게 중심이 Sit Bone에 위치하도록 하여 앉은 자세를 만든다. 올라오는 동안 손으로 나무를 타듯이 다리를 하나씩 잡는다. 마지막에는 두 손으로 발목을 잡는다.

❽ 마시면서 무릎을 구부리고 안쪽의 손은 무릎 옆에 위치하고 바깥쪽 손은 발목에 위치한다.

각 방향으로 3회 반복한다.

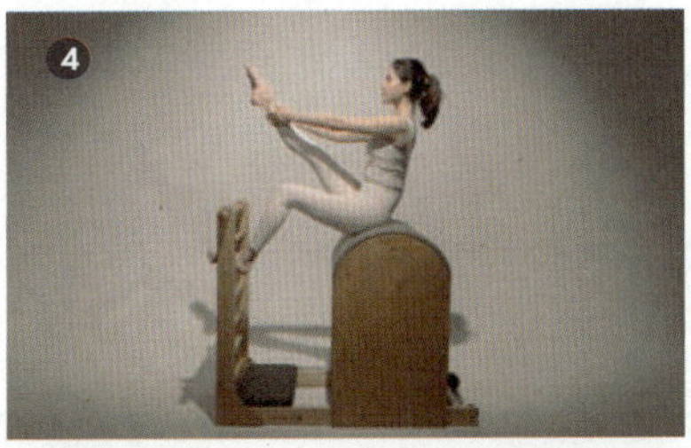

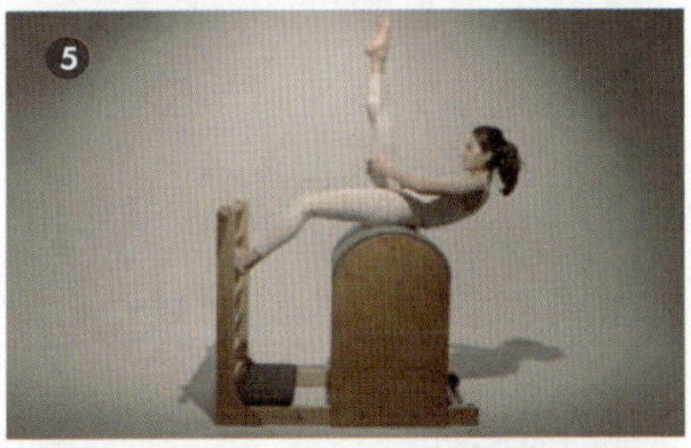

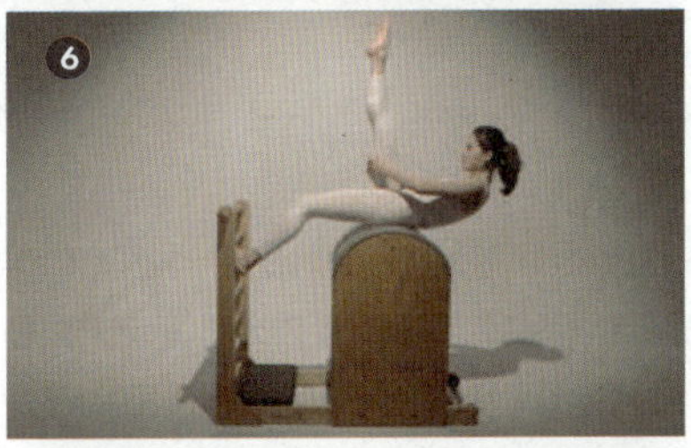

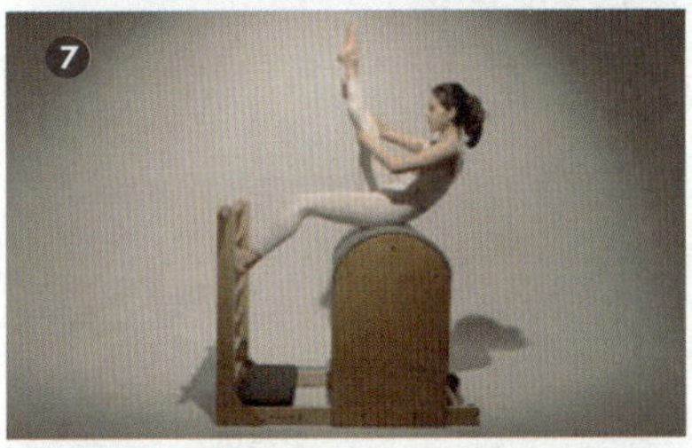

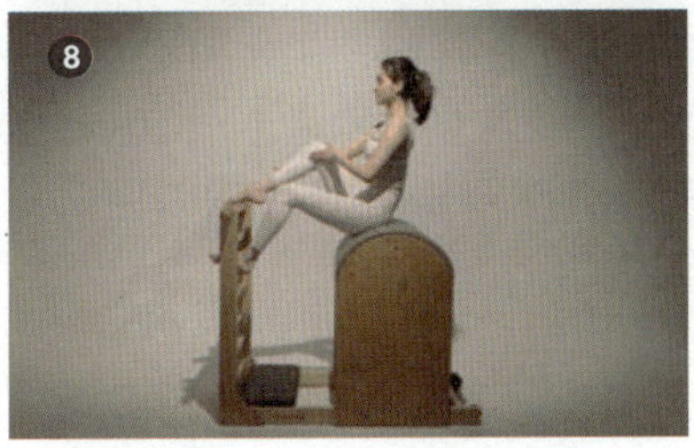

3 지도사항

1 동작내내 골반은 회전 없이 정면을 보고 수평 하게 유지한다.

2 롤 다운 시 천골이 Barrel에 닿아야 하기 때문에 시작 자세에서 골반이 Barrel의 정상보다 약간 아래에 위치한다.

3 대퇴골로부터 ASIS 지점을 멀리 보내서 골반을 굴리고 복근을 사용하여 요추를 구부린다.

4 롤 다운 시 측면에서 보면 흉추와 골반은 같은 선상에 있어야 한다.

5 롤 업 시 복근을 사용하도록 한다.

6 롤 다운, 롤 업 시 턱이 가슴에 붙지 않도록 주의한다.

4 변형동작

1 동작의 난이도를 낮게 할 경우 :

1) 무릎을 구부리고 동작한다. (Roll Back하는 동안)

2 마지막 동작에서 이상근 스트레칭을 추가한다.

1) 몸통을 앞으로 구부리고 움직이는 다리를 지지하는 다리에 양반다리 모양으로 올려서 동작한다.

LEVEL 1 | RO WORK

SPINE TWIST

☑ 운동목적 척추의 회전 운동 범위 향상과 복사근 근력 증가

☑ 기구세팅 SETTING 1

☑ 사용근육
MOBILIZERS 복사근(Obliques)
STABILIZERS 복횡근(Transverse Abdominis), 골반기저근(Pelvic Floor Muscles), 복사근(Obliques), 복직근(Rectus Abdominis), 고관절 내전근(Hip Adductor), 견갑대 안정화 근육

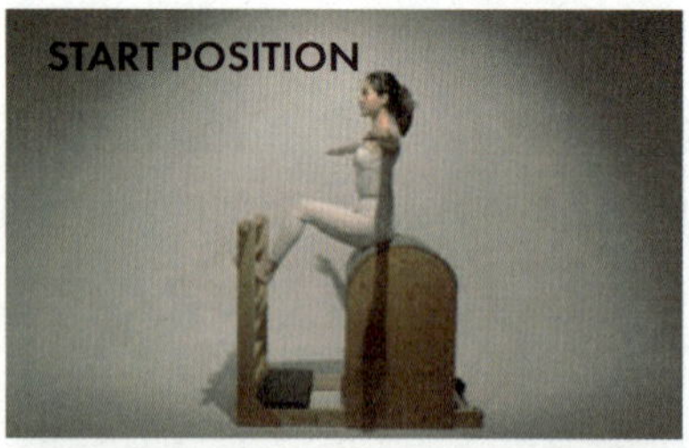

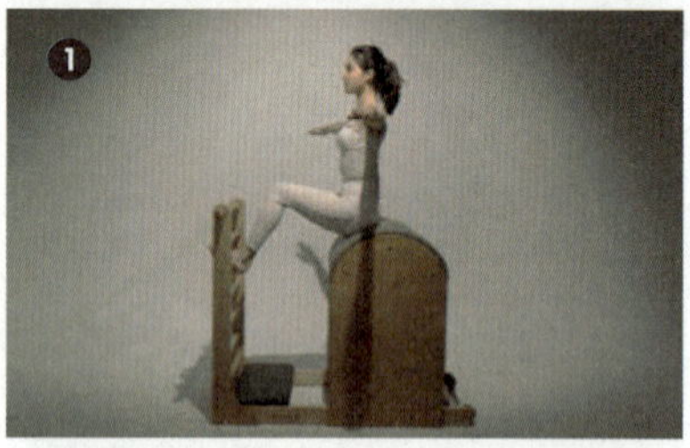

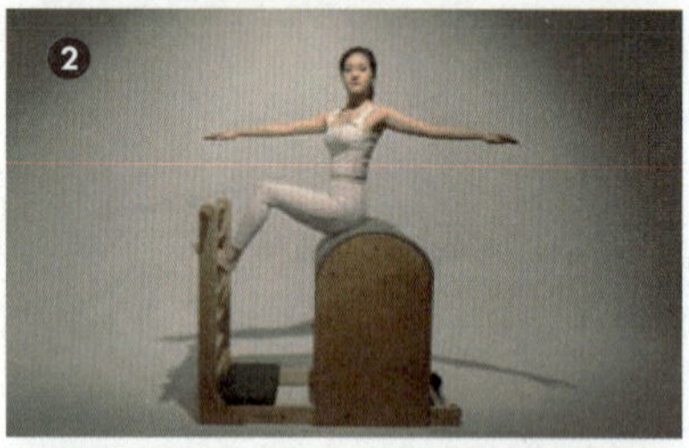

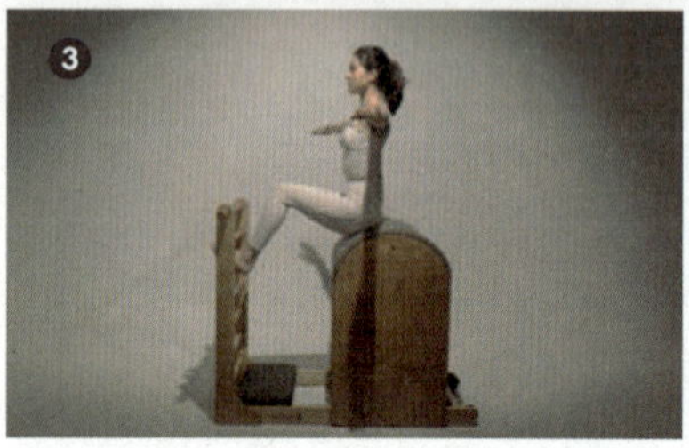

1 시작 자세

Barrel 정상보다 약간 아래쪽에 앉아 골반과 척추는 Neutral을 유지한다. 다리는 평행하게 유지하고 붙여서 Hip 높이로 무릎을 구부려서 가로대에 뒤꿈치를 대고 발목은 살짝 배측 굴곡 (Dorsi Flexion) 한다. 견갑골을 안정화하고 팔을 옆으로 수평 외전하여 손바닥이 바닥 쪽을 향하도록 한다.

2 동작

❶ 마시면서 준비한다.

❷ 내쉬면서 3회 카운트하는 동안 척추를 회전한다. 첫 번째 호흡에서 척추를 회전하고 두 번의 호흡은 척추를 늘리면서 더 회전한다. 세번째 호흡에서는 최대한 회전한다. 호흡 사이에는 약간의 긴장을 풀어주도록 한다.

❸ 마시면서 척추를 늘려주며 정면으로 회전하여 시작 자세를 유지한다.

반대 방향도 동작한다.

각 방향으로 5회씩 반복한다.

3 지도사항

1 골반은 정면을 유지하고 척추를 회전한다.

2 동작 내내 견갑골의 안정성을 유지한다.

3 척추의 신전을 방지하기 위해 복사근을 쓰도록 지도한다.

4 어깨를 회전하는 것이 아니라 척추 아래부터 나선형으로 회전하도록 한다.

4 변형동작

1 호흡 반대로 하기 :

1) 척추가 늘어나는 것을 더 느낄 것이다.

2 팔꿈치 구부리기 :

1) 승모근의 중, 하부를 더 강조하게 된다.

3 Circle을 잡고 하기 :

1) 흉골뼈에 핸들을 대고 두 손으로 핸들을 잡아서 동작한다.

LEVEL 2 | AB & RO WORK

TWIST WITH ROUND BACK

☑ 운동목적 척추 굴곡과 회전을 유지하기 위한 복부 근력 향상

☑ 기구세팅 SETTING 1

☑ 사용근육

MOBILIZERS 복사근(Obliques), 복직근(Rectus Abdominis), 고관절 굴곡근(Hip Flexors), 어깨 굴곡근(Shoulder Flexors), 어깨 신전근(Shoulder Extensors)

STABILIZERS 복횡근(Transverse Abdominis), 골반기저근(Pelvic Floor Muscles), 다열근(Multifidus), 고관절 내전근(Hip Adductor), 견갑대 안정화 근육

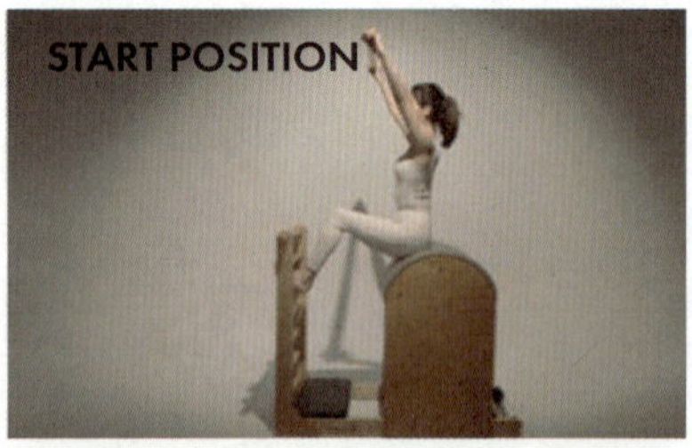

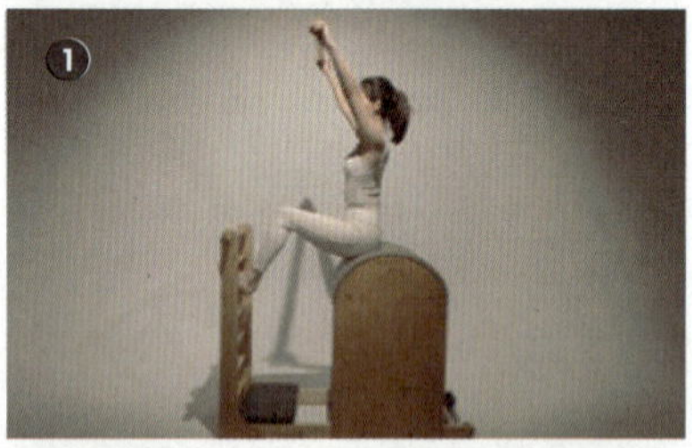

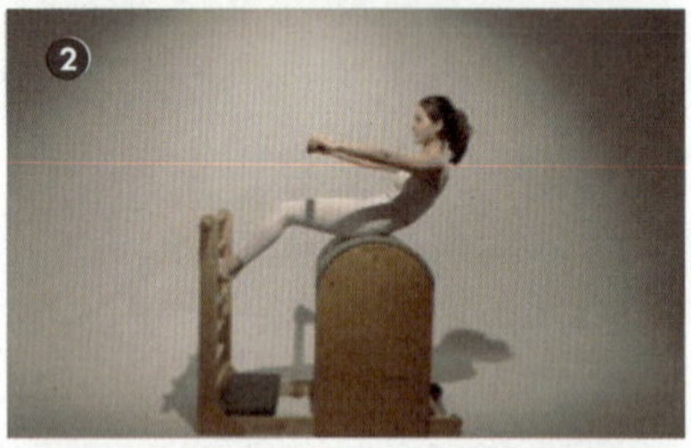

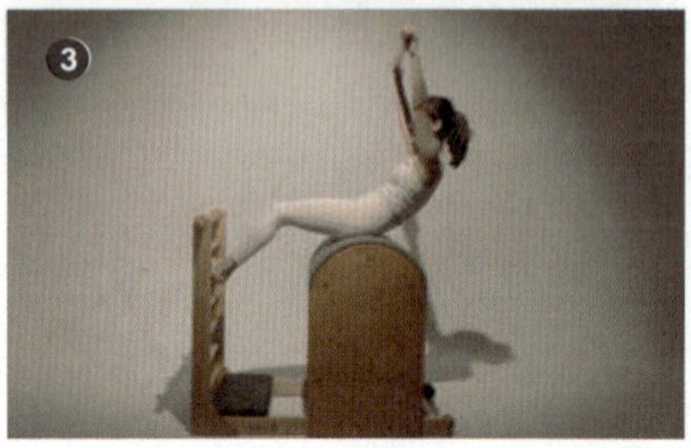

1 시작 자세

Barrel 정상보다 약간 아래 쪽에 앉아 골반과 척추는 Neutral을 유지한다. 다리는 모으고 Hip 높이로 무릎을 구부려서 가로대에 뒤꿈치를 댄다. 그리고 발가락은 훅 모양을 만들어 가로대에 위치한다. 팔은 어깨 너비로 벌려서 폴을 잡고 머리 위로 뻗는다. 견갑골은 안정화한다.

2 동작

❶ 마시면서 준비한다.

❷ 내쉬면서 대퇴골에서 ASIS지점을 멀리 골반을 굴려 뒤로 보낸다. 복부가 평평하게 유지될 수 있을 만큼 요추를 구부린다. 동시에 팔을 어깨 높이로 내린다.

❸ 마시면서 척추의 굴곡을 유지한 상태로 견갑골을 안정화하고 팔을 머리 위로 올린다.

❹ 내쉬면서 골반은 정면으로 유지하고 척추를 구부리고 팔은 머리위로 들어서 폴이 바닥과 평행을 이루도록 한다. 그리고 상체를 한쪽 방향으로 회전한다.

❺ 마시면서 회전한 몸통이 중앙으로 돌아온다.

❻ 내쉬면서 골반은 정면으로 유지하고 팔은 머리위로 들어서 폴이 바닥과 평행을 이루도록 한다. 그리고 상체를 다른 방향으로 회전한다.

❼ 마시면서 회전한 몸통이 중앙으로 돌아온다.

❽ 내쉬면서 팔을 어깨 높이만큼 내리고 몸통을 복근을 사용하여 다리 너머로 이동한다.

❾ 마시면서 무게 중심이 Sit-bone 쪽으로 이동한다. 그리고 팔을 발 쪽으로 뻗어준다.

⑩ 내쉬면서 팔을 어깨 높이에 맞추어 유지하고 척추는 천골부터 머리까지 늘려서 Neutral로 돌아온다.

⑪ 마시면서 견갑골을 안정화하고 팔을 머리 위로 뻗어준다.

각 방향으로 3회 반복한다.

3 지도사항

1 대퇴골로부터 골반이 멀어지도록 동작한다.

2 복부를 사용하여 요추의 굴곡을 증가시키도록 한다.

3 골반을 굴려서 천골이 Barrel에 닿도록 지도하고 요추가 과신전되지 않도록 주의하도록 한다.

4 척추를 구부릴 때 턱이 가슴에 닿는 동작이 나오지 않도록 한다.

5 팔을 올릴 때 견갑골의 안정화를 유지하도록 지도하도록 한다.

6 동작하는 동안 계속 폴은 바닥과 평행이 되도록 한다.

7 상체를 회전할 때 복횡근을 유지하도록 한다.

8 상체를 회전할 때 구부리는 동작을 유지하도록 지도한다.

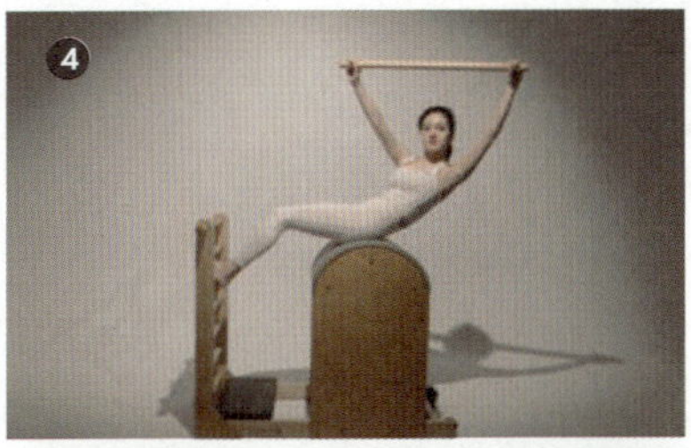

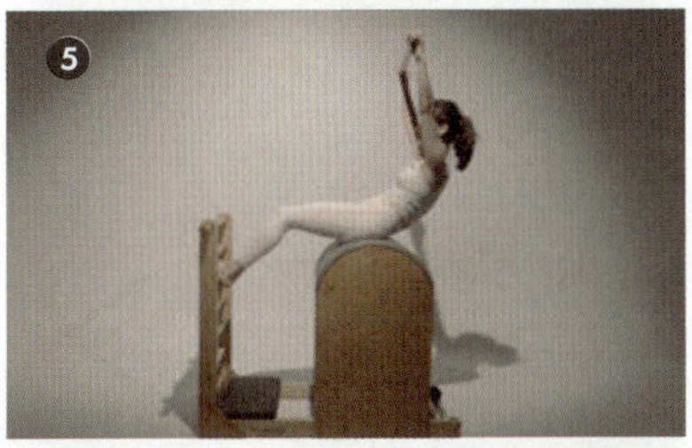

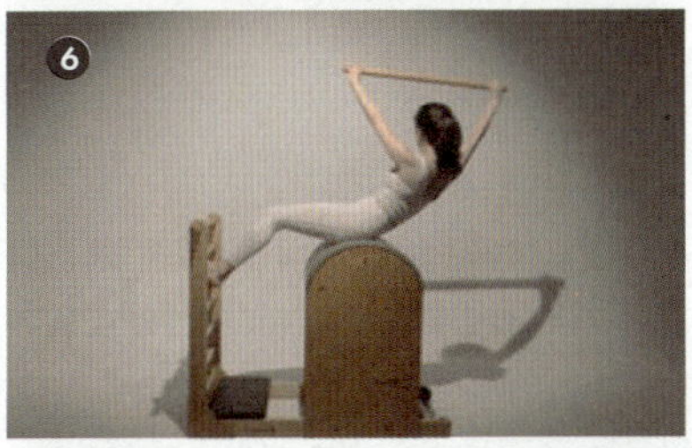

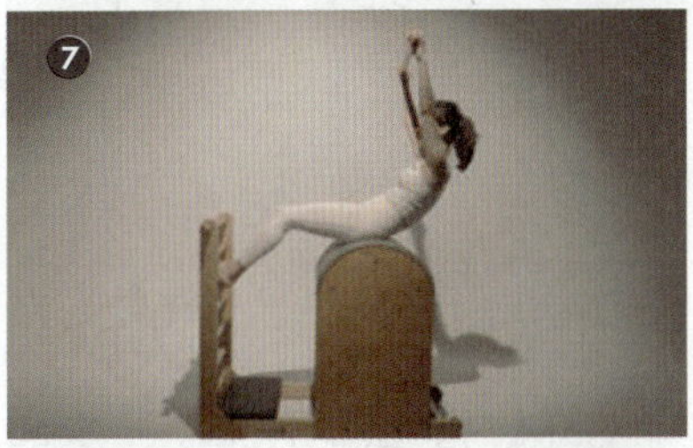

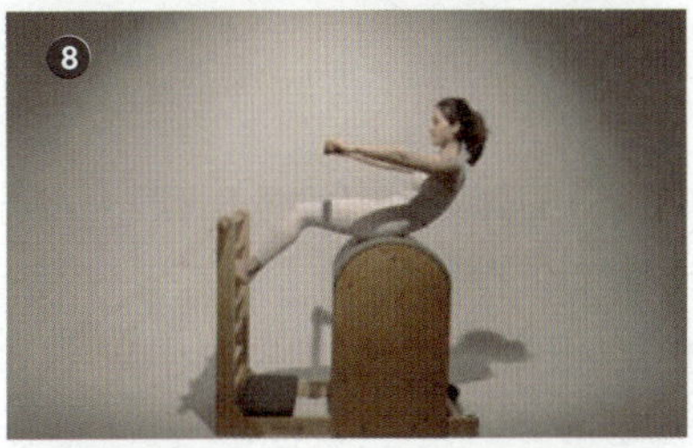

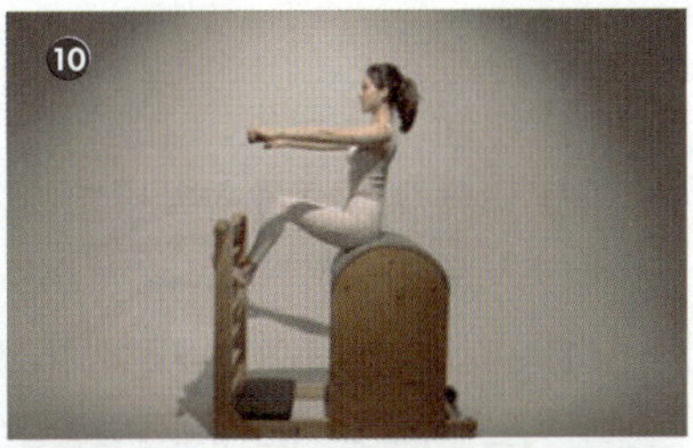

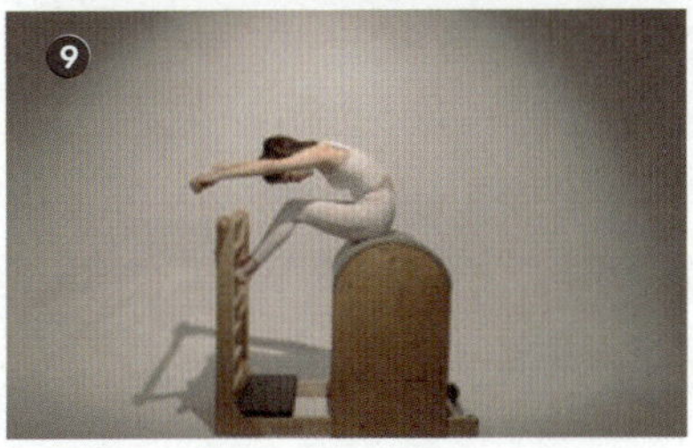

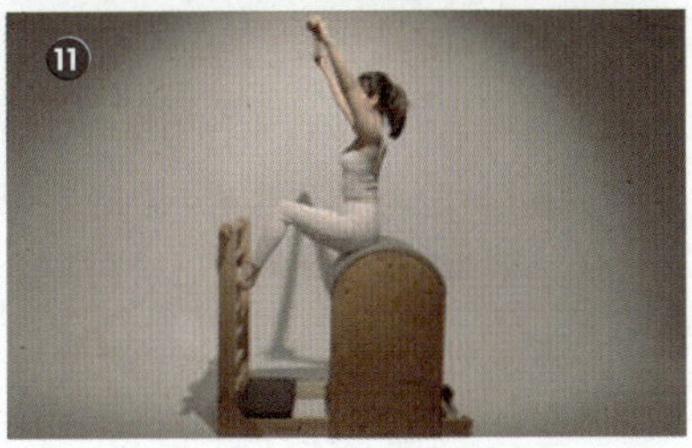

LEVEL 2 | AB & RO WORK

TWIST WITH STRAIGHT BACK

☑ **운동목적** 척추 회전을 위한 복부 근력을 향상

☑ **기구세팅** SETTING 1

☑ **사용근육**

MOBILIZERS 복사근(Obliques), 복직근(Rectus Abdominis), 고관절 굴곡근(Hip Flexors), 어깨 굴곡근(Shoulder Flexors), 어깨 신전근(Shoulder Extensors)

STABILIZERS 복횡근(Transverse Abdominis), 골반기저근(Pelvic Floor Muscles), 다열근(Multifidus), 고관절 내전근(Hip Adductor), 견갑대 안정화 근육

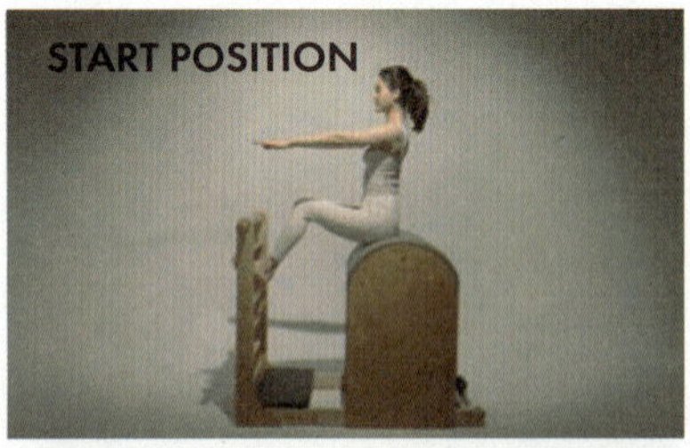

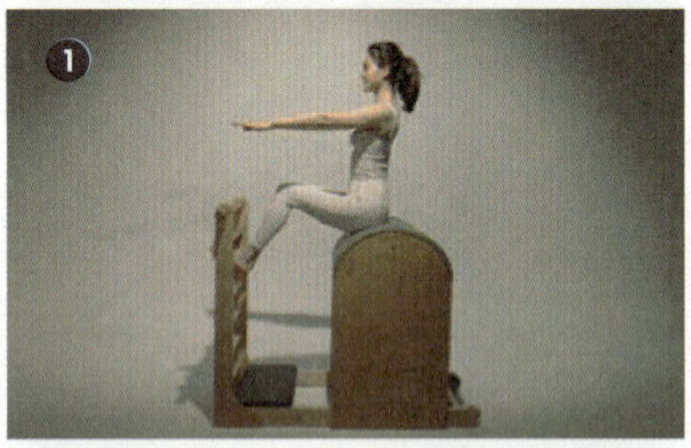

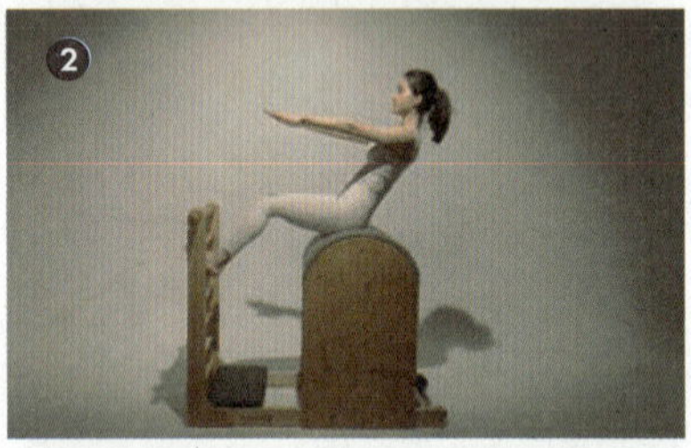

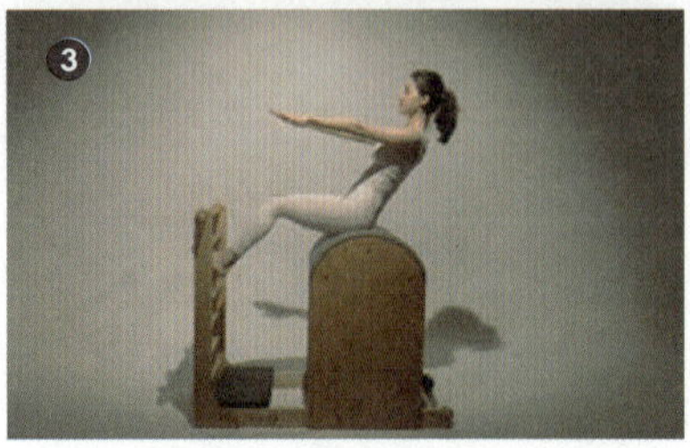

1 시작 자세

Barrel 정상보다 약간 아래 쪽에 앉아 골반과 척추는 Neutral을 유지한다. 다리는 모으고 Hip 높이로 무릎을 구부려서 가로대에 뒤꿈치를 댄다. 그리고 발가락은 훅 모양을 만들어 가로대 위에 건다. 견갑골은 안정화하고 팔은 어깨너비로 벌려서 바닥과 수평인 상태로 앞으로 뻗는다. 손바닥은 아래를 향하도록 한다.

2 동작

1. 마시면서 준비한다.
2. 내쉬면서 고관절을 뒤로 Hinge 한다. 동시에 턱을 살짝 내려 Lower Head를 한다.
3. 마시면서 유지한다.
4. 내쉬면서 척추를 한쪽 방향으로 회전하고 견갑골을 안정화하고 팔을 아래에서 뒤쪽 방향으로 보내면서 어깨 관절을 신전 한다.
5. 마시면서 회전한 척추를 다시 정면으로 회전하고 신전한 팔을 다시 아래에서 앞쪽으로 보내면서 어깨 관절을 굴곡 한다.
6. 내쉬면서 반대방향으로 척추를 회전하고 견갑골을 안정화하고 회전한 방향의 팔을 아래에서 뒤쪽 방향으로 보내면서 어깨 관절을 신전 한다.
7. 마시면서 회전한 척추를 다시 정면으로 회전하고 신전 한 팔을 다시 아래에서 앞쪽으로 보내면서 어깨 관절을 굴곡 한다.
8. 내쉬면서 고관절을 Hinge하여 시작 자세로 돌아온다.

각 방향으로 3회 반복한다.

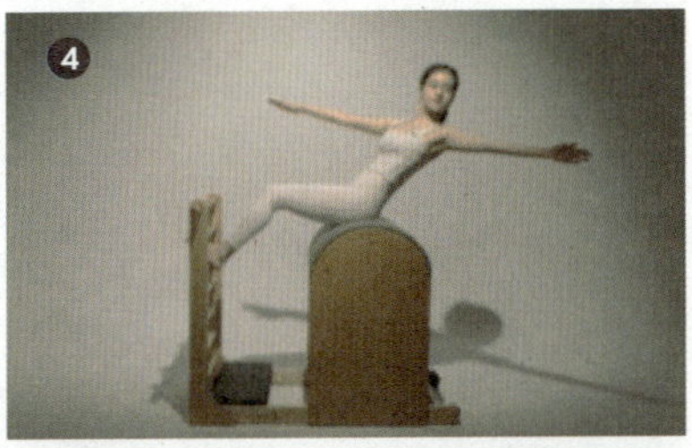

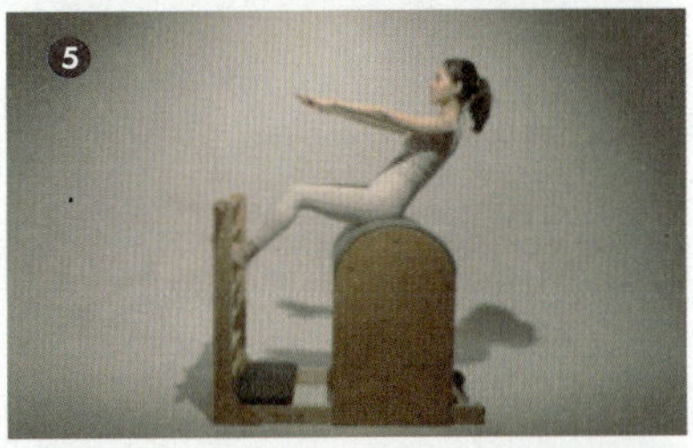

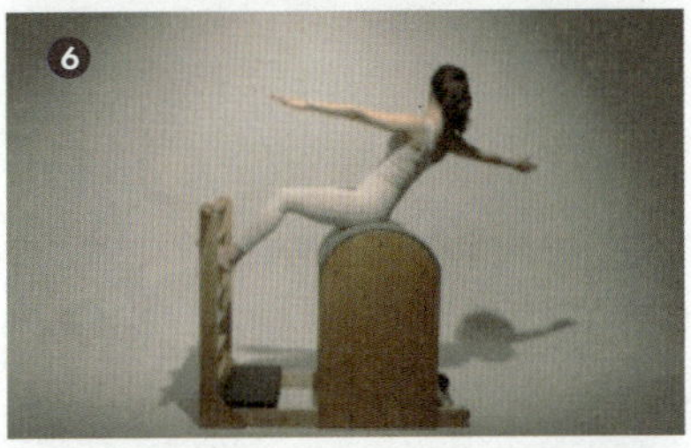

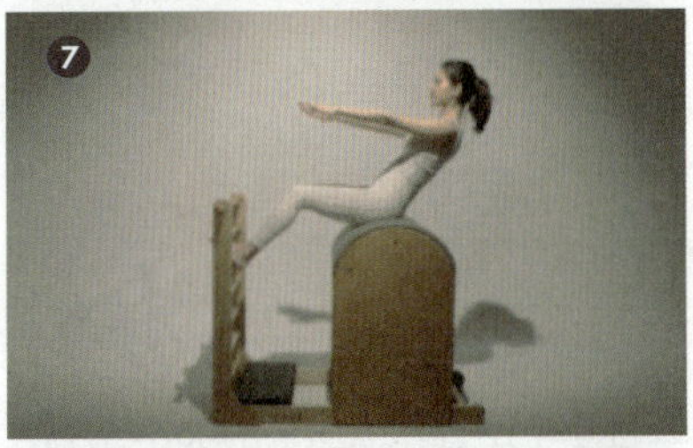

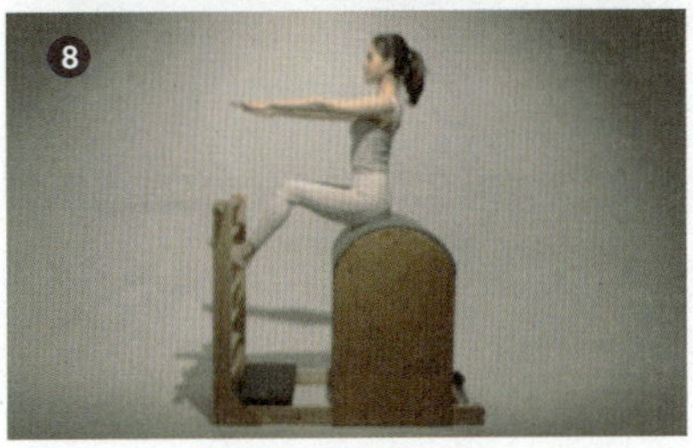

3 지도사항

1 고관절에서 Hinge 하도록 한다.

2 Hinge한 다음 척추의 Neutral을 유지한 상태로 회전한다.

3 팔을 뒤쪽으로 신전 할 때 회전하는 반대 방향의 팔은 그 자리를 유지하도록 한다.

4 변형동작

1 요추에 긴장이 생기는 경우 :

1) 시작 자세에서 imprint를 유지하고 동작한다.

2) 동작의 시작 시 척추를 Hinge Back 하지 말고 골반을 뒤로 굴려서 척추를 C커브를 만들면서 동작한다. (Half Roll Back)

LEVEL 2 | AB & RO WORK

LEAN

☑ **운동목적** 몸통의 근력 향상

☑ **기구세팅** SETTING 1

☑ **사용근육** MOBILIZERS 복사근(Obliques), 복직근(Rectus Abdominis), 고관절 굴곡근(Hip Flexors)

STABILIZERS 복횡근(Transverse Abdominis), 다열근(Multifidus), 골반기저근(Pelvic Floor Muscles), 견갑대 안정화 근육, 하체 안정화 근육(Gluteus Maximus, Quadriceps, Hamstring)

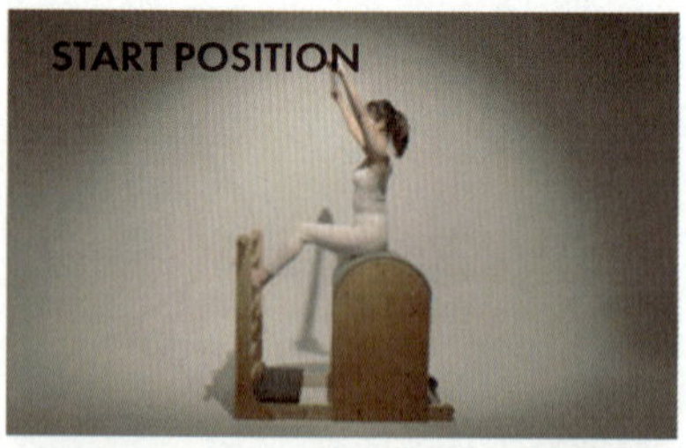

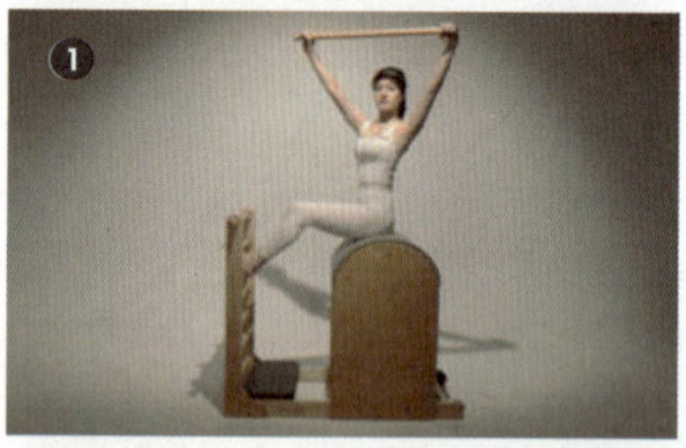

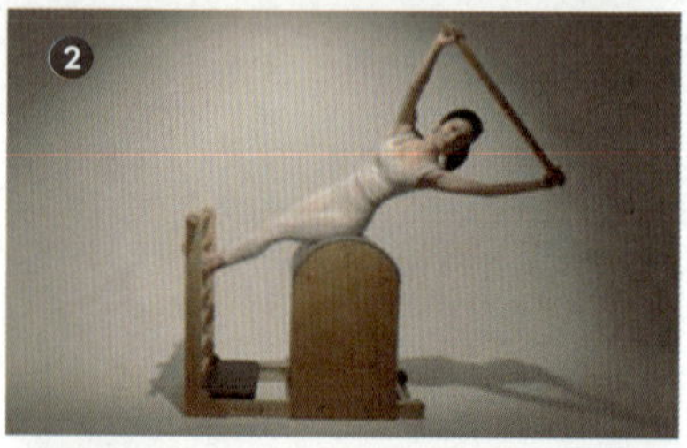

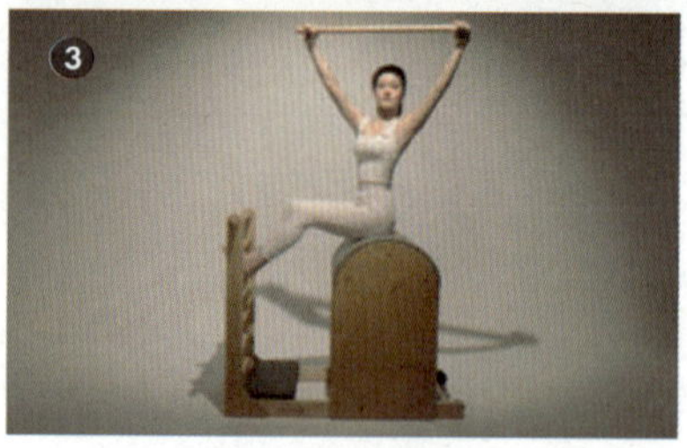

1 시작 자세

Barrel 정상보다 약간 아래 쪽에 앉아 골반과 척추는 Neutral을 유지한다. 다리는 모으고 무릎을 구부려서 Hip 높이의 가로대에 뒤꿈치를 댄다. 그리고 발가락은 훅모양을 만들어 가로대 위에 건다. 팔은 어깨너비로 벌려서 폴을 잡고 머리 위로 뻗는다. 견갑골은 안정화한다.

2 동작

❶ 마시면서 상체를 회전한다.

❷ 내쉬면서 척추를 안정성 있게 그리고 몸통의 옆 길이가 같게 유지하면서 몸통을 뒤, 옆쪽 사선으로 뻗어준다. 반대 방향의 골반은 Barrel에서 떨어지고 다리는 펴진다.

❸ 마시면서 척추의 회전된 상태를 유지하고 무게가 양쪽 Sit-bone으로 이동하고 몸통을 수직으로 세우면서 무릎은 구부린다.

❹ 내쉬면서 상체는 정면으로 회전한다.

반대 방향에서도 동작한다.

각 방향으로 3회 반복한다.

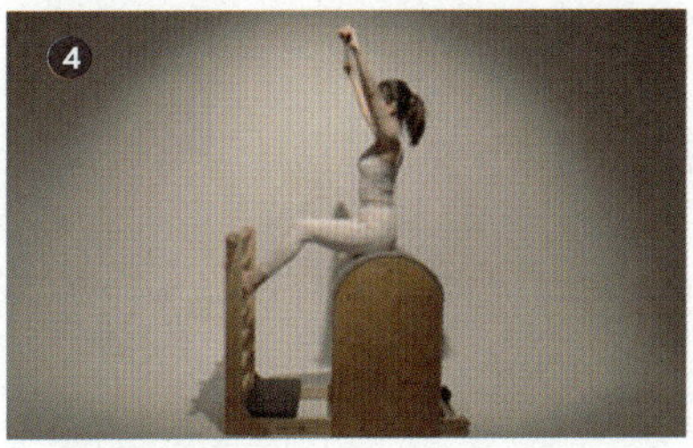

3 지도사항

1 상체를 회전하는 동안 골반은 정면을 유지한다.

2 척추를 기울이기 위해 갈비뼈를 기울이지 말고 상체보다는 하체를 더 길게 늘린다는 느낌으로 동작을 한다.

3 골반이 떨어지게 동작을 하고 척추가 Lateral Flexion 되지 않게 지도한다.

4 목과 어깨의 긴장을 반지하기 위해 견갑골을 안정화한다.

5 경추와 머리는 척추가 기울어짐에 따라 하나의 긴 라인을 유지한다.

4 변형동작

1 동작의 난이도를 높게 할 경우:

1) 몸통을 기울였을 때 천장 쪽의 손으로 폴을 잡은 상태를 놓아주고 바닥 쪽의 손으로만 폴을 잡아서 마법 지팡이처럼 던져준다.

2 척추를 기우는 동작에서 요추 골반의 안정성이 잡히지 않는다면 기울 때 Imprint을 할 수 있다.

LEVEL 2 | LF WORK

SIDEBEND

☑ 운동목적 척추 측면 굴곡 시 가동범위와 근력 향상

☑ 기구세팅 SETTING 1, 3

☑ 사용근육 MOBILIZERS 복사근(Obliques), 요방형근(Quadratus Lumborum), 광배근(Latissimus Dorsi)

STABILIZERS 복횡근(Transverse Abdominis), 다열근(Multifidus), 골반기저근(Pelvic Floor Muscles), 고관절 내전근(Hip Adductor), 견갑대 안정화 근육

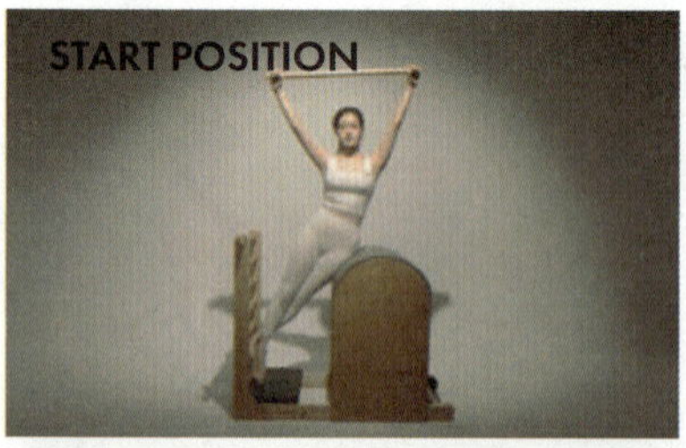

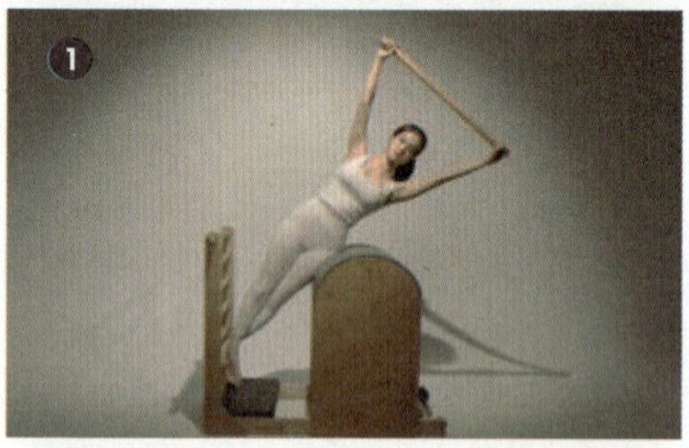

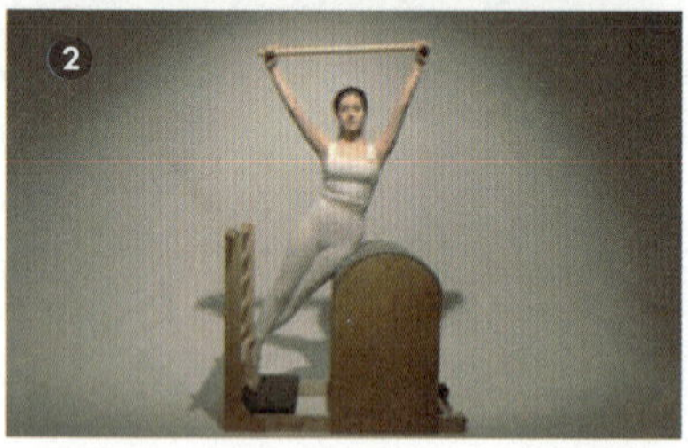

1 시작 자세

Barrel와 Ladder 사이에 서서 측면을 바라보고 골반의 옆부분을 Barrel에 댄다. Barrel 쪽에 가까운 다리는 밑에서 1번째 가로대에 발바닥을 대고 지지한다. 위 쪽의 다리는 지지하는 다리의 앞쪽에 위치하고 교차 한다. 척추가 Lateral Flexion이더라도 골반은 가능한 Neutral을 유지한다. 견갑골은 안정화하고 팔은 천장 쪽으로 길게 뻗어서 폴(Pole)을 잡는다.

2 동작

❶ 마시면서 Barrel 방향으로 머리부터 발까지 사선으로 일직선 라인이 되도록 가능한 멀리 길게 뻗는다.

❷ 내쉬면서 척추를 Ladder 방향으로 이동하여 Lateral Flexion한다.

8-10회 반복한다.

반대 방향에서도 동작한다.

3 지도사항

1 골반, 갈비뼈, 머리가 정면을 보도록 지도하고 몸통이 회전하지 않도록 주의한다.

2 Coronal Plane에서 움직임이 일어나야지 몸통이 앞쪽으로 숙여지거나 신전 되지 않도록 한다.

3 어깨나 목의 긴장을 풀고 견갑골의 안정화를 유지한다.

4 아래 쪽의 복사근을 사용하여 사선으로 몸통을 길게 뻗는 것을 강조해야 한다.

5 동작 시 팔과 머리 사이의 간격을 일정하게 유지하도록 지도한다. 경추는 흉추 라인을 따라 유지를 하고 몸만 Lateral Flexion되지 않도록 한다. 두 다리의 내전근을 활성화하여 하체를 단단히 고정하여 동작을 한다.

4 변형동작

1 다리 자세를 다르게 하여 동작 :

1) Ladder의 가장 아래에 위치한 가로대에 발을 두고 지지한다.

2 팔 자세를 다르게 하여 동작 :

1) 폴없이 팔을 머리 위로 올려서 한 팔은 몸통을 감사고 다른 팔은 머리 위로 뻗거나 이마에 손등을 대고 동작한다. 각 동작은 복사근이 덜 강해도 된다.

3 Full 범위로 동작 :

1) Barrel 방향으로 Full Lateral Flexion 한다.

마시면서 척추를 사선으로 뻗으면서 길게 늘리고 Barrel 방향으로 척추를 최대한 Lateral Flexion 한다.

내쉬면서 척추를 사선으로 뻗으면서 길게 늘리고 Ladder 방향으로 척추를 최대한 Lateral Flexion 한다

4 3번 동작을 4호흡으로 하기 :

1) 마시면서 몸통을 사선으로 뻗어준다.

내쉬면서 Barrel 방향으로 Lateral Flexion한다.

마시면서 몸통을 사선으로 뻗어준다.

내쉬면서 Ladder 방향으로 Lateral Flexion한다.

LEVEL 2 | LF WORK

SIDE SIT UP

☑ 운동목적 척추측면 굴곡 시 가동범위와 근력 향상

☑ 기구세팅 SETTING 1

☑ 사용근육
- MOBILIZERS 복사근(Obliques), 요방형근(Quadratus Lumborum), 광배근(Latissimus Dorsi)
- STABILIZERS 복횡근(Transverse Abdominis), 다열근(Multifidus), 골반기저근(Pelvic Floor Muscles) 고관절 내전근(Hip Adductor), 견갑대 안정화 근육

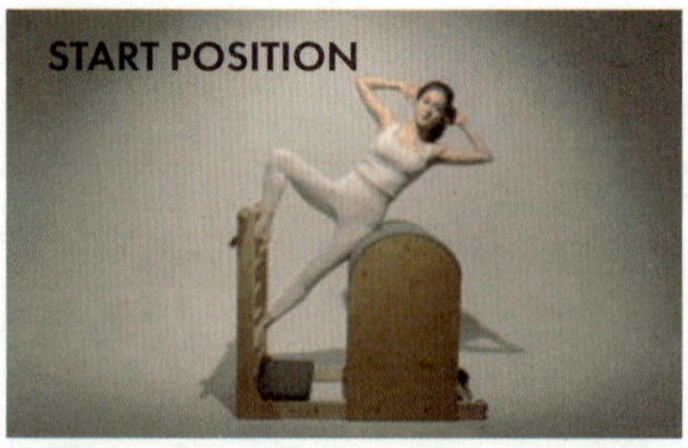

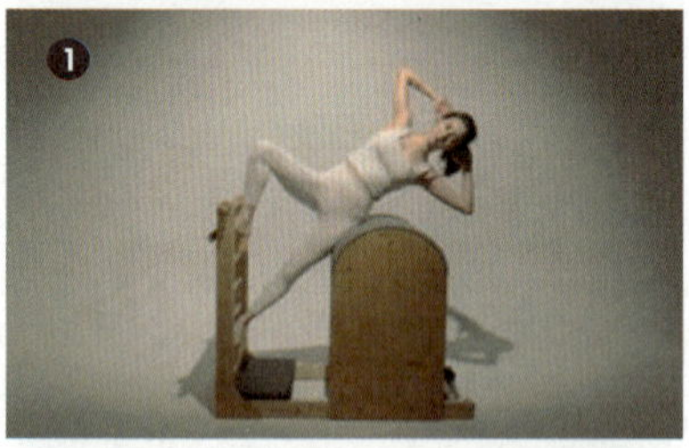

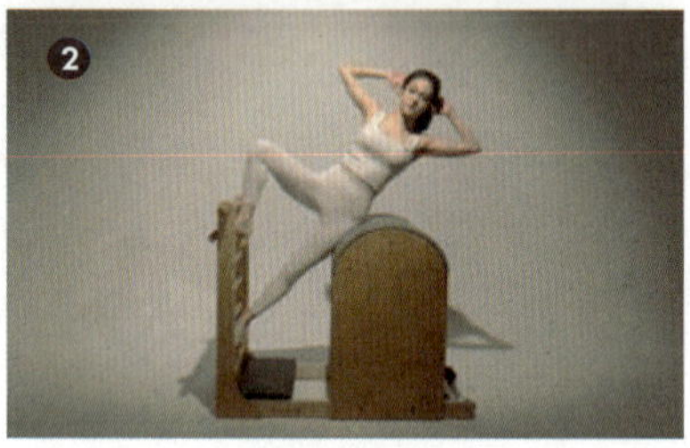

1 시작 자세

Barrel와 Ladder 사이에 서서 측면을 바라보고 골반의 옆부분을 Barrel에 댄다. 아래에 있는 다리는 평행하게 유지하고 펴서 밑에서 2~3번째 가로대에 발바닥을 대고 지지한다. 천장 방향의 다리는 외회전하여 고관절과 무릎 구부리고 발의 아치를 위에서 2번째 가로대에 대고 지지한다. 척추와 골반의 Neutral을 유지하고 상체는 Barrel 방향으로 사선으로 뻗어준다. 견갑골은 안정화하고 팔꿈치를 구부려 손을 머리 뒤에 위치한다.

2 동작

❶ 마시면서 Barrel 방향으로 몸통을 측면 굴곡한다.

❷ 내쉬면서 천장 방향의 복사근을 수축하여 시작 자세로 돌아온다.

8-10회 반복한다.

반대 방향에서도 동작한다.

3 지도사항

1 시작 자세에서 몸통이 한쪽으로 짧아지지 않도록 주의한다.

2 동작 시 몸통이 내려가는 쪽의 복사근에 큐잉을 주고 몸통이 올라올 때는 위쪽의 복사근에 큐잉을 주도록 하여 아래 요방형근에 계속적인 긴장이 가지 않도록 지도한다.

3 복부를 계속 잡고 운동하여 요추에서 과신전이 일어나지 않도록 주의한다.

4 동작 내내 골반은 정면을 향하도록 한다.

4 변형동작

1 동작의 난이도를 높게 할 경우 :

1) 팔을 머리 위로 뻗고 진행한다.

2) 발의 위치를 가로대 가장 윗부분으로 올라갈수록 난이도가 높아진다.

3) 운동의 범위를 늘려 Ladder 방향으로 측면 굴곡을 추가한다.

2 동작의 난이도를 낮게 할 경우 :

1) 손을 가슴 앞으로 포개어 진행 한다.

2) 서클을 잡고 진행하여 견갑의 안정성을 유지하는데 도움을 받는다.

3) 위쪽의 다리의 고관절이 불편하다면 기구 Set Up을 더 넓게 바꾸도록 한다.

LEVEL 2 | RO WORK

SIDE STRENGTH

- **운동목적** 척추의 회전과 신전의 가동 범위와 근력을 향상
- **기구세팅** SETTING 1, 3
- **사용근육**
  - **MOBILIZERS** 복사근(Obliques), 척추기립근(Erector Spinae)
  - **STABILIZERS** 복횡근(Transverse Abdominis), 다열근(Multifidus), 골반기저근(Pelvic Floor Muscles), 고관절 내전근(Hip Adductor), 견갑대 안정화 근육, 하체 안정화 근육(Gluteus Maximus, Quadriceps, Hamstring)

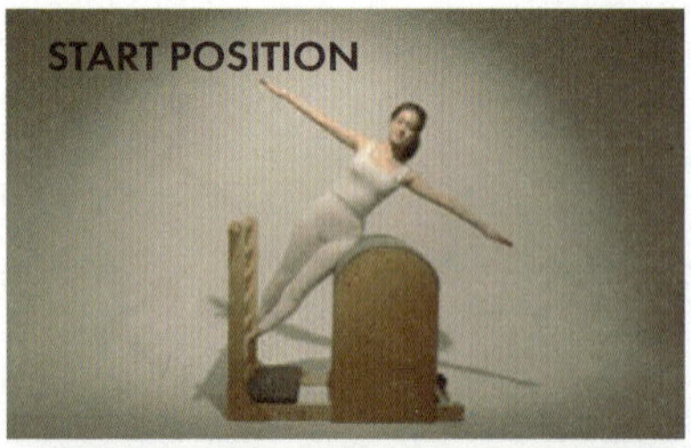

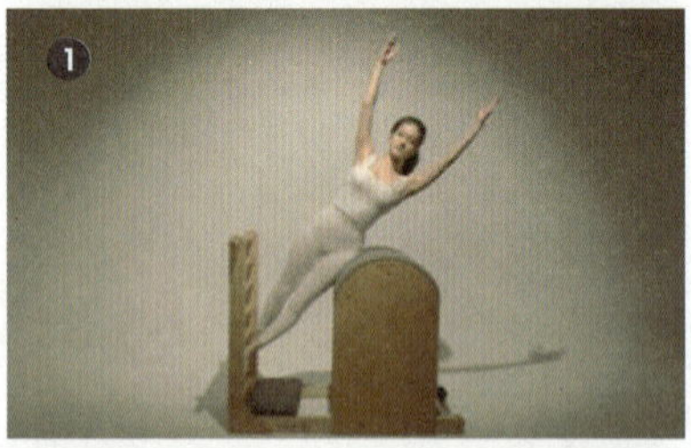

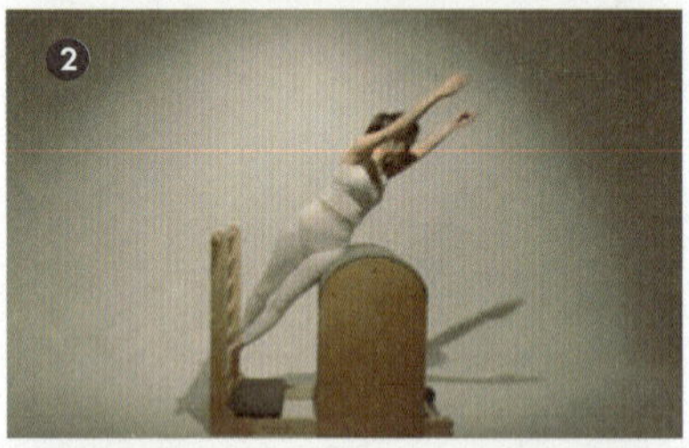

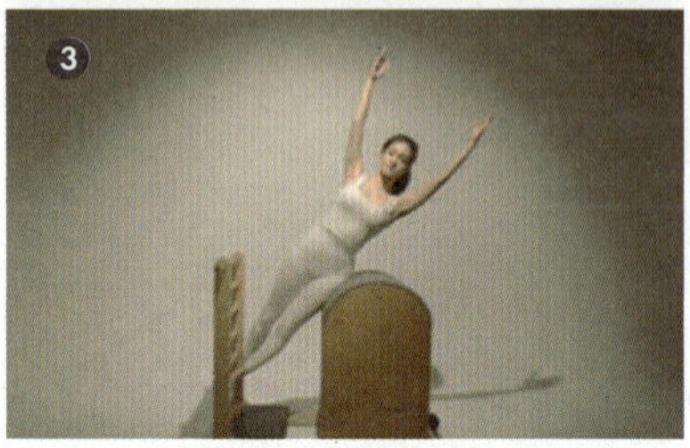

1 시작 자세

Barrel와 Ladder 사이에 서서 측면을 바라보고 골반의 옆부분을 Barrel에 댄다. 다리는 평행하게 유지하고 아래 쪽 다리는 밑에서 1~2번째 가로대에 앞쪽에 위치한다. 그리고 위 쪽의 다리는 같은 가로대의 뒤에 발바닥을 대고 하체를 고정한다. 척추, 골반은 사선으로 Neutral을 유지한다. 견갑골은 안정화하고 팔은 양 옆으로 길게 뻗는다.

2 동작

❶ 마시면서 어깨 관절을 외전하여 두 팔을 천장으로 올린다.

❷ 내쉬면서 척추를 Barrel 방향으로 회전한다.

❸ 마시면서 척추를 다시 회전하여 정면을 향하도록 한다.

❹ 내쉬면서 두 팔을 내전하여 시작 자세를 유지한다.

5–7회 반복한다.

반대 방향에서도 동작 한다.

3 지도사항

1 시작 자세 시 골반, 갈비뼈, 머리가 정면을 향하도록 하고 몸통이 측면 굴곡 되지 않도록 한다.

2 목과 어깨의 긴장을 방지하기 위해 동작 내내 견갑골의 안정화를 유지한다.

3 복사근을 사용하여 사선으로 몸통을 길게 뻗는 것을 강조하고 척추를 회전한다.

4 동작 시 팔과 머리 사이의 간격을 일정하게 유지한다.

5 경추는 흉추 라인을 따라 동작한다.

6 동작 내내 하체 안정화 근육을 활성화하여 하체를 가로대에 단단히 고정한다.

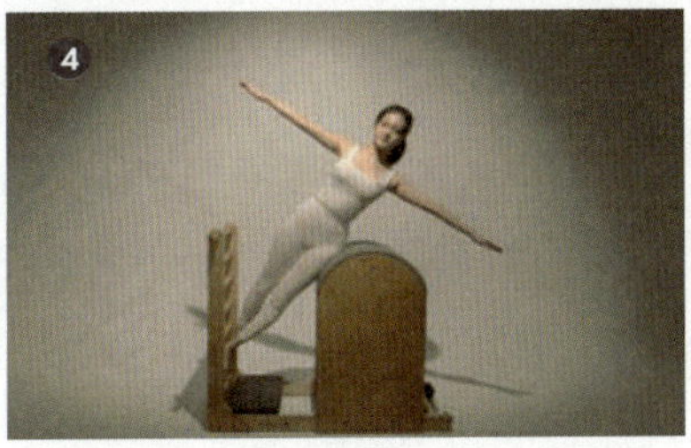

4 변형동작

1 동작의 난이도를 높게 할 경우 :

1) 척추의 신전을 추가한다 : 척추 회전 후 신전한다.

LEVEL 2 | AB & RO WORK

OBLIQUES WITH FLEXION

☑ **운동목적** 측면 굴곡, 회전 시 가동범위와 근력 향상

☑ **기구세팅** SETTING 1, 3

☑ **사용근육**
MOBILIZERS 복사근(Obliques), 요방형근(Quadratus Lumborum), 광배근(Latissimus Dorsi)
STABILIZERS 복횡근(Transverse Abdominis), 다열근(Multifidus), 골반기저근(Pelvic Floor Muscles), 고관절 내전근(Hip Adductor), 견갑대 안정화 근육, 하체 안정화 근육(Gluteus Maximus, Quadriceps, Hamstring)

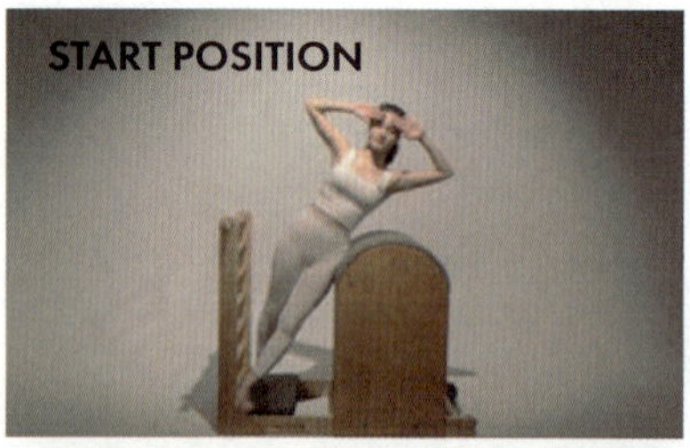
START POSITION

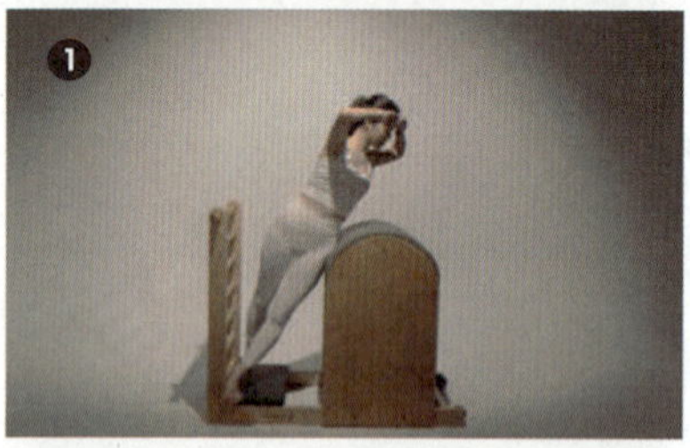
①

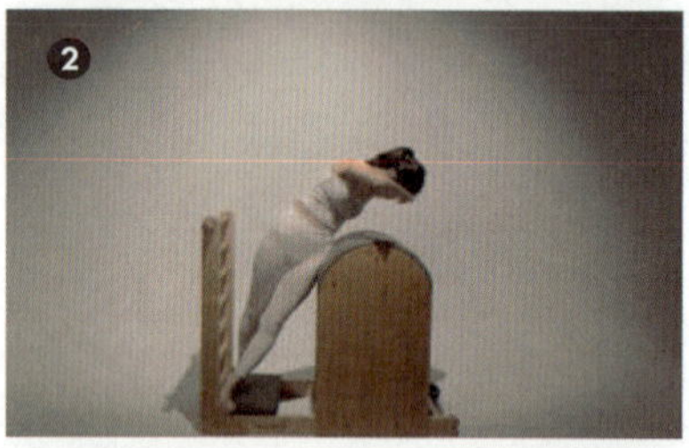
②

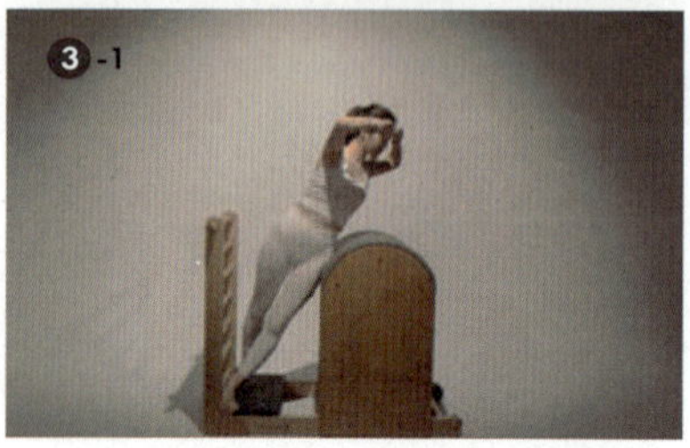
③-1

1 시작 자세

Ladder와 Barrel 사이에 측면을 보고 서서 골반과 척추는 Neutral을 유지한다. 다리는 일자로 평행하게 한다. Ladder 프레임의 코너에 발바닥을 대고 골반의 옆 부위를 Barrel에 댄다. 밑에 위치한 다리는 앞쪽 코너에 대고 위에 있는 다리는 뒤에 코너에 댄다. 머리부터 발까지 몸은 Neutral로 긴 라인을 유지한다. 손을 겹쳐 이마에 위치한다.

2 동작

❶ 마시면서 Barrel 쪽으로 상체를 회전한다.
❷ 내쉬면서 회전을 유지하고 흉추를 Barrel 쪽으로 굴곡한다.
❸ 마시면서 척추를 Neutral로 신전한다. 그런 다음 상체를 Ladder 쪽으로 회전한다.
❹ 내쉬면서 회전을 유지하고 흉추를 Ladder 쪽으로 굴곡한다.
❺ 마시면서 회전을 유지하고 척추를 Neutral로 신전한다.
❻ 마지막 마시는 호흡에서는 몸통을 정면으로 회전한다.

5회 반복한다.

반대 방향에서도 동작 한다.

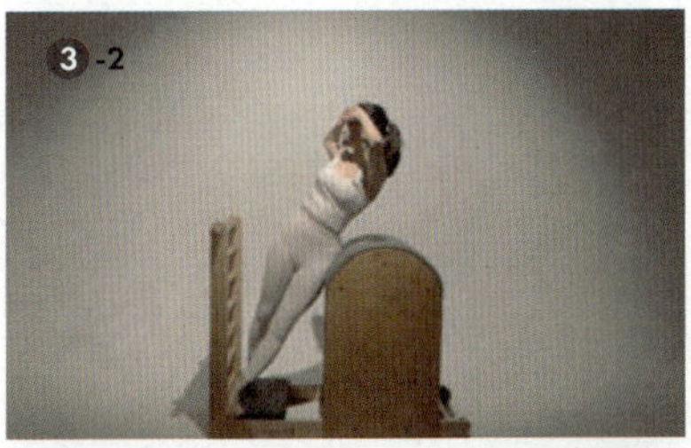

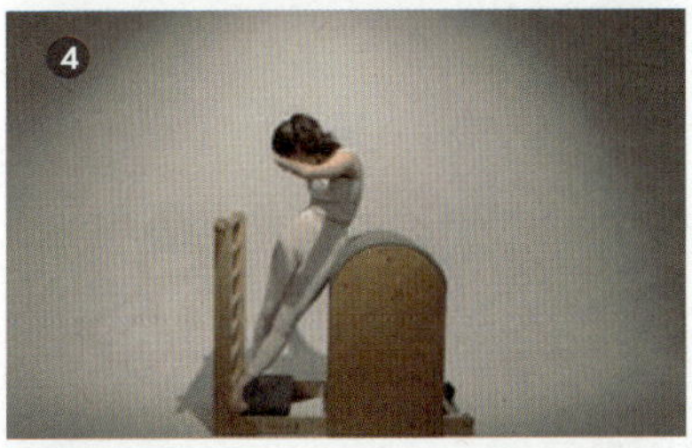

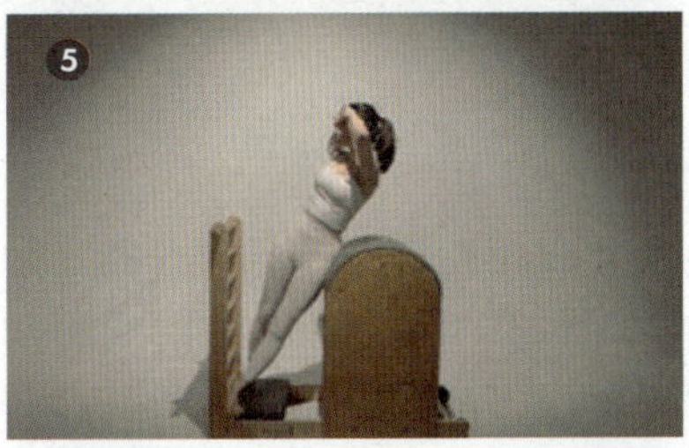

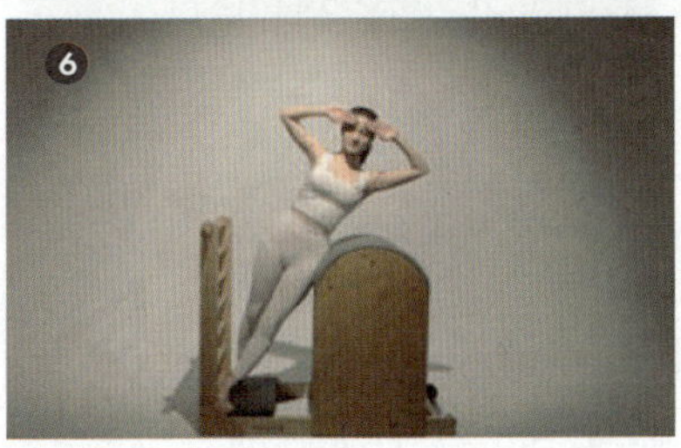

3 지도사항

1 동작하는 동안 계속 복사근을 연결하도록 지도한다.

2 견갑골을 안정화하고 목이나 어깨의 긴장이 되지 않도록 한다.

3 척추의 회전은 척추의 아래에서부터 되고 어깨만 회전이 되지 않도록 지도한다.

4 다른 방향으로 회전하기 전에 척추를 완전하게 길게 사선 방향으로 뻗어준다.

5 성체를 구부릴 때는 양쪽 갈비뼈를 골반 앞으로 보내준다는 이미지 큐잉을 주거나 절을 하는 모습의 이미지 큐잉을 주어 수행자의 인지력을 높여준다.

4 변형동작

1 손의 자세를 다르게 한다. :

1) 손을 머리 뒤에 놓고 동작한다.

LEVEL 2 | RO & EX WORK

ROTATION PRONE

☑ 운동목적 견갑대와 척추 신전, 회전근 강화

☑ 기구세팅 SETTING 1

☑ 사용근육
MOBILIZERS 복사근(Obliques), 척추기립근(Erector Spinae)
STABILIZERS 복횡근(Transverse Abdominis), 골반기저근(Pelvic Floor Muscles), 대둔근(Gluteus Maximus), 고관절 내전근(Hip Adductor), 견갑대 안정화 근육, 하체 안정화 근육(Gluteus Maximus, Quadriceps, Hamstring)

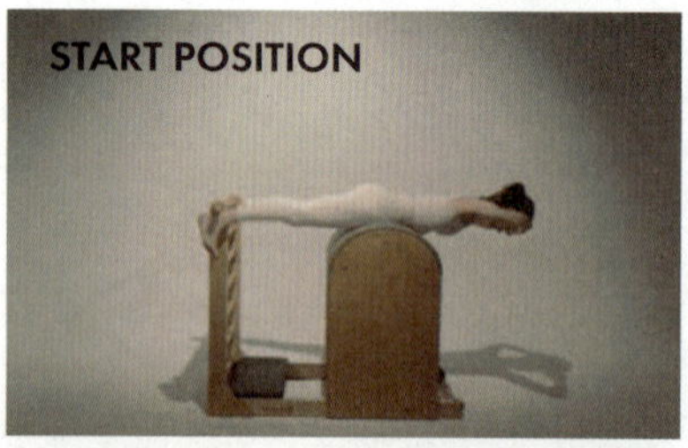

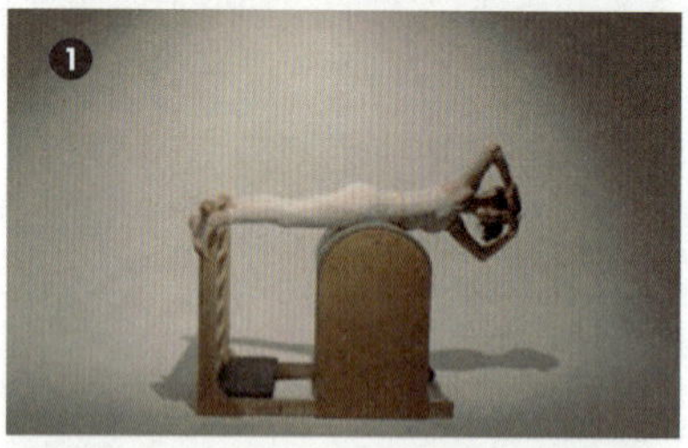

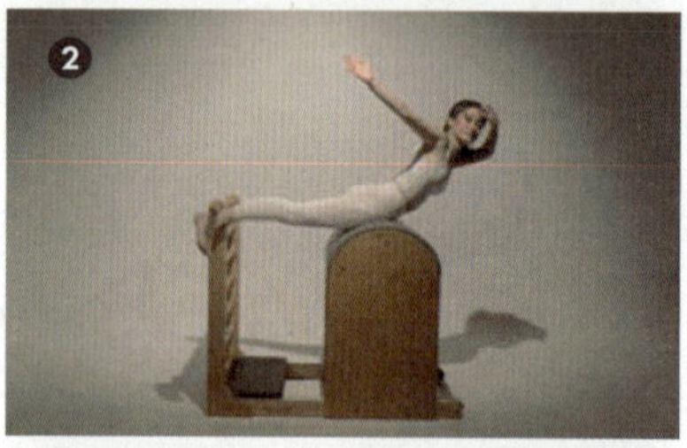

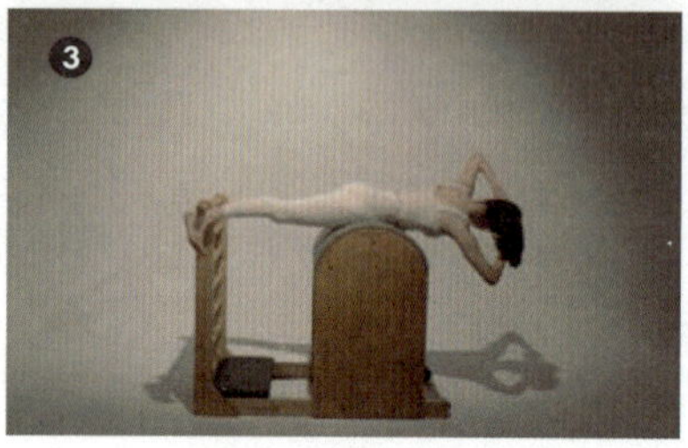

1 시작 자세

머리는 Barrel 방향으로 향하고 골반을 Barrel의 정상에 놓고 엎드린다. 다리는 평행하게 일자로 펴서 벌리고 발목은 배측 굴곡 (Dorsi Flexion) 하여 맨 위 가로대 핸들의 밑에 건다. 견갑골은 안정화하고 팔꿈치를 구부려서 두 손은 이마에 위치한다. 척추, 골반은 Neutral을 유지하여 긴 라인을 만들어준다.

2 동작

1. 내쉬면서 상체를 한쪽 방향으로 회전한다.
2. 마시면서 팔꿈치를 펴면서 동시에 척추와 Hip을 신전한다.
3. 내쉬면서 팔꿈치를 구부리고 손을 이마에 대고 몸통을 중앙으로 돌아온 다음 반대 방향으로 몸통을 회전한다.
4. 마시면서 팔꿈치를 펴면서 동시에 척추와 Hip을 신전한다.
5. 내쉬면서 팔꿈치를 구부리고 손을 이마에 대고 몸통을 중앙으로 회전하여 시작 자세로 돌아온다.

각 방향으로 5회 반복한다.

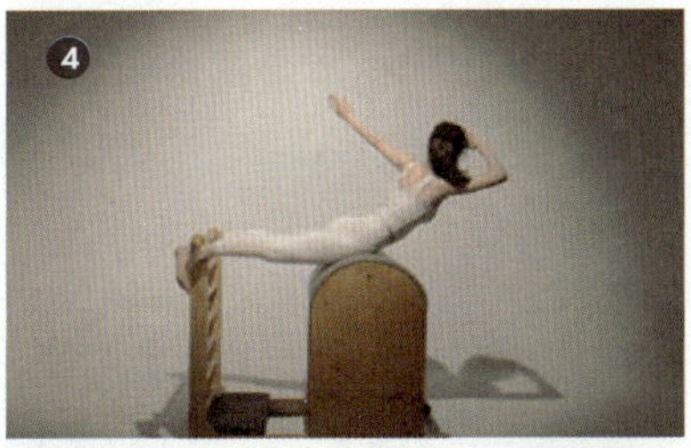

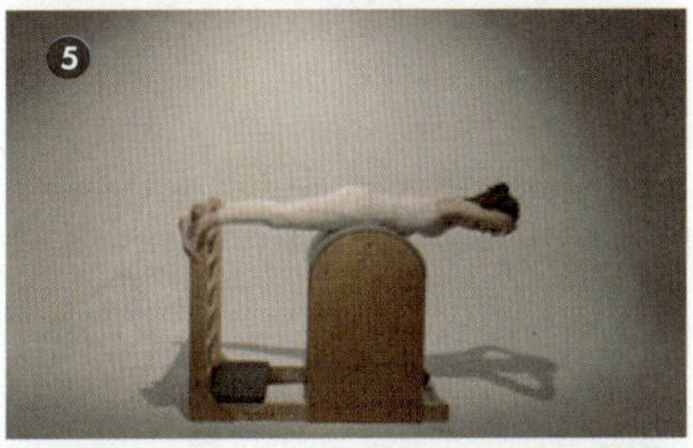

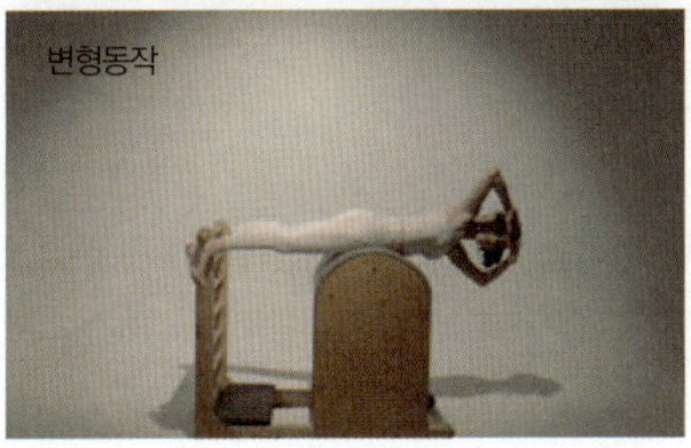

3 지도사항

1 시작 자세 유지를 위해 복사근, Hamstrings와 대둔근을 유지해야 한다.

2 요추와 경추의 신전을 피하고 하나의 긴 라인을 유지해야 한다.

3 견갑골을 안정화하고 목이나 어깨의 긴장이 생기지 않도록 한다.

4 척추를 바닥과 수평인 라인을 유지하는 동작에서 몸통이 앞쪽으로 숙여지거나 신전되지 않도록 주의한다.

5 발의 아킬레스건이 걸리게 자세를 만들고 동작 한다.

4 변형동작

1 동작의 난이도를 낮게 할 경우 :

1) 척추 신전 동작과 팔꿈치 동작을 제외하고 척추 회전 동작만 한다.

LEVEL 1 | EX WORK

KNEELING SWIMMING

☑ **운동목적** 견갑과 몸통의 안정성과 등 근육 강화

☑ **기구세팅** SETTING 1

☑ **사용근육**

MOBILIZERS 고관절 굴곡근(Hip Flexors), 고관절 신전근(Hip Extensors), 무릎 굴곡근(Knee Flexors), 무릎 신전근(Knee Extensors), 어깨 굴곡근(Shoulder Flexors), 어깨 신전근(Shoulder Extensor)

STABILIZERS 복횡근(Transverse Abdominis), 다열근(Multifidus), 골반기저근(Pelvic Floor Muscles), 견갑대 안정화 근육, 척추기립근(Erector Spinae), 하체 안정화 근육(Gluteus Maximus, Quadriceps, Hamstring)

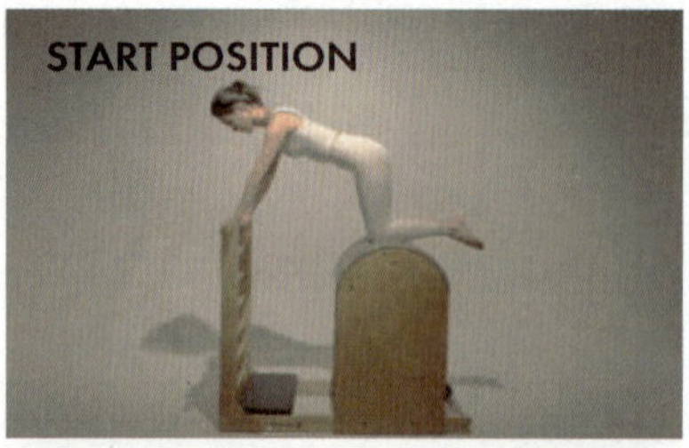

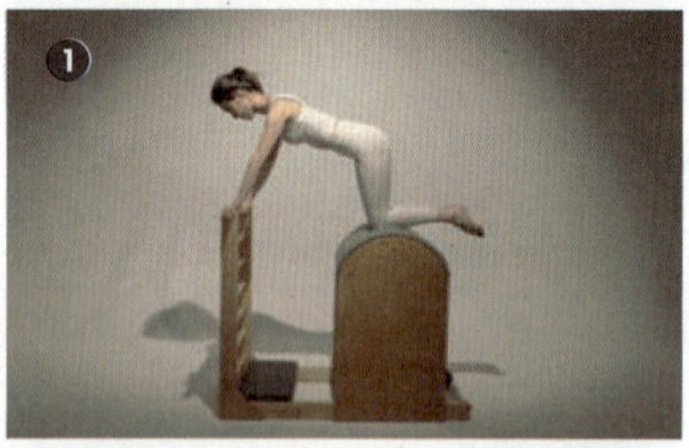

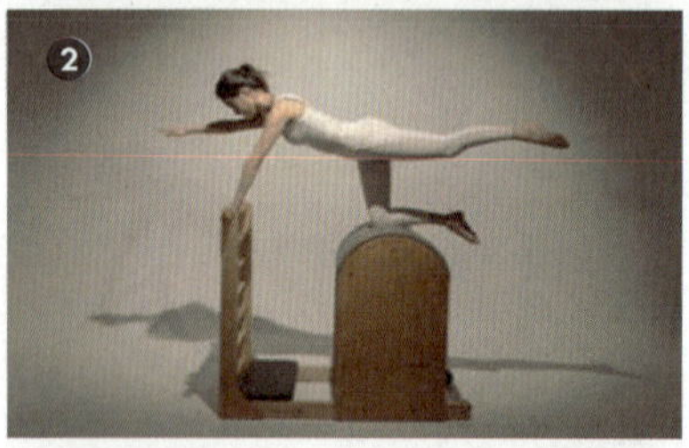

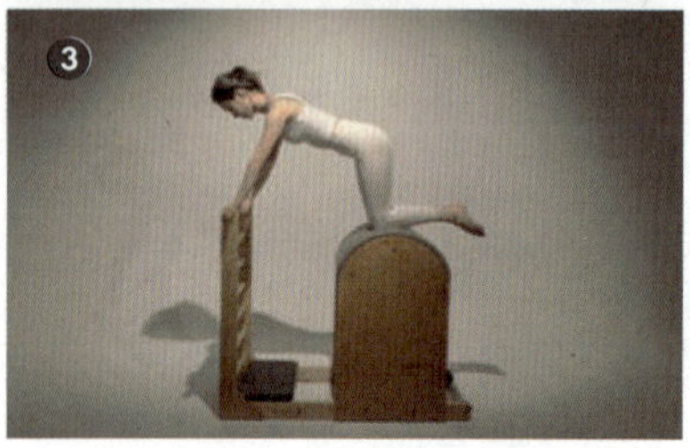

1 시작 자세

네발 기기 자세로 Barrel의 정상에 두 다리는 모으고 무릎을 위치한다. 견갑골은 안정화하여 Ladder 위 사다리에 손을 위치한다. 골반과 척추는 Neutral을 유지한다.

2 동작

❶ 마시면서 준비한다.

❷ 내쉬면서 오른쪽 다리를 뒤로 뻗으면서 고관절을 신전하고 왼팔을 바닥과 수평하게 앞으로 뻗어준다.

❸ 마시면서 신전한 다리와 굴곡한 팔을 제자리로 위치하고 시작 자세를 유지한다.

❹ 내쉬면서 왼쪽 다리를 뒤로 뻗어주며 고관절을 신전하고 오른팔을 바닥과 수평하게 앞으로 뻗어준다.

❺ 마시면서 신전한 다리와 굴곡한 팔을 제자리로 위치하고 시작 자세로 돌아온다.

각 방향으로 5~7회 반복한다.

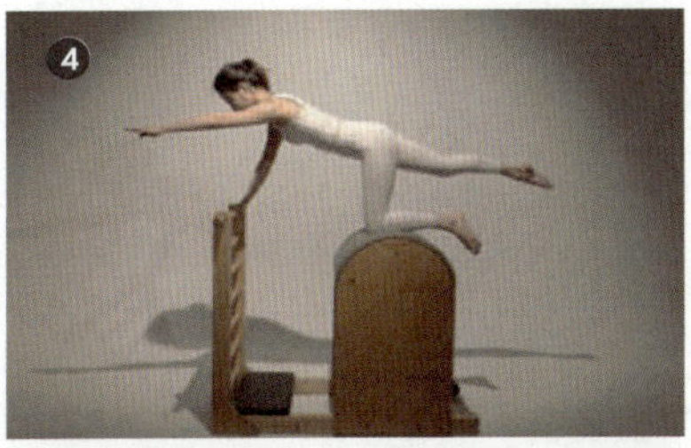

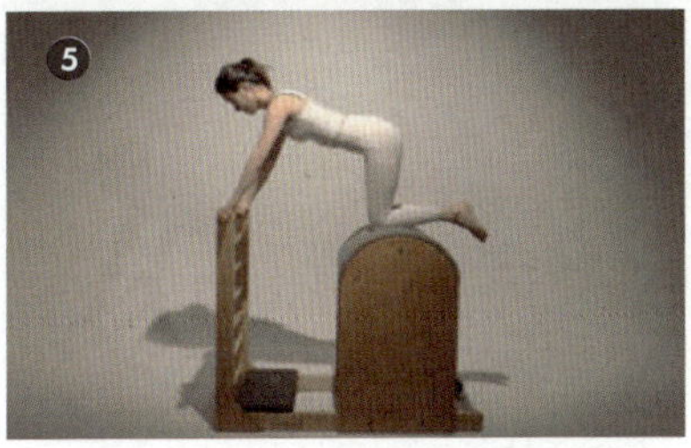

3 지도사항

1 동작을 하는 동안 몸통의 움직임이 일어나지 않도록 한다.

2 요추에서 과신전을 방지하기 위해서 복사근을 사용한다.

4 변형동작

1 동작의 난이도를 높게 할 경우 :

1) 다리를 뻗은 동작 후에 지지하는 다리의 무릎을 구부리는 동작을 추가하여 무릎 굴곡의 올바른 움직임을 인지할 수 있도록 한다.

LEVEL 2 | EX WORK

SWAN DIVE 1

- **운동목적** 척추 신전의 가동범위 향상과 신전근과 둔근의 강화
- **기구세팅** SETTING 2
- **사용근육** **MOBILIZERS** 팔꿈치 신전근(Elbow Extensors), 팔꿈치 굴곡근(Elbow Flexors)

  STABILIZERS 복횡근(Transverse Abdominis), 다열근(Multifidus), 골반기저근(Pelvic Floor Muscles), 척추기립근(Erector Spinae), 견갑골 안정화 근육, 하체 안정화 근육(Gluteus Maximus, Quadriceps, Hamstring)

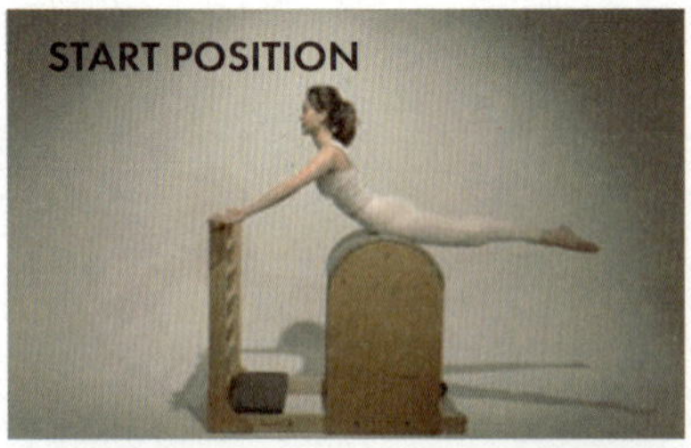

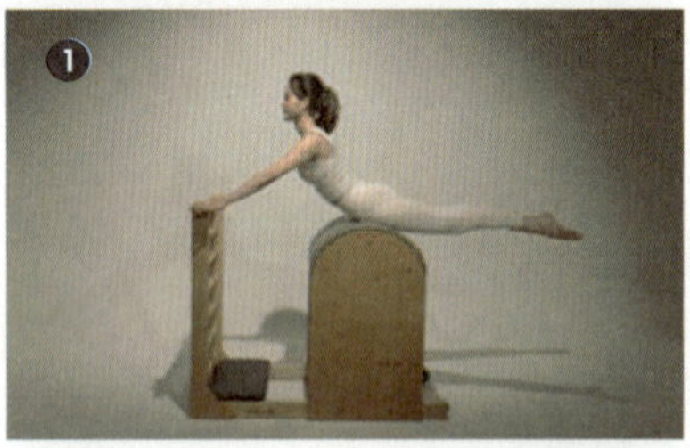

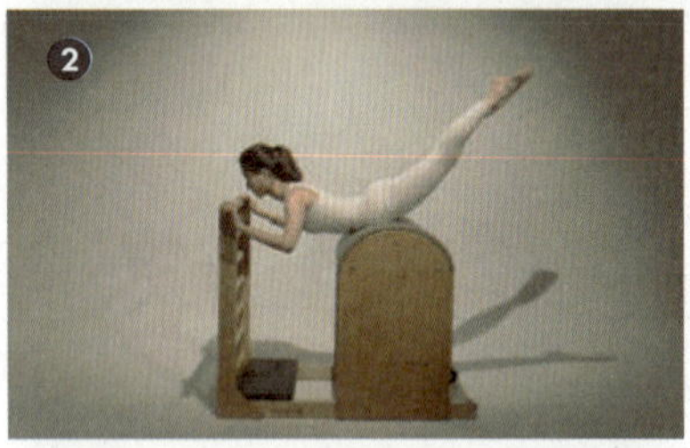

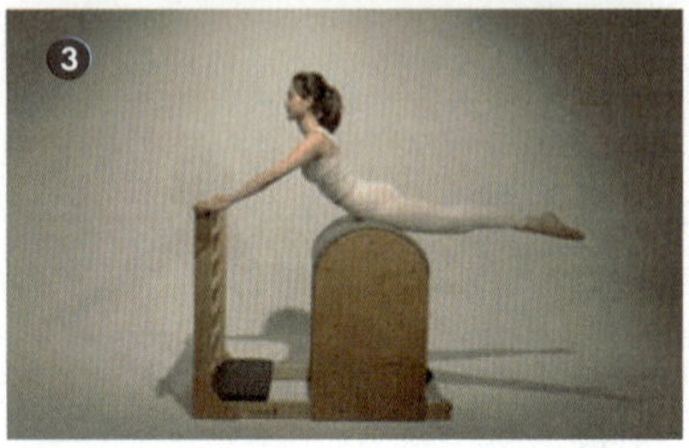

1 시작 자세

골반을 Barrel의 정상에 두고 머리를 Ladder쪽으로 향하게 하고 엎드려서 척추를 완전히 신전한다. 다리는 외회전하여 골반 너비보다 넓게 벌리고 고관절을 신전한다. 발은 저측 굴곡(Plantar Flexion)하고 발가락은 자연스럽게 펴준다. 손은 맨 위의 가로대를 잡고 팔은 길게 뻗으며 몸통을 세운다. 견갑골은 안정성 있게 유지한다.

2 동작

❶ 마시면서 준비한다.

❷ 내쉬면서 척추와 Hip을 신전하여 활모양을 유지하고 다리는 뒤쪽 위로 뻗으며 몸통을 앞으로 기울이면서 팔꿈치를 부린다.

❸ 마시면서 몸통은 활 모양을 유지하고 견갑골을 안정성 있게 두고 팔꿈치를 펴서 시작 자세로 돌아온다.

5회 반복한다.

3 지도사항

1 척추를 일정하게 신전하고 요추의 과신전을 방지하기 위해 복사근을 사용하도록 지도한다.

2 동작 내내 견갑골의 안정성을 유지한다.

3 무게 중심이 앞으로 이동할 때 팔꿈치가 자연스럽게 구부러지고 무게 중심이 다시 시작 자세로 돌아올 때는 팔꿈치를 펴지도록 한다.

4 무게 중심이 앞으로 이동 시 머리와 어깨가 떨어지지 않도록 한다.

5 몸통은 복근이 지지할 수 있을 만큼 세워서 시작한다.

6 동작 시 경추의 과신전과 과굴곡이 생기지 않도록 시선에 대한 큐잉을 준다.

7 Hip 신전을 강조한다.

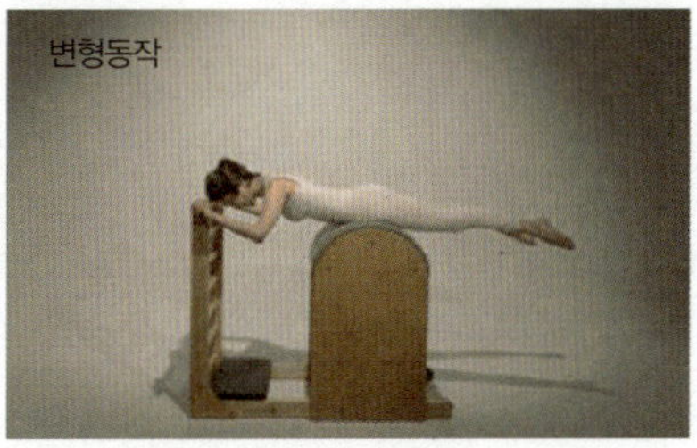

4 변형동작

1 동작의 난이도를 낮게 할 경우 :

1) 시작 자세에서 척추와 골반은 Neutral을 유지하고 마시는 호흡에 척추와 고관전을 완전히 신전한다. 내쉬는 호흡에 다시 시작 자세로 돌아간다. (Level 1.)

LEVEL 2 | EX WORK

SWAN DIVE 2

☑ **운동목적** 중력에 저항하는 척추 신전의 가동범위 향상과 근력 강화

☑ **기구세팅** SETTING 1

☑ **사용근육**

MOBILIZERS 복사근(Obliques), 척추기립근(Erector Spinae), 고관절 내전근(Hip Adductor), 고관절 외전근(Hip Abductor), 관절 신전근(Hip Extensors), 고관절 굴곡근(Hip Flexors), 무릎 신전근(Knee Extensors), 무릎 굴곡근(Knee Flexors)

STABILIZERS 복횡근(Transverse Abdominis), 다열근(Multifidus), 골반기저근(Pelvic Floor Muscles), 견갑대 안정화 근육, 하체 안정화 근육(Gluteus Maximus, Quadriceps, Hamstring)

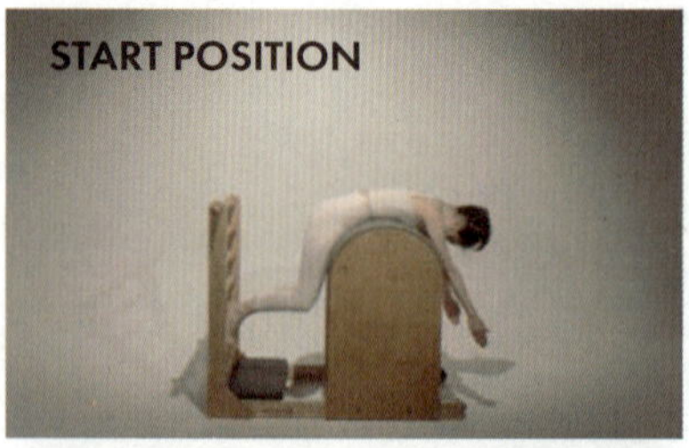

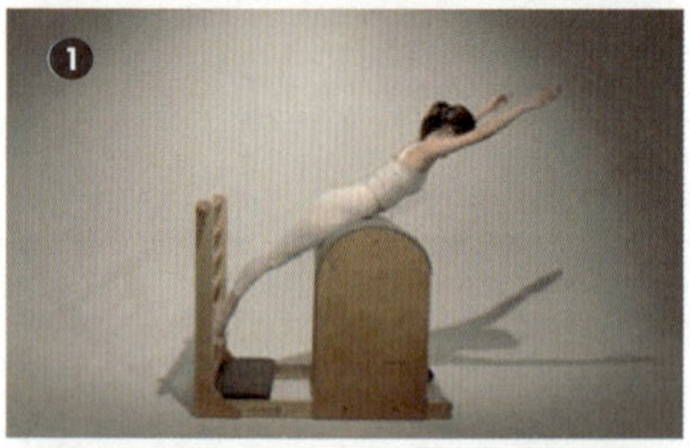

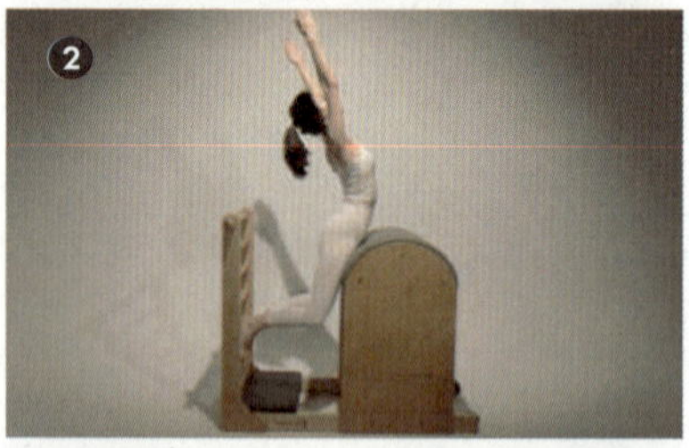

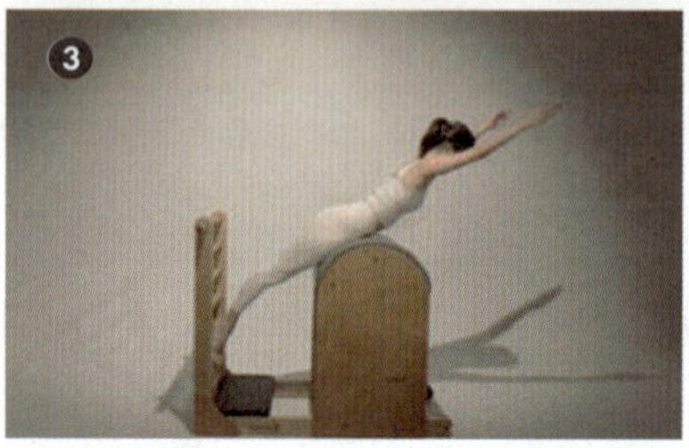

1 시작 자세

Ladder 쪽에 다리를 위치하고 Barrel에 엎드린다. 발 볼을 아래 첫 번째 가로대에 대고 다리를 외회전한다. 뒤꿈치는 붙이고 발 사이를 벌린 후 무릎을 약간 구부린다. 척추를 C커브로 굴곡시키고 요추는 Barrel의 정상에 위치하게 한다. 골반은 정상에서 약간 아래 쪽에 위치하게 한다. 견갑골을 안정화하고 팔은 길게 뻗는다.

2 동작

❶ 마시면서 뒤꿈치를 붙인 상태에서 다리를 펴서 미끄러지듯이 골반을 앞으로 이동한다. 동시에 발부터 머리까지 하나의 긴 라인을 만들고 척추를 Neutral로 유지한다.

❷ 내쉬면서 가슴을 천장 방향으로 올리면서 척추를 신전하고 무릎을 구부리고 Hip을 신전한다. 동시에 팔을 천장 방향으로 뻗어 올린다.

❸ 마시면서 다리를 펴서 몸통을 뻗으면서 내리고 Dart 자세를 유지한다.

❹ 내쉬면서 무릎을 구부리고 골반을 미끄러지듯이 내리고 몸통을 Barrel 방향으로 구부리고 시작 자세로 돌아간다.

3회 반복한다.

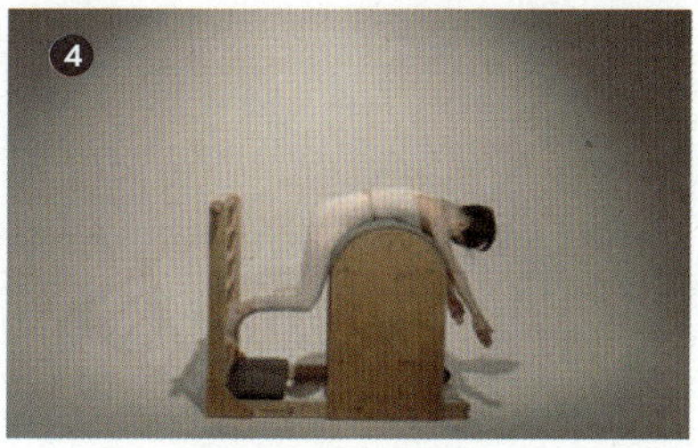

3 지도사항

1 발의 위치는 무릎보다 수평이거나 아래에 위치한다.

2 척추를 신전하기 전에 몸통을 하나의 긴 라인을 (Dart 자세)만든다.

3 요추의 신전을 방지하기 위하여 복사근을 쓰도록 지도한다.

4 척추를 신전하는 동작에서 대퇴골의 뒤쪽으로 골반을 보낼 때는 대둔근과 Hamstring을 쓴다. 무릎은 요추의 과신전을 피하기 위해 구부린다.

5 동작 내내 견갑골의 안정화를 유지한다.

6 척추를 신전할 때 요추와 경추에서 과신전이 일어나지 않도록 지도한다.

7 무릎의 과신전이 되지 않도록 주의한다.

4 변형동작

1 동작의 난이도를 높게 할 경우 :

1) 척추 신전시 팔로 서클 모양을 그리거나 손에 밴드나 서클을 잡고 동작을 한다.

2) 척추를 신전을 한 다음 척추 회전을 추가한다. 회전을 할 시에는 회전하는 방향의 팔을 외전한다.

LEVEL 1 | ARM WORK

SHOULDER STRETCH 1

☑ **운동목적** 어깨의 가동성 향상

☑ **기구세팅** 다음동작의 SETTING

☑ **사용근육**

MOBILIZERS 전삼각근(Anterior Deltoid), 대흉근(Pectoralis Major), 대원근(Teres Major), 광배근(Latissimus Dorsi), 상완삼두근(Triceps Brachii)

STABILIZERS 복횡근(Transverse Abdominis), 골반기저근(Pelvic Floor Muscles), 복직근(Rectus Abdominis), 복사근(Obliques), 하체 안정화 근육(Gluteus Maximus, Quadriceps, Hamstring)

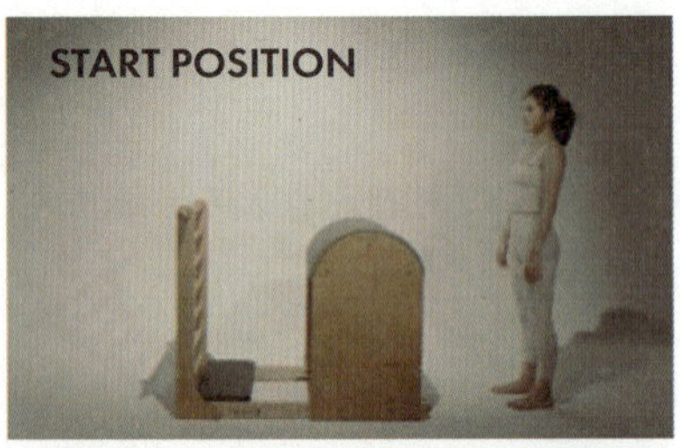

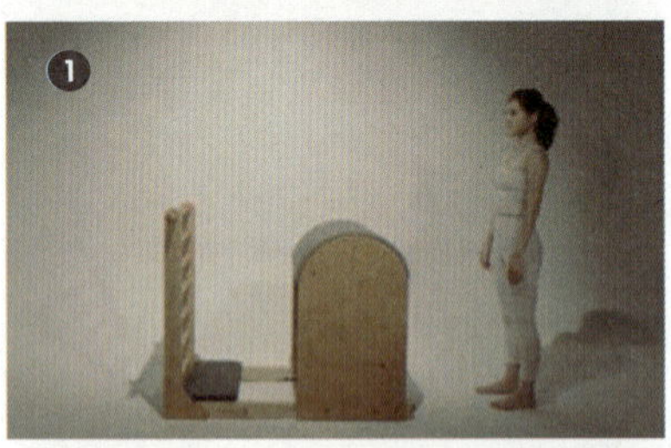

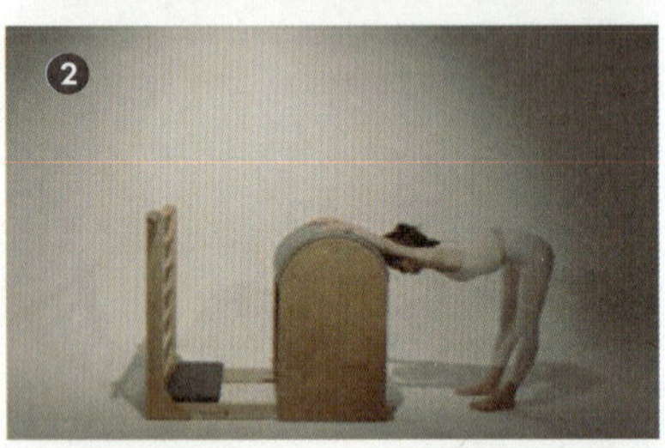

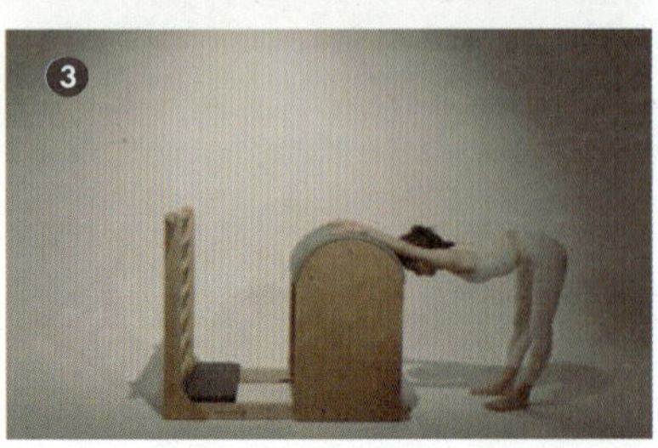

1 시작 자세

Barrel을 바라보고 몸은 약간 사선 방향으로 서서 척추와 골반을 Neutral 상태로 유지하고 다리는 평행하게 하여 골반 너비로 벌린다. 견갑골은 안정화하고 팔은 자연스럽게 몸통 옆에 위치한다.

2 동작

❶ 마시면서 준비한다.

❷ 내쉬면서 양 팔을 Barrel 위에 위치한다. 골반을 뒤로 뺀다는 느낌을 주면서 몸통은 바닥과 수평을 유지하고 어깨를 굴곡한다. 몸통을 Neutral 상태를 유지하는 범위 내에서 어깨를 가능한 최대한 굴곡한다.

❸ 마시고 내쉬면서 호흡하며 동작을 10초동안 유지한다.

호흡을 3-5회 한다.

❹ 마시면서 시작 자세로 돌아온다.

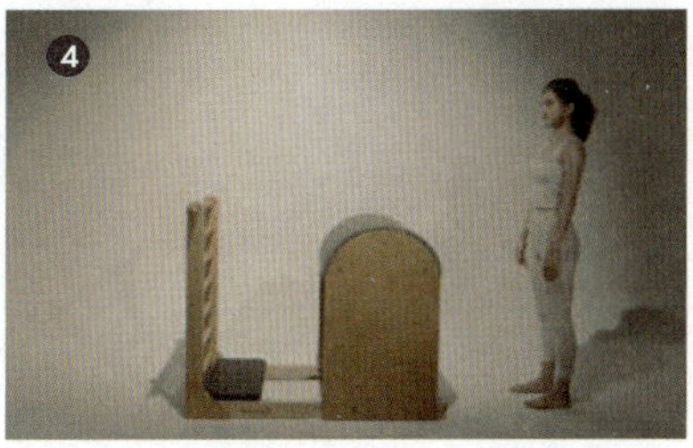

3 지도사항

1 팔꿈치와 손목은 편 상태에서 어깨에서만 동작이 일어나도록 한다.

2 동작 내내 복부를 연결하도록 지도한다.

3 슬괵근이 타이트 하다면 무릎을 구부리고 척추를 Neutral을 만들어 동작을 한다.

4 어깨 통증이 있을 경우 가동범위를 줄여 진행한다.

4 변형동작

1 동작의 난이도를 높게 할 경우 :

1) 스트레치 강도를 높이기 위해서 바렐과 몸을 더 가까이한다.

LEVEL 2 | ARM WORK

SHOULDER STRETCH 2

☑ **운동목적** 어깨의 가동성 향상

☑ **기구세팅** 다음동작의 SETTING

☑ **사용근육** MOBILIZERS 어깨 굴곡근(Shoulder Flexors), 어깨 신전근(Shoulder Extensor)

STABILIZERS 복횡근(Transverse Abdominis), 다열근(Multifidus), 골반기저근(Pelvic Floor Muscle), 견갑대 안정화 근육, 하체 안정화 근육(Gluteus Maximus, Quadriceps, Hamstring)

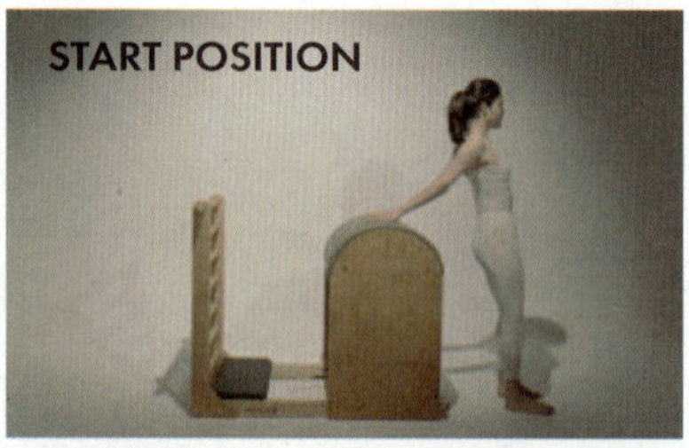

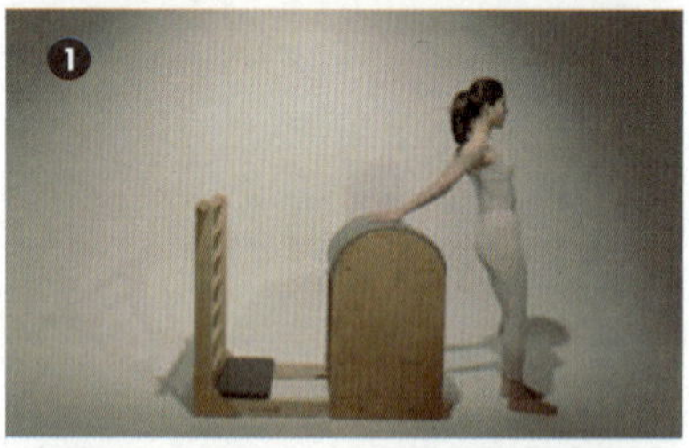

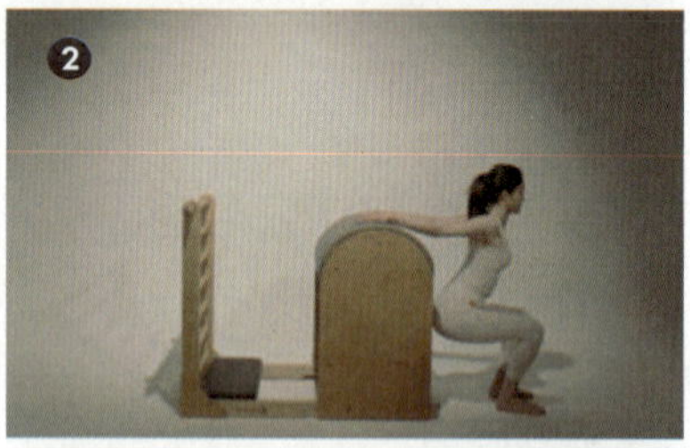

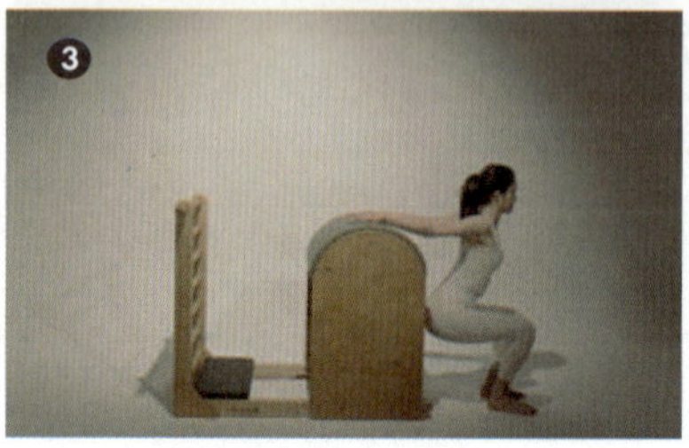

1 시작 자세

Barrel을 등 뒤에 두고 Barrel 위에 손을 어깨 너비 만큼 벌려서 둔다. 몸은 약간 사선 방향으로 척추와 골반을 Neutral 상태로 선다. 팔꿈치는 편 상태로 손바닥은 바닥을 향하게 한다. 견갑골은 안정화한다.

2 동작

❶ 마시면서 준비한다.

❷ 내쉬면서 무릎을 구부려 몸을 낮춘다. 이 때 몸통은 안정된 수직 상태를 유지하는 범위 내에서 어깨를 가능한 최대한 신전한다.

❸ 마시고 내쉬면서 동작을 유지한다.

호흡을 3–5회 한다.

❹ 마시면서 무릎을 펴서 시작 자세로 돌아온다.

3 지도사항

1 팔은 뻗은 상태를 유지한다.

2 동작하는 동안 둥근 어깨가 되지 않도록 쇄골과 견갑골에 대한 큐잉을 준다.

3 갈비뼈가 벌어지지 않도록 호흡을 지도한다.

4 모든 동작 내내 척추가 중립을 유지할 수 있게 한다.

5 무릎이 발 끝 앞으로 나오지 않도록 시작 자세를 조정한다.

6 어깨 통증이 있을 경우 가동범위를 줄여서 진행한다.

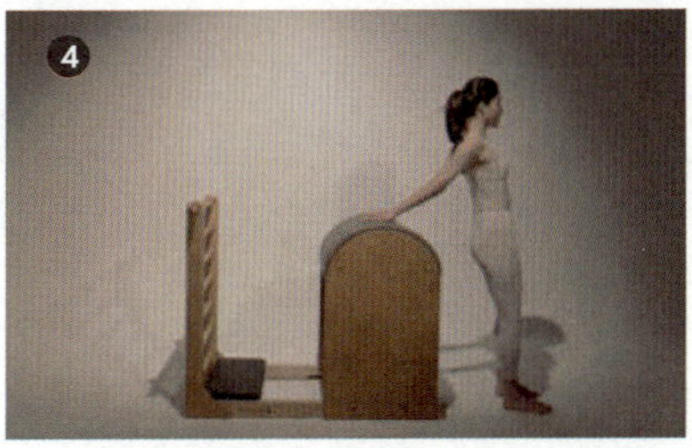

4 변형동작

1 동작의 난이도를 높게 할 경우 :

1) 스트레치 강도를 높이기 위해서 바렐과 몸을 더 멀게 한다.

LEVEL 2 | ARM WORK

ONE ARM PRESS

☑ **운동목적** 척추의 측면굴곡을 위한 복사근과 삼두근의 근력 향상

☑ **기구세팅** SETTING 2

☑ **사용근육**

MOBILIZERS 복사근(Obliques), 요방형근(Quadratus Lumborum), 척추 기립근(Erector Spinae), 광배근(Latissimus Dorsi), 팔꿈치 신전근 (Elbow Extensors), 팔꿈치 굴곡근 (Elbow Flexors)

STABILIZERS 복횡근(Transverse Abdominis), 다열근(Multifidus), 골반기저근(Pelvic Floor Muscle), 견갑대 안정화 근육, 하체 안정화 근육(Gluteus Maximus, Quadriceps, Hamstring), 복사근(Obliques), 고관절 내전근(Hip Adductors), 고관절 외전근(Hip Abductor)

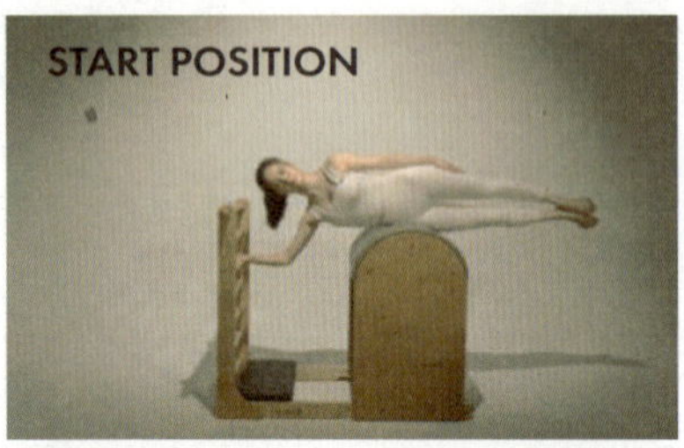

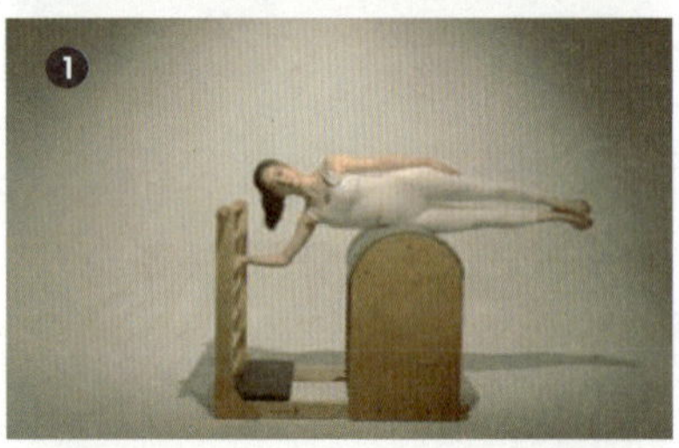

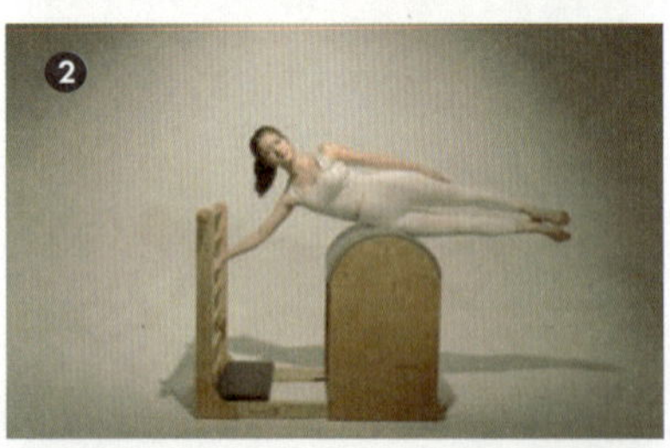

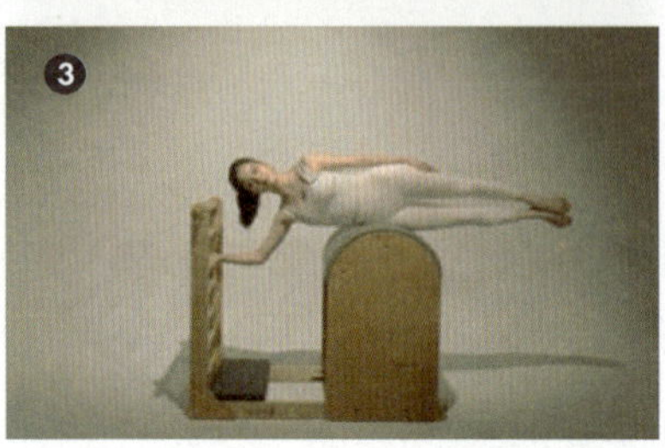

1 시작 자세

머리를 Ladder 쪽으로 향하게 하고 골반의 옆을 Barrel의 정상에 두고 옆으로 눕는다. 척추와 골반은 Neutral을 유지한다. 다리는 몸통과 같은 라인으로 내전하여 평행하게 유지한다. 발목은 저측 굴곡하고 발가락은 자연스럽게 편다. 몸통은 바닥과 평행을 유지하고 아래에 있는 팔꿈치를 90도로 구부려 손은 가로대를 잡는다. 견갑골은 안정화하여 위에 있는 팔은 몸 옆에 위치한다.

2 동작

❶ 마시면서 준비한다.

❷ 내쉬면서 지지하는 팔의 팔꿈치를 펴면서 동시에 펴고 몸통을 Lateral Flexion한다.

❸ 마시면서 지지하는 팔꿈치를 다시 구부리고 몸통은 길게 뻗어 하나의 긴 라인으로 돌아간다.

5-10회 반복한다.

반대 방향에서도 동작 한다.

3 지도사항

1 목과 어깨의 긴장을 방지하기 위해 동작 내내 견갑골의 안정화를 유지한다.

2 골반이 한쪽으로 기울거나 회전되지 않도록 한다.

3 시작 자세에서 척추의 굴곡, 신전, 회전이 일어나지 않도록 지도한다.

4 다리는 평행을 유지한다.

5 갈비뼈가 바닥 쪽으로 가라앉지 않도록 하고 몸통은 하나의 긴 라인을 유지한다. (아래쪽의 복사근 수축을 강조한다.)

6 측면 굴곡이 고르게 나오도록 지도한다.

4 변형동작

1 동작의 난이도를 낮게 할 경우 :

1) 몸통의 안정성을 위해 위쪽에 위치한 손을 몸통 앞쪽의 Barrel에 대고 동작한다.

2) 아래에 있는 다리를 접어서 중심을 잡는데 도움을 준다.

LEVEL 2 | LEG WORK

BALLET STRETCHES

- **운동목적** 요추, 골반의 안정성을 유지, 고관절의 유연성
- **기구세팅** SETTING 1
- **사용근육**
  - MOBILIZERS 고관절 굴곡근(Hip Flexors), 고관절 신전근(Hip Extensors), 고관절 내전근(Hip Adductors)
  - STABILIZERS 복횡근(Transverse Abdominis), 다열근(Multifidus), 골반기저근(Pelvic Floor Muscle), 견갑대 안정화 근육, 하체 안정화 근육(Gluteus Maximus, Quadriceps, Hamstring), 고관절 외회전근(Hip External Rotators)

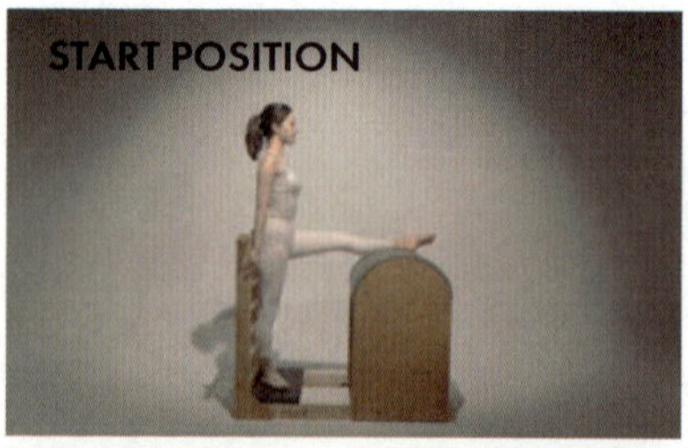

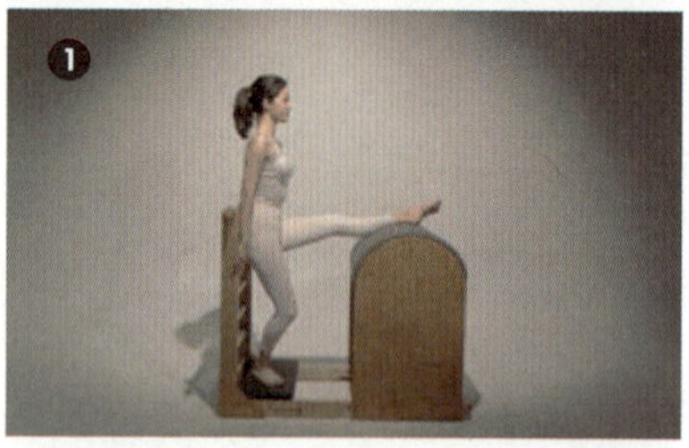

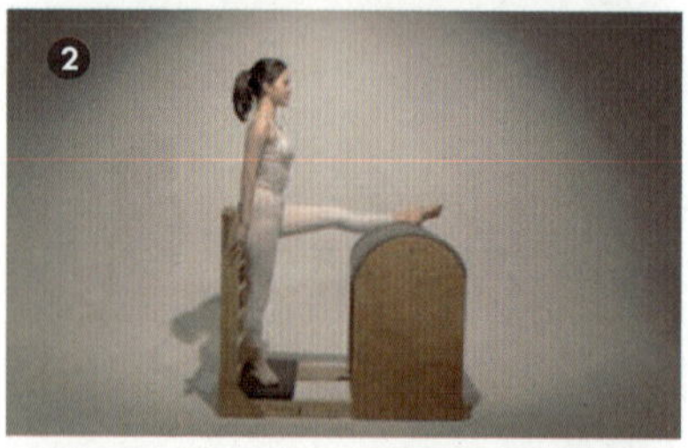

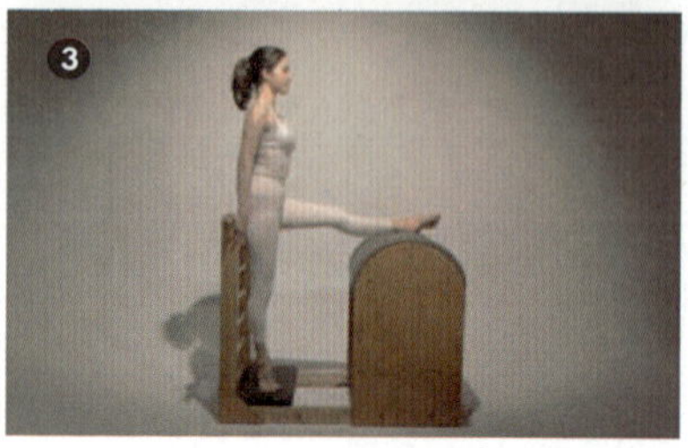

1 시작 자세

Ladder를 뒤쪽에 두고 Barrel을 바라보고 두 다리는 외회전하여 선다. 한 다리는 서서 지탱하고 다른 다리는 발목은 저측 굴곡 (Plantar Flexion)하고 발가락은 자연스럽게 펴서 Barrel위로 일직선으로 뻗어 위치한다.

골반과 척추는 Neutral을 유지한다. 골반은 가능한 정면을 유지하고 양쪽 레벨을 맞춘다. 손은 Ladder의 세로대에 위치한다.

2 동작

■ **Bend And Stretch**

❶ 마시면서 골반은 정면을 향하도록 하고 지지하는 다리는 일자로 유지한다. 그런 다음 다리의 무릎을 구부린다.

❷ 내쉬면서 지지하는 다리의 무릎을 편다.

❸ 마시면서 골반은 정면을 유지하고 지지하는 다리를 일자로 유지한다. 그런 다음 발의 볼로 지면을 밀면서 저측 굴곡 (Plantar Flexion)한다.

❹ 내쉬면서 지지하는 다리의 뒤꿈치를 내린다.

■ **Flexion And Extension**

❺ 마시면서 지지하는 다리와 같은 방향의 팔을 들어서 올린다.

❻ 내쉬면서 Barrel쪽의 다리 위로 머리부터 척추를 하나씩 굴곡한다.

❼ 마시면서 척추를 Neutral로 하나씩 세우고 팔은 위쪽으로 뻗어준다.

❽ 내쉬면서 골반의 Neutral을 유지하고 흉추를 신전한다.

❾ 마시면서 척추를 수직으로 세우고 팔은 내린다. 그런 다음 지지하는 다리의 무릎을 구부린다.

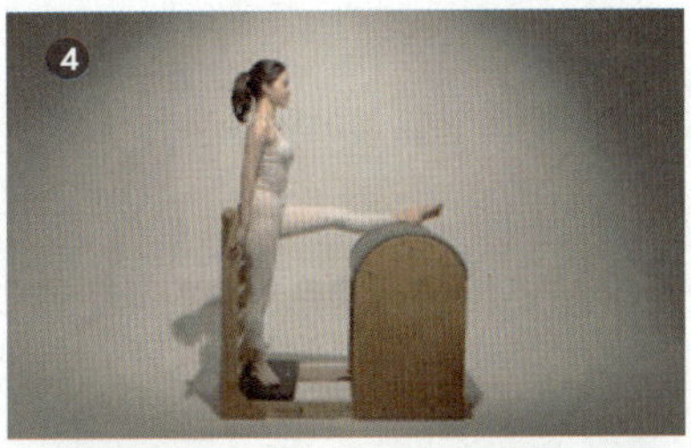

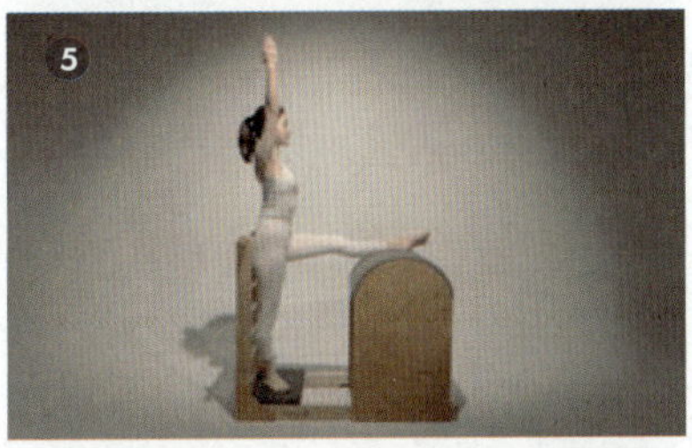

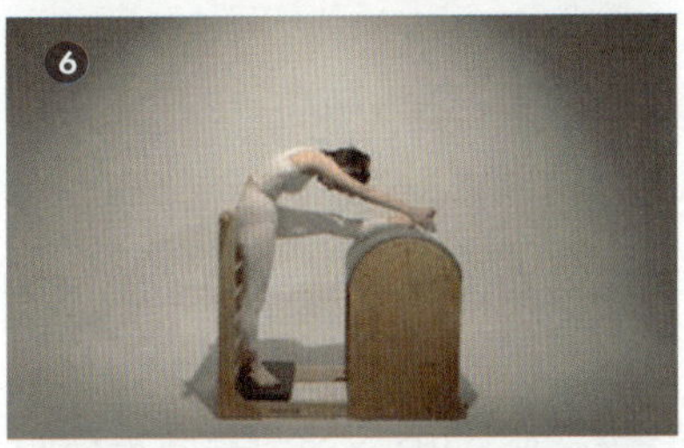

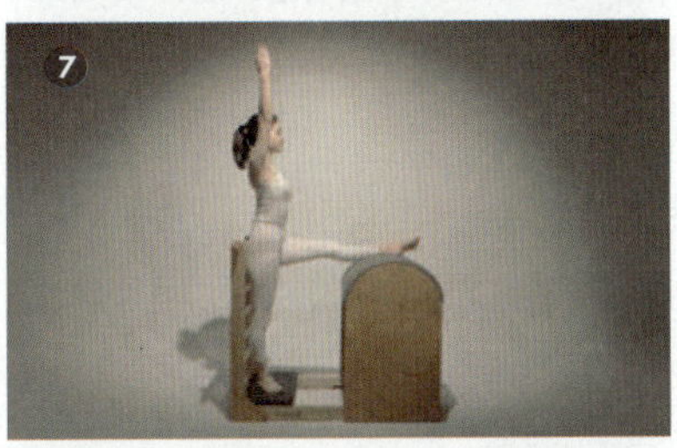

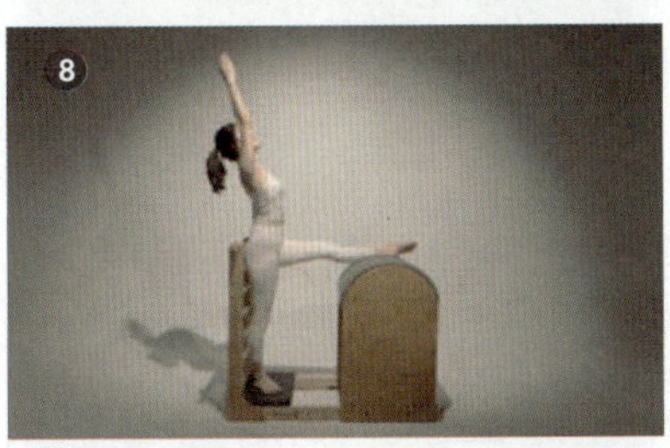

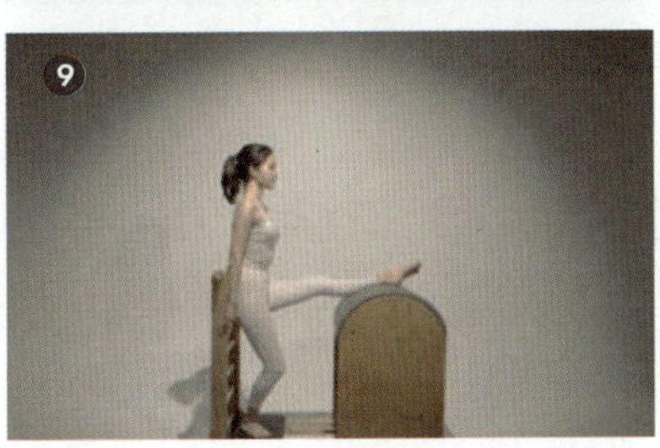

⑩ 내쉬면서 지지하는 다리 무릎을 펴고 발목을 저측굴곡한다. 그런 다음 몸을 측면으로 회전한다. 그리고 Barrel위의 다리를 골반보다 앞쪽으로 이동한다. 골반은 가능한 정면을 향하도록 하고 레벨을 유지한다. 지지하는 발목을 배측굴곡한다.

■ **Bend And Stretch**

⑪ 마시면서 골반은 정면을 유지하고 지지하는 다리의 무릎을 구부린다.

⑫ 내쉬면서 지지하는 다리의 무릎을 편다.

⑬ 마시면서 골반은 정면을 유지하고 지지하는 다리의 발목을 저측 굴곡(plantar Flexion)한다.

⑭ 내쉬면서 지지하는 다리의 발목을 배측 굴곡한다.

■ **Lateral Flexion**

⑮ 마시면서 Barrel쪽의 반대 팔을 들어서 올린다.

⑯ 내쉬면서 Barrel쪽의 다리 위로 척추를 측면굴곡한다.

⑰ 마시면서 척추를 Neutral로 하나씩 세우고 Barrel 쪽의 팔을 머리 위쪽으로 올려 팔을 바꾼다.

⑱ 내쉬면서 Ladder쪽으로 척추를 측면 굴곡한다.

⑲ 마시면서 척추를 수직으로 세우고 팔을 내린다. 그런 다음 지지하는 다리의 무릎을 구부린다.

⑳ 내쉬면서 지지하는 다리 무릎을 펴고 발목을 저측 굴곡한다. 그런 다음 Ladder 방향으로 몸을 회전한다. 골반은 가능한 정면을 향하도록 하고 레벨을 유지한다. 지지하는 다리의 발목을 배측 굴곡한다.

■ **Bend And Stretch**

㉑ 마시면서 지지하는 다리의 무릎을 구부린다.

㉒ 내쉬면서 지지하는 다리의 무릎을 편다.

㉓ 마시면서 골반은 정면을 유지하고 지지하는 다리의 발목을 저측 굴곡(Plantar Flexion)한다.

㉔ 내쉬면서 지지하는 다리의 발목을 배측 굴곡한다.

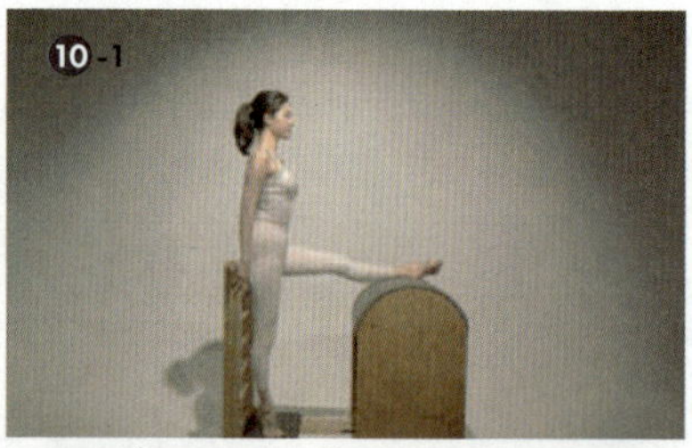

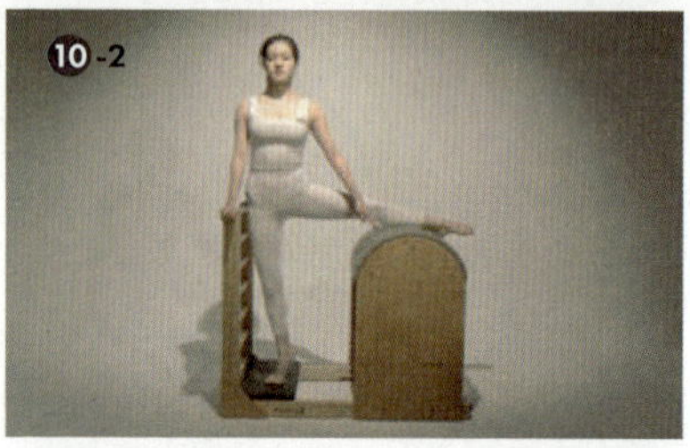

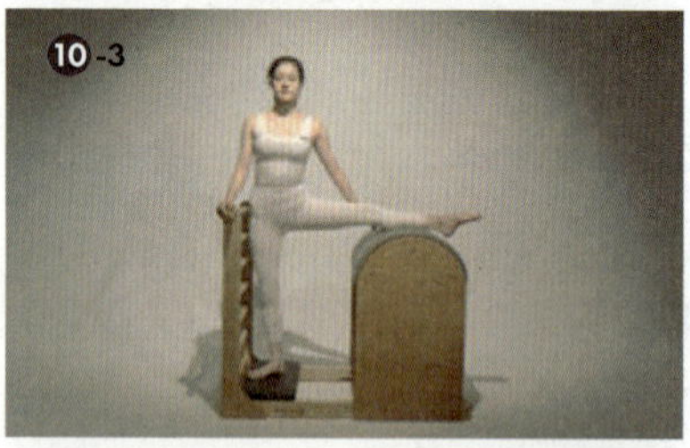

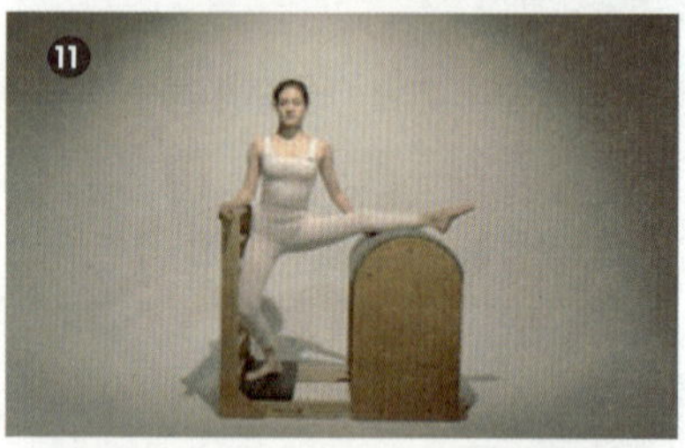

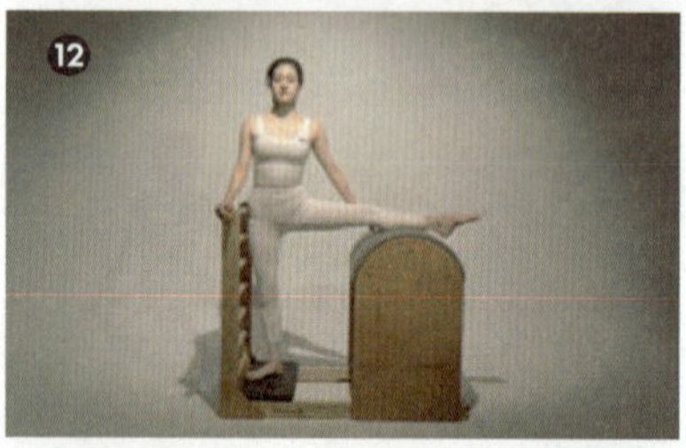

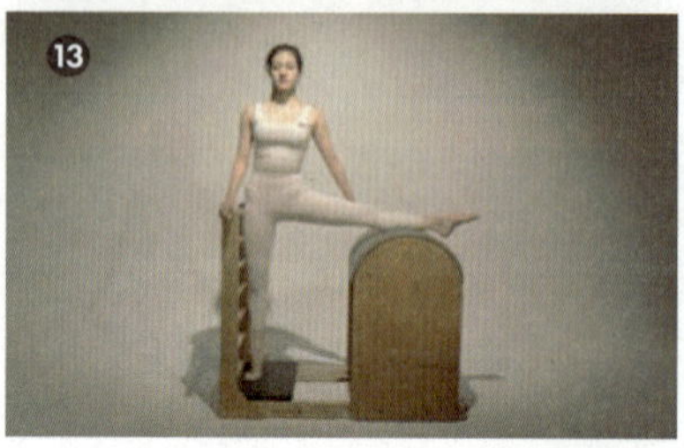

■ Flexion And Extension

㉕ 마시면서 Barrel쪽에 올린 다리와 같은 방향의 팔을 들어서 올린다.

㉖ 내쉬면서 척추를 Ladder쪽 머리부터 굴곡한다.

㉗ 마시면서 척추를 Neutral로 하나씩 세우고 팔은 위쪽으로 뻗은 자세를 유지한다.

㉘ 내쉬면서 흉추를 신전한다.

㉙ 마시면서 척추가 수직으로 돌아오면서 팔은 내린다.

동작을 끝내기 위해서 처음 시작 자세로 돌아오고 Barrel로부터 다리를 내린다.

각 방향으로 1회 동작한다.

3 지도사항

1 각 자세마다 골반의 레벨을 맞추고 정면을 향하도록 지도한다.

2 지지하는 다리는 가능한 골반의 가운데에 위치하도록 한다.

3 다리를 뒤로하고 몸을 신전 시킬 때 복근을 활성화하여 요추의 과신전을 방지한다.

4 Barrel의 다리가 정면과 뒤쪽으로 동작할 때 Hip과 일직선 라인을 유지하도록 하고 옆 방향으로 동작할 때는 Hip의 앞에 위치하도록 한다.

5 무릎의 과신전을 피하도록 지도한다.

6 골반을 최대한 수평으로 유지한다는 느낌으로 동작한다.

7 Hip Joint의 스트레칭 동작이지만 코어를 활성화하고 동작할 수 있도록 한다.

4 변형동작

1 다리를 평행하게 하고 동작하기 :
정면으로 동작할 시에만 다리를 평행하게 한다.

2 팔을 들지 않고 동작하기 :
Barrel을 바라보고 동작을 할 때 안정성을 보조해 주기 위해 척추를 신전하는 동안 양 손을 Ladder의 양쪽 손잡이를 잡는다.

3 지지하는 다리 위치 올려주기 :
Barrel 위 다리의 Hip Joint가 안정적이지 못하거나 굴곡하기 충분하지 못하다면 지지하는 다리의 높이를 박스 등으로 높여 동작한다.

4 대퇴 사두근과 이상근 스트레칭 동작을 추가한다.

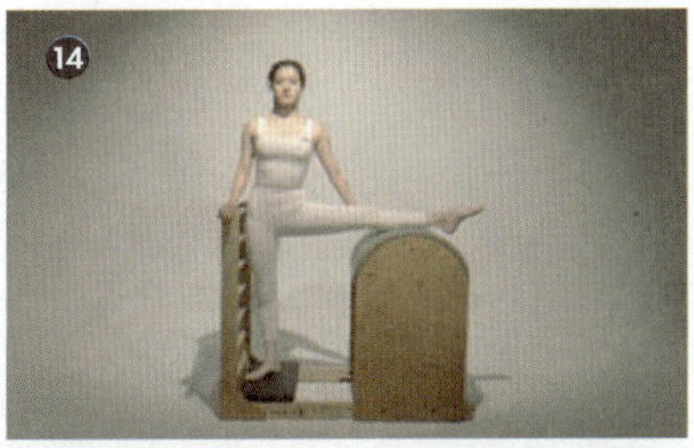
14

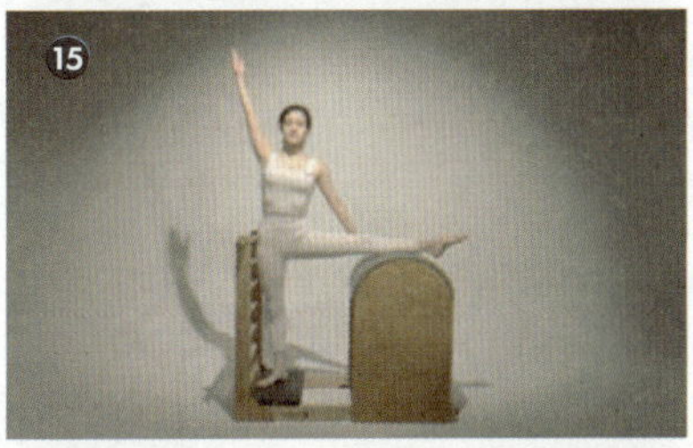
15

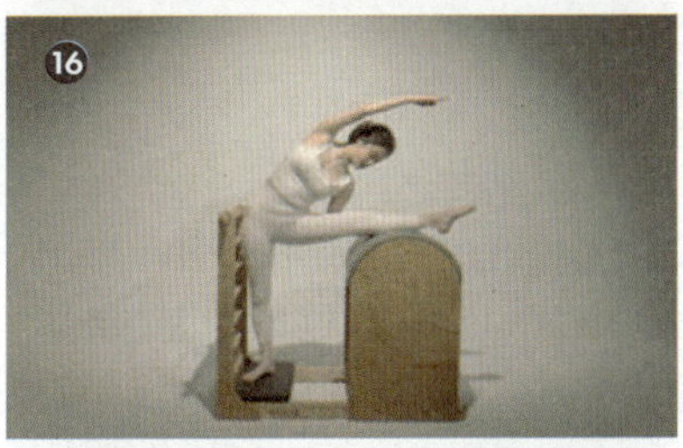
16

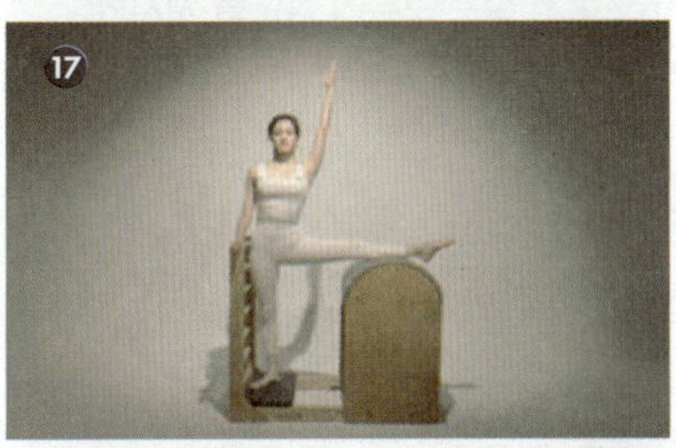
17

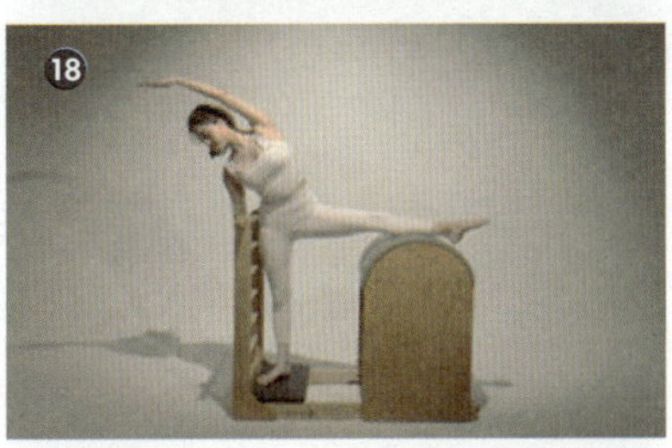
18

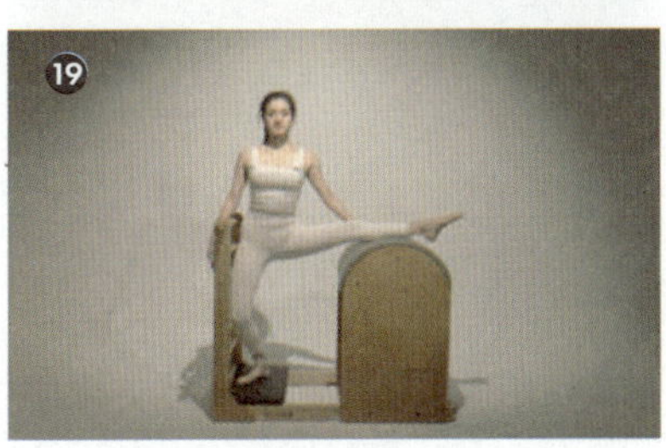
19

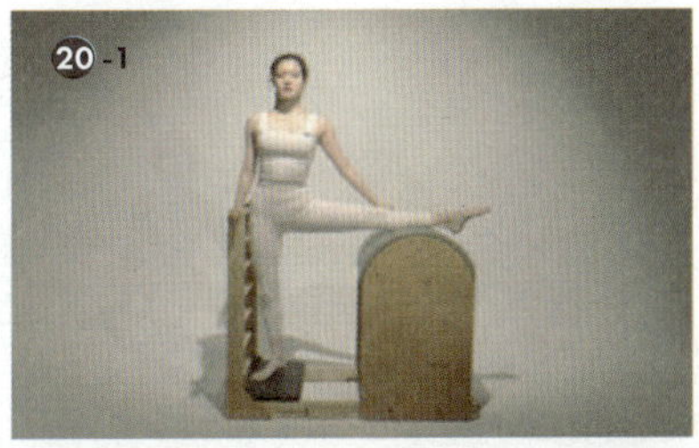
20 -1

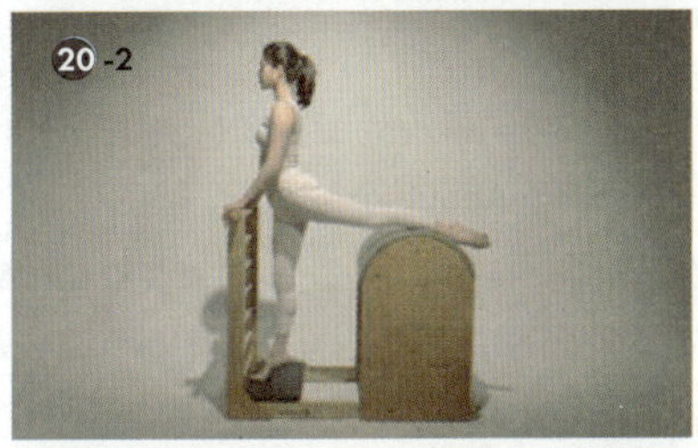
20 -2

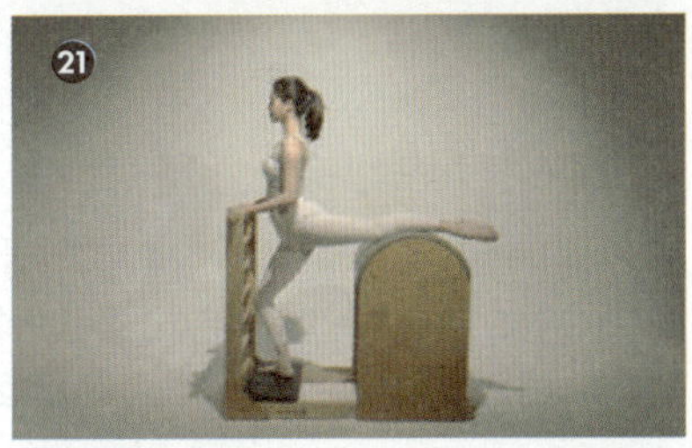
21

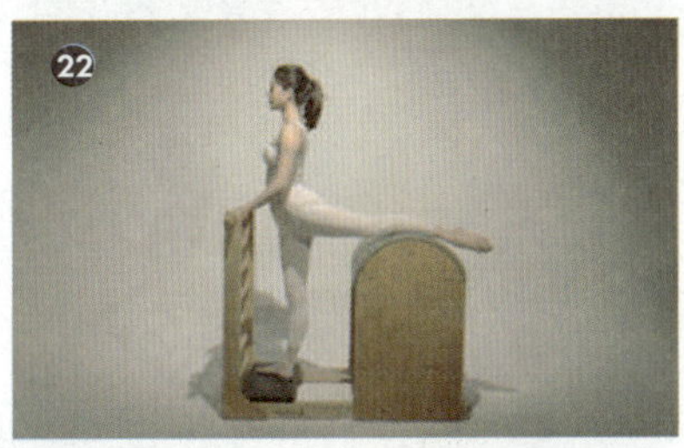
22

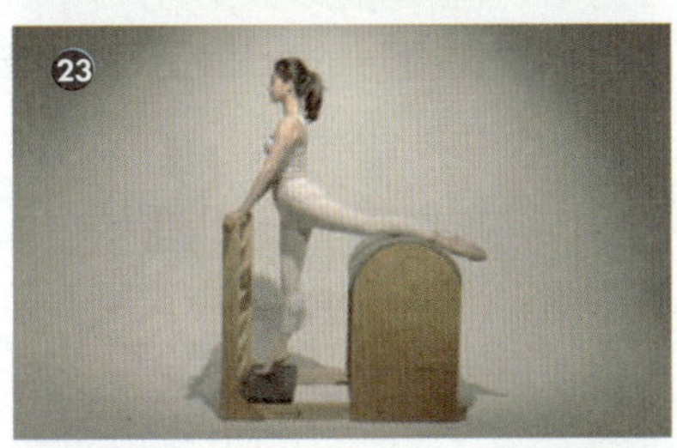
23

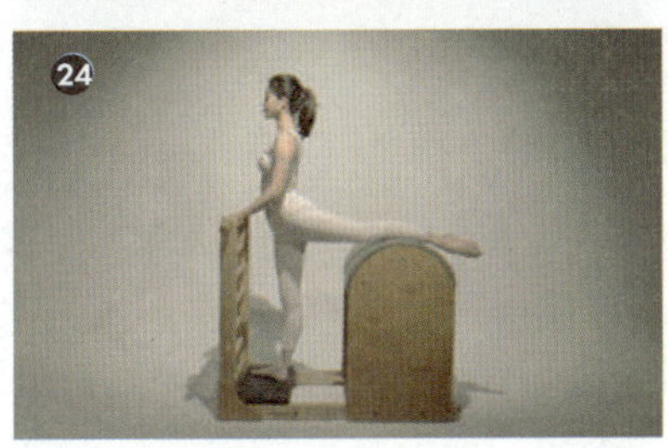
24

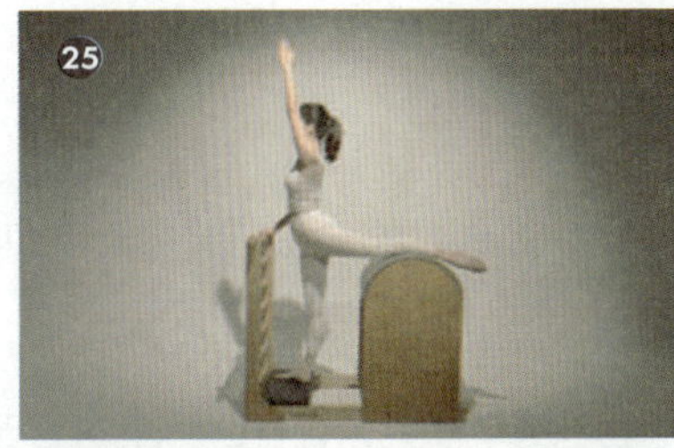
25

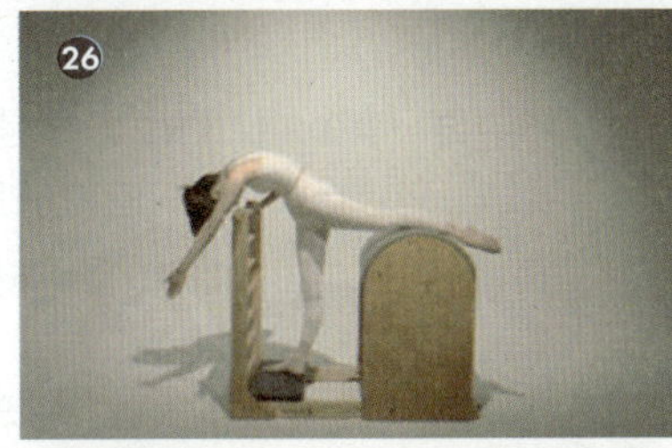
26

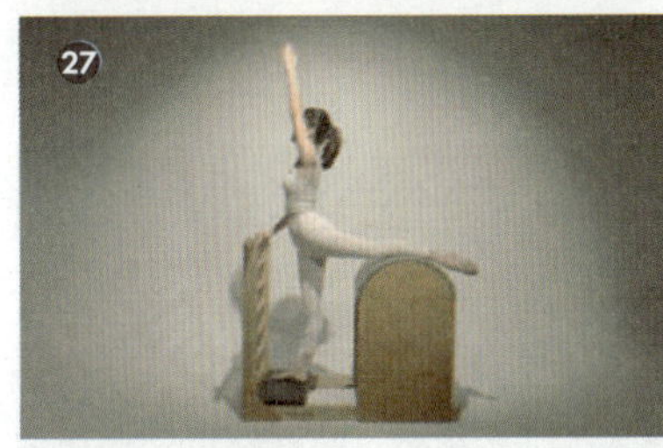
27

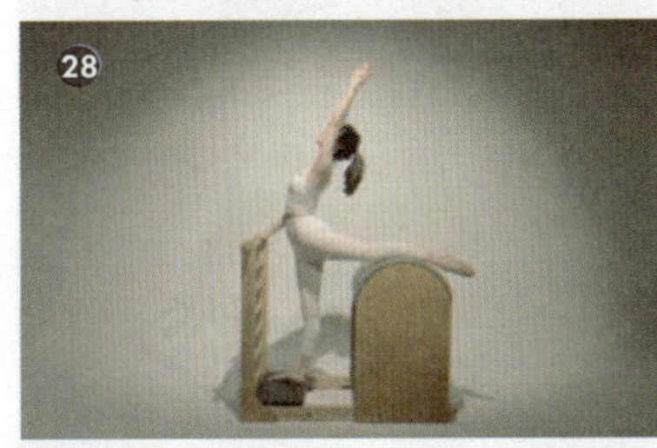
28

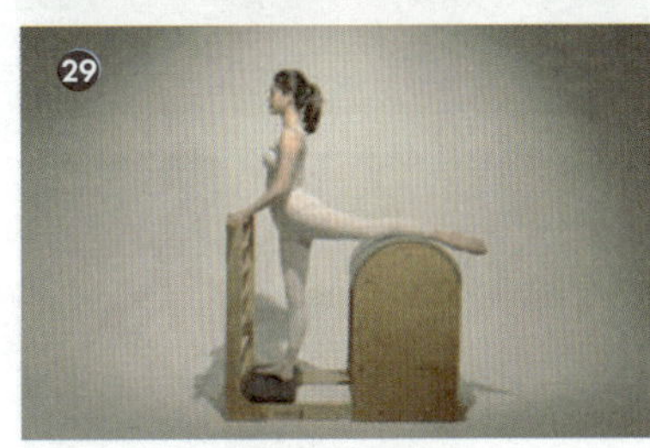
29

LEVEL 1 | LEG WORK

GLU WORK

☑ **운동목적** 사선 라인에서의 척추, 골반의 안정성과 둔근 강화

☑ **기구세팅** SETTING 1

☑ **사용근육**

MOBILIZERS 고관절 굴곡근(Hip Flexors), 고관절 신전근(Hip Extensors), 고관절 내전근(Hip Adductors), 고관절 외전근(Hip Abductors)

STABILIZERS 복횡근(Transverse Abdominis), 다열근(Multifidus), 골반기저근(Pelvic Floor Muscle), 견갑대 안정화 근육, 하체 안정화 근육(Gluteus Maximus, Quadriceps, Hamstring), 상완 삼두근(Triceps Brachii), 상완 이두근(Biceps Brachii)

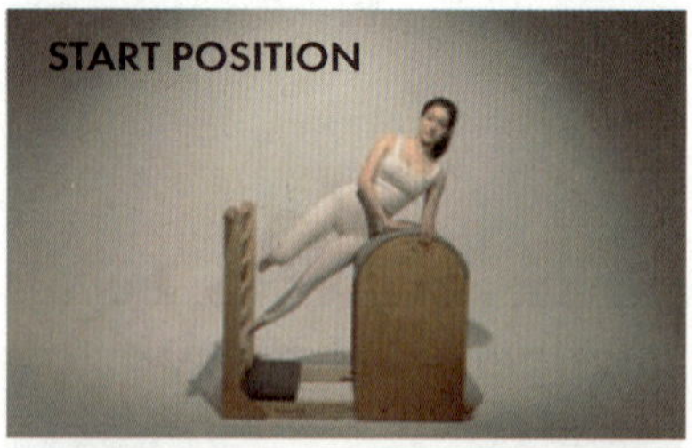

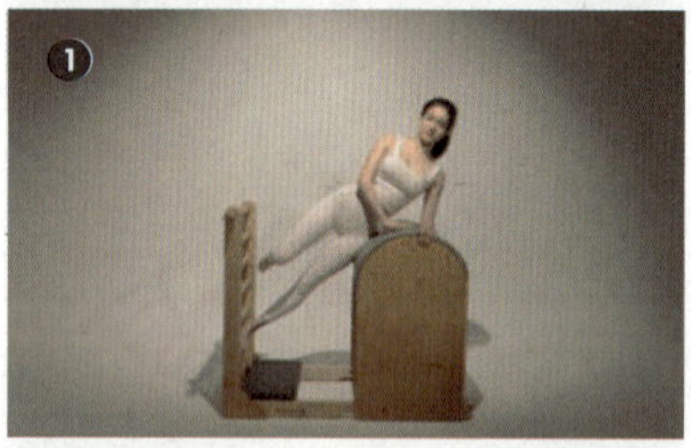

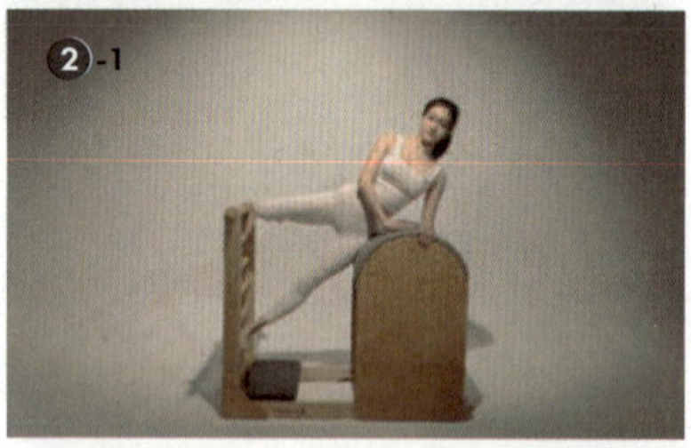

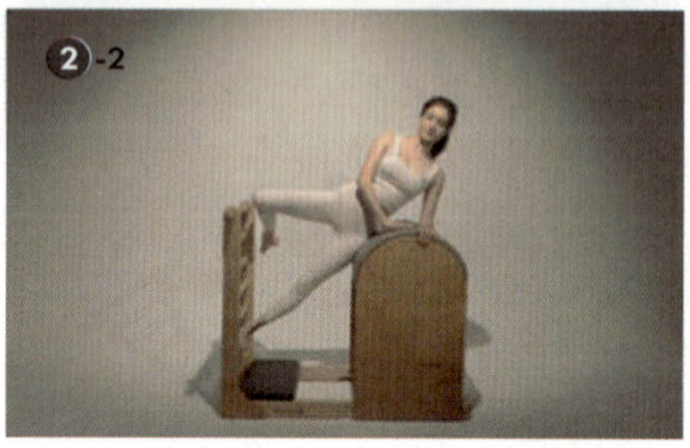

1 시작 자세

Ladder와 Barrel 사이에 측면을 보고 선다. 골반의 측면을 Barrel에 대고 사선으로 긴 라인을 만든다. 골반과 척추는 Neutral을 만들고 다리는 일자로 평행하게 한다. 아래쪽에 위치한 다리의 발은 아래에서 두번째 Ladder 가로대에 대고, 반대 다리는 무릎을 구부린다. Barrel 쪽의 팔은 구부려 몸통을 지지한다.

2 동작

❶ 마시면서 준비한다.

❷ 내쉬면서 위쪽에 위치한 다리의 고관절을 신전하고 외회전한다.

❸ 마시면서 고관절을 굴곡, 내회전하여 시작 자세로 돌아온다.

5–10회 반복한다.

반대 방향에서도 동작 한다.

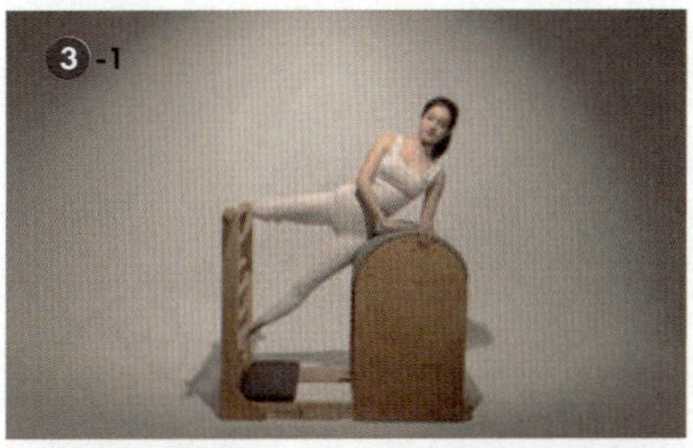

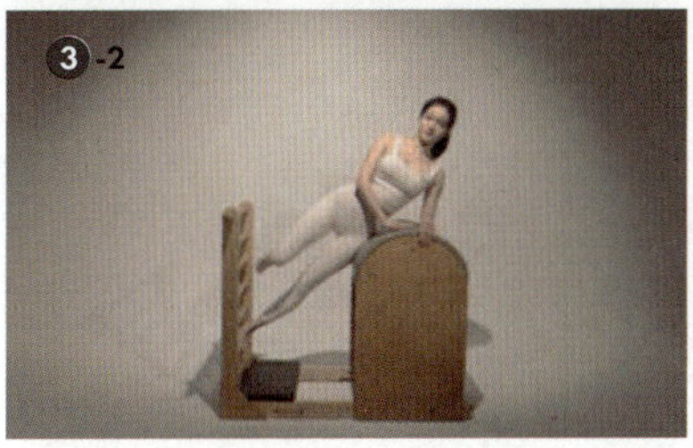

3 지도사항

1 동작 내내 척추의 사선 긴 라인을 유지하도록 한다.

2 동작은 움직이는 다리의 고관절에서 일어나도록 한다.

3 동작하는 동안 아래쪽 다리를 잘 지지하도록 한다.

4 동작 내내 견갑골과 팔의 안정성을 유지하도록 한다.

4 변형동작

1 동작의 난이도를 낮게 할 경우 :

1) 고관절을 외전만 한다.

2 중둔근을 사용을 위한 경우 :

1) 고관절을 외전, 신전, 외회전을 동시에 한다.

LEVEL 2 | LEG WORK

LOWER & LIFT PRONE

☑ **운동목적** 몸통과 상지 안정성과 고관절 신전근 강화

☑ **기구세팅** SETTING 2

☑ **사용근육**
MOBILIZERS 고관절 굴곡근(Hip Flexors), 고관절 신전근(Hip Extensors)
STABILIZERS 복횡근(Transverse Abdominis), 복사근(Obliques), 다열근(Multifidus), 골반기저근(Pelvic Floor Muscle), 견갑대 안정화 근육, 하체 안정화 근육(Gluteus Maximus, Quadriceps, Hamstring)

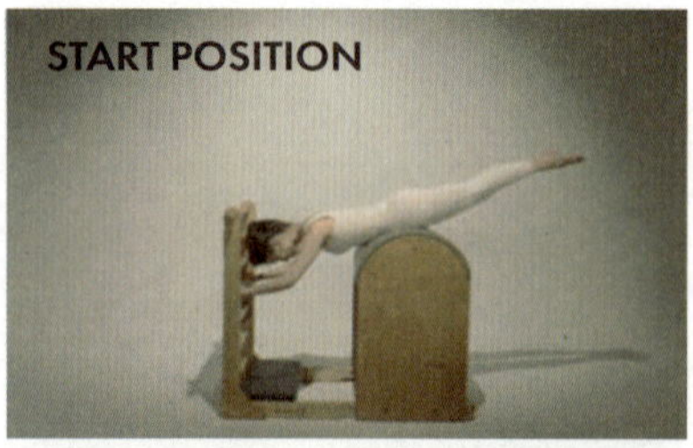

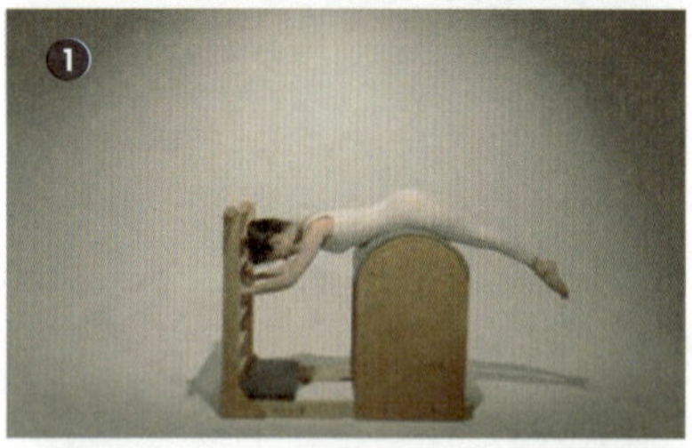

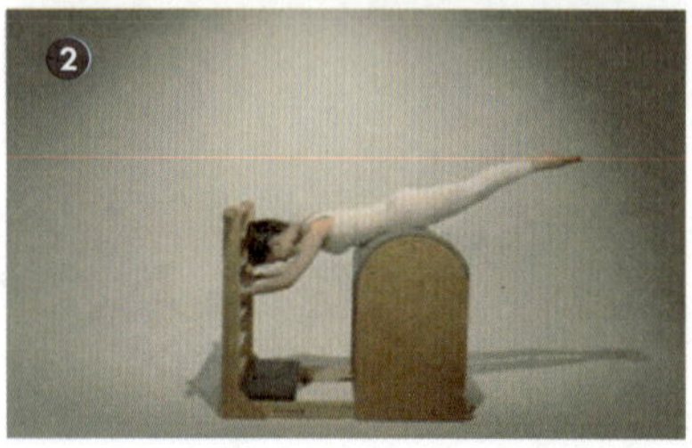

1 시작 자세

골반을 Barrel의 정상에 위치하고 머리를 Ladder 방향으로 향하게 하여 사선으로 엎드린다. 척추와 골반은 Neutral하게 유지한다. 다리는 평행하게 붙여서 일자를 유지하고 골반과 요추의 안정성을 유지 할수 있을 만큼 올린다. 발은 저측굴곡 (Plantar Flexion)하고 발가락은 자연스럽게 펴준다. 다리보다 상체는 낮은 위치에 있으며 손으로 가로대를 잡는다. 팔꿈치는 살짝 구부리고 견갑골은 안정성 있게 유지한다.

2 동작

❶ 마시면서 두 다리의 고관절을 굴곡하여 다리를 내린다.

❷ 내쉬면서 골반을 안정화를 유지할 수 있을 만큼 고관절을 신전하여 다리를 올린다.

5–10회 반복한다.

3 지도사항

1 움직임은 요추가 아닌 고관절에서 일어나야 한다.

2 몸과 어깨의 긴장을 방지하기 위해 견갑골을 안정화한다.

3 동작 내내 요추와 골반을 안정화 한다.

4 동작의 범위를 위해 ASIS가 Barrel의 정상 가까이에 위치하도록 한다.

4 변형동작

1 다리를 약간 벌린다. :

1) 골반이 안정화 되지 않는다면 약간 벌리고 동작한다.

2 다리를 외회전 한다. :

1) Lateral Rotators와 Lateral Hamstrings을 강조한다.

MEMO

LEVEL 2 | LEG WORK

SWIMMING PRONE

☑ **운동목적** 몸통과 상지 안정성과 고관절 신전근, 굴곡근 강화

☑ **기구세팅** SETTING 2

☑ **사용근육**

MOBILIZERS 고관절 굴곡근(Hip Flexors), 고관절 신전근(Hip Extensors)

STABILIZERS 복횡근(Transverse Abdominis), 복사근(Obliques), 다열근(Multifidus), 골반기저근(Pelvic Floor Muscle), 견갑대 안정화 근육, 하체 안정화 근육(Gluteus Maximus, Quadriceps, Hamstring)

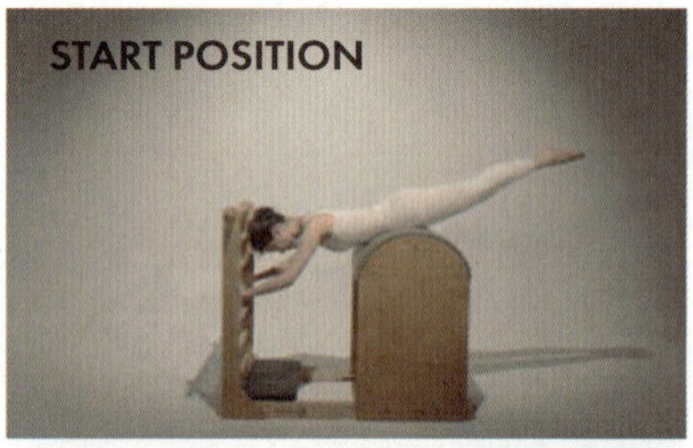

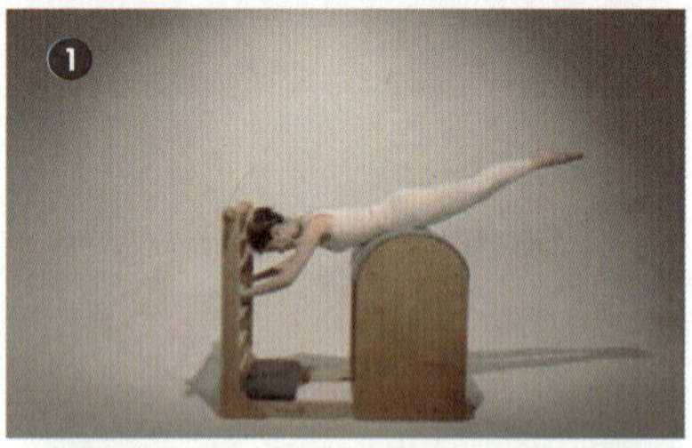

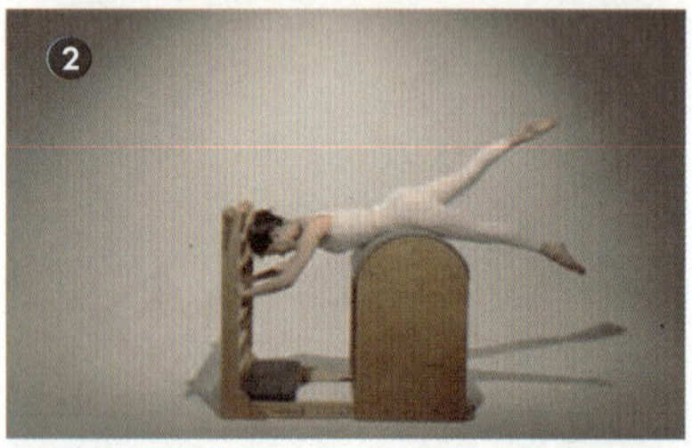

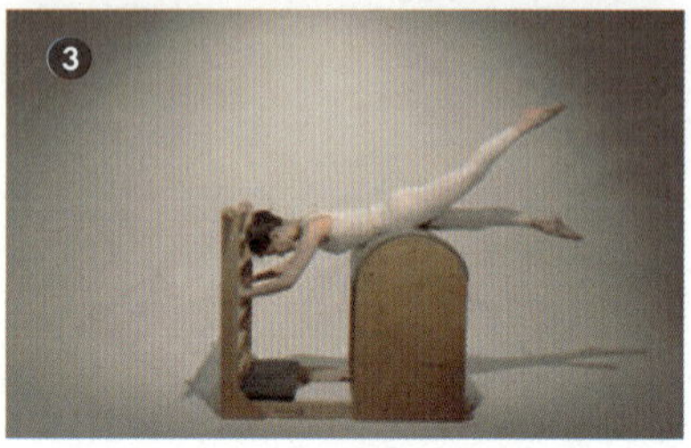

1 시작 자세

골반을 Barrel의 정상에 위치하고 머리를 Ladder 방향으로 향하게 하여 사선으로 엎드린다. 척추와 골반은 Neutral하게 유지한다. 다리는 평행하게 붙여서 일자를 유지하고 골반과 요추의 안정성을 유지 할수 있을 만큼 올린다. 발은 저측굴곡 (Plantar Flexion)하고 발가락은 자연스럽게 펴준다. 다리보다 상체는 낮은 위치에 있으며 손으로 가로대를 잡는다. 팔꿈치는 살짝 구부리고 견갑골은 안정성 있게 유지한다.

2 동작

❶ 마시면서 준비한다.

❷ 5카운트 동안 내쉬면서 한 쪽 다리의 고관절은 신전하여 다리를 올리고 다른 쪽 다리의 고관절을 굴곡하여 다리를 내린다. 각 카운트마다 다리를 번갈아 움직인다.

❸ 5카운트 동안 마시면서 한 쪽 다리의 고관절은 신전하여 다리를 올리고 다른 쪽 다리의 고관절을 굴곡하여 다리를 내린다. 각 카운트마다 다리를 번갈아 움직인다.

4회 반복한다.

마지막 세트에서

❹ 내쉬면서 다리를 모아서 동작을 마무리한다.

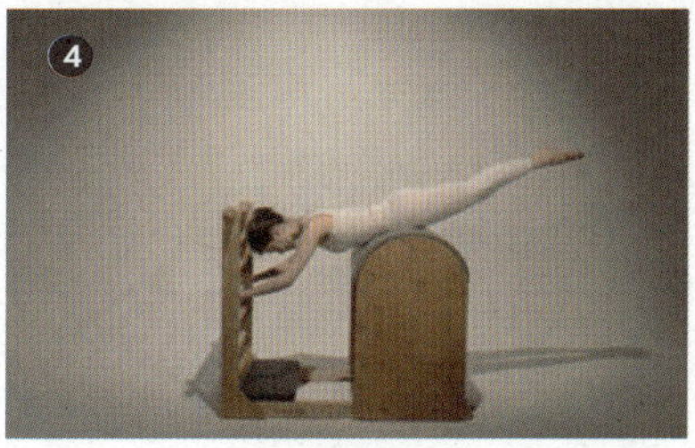

3 지도사항

1 5카운트 동안 호흡을 Full로 한다.

2 다리 움직임을 섬세하게 하도록 지도한다.

3 Hip Joint을 움직이도록 하고 요추를 신전하는 것을 주의한다.

4 목과 어깨의 긴장을 방지하기 위해 견갑골을 안정화한다.

5 동작 내내 요추와 골반의 안정성을 유지한다.

6 Hip Extensors를 강조하며 다리를 위로 올리는 것을 더 강조한다.

4 변형동작

1 속도를 낮춘다. :

1) 다리를 교차할 때 내쉬고 다리를 모을 때 마신다.

2 속도를 높인다. :

1) 협응력과 안정성을 더 요구하게 된다.

3 다리를 외회전한다. :

1) Lateral Rotators와 Lateral Hamstrings을 강조한다.

2) 난이도를 낮게 하기 위해서는 무릎을 구부린다.

4 호흡을 스타카토로 한다. :

1) 호흡을 참는 것을 방지해 주고 완전한 호흡을 하도록 도와준다.

LEVEL 2 | LEG WORK

BEATS PRONE

- ☑ **운동목적** 몸통 안정성, 고관절 내외전근 강화
- ☑ **기구세팅** SETTING 2
- ☑ **사용근육** **MOBILIZERS** 고관절 외전근(Hip Abductor), 고관절 내전근(Hip Adductor)
  STABILIZERS 복횡근(Transverse Abdominis), 복사근(Obliques), 다열근(Multifidus), 골반기저근(Pelvic Floor Muscle), 견갑골 안정화 근육

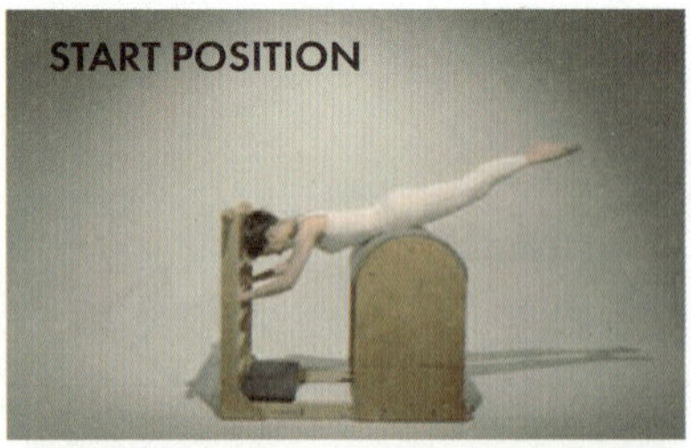

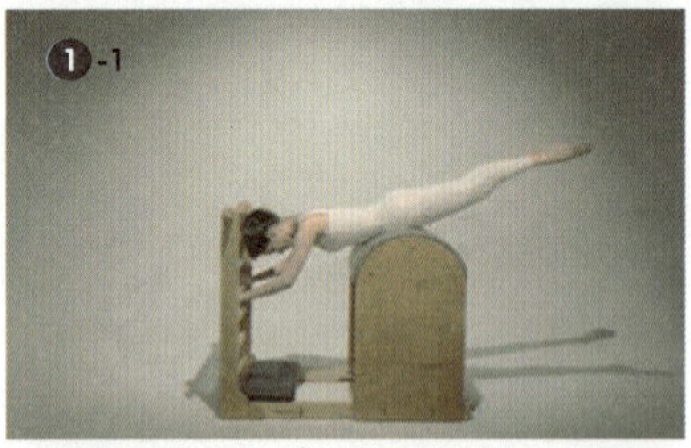

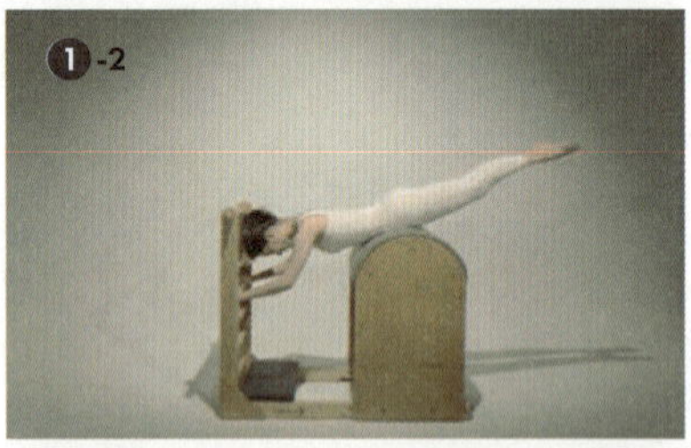

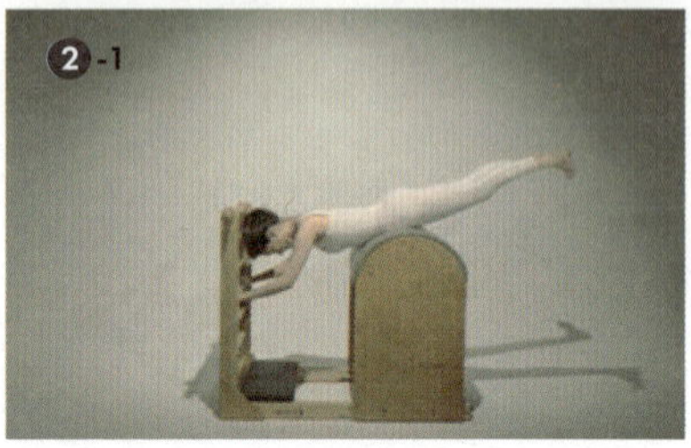

1 시작 자세

골반을 Barrel의 정상에 위치하고 머리를 Ladder 방향으로 향하게 하고 사선으로 엎드린다. 척추와 골반은 Neutral하게 유지한다. 다리는 외회전하고 붙인 상태에서 요추, 골반의 안정성을 유지할 수 있을 만큼 올린다. 발은 저측 굴곡(Plantar Flexion)하고 발가락은 자연스럽게 펴준다. 다리보다 상체는 낮은 위치에 있으며 손으로 가로대를 잡는다. 팔꿈치는 살짝 구부리고 견갑골은 안정성 있게 유지한다.

2 동작

❶ 마시면서 4카운트 동안 스타카토 호흡으로 몸통과 골반을 안정성 있게 유지하고 발목을 저측 굴곡(Plantar Flexion)하여 두 다리의 고관절을 외전했다가 내전한다. 4번을 연달아 치듯이 동작한다.

❷ 내쉬면서 4카운트 동안 스타카토 호흡으로 몸통과 골반을 안정성 있게 유지하고 발목을 배측 굴곡(Dorsi Flexion)하여 두 다리의 고관절을 외전했다가 내전한다. 4번을 연달아 치듯이 동작한다.

6회 반복 한다.

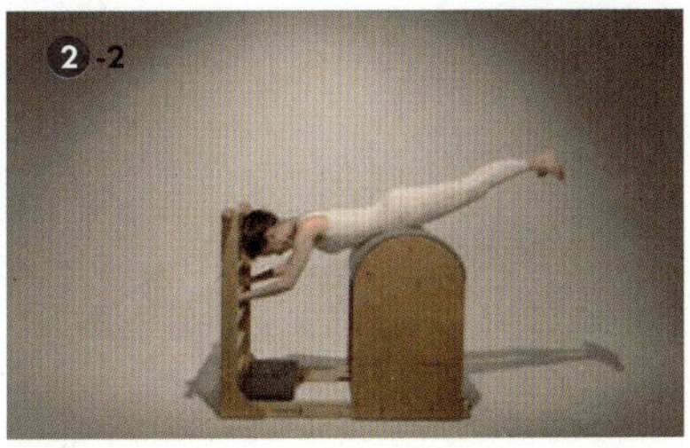

3 지도사항

1 다리를 일정하게 올리기 위해 Hip 신전을 유지한다.

2 Hip Joint을 움직이도록 하고 요추신전에 주의한다.

3 목과 어깨의 긴장을 방지하기 위해 견갑골을 안정화한다.

4 요추, 골반의 안정성을 유지한다.

5 고관절의 내전을 강조한다.

4 변형동작

1 다리를 평행하게 한다.

2 내쉬는 호흡에서만 고관절을 내전한다. :
마시면서 발목을 저측 굴곡한 상태로 다리를 외전한다.
내쉬면서 발목을 저측 굴곡한 상태로 다리를 내전한다.
발목을 저측 굴곡한 상태로 다리의 내, 외전 동작을 4번한다. 그런 다음,
마시면서 발목을 배측 굴곡한 상태로 다리를 외전한다.
내쉬면서 발목을 배측 굴곡한 상태로 다리를 내전한다.
발목을 배측 굴곡한 상태로 다리의 내, 외전 동작을 4번한다.
이 호흡은 복부와 Hip Adductors 연결하는데 도움을 준다.

3 동작의 난이도를 쉽게 할 경우 :
1) 저측 굴곡 (Plantar Flexion)만 하고 동작한다.

LEVEL 2 | LEG WORK

LEG CIRCLE PRONE

☑ **운동목적** 몸통 안정성, 고관절 유동성과 협응력 향상

☑ **기구세팅** SETTING 2

☑ **사용근육**

MOBILIZERS 고관절 굴곡근(Hip Flexors), 고관절 신전근(Hip Extensors), 고관절 외전근(Hip Abductor), 고관절 내전근(Hip Adductor)

STABILIZERS 복횡근(Transverse Abdominis), 복사근(Obliques), 다열근(Multifidus), 골반기저근(Pelvic Floor Muscle), 견갑대 안정화 근육, 하체 안정화 근육(Gluteus Maximus, Quadriceps, Hamstring)

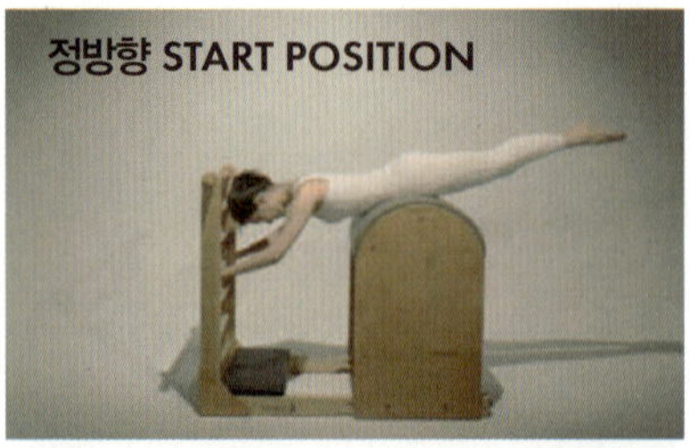

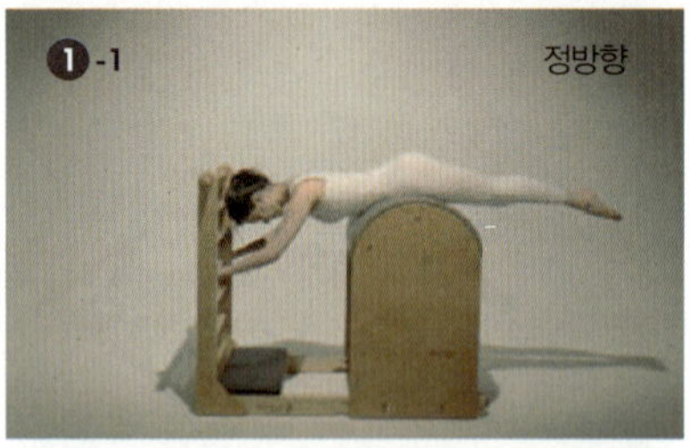

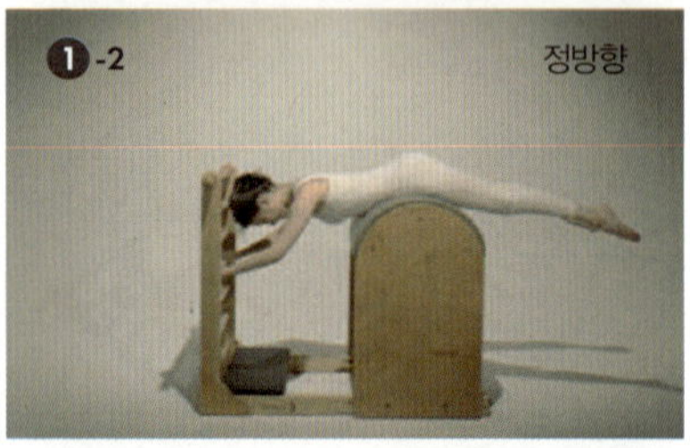

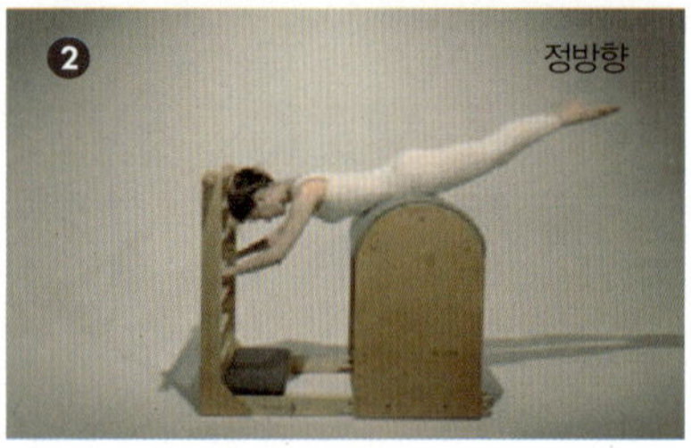

1 시작 자세

골반을 Barrel의 정상에 위치하고 머리를 Ladder 방향으로 향하게 하여 사선으로 엎드린다. 척추와 골반은 Neutral하게 유지한다. 다리는 평행하게 붙여서 일자를 유지하고 골반과 요추의 안정성을 유지 할수 있을 만큼 올린다. 발은 저측굴곡 (Plantar Flexion)하고 발가락은 자연스럽게 펴준다. 다리보다 상체는 낮은 위치에 있으며 손으로 가로대를 잡는다. 팔꿈치는 살짝 구부리고 견갑골은 안정성 있게 유지한다.

2 동작

정방향

❶ 마시면서 다리를 벌리고 내려서 Circle을 그리고 Circle의 밑의 부분에서 다리를 내전하여 모아준다.

❷ 내쉬면서 다리를 모으고 골반의 안정성을 유지할 수 있을 만큼 Hip을 신전하여 올린다.

반대방향

❶ 마시면서 다리를 모은 상태로 내린다.

❷ 내쉬면서 다리를 벌리고 Hip을 신전하여 다리를 올린다. Circle을 그리고 Circle의 Top에서 다리를 모아준다.

각 방향으로 8회 반복한다.

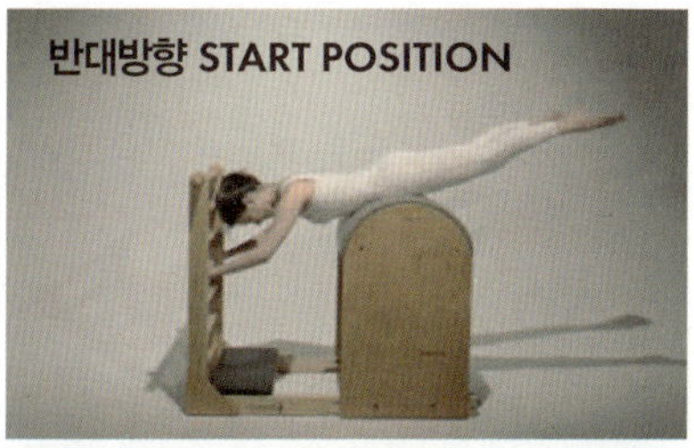

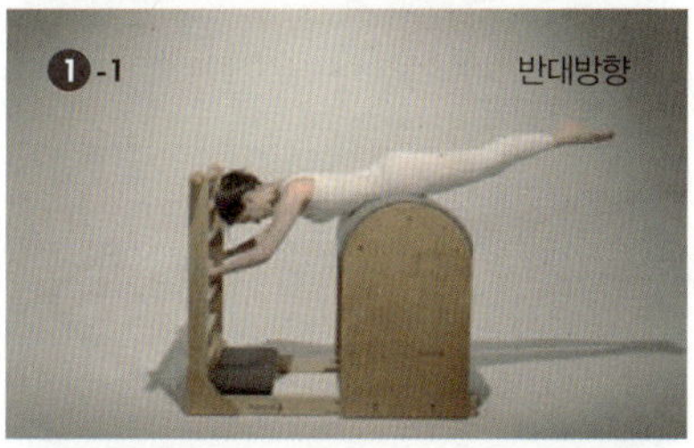

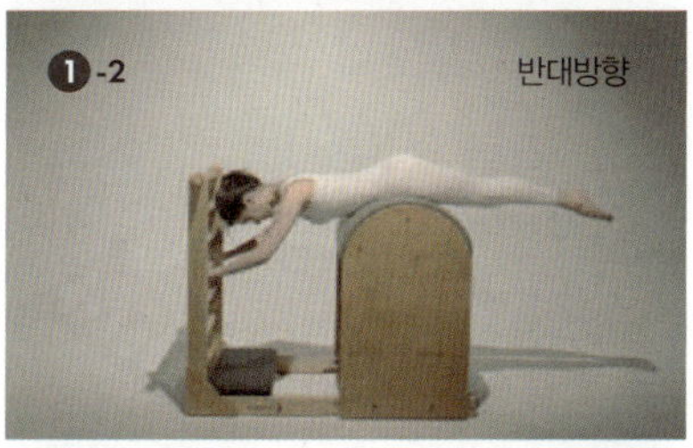

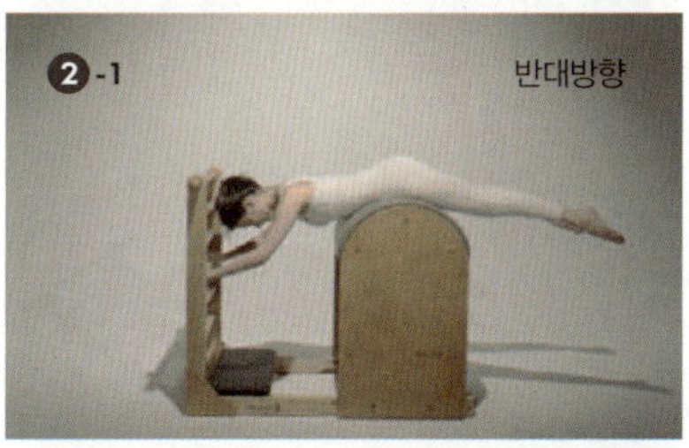

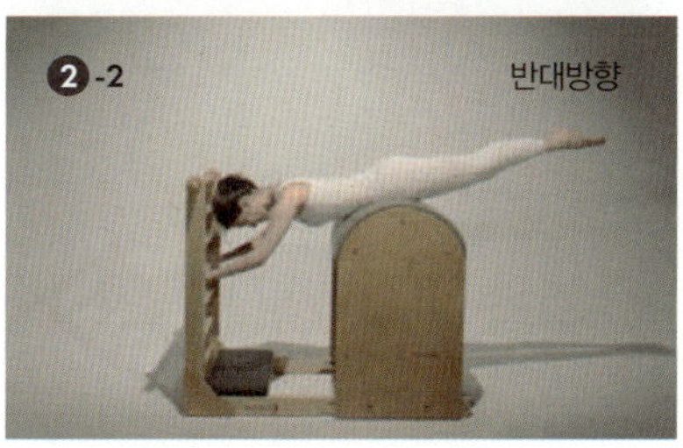

3 지도사항

1. Hip Joint을 움직이도록 하고 요추를 신전되지 않도록 주의한다.
2. 목과 어깨의 긴장을 방지하기 위해 동작 내내 견갑골의 안정화를 유지한다.
3. 요추와 골반의 안정성을 유지한다.
4. 다리를 올릴 때 항상 내쉬는 호흡을 한다.

4 변형동작

1. 다리를 약간 벌린다. :
   1) 골반이 안정화되지 않는다면 약간 벌리고 동작한다.
2. 다리를 외회전한다. :
   1) Lateral Rotators와 Lateral Hamstrings을 강조한다.

LEVEL 2 | LEG WORK

LOWER & LIFT SITTING

☑ **운동목적** 몸통, 어깨의 안정성과 고관절 굴곡, 신전근 강화

☑ **기구세팅** SETTING 3

☑ **사용근육**

MOBILIZERS 고관절 굴곡근(Hip Flexors), 고관절 신전근(Hip Extensors)

STABILIZERS 복횡근(Transverse Abdominis), 복사근(Obliques), 다열근(Multifidus), 골반기저근(Pelvic Floor Muscle), 고관절 내전근(Hip Adductor), 견갑대 안정화 근육, 하체 안정화 근육(Gluteus Maximus, Quadriceps, Hamstring)

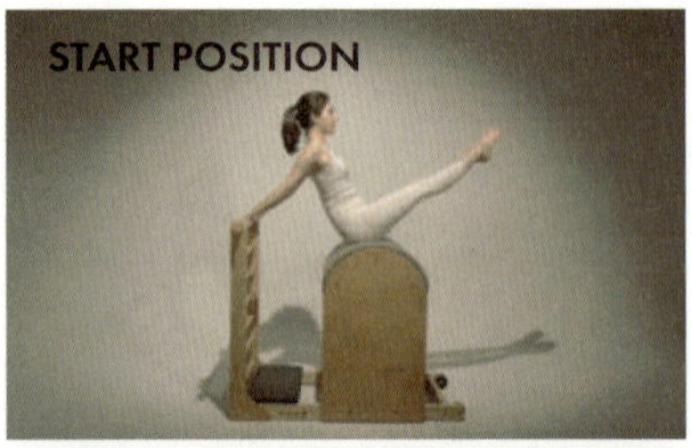

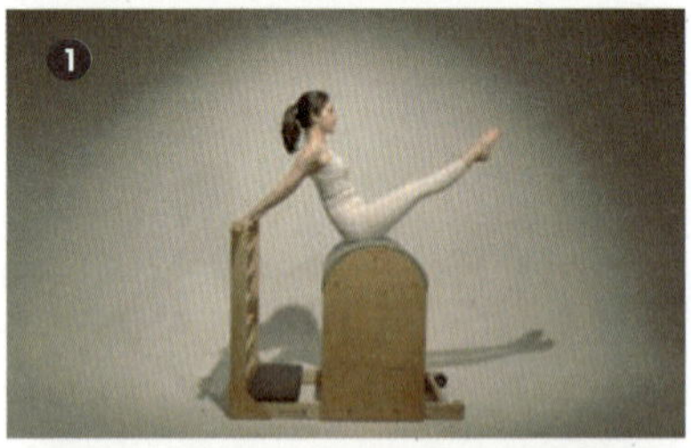

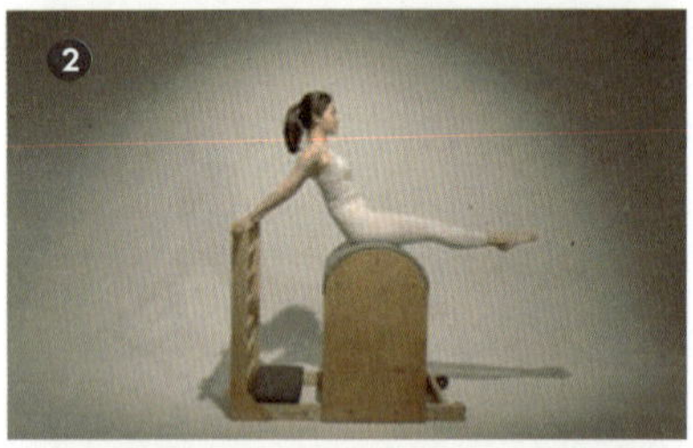

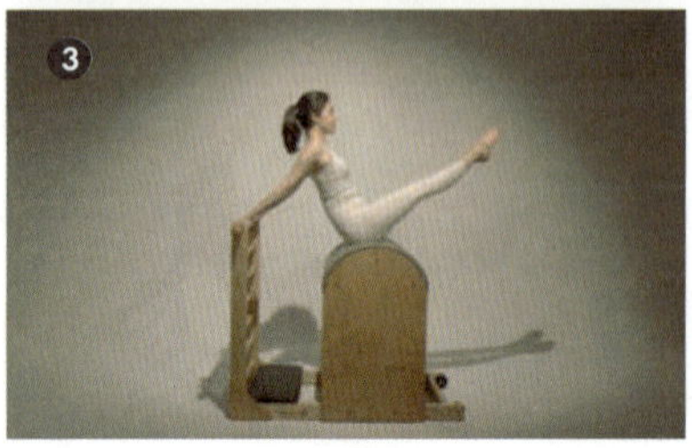

1 시작 자세

Ladder을 뒤로 하고 Barrel의 정상에 앉는다. 견갑골은 안정화하여 팔을 몸 뒤로 뻗어 어깨 너비만큼 벌리고 맨 위의 가로대를 잡는다. 요추는 약간 구부리고 흉추는 늘리고 체중을 Sit- Bone 뒤에 둔다. 두 다리의 고관절을 굴곡하여 일자로 평행하고 모아서 천장 방향으로 길게 뻗어 준비한다.

2 동작

❶ 마시면서 준비한다.

❷ 내쉬면서 요추, 골반의 안정화를 유지할 수 있을 만큼 두 다리의 고관절을 신전하여 다리를 내린다.

❸ 마시면서 고관절을 굴곡하여 다리를 올린다.

6-8회 반복한다.

3 지도사항

1 다리를 내릴 때 Hip Flexors와 복근을 사용해야 한다.

2 어깨를 오픈한 것을 유지하고 어깨가 내려앉는 것을 방지하기 위해 견갑골을 안정화한다.

3 골반이 회전되거나 한쪽으로 기울어지는 것을 방지하기 위해 복사근을 활성화한다.

4 다리 길이가 길기 때문에 복근이 많이 쓰인다.

4 변형동작

1 두 다리의 고관절을 외회전 하여 동작한다.

MEMO

LEVEL 2 | LEG WORK

SWIMMING SITTING

☑ **운동목적** 몸통, 어깨의 안정성과 고관절 굴곡, 신전근 강화

☑ **기구세팅** SETTING 3

☑ **사용근육**

MOBILIZERS 고관절 굴곡근(Hip Flexors), 고관절 신전근(Hip Extensors)

STABILIZERS 복횡근(Transverse Abdominis), 복사근(Obliques), 다열근(Multifidus), 골반기저근(Pelvic Floor Muscle), 고관절 내전근(Hip Adductor), 견갑대 안정화 근육, 하체 안정화 근육(Gluteus Maximus, Quadriceps, Hamstring)

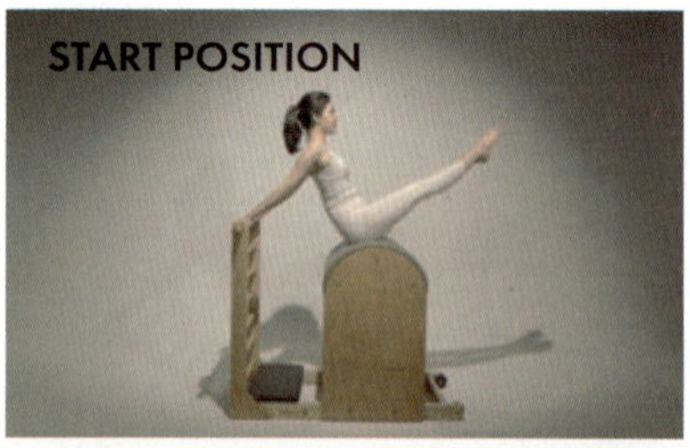

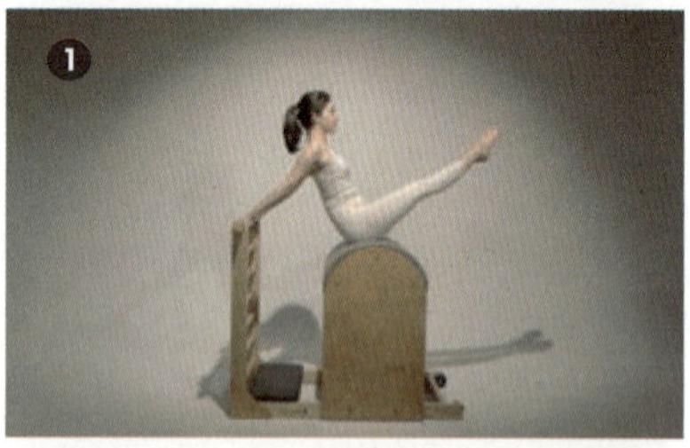

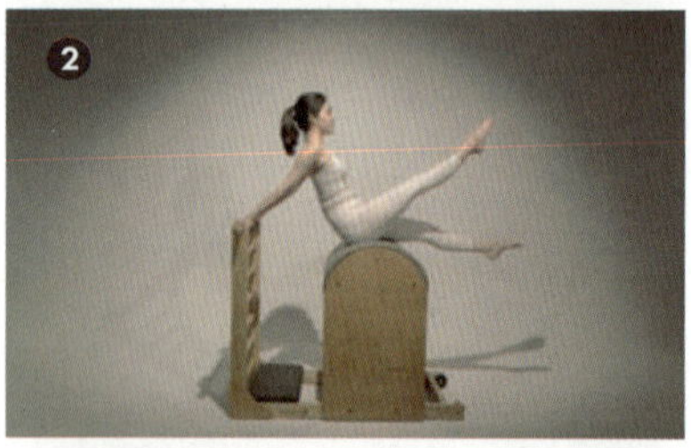

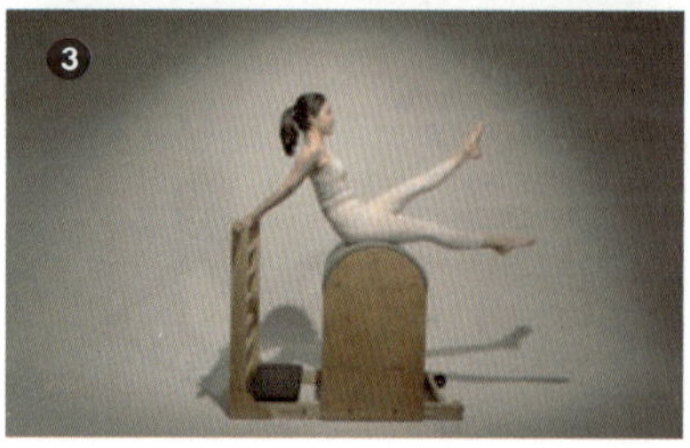

1 시작 자세

Ladder을 뒤로 하고 Barrel의 정상에 앉는다. 견갑골은 안정화하여 팔을 몸 뒤로 뻗어 어깨 너비만큼 벌리고 맨 위의 가로대를 잡는다. 요추는 약간 구부리고 흉추는 늘리고 체중을 Sit- Bone 뒤에 둔다. 두 다리의 고관절을 굴곡하여 일자로 평행하고 모아서 천장 방향으로 길게 뻗어 준비한다.

2 동작

❶ 마시면서 준비한다.

❷ 5카운트 내쉬면서 동안 몸통이 안정화를 유지할 수 있을 만큼 두 다리의 고관절을 각각 굴곡과 신전을 따로 하여 가위 차기를 한다.

❸ 5카운트 마시면서 동안 몸통이 안정화를 유지할 수 있을 만큼 두 다리의 고관절을 각각 굴곡과 신전을 따로 하여 가위 차기를 한다.

4회 반복한다.

마지막 세트에서

❹ 내쉬면서 다리를 모아서 동작을 마무리한다.

3 지도사항

1 다리를 내릴 때 Hip Flexors와 복근을 사용해야 한다.

2 어깨를 오픈한 것을 유지하고 어깨가 내려앉는 것을 방지하기 위해 견갑골을 안정화한다.

3 골반이 회전되거나 한쪽으로 기울어지는 것을 방지하기 위해 복사근을 활성화한다.

4 다리의 고관절 신전 시 신전근을 활성화 하도록 큐잉을 준다.

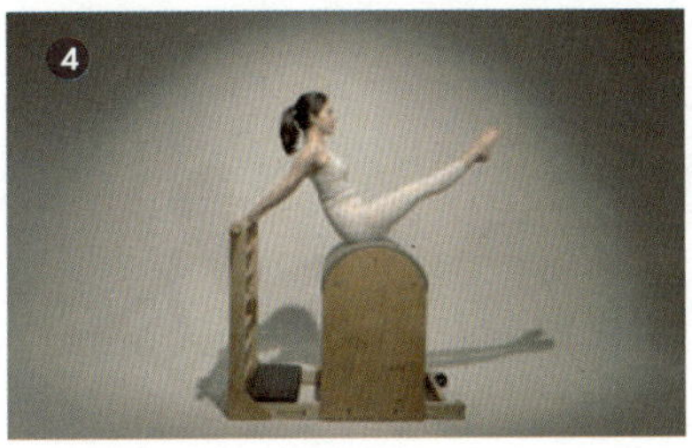

4 변형동작

1 두 다리의 고관절을 외회전 하여 동작한다.

2 다리 동작을 SCISSORS 동작으로 한다. :

1) 내쉬면서 몸통이 안정화를 유지할 수 있을 만큼 양 다리의 고관절을 각각 굴곡과 신전을 따로 하여 두번 가위 차기를 한다. 두번째 가위 차기에서는 그 각도를 더 크게 한다.

2) 마시면서 다리를 교차한다.

3) 반대 동작도 한다.

LEVEL 2 | LEG WORK

HORSE RIDING

☑ **운동목적** 몸통 안정성, 고관절 내전근 강화

☑ **기구세팅** 다음 동작이나 전 동작의 Setting

☑ **사용근육**

MOBILIZERS 고관절 외전근(Hip Abductor), 고관절 내전근(Hip Adductor), 어깨 굴곡근(Shoulder Flexors), 어깨 하방회전근(Scapular Downward Rotators)

STABILIZERS 복횡근(Transverse Abdominis), 복사근(Obliques), 다열근(Multifidus), 골반기저근(Pelvic Floor Muscle), 견갑대 안정화 근육, 하체 안정화 근육(Gluteus Maximus, Quadriceps, Hamstring)

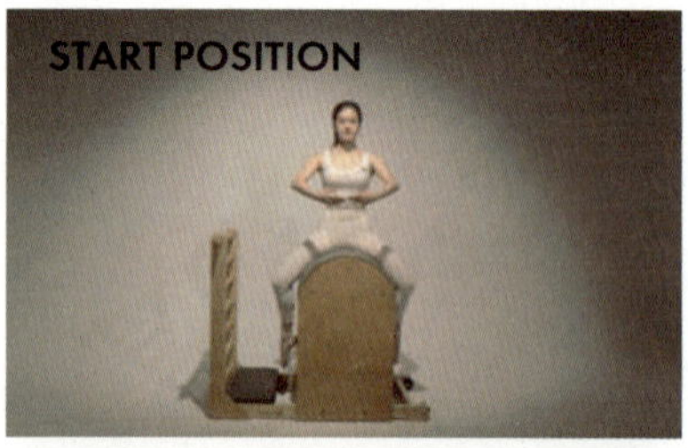

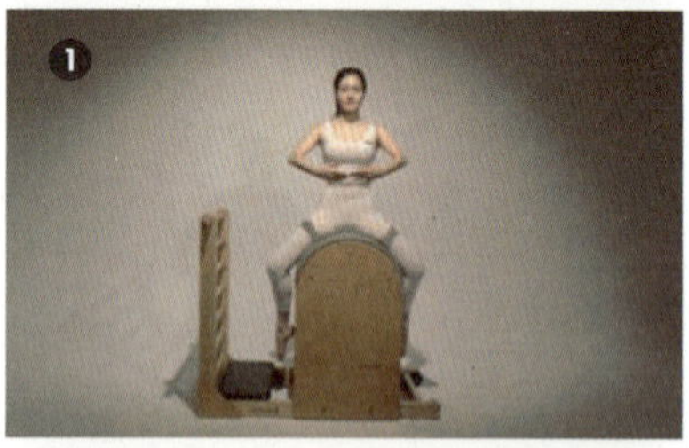

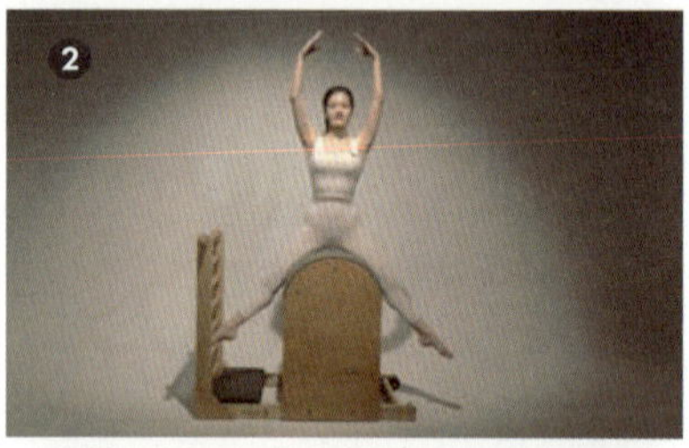

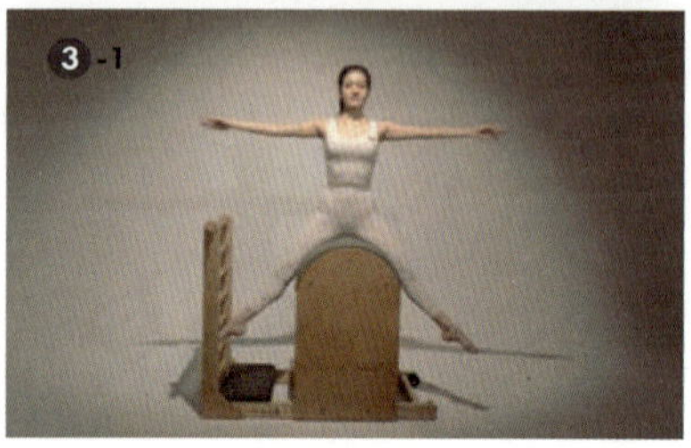

1 시작 자세

말을 타듯이 Barrel 위에 올라 옆을 바라보고 정상 위에 앉는다. 골반과 척추는 Neutral을 유지하고 다리는 외회전하여 양 옆으로 내려놓고 무릎은 자연스럽게 구부러진다. 두 팔을 감싸 안듯이 앞으로 바닥과 평행하게 들어서 둥글게 만든다. 견갑골은 안정화하여 팔꿈치를 자연스럽게 구부리고 손바닥이 몸 안쪽을 향하도록 한다.

2 동작

❶ 마시면서 준비한다.

❷ 내쉬면서 골반과 척추는 Neutral을 유지하고 고관절을 외회전된 상태를 유지한다. 무릎을 신전하고 내전근을 활성화하여 Barrel을 조여내며 골반이 Barrel에서 떨어진 자세를 만든다. 동시에 두 팔을 천장 방향으로 올린다.

❸ 마시면서 팔을 옆으로 뻗어서 내리면서 다시 시작 자세로 돌아온다.

5회 반복한다.

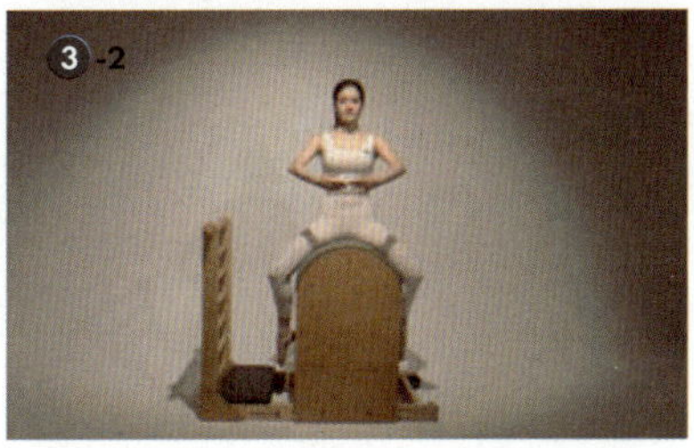

3 지도사항

1 다리는 아래로 뻗어내고 상체는 위로 뻗어내는 힘으로 골반이 Barrel 에서 떨어지도록 한다.

2 척추를 길게 유지할 수 있도록 지도한다.

3 내전근의 힘을 이용하여 Barrel을 조이며 동작한다.

4 상부 승모근이 개입하지 않도록 팔의 위치가 어깨 높이보다 올라가지 않는다.

5 동작 내내 몸통의 안정성을 유지한다.

6 고관절의 외회전근을 활성화한다.

7 균형을 잃어 기구에서 넘어지지 않도록 주의한다.

4 변형동작

1 동작의 난이도를 높게 할 경우 :

1) 척추의 중립, 굴곡, 신전 세가지 동작을 차례대로 진행한다.

2 동작의 난이도를 낮게 할 경우 :

1) 필라테스 서클을 사용하면 견갑골 안정화에 도움을 주며, Barrel을 조여내는 인지력을 키우는데 도움을 준다.

“

필라테스를 10번 하고 나면, 스스로 변화를 느낄 것이고

필라테스를 20번 하고 나면, 타인이 그 변화를 느낄 것이며

필라테스를 30번 하고 나면, 완전히 달라진 몸을 체험할 것이다.

- Joseph Pilates -

”

필라테스 강사를 위한

필라테스 동작 **티칭가이드 200**

CADILLAC

IIPAMASTER

www.iipamaster.com

LEVEL 1 | AB & LEG WORK | ROLL DOWN BAR

AIR PLANE

☑ **운동목적** 복부와 고관절 신전근 강화, 척추 분절 및 협응력 향상

☑ **기구세팅** Roll Down Spring을 Strut의 Eyehook에 걸고 Roll Down Bar를 Spring에 건다.

☑ **사용근육**

MOBILIZERS 복직근(Rectus Abdominis), 복사근(Obliques), 고관절 신전근(Hip Extensor), 고관절 굴곡근(Hip Flexors)

STABILIZERS 복횡근(Transverse Abdominis), 골반기저근(Pelvic Floor Muscle), 다열근(Multifidus), 복사근(Obliques), 하체 안정화 근육(Gluteus, Maximus, Quadriceps, Hamstring), 견갑대 안정화 근육

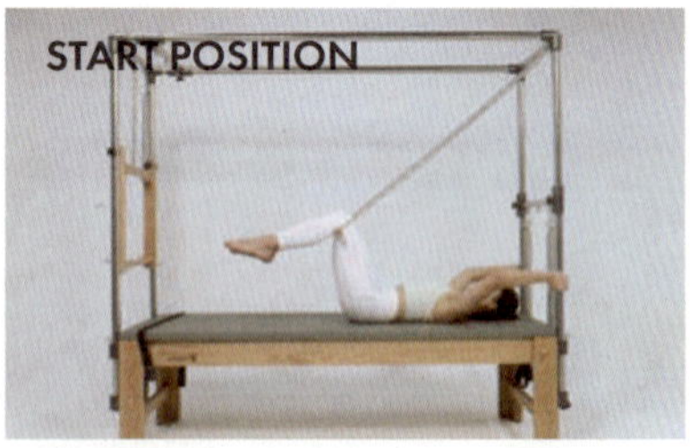

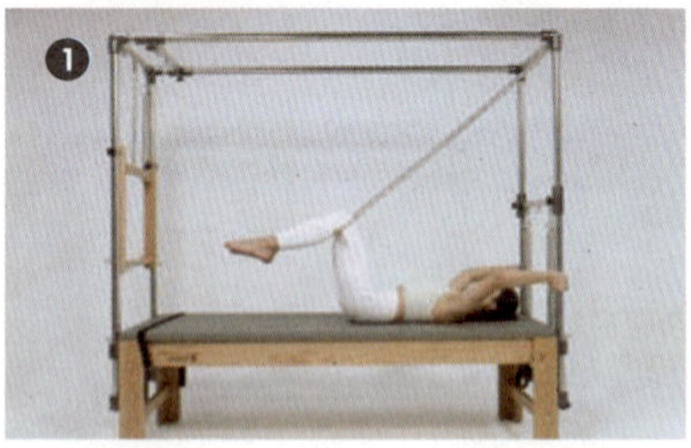

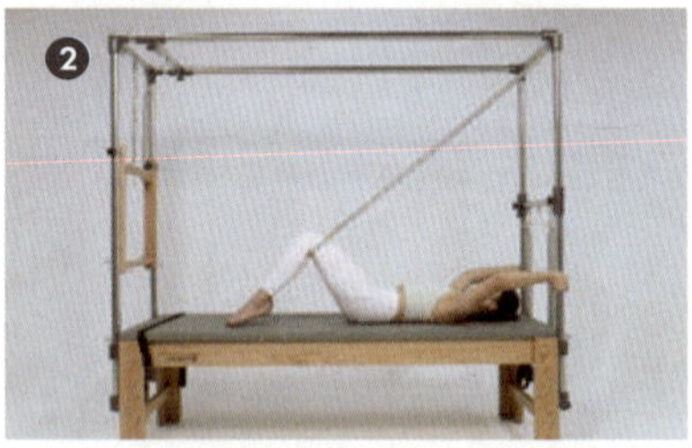

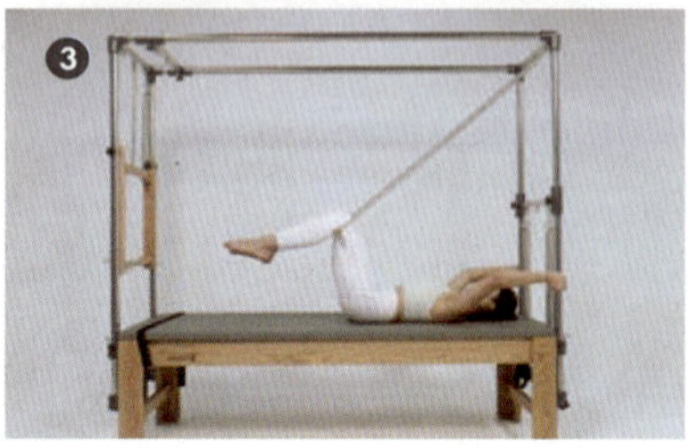

1 시작 자세

Roll Down Bar 방향으로 머리를 두고 눕는다. 골반과 척추는 Neutral을 유지하며 견갑골은 안정화를 유지하고 팔은 머리 위로 뻗어 어깨보다 살짝 높은 위치에서 Upright기둥을 손으로 잡아 밀어낸다. 다리는 골반 너비만큼 벌려주고 고관절을 굴곡 시킨 상태에서 무릎을 구부려 Roll Down Bar에 오금을 걸친다. 이 때 발목은 저측굴 곡을 하고 발가락은 자연스럽게 한다. (Tabletop 자세)

2 동작

❶ 마시면서 준비한다.

❷ 내쉬면서 골반의 Neutral을 유지하고 고관절을 신전하여 발가락이 Bed 방향으로 내려가도록 한다.

❸ 마시면서 골반의 Neutral을 유지하고 고관절을 굴곡하여 다리를 몸통 방향으로 이동하여 시작 자세를 유지한다.

❹ 내쉬면서 무릎과 고관절은 굴곡인 상태를 계속 유지하고 골반부터 굴곡하여 척추를 Bed로부터 하나씩 떨어지게 하여 흉추 상단 또는 가능한 범위까지 롤업을 한다.

❺ 마시면서 척추를 하나씩 내리면서 Neutral로 돌아오고 무릎과 고관절은 굴곡을 유지하여 시작 자세로 돌아온다.

5-10회 반복한다.

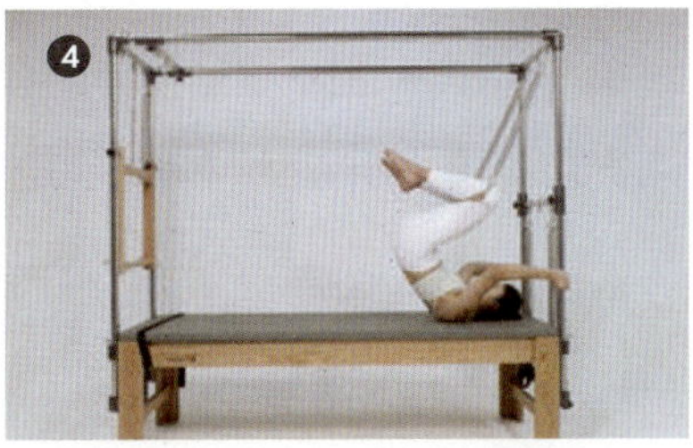

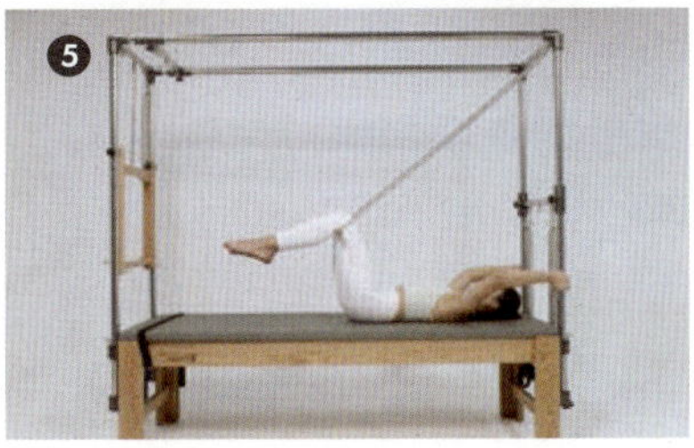

3 지도사항

1 롤업과 롤다운 시 척추를 하나씩 움직이도록 한다.

2 동작내내 복횡근을 써서 복부를 납작하게 유지한다.

3 동작 시 팔의 힘을 과하게 사용하여 몸통을 올리지 않도록 한다.

4 무릎을 구부리는 것을 유지하여 Roll Down Bar를 잡고 있도록 한다.

4 변형동작

1 동작의 난이도를 낮게 할 경우 :

1) 다리만 동작한다.

2) 척추의 움직임만 동작한다.

LEVEL 1 | AB & ARTI WORK | ROLL DOWN BAR

ROLL DOWN

☑ **운동목적** 척추 분절과 복근의 향상

☑ **기구세팅** Roll Down Spring을 Upright 위 에 있는 Strut의 Eyehook에 걸고 Roll Down Bar를 Spring에 건다.

☑ **사용근육**

MOBILIZERS 복직근(Rectus Abdominis), 복사근(Obliques), 고관절 굴곡근 (Hip Flexors)

STABILIZERS 복횡근(Transverse Abdominis), 골반기저근(Pelvic Floor Muscle), 다열근(Multifidus), 복사근(Obliques), 하체 안정화 근육(Gluteus, Maximus, Quadriceps, Hamstring), 견갑대 안정화 근육

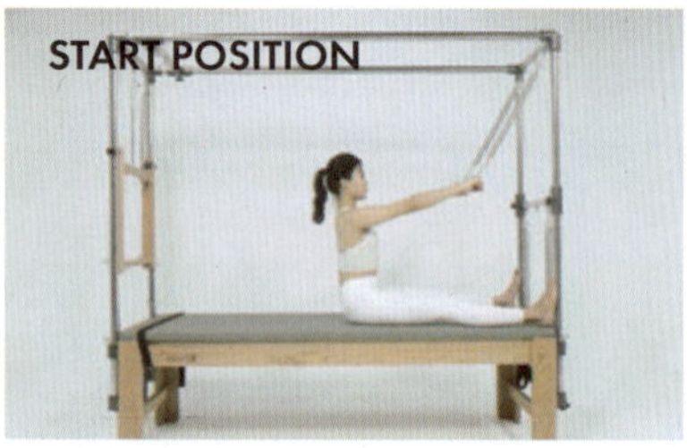

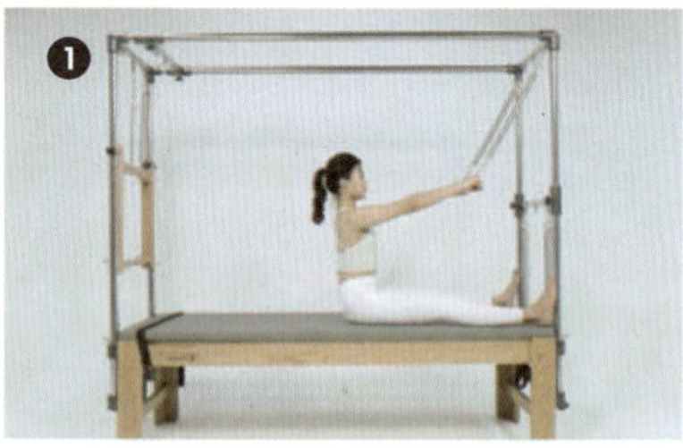

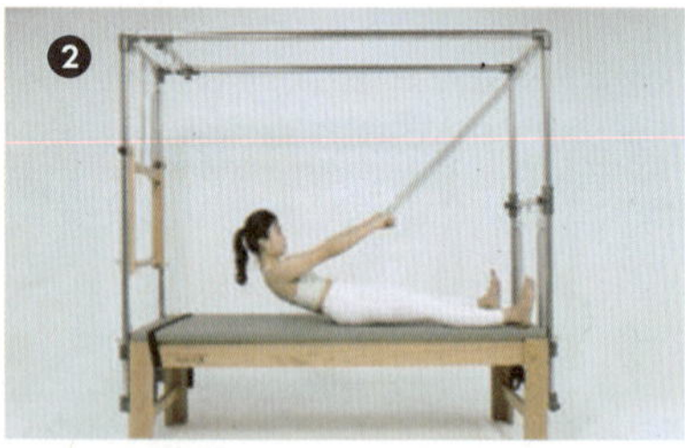

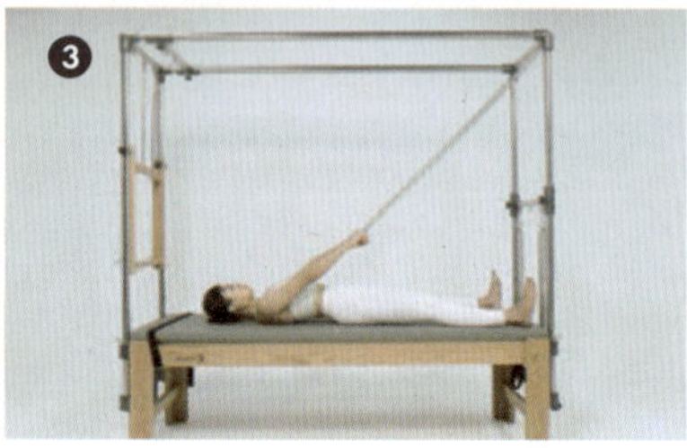

1 시작 자세

Roll Down Bar를 바라보며 앉는다. 골반과 척추는 Neutral을 유지하고 다리는 평행으로 길게 펴고 발목은 배측 굴곡하여 발은 Upright에 댄다. 견갑골은 안정화를 유지하고 팔은 어깨 너비로 벌리고 앞으로 뻗어 Roll Down Bar를 잡고 손바닥은 바닥을 향한다.

2 동작

❶ 마시면서 준비한다.

❷ 내쉬면서 견갑골의 안정화를 유지하고 팔을 편 상태로 골반부터 척추를 하나씩 뒤로 굴곡한다. 척추를 Bed에 순차적으로 내리면서 Imprint를 거쳐 Half Flexion까지 내려간다.

❸ 마시면서 계속 척추를 바닥으로 내려 누운 자세를 만든다.

❹ 내쉬면서 머리부터 척추를 하나씩 앞으로 굴곡한다. 척추의 C커브를 만들고 척추가 다리를 너머로 이동한다.

❺ 마시면서 꼬리뼈부터 머리까지 척추를 길게 하나씩 수직으로 세워 시작 자세로 돌아온다.

3-5회 반복한다.

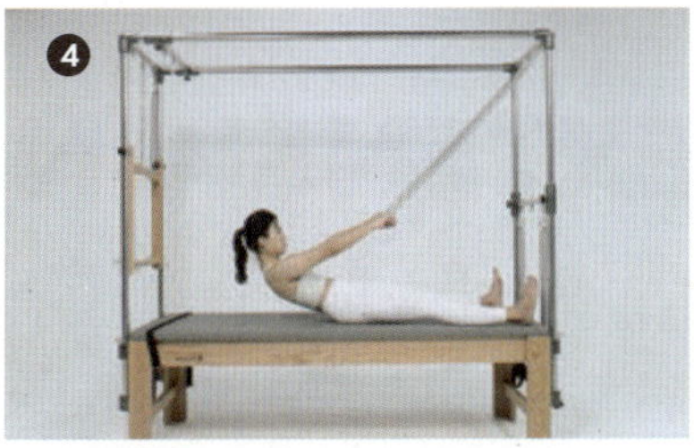

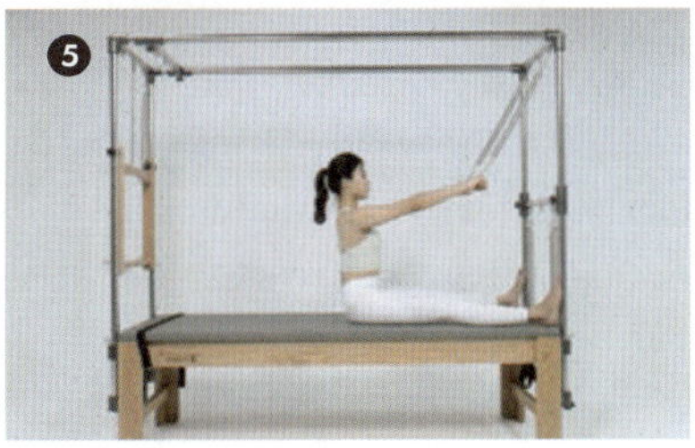

3 지도사항

1 롤 다운 시 머리가 아니라 골반부터 뒤로 롤한다.

2 롤 업, 롤 다운시 척추가 하나하나씩 분절한다.

3 동작 내내 견갑골의 안정화를 유지한다.

4 척추의 C커브를 다리 너머로 이동 할 때 골반이 수직인 상태까지 롤 업 한다.

5 C커브가 무너지지 않도록 복부에 힘을 주고 있어야 한다.

6 동작을 멈춤 없이 흐르듯이 한다.

7 시선에 대한 지도를 통해 경추에서 과도한 굴곡이 생기지 않도록 한다.

4 변형동작

1 슬괵근이 타이트 한 사람은 시작 자세에서 무릎을 구부리고 동작한다.

LEVEL 1 | ARTI & EX WORK | ROLL DOWN BAR

ROLL DOWN WITH BACK EXTENSION

☑ **운동목적** 흉추의 신전근 강화와 척추의 분절에 대한 인지

☑ **기구세팅** Roll Down Spring을 Strut의 Eyehook에 걸고 Roll Down Bar를 Spring에 건다.

☑ **사용근육**
MOBILIZERS 복직근(Rectus Abdominis), 복사근(Obliques)
STABILIZERS 복횡근(Transverse Abdominis), 골반기저근(Pelvic Floor Muscles), 다열근(Multifidus), 복사근(Obliques), 하체 안정화 근육(Gluteus, Maximus, Quadriceps, Hamstring), 견갑대 안정화 근육, 흉추 신전근(Thoracic Extensor)

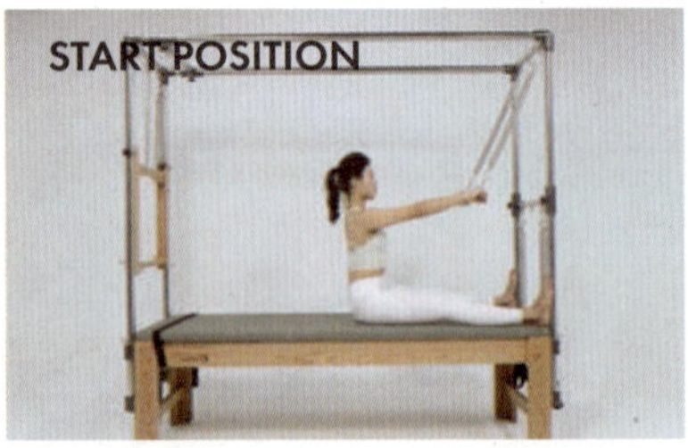

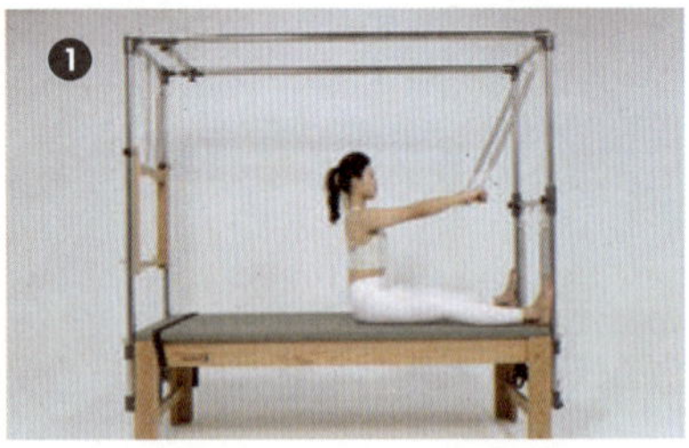
❶

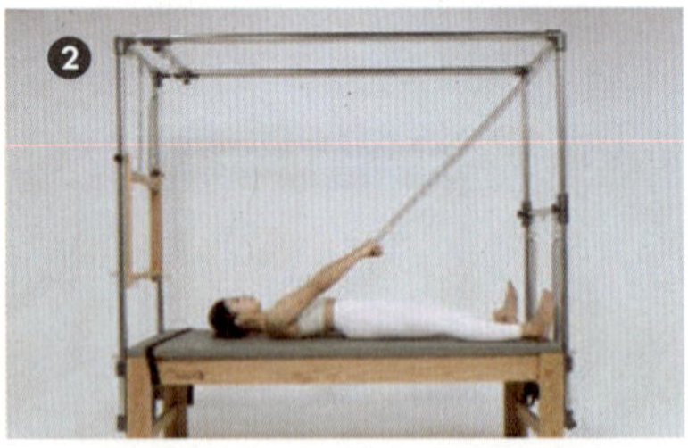
❷

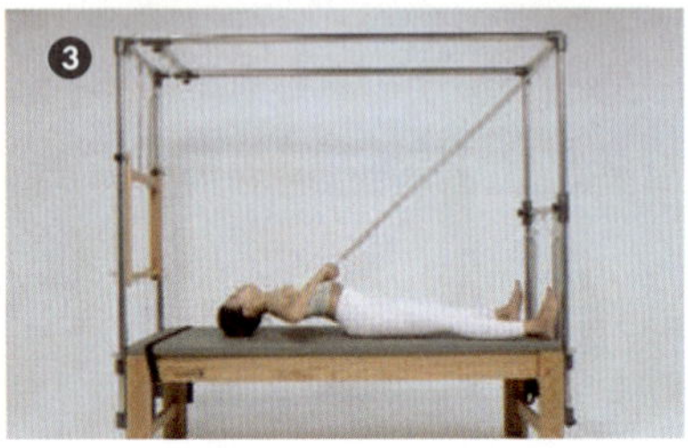
❸

1 시작 자세

Roll Down Bar를 바라보며 앉는다. 골반과 척추는 Neutral을 유지하고 다리는 평행으로 길게 펴고 발목은 배측 굴곡하고 발은 Upright에 댄다. 견갑골은 안정화를 유지하고 팔은 어깨너비로 벌리고 앞으로 뻗어서 Roll Down Bar를 잡고 손바닥은 아래를 향한다.

2 동작

❶ 마시면서 준비한다.

❷ 내쉬면서 견갑골의 안정화를 유지하고 골반부터 척추를 하나씩 굴곡하여 Bed에 완전히 눕는다. 이 때 골반과 척추는 Imprint를 거쳐 Neutral 유지한다.

❸ 마시면서 견갑골의 안정화를 돕기 위해 팔꿈치를 구부리고 Roll Down Bar를 흉골 방향으로 당겨 흉추부터 시작해서 척추를 고르게 신전하여 흉골이 천장을 향하게 한다.

❹ 내쉬면서 척추와 골반을 Neutral을 만들고 팔을 길게 펴 머리부터 척추를 하나씩 굴곡하여 C커브를 만들어 몸통을 다리 위로 넘긴다.

❺ 마시면서 무게중심이 꼬리뼈로 옮겨지면 척추를 길게 펴서 수직 자세로 앉는다.

3회 반복한다.

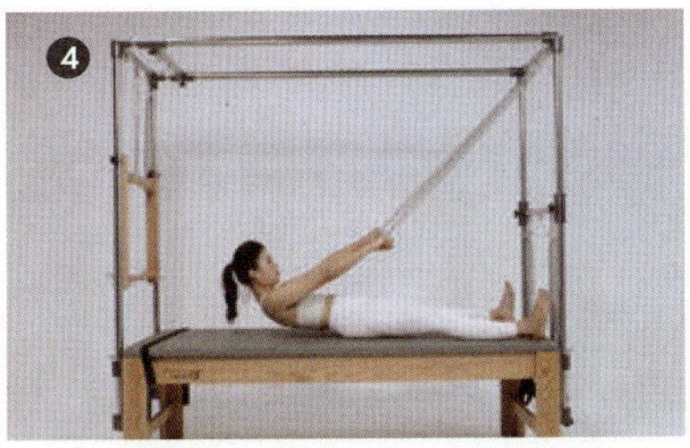

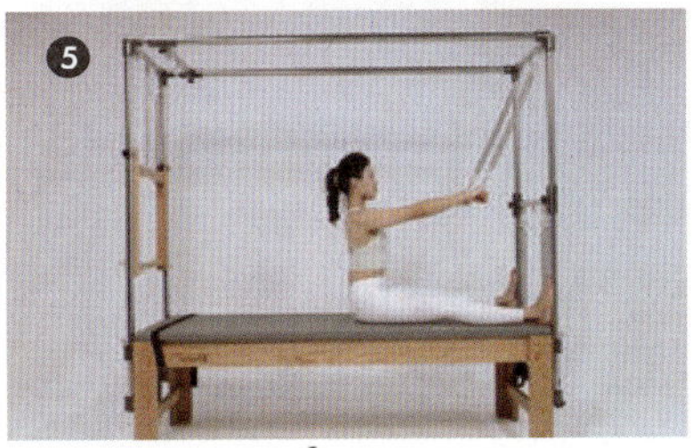

3 지도사항

1 롤 다운 시 복부의 힘으로 요추를 뒤로 굴곡시킨다.

2 요추의 과신전을 방지하기 위해 복부 연결한다.

3 척추를 움직이고 앉은 자세를 유지할 때는 골반을 수직으로 먼저 가져온다.

4 팔에 힘을 너무 써서 팔꿈치를 구부리지 않는다.

5 척추를 신전 할 때 요추가 아닌 흉추에서 먼저 신전이 일어나도록 한다.

6 롤업과 롤다운시 척추를 하나씩 분절한다.

7 견갑골의 안정화를 유지하고 어깨와 가슴을 넓게 열어준다.

8 몸통을 앞으로 구부릴 때 다리 위로 몸이 무너지지 않도록 복부를 연결한다.

9 동작을 멈춤 없이 흐르듯이 한다.

4 변형동작

1 슬괵근이 타이트한 경우 시작 자세에서 무릎을 구부리고 시작한다.

LEVEL 2 | AB & RO WORK | ROLL DOWN BAR

LEAN

- **운동목적** 회전 시 척추의 움직임과 유지하는 복근의 강화
- **기구세팅** Strut의 Eyehook에 Roll Down Spring과 Roll Down Bar를 연결
- **사용근육**
  - MOBILIZERS 복직근(Rectus Abdominis), 복사근(Obliques), 고관절 신전근(Hip Extensor), 고관절 굴곡근(Hip Flexors), 어깨 굴곡근(Shoulder Flexors), 어깨 신전근(Shoulder Extensor)
  - STABILIZERS 복횡근(Transverse Abdominis), 다열근(Multifidus), 골반기저근(Pelvic Floor Muscle), 하체 안정화 근육(Gluteus, Maximus, Quadriceps, Hamstring), 견갑골 안정화 근육

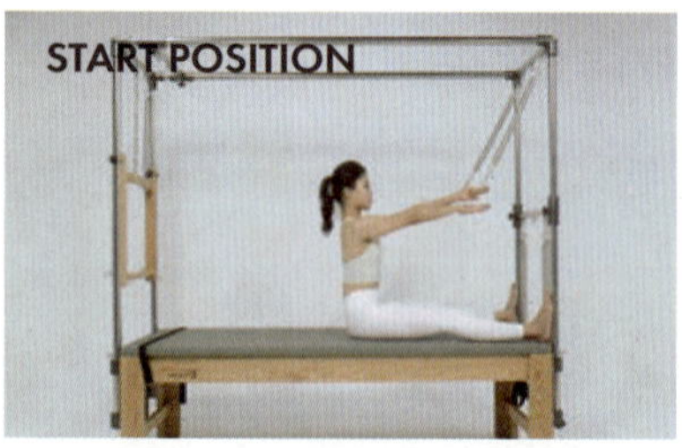

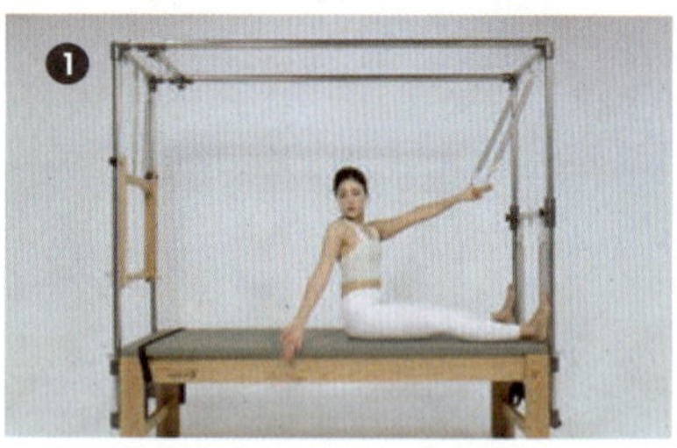

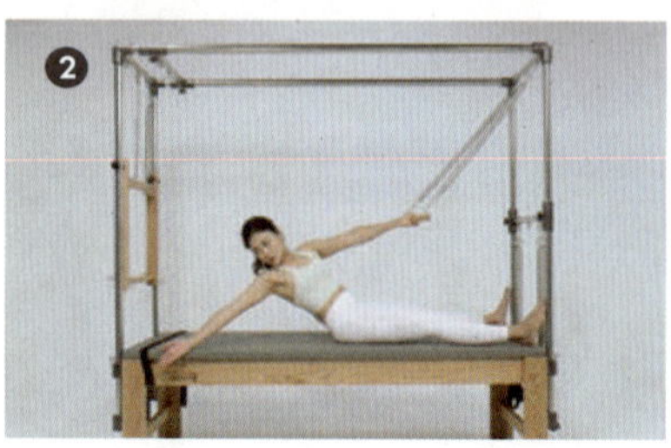

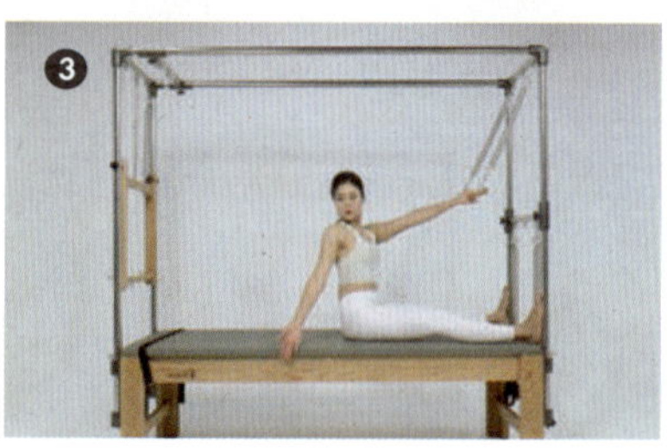

1 시작 자세

Roll Down Bar를 바라보며 앉는다. 골반과 척추는 Neutral을 유지하고 다리는 평행으로 곧게 펴고 발목은 배측 굴곡한다. 발은 Upright에 댄다. 견갑골은 안정화를 유지하고 한쪽 팔은 앞으로 곧게 펴고 Roll Down Bar의 중앙을 잡는다. 다른 손의 손바닥은 아래를 향하도록 하고 Roll Down Bar의 바로 아래에 위치한다.

2 동작

❶ 마시면서 골반과 척추는 Neutral을 유지하고 Roll Down Bar를 잡지 않은 팔 방향으로 회전한다. 상체를 회전하면서 Roll Down Bar 아래에 위치한 팔도 길게 뻗으며 같은 방향을 따라 움직이면서 아래쪽으로 이동한다.

❷ 3번 짧게 내쉬면서 척추는 회전된 상태를 유지하고 몸통을 뒤쪽의 Upright 방향으로 기울인다. 골반은 다리로부터 Hinge하고 반대쪽 골반은 살짝 Bed에서 떨어지면서 반대 발부터 손까지 대각선을 만든다. 호흡할 때 마다 몸통을 더 멀리 뻗어준다.

❸ 마시면서 회전된 척추를 유지하고 몸통을 수직으로 돌아온다. Sit-bone 방향으로 무게를 두고 양쪽 골반은 Bed에 위치한다.

❹ 내쉬면서 상체를 다시 중앙으로 회전하고 팔을 바꾼다.

반대 방향도 동작을 한다.

각 방향마다 3회 반복한다.

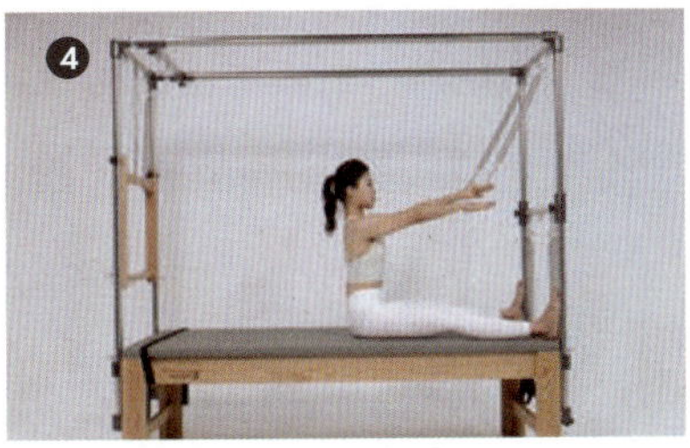

3 지도사항

1 견갑골을 안정화하여 어깨와 목에 긴장이 생기지 않도록 한다.

2 Lean 동작하는 동안 요추의 과신전을 방지하기 위해 복부를 연결한다.

3 Lean 동작에서 척추의 측면 굴곡이 일어나지 않도록 한다.

4 ASIS와 갈비뼈 하단 부위의 길이가 양쪽이 같아야 한다.

5 중앙으로 돌아오기 전에 회전한 상태에서 상체를 완전한 수직으로 세운다.

6 동작은 멈춤없이 흐르듯이 한다.

4 변형동작

1 슬괵근이 타이트 사람은 시작 자세를 무릎을 구부리고 시작한다.

LEVEL 2 | LF WORK | ROLL DOWN BAR

SIDE BEND

- ☑ 운동목적　복사근의 강화
- ☑ 기구세팅　Roll Down Spring을 Short Strut의 Eyehook에 걸고 Roll Down Bar를 Spring에 건다.
- ☑ 사용근육　MOBILIZERS　복사근(Obliques), 요방형근(Quadratus Lumborum)

  STABILIZERS　복횡근(Transverse Abdominis), 골반기저근(Pelvic Floor Muscle), 다열근(Multifidus), 복사근(Obliques), 하체 안정화 근육(Gluteus, Maximus, Quadriceps, Hamstring), 견갑대 안정화 근육

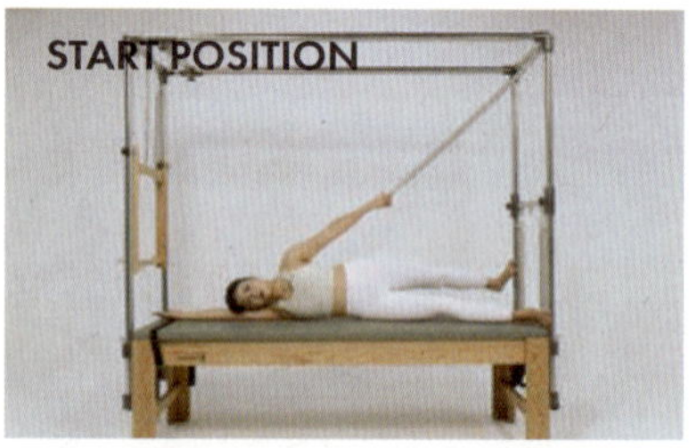

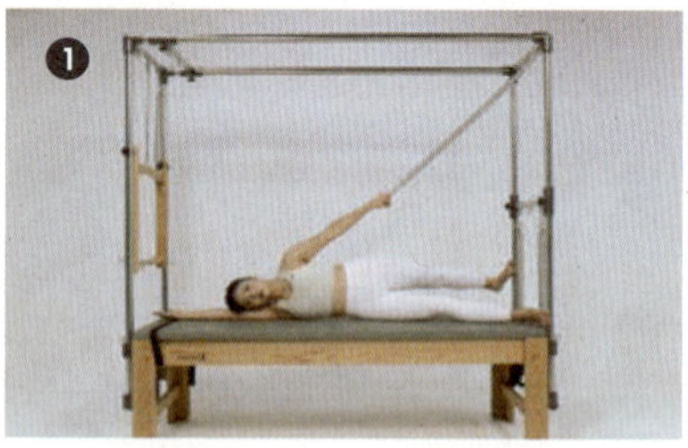

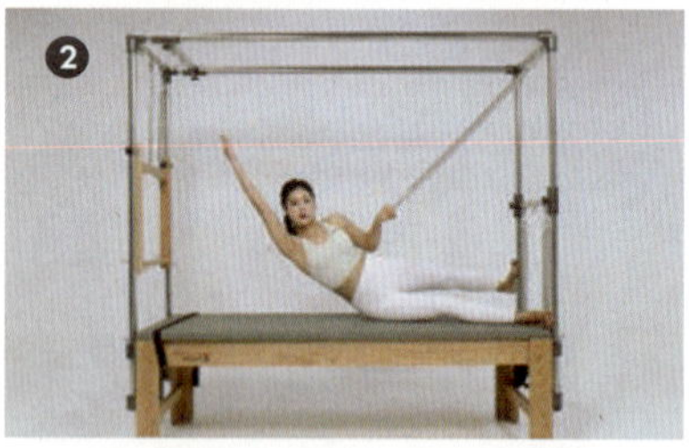

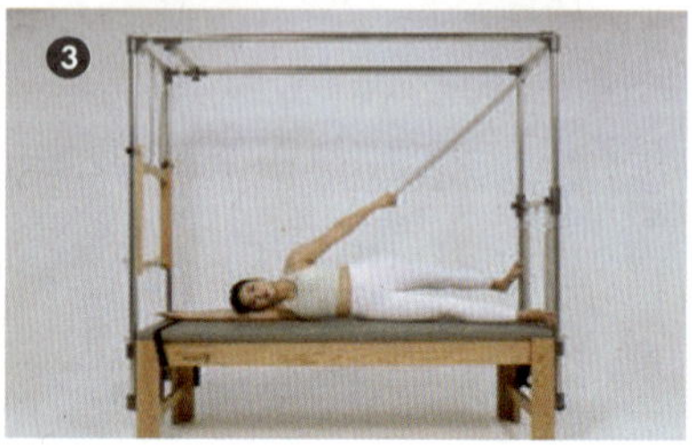

1 시작 자세

머리가 Push Thru Bar를 향하도록 옆으로 누워 골반과 척추는 Neutral을 유지한다. 아래에 있는 팔은 길게 펴고 손바닥은 위를 향한다. 위에 있는 팔은 길게 펴고 손바닥이 아래를 향하도록 하고 손으로 Roll Down Bar의 중앙을 잡는다. 두 다리는 길게 펴고 위에 있는 다리의 발을 Hip높이로 들어서 뒤에 있는 Upright에 발 볼을 대고 바닥 방향의 다리의 발의 볼은 앞 Upright의 아래쪽에 댄다.

2 동작

1. 마시면서 척추를 길게 늘려 준비한다.
2. 내쉬면서 견갑골은 안정화를 유지하고 Bar를 잡고 있는 팔의 팔꿈치를 구부리고 아래 팔은 몸과 같이 Bed에서 떨어지면서 하나의 긴 라인을 만든다. 상체를 길게 뻗어주면서 측면 굴곡하고 천장 쪽의 복사근을 더 수축하여 올라가도록 한다. 이 때 천장 쪽의 골반을 열어준다.
3. 마시면서 팔꿈치를 펴면서 몸통의 측면 굴곡을 Neutral을 만들면서 하나의 긴 라인을 유지하면서 시작 자세로 돌아온다.

반대 방향에서도 동작한다.

각 방향으로 3–5회 반복한다.

3 지도사항

1 동작내내 견갑골의 안정화를 유지하고 어깨나 목의 긴장이 없도록 한다.

2 Roll Down Bar가 미끄러지지 않게 잡고 전거근과 광배근을 활성화하여 팔 동작을 한다.

3 척추의 동작은 관상면에서 이루어지도록 하고 항상 척추를 먼저 길게 늘리고 측면 굴곡을 한다.

4 미끄럼 방지용 패드를 Upright Bar에 감싸거나 지도자가 수행자의 발을 지지하여 하체의 안정성을 확보하도록 한다. 하체의 안정성은 몸통 움직임을 안정성 있게 수행할 수 있도록 도움을 준다.

4 변형동작

1 측면 굴곡 시 통증이 생긴다면 뒤에 위치한 다리의 발을 배측 굴곡한다.

2 동작의 난이도를 낮게 할 경우 :

1) 아래 갈비뼈 쪽에 보수나 작은 짐볼을 대고 동작한다.

2) 아래방향의 손바닥을 바닥 방향으로 향하게 하고 손바닥으로 바닥을 살짝 누르면서 동작한다.

3 동작의 난이도를 높게 할 경우 :

1) 척추의 측면 굴곡을 유지한 상태로 팔꿈치의 신전과 굴곡을 3회 반복한다.

LEVEL 3 | EX & LEG WORK | ROLL DOWN BAR

THIGH STRETCH EXTENSION

☑ 운동목적 고관절 굴곡근의 스트레칭 / 척추 신전근 강화

☑ 기구세팅 Roll Down Spring을 Short Strut의 Eyehook에 걸고 Roll Down Bar를 Spring에 건다.

☑ 사용근육

MOBILIZERS 대퇴사두근(Quadriceps Femoris), 장요근(Iliopsoas), 대둔근(Gluteus Maximus), 슬괵근(Hamstring)

STABILIZERS 복횡근(Transverse Abdominis), 골반기저근(Pelvic Floor Muscles), 다열근(Multifidus), 복사근(Obliques), 하체 안정화 근육(Gluteus, Maximus, Quadriceps, Hamstring), 견갑대 안정화 근육

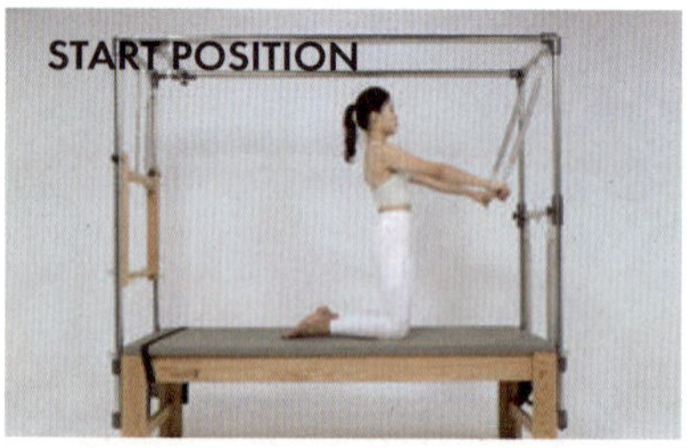

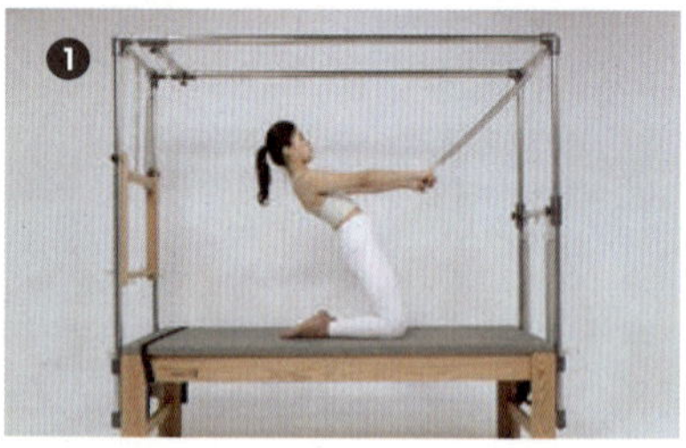

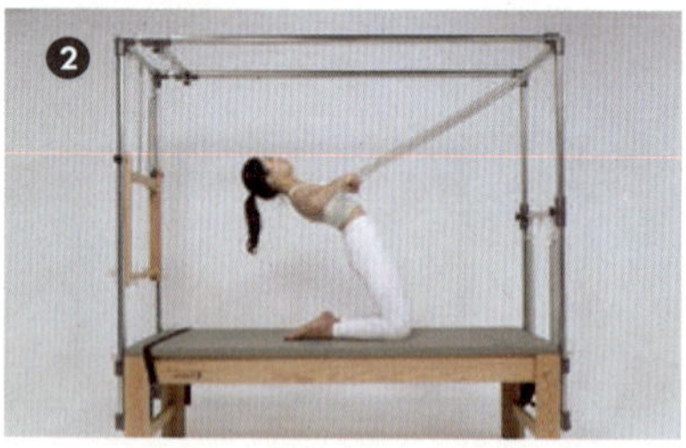

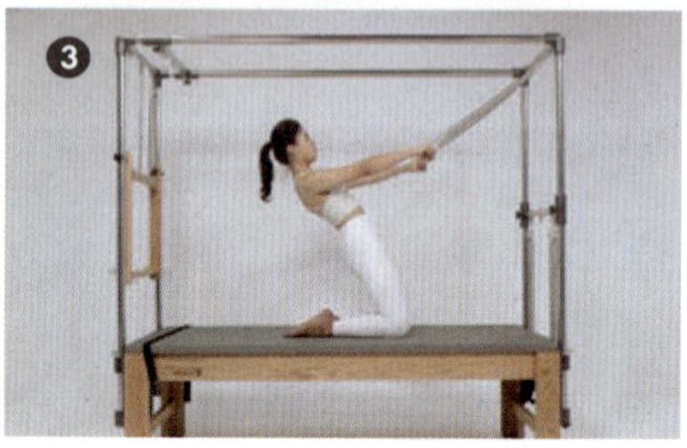

1 시작 자세

Roll Down Bar를 바라보고 Kneeling 자세를 한다. 골반과 척추는 Neutral을 유지한다. 다리는 골반 너비보다 넓게 벌리고 대퇴골은 수직으로 세운 상태에서 팔은 앞으로 뻗는다. 손목은 자연스럽게 유지하고 손바닥은 아래를 향하게 하고 Roll Down Bar를 잡는다.

2 동작

❶ 마시면서 견갑골의 안정화를 유지하면서 Roll Down Bar Spring의 긴장을 유지하면서 몸통을 뒤쪽으로 Hinge 한다.

❷ 내쉬면서 팔꿈치를 살짝 구부리면서 흉추부터 시작하여 머리에서 무릎까지 척추를 신전한다.

❸ 마시면서 턱을 살짝 당기면서 신전된 부위를 다시 굴곡하여 처음 Hinge한 상태의 하나의 긴 라인으로 돌아온다.

❹ 내쉬면서 팔로 Roll Down Bar를 누르면서 몸을 수직으로 세워 시작 자세로 돌아온다.

3–5회 반복한다.

3 지도사항

1 시작 자세에서 고관절의 굴곡이 일어나지 않도록 하고 Hinge 동작 시 Spring의 저항감이 느낄 수 있는 위치를 찾는다. (Spring과 거리가 멀게 위치하면 Hinge 동작이 쉬워지고 팔로 Bar을 누르는 동작은 어려워진다.)

2 몸을 뒤로 Hinge할 때 척추의 중립을 유지한다. 척추의 신전이 일어나지 않게 복부를 연결하고 대퇴사두근이 길어지는 것을 느껴야 한다.

3 견갑골을 안정화하여 팔로 Roll Down Bar를 무리하게 눌러 어깨나 목에 긴장이 생기지 않도록 한다.

4 척추 신전 시 흉추에서 시작을 하여 요추와 경추는 그 라인을 따라 신전한다.

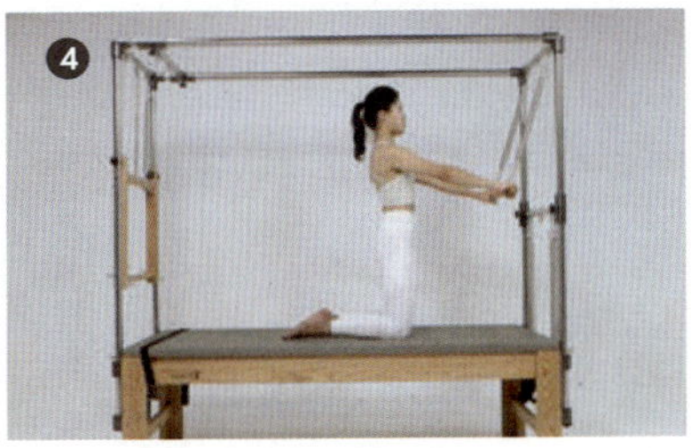

4 변형동작

1 동작의 난이도를 낮게 할 경우 :

1) 신전하는 동작을 제외하고 한다.

2 동작의 난이도를 높게 할 경우 :

1) 척추 신전 시 척추와 고관절의 신전까지 Full Extension 한다.

LEVEL 1 | ARM WORK | ROLL DOWN BAR

LAT PRESS

- **운동목적** 서서 몸통을 유지하는 근력 강화와 어깨 신전근 강화
- **기구세팅** Roll Down Spring을 Short Strut의 Eyehook에 걸고 Roll Down Bar를 Spring에 건다.
- **사용근육**
  - MOBILIZERS 대원근(Teres Major), 광배근(Latissimus Dorsi), 대흉근(Pectoralis Major)
  - STABILIZERS 복횡근(Transverse Abdominis), 복직근(Rectus Abdominis), 복사근(Obliques), 골반기저근(Pelvic Floor Muscle), 다열근(Multifidus), 하체 안정화 근육(Gluteus, Maximus, Quadriceps, Hamstring), 견갑대 안정화 근육

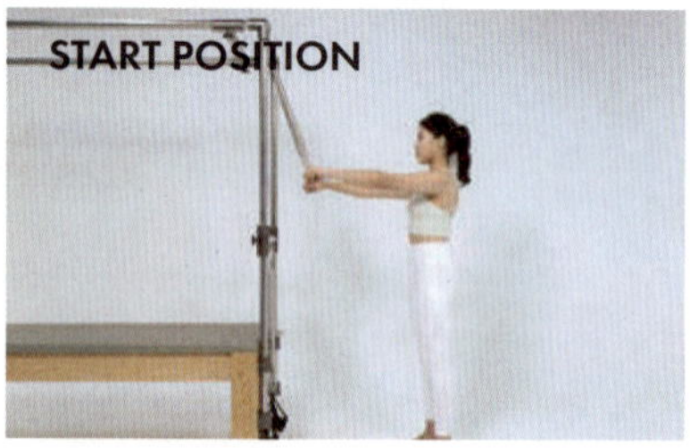

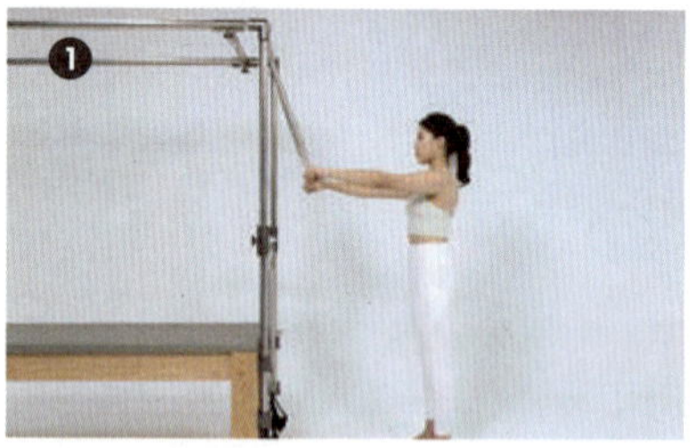

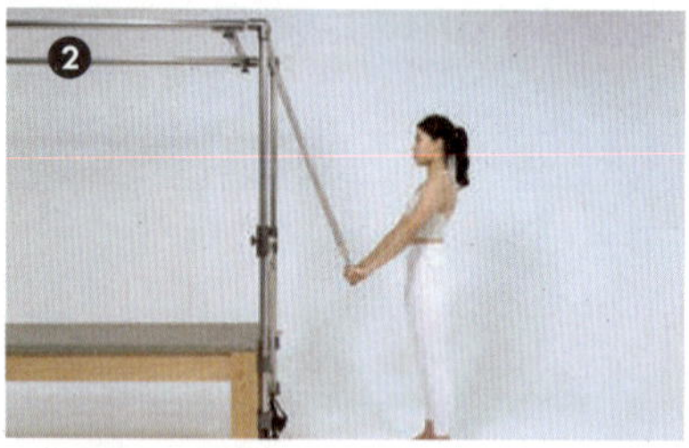

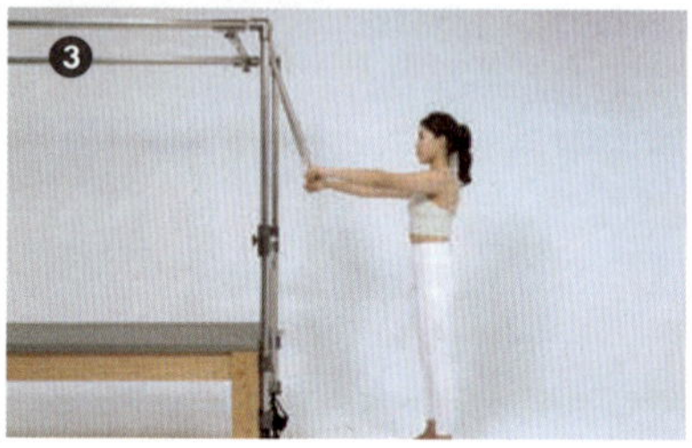

1 시작 자세

Cadillac의 바깥 쪽에 서서 Roll Down Bar를 마주보고 선다. 골반과 척추는 Neutral을 유지하고 골반은 대퇴골과 중립을 유지한다. 다리는 곧게 서고 발은 골반 너비로 벌려 무게중심은 발의 중앙에 싣는다. 팔을 펴고 견갑골이 안정성을 유지되는 만큼 앞으로 뻗어 손은 어깨너비만큼 벌리고 Roll Down Bar에 올리고 손바닥은 아래를 향한다.

2 동작

1. 마시면서 준비한다.
2. 내쉬면서 견갑골과 몸통의 안정화를 유지하고 팔을 편 상태를 유지하고 어깨 관절을 신전하여 Bar을 아래로 내린다.
3. 마시면서 팔을 편 상태를 유지하고 어깨 관절을 굴곡하여 Bar를 올린다.

8-10회 반복한다.

3 지도사항

1 중립으로 일직선으로 선다.

2 무게 중심을 발바닥 방향으로 향하게 하고 다리 모양을 유지하기 위해 대퇴사두근, 슬괵근, 둔근을 활성화한다.

3 무릎은 신전되었지만 과신전되지 않도록 주의한다.

4 동작 내내 정렬을 유지한다.

5 Bar를 내리고 올릴 때 견갑골의 안정화를 유지한다.

6 손목은 길게 유지한다.

4 변형동작

1 Cadillac 위에서 Kneeling 자세로 동작한다.

2 동작의 난이도를 높게 할 경우 :

1) Rotational Disks에 서서 동작한다. 디스크가 회전하지 않도록 주의하고 골반의 중립에 초점을 둔다.

2) 삼두근 동작을 추가한다.

LEVEL 1 | ARM WORK | ROLL DOWN BAR

PRESS DOWN

☑ 운동목적 서서 몸통을 유지하는 근력 강화와 어깨 신전근 강화

☑ 기구세팅 Roll Down Spring을 Short Strut의 Eyehook에 걸고 Roll Down Bar를 Spring에 건다.

☑ 사용근육
MOBILIZERS 대원근(Teres Major), 광배근(Latissimus Dorsi), 대흉근(Pectoralis Major)
STABILIZERS 복횡근(Transverse Abdominis), 복직근(Rectus Abdominis), 복사근(Obliques), 골반기저근(Pelvic Floor Muscle), 다열근(Multifidus), 하체 안정화 근육(Gluteus, Maximus, Quadriceps, Hamstring), 견갑대 안정화 근육

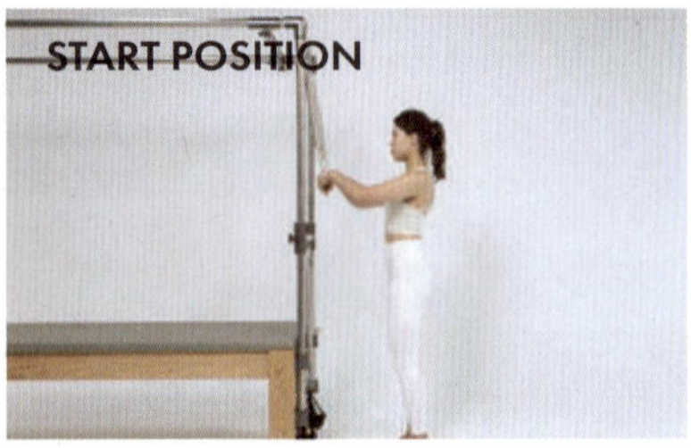

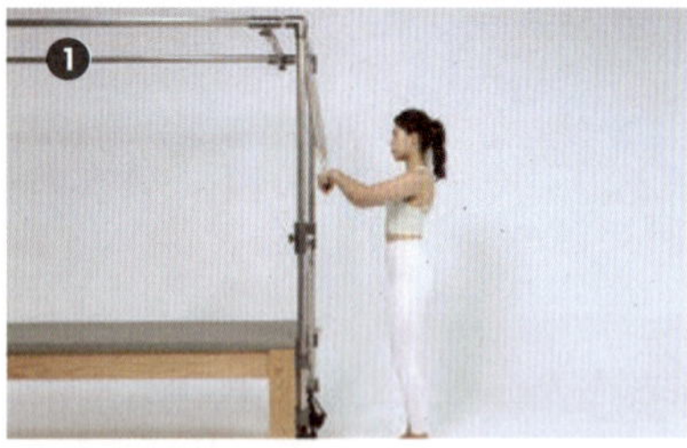

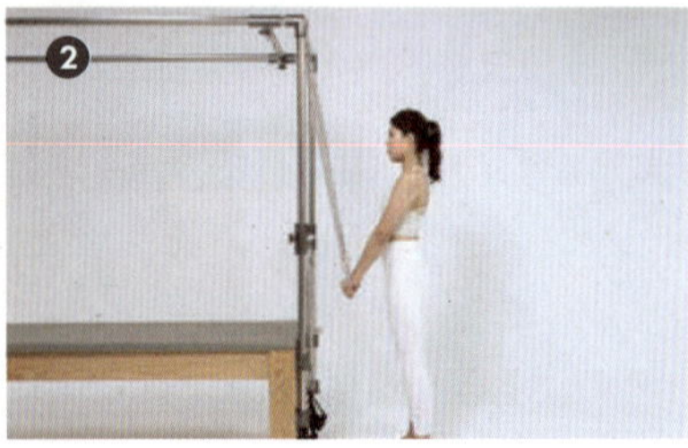

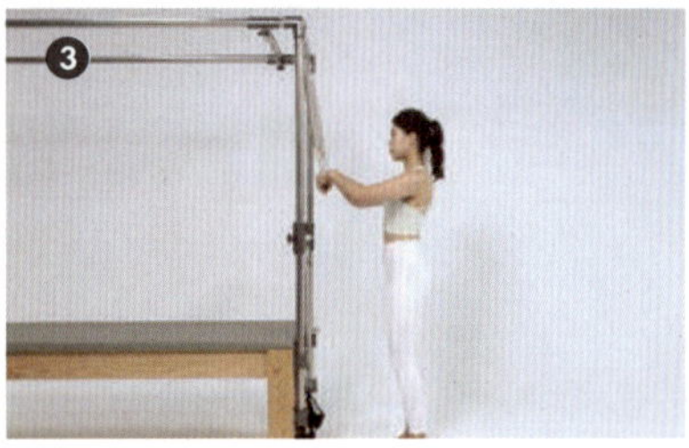

1 시작 자세

Cadillac의 바깥 쪽에 서서 Roll Down Bar를 마주보고 선다. 골반과 척추는 Neutral을 유지하고 골반은 대퇴골과 중립을 유지한다. 다리는 곧게 서고 발은 골반 너비로 벌려 무게중심은 발의 중앙에 싣는다. 손은 Roll Down Bar의 중심에 두고 팔꿈치는 구부려서 손목 높이에서 옆으로 벌린다. 견갑골은 안정화하고 Bar는 최대한 높은 상태에서 시작한다.

2 동작

❶ 마시면서 준비한다.

❷ 내쉬면서 견갑골과 몸통의 안정화를 유지하고 팔꿈치는 손목보다 높은 위치를 유지한다. Bar를 몸통 앞에서 아래로 내린다.

❸ 마시면서 안정화를 유지하며 다시 Bar를 시작자세로 가져온다.

8–10회 반복한다.

3 지도사항

1 중립으로 일직선으로 선다.

2 무게 중심을 발바닥 방향으로 향하게 하고 다리 모양을 유지하기 위해 대퇴사두근, 슬괵근, 둔근을 활성화 한다.

3 무릎은 신전되었지만 과신전되지 않도록 주의한다.

4 동작 내내 정렬을 유지한다.

5 Bar를 내리고 올릴 때 견갑골의 안정화를 유지한다.

6 손목은 길게 유지한다.

4 변형동작

1 Cadillac 위에서 Kneeling 자세로 동작한다.

2 동작의 난이도를 높게 할 경우 :

1) Rotational Disks에 서서 동작한다. 디스크가 회전하지 않도록 주의하고 골반의 중립에 초점을 둔다.

LEVEL 1 | ARTI & LEG WORK | TRAPEZE

BREATHING

운동목적 호흡과 척추의 분절

기구세팅 Trapeze Spring을 Horizontally Sliding Bar의 Eyehook에 걸어서 Trapeze와 Trapeze Strap이 걸려있도록 한다. Roll Down Spring을 Short Strut의 Eyehook에 걸고 Roll Down Bar를 Spring에 건다.

사용근육

MOBILIZERS 어깨 신전근 (Shoulder Extensor), 어깨 굴곡근(Shoulder Flexor), 고관절 신전근(Hip Extensor), 고관절 굴곡근(Hip Flexors)

STABILIZERS 복횡근(Transverse Abdominis), 골반기저근(Pelvic Floor Muscles), 다열근(Multifidus), 복사근(Obliques), 하체 안정화 근육(Gluteus, Maximus, Quadriceps, Hamstring), 견갑대 안정화 근육

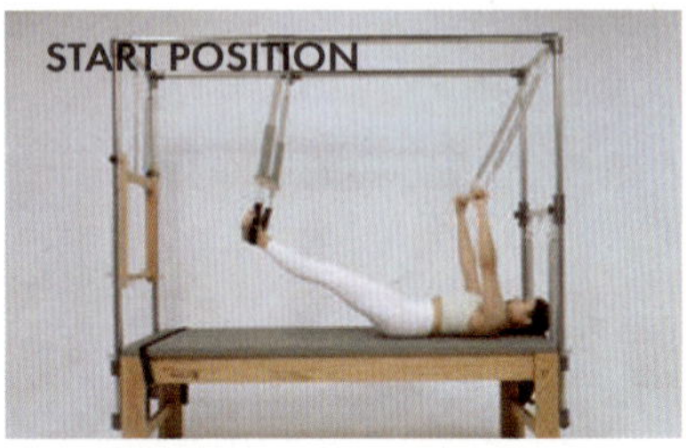

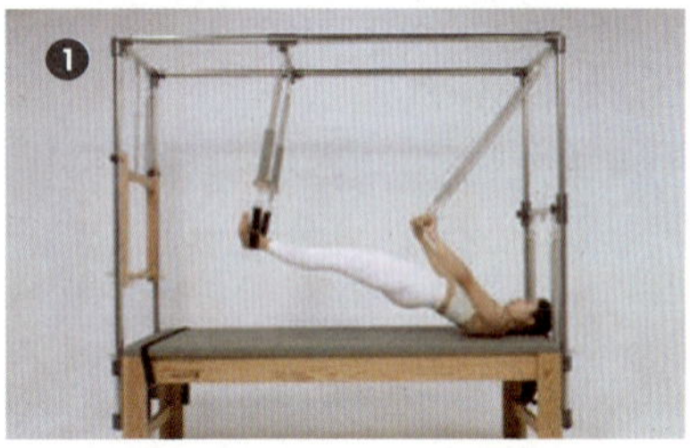

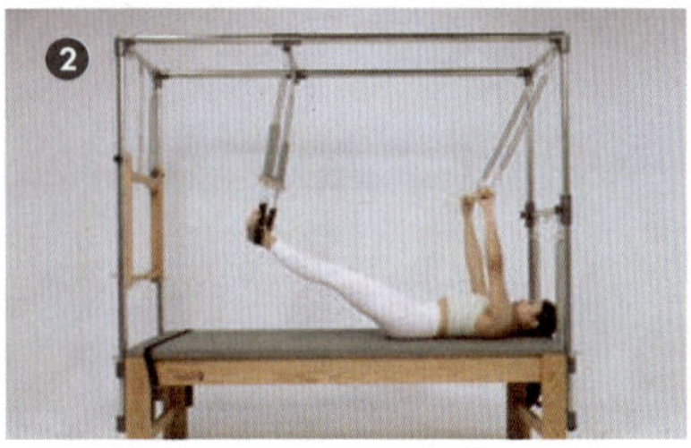

1 시작 자세

Cadillac Bed에서 Roll Down Bar 방향으로 머리를 두고 Roll Down Bar를 잡고 눕는다. 골반과 척추는 Neutral을 유지한다. 다리는 길게 펴서 붙여 외회전하여 발은 Trapeze Strap에 걸고 발목은 배측 굴곡한다. 견갑골의 안정화를 유지하고 팔을 어깨너비 보다 살짝 넓게 벌려서 Roll Down Bar를 잡는다.

2 동작

■ 정방향

❶ 마시면서 꼬리뼈부터 흉추 상단까지 척추를 하나씩 굴곡한다. 요추는 Neutral을 유지하고 고관절은 신전한다. 동시에 견갑골을 안정화하고 팔을 편 상태로 Roll Down Bar 를 잡고 어깨관절을 신전하면서 아래로 누른다.

❷ 내쉬면서 흉추 상단부터 척추를 하나씩 굴곡하여 Neutral 돌아오고 동시에 견갑골을 안정화를 유지하여 어깨를 굴곡시켜 팔을 올린다.

■ 반대방향

❶ 내쉬면서 꼬리뼈부터 흉추 상단까지 척추를 하나씩 굴곡한다. 요추는 Neutral을 유지하고 고관절은 신전한다. 동시에 견갑골을 안정화하고 팔을 펴서 Roll Down Bar를 잡고 어깨관절을 신전하여 Bar을 아래로 누른다.

❷ 마시면서 흉추 상단부터 척추를 하나씩 굴곡하여 Neutral 돌아오고 동시에 견갑골을 안정화를 유지하여 어깨를 굴곡시켜 팔을 올린다.

5회 반복한다.

3 지도사항

1 숨을 참는 것은 피하고 느린 다섯 카운트 동안 완전하게 호흡한다.

2 롤업과 롤다운시 척추가 하나씩 분절한다.

3 척추가 과신전 되지 않도록 복부를 연결한다.

4 슬괵근과 대둔근을 연결해서 골반을 지지한다.

5 Roll Down Bar를 내릴 때는 손목이나 팔꿈치를 다 편 상태에서 광배근을 활성화하여 어깨 관절을 신전한다.

4 변형동작

1 동작의 난이도를 낮게 할 경우 :

1) 척추 분절과 팔 동작을 분절하여 따로 진행한다.

2 동작의 난이도를 높게 할 경우 :

1) 한 다리를 Table Top 을 유지하고 동작을 한다.

LEVEL 2 | ARM & ARTI WORK | TRAPEZE

SPREAD EAGLE

☑ 운동목적 척추 분절과 상지 근력 강화

☑ 기구세팅 Horizontally Sliding Bar를 Horizontals의 2/3지점으로 가져온다.
Trapeze를 Sliding Bar의 Eyehook에 걸고 Trapeze의 아래에 Strap을 건다.
Horizontals 1/3지점에는 미끄럼 방지용 패드를 건다.

☑ 사용근육

MOBILIZERS 등 신전근(Back Extensors), 고관절 신전근(Hip Extensors), 고관절 굴곡근(Hip Flexors), 복직근(Rectus Abdominis), 복사근(Obliques), 팔꿈치 신전근(Elbow Extensors), 팔꿈치 굴곡근(Elbow Flexors), 어깨 굴곡근(Shoulder Flexors), 어깨 신전근(Shoulder Extensors)

STABILIZERS 복횡근(Transverse Abdominis), 다열근(Multifidus), 골반기저근(Pelvic Floor Muscle), 견갑골 안정화 근육, 하체 안정화 근육(Gluteus Maximus, Quadriceps, Hamstring)

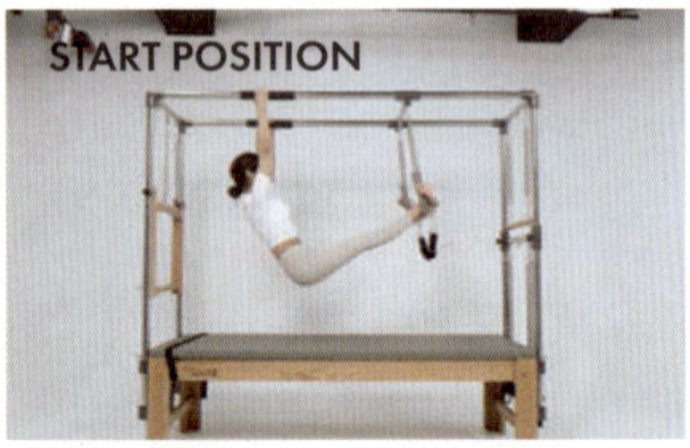

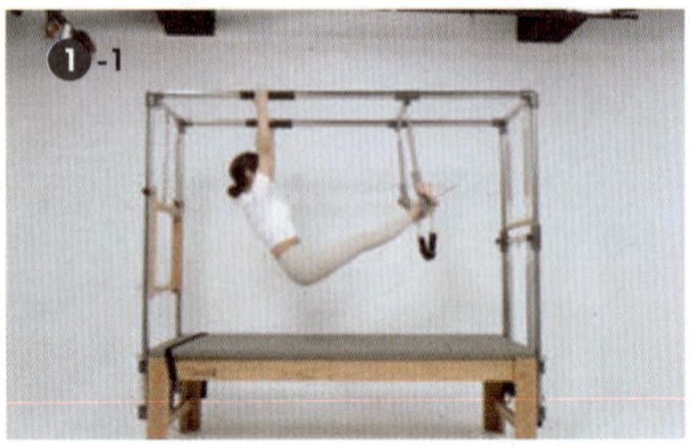

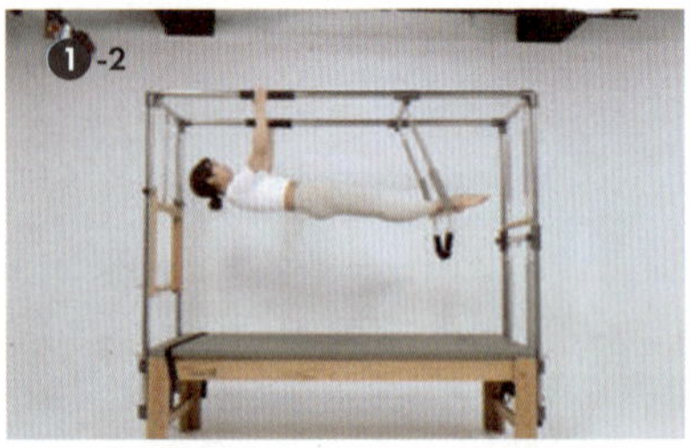

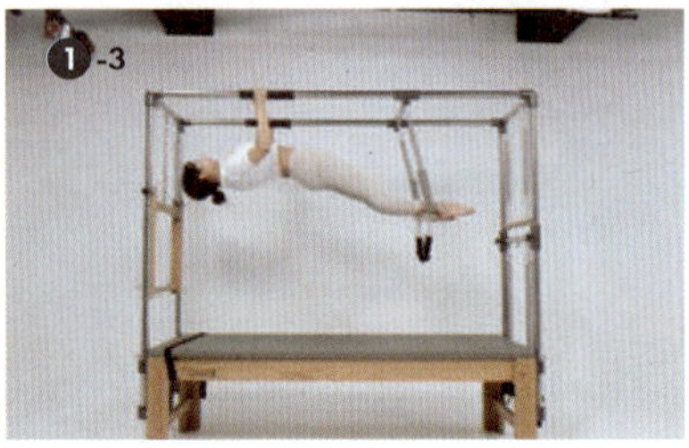

1 시작 자세

견갑골을 안정화하고 손으로 Horizontal Bar를 각각 잡고 다리는 벌려서 외회전하고 한 다리씩 다리를 펴고 발목은 배측굴곡하여 Trapeze Spring에 건다. 손은 골반에서 어깨까지 하나의 라인을 만들고 하체는 골반부터 발까지 하나의 긴 라인을 만든다. 손은 어깨 바로 위에 있도록 Horizontal을 잡는다. 골반은 bed쪽으로 내려서 척추, 골반은 최대한 Neutral을 유지한다.

2 동작

❶ 마시면서 견갑골의 안정화를 유지하고 다리를 곧게 펴고 꼬리뼈부터 척추를 굴곡한다. 골반은 Neutral이고 어깨부터 발까지 하나의 라인일때 까지 고관절을 신전한다. 경추는 길게 약간 굴곡하고 시선은 발을 바라본다. 그런 다음 팔꿈치를 굴곡하면서 척추는 흉추부터 시작해서 고르게 신전한다. 흉골은 천장을 향하도록 한다.

❷ 내쉬면서 팔꿈치를 신전하면서 동시에 경추부터 척추를 하나씩 굴곡하여 골반은 중립으로 유지하고 어깨부터 발까지 하나의 라인을 만든다. 그런 다음 척추를 하나씩 굴곡하고 고관절도 굴곡한다. 그런 다음 꼬리뼈부터 척추를 신전하여 척추, 골반은 최대한 Neutral로 하여 시작 자세로 돌아온다.

3–5회 반복한다.

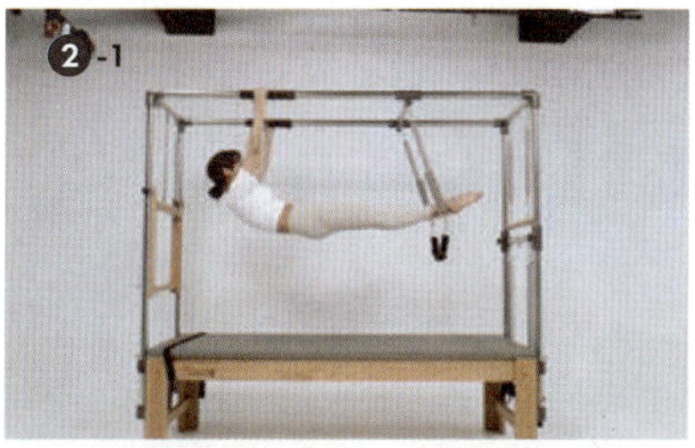

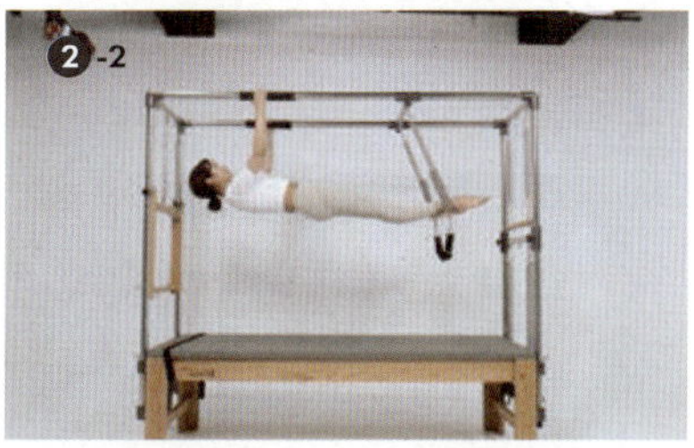

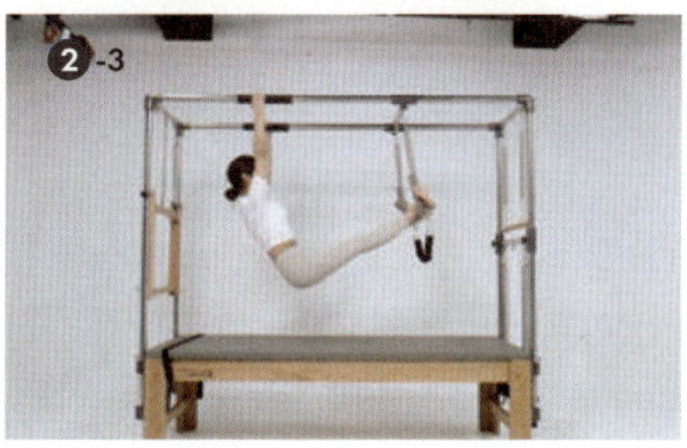

3 지도사항

1 척추는 하나씩 분절한다.

2 요추에서 과신전을 방지하기 위해 복부 연결을 하도록 해야한다.

3 골반의 유지와 하체의 안정성을 위해서 동작 내내 둔근과 슬괵근, 대퇴사두근을 활성화 하도록 한다.

4 흉추 신전 시 견갑골을 안정화하여 팔의 근력을 약간 사용하도록 한다.

4 변형동작

1 동작의 난이도를 낮게 할 경우 :

1) 4호흡으로 동작을 한다. :

마시면서 준비한다.

내쉬면서 척추를 하나의 긴 라인으로 만든다.

마시면서 팔꿈치를 굴곡하고 동시에 흉추를 신전한다.

내쉬면서 팔꿈치와 척추를 신전하고 하나의 긴 라인을 만든다. 그런 다음 척추와 고관절을 굴곡한다.

마시면서 꼬리뼈부터 척추를 하나씩 신전하여 시작 자세로 돌아온다.

2 요추의 과신전을 방지하기 위해서 호흡을 반대로 한다. :
흉추 신전 시 내쉰다.

LEVEL 1 | LEG WORK | TRAPEZE

BALLET STRETCHES KNEELING

☑ **운동목적** 요추와 골반의 안정성을 유지하고 고관절의 유연성

☑ **기구세팅** Horizontally Sliding Bar를 Horizontals의 2/3지점으로 가져온다.
Trapeze를 Sliding Bar의 Eyehook에 걸고 Trapeze의 아래에 Strap을 건다.

☑ **사용근육**
MOBILIZERS 고관절 굴곡근(Hip Flexors), 고관절 신전근(Hip Extensor), 고관절 내전근(Hip Adductors)
STABILIZERS 복횡근(Transverse Abdominis), 골반기저근(Pelvic Floor Muscles), 복사근(Obliques), 견갑골의 안정화 근육, 하체 안정화 근육

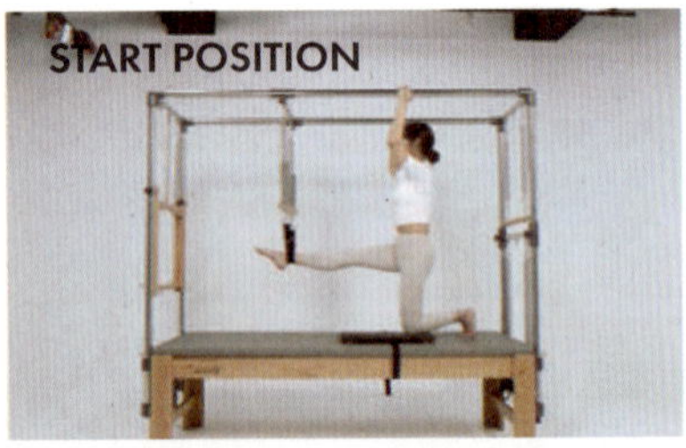

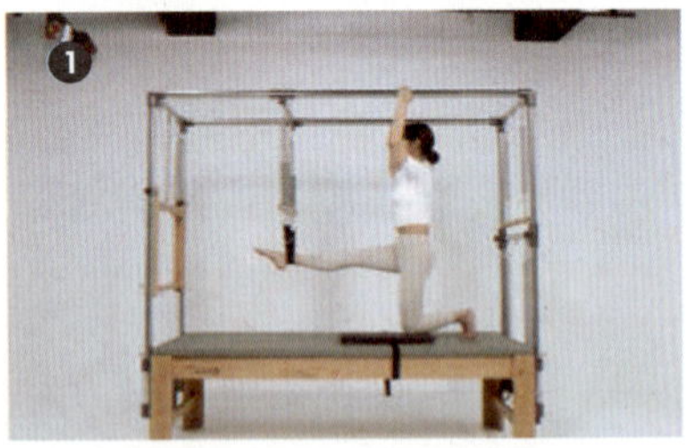

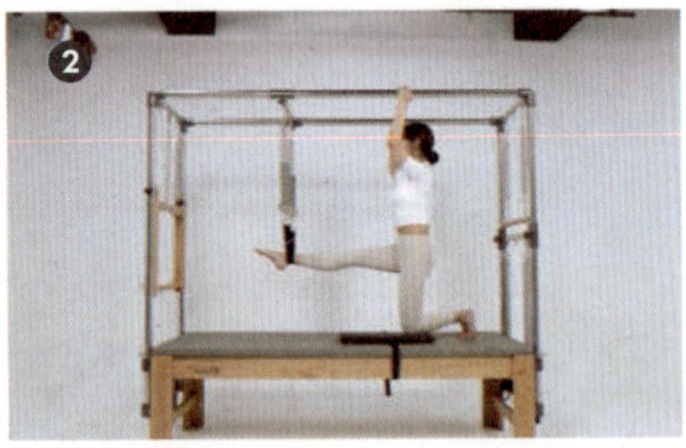

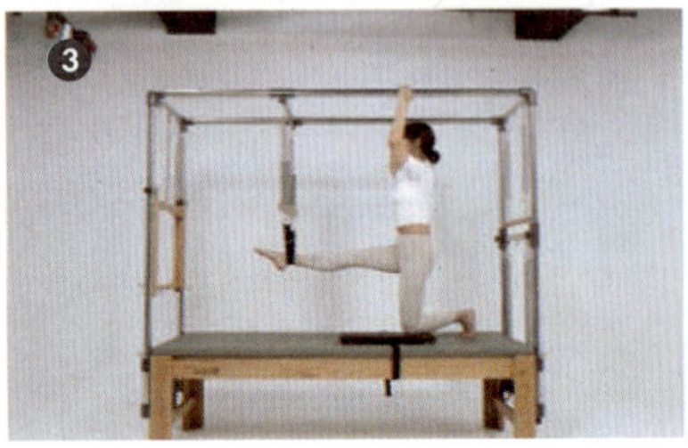

1 시작 자세

골반과 척추는 Neutral을 유지하고 Trapeze를 방향으로 Kneeling 자세를 유지한다. 지지하는 다리의 고관절을 외회전하고 Bed에 위치하고 반대 다리는 길게 펴서 평행하게 유지하고 발목을 Trapeze Strap을 건다. (Hamstring이 유연하다면 Trapeze자체에 발목을 건다.) 견갑골을 안정화 하고 균형을 유지하기 위해 Horizontal Bar 또는 Fuzzy Hanging Straps 를 잡는다.

2 동작

❶ 마시면서 준비한다.

❷ 내쉬면서 Trapeze Strap에 위치한 다리의 고관절을 신전하여 Spring을 누른다.

❸ 마시면서 고관절을 굴곡하여 제자리로 돌아온다.

❹ 내쉬면서 골반의 높이를 유지할 수 있을만큼 최대한 앞으로 Lunge 한다.

❺ 마시면서 다시 무게중심을 지지하는 다리로 옮겨 시작 자세를 유지한다.

2회 반복한다.

- **TRANSITION**

몸통이 사이드를 바라보도록 한다. 두 다리는 외회전하고 Trapze Strap에 위치한 다리를 사이드로 뻗는다. 이 때 Trapeze에 위치한 다리는 골반보다 앞에 위치한다.

❻ 마시면서 준비한다.

❼ 내시면서 Trapeze Strap에 위치한 다리의 고관절을 신전하여 Spring을 누른다.

❽ 마시면서 고관절을 굴곡하여 제자리로 돌아온다.

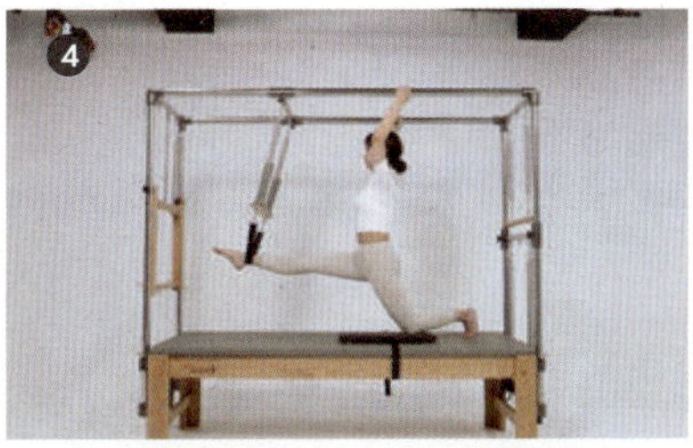

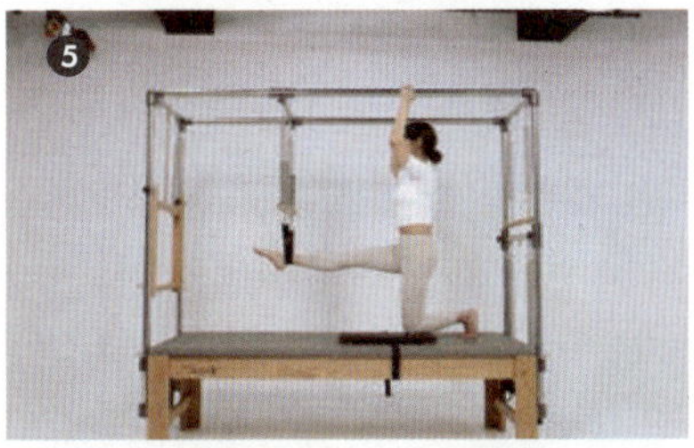

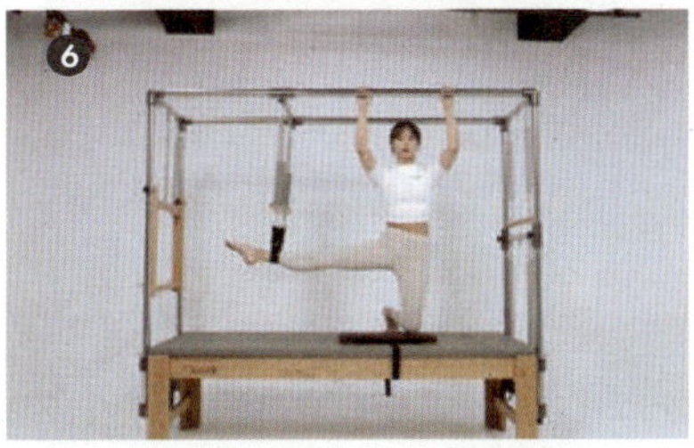

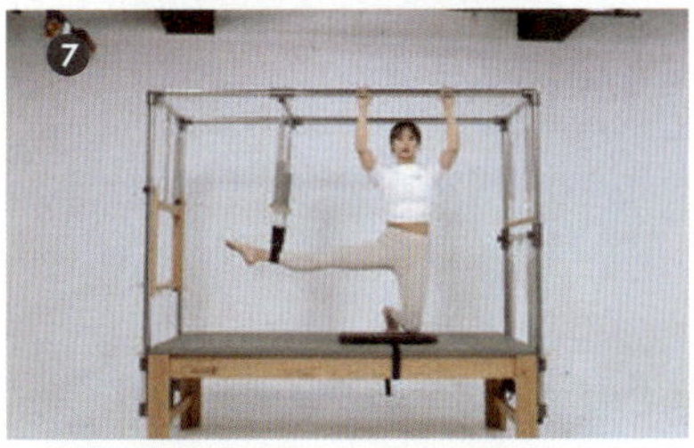

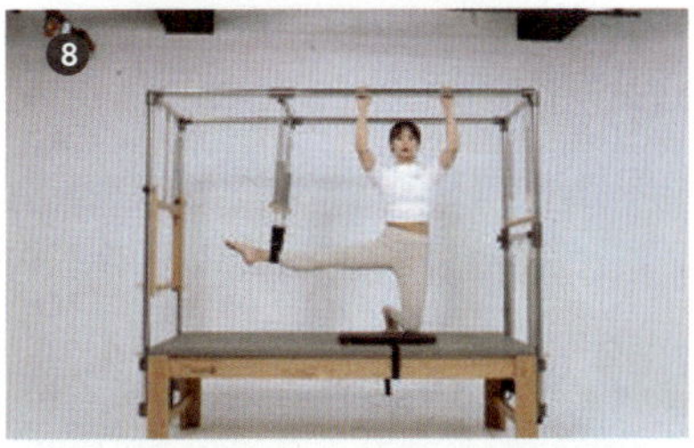

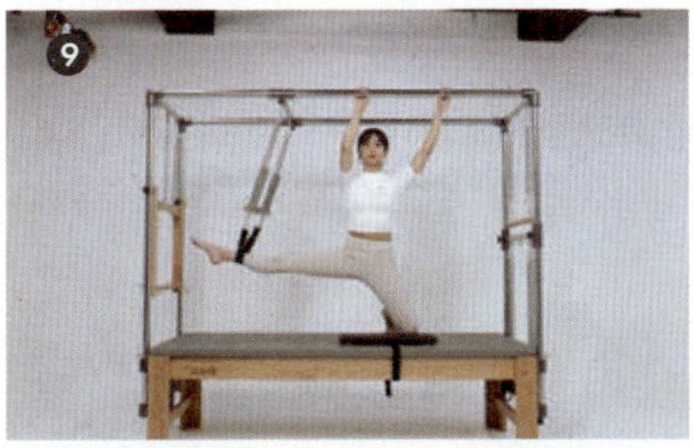

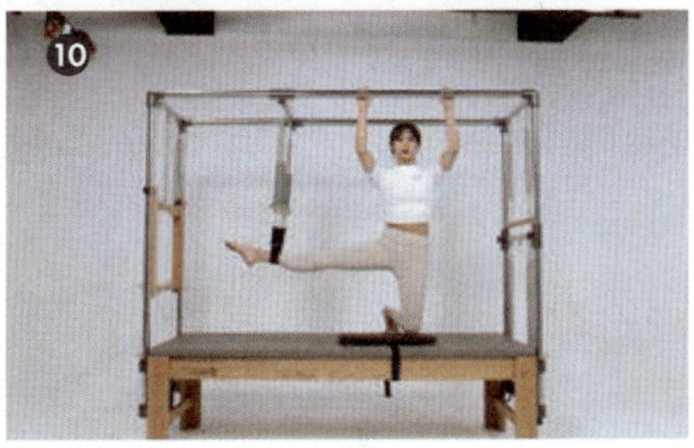

⑨ 내쉬면서 골반의 높이를 유지할 수 있을만큼 최대한 옆으로 Lunge 한다.

⑩ 마시면서 다시 무게중심을 지지하는 다리로 옮겨 시작 자세를 유지힌다.

2회 반복한다.

다른 방향의 다리도 반복한다.

3 지도사항

1 고관절의 유연성을 위한 동작이지만 요추, 골반의 안정성에도 집중을 하도록 지도한다.

2 골반은 발의 최대한 중심에 위치하도록 한다.

3 동작 내내 골반은 가능한 정면을 바라보고 평행하게 유지하도록 한다.

4 측면을 바라보는 동작에서는 Trapeze의 아래에 Strap에 위치한 다리는 골반보다 앞에 위치하도록 한다.

5 동작 내내 척추의 축을 유지하도록 한다.

6 Lunge 동작 시 골반이 정면을 유지할 만큼 동작의 범위를 정하고 몸통은 자연스럽게 따라간다.

7 고관절에 문제가 있다면 실시하지 않는다.

8 동작 내내 발목을 배측 굴곡하면 비복근과 가자미근의 스트레칭이 된다.

LEVEL 1 | LEG WORK | TRAPEZE

BALLET STRETCHES STANDING

☑ **운동목적** 요추와 골반의 안정성을 유지하고 고관절의 유연성

☑ **기구세팅** Horizontally Sliding Bar를 Horizontals의 2/3지점으로 가져온다.
Trapeze를 Sliding Bar의 Eyehook에 걸고 Trapeze의 아래에 Strap을 건다.

☑ **사용근육**

MOBILIZERS 고관절 굴곡근(Hip Flexors), 고관절 신전근(Hip Extensor), 고관절 내전근(Hip Adductors), 몸통 측굴근(Trunk Lateral Flexors), 몸통 신전근(Trunk Extensors)

STABILIZERS 복횡근(Transverse Abdominis), 다열근(Multifidus), 복사근(Obliques), 고관절 외회전근(Hip External Rotators), 골반기저근(Pelvic Floor Muscles), 견갑골의 안정화 근육, 하체 안정화 근육(Gluteus Maximus, Quadriceps, Hamstring)

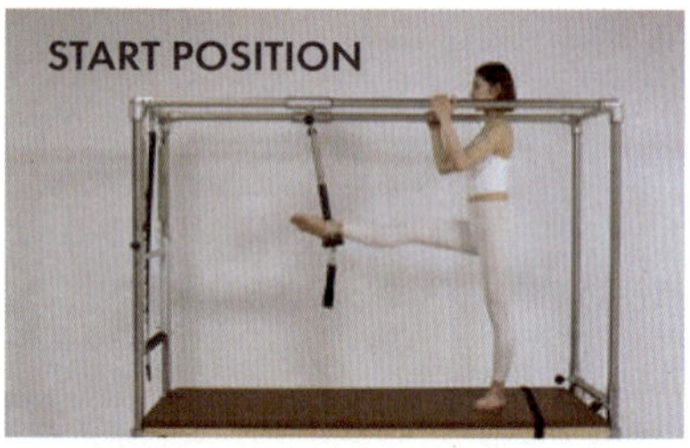

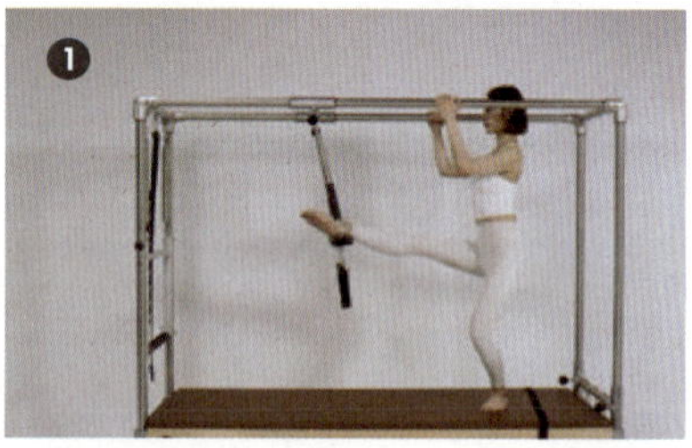

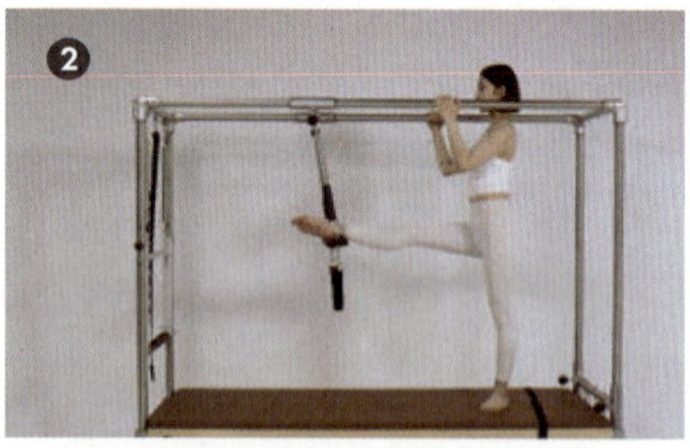

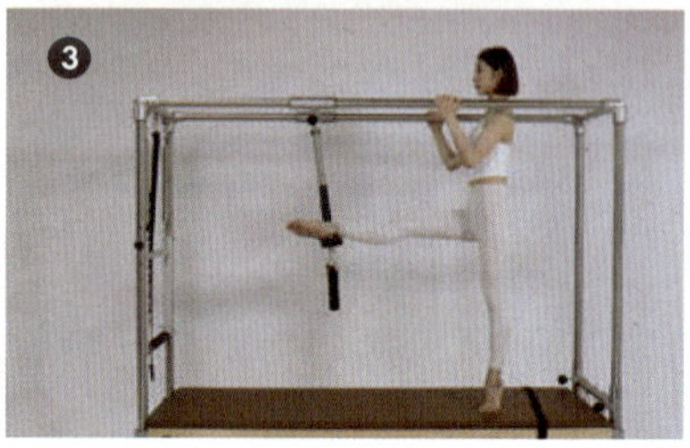

1 시작 자세

Trapeze를 바라보고 Cadillac위에 선다. 골반과 척추는 Neutral을 유지하고 두다리는 외회전한다. 지지하는 다리는 쭉 펴고 반대편 다리의 발목을 Trapeze의 위에 올린다. 견갑골을 안정화를 유지하고 골반은 최대한 정면을 바라보게 하고 높이를 평행하게 유지한다. 견갑골을 안정화하고 두 손은 Horizontal을 각각 잡는다.

2 동작

❶ 마시면서 골반은 정면으로 유지하고 지지하고 있는 다리의 무릎을 구부린다.

❷ 내쉬면서 지지하는 다리의 무릎을 편다.

❸ 마시면서 지지하는 다리의 발목을 저측 굴곡한다.

❹ 내쉬면서 지지하는 다리의 발목을 배측 굴곡하여 제자리로 돌아간다.

❺ 마시면서 척추를 길게 늘린다.

❻ 내쉬면서 Trapeze위에 있는 다리의 고관절을 신전하여 Trapeze Spring를 바닥 방향으로 누른다.

❼ 마시면서 Trapeze위에 있는 다리의 고관절을 굴곡하여 제자리로 돌아간다.

❽ 내쉬면서 Trapeze 쪽으로 무게를 싣고 골반의 높이가 유지되는 범위까지 앞으로 Lunge하여 몸통을 기울인다.

❾ 마시면서 무게중심을 다시 지지하는 다리 방향으로 이동하고 지지하는 다리와 같은 방향의 팔을 머리 위로 뻗어 올린다.

❿ 내쉬면서 팔을 올린 상태로 척추를 앞으로 굴곡한다.

⓫ 마시면서 팔을 위로 계속 뻗은 상태로 척추를 하나씩 신전하여 중립으로 돌아온다.

⓬ 내쉬면서 팔을 위로 계속 뻗은 상태로 흉골을 천장 방향으로 올리면서 흉추를 신전한다.

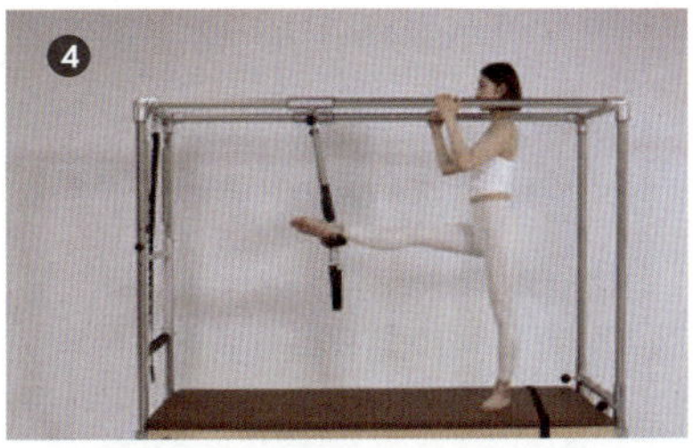

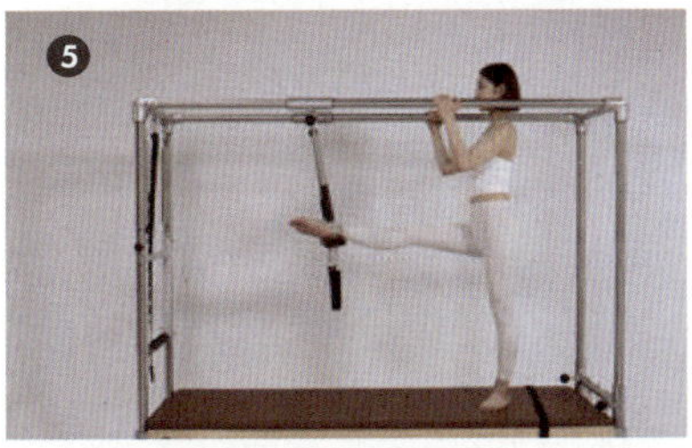

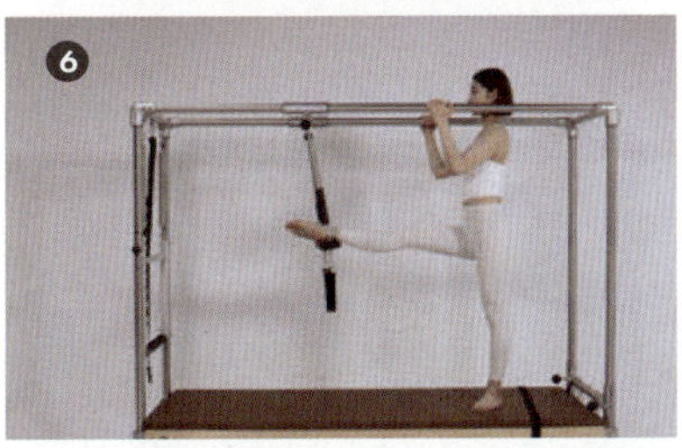

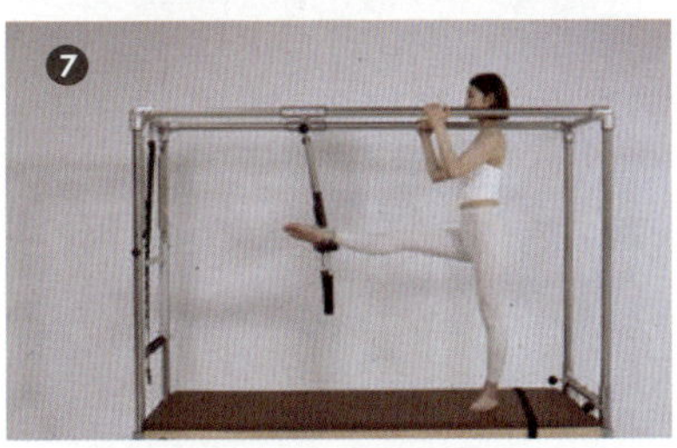

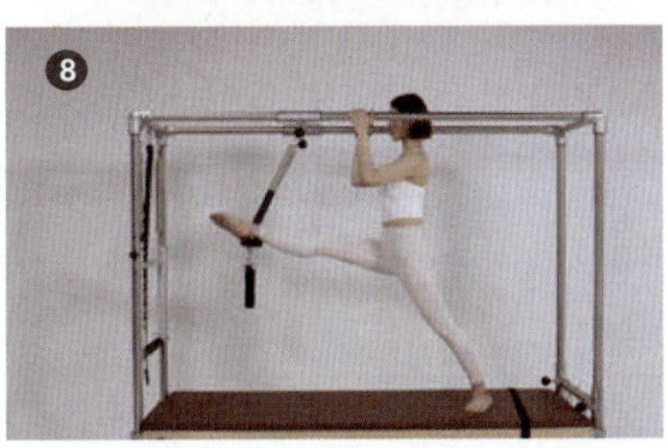

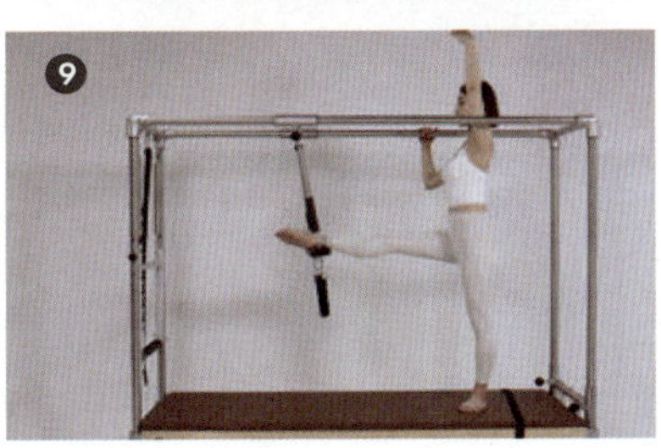

⑬ 마시면서 척추를 하나씩 굴곡하여 중립을 유지한다. 그런 다음 두 손은 Horizontal을 각각 잡고 지지하는 다리의 무릎을 구부린다.

■ **TRANSITION**

⑭ 내쉬면서 구부린 다리의 무릎을 펴면서 발목을 저측 굴곡한다. 그런 다음 몸을 사이드로 회전하고 발목을 배측 굴곡하여 Bed에 내린다. Trapeze위에 있는 다리를 움직여서 골반이 정면을 향하도록 한다. 양 다리는 외회전하고 두 손으로 Horizontal Bar를 잡는다.

⑮ 마시면서 골반은 정면으로 유지하고 지지하고 있는 다리의 무릎을 구부린다.

⑯ 내쉬면서 지지하는 다리의 무릎을 편다.

⑰ 마시면서 지지하는 다리의 발목을 저측 굴곡 한다.

⑱ 내쉬면서 지지하는 다리의 발목을 배측 굴곡하여 제자리로 돌아간다.

⑲ 마시면서 척추를 길게 유지한다.

⑳ 내쉬면서 Trapeze위에 있는 다리의 고관절을 신전한다. 고관절 내전근과 고관절 신전근을 사용하여 Spring을 바닥 방향으로 누른다.

㉑ 마시면서 Trapeze위에 있는 다리의 고관절을 굴곡하여 제자리로 돌아간다.

㉒ 내쉬면서 Trapeze에 무게를 싣고 골반의 높이가 유지되는 범위까지 옆으로 Lunge한다.

㉓ 마시면서 무게중심을 다시 지지하는 다리 방향으로 이동하고 지지하는 다리와 같은 방향의 팔을 머리 위로 뻗어 올린다.

㉔ 내쉬면서 팔은 뻗은 상태로 Trapeze쪽으로 척추를 측면굴곡한다.

㉕ 마시면서 척추를 중립으로 유지하고 뻗은 팔은 내리고 반대편 팔을 올린다.

㉖ 내쉬면서 팔을 위로 계속 뻗은 상태로 Trapeze 반대쪽으로 척추를 측면굴곡한다.

㉗ 마시면서 척추는 중립을 유지하고 두 손으로 Horizontal Bar를 잡는다. 그런 다음 지지하는 다리의 무릎을 구부린다.

㉘ 내쉬면서 지지하는 다리의 무릎을 펴면서 발목을 저측 굴곡하여 몸을 뒤로 회전한다. 그런 다음 발목을 배측 굴곡하여 내린다. Trapeze위에 있는 다리는 골반보다 앞에 위치하도록 하고 골반은 정면으로 유지하도록 한다. 골반은 약간 회전 될 수 있고 요추가 신전된다. 두 다리는 외회전하고 두 손으로 Horizontal을 각각 잡는다.

㉙ 마시면서 골반은 정면으로 유지하고 지지하는 다리의 무릎을 구부린다.

㉚ 내쉬면서 지지하는 다리의 무릎을 편다.

㉛ 마시면서 지지하는 다리의 발목을 저측 굴곡 한다.

㉜ 내쉬면서 지지하는 다리의 발목을 배측 굴곡한다.

㉝ 마시면서 척추를 길게 유지한다.

㉞ 내쉬면서 Trapeze위에 있는 다리의 고관절 굴곡하여 Spring을 바닥 방향으로 누른다.

㉟ 마시면서 Trapeze위에 있는 다리의 고관절을 신전하여 제자리로 돌아간다.

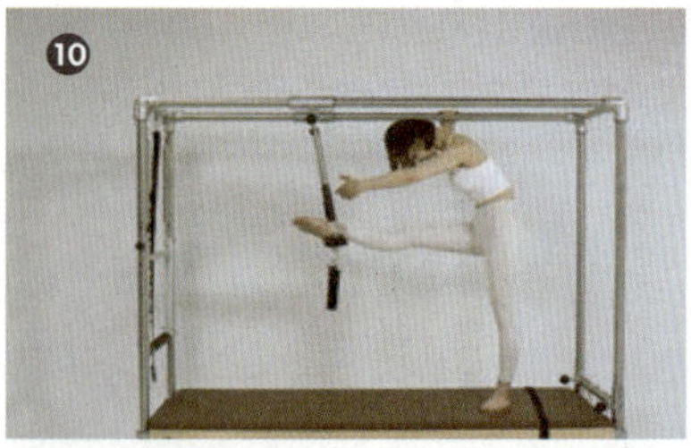

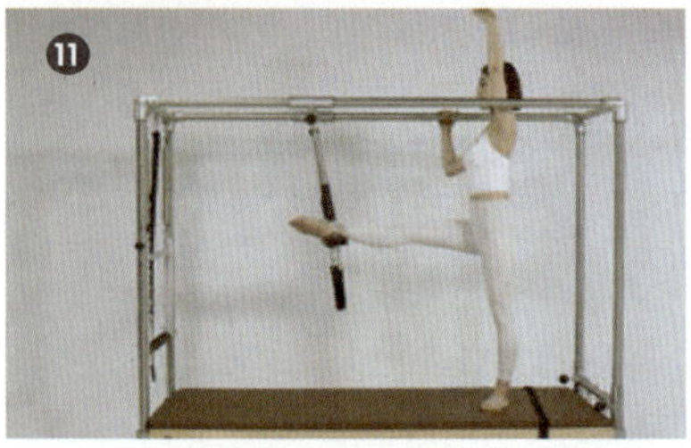

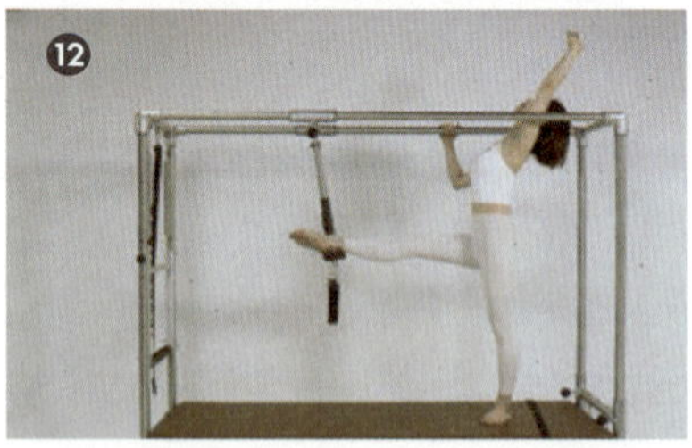

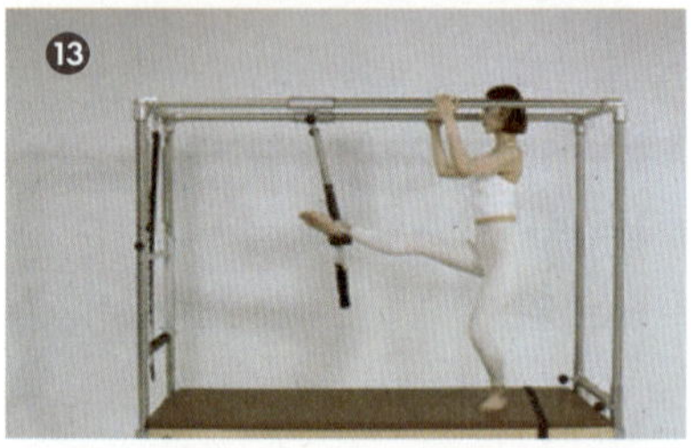

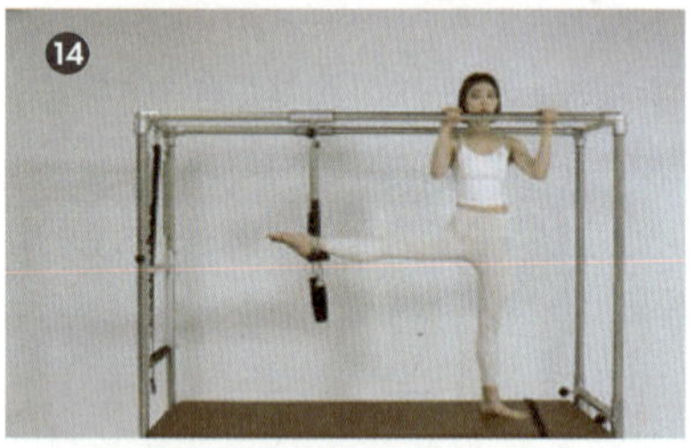

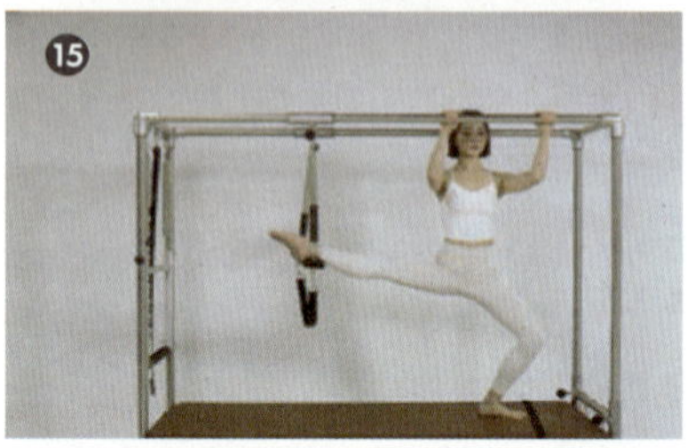

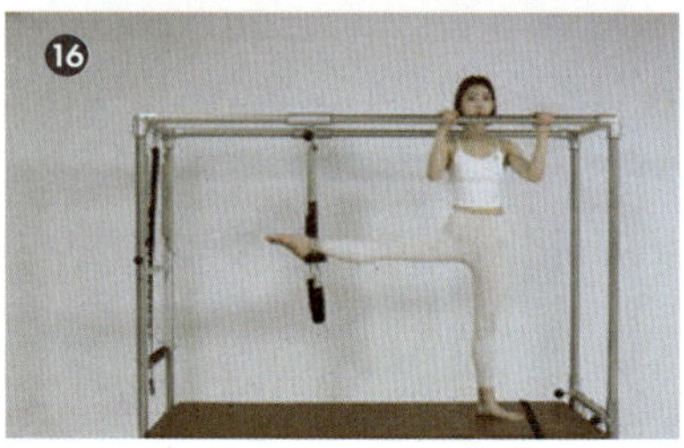

㊱ 내쉬면서 골반의 높이가 유지되는 범위까지 Trapeze에 무게를 싣고 뒤로 Lunge한다.

㊲ 마시면서 무게중심을 다시 지지하는 다리 방향으로 이동하고 지지하는 다리와 반대 방향의 팔을 머리 위로 뻗어 올린다.

㊳ 내쉬면서 팔을 위로 계속 뻗은 상태로 척추를 하나씩 앞으로 굴곡한다.

㊴ 마시면서 팔을 위로 계속 뻗은 상태로 척추를 하나씩 신전하여 중립을 유지한다.

㊵ 내쉬면서 팔을 위로 계속 뻗은 상태로 골반을 안정화하고 흉골을 천장으로 올려 흉추를 신전한다.

㊶ 마시면서 척추를 하나씩 굴곡하여 중립을 유지하고 두 손으로 Horizontal Bar를 각각 잡는다. 그런 다음 처음 시작 자세로 돌아와 Strap에서 다리를 뺀다.

반대 다리도 동작을 한다.

각 방향으로 1회씩 한다.

3 지도사항

1 고관절의 유연성을 위한 동작이지만 요추, 골반의 안정성에도 집중을 하도록 지도한다.

2 골반을 최대한 발의 중심에 위치한다.

3 동작 내내 골반은 가능한 정면을 바라보고 평행하게 유지하도록 한다.

4 측면을 바라보는 동작에서는 Trapeze의 아래에 Strap에 위치한 다리는 골반보다 앞에 위치하도록 한다.

5 동작 내내 척추의 축을 유지하도록 한다.

6 Lunge 동작 시 골반이 정면을 유지할 만큼 동작의 범위를 정하고 몸통은 자연스럽게 따라간다.

7 동작은 멈춤 없이 흐르듯이 진행한다.

8 고관절에 문제가 있다면 실시하지 않는다.

9 동작 내내 발목을 배측 굴곡하면 비복근과 가자미근의 스트레칭이 된다.

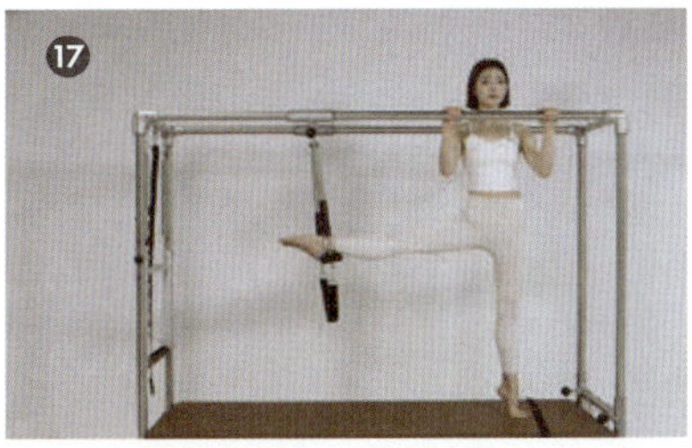
17
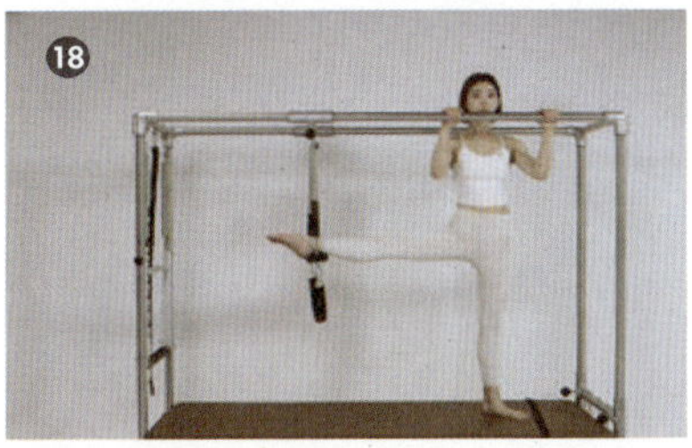
18
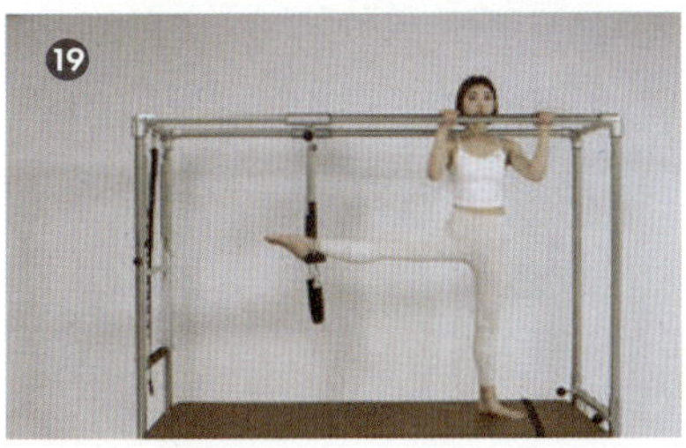
19
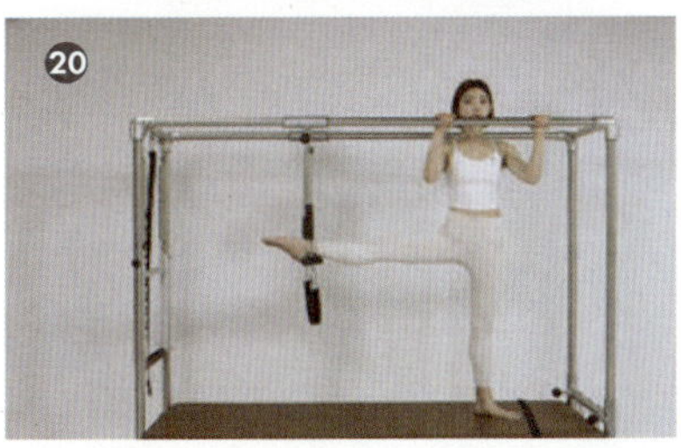
20
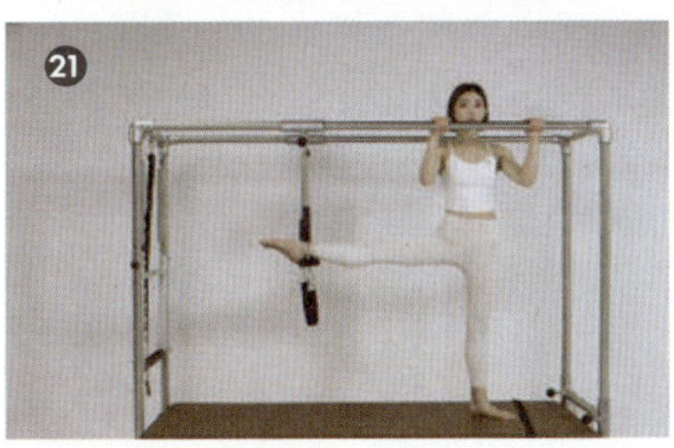
21
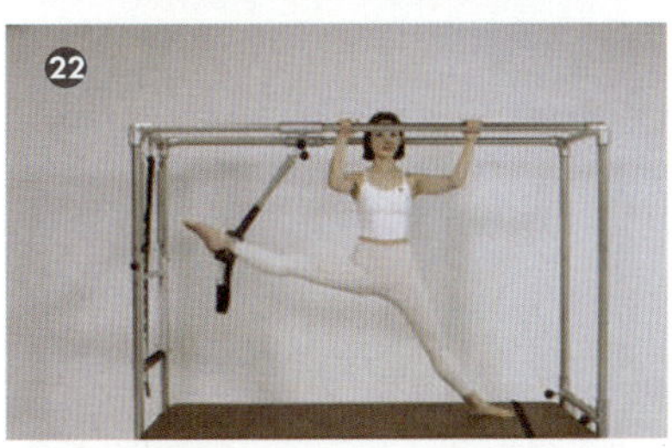
22
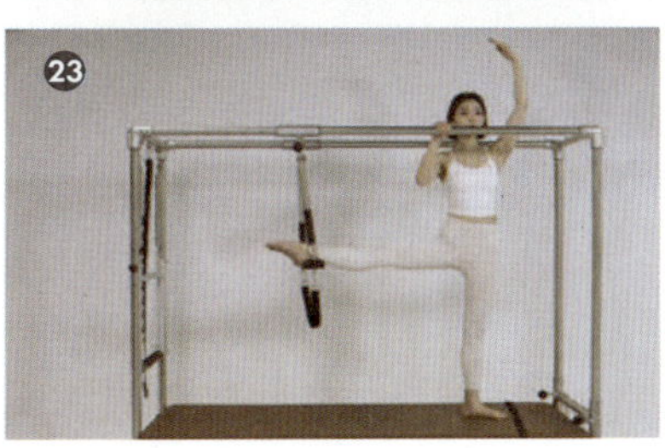
23
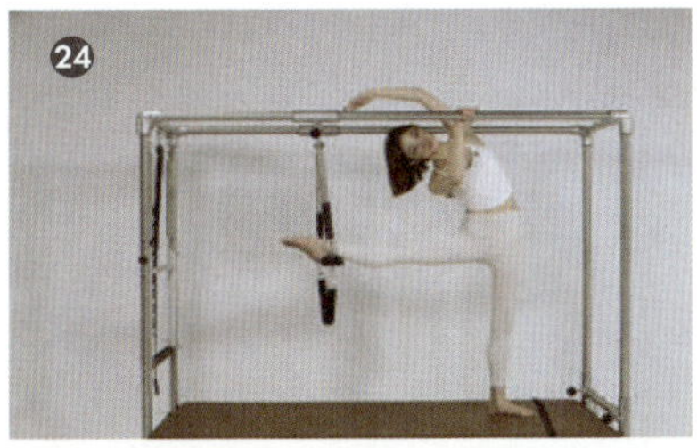
24
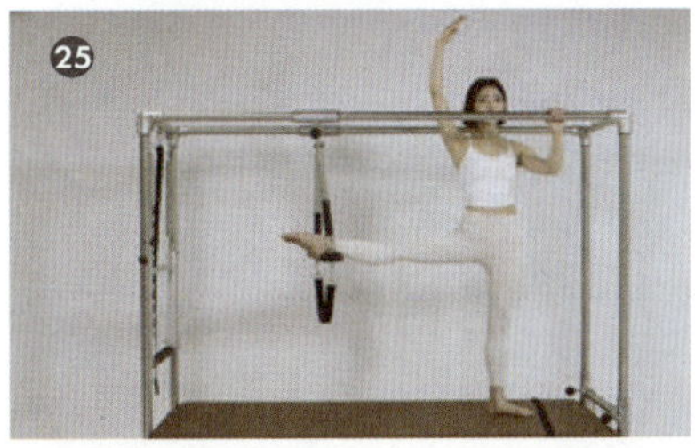
25
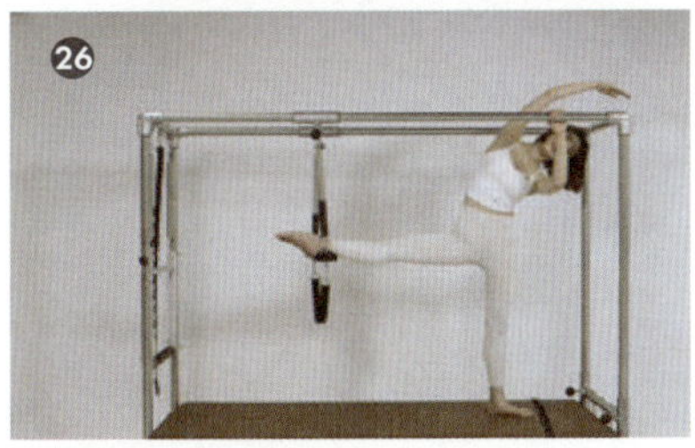
26
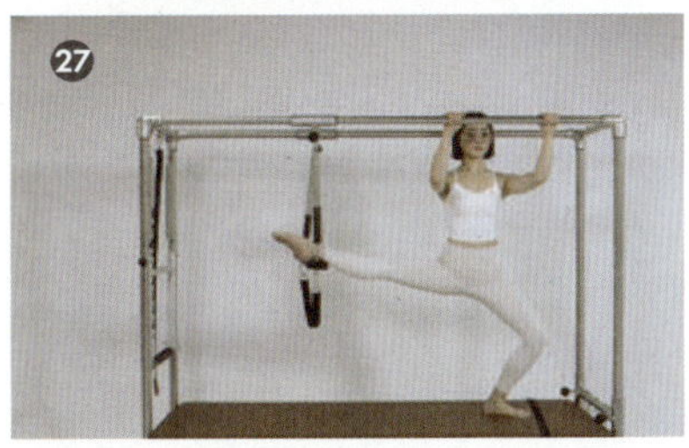
27
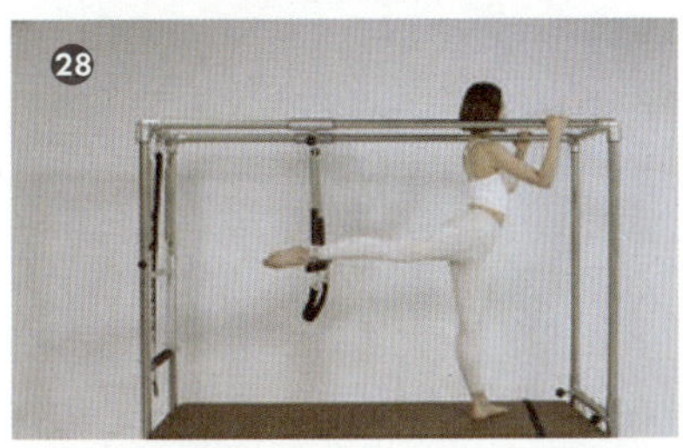
28
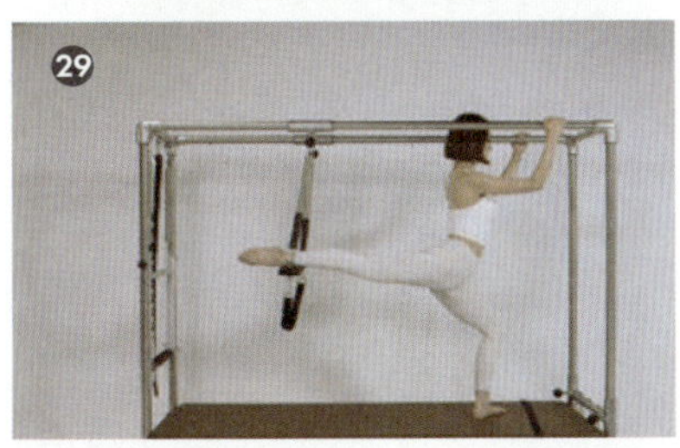
29
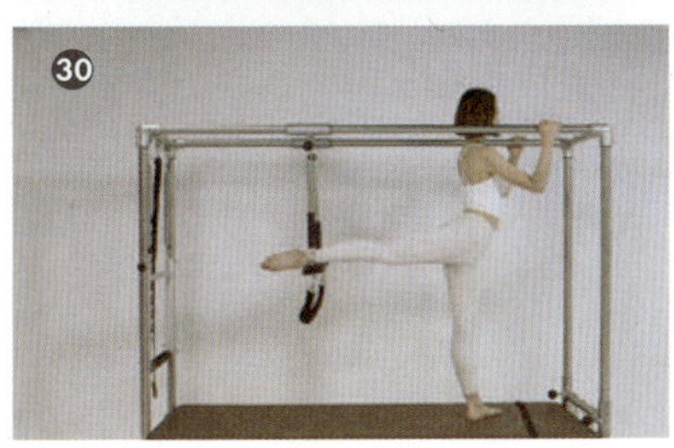
30
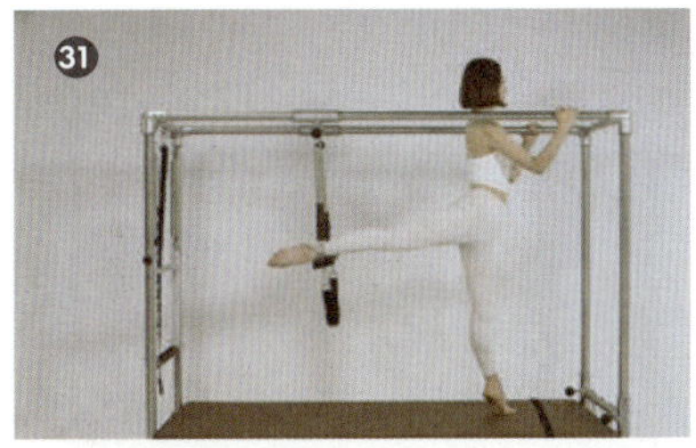
31
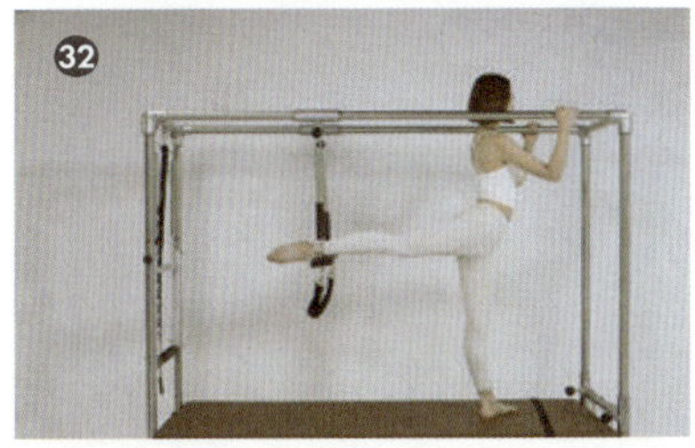
32
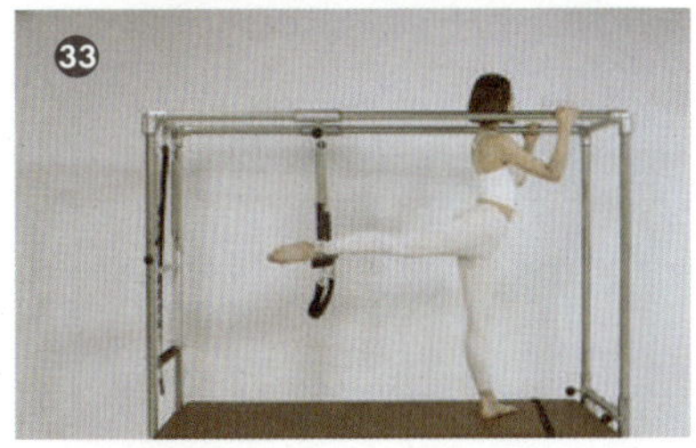
33
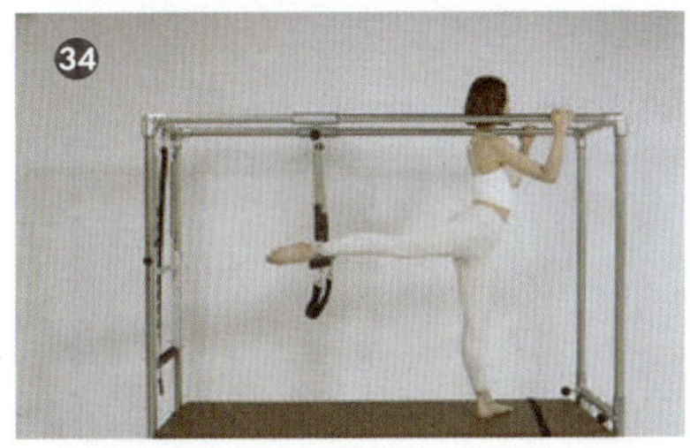
34
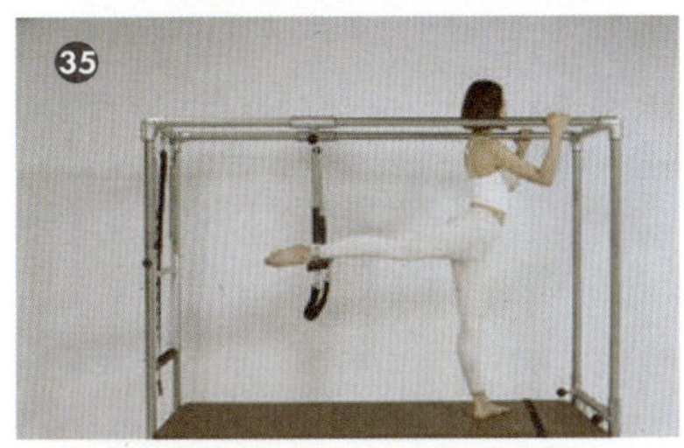
35
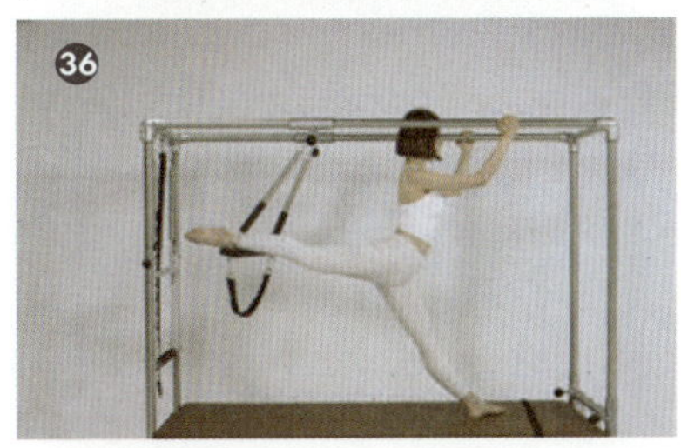
36
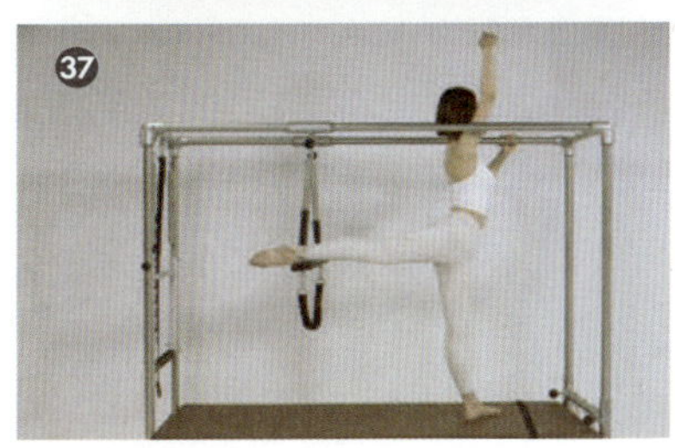
37

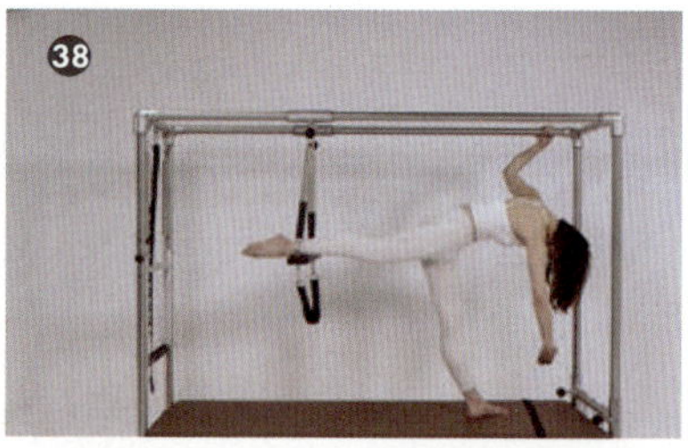
38

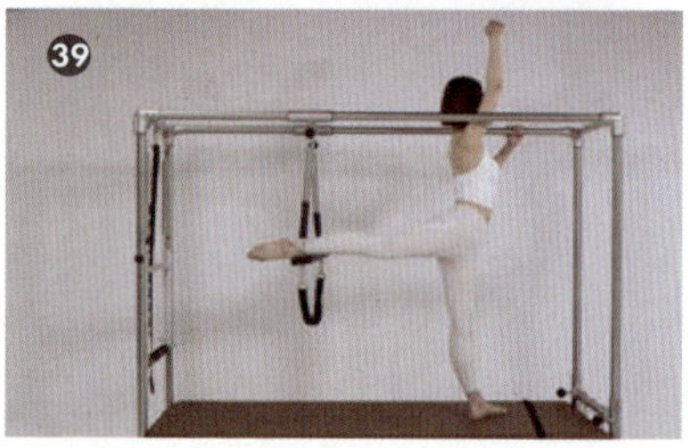
39

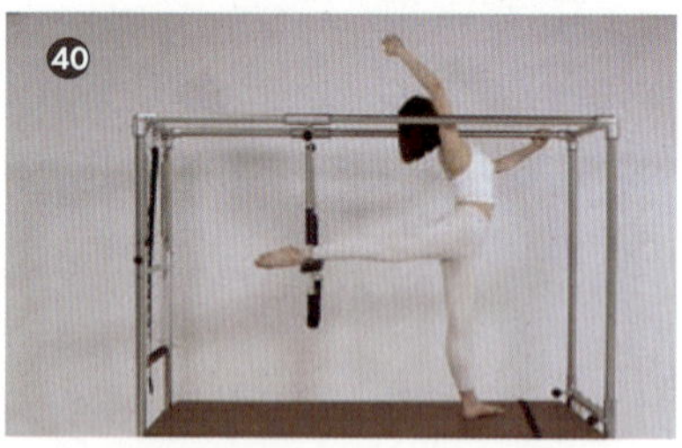
40

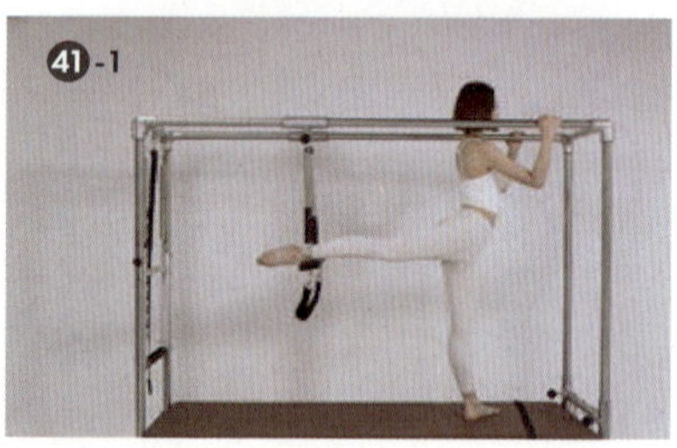
41-1

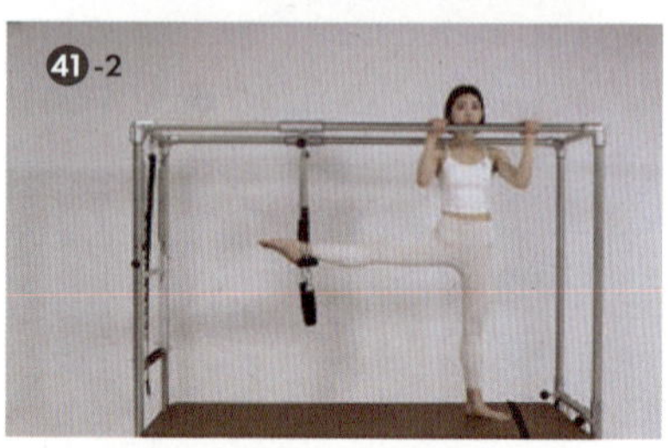
41-2

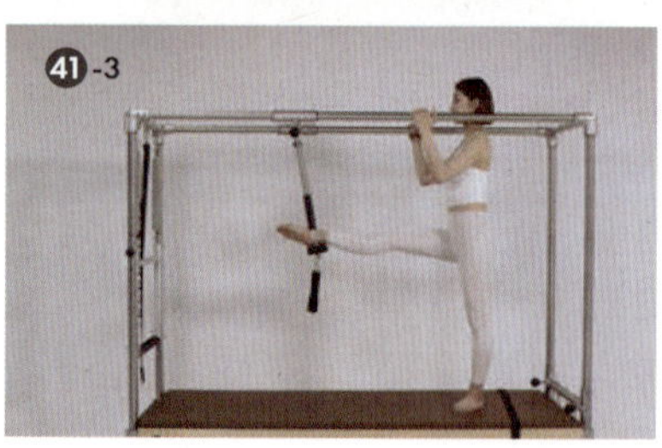
41-3

MEMO

LEVEL 2 | AB & ARM WORK | TRAPEZE

PUSH-UP

☑ 운동목적 견갑골 안정화와 대흉근 및 상완삼두근 강화

☑ 기구세팅 Sliding Bar 를 Cadillac 의 2/3지점에서 고정시킨다.
Trapeze Spring을 Horizontally Sliding Bar의 Eyehook에 걸어 Trapeze와 Trapeze Strap이 걸려있도록 한다.

☑ 사용근육 MOBILIZERS 대흉근(Pectoralis Major), 능형근(Rhomboids), 상완삼두근(Triceps Brachii), 승모근(Trapezius)
STABILIZERS 복횡근(Transverse Abdominis), 골반기저근(Pelvic Floor Muscles), 다열근(Multifidus), 복사근(Obliques), 하체 안정화 근육(Gluteus, Maximus, Quadriceps, Hamstring), 견갑대 안정화 근육

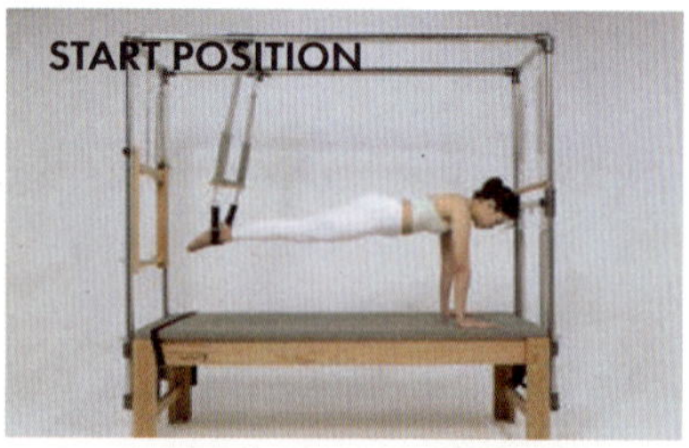

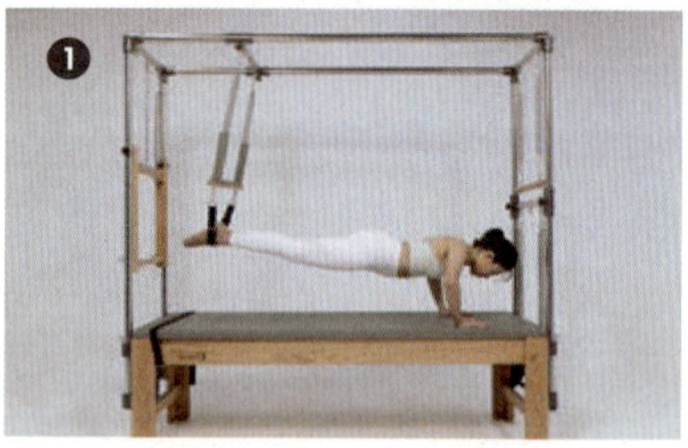

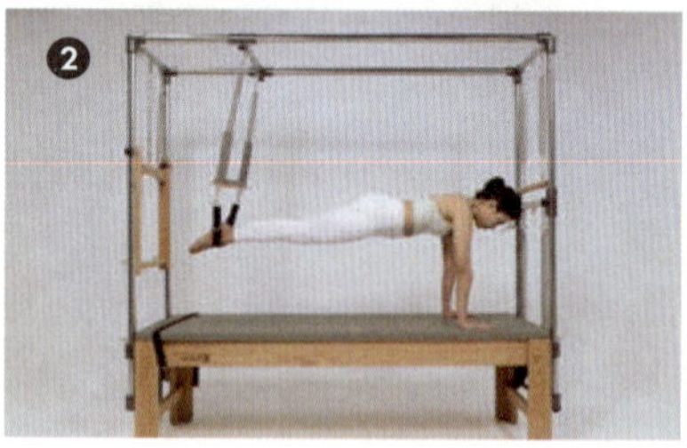

1 시작 자세

Cadillac의 2/3지점에서 Trapeze Strap을 걸고 머리를 Trapeze Strap의 반대방향을 향하도록 한다. 두 다리는 평행하게 붙여서 Strap 위에 올려 Push-up 자세를 만들어 골반과 척추는 Neutral을 유지한다. 발목은 저측 굴곡하고 발가락은 자연스럽게 한다. 견갑골의 안정화를 유지하고 어깨는 어깨너비보다 조금 넓게 벌리고 어깨 밑에 손이 위치하도록 한다.

2 동작

❶ 마시면서 골반과 척추는 Neutral을 유지하면서 팔꿈치를 구부린다.

❷ 내쉬면서 팔꿈치를 펴준다.

5회 반복한다.

3 지도사항

1 팔꿈치를 구부릴 때 요추에서 과신전이 일어나지 않도록 복부를 연결하고 있어야 한다.

2 팔꿈치를 펼 때 전거근을 사용해 견갑골의 안정화를 유지한다.

3 팔꿈치에서만 동작이 일어나도록 한다.

4 변형동작

1 동작의 난이도를 높게 할 경우 :
1) 한 다리를 들고 동작한다.
2) Push-up을 하고 고관절만 굴곡한다.
3) Push-up을 하고 고관절과 무릎을 굴곡한다.
4) 팔꿈치를 벌리는 각도에 따라 자극되는 근육을 다르게 한다.

MEMO

LEVEL 2 | AB WORK | PUSH-THRU

SIT UP

운동목적 복근 강화

기구세팅 Push Thru Spring들을 Upright 천장 방향에 있는 Strut의 Eyehook에 건다.
Push Thru Bar를 Bed방향으로 보내고 Spring들을 Eyehook에건다. (Spring은 2, 1, 0개를 걸 수 있다.)

사용근육
MOBILIZERS 복직근(Rectus Abdominis), 복사근(Obliques), 팔꿈치 신전근(Elbow Extensor), 팔꿈치 굴곡근(Elbow Flexor)

STABILIZERS 복횡근(Transverse Abdominis), 골반기저근(Pelvic Floor Muscle), 다열근(Multifidus), 복사근(Obliques), 견갑골 안정화 근육

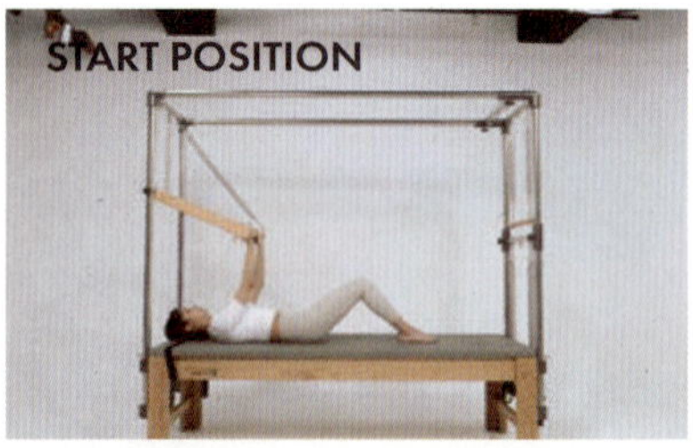

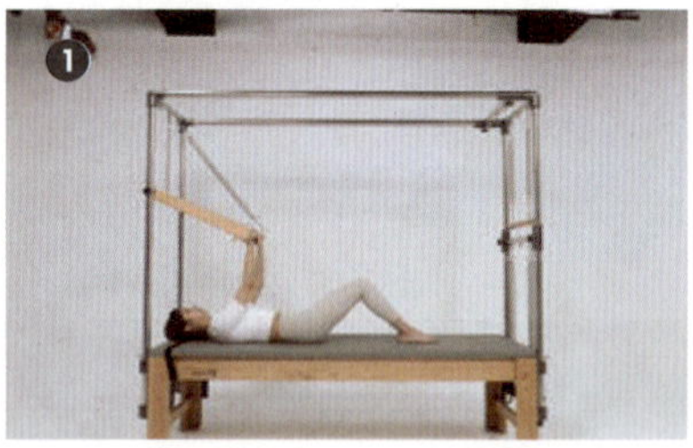

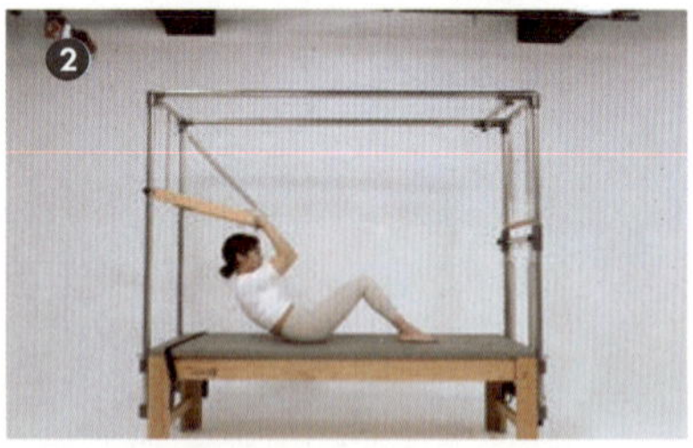

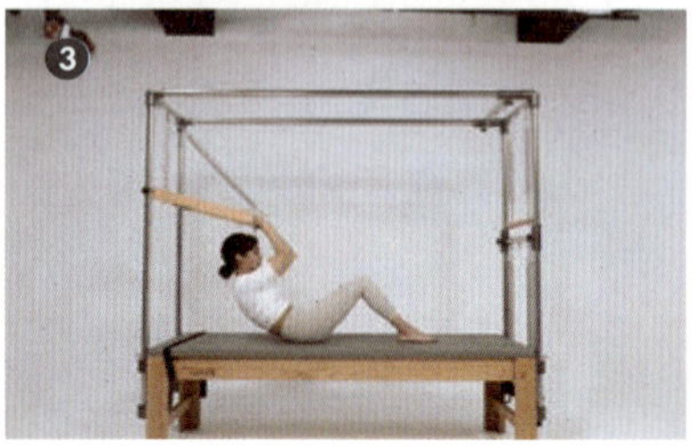

1 시작 자세

머리를 Push Thru Bar방향으로 두고 누워 골반과 척추는 Neutral을 유지한다. 다리는 붙이고 산 모양을 만들어 발은 Bed에 댄다. 견갑골은 안정화하여 팔을 뻗어서 Push Thru Bar를 잡고 손바닥은 머리 방향을 향하도록 하고 손은 어깨와 수직선상에 위치하도록 한다. (팔을 머리 위쪽으로 뻗었을 때 Bar가 어깨 높이에 위치하도록 한다.)

2 동작

❶ 마시면서 준비한다.

❷ 내쉬면서 경추부터 척추를 하나씩 분절하여 천골이 Bed에서 떨어질 때까지 롤 업 하고 무게 중심은 꼬리뼈에 둔다. 견갑골을 안정화하여 팔꿈치를 구부리고 Spring을 지지한다.

❸ 마시면서 유지한다.

❹ 내쉬면서 척추의 C 커브를 유지한 상태로 Bed로 롤 다운한다.

❺ 마시면서 갈비뼈를 대퇴 방향으로 보낸다는 느낌으로 다시 롤 업 하고 무게중심은 꼬리뼈 뒤에 위치한다.

5–10회 반복한다.

❻ 내쉬면서 팔꿈치를 펴면서 척추를 하나씩 바닥으로 롤 다운하여 시작 자세로 돌아온다.

3회 반복한다.

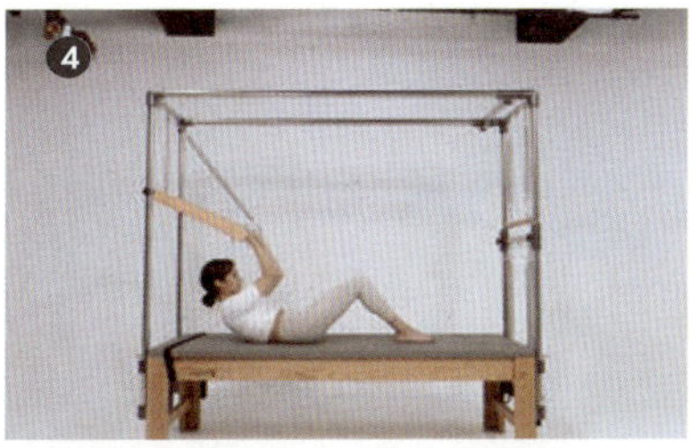

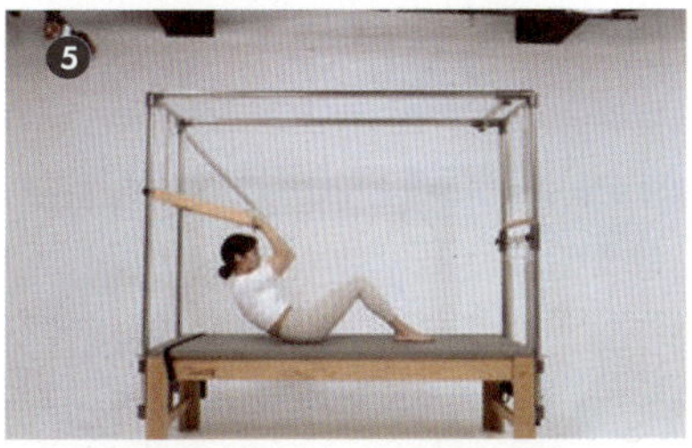

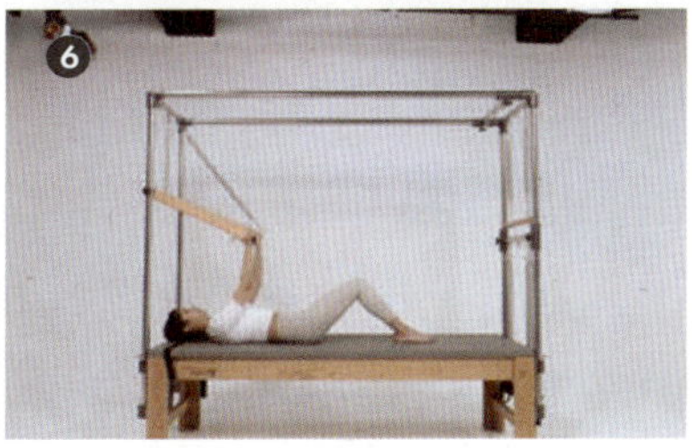

3 지도사항

1 Push Thru Bar에 Spring을 많이 걸수록 상지 근력 강화가 되고 걸지 않을 수록 복부의 힘이 더 필요하다.

2 동작 내내 척추의 Round Back을 유지한다.

3 Push Thru Bar를 잡고 있는 동안 견갑골의 안정화를 유지하고 Spring을 이용하 도록 한다.

4 동작 시 복부를 등척성하게 사용하도록 한다.

5 요추의 굴곡을 증가시키기 좋은 운동이다.

6 요추에 디스크가 있다면 실시하지 않는다.

4 변형동작

1 Spring의 개수를 다르게 한다.

2 동작의 난이도를 높게 할 경우 :

1) 다리 근력을 강화시키기 위해 다리 사이에 작은 짐볼이나 서클을 사용한다.

2) 복사근에 도전을 주기 위해 한 손만 잡고 동작한다.

LEVEL 2 | AB & ARTI WORK | PUSH-THRU

TEASER

☑ **운동목적** Teaser 모양을 만들기 위한 복근과 고관절 굴곡근 강화와 밸런스

☑ **기구세팅** Push Thru Spring들을 Upright 천장 방향에 있는 Strut의 Eyehook에 건다.
Push Thru Bar를 Bed방향으로 보내고 1개 Spring을 Eyehook에 건다.

☑ **사용근육**

MOBILIZERS 복직근(Rectus Abdominis), 복사근(Obliques), 어깨 굴곡근(Shoulder Flexors), 어깨 신전근(Shoulder Extensor), 팔꿈치 신전근(Elbow Extensors), 팔꿈치 굴곡근(Elbow Flexors), 고관절 신전근(Hip Extensor), 고관절 굴곡근(Hip Flexors)

STABILIZERS 복횡근(Transverse Abdominis), 골반기저근(Pelvic Floor Muscle), 다열근(Multifidus), 복사근(Obliques), 하체 안정화 근육(Gluteus Maximus, Quadriceps, Hamstring), 견갑골 안정화 근육

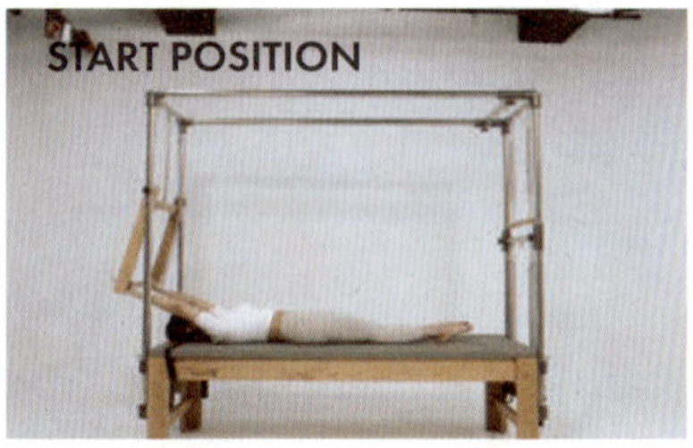

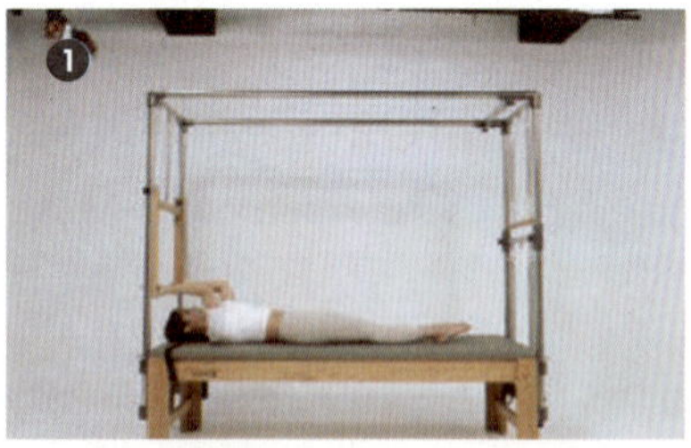

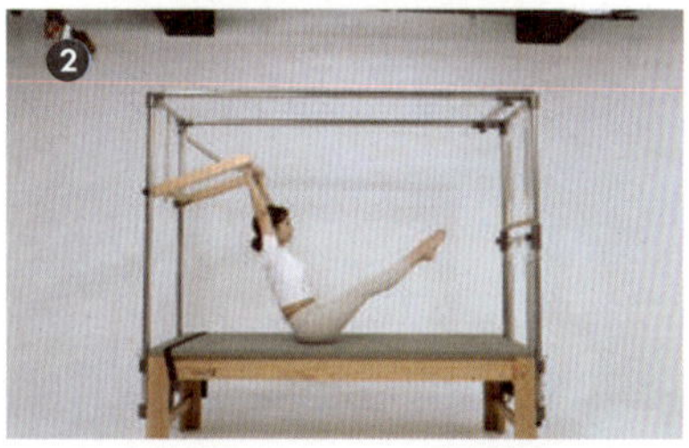

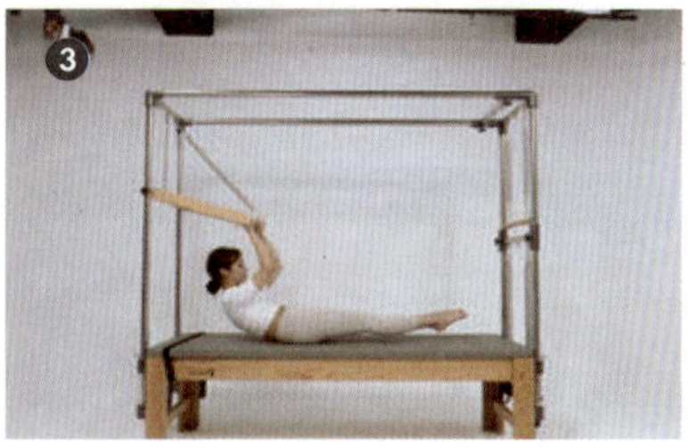

1 시작 자세

머리를 Push Thru Bar방향으로 두고 누워 골반과 척추는 Neutral을 유지한다. 두다리는 내전하여 평행하게 유지하며 길게 뻗는다. Bar를 손으로 잡고 팔을 천장 방향으로 뻗었을 때 손이 어깨보다 살짝 아래 높이에 위치하도록 하여 견갑골을 안정화하고 손은 어깨 너비만큼 벌려 Bar를 잡는다. 손바닥은 천장을 향하게 하고 팔을 펴서 Bar를 머리 위로 넘긴다.

2 동작

❶ 마시면서 견갑골을 안정화하고 팔꿈치를 구부려서 Bar를 이마 앞으로 가져온다.

❷ 내쉬면서 머리부터 척추를 하나씩 분절하여 굴곡한다. Imprint를 지나서 척추를 롤 업하고 고관절을 굴곡하여 다리를 천정으로 뻗어준다. 계속 롤업하면서를 무게중심이 꼬리뼈에 위치하도록 하고 요추는 약간 구부린다 (J커브). 흉추를 길게 한다.

❸ 마시면서 골반부터 척추를 하나씩 굴곡한다. Imprint를 지나서 척추는 하나씩 Bed에 내린다. 동시에 다리는 길게 뻗고 Bed쪽으로 내린다. 팔꿈치는 구부려서 Bar를 이마 앞으로 가져온다.

❹ 내쉬면서 상체와 머리, 다리를 Bed에 내리고 척추, 골반은 Neutral로 돌아온다. 팔을 길게 펴서 Bar를 머리 위로 뻗어낸다.

5–10회 반복한다.

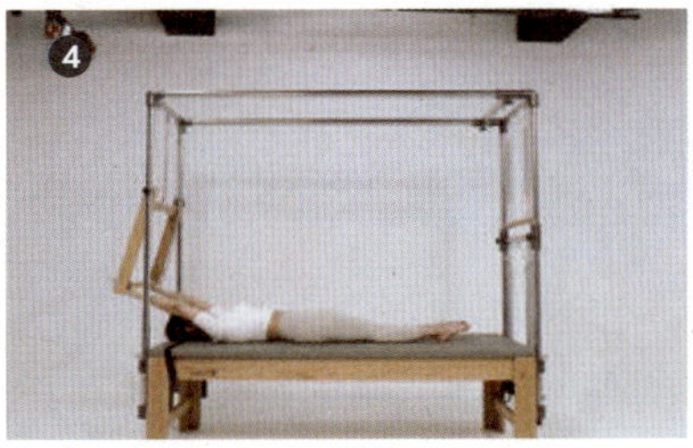

3 지도사항

1 팔꿈치를 구부릴 때 견갑골의 안정성을 유지한다.

2 롤업과 롤다운시 척추가 하나하나씩 분절한다.

3 뻗은 다리는 Imprint를 거친 후에 Bed에서 떨어지게 하고 뻗은 다리를 내려 놓을 때는 Imprint를 거친 후에 내려 놓는다.

4 V 자세에서 척추 윗부분과 팔을 길게 하고 복부를 이용해서 요추의 Flexion을 유지한다.

4 변형동작

1 동작의 난이도를 높게 할 경우 :
아래에 위치한 Spring을 걸고 동작을 하도록 한다. (Level 3)

2 하체의 근력 향상을 위한 경우 :
다리 사이에 작은 짐볼이나 서클을 끼우고 동작한다.

3 동작의 난이도를 낮게 할 경우 :
시작 자세에서 다리를 올릴 때 무릎을 구부려서 올리고 다리를 내릴 때 무릎을 구부리고 내린다.

LEVEL 1 | AB & ARTI WORK | PUSH-THRU

SPINE STRETCH FORWARD

☑ **운동목적** 척추 분절과 등 근육 스트레칭

☑ **기구세팅** Push Thru Spring들을 Upright 천장 방향에 있는 Strut의 Eyehook에 건다.
Push Thru Bar를 Bed 방향으로 보내고 1개 Spring을 Eyehook에 건다.

☑ **사용근육**

MOBILIZERS 복직근(Rectus Abdominis), 복사근(Obliques), 어깨 굴곡근(Shoulder Flexors), 어깨 신전근(Shoulder Extensor), 팔꿈치 신전근(Elbow Extensors), 팔꿈치 굴곡근 (Elbow Flexors), 고관절 신전근(Hip Extensor), 고관절 굴곡근(Hip Flexors)

STABILIZERS 복횡근(Transverse Abdominis), 골반기저근(Pelvic Floor Muscle), 다열근(Multifidus), 복사근(Obliques), 하체 안정화 근육(Gluteus Maximus, Quadriceps, Hamstring), 견갑골 안정화 근육

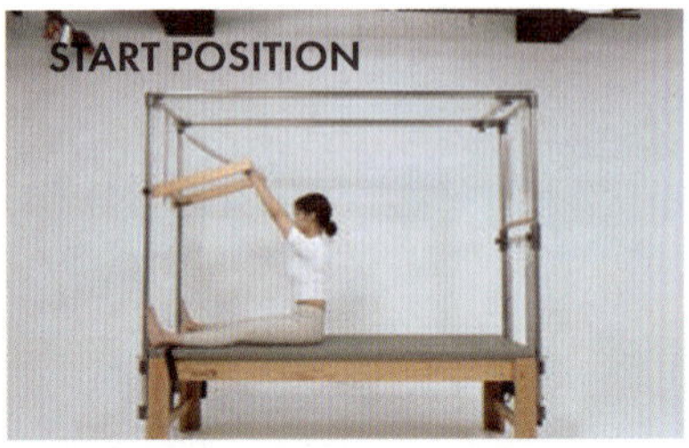

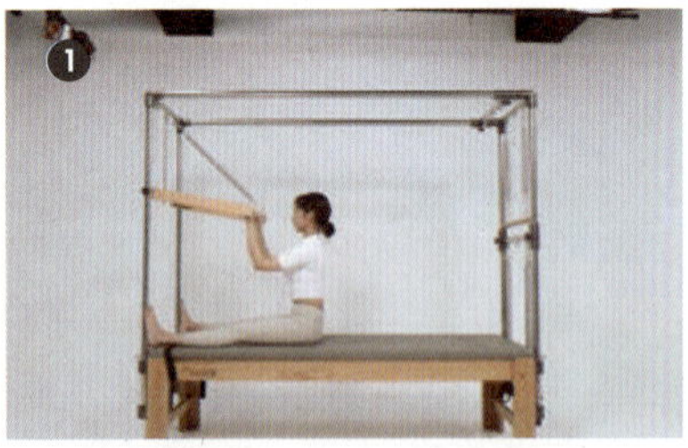

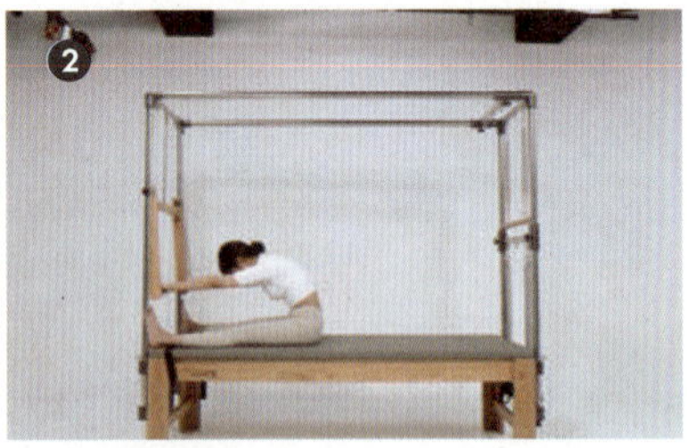

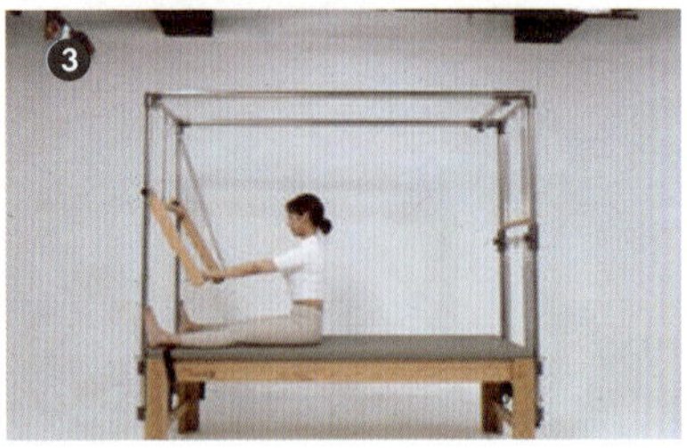

1 시작 자세

Push Thru Bar를 마주보고 다리를 펴서 Bed에 앉는다. 견갑골을 안정화하고 팔을 길게 펴서 어깨너비보다 넓게 벌려서 Push Thru Bar를 손으로 잡고 발은 Upright에 댄다. 골반과 척추는 Neutral을 유지한다.

2 동작

❶ 마시면서 몸통을 안정화하고 팔을 아래로 내려서 Push Thru Bar를 아래로 밀어낸다.

❷ 내쉬면서 Push Thru Bar를 앞으로 밀면서 머리부터 척추를 하나씩 굴곡하여 몸통을 C커브를 유지한다.

❸ 마시면서 꼬리뼈부터 척추를 하나씩 신전하여 골반과 척추를 수직으로 세운다.

❹ 내쉬면서 팔을 위로 올려 시작 자세를 유지한다.

3–5회 반복한다.

3 지도사항

1 척추를 최대한 굴곡시키기 위해 복부를 사용한다.

2 동작내내 견간골이 안정화를 유지한다.

3 척추를 움직일 때 하나씩 분절하는데 집중 하도록 한다.

4 척추 굴곡 시 통증이 있다면 실시하지 않는다. (요추 디스크)

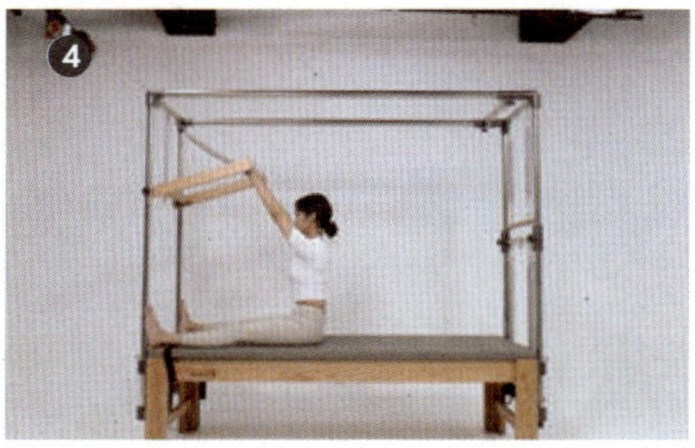

4 변형동작

1 동작의 난이도를 낮게 할 경우 :

1) 다리를 Bed 옆으로 내려놓고 동작한다.

2) 팔만 아래로 내리고 몸통을 유지한다.

2 동작의 다양성을 위할 경우 :

시작 자세에서 골반을 뒤로 후방경사하고 척추를 C커브를 만들어 유지하고 복부 근력으로 Push Thru Bar를 밀어내면서 동작을 한다.

LEVEL 1 | AB & ARTI WORK | PUSH-THRU

CAT SITTING

☑ 운동목적 척추 분절과 복근 강화

☑ 기구세팅 Push Thru Spring들을 Upright 천장 방향에 있는 Strut의 Eyehook에 건다.
Push Thru Bar를 Bed 방향으로 보내고 1개 Spring을 Eyehook에 건다.

☑ 사용근육

MOBILIZERS 복직근(Rectus Abdominis), 복사근(Obliques), 어깨 굴곡근(Shoulder Flexors), 어깨 신전근(Shoulder Extensor), 팔꿈치 신전근(Elbow Extensors), 팔꿈치 굴곡근(Elbow Flexors), 고관절 신전근(Hip Extensor), 고관절 굴곡근(Hip Flexors)

STABILIZERS 복횡근(Transverse Abdominis), 골반기저근(Pelvic Floor Muscle), 다열근(Multifidus), 복사근(Obliques), 하체 안정화 근육(Gluteus Maximus, Quadriceps, Hamstring), 견갑골 안정화 근육

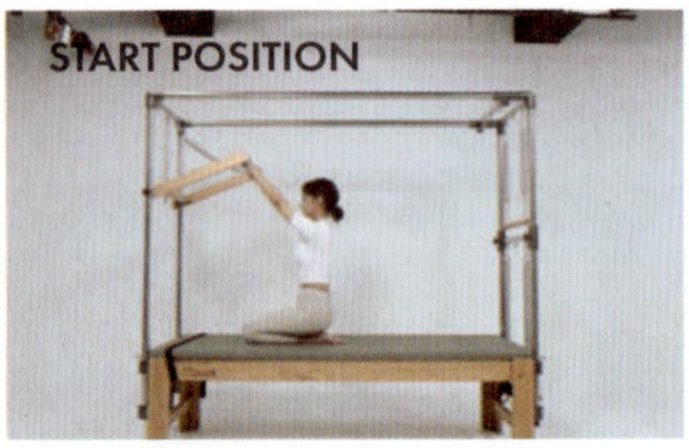

START POSITION

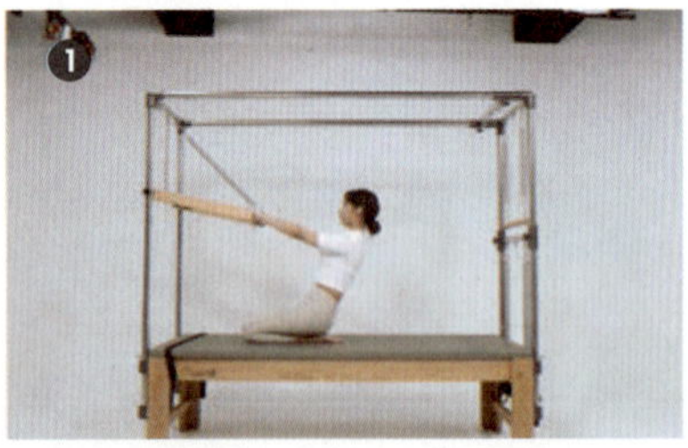

1

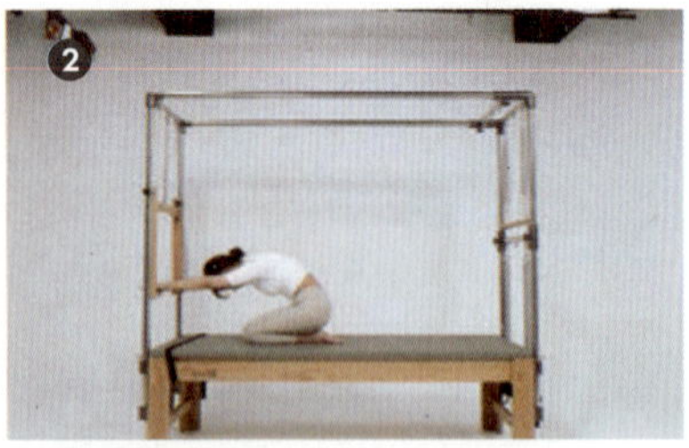

2

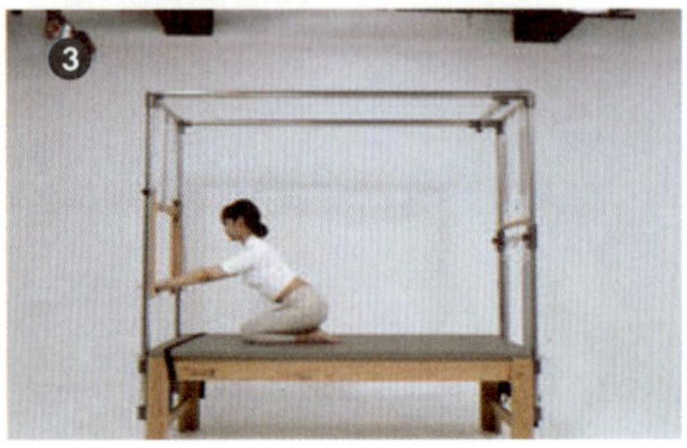

3

1 시작 자세

팔 길이 간격을 유지하고 Push Thru Bar를 바라보고 다리는 내전하여 무릎을 꿇고 골반을 발뒤꿈치 위에 위치하여 앉는다. 골반과 척추는 Neutral을 유지하고 팔은 어깨 너비로 벌리고 길게 펴서 Push Thru Bar를 잡고 견갑골은 안정화를 유지한다.

2 동작

❶ 마시면서 몸통을 안정화하고 고관절을 신전하여 골반을 뒤로 Hinge 한다. 머리부터 꼬리뼈까지 일직선 라인을 유지한다. 동시에 Bar를 살짝 내린다.

❷ 내쉬면서 머리부터 척추를 하나씩 굴곡하여 Bar를 Upright 방향으로 밀어낸다.

❸ 마시면서 발뒤꿈치에 계속 앉아있는 자세를 유지하고 어깨를 Bar보다 높이 위치하여 꼬리뼈부터 척추를 하나씩 신전한다.

❹ 내쉬면서 꼬리뼈부터 하나씩 굴곡하여 Neutral으로 돌아와 팔을 위로 뻗어내고 Sit-Bone 위로 앉는다. 그런 다음 몸통의 안정성을 유지하고 뒤로 Hinge 한다.

❺ 마시면서 상체를 Neutral로 유지하고 고관절을 굴곡하여 골반을 앞으로 Hinge한다. 팔을 천장 방향으로 뻗으면서 Bar를 위쪽으로 밀어낸다. 척추와 팔은 사선 라인을 만들고 어깨 스트레칭을 한다.

❻ 내쉬면서 골반과 척추를 수직으로 세워 Neutral로 유지한다.

3-5회 반복한다.

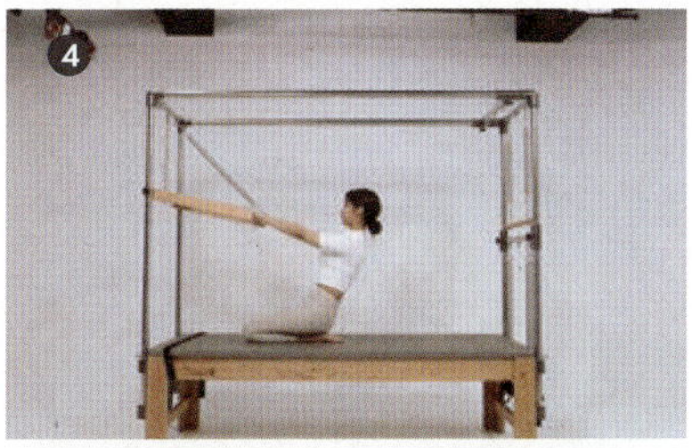

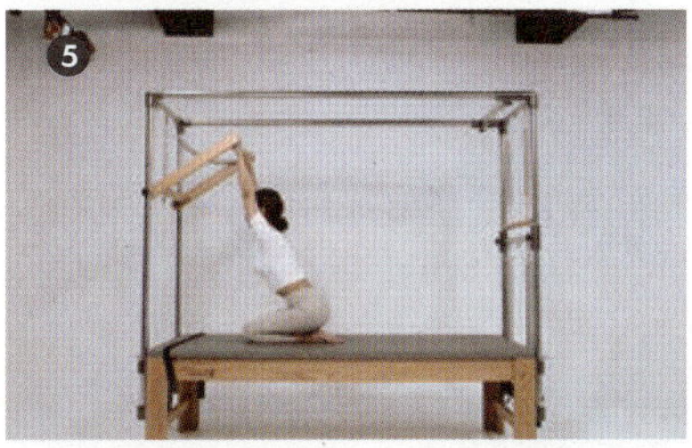

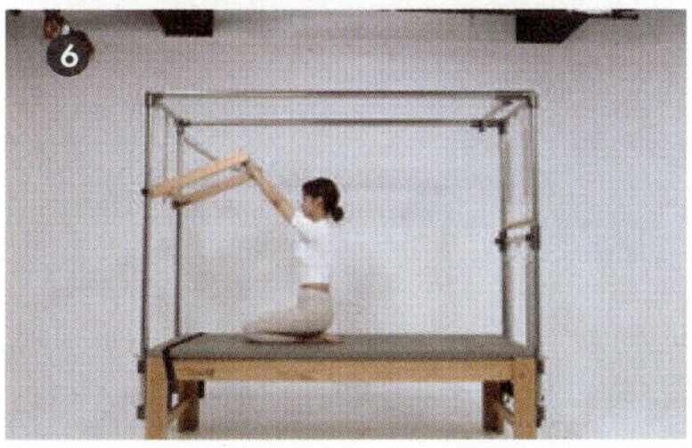

3 지도사항

1 척추를 신전하고 다시 돌아와서 굴곡을 시작할 때 골반부터 동작을 시작한다.

2 Hinge 동작 시 경추의 과신전 방지를 위해 LOWER HEAD를 한다.

3 척추를 최대한 굴곡시키기 위해 복부를 사용한다.

4 척추가 신전 할 때 견갑골이 안정되도록 어깨는 항상 Bar보다 높이 위치한다.

5 어깨 스트레칭 시 갈비뼈의 안정성을 유지하도록.한다.

4 변형동작

1 동작의 난이도를 낮게 할 경우 :

1) 다리를 Bed 옆으로 내려놓고 동작한다.

2) 뒤로 Hinge를 생략한다.

LEVEL 1 | AB & ARTI WORK | PUSH-THRU

CAT STANDING

☑ **운동목적** 척추 분절과 척추 Neutral 의 인지

☑ **기구세팅** Push Thru Spring들을 Upright 천장 방향에 있는 Strut의 Eyehook에 건다.
Push Thru Bar를 Cadillac의 바깥 방향으로 보내고 1개 Spring을 Eyehook에 건다.

☑ **사용근육**

MOBILIZERS 복직근(Rectus Abdominis), 복사근(Obliques), 광배근(Latissimus Dorsi), 고관절 굴곡근(Hip Flexors), 고관절 신전근(Hip Extensors), 상완이두근(Biceps Brachii), 상완삼두근(Triceps Brachii)

STABILIZERS 복횡근(Transverse Abdominis), 골반기저근(Pelvic Floor Muscle), 다열근(Multifidus), 복사근(Obliques), 하체 안정화 근육(Gluteus, Maximus, Quadriceps, Hamstring), 견갑대 안정화 근육

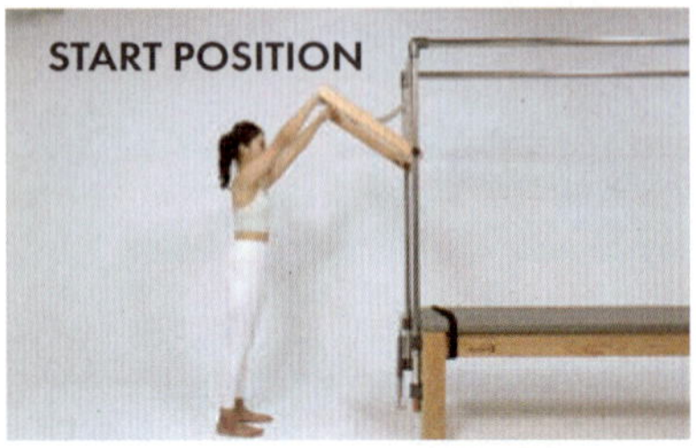

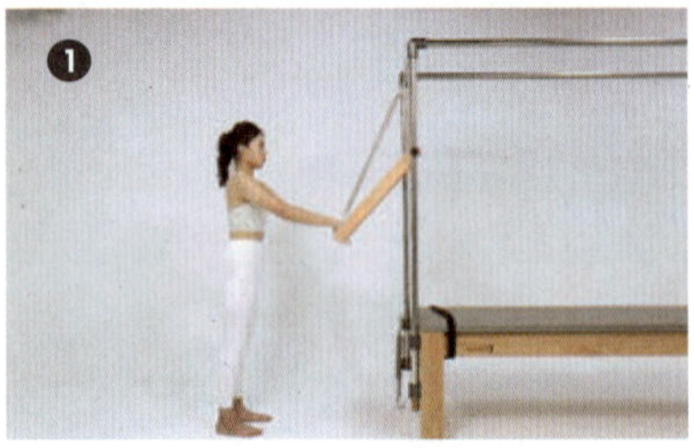

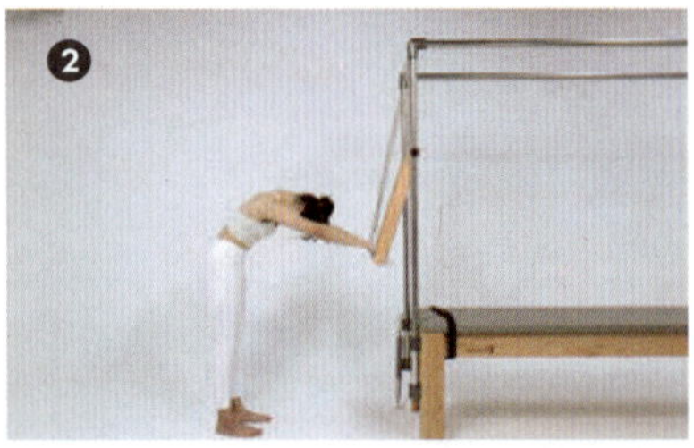

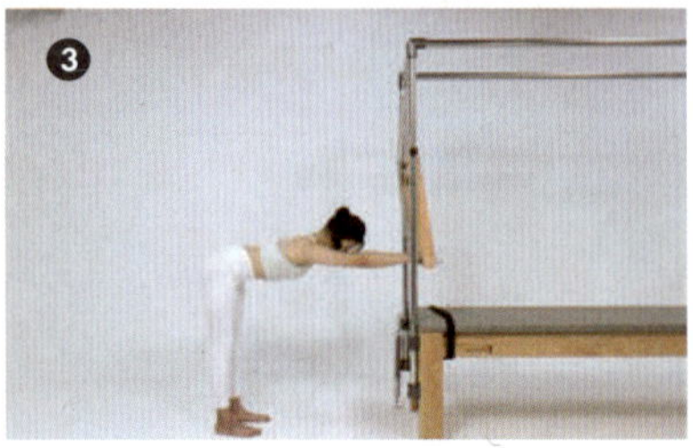

1 시작 자세

Cadillac의 바깥쪽에 서서 Push Thru Bar를 바라보고 선다. 발은 골반 너비만큼 벌리고 골반과 척추는 Neutral을 유지한다. 견갑골의 안정화를 유지하고 Push Thru Bar를 어깨 너비만큼 벌려서 손바닥을 아래로 향하게 하고 천장으로 올린다. 몸 전체가 Cadillac으로 부터 멀어지게 선다.

2 동작

❶ 마시면서 팔꿈치를 접어서 Push Thru Bar를 아래로 내리고 팔꿈치를 신전하면서 앞쪽으로 밀어낸다.

❷ 내쉬면서 Push Thru Bar를 앞쪽으로 계속 밀어내면서 동시에 머리부터 척추를 하나씩 굴곡하여 아래로 내리면서 C커브를 만든다.

❸ 마시면서 견갑골을 안정화하고 꼬리뼈부터 척추를 하나씩 신전하여 척추를 길게 펴면서 Neutral을 만든다.

❹ 내쉬면서 꼬리뼈부터 척추를 하나씩 굴곡하여 C커브를 만들어 골반 위로 수직으로 세운다. 체중 이동 없이 수직으로 만든 다음 척추를 하나씩 세워서 Neutral을 만든다. Push Thru Bar를 위로 올려 시작 자세로 돌아가도록 한다.

3-5회 반복한다.

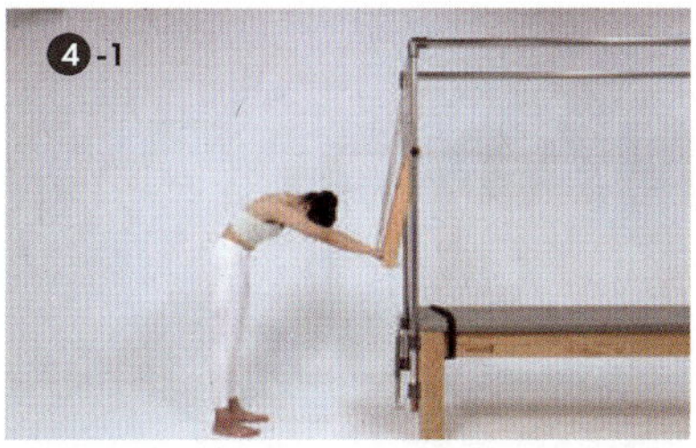

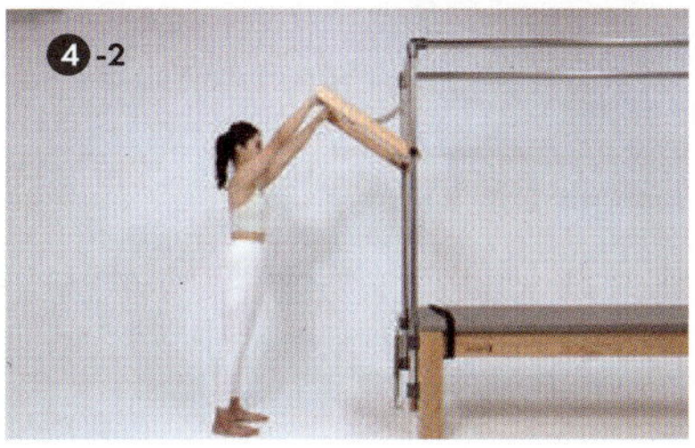

3 지도사항

1 서서하는 동작에서는 몸의 무게 중심이 발바닥 쪽에 두어야 한다.

2 척추를 하나씩 신전 하여 골반 위로 세울 때 체중의 이동이 있지 않도록 한다.

3 척추의 분절이 되어야지 고관절의 Hinge가 되어서는 안된다.

4 동작 내내 견갑골의 안정화를 유지한다.

5 어깨나 목의 긴장이 있지 않도록 주의한다.

4 변형동작

1 동작의 난이도를 높게 할 경우 :

1) 발에 Rotational Disk나 쿠션을 대고 동작한다.

2) 척추를 신전 하여 Neutral 유지 후 흉추의 신전을 추가한다.

2 슬괵근이 타이트 한 경우 :

1) 척추를 앞으로 굴곡하고 신전 시 무릎을 구부린다.

LEVEL 2 | LF& RO WORK | PUSH-THRU

MERMAID WITH COORDINATION

☑ **운동목적** 척추의 측면 굴곡근과 회전근 강화와 동작의 협응성 향상

☑ **기구세팅** Push Thru Spring들을 Upright 천장 쪽에 있는 Strut의 Eyehook에 연결한다.
Push Thru Bar를 Bed방향으로 Swing하고 Spring 1개를 Eyehook들에 연결한다.

☑ **사용근육**
MOBILIZERS 복직근(rectus Abdominis), 복사근(Obliques), 요방형근(quadratus Lumborum)
STABILIZERS 복횡근(Transverse Abdominis), 다열근(Multifidus), 골반기저근(Pelvic Floor Muscle), 견갑골 안정화 근육, 하체 안정화 근육(Gluteus Maximus, Quadriceps, Hamstring)

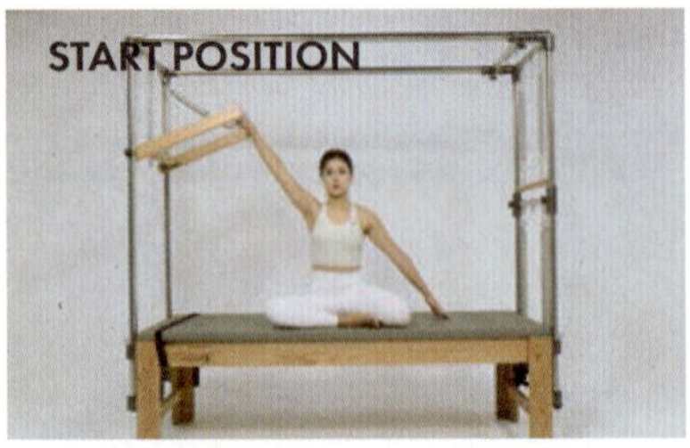

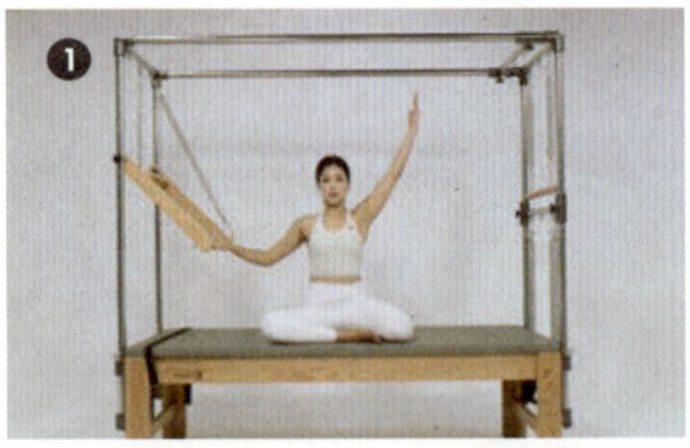

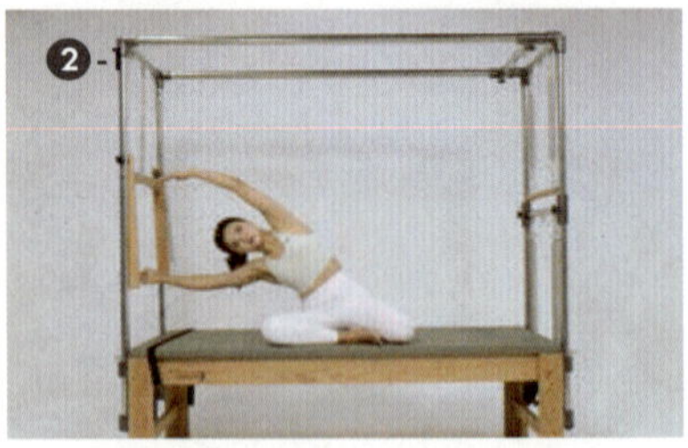

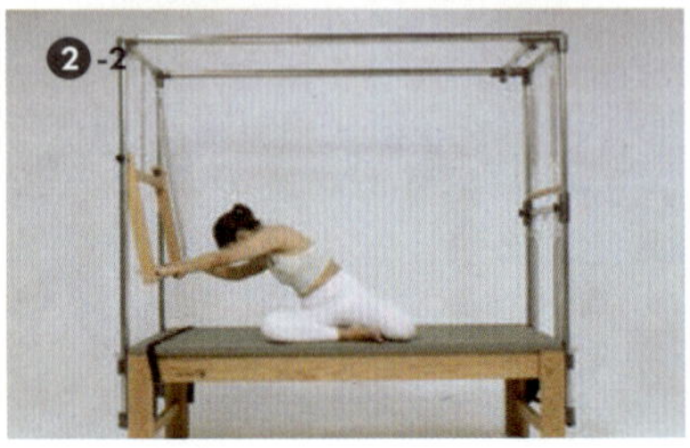

1 시작 자세

사이드를 보고 앉는다. 골반과 척추는 Neutral을 유지하고 무릎은 구부린다. Push Thru Bar로 부터 멀리있는 다리는 내회전하고 Push Thru Bar에 가까운 다리는 외회전하고 발을 반대쪽 무릎 가까이 댄다. 골반은 사각형을 유지하고 양쪽 높이를 최대한 맞춘다. 견갑골을 안정화하고 Push Thru Bar에 가까운 팔을 뻗어 어깨보다 앞쪽으로 손바닥은 아래를 향하고 Push Thru Bar를 잡는다. 다른 쪽 팔은 옆으로 내려 손바닥이 아래를 향하게 한다.

2 동작

❶ 마시면서 견갑골의 안정화를 유지하고 Push Thru Bar를 잡은 팔의 팔꿈치를 굽혀 Push Thru Bar를 아래로 내린다. 동시에 다른 쪽 팔을 위로 올린다.

❷ 내쉬면서 팔을 뻗어서 Upright까지 Push Thru Bar를 밀어낸다. 골반은 안정화를 유지하고 척추를 Push Thru Bar로 측면 굴곡한다. 다른 쪽 팔은 머리 위로 올린다. 척추를 Push Thru Bar 방향으로 회전하여 상체가 Push Thru를 바라보도록 하고 두 손은 어깨너비만큼 벌려서 Push Thru Bar를 잡는다.

❸ 마시면서 골반을 정면을 유지하고 척추를 Round Back을(C커브) 만든다. 두 팔꿈치를 구부려서 Push Thru Bar를 머리 방향으로 가져온다.

❹ 내쉬면서 몸통의 C커브를 유지하면서 팔꿈치를 편다. 팔꿈치를 구부렸다 펴는 동작을 3회 반복한다.

❺ 마시면서 상체의 회전을 유지하고 꼬리뼈부터 시작해서 척추를 중립으로 신전한다. 어깨를 약간 신전하고 팔꿈치를 구부려 Push Thru Bar를 가슴 방향으로 가져온다.

❻ 내쉬면서 머리부터 척추를 하나씩 굴곡하고 동시에 어깨를 약간 굴곡하고 팔꿈치를 신전하여 Bar을 아래로 내려 Upright 방향으로 밀어낸다.

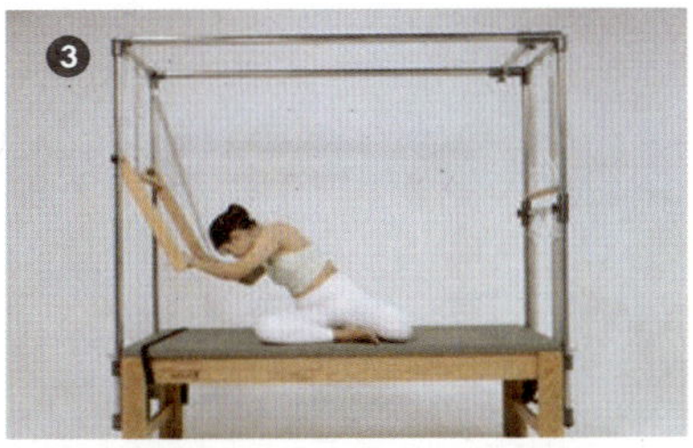
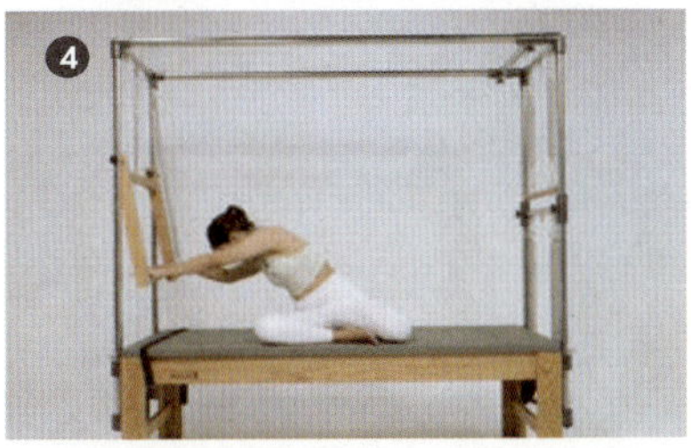
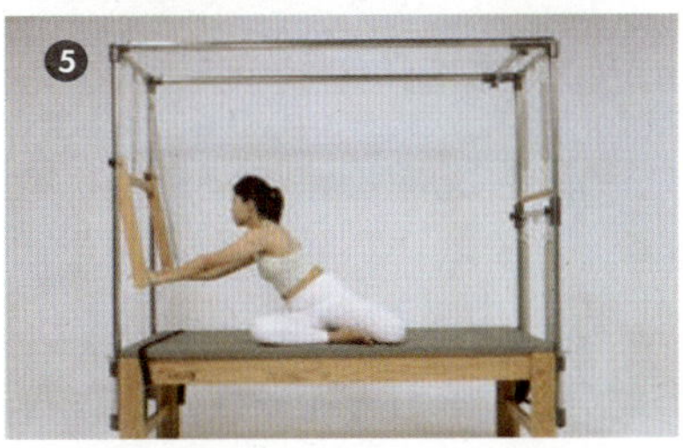
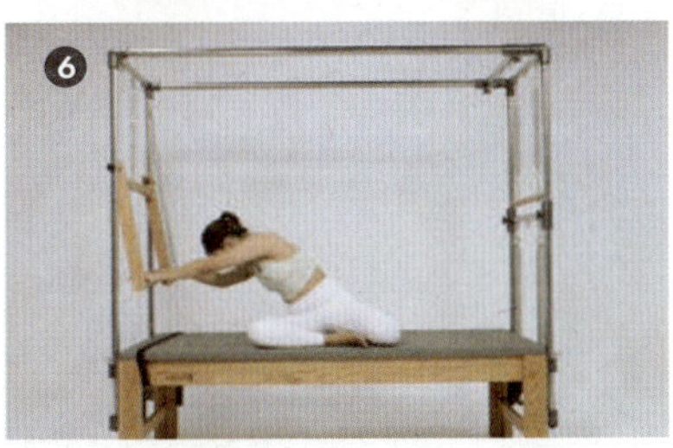
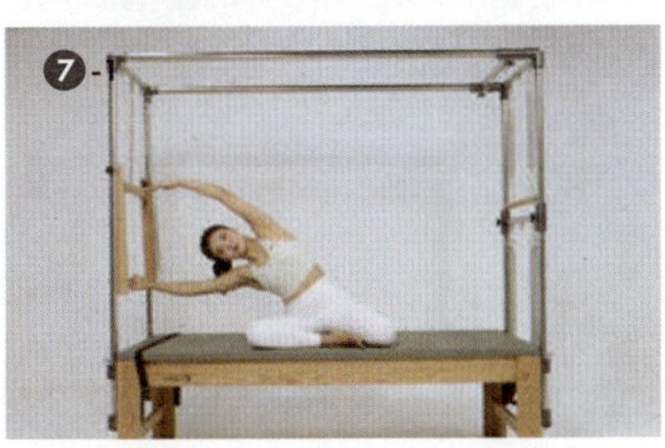
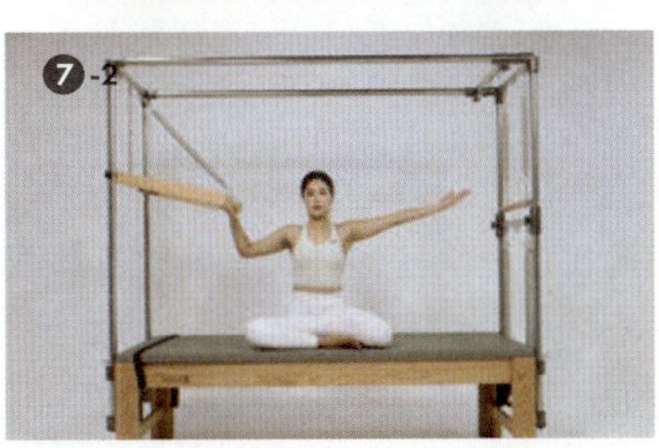
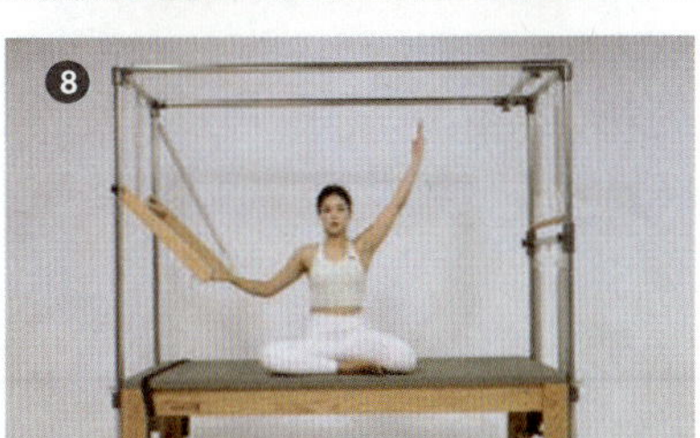

⑦ 마시면서 뒤쪽에 위치한 팔은 Bar의 앞쪽에 위치하고 다른 쪽 팔은 상체를 측면 굴곡으로 회전하면서 머리 위로 뻗는다. 척추를 수직으로 만들고 팔꿈치를 굽혀 다시 Push Thru Bar를 허리 위치로 가져온다. 다른 팔은 위로 뻗는다.

⑧ 내쉬면서 견갑골을 안정화하고 Push Thru Bar를 누르고 있는 팔을 위로 올린다. 동시에 다른 팔을 내리고 몸을 Push Thru Bar방향으로 기대서 팔과 정수리를 위로 끌어올린다.

각 방향으로 2회 반복한다.

3 지도사항

1 동작 내내 몸통과 견갑골의 안정화를 유지하고 Push Thru Bar를 조절한다.

2 척추를 측면 굴곡하기 전에 길게 한다.

3 척추가 측면 굴곡할 때 다른 쪽 골반을 Bed에 최대한 내린다.

4 몸통을 기울일 때 척추의 과신전을 피하기 위해 복부를 연결한다.

5 6번 사진에서 8번 사진으로 돌아올 때 7번 사진처럼 척추를 측면 굴곡하였다가 수직으로 세운다.

4 변형동작

1 고관절의 문제가 있을 경우 :
시작 자세의 다리 모양을 바꾼다. 내회전 한 다리를 바닥으로 내리거나 양 다리를 일자로 붙여서 내린다. 골반의 높이가 다른 경우 낮은 쪽 골반 밑에 패드를 끼워준다.

2 동작의 난이도를 낮게 할 경우 :
척추의 측면 굴곡 동작만 진행한다(척추 회전과 신전은 생략한다).

LEVEL 1 | RO WORK | PUSH-THRU

SIDE REACH

☑ 운동목적 복사근 강화

☑ 기구세팅 Push Thru Spring들을 Upright 천장 방향에 있는 Strut의 Eyehook에 건다.
Push Thru Bar를 Bed 방향으로 보내고 1개 Spring을 Eyehook에 건다.

☑ 사용근육

MOBILIZERS 복직근(Rectus Abdominis), 복사근(Obliques), 어깨 내전근(Shoulder Adductors), 어깨 외전근(Shoulder abductors), 고관절 굴곡근 (Hip Flexors), 고관절 신전근(Hip Extensors)

STABILIZERS 복횡근(Transverse Abdominis), 골반기저근(Pelvic Floor Muscles), 다열근(Multifidus), 복사근(Obliques), 하체 안정화 근육(Gluteus, Maximus, Quadriceps, Hamstring), 견갑대 안정화 근육

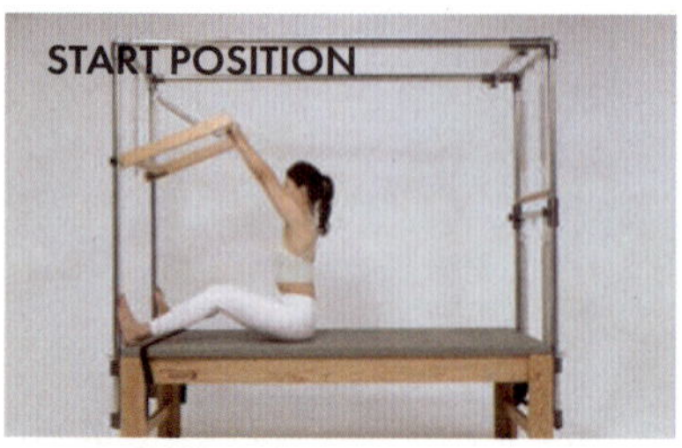

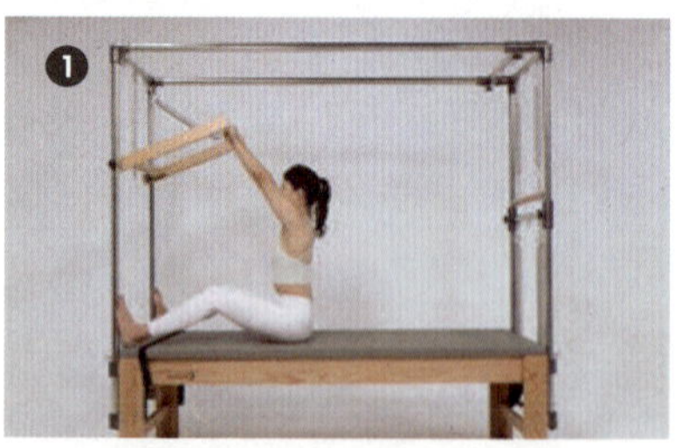

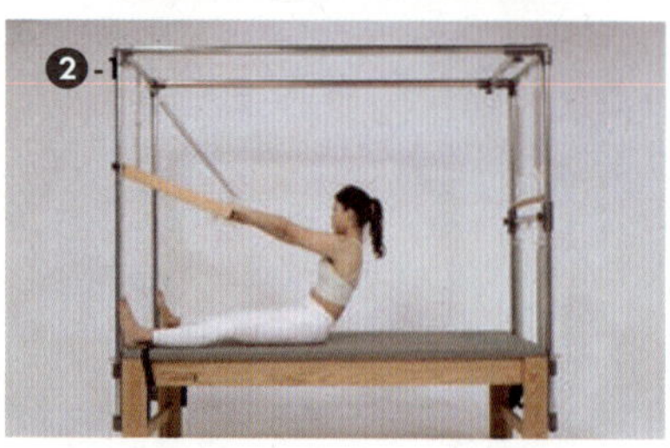

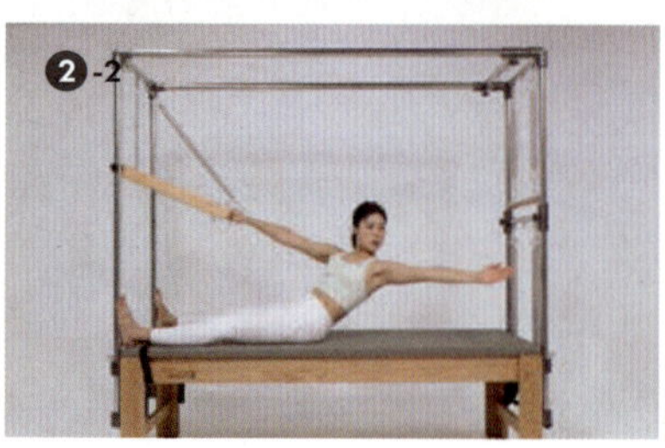

1 시작 자세

Push Thru Bar를 바라보고 앉는다. 무릎은 약간 구부리고 두 발은 각각 같은 방향의 Upright에 댄다. 견갑골을 안정화하고 Push Thru Bar의 중앙을 두 손으로 잡는다. 골반과 척추는 Neutral을 유지한다.

2 동작

❶ 마시면서 준비한다.

❷ 내쉬면서 골반부터 뒤로 굴곡하여 한 쪽 손만 Push Thru Bar를 잡고 다른 쪽 팔을 아래에서 뒤로 보내 팔을 뻗어낸다. 이 때 손바닥은 천장을 향하고 동시에 척추는 움직이는 팔의 방향으로 회전한다.

❸ 마시면서 시작 자세로 돌아온다.

반대 방향도 한다.

각 방향으로 각각 3–5회 반복한다.

3 지도사항

1 몸통 회전 시 골반의 움직임은 없도록 하고 척추 전체에서 회전이 일어나도록 한다.

2 동작 내내 견갑골의 안정화를 유지한다.

3 골반을 뒤로 굴곡 시 팔로 Push Thru Bar를 당기거나 의지하지 않도록 한다.

4 동작의 범위를 크게 하기 위해서는 시작 자세에서 무릎을 더 구부려 골반이 Push Thru Bar 에 가깝게 위치하도록 한다.

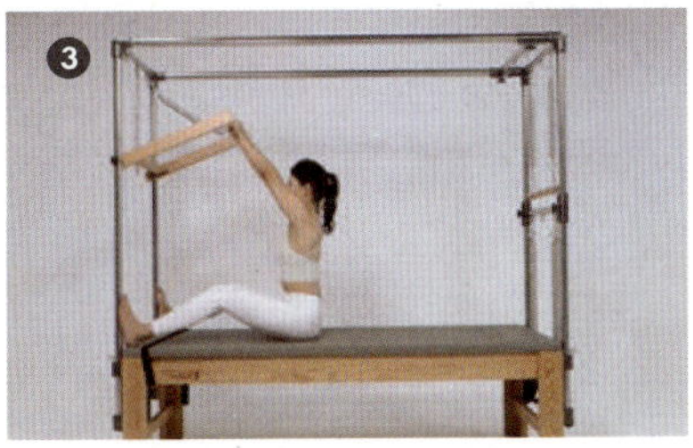

4 변형동작

1 동작의 난이도를 낮게 할 경우 :

1) 다리를 Bed 옆으로 내려놓고 동작한다.

2) 흉추의 회전에 집중하기 위해서 팔을 뒤로 보낼 때 팔꿈치를 접는다.

LEVEL 2 | LF WORK | PUSH-THRU

SIDE LIFT

☑ 운동목적 척추의 측면 굴곡 근력과 어깨 근력 강화

☑ 기구세팅 Push Thru Spring들을 Upright 천장 쪽에 있는 Strut의 Eyehook 에 연결한다.
Push Thru Bar를 Bed방향으로 보내고 Spring 1개를 Eyehook 들에 연결한다.

☑ 사용근육
MOBILIZERS 복사근(Obliques), 어깨 외전근(Shoulder Abductor), 어깨 내전근(Shoulder Adductor), 몸통 측굴근(Trunk Lateral Flexors)

STABILIZERS 복횡근(Transverse Abdominis), 골반기저근(Pelvic Floor Muscle), 다열근(Multifidus), 복사근(Obliques), 하체 안정화 근육(Gluteus, Maximus, Quadriceps, Hamstring), 견갑대 안정화 근육

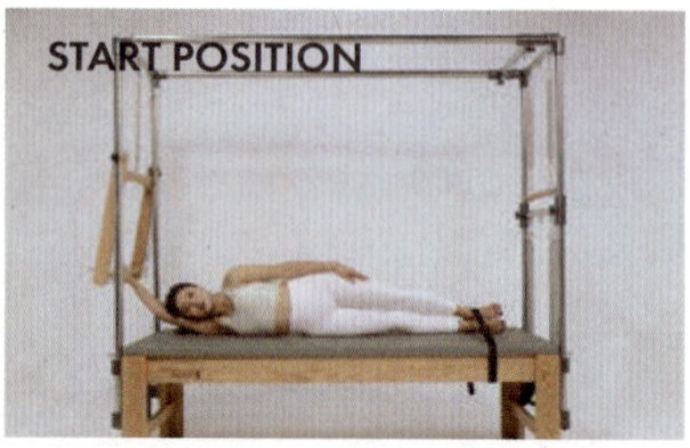

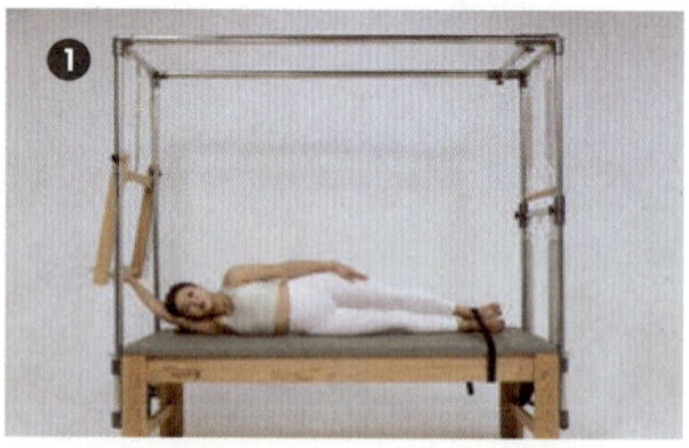

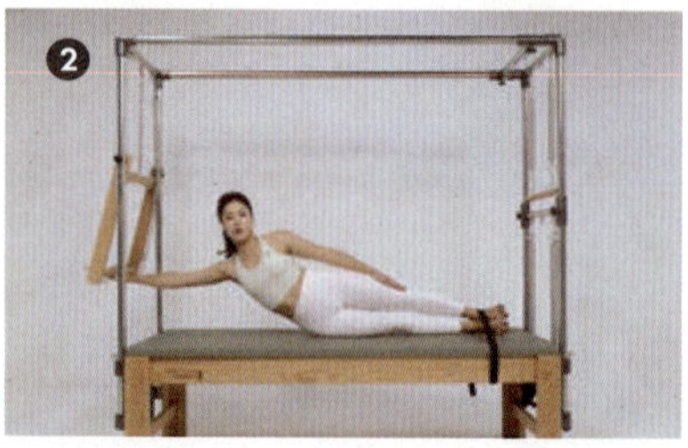

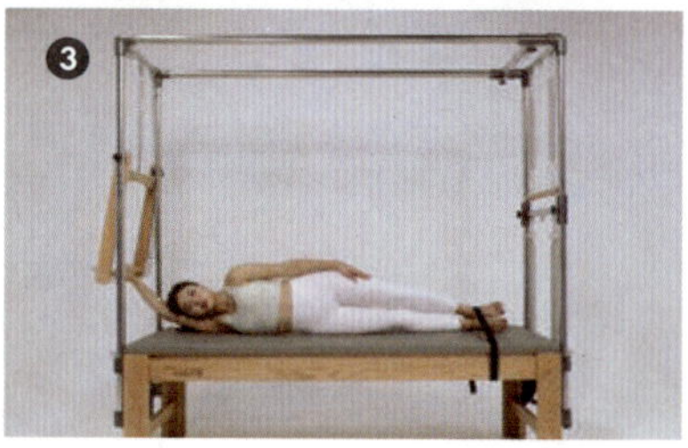

1 시작 자세

Push Thru Bar 방향으로 머리를 향하게 하고 옆으로 눕는다. 두 다리는 평행하게 내전하여 길게 펴서 Cadillac Bed에 있는 Strap에 건다. 견갑골을 안정화하여 Bed 방향의 팔로 손바닥은 아래를 향하게 하고 Push Thru Bar를 잡아서 머리 위로 뻗는다. 천장 방향의 팔은 손바닥이 아래를 향하게 하여 몸통 옆에 길게 펴서 위치한다.

2 동작

❶ 마시면서 준비한다.

❷ 내쉬면서 몸통을 측면 굴곡한다.

❸ 마시면서 몸통을 Bed 방향으로 내려 시작 자세로 돌아간다.

3-5회 반복한다.

반대 방향에서도 동작 한다.

3 지도사항

1 동작 내내 몸통과 하체를 활성화하여 밸런스를 유지한다.

2 견갑골을 안정화하여 Push Thru Bar를 컨트롤하게 움직이도록 한다.

3 골반과 다리를 고정시켜 동작한다.

4 관상면에서 동작이 일어나도록 해야 한다.

5 측면 굴곡 시 복사근을 사용하도록 한다.

4 변형동작

1 동작의 난이도를 낮게 할 경우 :

1) 요통이 생긴다면 척추를 더 길게 유지하면서 측면 굴곡한다.

2) 요추의 신전을 방지하기 위해 복사근을 더 연결한다.

3) 동작 시 천장 쪽의 다리를 아래로 밀어내면서 동작을 한다.

2 동작의 난이도를 높게 할 경우 :

1) 근력이 가능하다면 Strap 를 빼고 동작을 한다.

2) 척추를 측면 굴곡을 유지하고 팔꿈치의 굴곡과 신전 동작을 추가한다.

LEVEL 1 | EX & ARM WORK | PUSH-THRU

HALF EXTENSION

☑ **운동목적** 척추의 신전근 강화

☑ **기구세팅** Push Thru Spring들을 Upright 천장 방향에 있는 Strut의 Eyehook에 건다.
Push Thru Bar를 Bed방향으로 보내고 1개 Spring을 Eyehook에 건다.

☑ **사용근육**

MOBILIZERS 등 신전근(Back Extensors), 어깨 굴곡근(Shoulder Flexor), 어깨 신전근(Shoulder Extensor), 팔꿈치 굴곡근(Elbow Flexor), 팔꿈치 신전근(Elbow Extensor)

STABILIZERS 복횡근(Transverse Abdominis), 골반기저근(Pelvic Floor Muscles), 다열근(Multifidus), 복사근(Obliques), 하체 안정화 근육(Gluteus, Maximus, Quadriceps, Hamstring), 견갑대 안정화 근육

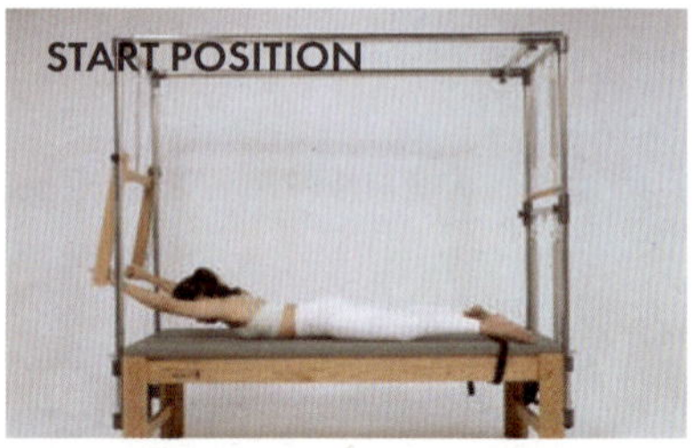

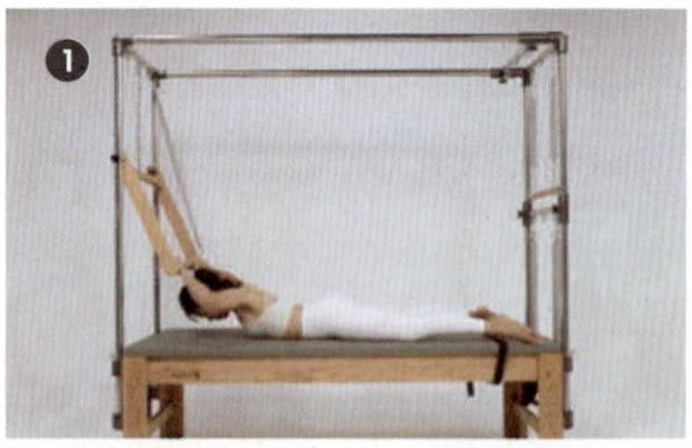

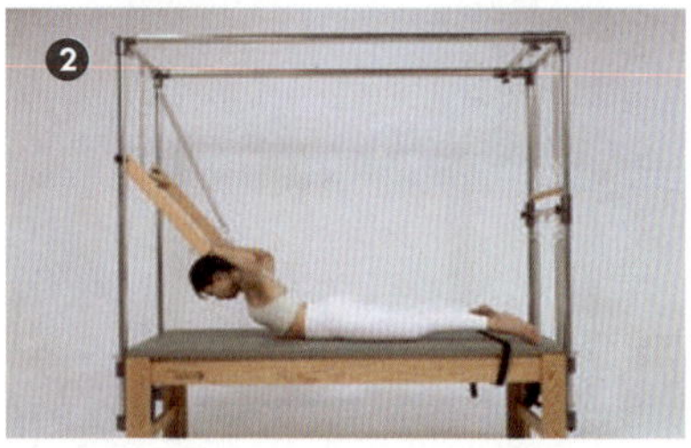

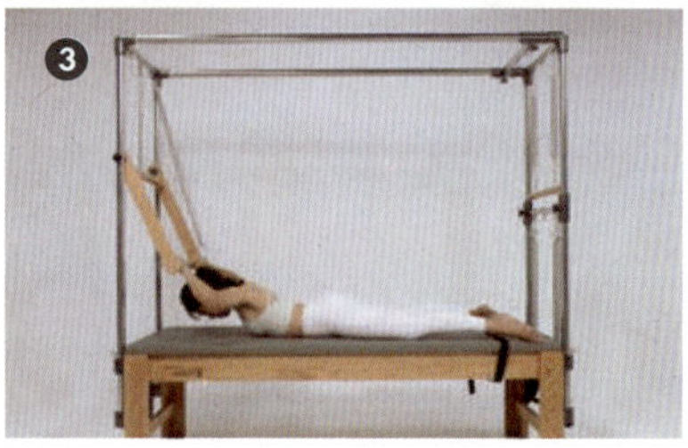

1 시작 자세

Push Thru Bar를 마주보고 Bed에 엎드린다. 견갑골을 안정화하여 손바닥을 아래를 향하게 하여 팔은 길게 뻗고 손목은 자연스럽게 펴서 Push Thru Bar를 잡는다. 다리는 어깨너비 만큼 벌리고 외회전하여 발목은 저측 굴곡을 하고 발가락은 자연스럽게 편다. 골반과 척추 Neutral을 유지하고 머리는 Bed에서 살짝 떨어지게 한다.

2 동작

❶ 마시면서 견갑골의 안정화를 유지하고 팔꿈치를 굽혀 Bar를 머리 뒤로 가져온다.

❷ 내쉬면서 팔의 모양을 그대로 유지한 채로 척추를 신전 한다.

❸ 마시면서 척추를 굴곡하여 길게 내리기 시작한다.

❹ 내쉬면서 팔꿈치를 펴서 Bar를 머리 위로 밀어내 시작 자세로 돌아온다.

4–6회 반복한다.

3 지도사항

1 시작 자세에서 골반과 척추를 Neutral을 유지하기 위해 복부, 대둔근, 슬괵근을 연결한다.

2 견갑골을 넓고 흉곽에 납작하게 유지한다.

3 Push Thru Bar를 수행자가 놓치는 경우가 있으니 안전에 주의한다.

4 요추의 과신전을 방지하기 위해 복부를 연결하도록 한다.

5 다리를 외회전을 하여 둔근에 힘을 주어서 골반의 Neutral을 만들고 골반과 요추의 안정성을 유지해야 한다.

6 흉추의 신전까지만 동작 한다.

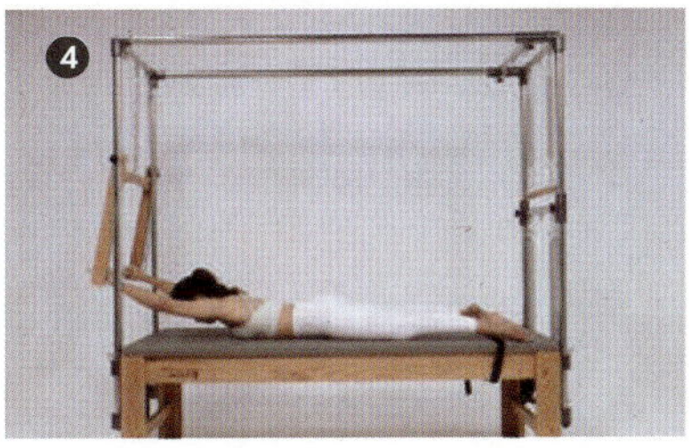

4 변형동작

1 동작의 난이도를 높게 할 경우 :

1) 2호흡으로 동작한다.

2 동작의 난이도를 낮게 할 경우 :

1) 척추의 신전 없이 팔 동작만 한다.

3 2개 Spring를 걸고 동작을 한다. 척추 신전근에 도움을 준다.

LEVEL 2 | EX & ARM WORK | PUSH-THRU

SWAN 1

운동목적 척추의 신전근 강화

기구세팅 Push Thru Spring들을 Upright 천장 방향에 있는 Strut의 Eyehook에 건다.
Push Thru Bar를 Bed 방향으로 보내고 1개 Spring을 Eyehook에 건다.

사용근육
MOBILIZERS 등신전근(Back Extensor), 어깨 굴곡근(Shoulder Flexor), 어깨 신전근(Shoulder Extensor)
STABILIZERS 복횡근(Transverse Abdominis), 골반기저근(Pelvic Floor Muscles), 견갑골 안정화 근육, 하체 안정화 근육

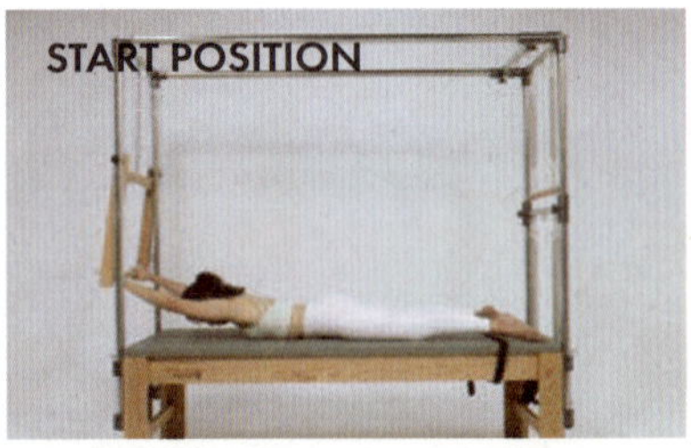

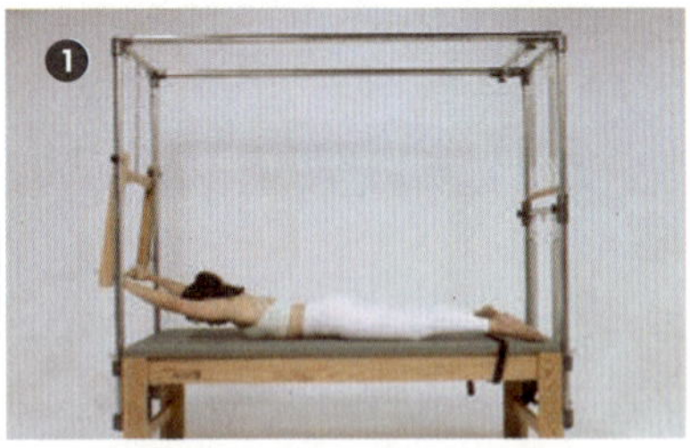

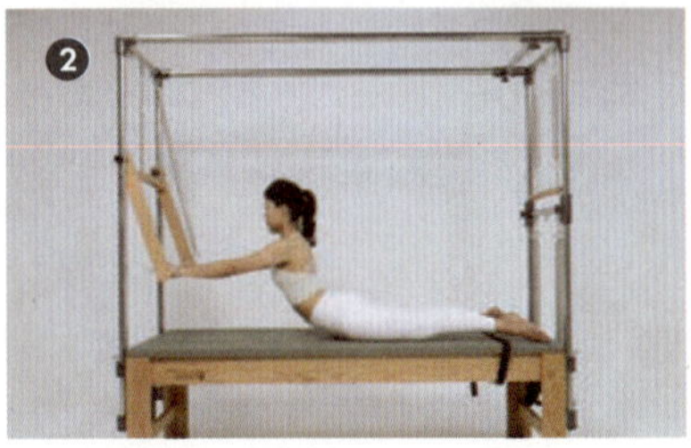

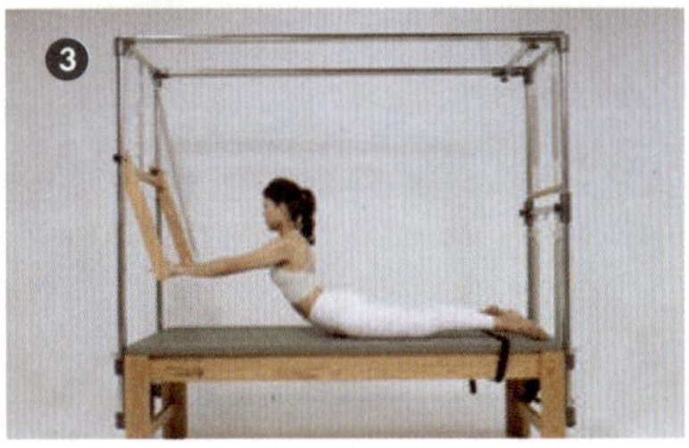

1 시작 자세

Push Thru Bar를 마주보고 Bed에 엎드린다. 견갑골을 안정화하고 손바닥은 아래를 향하게 하여 팔은 길게 뻗고 손목은 자연스럽게 펴서 Push Thru Bar를 잡는다. 다리는 어깨 너비만큼 벌리고 외회전하여 발목은 저측 굴곡을 하고 발가락은 자연스럽게 편다. 골반과 척추 Neutral을 유지하고 머리는 Bed에서 살짝 떨어지게 한다.

2 동작

1. 마시면서 견갑골의 안정화를 유지하고 준비한다.
2. 내쉬면서 어깨를 신전하여 Push Thru Bar를 아래방향으로 누르면서 동시에 척추를 신전한다.
3. 마시면서 유지한다.
4. 내쉬면서 어깨를 굴곡하여 Push Thru Bar를 밀어내려 척추를 뻗으면서 내려 시작 자세로 돌아온다.

4–6회 반복한다.

3 지도사항

1 시작 자세에서 골반과 척추를 Neutral을 유지하기 위해 복부, 대둔근, 슬괵근을 연결한다.

2 척추를 신전 할 때에는 치골은 Bed 에 닿고 ASIS는 Bed에서 떨어지게 한다.

3 Push Thru Bar를 수행자가 놓칠수 있으므로 동작 전에 주의사항을 전달한다.

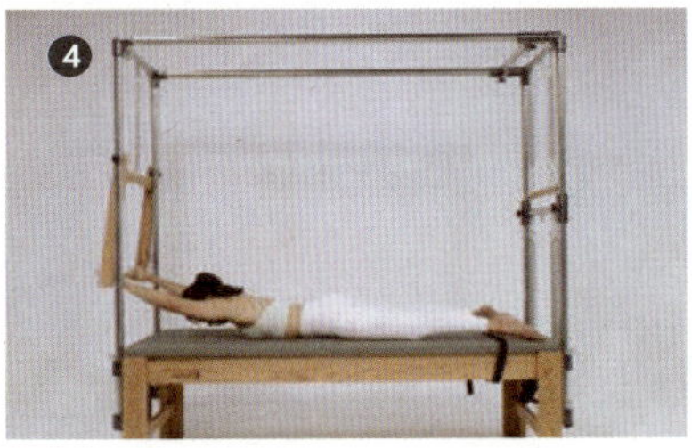

4 척추를 신전 할 때 머리부터 척추의 움직임이 순차적으로 일어나야 하며 척추 전체가 골고루 신전이 되어야 한다.

5 요추의 과신전을 방지하기 위해 복부를 연결하도록 한다.

6 다리를 외회전 하여 둔근에 힘을 주어 Hip의 신전을 만들고 골반과 요추의 안정성을 유지해야 한다.

7 동작이 멈춤 없이 흐르듯이 한다.

8 Push Thru Bar를 한 손으로 먼저 잡고 천천히 엎드리고 다른 손으로 Push Thru Bar를 잡고 시작 자세를 만드는 방법부터 지도하도록 한다.

4 변형동작

1 동작의 난이도를 높게 할 경우 :

1) 2호흡으로 동작한다.

2 동작의 난이도를 낮게 할 경우 :

1) 발에 Strap을 끼우고 동작한다.

LEVEL 2 | EX & ARM WORK | PUSH-THRU

SWAN 2

☑ **운동목적** 척추의 신전근 강화

☑ **기구세팅** Push Thru Spring들을 Upright 천장 방향에 있는 Strut의 Eyehook에 건다.
Push Thru Bar를 Bed방향으로 보내고 2개 Spring을 Eyehook에 건다.

☑ **사용근육**

MOBILIZERS 척추기립근(Erector Spinae), 어깨 굴곡근(Shoulder Flexor), 어깨 신전근(Shoulder Extensor), 팔꿈치 굴곡근(Elbow Flexor), 팔꿈치 신전근(Elbow Extensor)

STABILIZERS 복횡근(Transverse Abdominis), 골반기저근(Pelvic Floor Muscles), 견갑골 안정화 근육
하체 안정화 근육(Gluteus Maximus, Quadriceps, Hamstring)

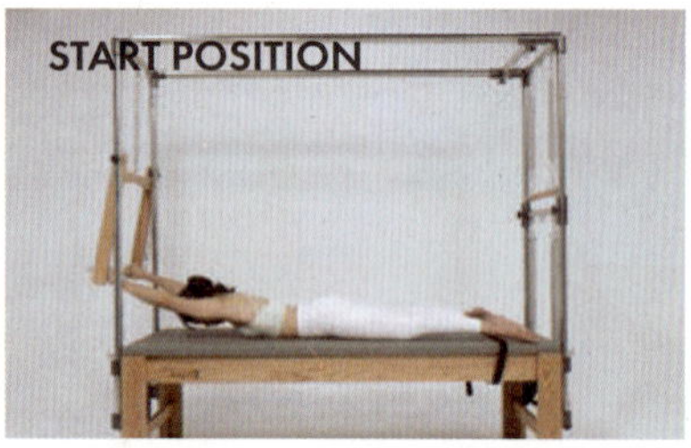

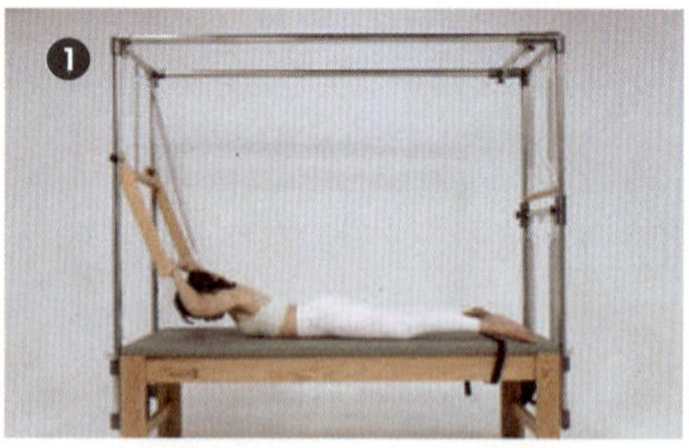

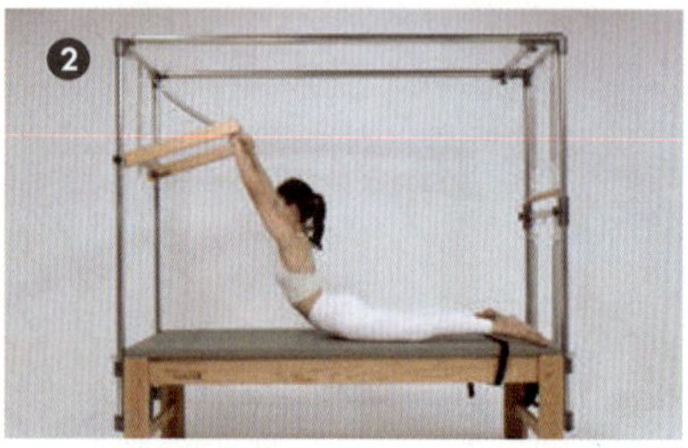

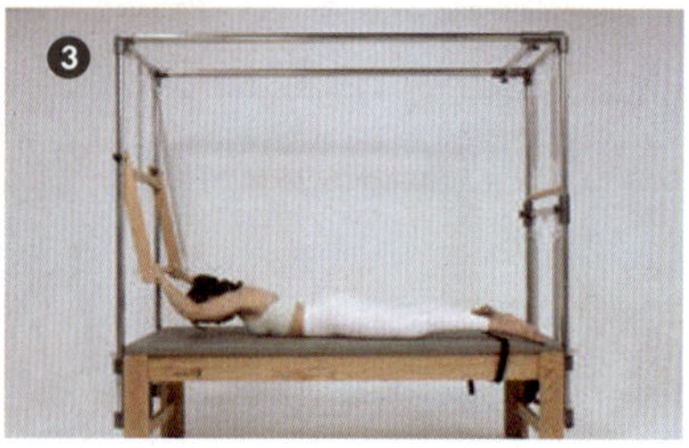

1 시작 자세

Push Thru Bar쪽으로 머리를 향하도록 하여 Bed에 엎드린다. 골반과 척추는 Neutral을 유지한다. 다리는 어깨 너비만큼 벌리고 외회전하여 발목은 저측 굴곡하고 발가락은 자연스럽게 편다. 머리는 Bed에서 살짝 떨어지게 한다. 견갑골을 안정화하고 팔은 곧게 펴고 손목은 자연스럽게 한다. 손의 손바닥은 아래쪽을 향하도록 하고 Push Thru Bar를 잡는다.

2 동작

❶ 마시면서 견갑골의 안정화를 유지하고 팔꿈치를 굽혀 Push Thru Bar를 머리 뒤로 가져온다.

❷ 내쉬면서 팔꿈치는 펴면서 Push Thru Bar를 위로 올린다. 동시에 척추를 신전한다.

❸ 마시면서 팔꿈치를 구부려서 Push Thru Bar를 머리 뒤로 내리고 신전된 척추를 내린다.

❹ 내쉬면서 척추를 굴곡하여 Bed로 내리고 팔꿈치를 펴면서 Push Thru Bar를 밀어낸다.

3–5회 반복한다.

3 지도사항

1 시작 자세에서 골반과 척추를 Neutral을 유지하기 위해 복부, 대둔근, 슬괵근을 연결한다.

2 견갑골을 넓고 흉곽에서 넓고 납작하게 유지한다.

3 척추를 신전할 때 치골은 Bed에 닿고 ASIS는 Bed에서 떨어지게 한다. 치골을 누르고 복부를 연결한 상태에서 척추를 길게 유지하면서 신전한다.

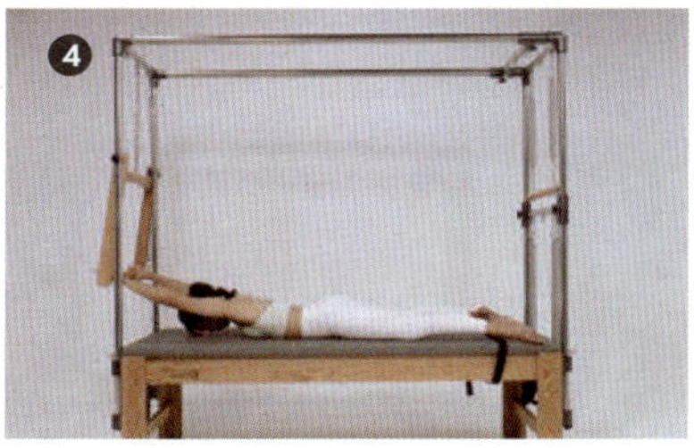

4 Push Thru Bar를 수행자가 놓치는 경우들이 있으니 안전에 주의한다.

5 척추를 신전할 때 머리부터 척추의 움직임이 순차적으로 일어나야 하며 척추 전체가 고르게 신전한다.

6 요추의 과신전을 방지하기 위해 복부를 연결한다.

7 동작은 멈춤없이 흐르듯이 한다.

4 변형동작

1 Spring을 1개를 걸고 동작한다. :
척추 신전에 도전을 준다.

2 동작의 난이도를 높게 할 경우 :

1) Push Thru Bar를 이마 앞으로 내려 동작한다. 무게 중심 때문에 척추 기립근이 더 활성화 되어야 한다.

LEVEL 2 | LEG WORK | PUSH-THRU

FOOT WORK

☑ 운동목적 다리, 발목 근력 강화와 슬괵근과 종아리 근육 스트레칭

☑ 기구세팅 Push Thru Spring들을 Cadillac 아래 방향에 있는 Eyehook에 건다.
Push Thru Bar를 Cadillac 안방향으로 보내고 Spring들을 Eyehook에 건다. (1개 또는 2개)

☑ 사용근육
MOBILIZERS 고관절 신전근(Hip Extensor), 고관절 굴곡근(Hip Flexor), 무릎 신전근(Knee Extensor), 무릎 굴곡근(Knee Flexor), 발목 신전근(Ankle Extensor), 발목 굴곡근(Ankle Flexor)
STABILIZERS 복횡근(Transverse Abdominis), 골반기저근(Pelvic Floor Muscles), 복직근(Rectus Abdominis), 복사근(Obliques), 견갑골 안정화 근육, 고관절 외회전근(Hip Lateral Rotator)

기구 세팅 시 Push Thru Bar를 Cadillac 안쪽으로 보내고 Spring들을 아래에 있는 Strut들에 걸고 동작을 할 때에는 안전 체인을 먼저 Push Thru Bar 상단에 걸고 Spring 을 Push Thru Bar 하단에 건다.

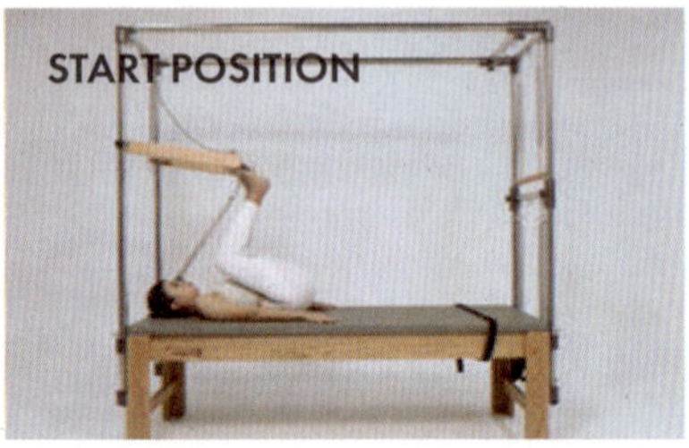
START POSITION

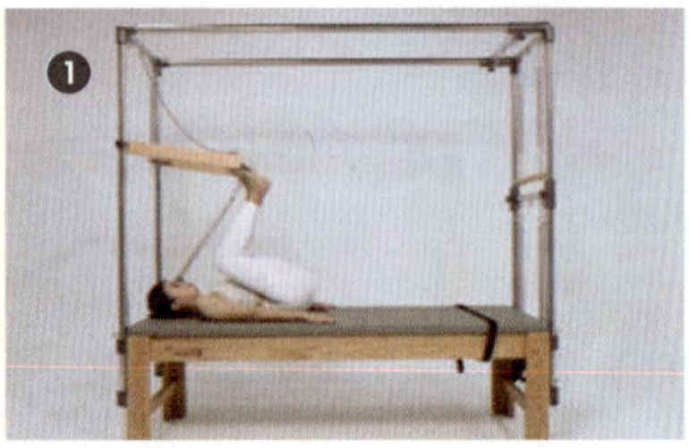
❶

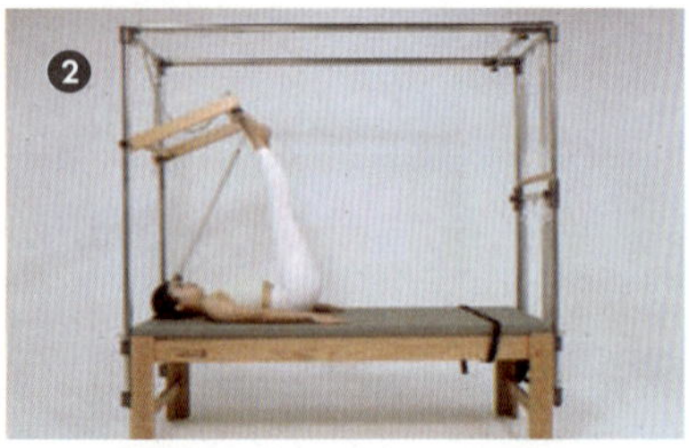
❷

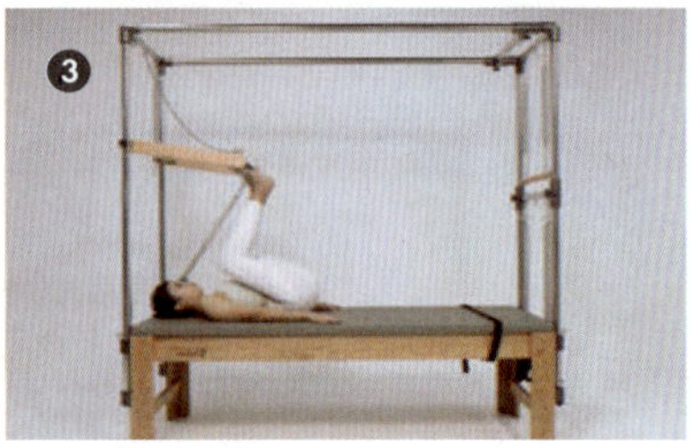
❸

1. PILATES V POSITION (TOES APART HEELS TOGETHER)

1 시작 자세

머리를 Push Thru Bar 방향으로 향하도록 위치하고 누워서 골반과 척추는 Neutral을 유지한다. 다리의 고관절은 외회전하고 무릎은 구부려 벌리고 발목은 저측 굴곡하고 발의 볼은 PUSH THRU BAR 위에 위치한다. 두 발의 발가락은 서로 간격을 두고 벌리고 45도 방향으로 향하도록 한다. 양쪽 뒤꿈치는 서로 붙어있고 손목은 자연스럽게 하고 손바닥은 바닥을 향한다.

2 동작

❶ 마시면서 준비한다.

❷ 내쉬면서 다리를 펴면서 Bar를 천장 방향으로 밀어낸다.

❸ 마시면서 시작 자세로 돌아온다.

10회 반복한다.

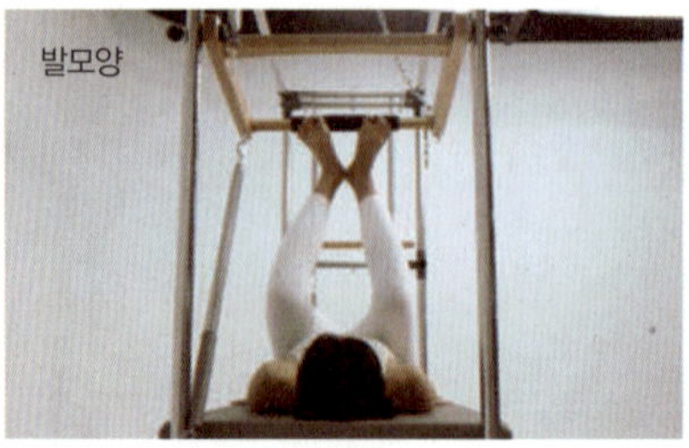
발모양

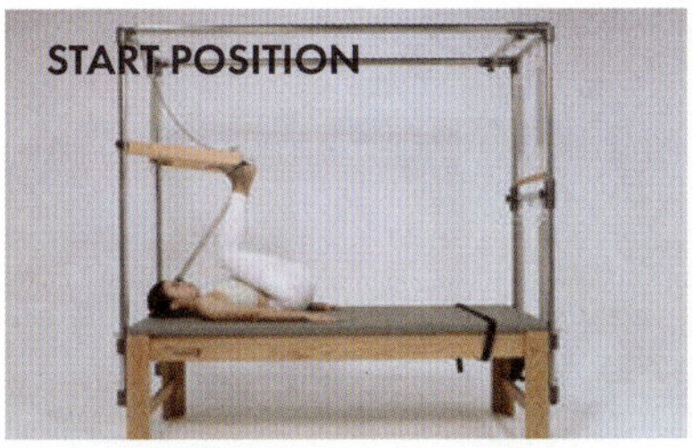

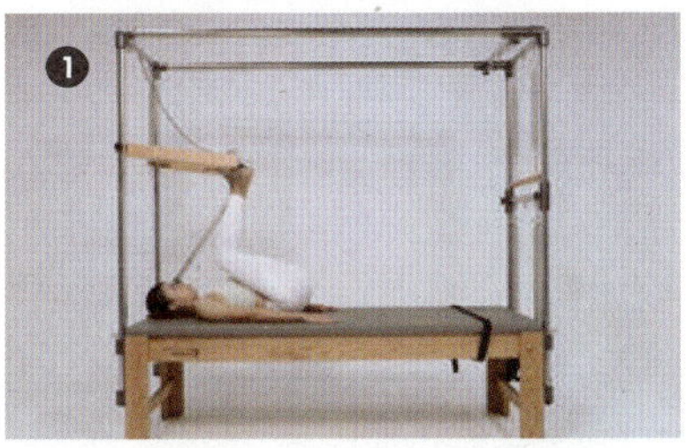

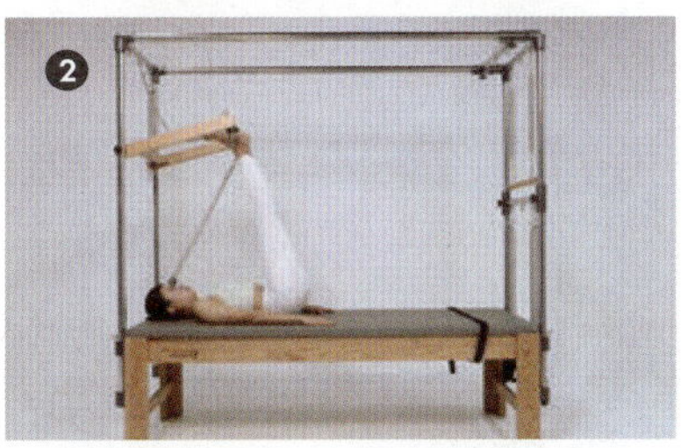

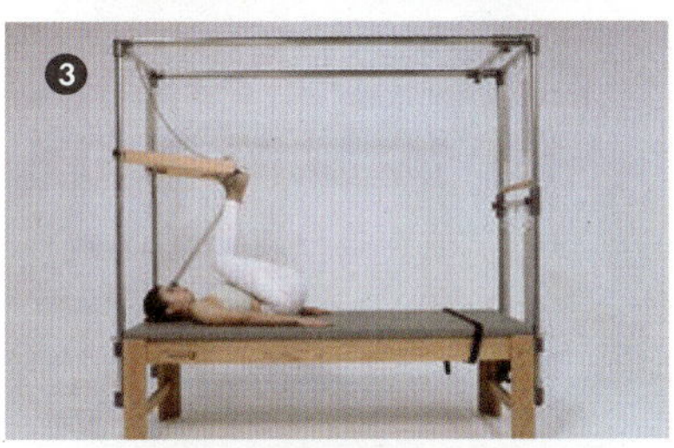

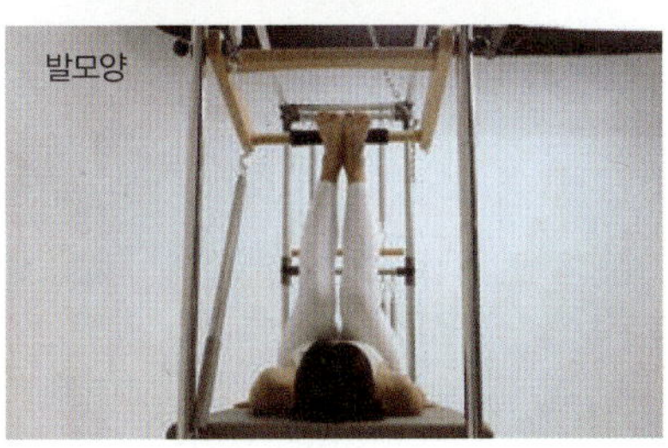

2. PARALLEL HEELS (HEELS ON BAR)

1 시작 자세

머리를 Push Thru Bar 방향으로 향하도록 위치하고 누워서 골반과 척추는 Neutral을 유지한다. 두다리는 일자로 붙여서 고관절과 무릎을 구부리고 발목은 배측 굴곡하여 뒤꿈치를 Push Thru Bar에 대고 팔은 몸통 옆에 위치하고 손목은 자연스럽게 하고 손바닥은 바닥을 향한다.

2 동작

❶ 마시면서 준비한다.

❷ 내쉬면서 다리를 펴면서 Bar를 천장 방향으로 밀어낸다.

❸ 마시면서 시작 자세로 돌아온다.

10회 반복한다.

3. PARALLEL WRAP TOES

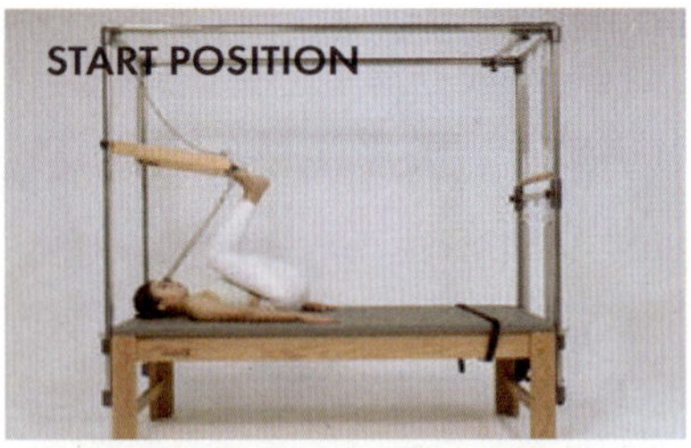
START POSITION

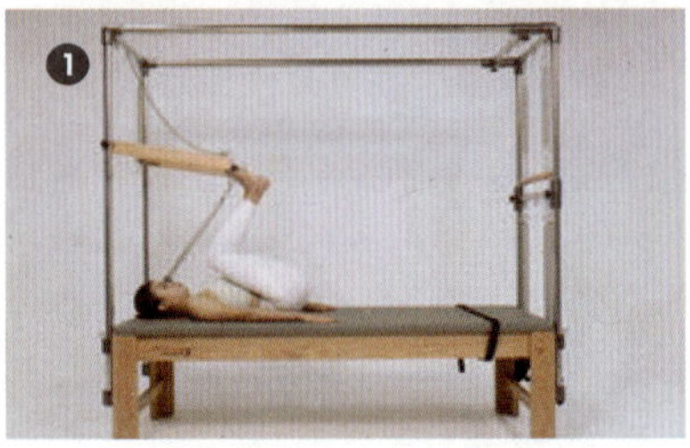
❶

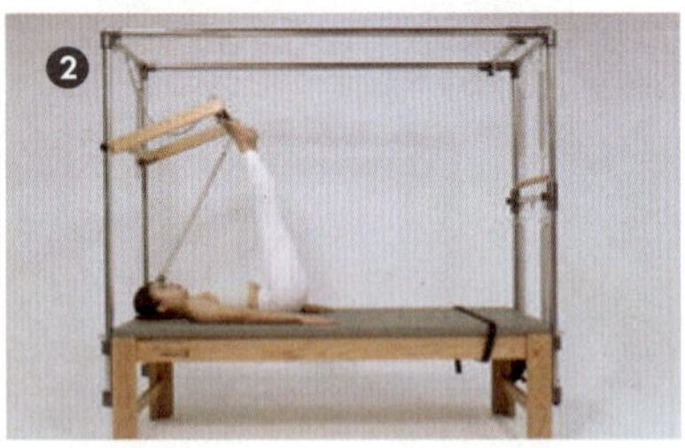
❷

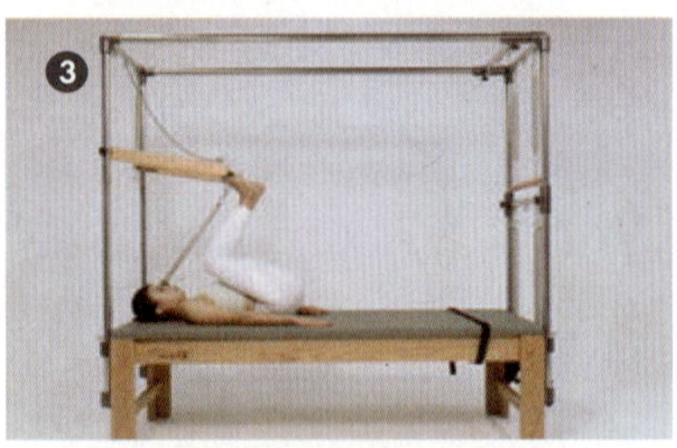
❸

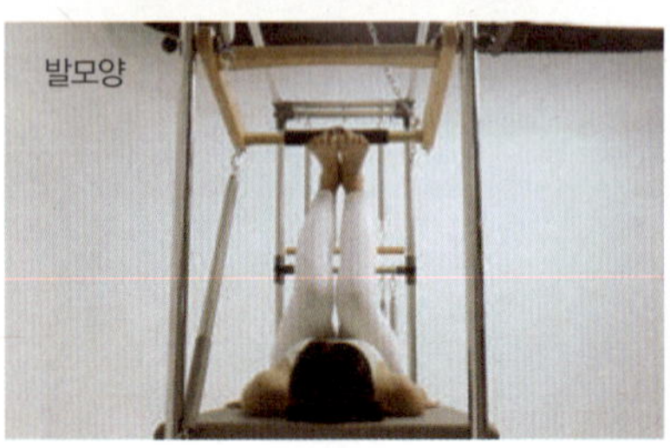
발모양

1 시작 자세

머리를 Push Thru Bar 방향으로 향하도록 위치하고 누워서 골반과 척추는 Neutral을 유지한다. 다리는 평행하게 일자로 붙여서 11자 정렬을 만든다. 발목은 배측 굴곡하고 발의 볼을 Push Thru Bar에 위치한다. 손목은 자연스럽게 하고 손바닥은 바닥을 향한다.

2 동작

❶ 마시면서 준비한다.

❷ 내쉬면서 다리를 펴면서 Bar를 천장 방향으로 밀어낸다.

❸ 마시면서 시작 자세로 돌아온다.

10회 반복한다.

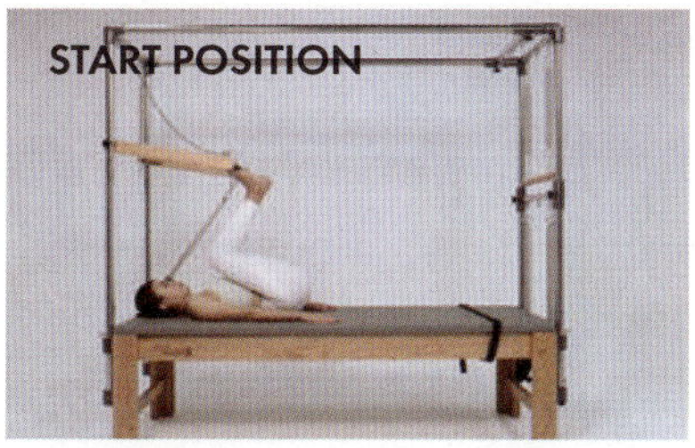

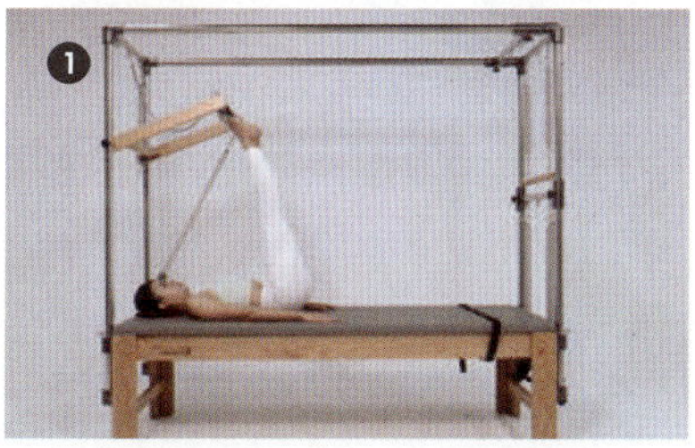

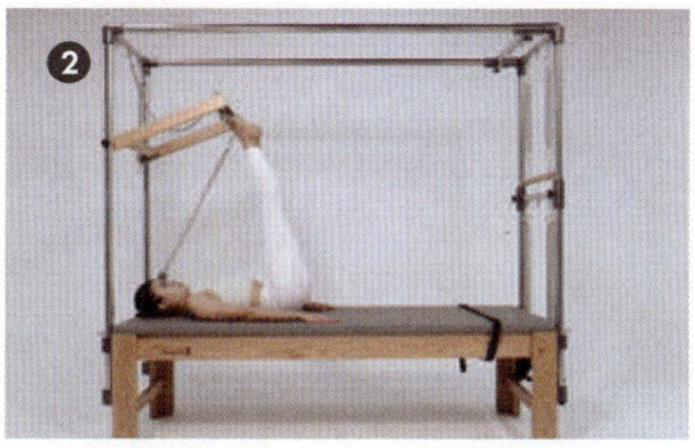

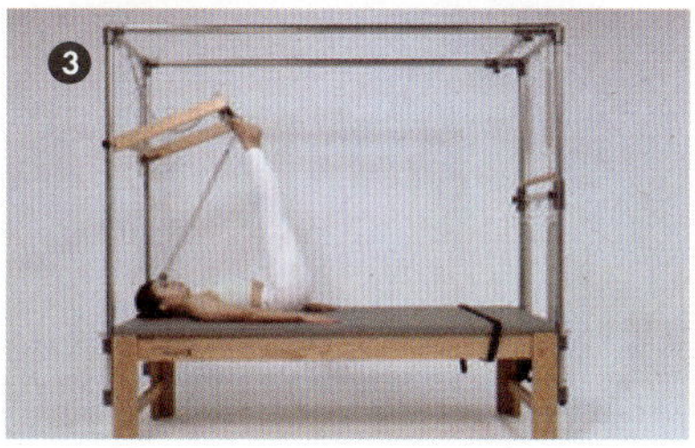

4. PARALLEL TOES (HIGH HALF TOE)

1 시작 자세

머리를 Push Thru Bar 방향으로 향하도록 위치하고 누워서 골반과 척추는 Neutral을 유지한다. 두 다리는 일자로 붙여서 다리를 평행하게 내전하고 발목은 저측 굴곡하여 발의 볼을 PUSH THRU BAR 위에 위치한다. 손목은 자연스럽게 하고 손바닥은 바닥을 향한다.

2 동작

❶ 마시면서 준비한다.

❷ 내쉬면서 다리를 펴면서 Bar를 천장 방향으로 밀어낸다. 양쪽 발끝에 무게중심을 동일하게 두두록 하며 무릎이 모두 펴졌을 때도 골반의 Neutral을 유지한다.

❸ 마시면서 시작 자세로 돌아온다.

10회 반복한다.

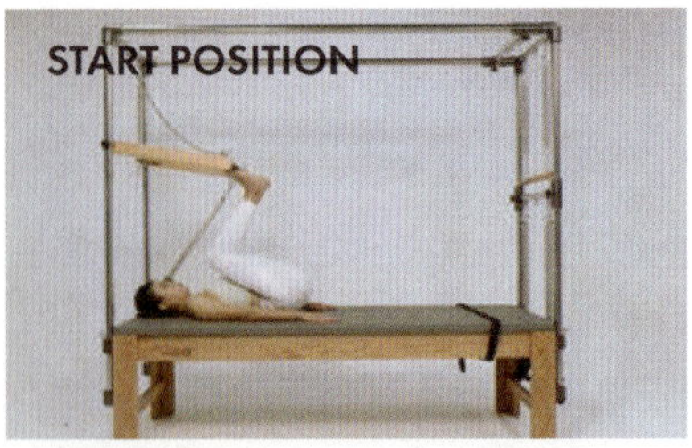

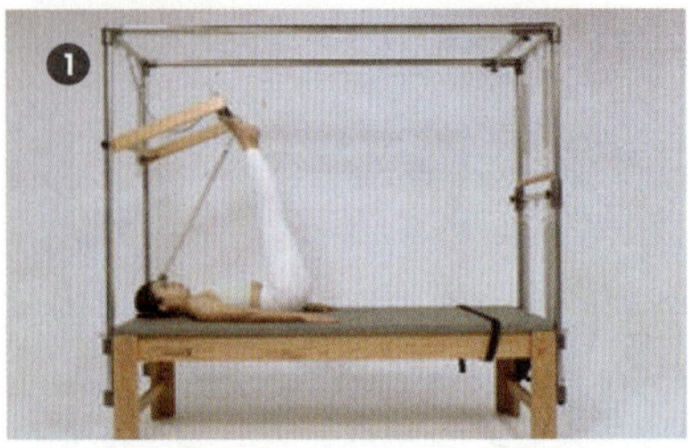

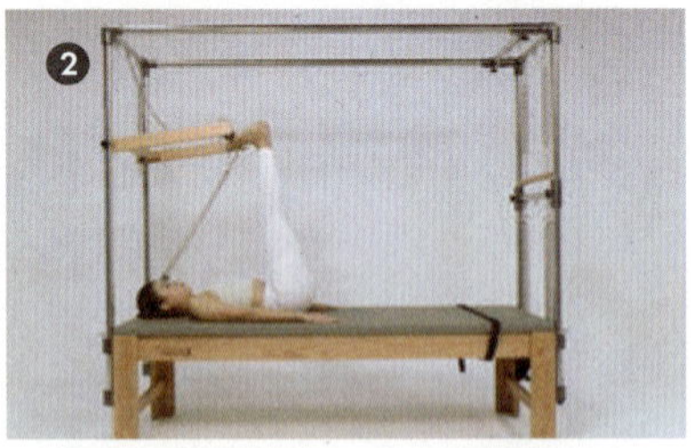

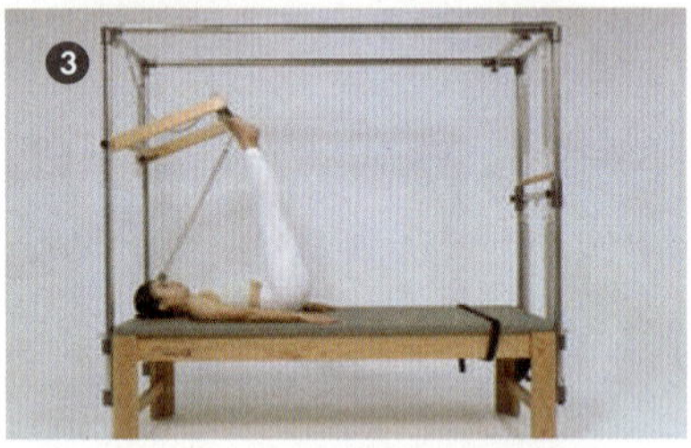

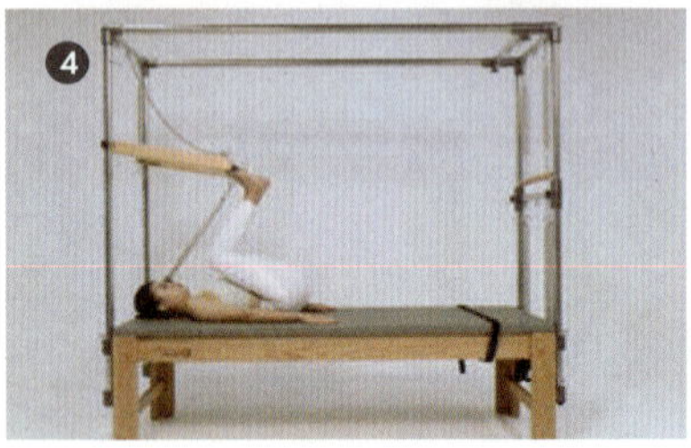

5. TENDON STRETCH (LOWER & LIFT)

1 시작 자세

머리를 Push Thru Bar 방향으로 향하도록 위치하고 누워서 골반과 척추는 Neutral을 유지한다. 두다리는 일자로 붙여서 다리는 평행하게 내전하고 발목은 저측 굴곡하여 발의 볼을 PUSH THRU BAR 위에 위치한다. 손목은 자연스럽게 하고 손바닥은 바닥을 향한다.

2 동작

❹ 마시면서 다리를 펴면서 Bar를 천장 방향으로 밀어낸다. 양쪽 발끝에 무게 중심을 동일하게 두도록 하며 무릎이 모두 펴졌을 때도 골반의 Neutral을 유지한다.

❺ 내쉬면서 무릎은 편 상태로 발목을 배측 굴곡한다.

❻ 마시면서 무릎을 편 상태로 발목을 저측 굴곡한다.

❼ 내쉬면서 고관절과 무릎을 구부려 시작 자세로 돌아온다.

8–10회 반복한다.

■ FOOT WORK 지도사항

1 시작 자세에서 천골과 요추는 바닥에 닿아야 한다.

2 동작 시 다리를 천장으로 올렸을 때 천골이 바닥에 닿은 상태가 되어야 한다.

3 Push Thru Bar에서 발이 미끄러울 수 있으니 미끄럼 방지용 패드를 사용하거나 강사가 계속 Push Thru Bar를 잡으면서 지도한다.

4 동작을 하는 동안 발목의 모양을 유지한다.

5 동작을 하는 동안 다리의 정렬을 유지하면서 동작한다.

6 동작의 범위는 관절의 이동 범위에 따라 제한을 두도록 한다.

7 Spring의 무게에서 요추, 골반의 안정성을 유지하기 위해 복근을 계속 활성화하도록 한다.

■ FOOT WORK 변형동작

1 동작의 난이도를 낮게 할 경우: (Level 1)

1) 머리를 Roll Down Bar 방향으로 향하게 하고 누워서 동작한다.
고관절 굴곡 각도가 안 나오는 수행자에게 적용한다.

MEMO

LEVEL 2 | LEG & ARTI WORK | PUSH-THRU

PUSH THRU BRIDGE

☑ 운동목적 척추의 분절과 고관절 신전근 강화

☑ 기구세팅 Push Thru Spring들을 Upright 천장 방향에 있는 Strut의 Eyehook에 건다.
Push Thru Bar를 Bed방향으로 보내고 1개 Spring 을 Eyehook에 건다.

☑ 사용근육

MOBILIZERS 복직근(Rectus Abdominis), 복사근(Obliques), 고관절 신전근(Hip Extensor), 고관절 굴곡근(Hip Flexors), 무릎 신전근(Knee Extensor), 무릎 굴곡근(Knee Flexor)

STABILIZERS 복횡근(Transverse Abdominis), 골반기저근(Pelvic Floor Muscles), 다열근(Multifidus), 복사근(Obliques), 하체 안정화 근육(Gluteus, Maximus, Quadriceps, Hamstring), 견갑대 안정화 근육

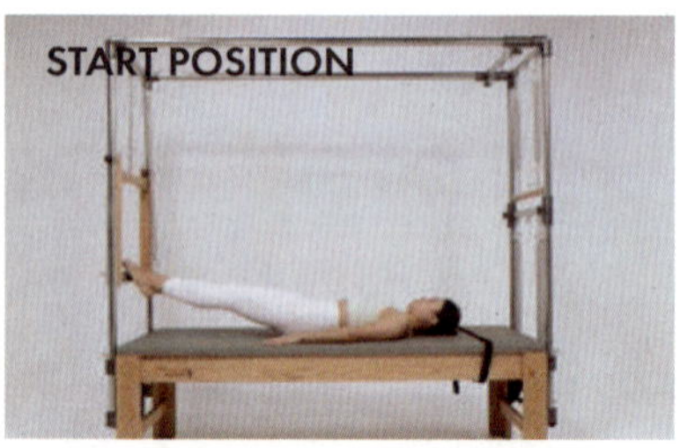

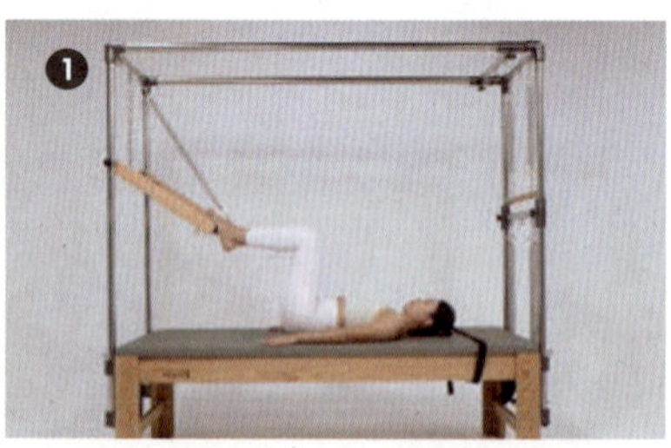

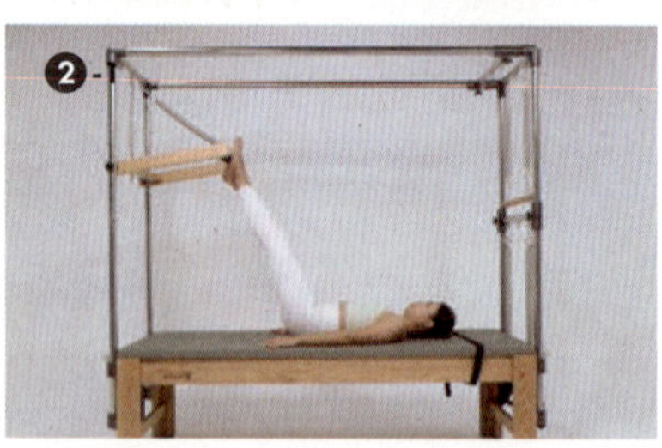

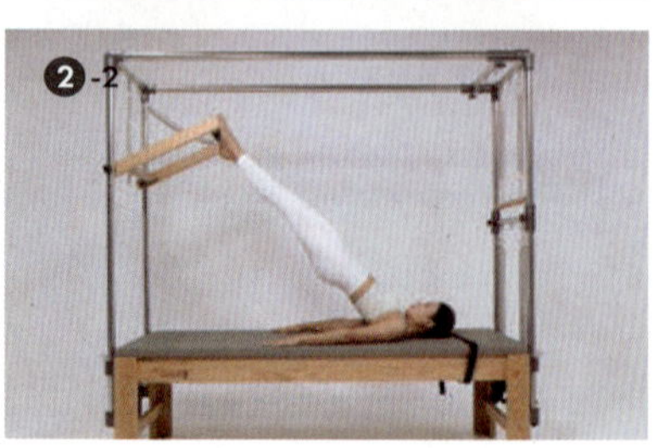

1 시작 자세

머리를 Roll Down Bar방향으로 향하도록 위치하고 누워서 골반과 척추는 Neutral을 유지한다. 발의 아치를 Push Thru Bar에 대고 팔은 몸통 옆에 위치한다. 손목은 자연스럽게 하고 손바닥은 바닥을 향한다.

2 동작

❶ 마시면서 무릎을 구부려 Bar를 몸통 방향으로 가져온다.

❷ 내쉬면서 다리를 길게 유지하여 Bar를 천장 방향으로 뻗고 꼬리뼈부터 척추를 하나씩 롤업 하여 긴 라인을 만들어준다.

❸ 마시면서 골반의 높이를 유지하고 한쪽 다리의 고관절을 굴곡하여 다리를 천장으로 뻗는다.

❹ 내쉬면서 올린 다리는 천장으로 계속 유지하고 내쉬는 호흡마다 3 카운트 Push Thru Bar의 다리의 무릎을 구부린다.

Leg Pulse 3회 반복한다.

❺ 마시면서 구부렸던 다리를 길게 편다.

❻ 내쉬면서 천장에 있던 다리를 Push Thru Bar에 내린다.

반대편 다리도 반복한다.

❼ 마시면서 흉추부터 척추를 하나씩 롤 다운한다.

❽ 내쉬면서 요추까지 Bed로 롤 다운하고 천골이 Bed에 닿으면 무릎을 구부리고 Push Thru Bar를 Upright 방향으로 밀어낸다.

3–5회 반복한다.

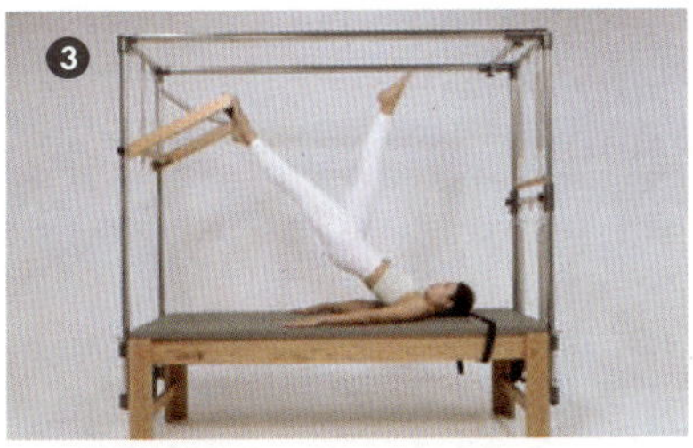

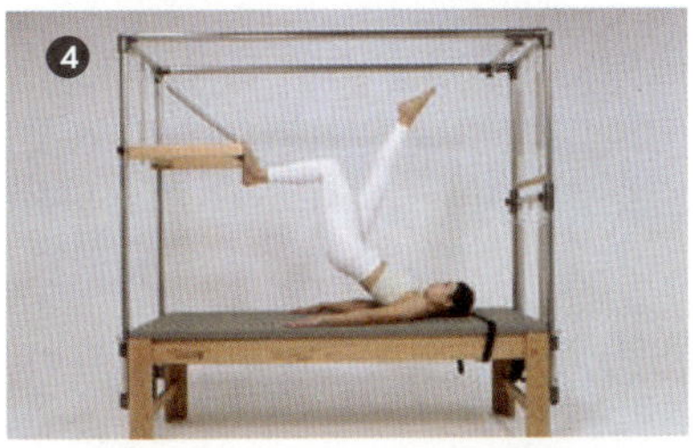

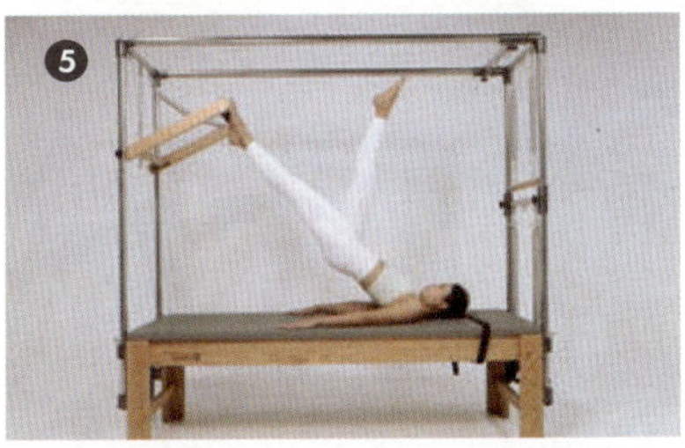

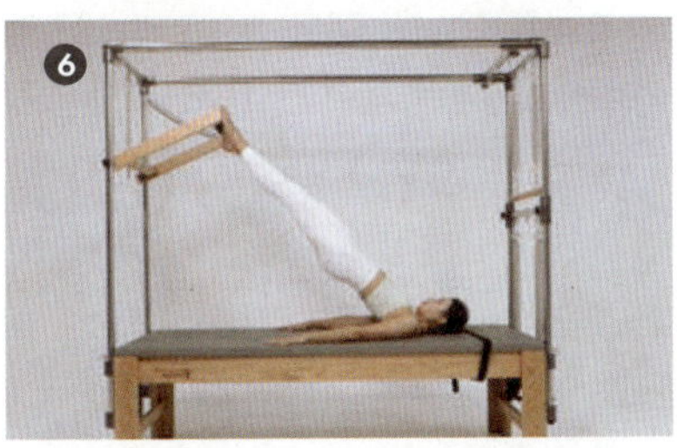

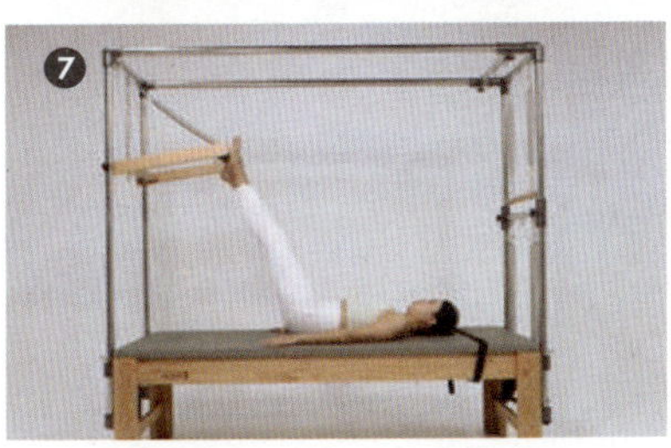

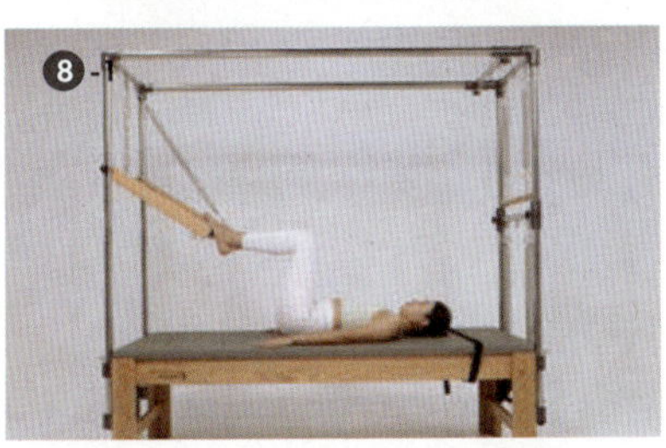

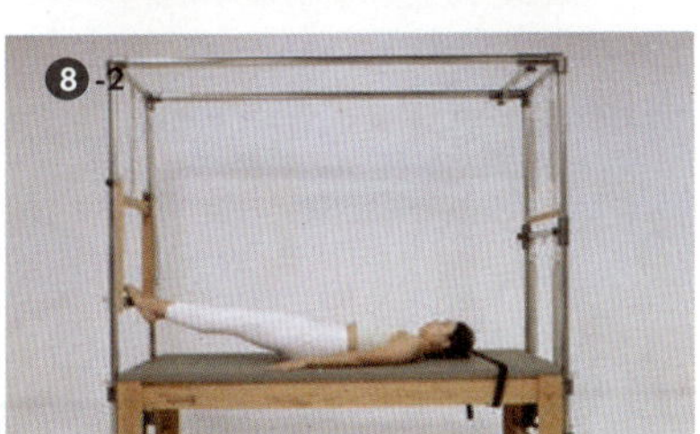

3 지도사항

1 시작 자세에서 다리를 천장으로 올렸을 때 천골이 바닥에 닿은 상태가 되어야 한다.

2 Push Thru Bar에서 발이 미끄러울 수 있으니 미끄럼 방지용 패드를 사용하거나 강사가 계속 Push Thru Bar를 잡으면서 지도한다.

3 무릎을 구부릴 때 고관절 신전근을 유지한다.

4 무릎을 구부릴 때 골반의 무게를 지탱하기 위해 복부를 연결한다.

5 골반을 올리고 내릴 때 척추 분절을 하여 동작한다.

6 발목으로 Leg Pulse를 하면 종아리 근육이 쓰일 수 있기 때문에 무릎에서 동작이 일어나도록 한다.

7 한 다리씩 동작할 때 골반이 안정화되는 범위에서 동작이 이루어져야 한다.

4 변형동작

1 동작의 난이도를 높게 할 경우 :

1) 한쪽 다리를 들 때 발목을 배측 굴곡한다. 협응력을 요구한다.

2 동작의 다양성 :

1) Pulse 다리 동작을 제외하고 척추의 움직임만 동작한다.

2) 두 다리로 pulse 한다.

LEVEL 1 | ARM WORK | PUSH-THRU

SITTING SHOULDER BACK

☑ 운동목적 어깨 가동성과 척추 분절

☑ 기구세팅 Push Thru Spring들을 Upright 천장 방향에 있는 Strut의 Eyehook에 건다.
Push Thru Bar를 Bed방향으로 보내고 Spring을 Eyehook에 건다.

☑ 사용근육

MOBILIZERS 복직근(Rectus Abdominis), 복사근(Obliques), 어깨 신전근(Shoulder Extensor), 어깨 굴곡근(Shoulder Flexor)

STABILIZERS 복횡근(Transverse Abdominis), 골반기저근(Pelvic Floor Muscle), 다열근(Multifidus), 복사근(Obliques), 하체 안정화 근육(Gluteus,Maximus,Quadriceps,Hamstring), 견갑대 안정화 근육

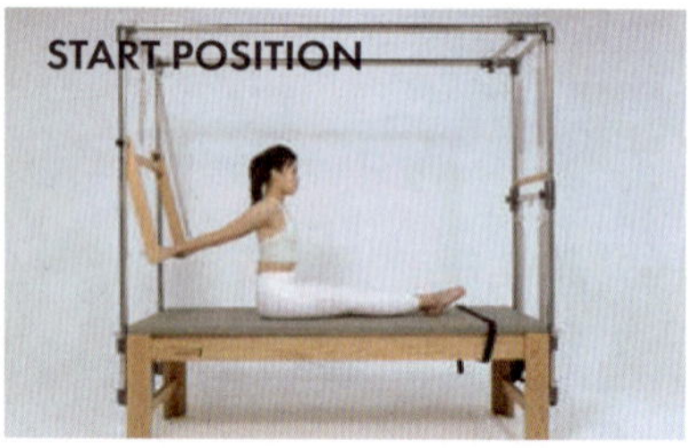

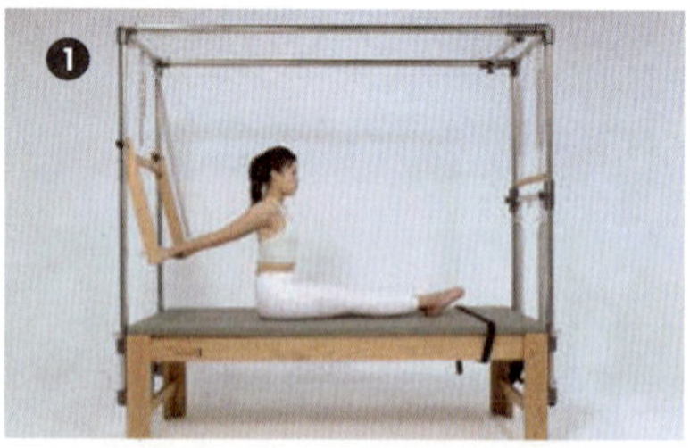

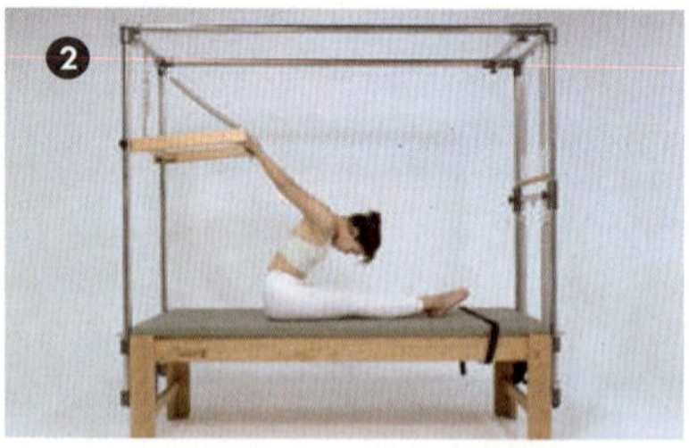

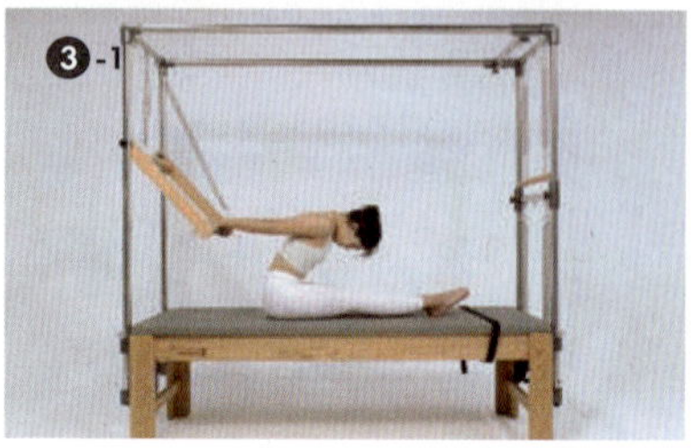

1 시작 자세

Cadillac 위에서 Push Thru Bar를 등지고 앉아서 골반과 척추는 Neutral을 유지하고 다리는 일자로 붙여서 편다. 견갑골을 안정화하고 팔을 뒤로 보내고 손바닥은 아래를 향하게 하여 Push Thru Bar를 잡는다. (몸을 앞으로 숙였을 때 Push Thru Bar와 팔이 하나의 긴 라인을 유지할 만큼 앞으로 위치하여 앉는다.)

2 동작

❶ 마시면서 준비한다.

❷ 내쉬면서 머리부터 척추를 하나씩 앞으로 굴곡하고 어깨를 신전하여 Push Thru Bar를 천장 방향으로 올린다.

❸ 마시면서 척추를 꼬리뼈부터 하나씩 세워서 수직 Neutral로 만든다. 동시에 어깨를 굴곡하여 Push Thru Bar를 바닥 방향으로 내려 시작 자세를 만든다.

4회 반복한다.

3 지도사항

1 동작 시 팔꿈치가 과신전 되는 것을 피한다.

2 동작 내내 복부에 힘을 주어 척추의 굴곡을 유지한다.

3 견갑골을 안정화하여 어깨에 긴장이 일어나지 않도록 한다. 특히 견갑골에서 거상과 후인되는 것을 방지한다.

4 척추가 굴곡 되었을 때 어깨의 과신전 되거나 과한 스트레칭이 되지 않도록 어깨 근육을 조절을 한다.

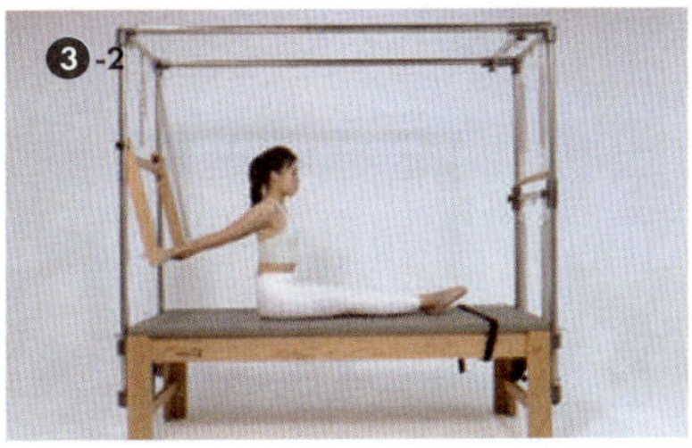

4 변형동작

1 동작의 난이도를 낮게 할 경우 :

1) 다리를 펴기 힘들 경우는 무릎을 구부리거나 Arc Barrel 위에 앉아서 동작한다.

2) 4호흡으로 동작한다.

3) 어깨 관절에서 과한 움직임으로 조절이 안된다면 손바닥을 천장 방향으로 향하도록 한다.

LEVEL 1 | ARM & AB WORK | ARM SPRING

ROLL DOWN

☑ **운동목적** 복근 근력과 어깨와 팔 근력 향상

☑ **기구세팅** Bed에 앉았을 때 Vertically Sliding Bar가 어깨 높이에 있도록 세팅한다.
Arm Spring을 Sliding Bar의 Eyehook에 걸고 Handle Straps을 Spring에 건다.

☑ **사용근육**

MOBILIZERS 팔꿈치 굴곡근(Elbow Flexor), 팔꿈치 신전근(Elbow Extensro), 어깨 수평 내전근(Shoulder Horizontal Adductor), 어깨 수평 외전근(Shoulder Horizontal Abductor), 복직근(Rectus Abdominis), 복사근(Obliques)

STABILIZERS 복횡근(Transverse Abdominis), 골반기저근 (Pelvic Floor Muscle), 다열근(Multifidus), 복사근(Obliques), 하체 안정화 근육(Gluteus,Maximus,Quadriceps,Hamstring), 견갑대 안정화 근육

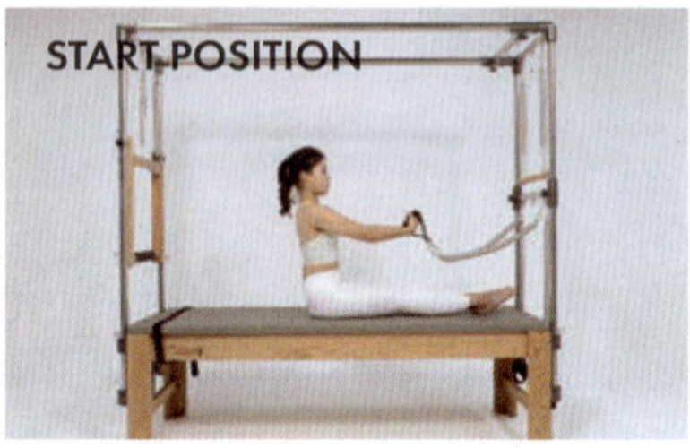

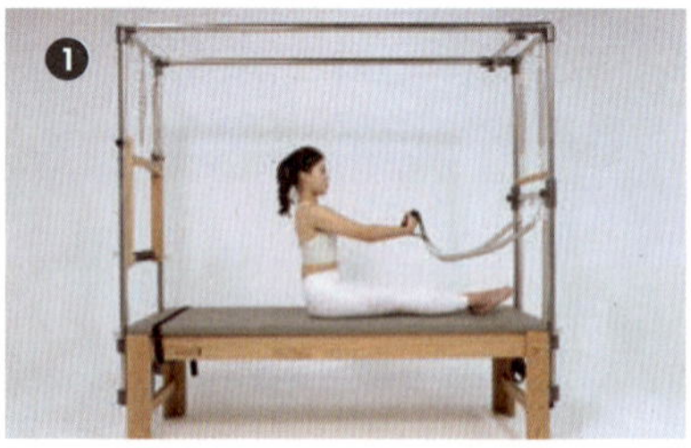

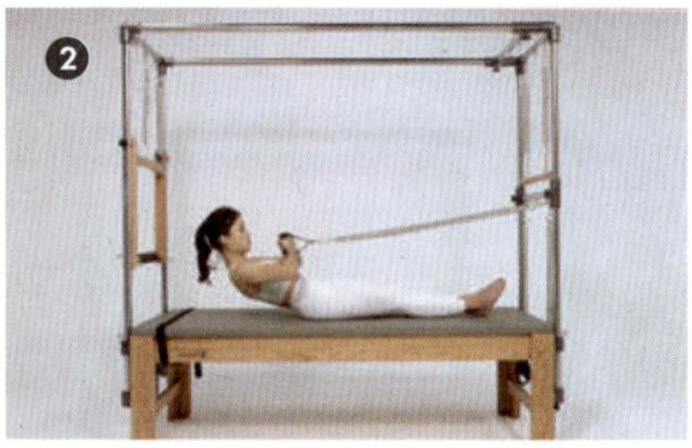

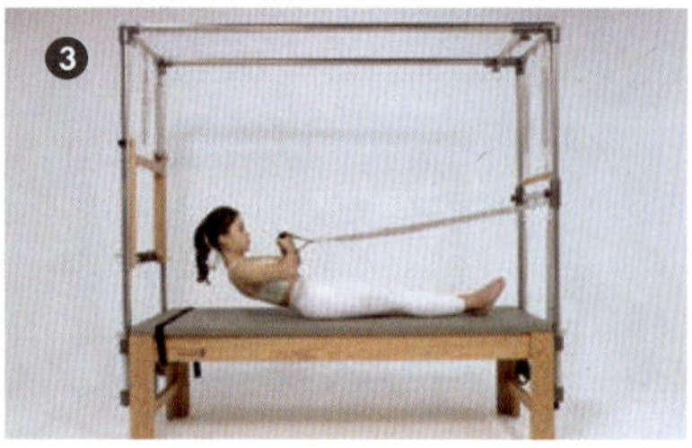

1. ROLL DOWN

1 시작 자세

Vertically Sliding Bar를 바라보고 앉는다. 다리는 평행하게 유지하고 붙여서 뻗고 골반과 척추는 Neutral을 유지한다. 발목은 저측 굴곡 (Plantar Flexion) 하고 견갑골은 안정화하여 팔은 앞으로 길게 뻗고 팔꿈치를 살짝 구부린다. 손으로 Strap을 잡고 손바닥은 서로 마주보게 한다.

2 동작

❶ 마시면서 준비한다.

❷ 내쉬면서 견갑골의 안정화를 유지하고 팔을 가슴 방향으로 당기면서 골반부터 시작하여 뒤로 척추를 하나씩 굴곡하여 롤다운 한다.

❸ 마시면서 척추의 C커브를 유지하며 흉곽 호흡한다.

❹ 내쉬면서 척추의 C커브를 유지하고 롤업 하여 다리 위로 이동한다.

❺ 마시면서 팔을 앞으로 뻗어주면서 꼬리뼈부터 머리까지 척추를 길게 하나씩 세워 시작 자세로 돌아온다.

3–5회 반복한다.

3 지도사항

1 골반부터 뒤로 척추 굴곡 시 머리가 아니라 골반부터 뒤로 롤 다운 한다.

2 롤업과 롤다운시 척추가 하나씩 분절한다.

3 동작 내내 견갑골의 안정화를 유지한다.

4 C커브가 무너지지 않도록 복근을 활성화 한다.

5 동작을 멈춤 없이 흐르듯이 한다.

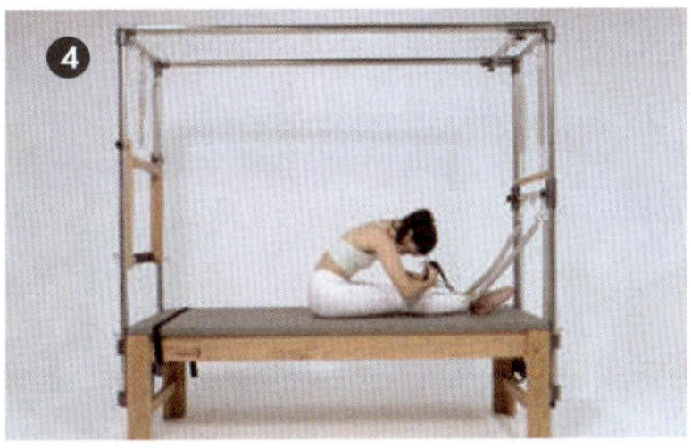

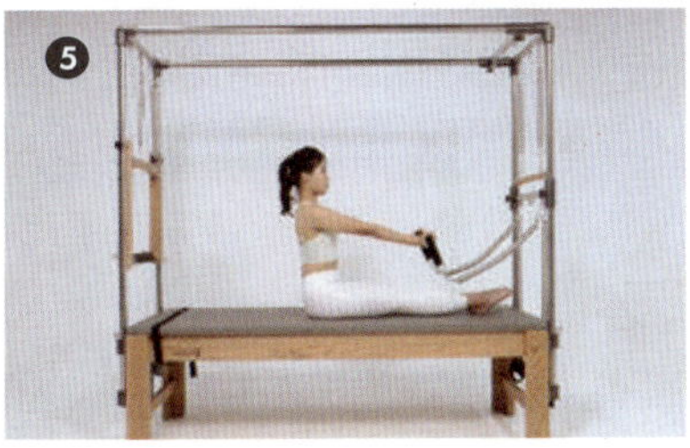

4 변형동작

1 시작 자세에서 척추의 Neutral 이 안되는 경우 :

1) 앉은 자세를 바꿔서 동작한다. 골반과 척추의 Neutral 유지가 어렵다면 무릎을 살짝 구부리거나 다리를 교차하여 X 모양을 만들거나 Cushion, Box에 앉는다.

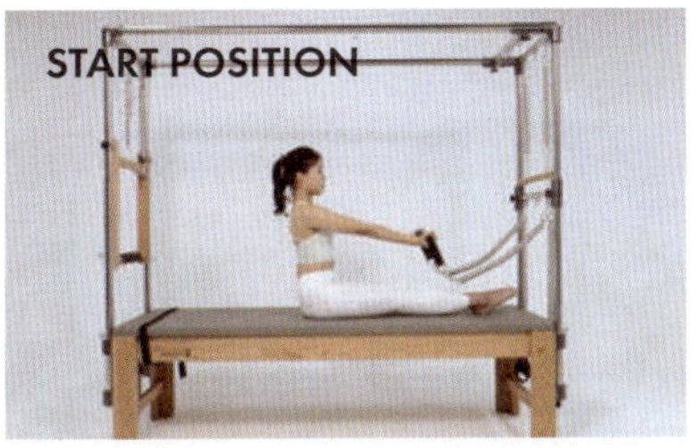

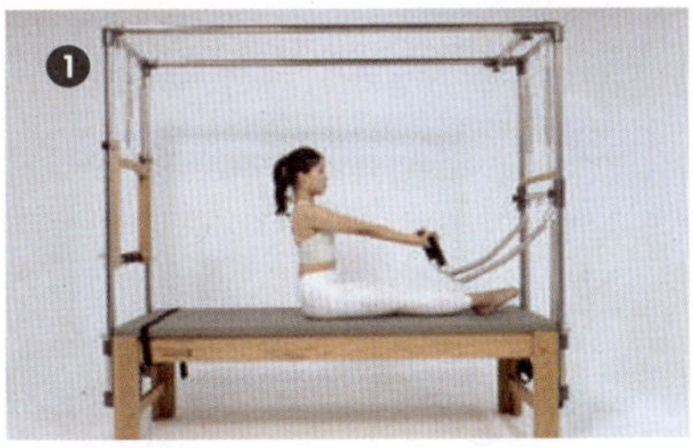

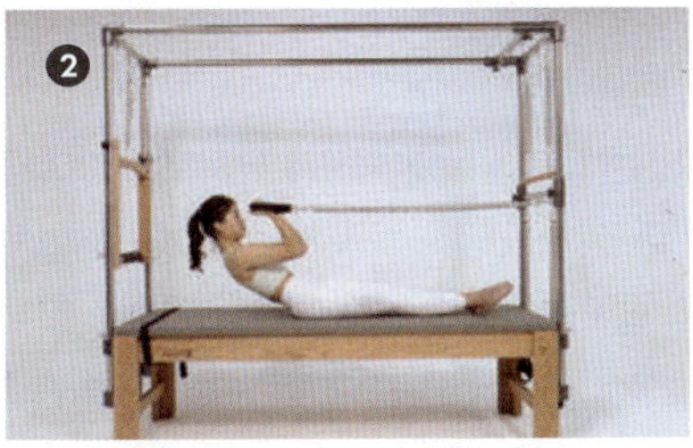

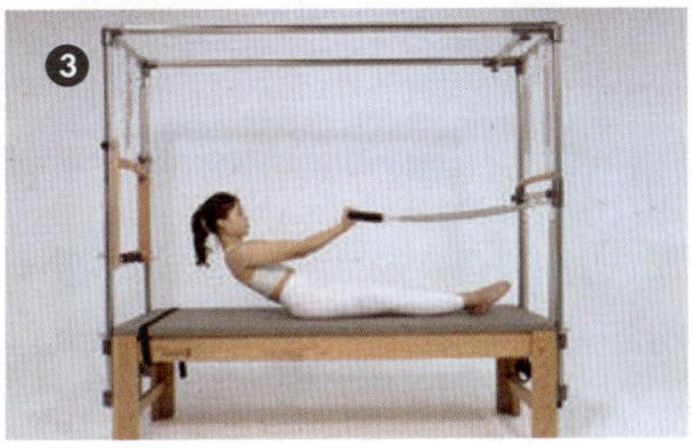

2. BICEPS CURLS

1 시작 자세

Vertically Sliding Bar를 바라보고 앉는다. 다리는 평행하게 유지하고 붙여서 뻗고 골반과 척추는 Neutral을 유지한다. 발목은 저측 굴곡 (Plantar Flexion) 하고 견갑골은 안정화하여 팔은 앞으로 길게 뻗고 팔꿈치를 살짝 구부린다. 손으로 Strap을 잡고 손바닥은 천장을 향하도록 한다.

2 동작

❶ 마시면서 준비한다.

❷ 내쉬면서 ASIS가 대퇴골에서 멀어지게 골반부터 척추를 뒤로 굴곡한다. 복부가 납작해지는 것이 유지될 때까지 요추를 굴곡한다. 흉추는 요추의 라인의 굴곡을 따라간다. 동시에 팔꿈치를 굴곡하여 손을 얼굴 방향으로 가져온다.

❸ 마시면서 몸통의 굴곡 상태를 유지하고 팔꿈치를 펴준다.

❹ 내쉬면서 팔꿈치를 구부린다.

팔꿈치의 신전과 굴곡을 5–10회 반복한다.

❺ 마시면서 팔꿈치를 편다.

❻ 내쉬면서 복근을 사용하여 몸통을 다리 위로 이동한다. 이 때 천골이 바닥과 수직인 상태까지 몸통을 이동한다.

❼ 마시면서 꼬리뼈부터 머리까지 척추를 길게 신전하여 Neutral 자세로 돌아오면서 양손을 멀리 보내 로프(rope)를 느슨하게 한다.

5–10회 반복한다.

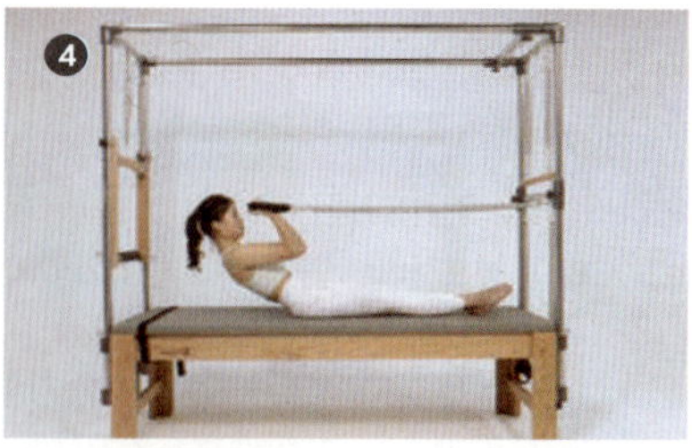

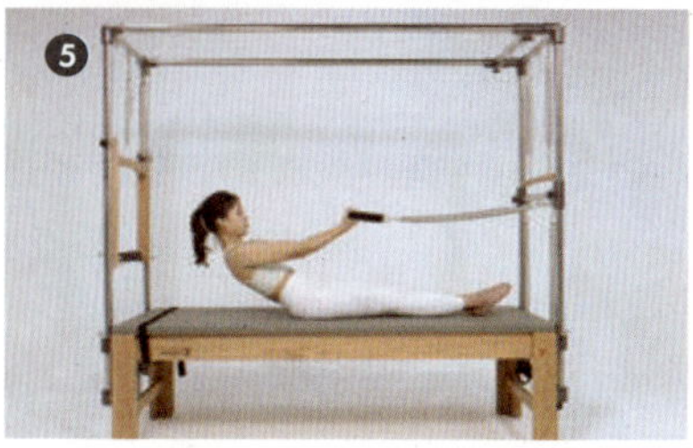

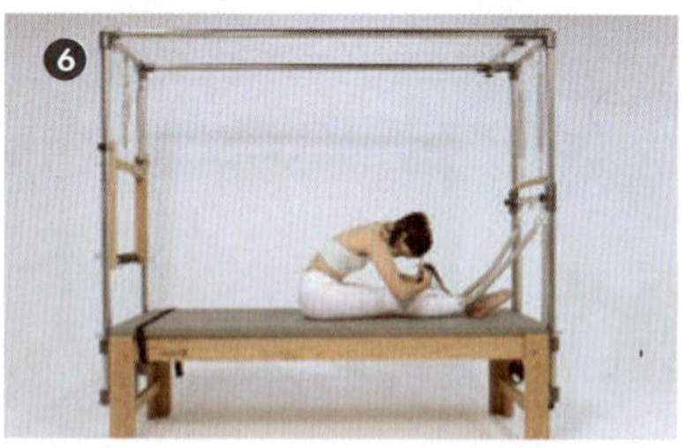

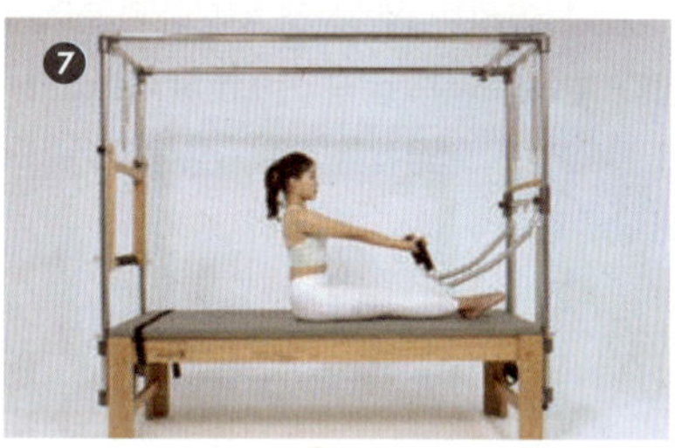

3 지도사항

1 골반부터 뒤로 척추 굴곡 시 머리가 아니라 골반부터 뒤로 롤한다.

2 롤업과 롤다운시 척추가 하나씩 분절한다.

3 동작 내내 견갑골의 안정화를 유지한다.

4 C커브가 무너지지 않도록 복부를 활성화한다.

5 동작을 멈춤 없이 흐르듯이 한다.

6 팔꿈치 신전, 굴곡 반복 동작 시 상완골의 위치는 변화가 없도록 한다.

4 변형동작

1 시작 자세에서 척추의 Neutral 이 안되는 경우 :

1) 앉은 자세를 바꿔서 동작한다. 골반과 척추의 Neutral 유지가 어렵다면 무릎을 살짝 구부리거나 다리를 교차하여 X 모양을 만들거나 Cushion, Box에 앉는다.

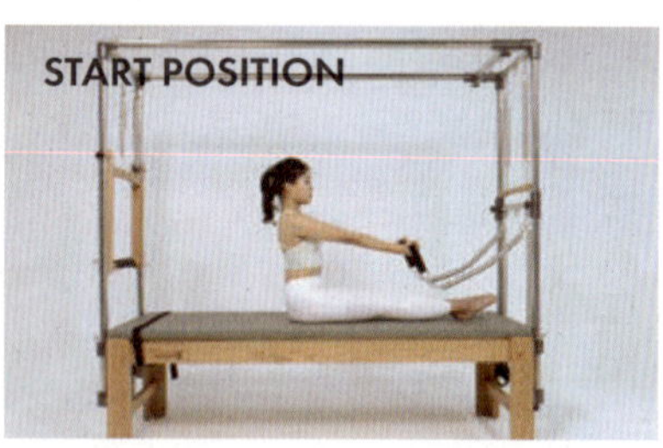

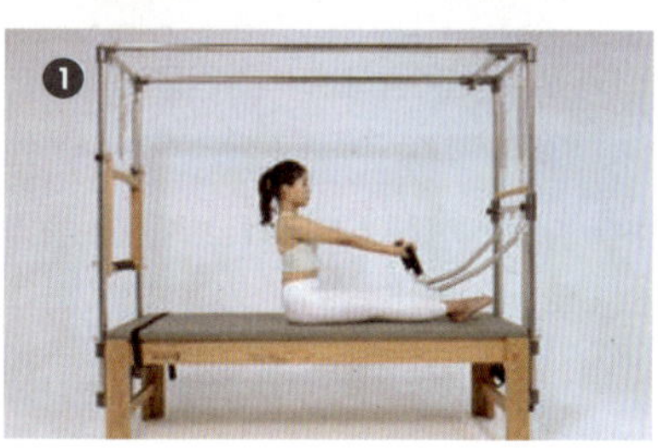

3. OBLIQUES

1 시작 자세

Vertically Sliding Bar를 바라보고 앉는다. 다리는 평행하게 유지하고 붙여서 뻗고 골반과 척추는 Neutral을 유지한다. 발목은 저측 굴곡 (Plantar Flexion) 하고 견갑골은 안정화하여 팔은 앞으로 길게 뻗고 팔꿈치를 살짝 구부린다. 손으로 Strap을 잡고 손바닥은 서로 마주보게 한다.

2 동작

❶ 마시면서 준비한다.

❷ 내쉬면서 견갑골의 안정화를 유지하고 팔을 가슴 쪽으로 당기면서 척추를 골반부터 뒤로 굴곡한다. 척추는 하나씩 굴곡한다.

❸ 마시면서 흉곽으로 숨을 마시고 몸통의 C커브를 유지한다.

❹ 내쉬면서 척추의 굴곡을 유지한 상태로 상체를 한쪽 방향으로 회전하고 팔꿈치를 신전하여 팔을 뻗어낸다.

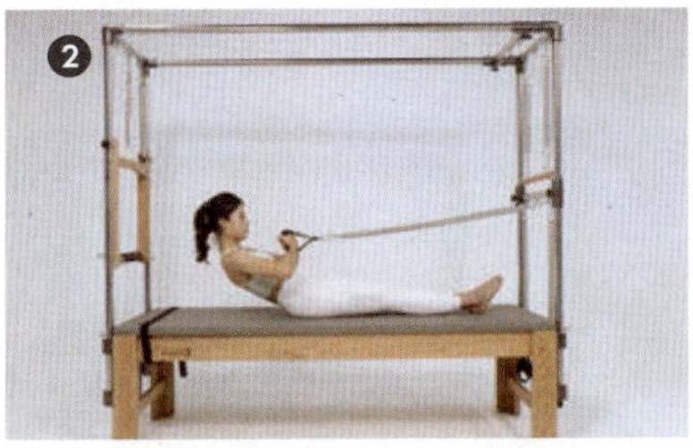

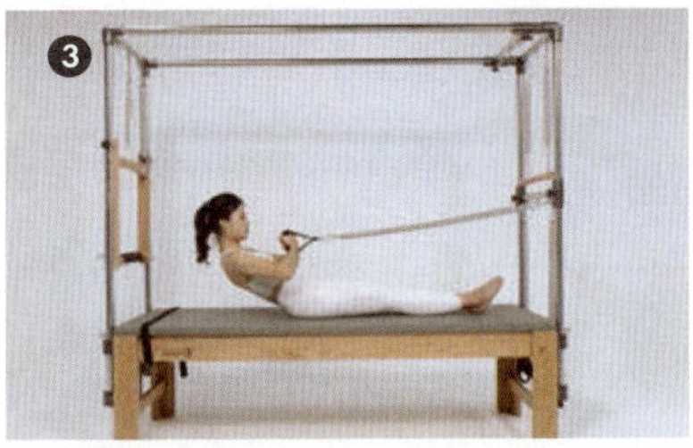

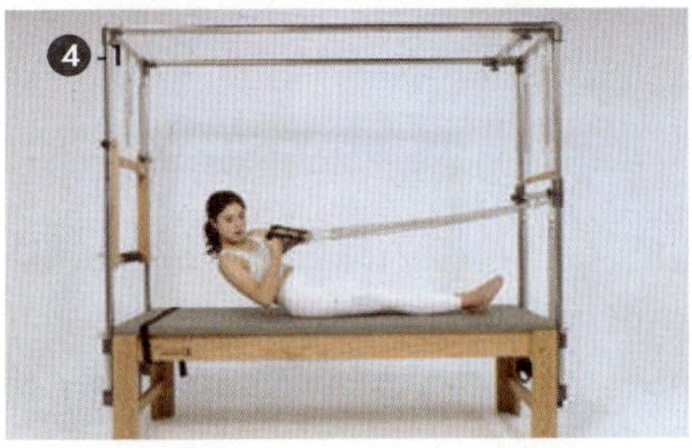

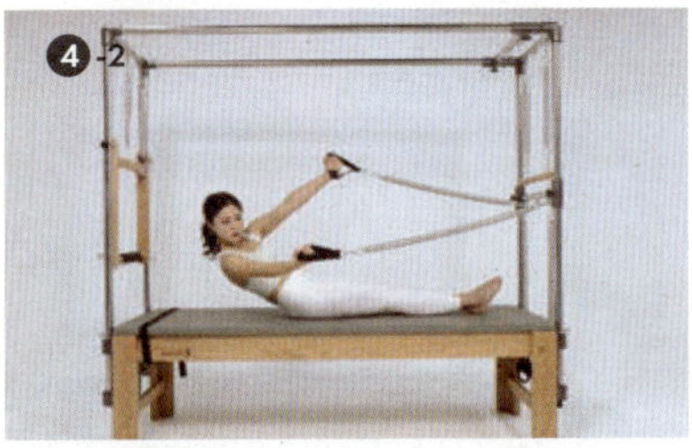

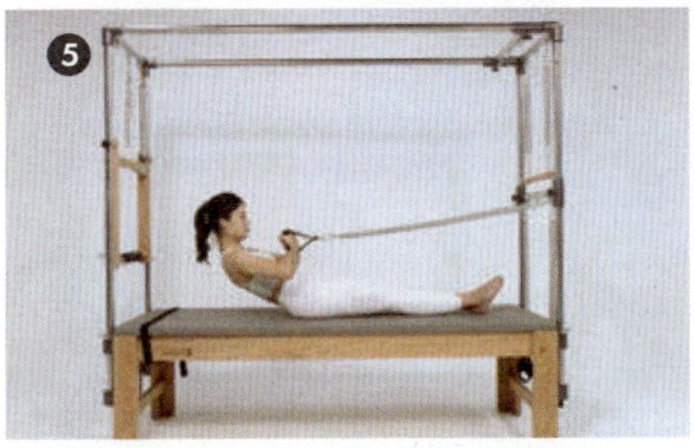

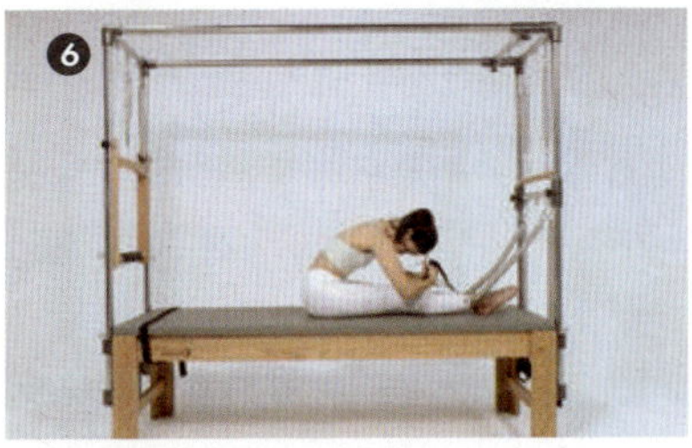

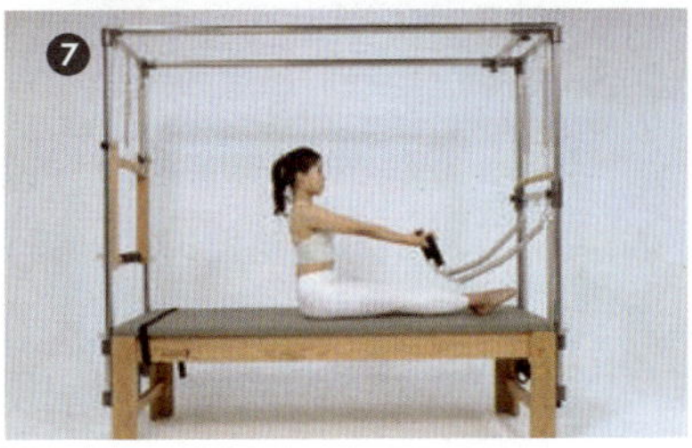

⑤ 마시면서 상체를 중앙으로 회전하고 팔꿈치를 굴곡하여 양손은 다시 흉골 앞으로 가져온다.

반대방향도 척추 회전 동작을 한다.

⑥ 내쉬면서 복근을 사용하여 몸통을 다리 위로 이동한다. 이 때 천골이 바닥과 수직인 상태까지 몸통을 이동시키며 컨트롤하게 돌아온다.

⑦ 마시면서 꼬리뼈부터 머리까지 척추를 길게 신전하여 Neutral 자세로 돌아오면서 양손을 멀리 보내 로프(rope)를 느슨하게 한다.

5-10회 반복한다.

3 지도사항

1 골반부터 뒤로 척추 굴곡 시 머리가 아니라 골반부터 뒤로 롤한다.

2 롤업과 롤다운시 척추가 하나씩 분절한다.

3 동작 내내 견갑골의 안정화를 유지한다.

4 C커브가 무너지지 않도록 복부를 활성화 한다.

5 동작을 멈춤 없이 흐르듯이 한다.

4 변형동작

1 시작 자세에서 척추의 Neutral 이 안되는 경우 :

1) 앉은 자세를 바꿔서 동작한다. 골반과 척추의 Neutral 유지가 어렵다면 무릎을 살짝 구부리거나 다리를 교차하여 X 모양을 만들거나 Cushion, Box에 앉는다.

LEVEL 2 | RO WORK | ARM SPRING

STANDING SIDE TWIST

☑ **운동목적** 몸통의 안정화 및 회전근 강화

☑ **기구세팅** Cadillac 옆에 섰을때 Vertically Sliding Bar가 어깨 높이에 오도록 세팅한다.
Arm Spring을 Sliding Bar의 Eyehook에 건다. Handle Straps을 Spring에 건다.

☑ **사용근육**
MOBILIZERS 외복사근(External Oblique), 내복사근(Internal Oblique)
STABILIZERS 복횡근(Transverse Abdominis), 골반기저근(Pelvic Floor Muscle), 척추기립근(Erector Spinae), 다열근(Multifidus), 복사근(Obliques), 하체 안정화 근육(Gluteus, Maximus, Quadriceps, Hamstring), 견갑대 안정화 근육

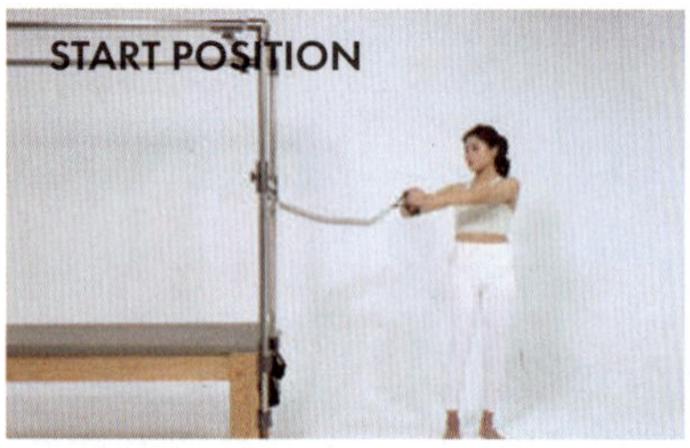

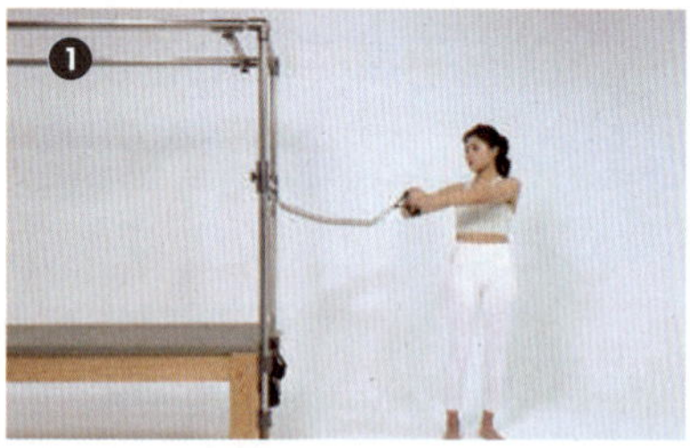

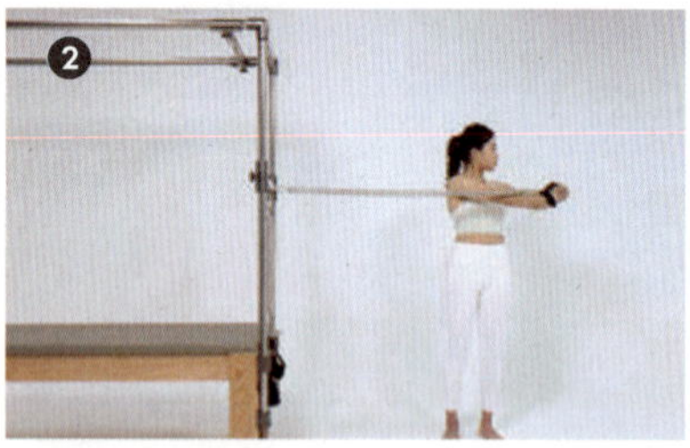

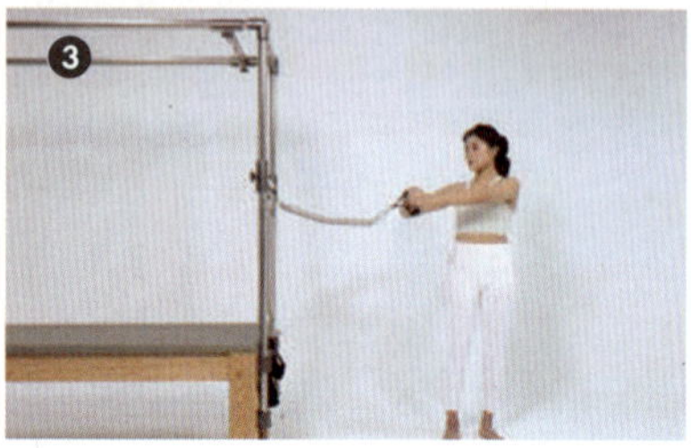

1 시작 자세

Vertically Sliding Bar로부터 팔 길이만큼 간격을 유지하고 선다. 골반과 척추는 Neutral을 유지하고 골반은 정면을 바라보고 상체는 Upright방향으로 약간 회전하고 발은 골반너비만큼 벌리고 다리는 곧게 편다. 견갑골을 안정화하고 두 손은 Strap을 잡고 흉골 앞으로 위치한다.

2 동작

❶ 마시면서 준비한다.

❷ 내쉬면서 골반을 정면으로 유지하고 손은 흉골 앞에 위치하고 상체를 Cadillac으로 부터 멀리 회전한다.

❸ 마시면서 골반을 정면으로 유지하고 손은 흉골 앞에 위치하고 상체를 다시 시작 자세로 회전한다.

5회 반복한다.

3 지도사항

1 서서하는 동작에서 몸의 무게 중심이 발바닥 쪽에 둔다.

2 시작 자세에서 Spring의 저항을 느끼며 시작하고 Spring의 저항을 조절하여 동작한다.

3 Hip 내전근과 외전근을 사용해서 골반이 기울어지거나 움직이지 않도록 한다.

4 대둔근, Hamstring 그리고 복부를 이용해서 골반의 Neutral을 유지한다.

5 몸통이 한쪽으로 짧아지지 않도록 주의한다.

6 갈비뼈가 올라오지 않도록 한다.

7 손목은 길게 유지한다.

8 회전하는 동안 골반은 정면을 유지한다.

9 팔로 당겨 동작하지 않도록 주의한다.

10 회전은 어깨가 아닌 척추에서 이루어져야 한다.

4 변형동작

1 동작의 난이도를 낮게 할 경우 :

1) Cadillac 안 쪽에서 Kneeling 자세로 동작 한다.

2) 팔로 당길 경우 가슴에 서클을 끼우거나 작은 짐볼을 안고 동작한다.

2 동작의 난이도를 높게 할 경우 :

1) 발에 Rotational Disk나 보수를 대고 동작한다.

LEVEL 1 | ARM WORK | ARM SPRING

BICEPS CURLS SUPINE

☑ **운동목적** 상완이두근 강화

☑ **기구세팅** Bed에 앉았을 때 Vertically Sliding Bar가 어깨 높이에 있도록 세팅한다.
Arm Spring을 Sliding Bar의 Eyehook에 걸고 Handle Straps을 Spring에 건다.

☑ **사용근육** **MOBILIZERS** 팔꿈치 신전근(Elbow Extensors), 팔꿈치 굴곡근(Elbow Flexors)

STABILIZERS 복횡근(Transverse Abdominis), 복직근(Rectus Abdominis), 복사근(Obliques), 골반기저근(Pelvic Floor Muscle), 견갑골 안정화 근육

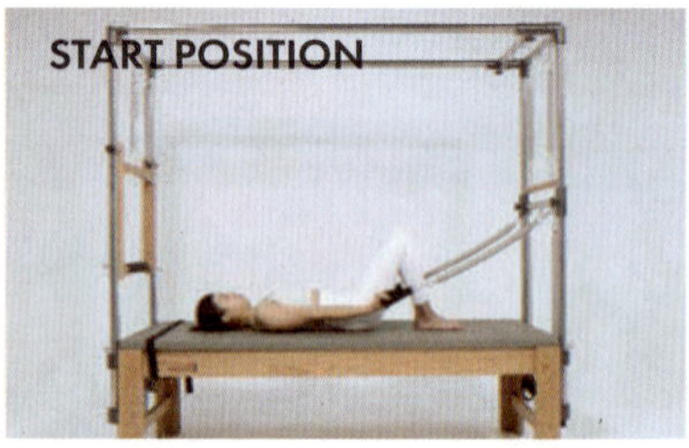

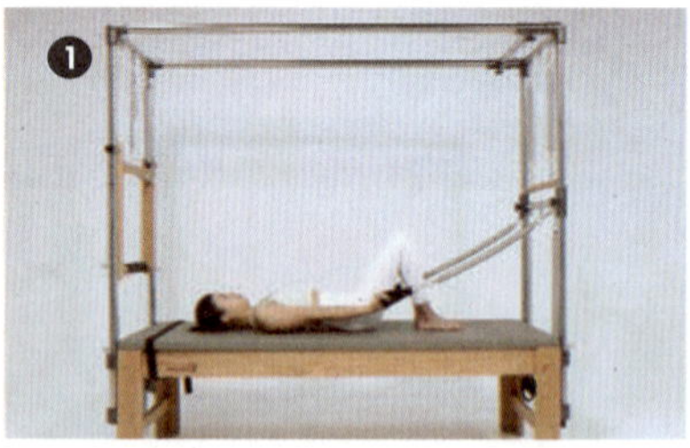

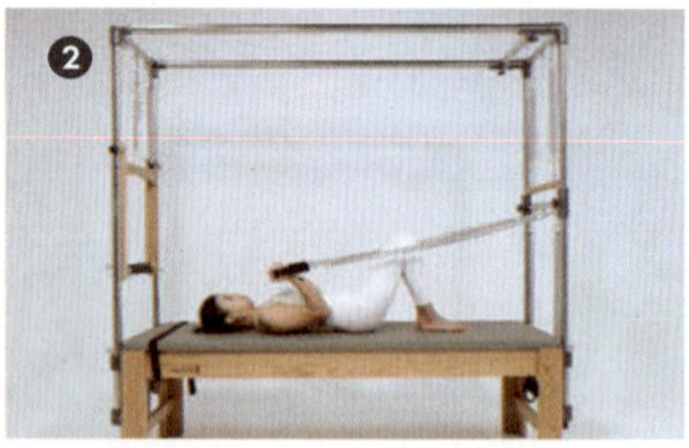

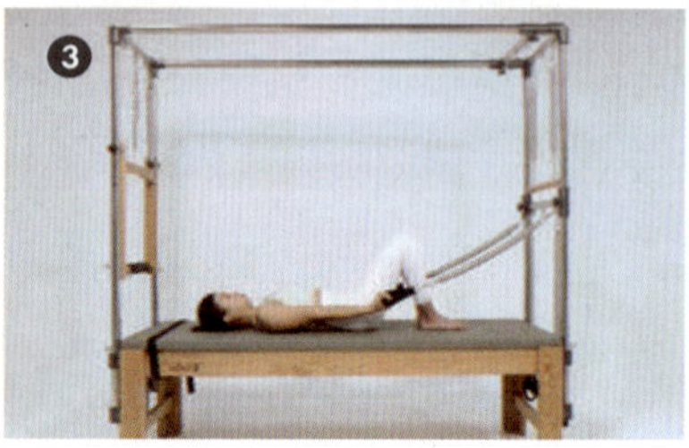

1 시작 자세

Vertically Sliding Bar와 반대 방향으로 머리를 위치하고 눕는다. 골반과 척추는 Neutral을 유지하고 다리는 내전해서 무릎을 구부려 산모양을 만든다. 견갑골은 안정화를 유지하고 팔은 몸통 옆에서 길게 뻗어 Strap을 잡고 손바닥은 천장을 향한다.

2 동작

❶ 마시면서 준비한다.

❷ 내쉬면서 견갑골의 안정화를 유지하고 상완골을 유지하고 팔꿈치를 구부려서 손을 어깨 방향으로 가져온다.

❸ 마시면서 견갑골을 안정화하고 팔꿈치를 펴서 돌아올 때 Spring을 컨트롤한다.

10회 반복한다.

3 지도사항

1 팔을 움직일 때 몸통의 안정화를 유지한다.

2 견갑골을 안정화하고 어깨를 넓게 오픈 한다.

3 상완골을 일정한 높이로 유지한다.

4 시작 자세로 돌아올 때 상완이두근의 신장성 수축을 컨트롤한다.

5 손목은 길게 유지한다.

4 변형동작

1 손바닥이 서로 마주보며 동작한다.

2 손바닥이 아래로 향하도록 하고 동작한다.

3 회내 (Pronation) :
손바닥은 위를 향하게 시작하고 팔꿈치를 굽히면서 회내한다. 팔꿈치를 펴면서 회외한다.

4 회외 (Supination) :
손바닥은 아래를 향하고 팔꿈치를 굽히면서 회외한다. 팔꿈치를 펴면서 회내한다.

5 상체를 굴곡하면서 동작한다.
복부 운동을 추가하여 팔꿈치를 구부리면서 상체를 굴곡하고 팔꿈치를 펴면서 상체를 신전하여 시작 자세로 돌아간다.

6 상체 굴곡 유지 :
복부의 힘을 더 기르기 위해 팔 동작 시 상체 굴곡을 유지한다.

7 다리 Table Top 자세를 유지하고 동작한다. :
골반과 요추를 Imprint 유지하고 동작한다. 복근에 도전을 준다.

8 팔 동작을 번갈아 가면서 동작한다.

LEVEL 1 | ARM WORK | ARM SPRING

SUPINE ARM WORK

☑ **운동목적** 몸통의 안정성과 견갑골 주위의 근육, Shoulder Girdle 근육 강화

☑ **기구세팅** Bed에 앉았을 때 Vertically Sliding Bar가 어깨 높이에 있도록 세팅한다.
Arm Spring을 Sliding Bar의 Eyehook에 걸고 Handle Straps을 Spring에 건다.

☑ **사용근육**

MOBILIZERS 팔꿈치 굴곡근(Elbow Flexor), 팔꿈치 신전근(Elbow Extensor), 어깨 굴곡근(Shoulder Flexor), 어깨 신전근(Shoulder Extensor), 어깨 내전근(Shoulder Adductor), 어깨 외전근(Shoulder Abductor), 어깨 수평 내전근(Shoulder Horizontal Adductor), 어깨 수평 외전근(Shoulder Horizontal Abductor)

STABILIZERS 복횡근(Transverse Abdominis), 골반기저근(Pelvic Floor Muscle), 복직근(Rectus Abdominis), 복사근(Obliques), 견갑대 안정화 근육

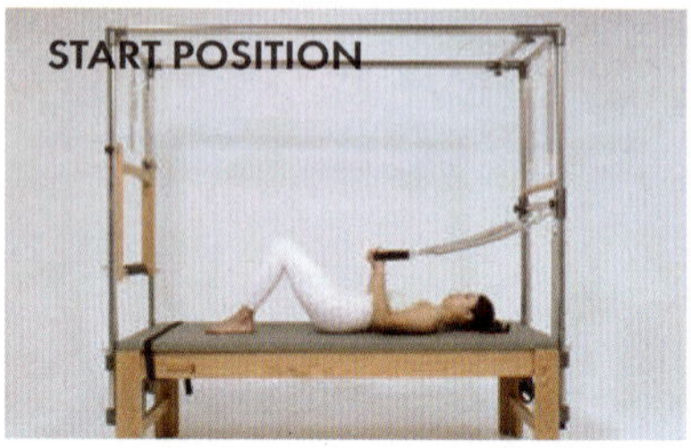

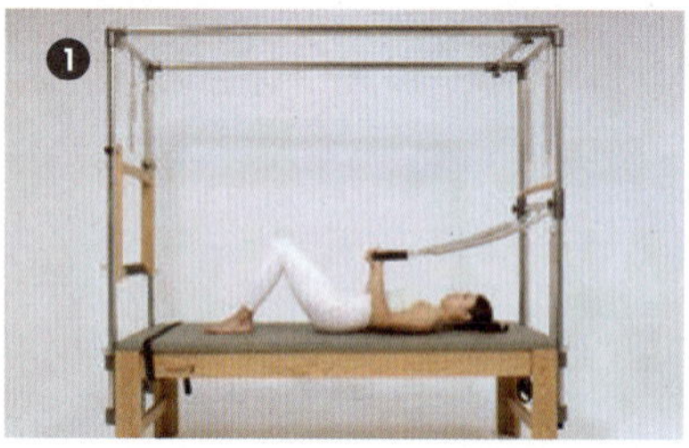

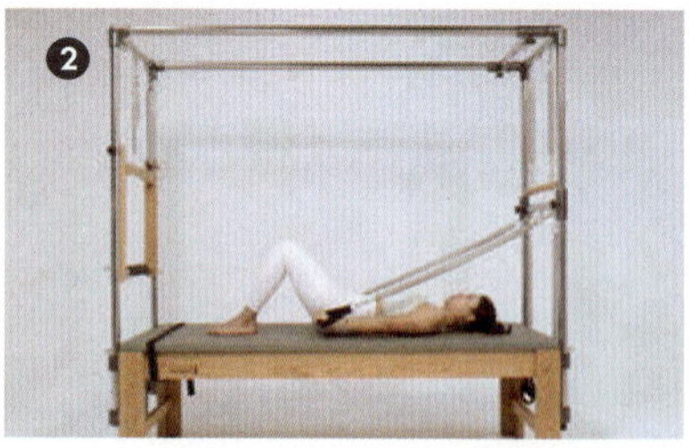

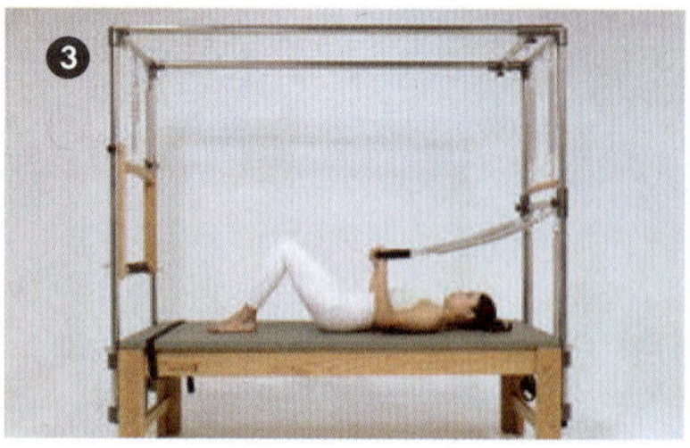

1. TRICEPS

1 시작 자세

머리가 Vertically Sliding Bar를 향하도록 하고 Cadillac 위에 눕는다. 골반과 척추는 Neutral을 유지하고 다리는 평행하게 붙여서 무릎을 구부려 산 모양을 만든다. 견갑골을 안정화하고 어깨는 넓게 유지하고 손으로 Strap을 잡고 팔꿈치를 구부려 손등이 얼굴을 향하도록 한다.

2 동작

❶ 마시면서 준비한다.

❷ 내쉬면서 견갑골의 안정화를 유지하고 상완골이 고정된 상태에서 팔꿈치를 신전한다.

❸ 마시면서 견갑골의 안정화를 유지하고 상완골이 고정된 상태에서 팔꿈치를 굴곡하여 돌아올 때 Spring을 컨트롤한다.

5회 반복한다.

2. SHOULDER EXTENSION (STRAIGHT DOWN)

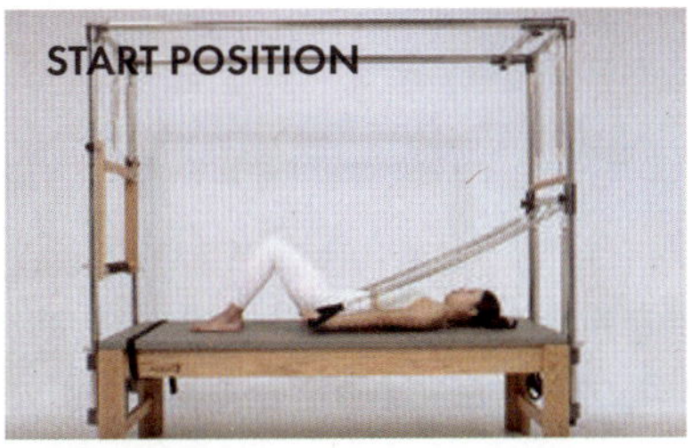

1 시작 자세

머리가 Vertically Sliding Bar를 향하도록 하고 Cadillac 위에 눕는다. 골반과 척추는 Neutral을 유지하고 다리는 평행하게 붙여서 무릎을 구부려 산 모양을 만든다. 견갑골을 안정화 하고 어깨는 넓게 유지하고 손으로 Strap을 잡고 팔은 몸통 옆으로 길게 뻗어 준비한다.

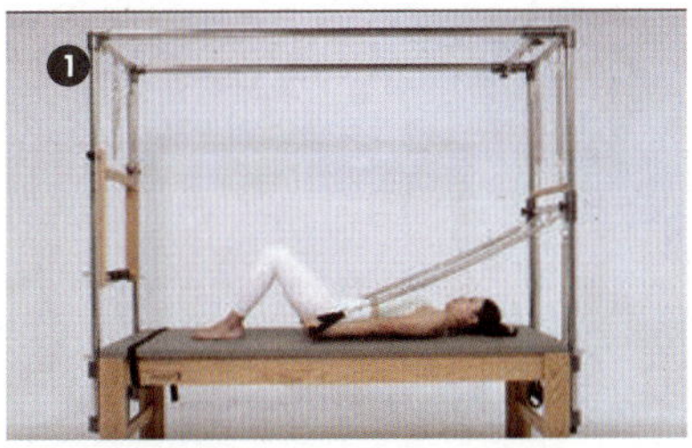

2 동작

1 마시면서 팔을 길게 펴고 견갑골의 안정화를 계속 유지하며 어깨를 굴곡하여 팔을 천장으로 뻗는다.

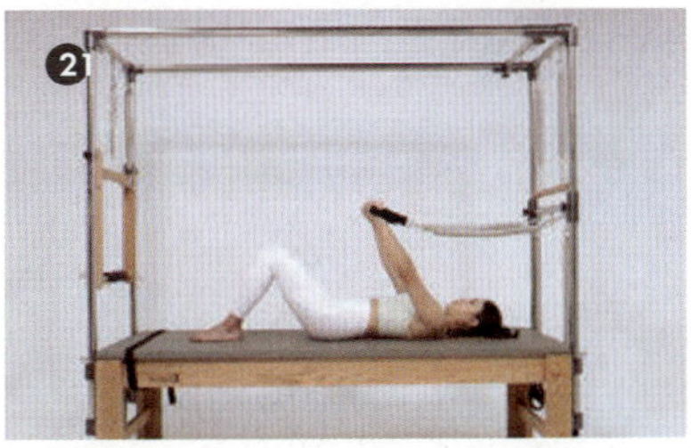

2 내쉬면서 팔을 편 상태로 유지하고 견갑골을 안정화하고 어깨를 신전하여 팔을 몸 옆으로 위치한다.

5회 반복한다.

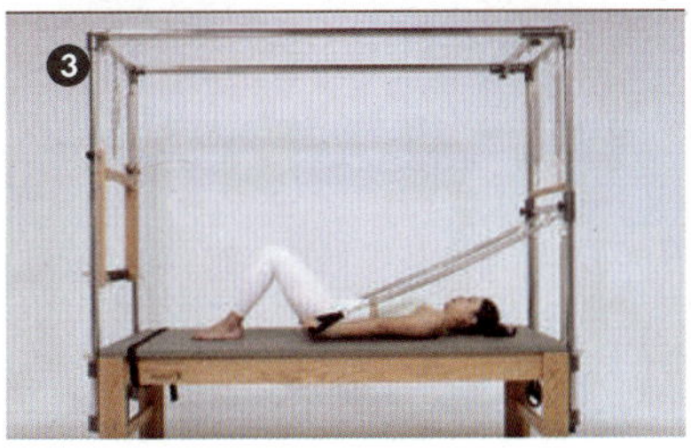

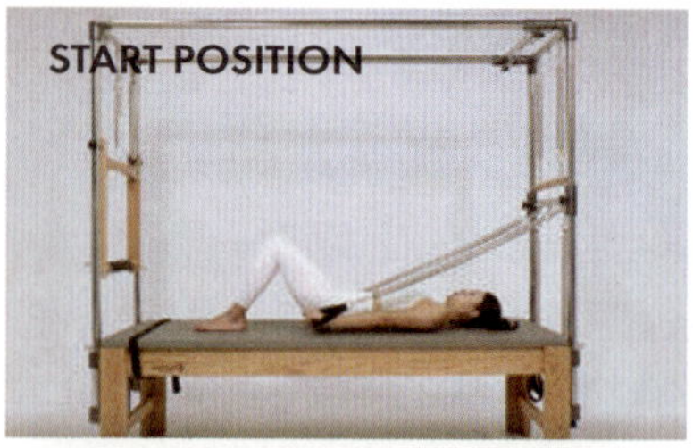

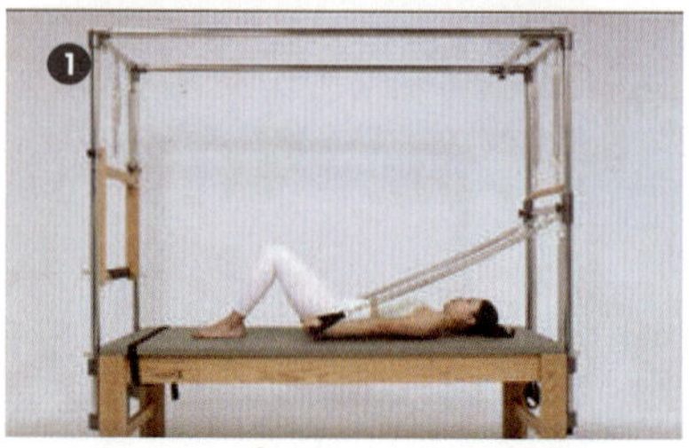

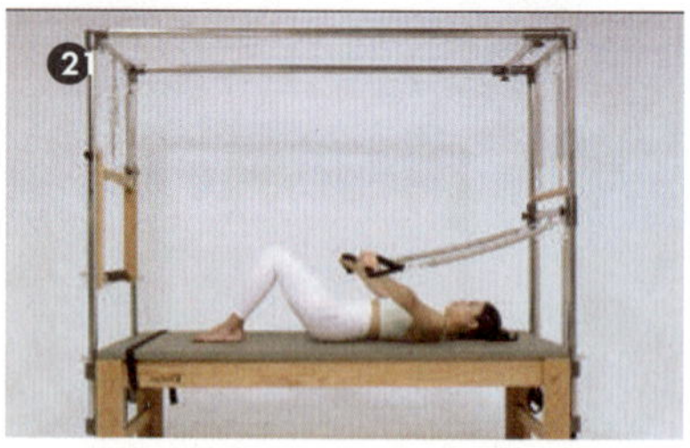

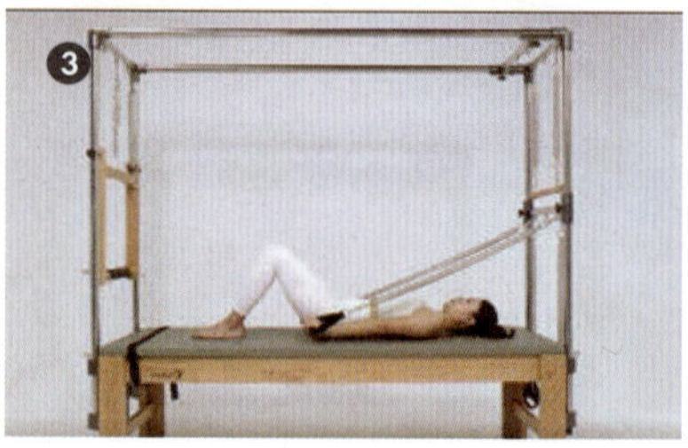

3. 45˚

1 시작 자세

머리가 Vertically Sliding Bar를 향하도록 하고 Cadillac 위에 눕는다. 골반과 척추는 Neutral을 유지하고 다리는 평행하게 붙여서 무릎을 구부려 산 모양을 만든다. 견갑골을 안정화 하고 어깨는 넓게 유지하고 손으로 Strap을 잡고 팔은 몸통 옆으로 길게 뻗어 준비한다.

2 동작

1 마시면서 팔을 길게 펴고 견갑골의 안정화를 계속 유지한다. 팔을 45도 각도로 뻗으면서 Spring을 컨트롤하여 팔을 대각선 라인으로 뻗어 올린다.

2 내쉬면서 견갑골의 안정화를 유지하고 팔은 길게 편 채로 다시 몸통 옆으로 가져온다.

5회 반복한다.

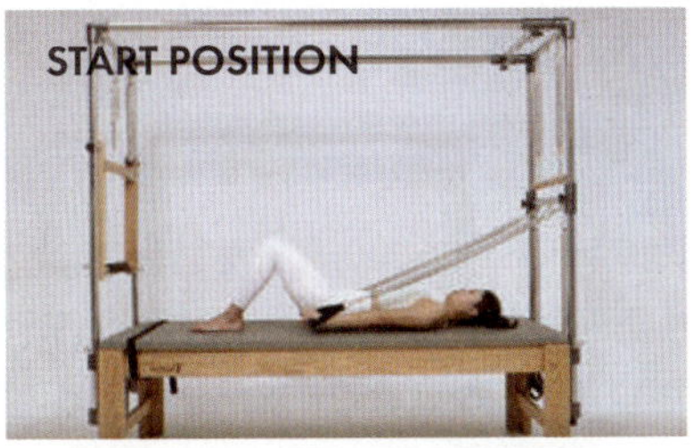

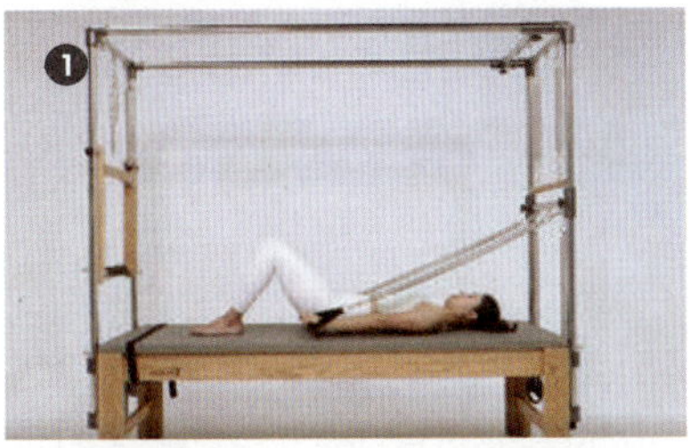

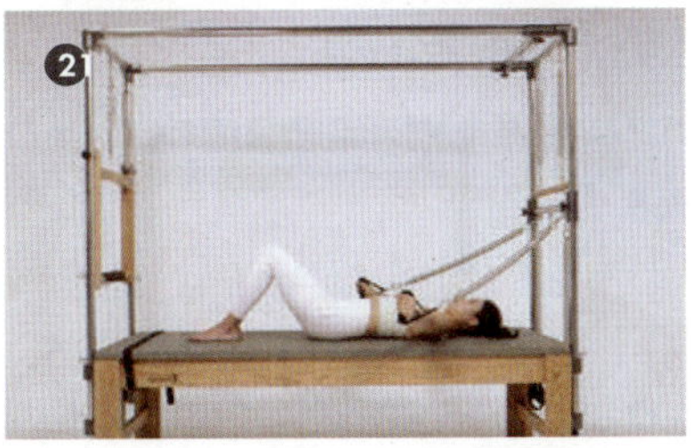

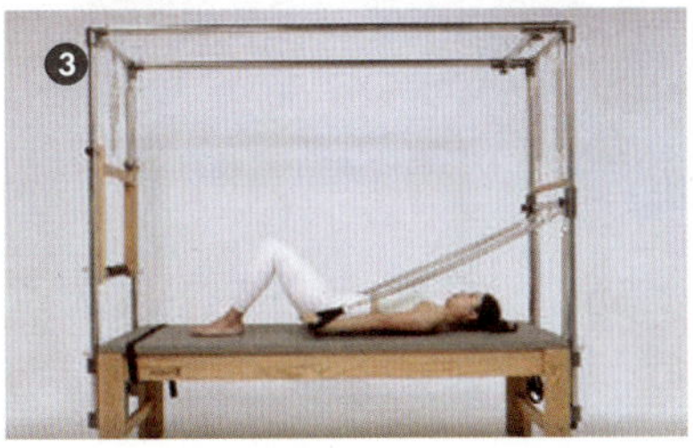

4. SHOULDER ADDUCTION (SIDE)

1 시작 자세

머리가 Vertically Sliding Bar를 향하도록 하고 Cadillac 위에 눕는다. 골반과 척추는 Neutral을 유지하고 다리는 평행하게 붙여서 무릎을 구부려 산 모양을 만든다. 견갑골을 안정화 하고 어깨는 넓게 유지하고 손으로 Strap을 잡고 팔은 몸통 옆으로 길게 뻗어 준비한다.

2 동작

1 마시면서 팔을 길게 펴고 견갑골의 안정화를 계속 유지한다. 팔을 외전하여 엉덩이로부터 팔을멀리 측면으로 뻗으면서 Spring을 컨트롤한다.

2 내쉬면서 팔을 편 상태로 유지하고 팔은 길게 편 채로 다시 몸통 옆으로 위치하도록 한다.

5회 반복한다.

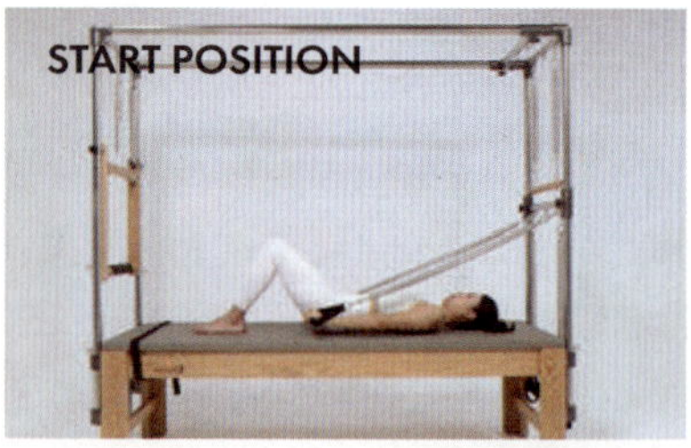

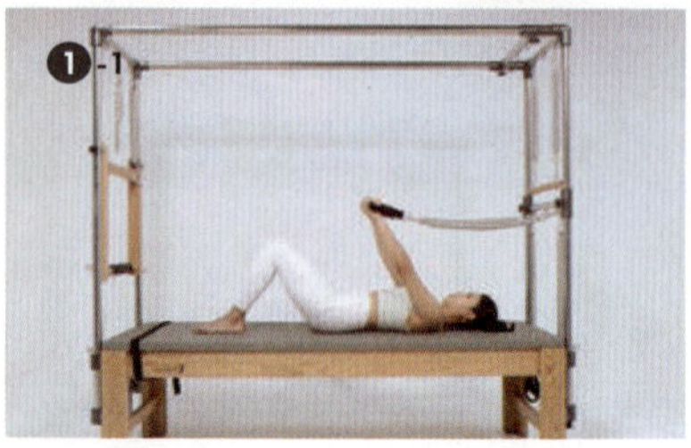

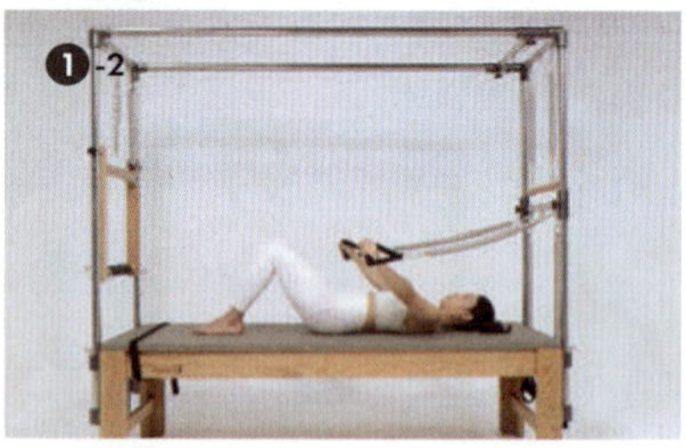

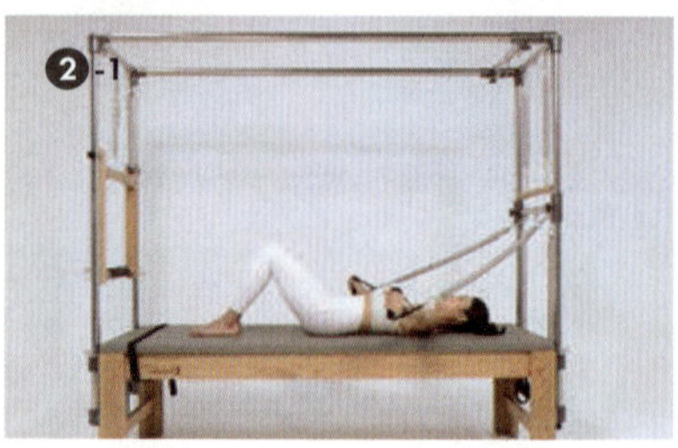

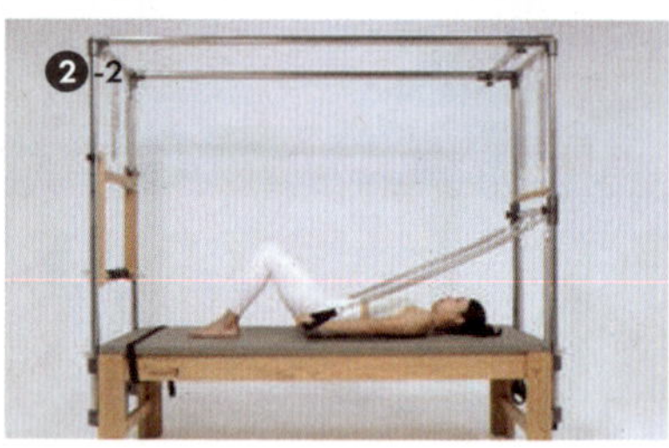

5. CIRCLES

1 시작 자세

머리가 Vertically Sliding Bar를 향하도록 하고 Cadillac 위에 눕는다. 골반과 척추는 Neutral을 유지하고 다리는 평행하게 붙여서 무릎을 구부려 산 모양을 만든다. 견갑골을 안정화하고 어깨는 넓게 유지하고 손으로 Strap을 잡고 팔은 몸통 옆으로 길게 뻗어 준비한다.

2 동작

- **정방향**

1 마시면서 팔을 길게 펴고 견갑골의 안정화를 계속 유지한다. 어깨를 굴곡시켜 Spring 을 컨트롤하며 팔을 천장방향으로 들어 뻗어준다.

2 내쉬면서 견갑골의 안정화를 유지하고 팔은 길게 편 채로 옆으로 Circle을 그리면서 다시 몸통 방향으로 위치하도록 한다.

- **반대방향**

1 마시면서 팔을 길게 펴고 견갑골의 안정화를 계속 유지한다. Spring을 컨트롤하며 팔을 옆으로 외전하여 Circle을 그리면서 천장방향으로 뻗어준다.

2 내쉬면서 견갑골의 안정화를 유지하고 팔은 길게 편 채로 어깨를 신전시켜 다시 몸통 방향으로 위치하도록 한다.
각 방향마다 5회 반복한다.

■ SUPINE ARM WORK 지도사항

1 견갑골을 안정화하고 어깨를 넓게 오픈 한다.

2 팔 동작 할 때 상체를 유지하고 골반의 중립을 유지한다.

3 돌아올 때 근육을 신장성 수축하여 Spring을 컨트롤한다.

4 손목은 길게 유지한다.

5 동작 내내 Spring의 저항을 유지한다.

■ SUPINE ARM WORK 변형동작

1 손바닥이 골반을 향하도록 하고 동작한다.

2 손바닥이 천장을 향하도록 하고 동작한다.

3 다리를 Table Top을 유지하고 동작한다.

4 상체를 굴곡하고 동작한다.

5 Vertically Sliding Bar를 높이를 낮게 세팅한다.

6 팔 동작을 번갈아가며 동작한다.

LEVEL 1 | ARM WORK | ARM SPRING

BACK ROWING

☑ **운동목적** 몸통의 안정성과 어깨와 팔 근력 향상

☑ **기구세팅** Bed에 앉았을 때 Vertically Sliding Bar가 어깨 높이에 있도록 세팅한다.
Arm Spring을 Sliding Bar의 Eyehook에 걸고 Handle Straps을 Spring에 건다.

☑ **사용근육**

MOBILIZERS 팔꿈치 굴곡근(Elbow Flexor), 팔꿈치 신전근(Elbow Extensor), 어깨 굴곡근(Shoulder Flexor), 어깨 신전근(Shoulder Extensor), 어깨 내전근(Shoulder Adductor), 어깨 외전근(Shoulder Abductor), 어깨 수평 내전근(Shoulder Horizontal Adductor), 어깨 수평 외전근(Shoulder Horizontal Abductor)

STABILIZERS 복횡근(Transverse Abdominis), 골반기저근(Pelvic Floor Muscles), 다열근(Multifidus), 복사근 (Obliques), 복직근(rectus Abdominis), 하체 안정화 근육(Gluteus, Maximus, Quadriceps, Hamstring), 견갑대 안정화 근육

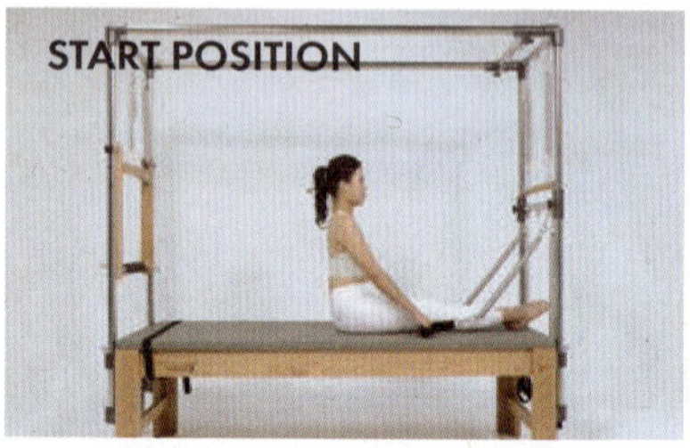

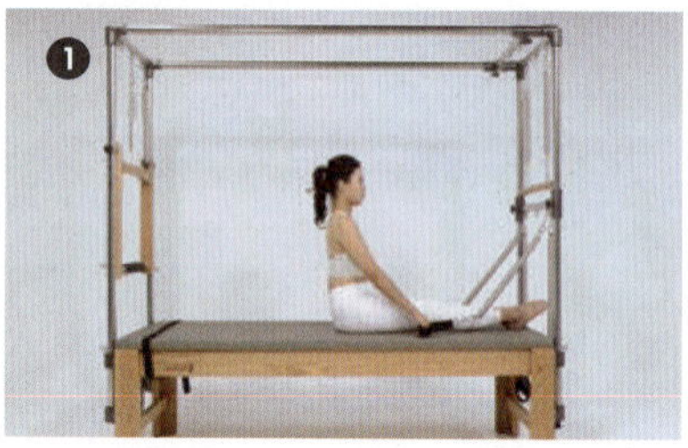

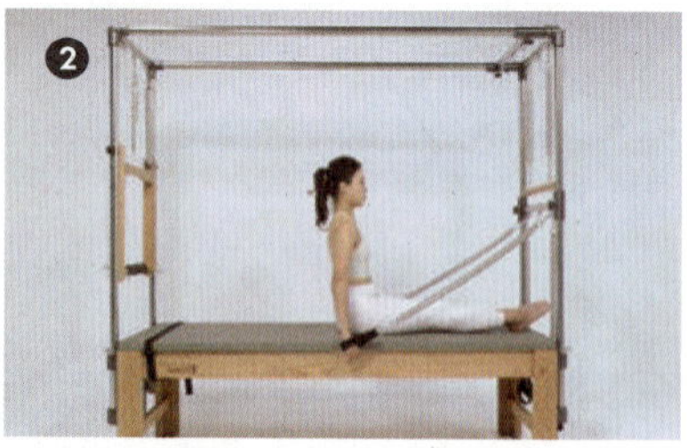

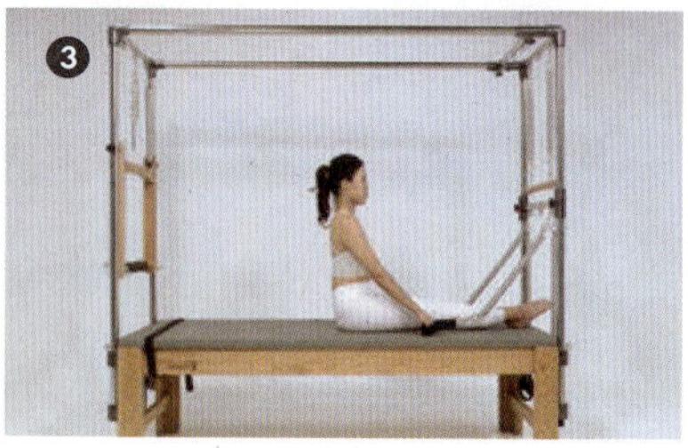

1. SHOULDER EXTENSION (PLOW)

1 시작 자세

Vertically Sliding Bar를 바라보고 앉는다. 다리는 평행하게 유지하고 내전하여 뻗는다. 발목은 저측 굴곡한다. 골반과 척추는 Neutral을 유지한다. 견갑골은 안정화하여 팔을 몸통보다 약간 앞에 위치하도록 하고 길게 뻗어 Strap을 잡는다. 손바닥은 뒤쪽을 향한다.

2 동작

❶ 마시면서 준비한다.

❷ 내쉬면서 견갑골의 안정화를 유지하고 어깨를 신전하여 팔을 아래 그리고 뒤로 보낸다.

❸ 마시면서 견갑골의 안정화를 유지하고 어깨를 굴곡하여 팔을 앞으로 가져온다. 모든 동작에서 Spring을 컨트롤한다.

5회 반복한다.

3 지도사항

1 어깨를 신전하여 팔을 뒤로 보낼 때 어깨가 앞으로 Round 되지 않도록 한다.

2 팔은 몸통 옆에 최대한 가까이한다.

3 복근을 연결하여 몸통을 Neutral 을 유지하고 뒤로 기대지 않도록 한다.

4 동작 내내 견갑골의 안정화를 유지한다.

5 팔꿈치의 과신전되거나 Locking 하지 않도록 한다.

6 상부 승모근에 긴장이 없도록 한다.

7 동작 내내 손목은 길게 유지한다.

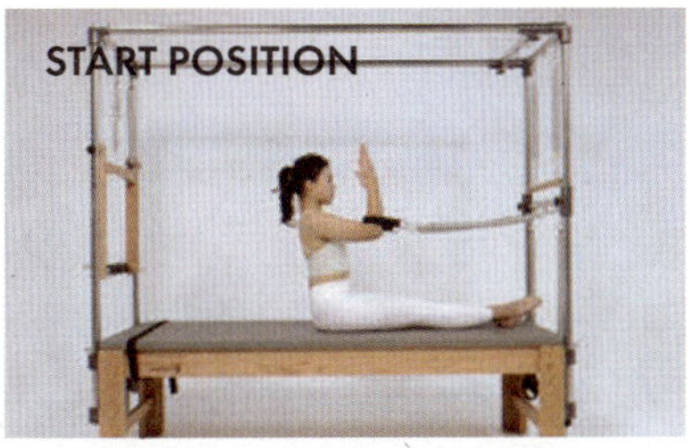

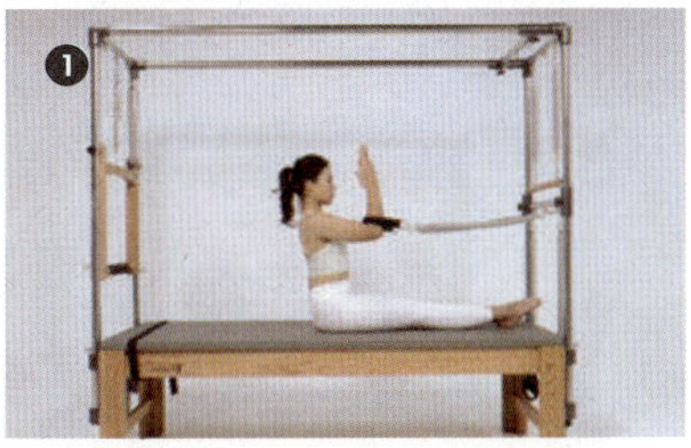

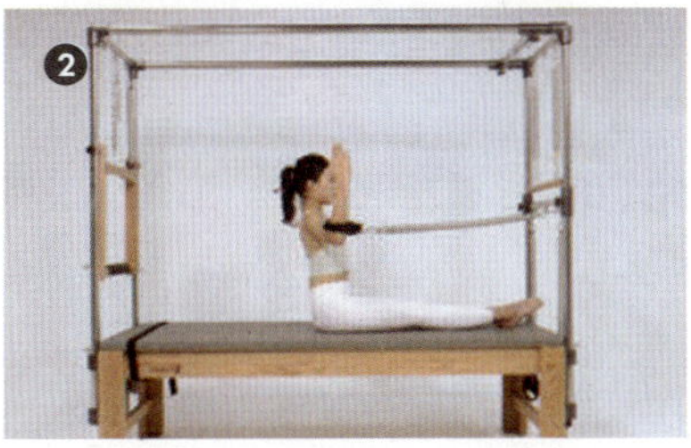

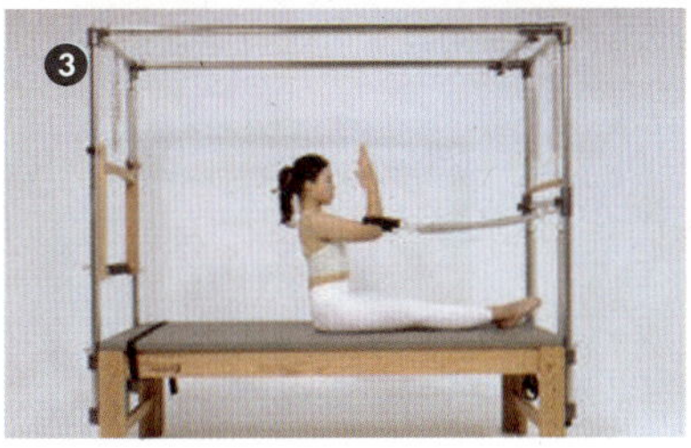

2. RHOMBOIDS (OPEN ELBOWS)

1 시작 자세

Vertically Sliding Bar를 바라보고 앉는다. 다리는 평행하게 유지하고 내전하여 뻗는다. 발목은 저측 굴곡한다. 골반과 척추는 Neutral을 유지한다. 견갑골을 안정화를 유지하고 어깨를 굴곡하여 상완골이 바닥과 평행하게 유지하고 팔꿈치는 굴곡하여 손바닥은 얼굴을 향하도록 준비한다. Handle Strap 을 팔꿈치에 건다.

2 동작

❶ 마시면서 준비한다.

❷ 내쉬면서 견갑골의 안정화를 유지하고 어깨를 수평 외전하여 팔꿈치를 바깥 방향으로 보낸다.

❸ 마시면서 견갑골의 안정화를 유지하고 어깨를 수평 내전하여 팔꿈치를 몸통 앞에 위치하여 시작 자세로 돌아온다. 모든 동작에서 Spring을 컨트롤한다.

5-10회 반복한다.

3 지도사항

1 동작내내 상완골을 같은 높이로 유지한다.

2 견갑골을 과하게 후인되지 않도록 주의한다.

3 복근을 연결하여 척추의 Neutral을 유지하고 뒤로 기대지 않도록 한다.

4 동작 내내 견갑골의 안정화를 유지한다.

5 상부 승모근에 긴장이 없도록 한다.

6 동작 내내 손목은 길게 유지한다.

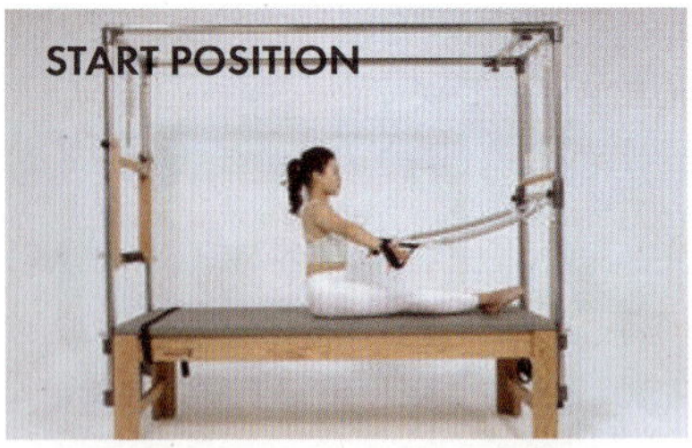

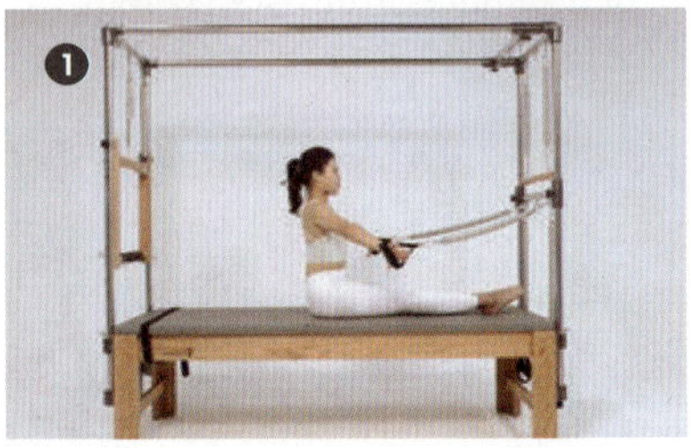

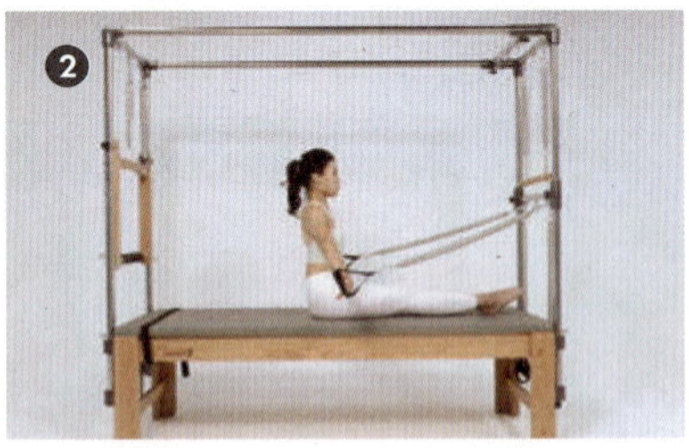

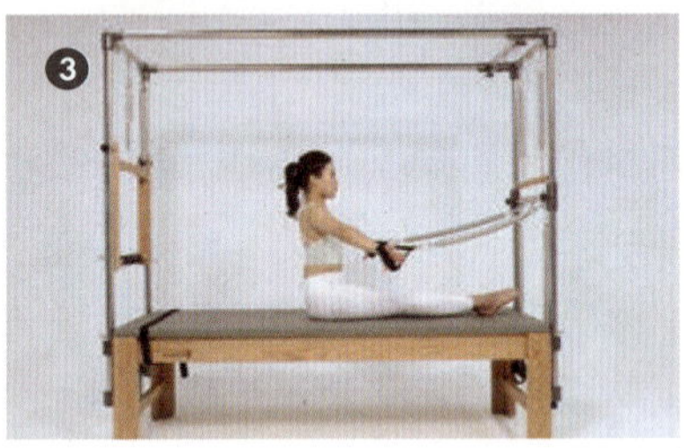

3. ARMS SIDEWAYS (AIRPLANE)

1 시작 자세

Vertically Sliding Bar를 바라보고 앉는다. 다리는 평행하게 유지하고 내전하여 뻗는다. 발목은 저측 굴곡한다. 골반과 척추는 Neutral을 유지한다. 견갑골을 안정화를 유지하고 팔을 몸통보다 약간 앞으로 위치시키고 아래로 45도 각도로 뻗는다. 양 손으로 Handle Strap을 잡고 손바닥은 뒤를 향하도록 한다.

2 동작

❶ 마시면서 준비한다.

❷ 내쉬면서 견갑골의 안정화를 유지하고 팔의 45도 각도를 유지하면서 어깨 관절을 신전한다.

❸ 마시면서 견갑골의 안정화를 유지하고 어깨를 굴곡하여 시작 자세를 유지한다. 모든 동작에서 Spring을 컨트롤한다.

5–10회 반복한다.

3 지도사항

1 동작내내 팔의 각도를 유지한다. 손 끝을 양쪽 벽을 향해 뻗으면서 동작을 하도록 지도한다.

2 견갑골을 과하게 후인되지 않도록 주의한다.

3 복근을 연결하여 척추의 Neutral을 유지하고 뒤로 기대지 않도록 한다.

4 동작 내내 견갑골의 안정화를 유지한다.

5 팔꿈치의 과신전되거나 Locking 하지 않도록 한다.

6 상부 승모근에 긴장이 없도록 한다.

7 동작 내내 손목은 길게 유지한다.

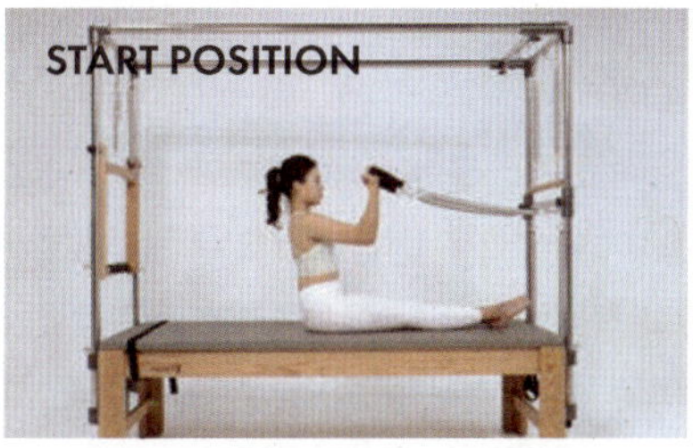

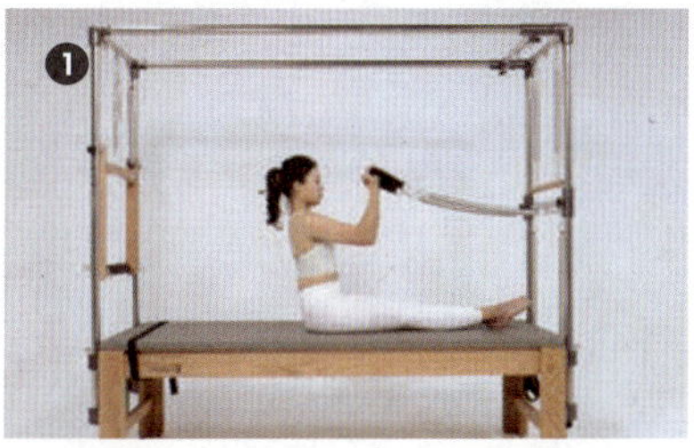

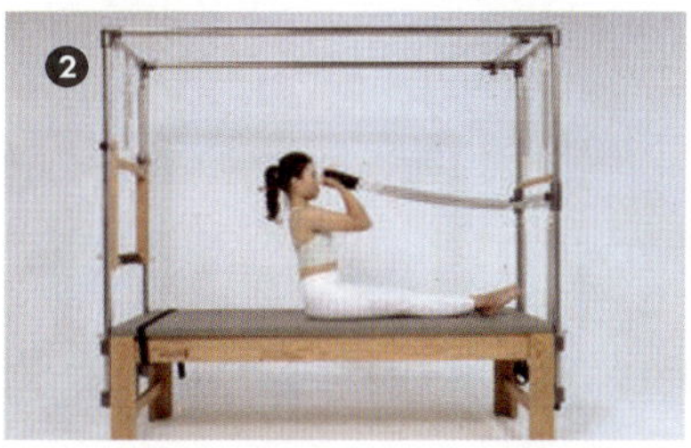

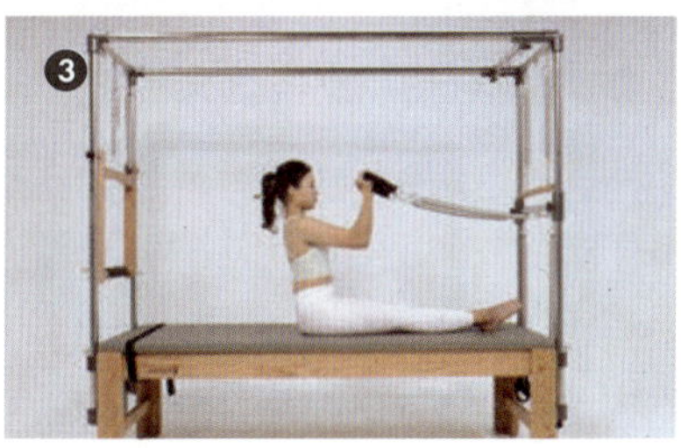

4. BICEPS

1 시작 자세

Vertically Sliding Bar를 바라보고 앉는다. 다리는 평행하게 유지하고 내전하여 뻗는다. 발목은 저측 굴곡한다. 골반과 척추는 Neutral을 유지한다. 견갑골을 안정화를 유지하고 어깨를 굴곡하여 팔을 길게 펴 어깨 높이에 위치하고 팔꿈치를 약간 굴곡하고 손으로 Handle Strap을 잡는다. 손바닥은 천정을 향하도록 한다.

2 동작

❶ 마시면서 준비한다.

❷ 내쉬면서 상완골의 위치는 유지하고 팔꿈치를 굴곡하여 손을 귀 방향으로 가져온다.

❸ 마시면서 팔꿈치를 신전하여 시작 자세로 돌아간다. 모든 동작에서 Spring을 컨트롤한다.

5–10회 반복한다.

3 지도사항

1 동작내내 상완골을 같은 높이로 유지한다.

2 복근을 연결하여 척추의 Neutral을 유지하고 뒤로 기대지 않도록 한다.

3 동작 내내 견갑골의 안정화를 유지한다.

4 상부 승모근에 긴장이 없도록 한다.

5 동작 내내 손목은 길게 유지한다.

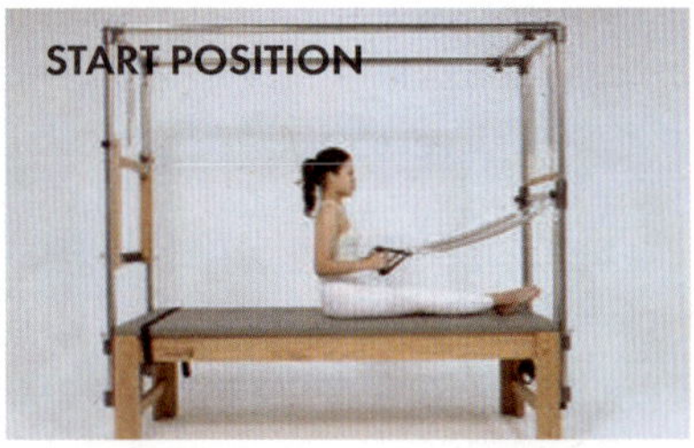

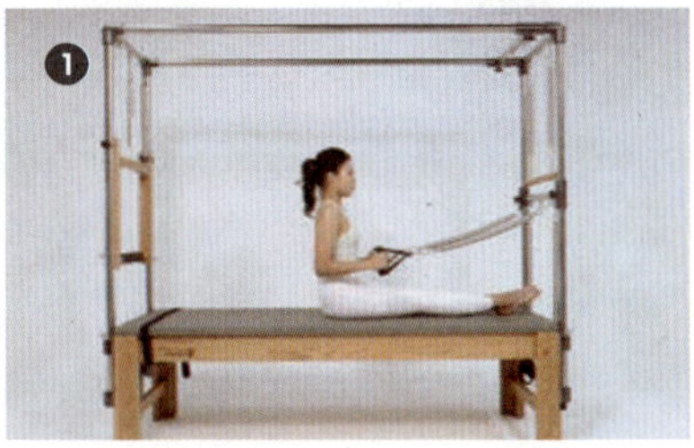

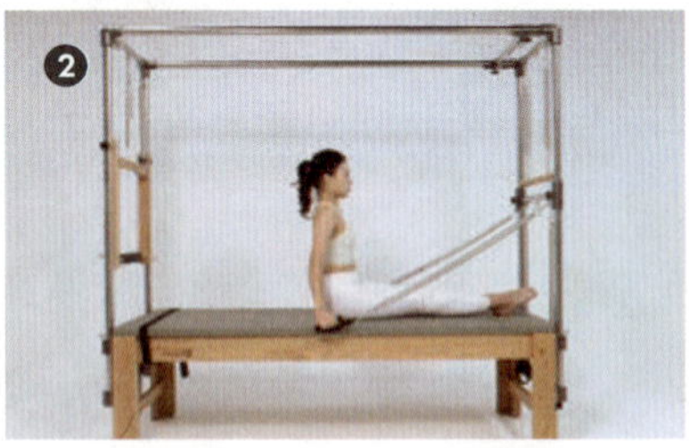

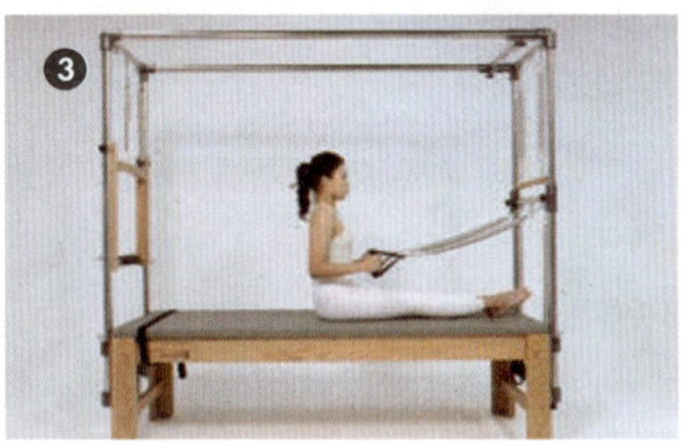

5. TRICEPS

1 시작 자세

Vertically Sliding Bar를 바라보고 앉는다. 다리는 평행하게 유지하고 내전하여 뻗는다. 발목은 저측 굴곡한다. 골반과 척추는 Neutral을 유지한다. 견갑골을 안정화를 유지하고 어깨관절을 신전하여 상완이 상체보다 뒤에 위치하고 팔꿈치를 구부린다. 손으로 Handle Strap을 잡고 손바닥은 사로 마주본다.

2 동작

❶ 마시면서 준비한다.

❷ 내쉬면서 상완골의 위치는 유지하고 팔꿈치만 신전한다.

❸ 마시면서 상완골의 위치는 유지하고 팔꿈치를 굴곡한다. 모든 동작에서 Spring을 컨트롤한다.

5–10회 반복한다.

3 지도사항

1 동작 내내 상완은 그대로 유지하고 팔꿈치 동작만 한다.

2 어깨가 앞으로 Round되지 않도록 주의한다.

3 복근을 연결하여 척추의 Neutral을 유지하고 뒤로 기대지 않도록 한다.

4 동작 내내 견갑골의 안정화를 유지한다.

5 팔꿈치의 과신전되거나 Locking 하지 않도록 한다.

6 상부 승모근에 긴장이 없도록 한다.

7 동작 내내 손목은 길게 유지한다.

■ BACK ROWING 변형동작

1 앉은 자세를 바꾼다. (동작 1–5)

다리를 펴고 골반과 척추는 Neutral이 어렵다면 무릎을 살짝 구부리거나 다리를 X자로 크로스 하거나 Cushion Box에 앉는다.

2 팔과 손의 모양을 바꾼다.

1) 손바닥은 아래를 향하게 하고 동작한다. (동작5)

2) 손바닥이 정면을 향하게 하고 동작한다. (동작1, 3)

3) 전완을 회내한다. (동작4, 5)

4) 전완을 회외한다. (동작4, 5)

MEMO

LEVEL 1 | ARM WORK | ARM SPRING

FRONT ROWING

☑ 운동목적 몸통의 안정성과 어깨와 팔 근력 향상

☑ 기구세팅 Bed에 앉았을 때 Vertically Sliding Bar가 어깨 높이에 있도록 세팅한다.
Arm Spring을 Sliding Bar의 Eyehook에 걸고 Handle Straps을 Spring에 건다.

☑ 사용근육

MOBILIZERS 팔꿈치 굴곡근(Elbow Flexor), 팔꿈치 신전근(Elbow Extensor), 어깨 굴곡근(Shoulder Flexor), 어깨 신전근(Shoulder Extensor), 어깨 내전근(Shoulder Adductor), 어깨 외전근(Shoulder Abductor), 어깨 수평 내전근(Shoulder Horizontal Adductor), 어깨 수평 외전근(Shoulder Horizontal Abductor)

STABILIZERS 복횡근(Transverse Abdominis), 복직근(Rectus Abdominis), 복사근(Obliques), 골반기저근(Pelvic Floor Muscle), 다열근(Multifidus), 하체 안정화 근육(Gluteus, Maximus, Quadriceps, Hamstring), 견갑대 안정화 근육

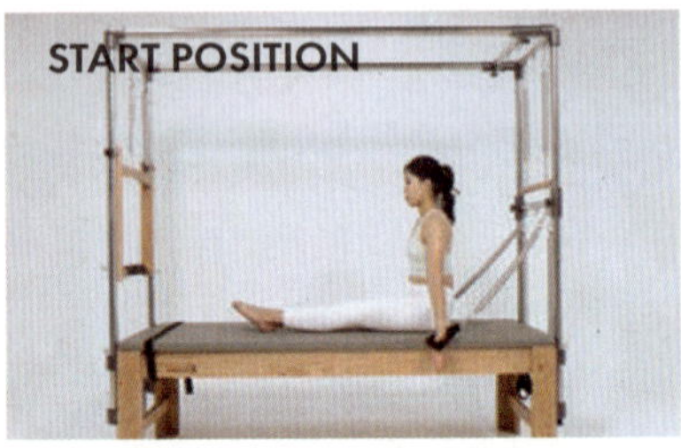

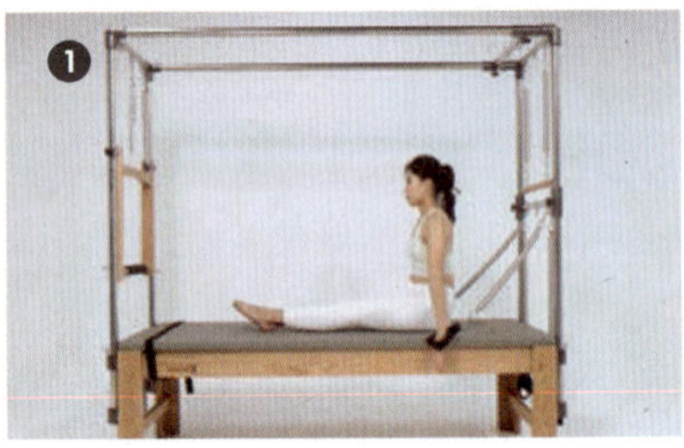

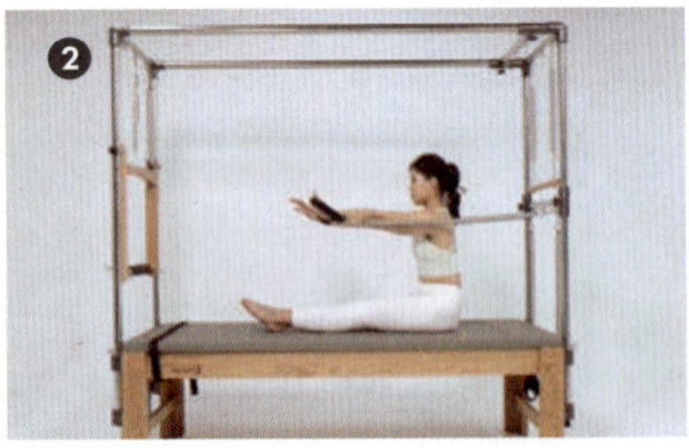

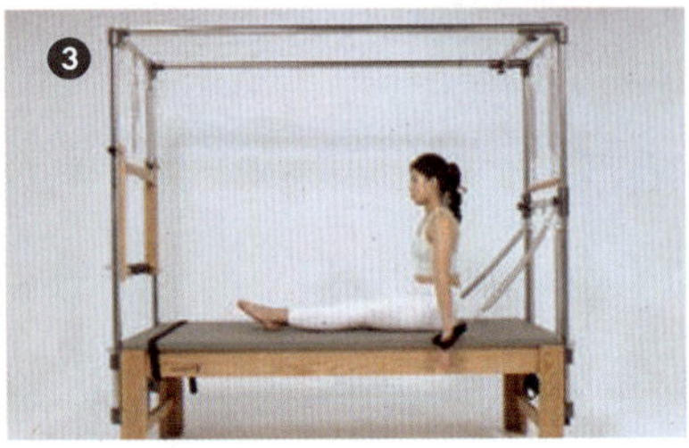

1. SHOULDER FLEXION (REACH ARM)

1 시작 자세

Vertically Sliding Bar를 등지고 앉는다. 다리는 평행하게 유지하고 내전하여 뻗고 발목은 저측 굴곡 (Plantar Flex) 한다. 골반과 척추는 Neutral을 유지한다. 견갑골을 안정화하고 어깨를 신전하여 팔은 펴서 몸보다 약간 뒤에 위치하도록 하고 Handle Strap 을 잡고 손바닥은 정면을 향하도록 한다.

2 동작

❶ 마시면서 준비한다.

❷ 내쉬면서 견갑골의 안정화를 유지하고 어깨 관절을 굴곡하여 팔을 몸통 앞으로 보낸다.

❸ 마시면서 견갑골의 안정화를 유지하고 어깨 관절을 신전하여 팔을 다시 뒤로 보낸다. Spring을 컨트롤한다.

5회 반복한다.

3 지도사항

1 팔은 몸통 옆에 위치하여 동작한다.

2 몸통이 뒤로 이동하지 않도록 복부와 고관절 굴곡근을 유지한다.

3 동작내내 견갑골의 안정화를 유지한다.

4 복부를 연결해서 Neutral앉은 자세를 유지한다.

5 팔꿈치의 과신전되거나 Locking 하지 않도록 한다.

6 손목은 길게 유지한다.

4 변형동작

1 손바닥이 몸통을 향하도록 하고 동작한다.

2 손바닥이 뒤쪽을 향하도록 하고 동작한다.

3 시작 자세에서 척추의 Neutral 유지가 어려운 경우 :

1) 앉은 자세를 바꾼다.

골반과 척추의 Neutral 유지가 힘들면 무릎을 살짝 구부리거나 다리를 교차하여 X 모양을 만들거나 Cushion, Box에 앉는다.

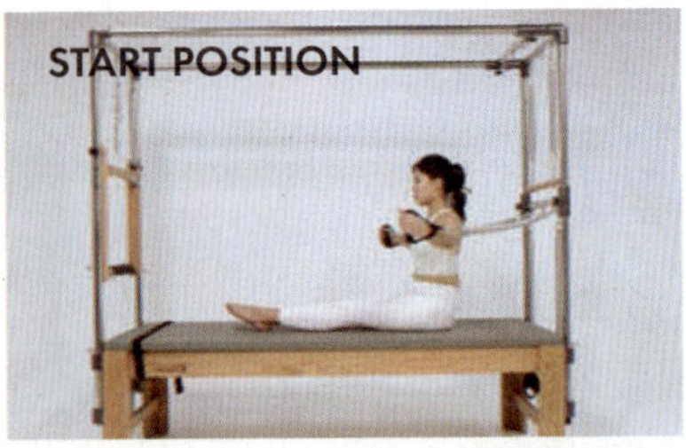

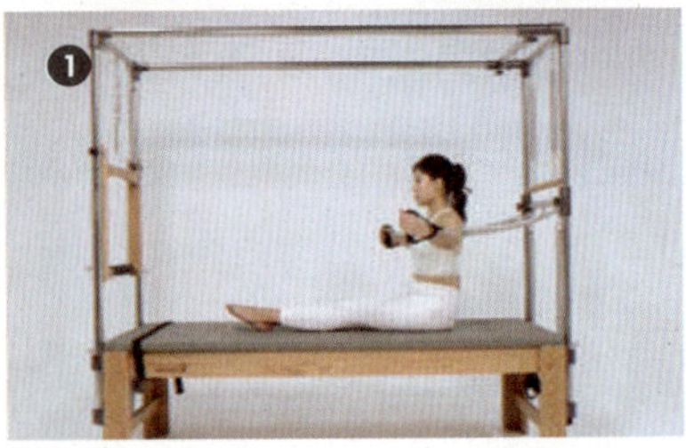

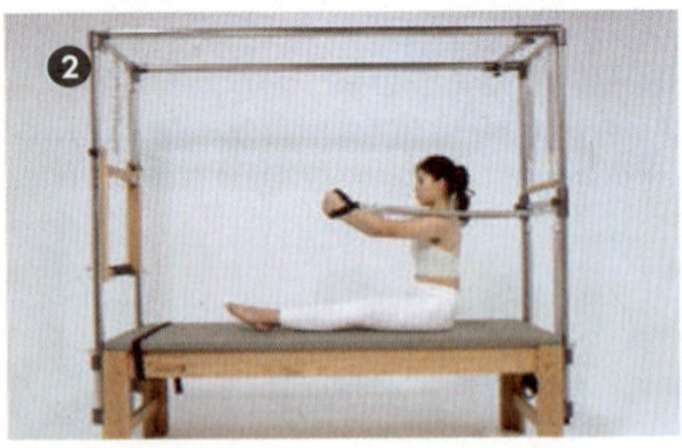

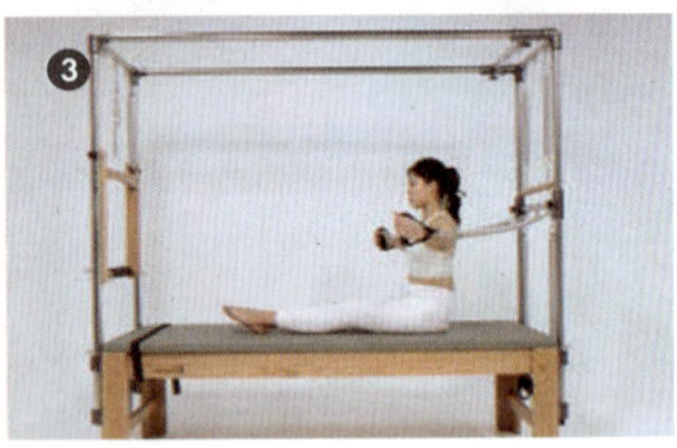

2. HUG THE TREE

1 시작 자세

Vertically Sliding Bar를 등지고 앉는다. 다리는 평행하게 유지하고 내전하여 뻗고 발목은 저측 굴곡 (Plantar Flex) 한다. 골반과 척추는 Neutral을 유지한다. 견갑골을 안정화하고 팔은 바닥과 수평하게 들고 어깨관절을 외전하여 팔은 몸보다 앞에 위치한다. 팔꿈치를 약간 구부린다. 손으로 Handle Strap을 잡고 손바닥은 정면을 향하도록 한다.

2 동작

❶ 마시면서 준비한다.

❷ 내쉬면서 견갑골의 안정화를 유지하고 상완의 높이를 유지하면서 어깨를 수평 내전하여 팔을 몸통 앞으로 보낸다. (큰 나무를 안듯이)

❸ 마시면서 견갑골의 안정화를 유지하고 상완의 높이를 유지하면서 어깨를 수평 외전하여 팔을 벌린다.

모든 동작에서 Spring을 컨트롤한다.

5회 반복한다.

3 지도사항

1 동작내내 어깨 관절에서만 동작이 일어나도록 한다.

2 견갑골의 안정화가 유지될 만큼 까지만 팔을 벌린다.

3 동작내내 견갑골의 안정화를 유지한다.

4 복부를 연결해서 Neutral앉은 자세를 유지한다.

5 팔꿈치의 과신전되거나 Locking 하지 않도록 한다.

6 손목은 길게 유지한다.

4 변형동작

1 손바닥이 아래를 향하고 동작한다.

2 손바닥이 천장을 향하고 동작한다.

3 시작 자세에서 척추의 Neutral 유지가 어려운 경우

1) 앉은 자세를 바꾼다.

골반과 척추의 Neutral 유지가 힘들면 무릎을 살짝 구부리거나 다리를 교차하여 X 모양을 만들거나 Cushion, Box에 앉는다.

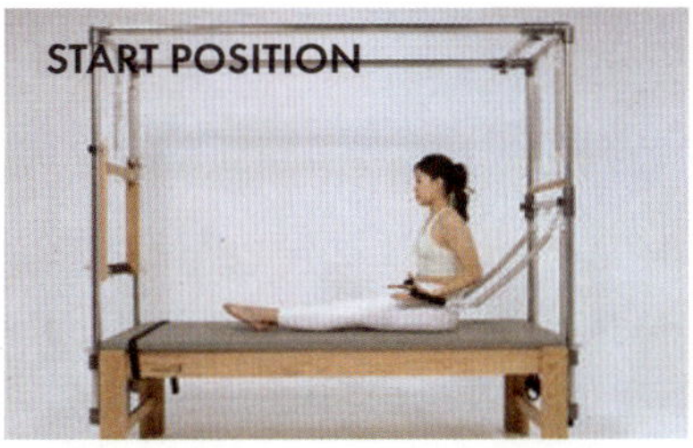

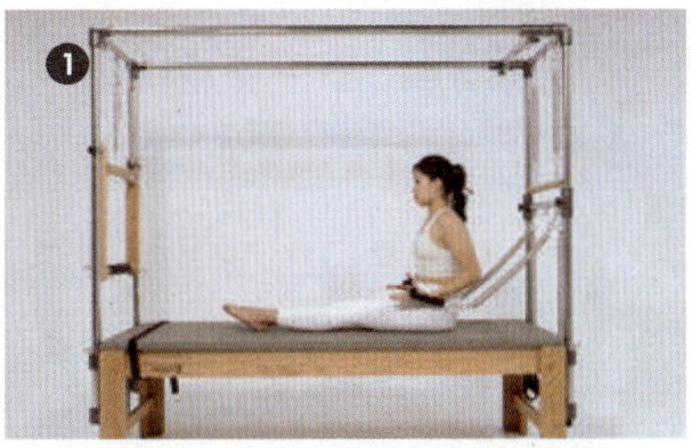

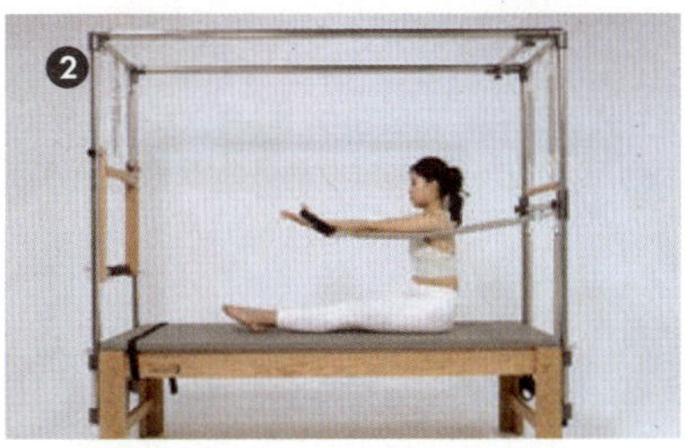

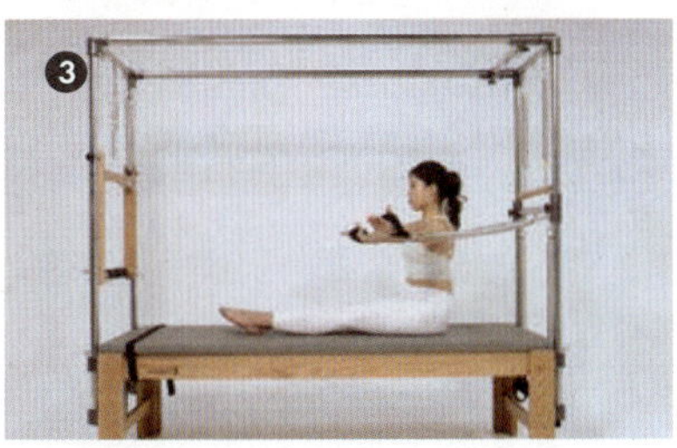

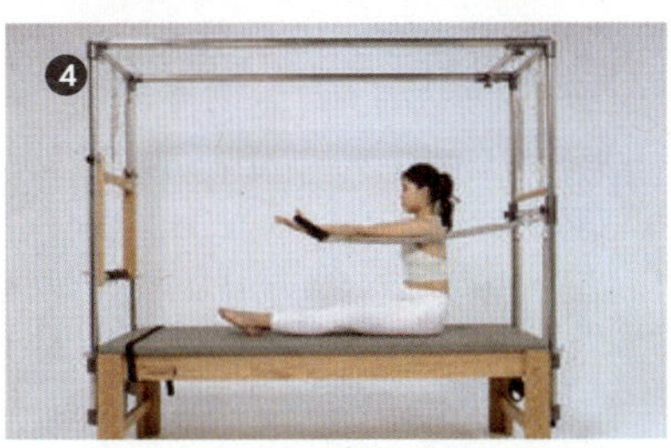

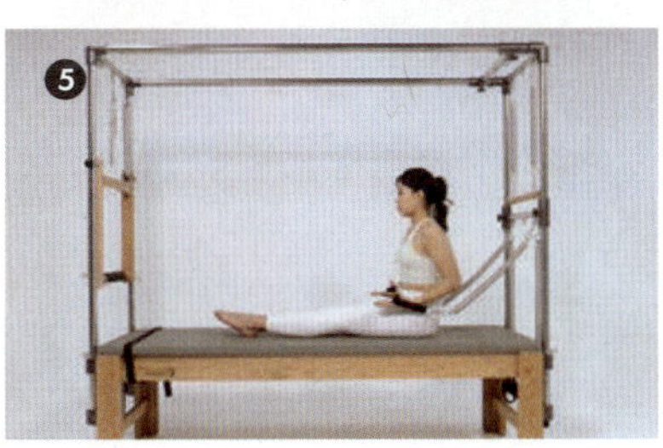

3. REACH&OPEN (OFFERING)

1 시작 자세

Vertically Sliding Bar를 등지고 앉는다. 다리는 평행하게 유지하고 내전하여 뻗고 발목은 저측 굴곡 (Plantar Flex) 한다. 골반과 척추는 Neutral을 유지한다. 견갑골을 안정화하고 어깨관절은 신전하고 팔꿈치를 굴곡하여 상완은 몸통보다 약간 뒤에 위치하도록 한다. 손으로 Handle Strap을 잡고 손바닥은 천장을 향하도록 한다.

2 동작

❶ 마시면서 준비한다.

❷ 내쉬면서 견갑골의 안정화를 유지하고 어깨 관절을 굴곡하면서 동시에 팔꿈치를 신전하여 팔을 어깨높이로 길게 뻗어준다.

❸ 마시면서 견갑골이 올라가거나 내려가지 않도록 주의하며 팔의 모양을 그대로 유지하면서 어깨에서만 수평 외전한다.

❹ 내쉬면서 팔은 계속 길게 편 상태를 유지하고 손바닥은 계속 위로 향하게 한다. 어깨 관절에서 수평 내전하여 팔을 몸통 앞으로 가져온다.

❺ 마시면서 견갑골을 안정화하고 어깨를 신전하고 팔꿈치를 굴곡하여 팔을 다시 시작 자세로 가져온다.

5회 반복한다.

3 지도사항

1 동작내내 어깨 관절 내전 동작 시 복근과 가슴 근육을 활성화하여 몸통의 안정성을 유지하도록 한다.

2 견갑골의 안정화가 유지될 만큼 까지만 벌린다.

3 동작내내 견갑골의 안정화를 유지한다.

4 복부를 연결해서 Neutral앉은 자세를 유지한다.

5 팔꿈치의 과신전되거나 Locking 하지 않도록 한다.

6 손목은 길게 유지한다.

4 변형동작

1 손바닥은 아래를 향하도록 하고 동작한다.

2 손바닥이 몸통을 향하도록 하고 동작한다.

3 팔을 벌리는 것을 생략한다.

4 시작 자세에서 척추의 Neutral 유지가 어려운 경우 :

1) 앉은 자세를 바꾼다.

: 골반과 척추의 Neutral 유지가 힘들면 무릎을 살짝 구부리거나 다리를 교차하여 X 모양을 만들거나 Cushion, Box에 앉는다.

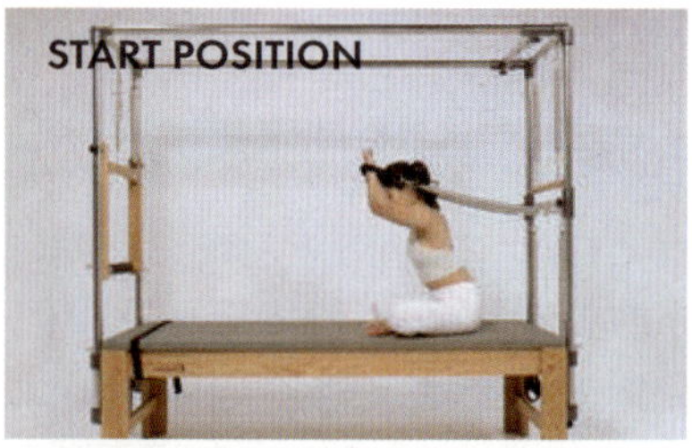

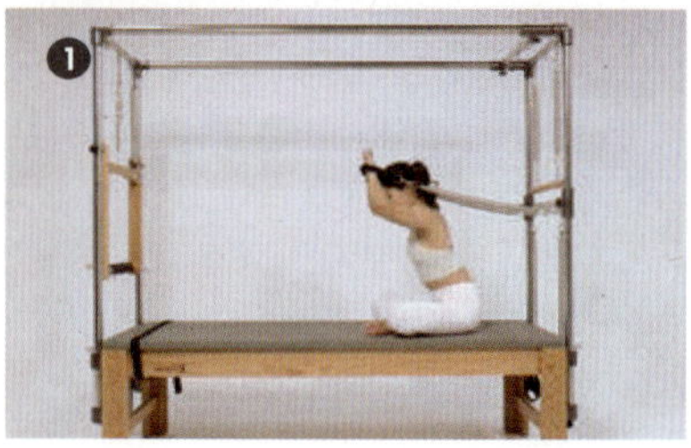

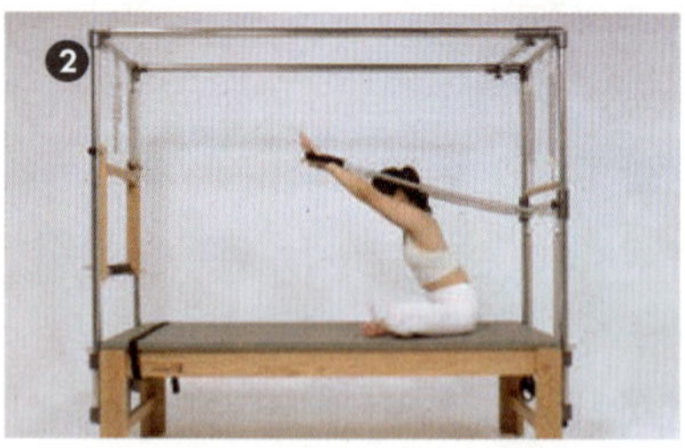

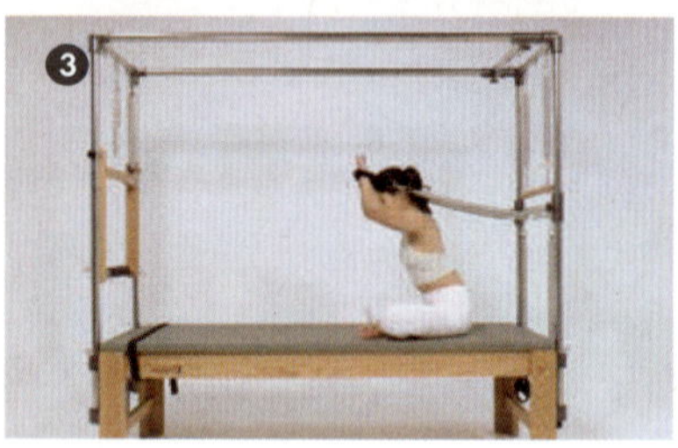

4. TRICEPS

1 시작 자세

Vertically Sliding Bar를 등지고 사선으로 앉는다. 다리는 양반 다리를 하고 골반과 척추는 Neutral을 유지한다. 견갑골을 안정화하고 손으로 Handle Strap을 잡고 어깨관절과 팔꿈치를 굴곡한다. 팔의 모양은 마름모 모양을 만들고 손은 이마 위에 위치하도록 한다. 손바닥은 아래쪽을 향하도록 한다.

2 동작

❶ 마시면서 준비한다.

❷ 내쉬면서 견갑골의 안정화를 유지하고 팔꿈치를 신전하여 팔을 앞 사선 방향으로 길게 뻗어준다.

❸ 마시면서 견갑골의 안정화를 유지하고 팔꿈치를 굴곡하여 시작 자세를 유지한다.

5회 반복한다.

3 지도사항

1 동작내내 견갑골의 안정화를 유지한다.

2 복부를 연결해서 Neutral앉은 자세를 유지한다.

3 팔꿈치의 과신전되거나 Locking 하지 않도록 한다.

4 손목은 길게 유지한다.

5 동작내내 상완골은 유지하고 팔꿈치에서만 동작이 일어나도록 한다.

MEMO

LEVEL 1 | ARM WORK | ARM SPRING

CHEST EXPANSION

- **운동목적** 몸통의 안정성과 어깨 근력 강화
- **기구세팅** Cadillac 바깥쪽에 섰을 때 Vertically Sliding Bar가 어깨 높이에 위치하도록 한다. Arm Spring을 Sliding Bar의 Eyehook에 걸고 Handle Straps을 Spring에 건다.
- **사용근육**
  - **MOBILIZERS** 어깨 굴곡근(Shoulder Flexor), 어깨 신전근(Shoulder Extensor)
  - **STABILIZERS** 복횡근(Transverse Abdominis), 복사근(Obliques), 복직근(Rectus Abdominis), 골반기저근(Pelvic Floor Muscle), 척추기립근(Erector Spinae) 슬괵근(Hamstring), 대둔근(Gluteus Maximus), 견갑골 안정화 근육

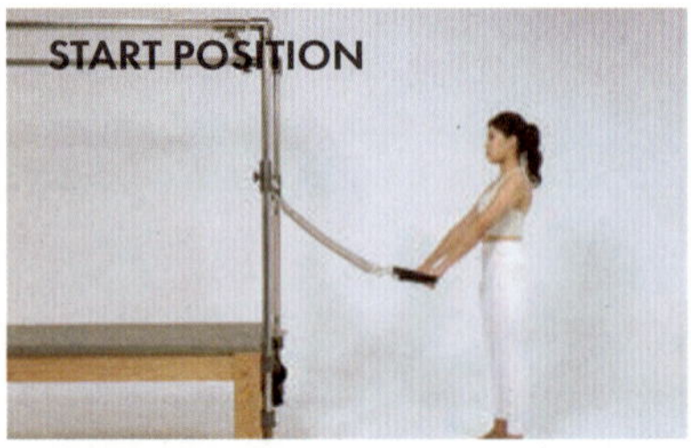

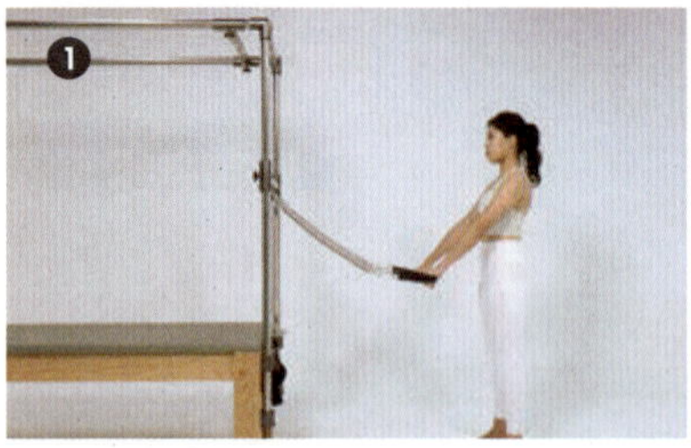

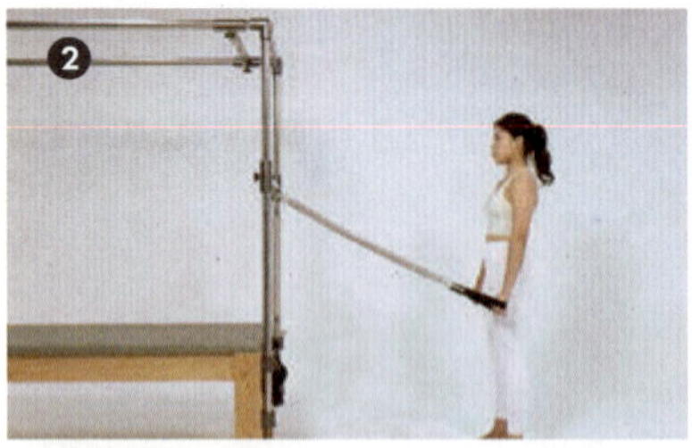

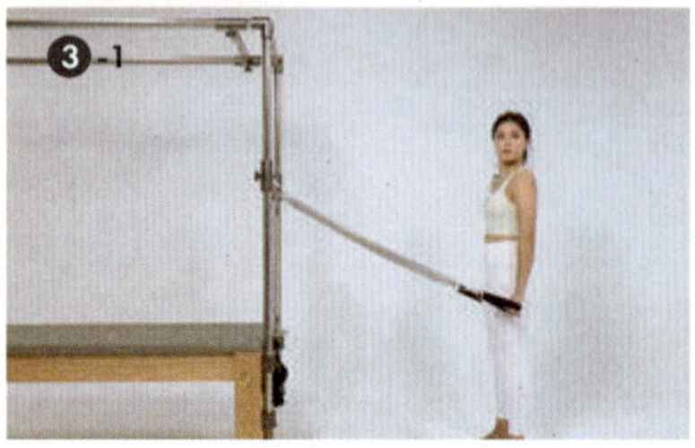

1. CHEST EXPANSION

1 시작 자세

Cadillac 바깥쪽에서 Vertically Sliding Bar를 마주보고 선다. 다리는 골반 너비만큼 벌리고 골반과 척추는 Neutral을 유지한다. 손으로 Strap을 잡고 어깨를 굴곡하여 팔이 몸통보다 약간 앞에 위치하도록 한다. 견갑골을 안정화하고 손바닥은 뒤를 향하도록 한다.

2 동작

1. 마시면서 준비한다.
2. 내쉬면서 골반과 척추를 Neutral 유지하고 팔을 견갑골이 안정화되는 범위 안에서 어깨를 신전하여 팔을 뒤로 최대한 보낸다.
3. 마시면서 팔 자세는 그대로 유지하고 몸은 그대로 안정화시키며 좌우로 머리를 한번씩 돌려준다.
4. 내쉬면서 팔 자세는 그대로 유지하고 몸은 그대로 안정화시키며 머리를 중앙으로 가져온다.
5. 마시면서 어깨 관절을 굴곡하여 팔을 시작 자세로 위치한다.

6회 반복한다.

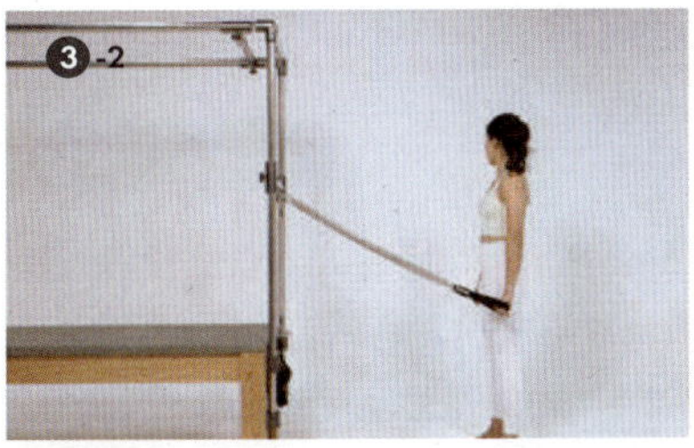
3-2

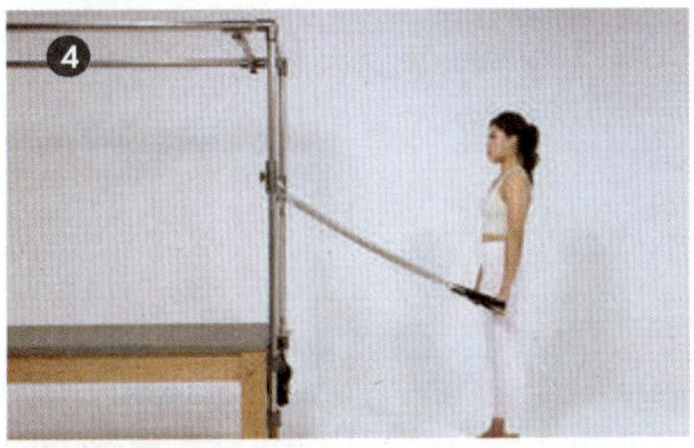
4

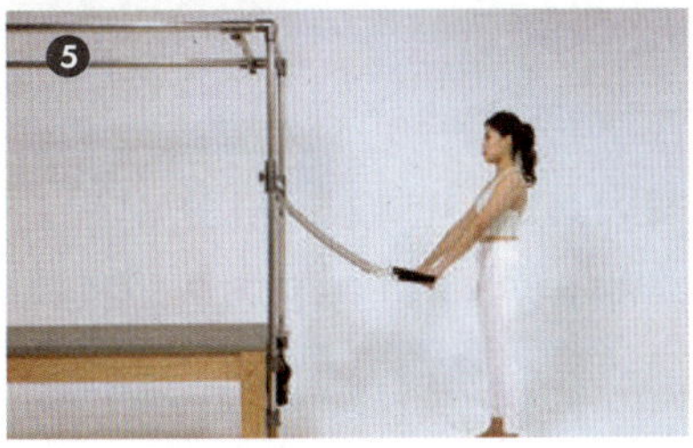
5

2. PULSES

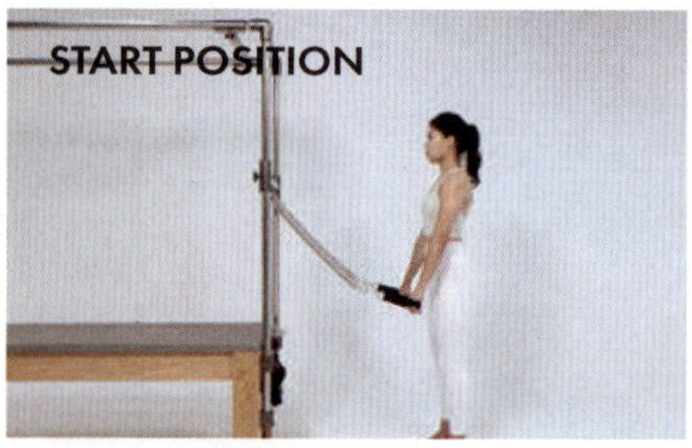

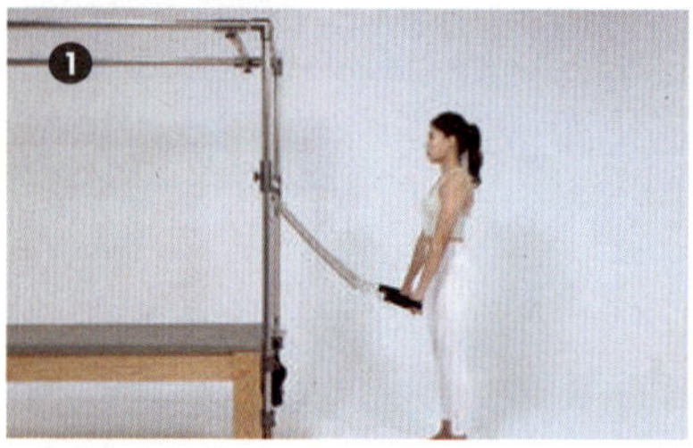

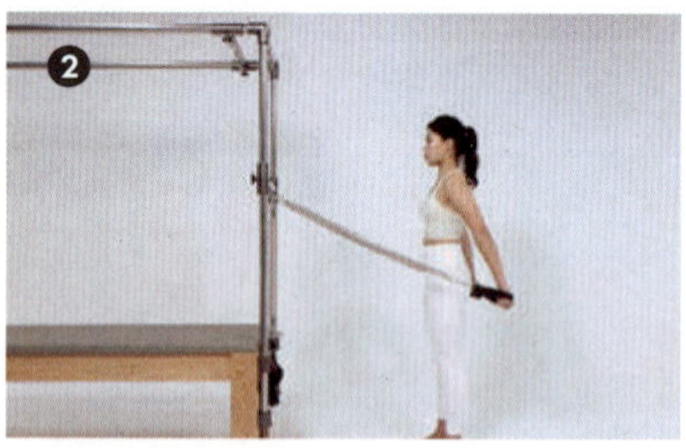

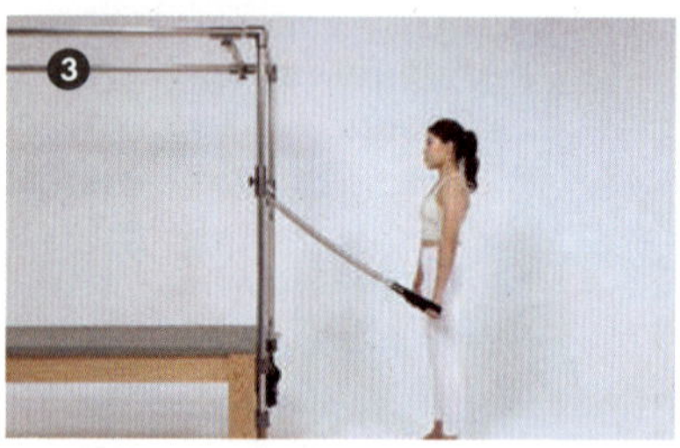

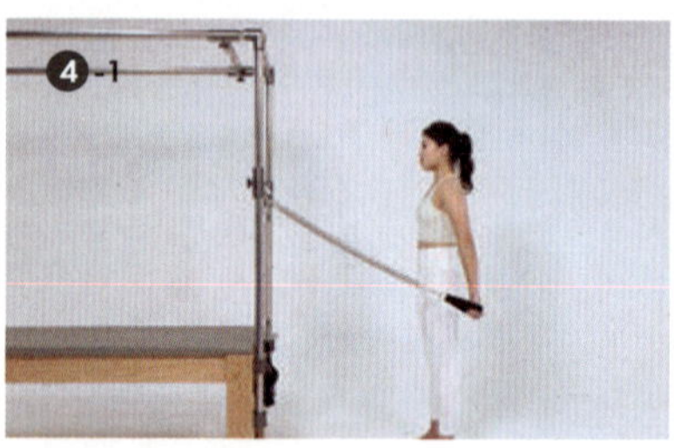

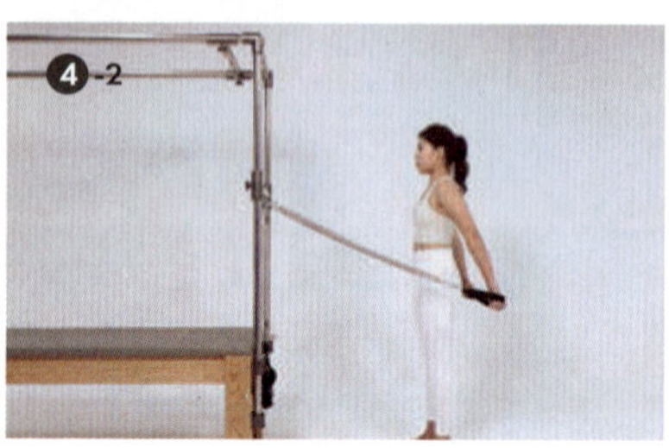

1 시작 자세

Cadillac 바깥쪽에서 Vertically Sliding Bar를 마주보고 선다. 다리는 골반 너비만큼 벌리고 골반과 척추는 Neutral을 유지한다. 손으로 Strap을 잡고 어깨를 굴곡하여 팔이 몸통보다 약간 앞에 위치하도록 한다. 견갑골을 안정화하고 손바닥은 뒤를 향한다.

2 동작

❶ 마시면서 준비한다.

❷ 내쉬면서 골반과 척추를 Neutral 유지하고 견갑골이 안정화되는 범위 안에서 어깨를 신전하여 팔을 뒤로 보낸다.

❸ 마시면서 어깨를 굴곡하여 팔을 골반 옆에 위치한다.

❹ 내쉬면서 견갑골의 안정화를 유지하면서 어깨를 3번에 나누어 신전한다.

❺ 마시면서 어깨를 굴곡하여 팔을 시작 자세로 위치하고 견갑골을 안정화한다.

6회 반복한다.

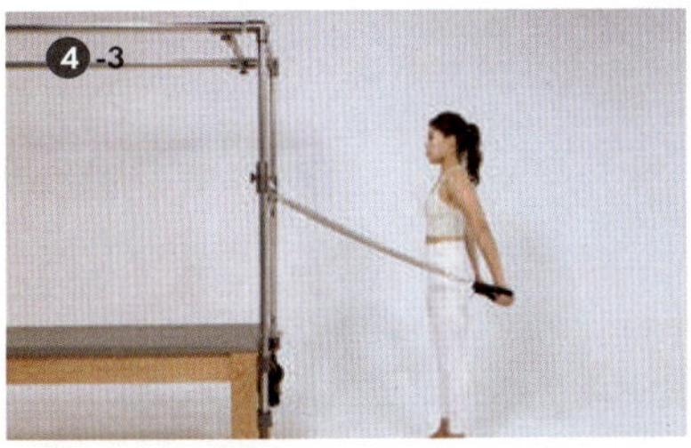

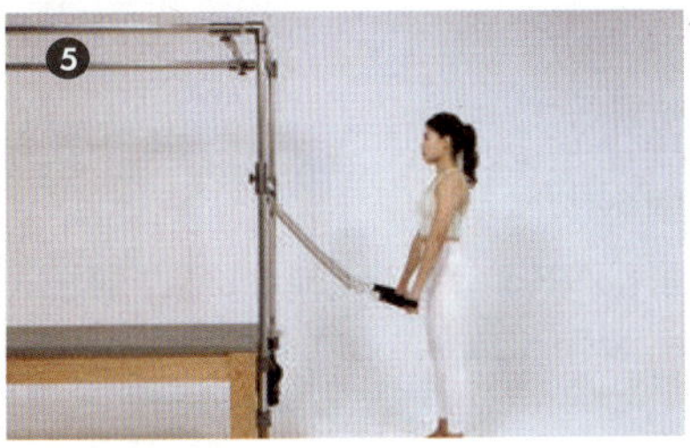

■ CHEST EXPANSION 지도사항

1 동작 시 어깨를 넓게 오픈 하고 견갑골은 안정화한다.

2 대둔근, Hamstring 그리고 복부를 이용해서 골반과 척추는 Neutral을 유지한다.

3 복부를 연결해서 상체를 유지한다.

4 손목은 길게 유지한다.

5 서서하는 동작에서는 몸의 무게 중심이 발바닥 아래에 위치하도록 한다.

6 시작 자세에서 Spring의 저항을 느끼고 시작하고 Spring의 저항을 조절하여 동작한다.

7 Hip 내전근과 외전근을 사용해서 골반이 기울어지거나 움직이지 않도록 한다.

■ CHEST EXPANSION 변형동작

1 손바닥이 앞이나 안쪽을 향하게 하고 동작한다.

2 발에 Rotational Disk나 보수를 대고 골반의 중립에 집중하여 동작한다.

3 Cadillac에 무릎을 구부리고 Hip Joint의 안정화에 집중하여 동작한다.
1) Cadillac 안쪽에서 Kneeling 자세로 동작한다.

LEVEL 1 | ARM WORK | ARM SPRING

REVERSE EXPANSION

☑ **운동목적** 어깨 움직임 학습 및 강화

☑ **기구세팅** Cadillac 바깥쪽에 섰을 때 Vertically Sliding Bar가 어깨 높이에 위치하도록 한다.
Arm Spring을 Sliding Bar의 Eyehook에 걸고 Handle Straps을 Spring에 건다.

☑ **사용근육**
MOBILIZERS 어깨 굴곡근(Shoulder Flexor), 어깨 신전근(Shoulder Extensor)
STABILIZERS 복횡근(Transverse Abdominis), 복사근(Obliques), 복직근(Rectus Abdominis), 골반기저근(Pelvic Floor Muscle), 척추기립근(Erector Spinae), 슬괵근(Hamstring), 대둔근(Gluteus Maximus), 견갑골 안정화 근육

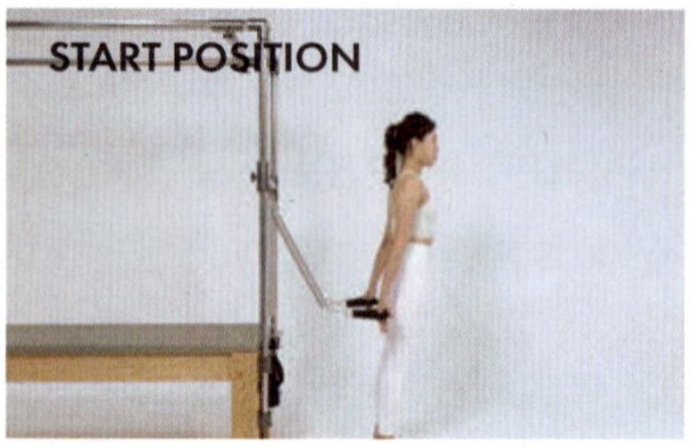

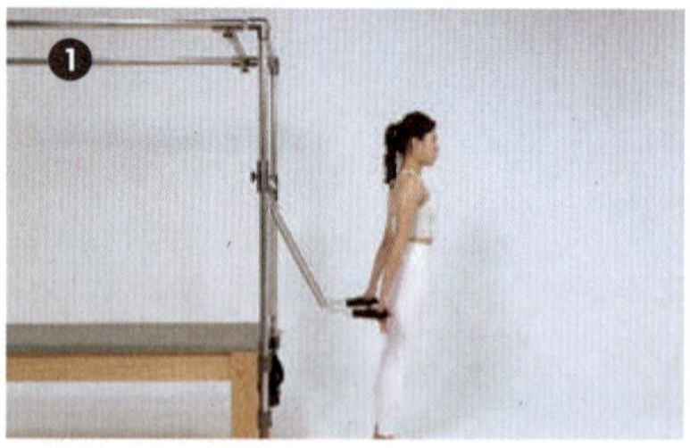

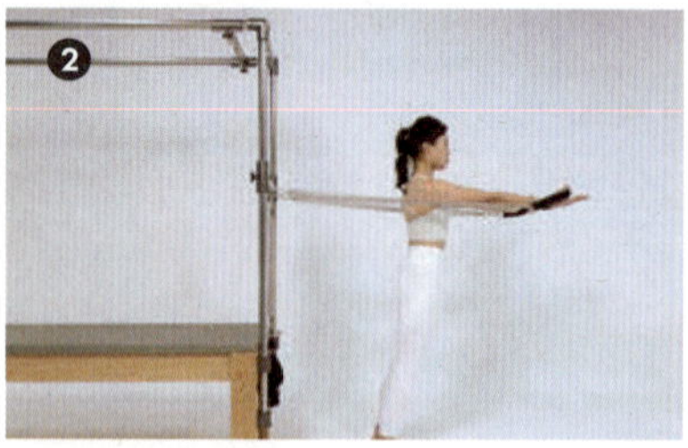

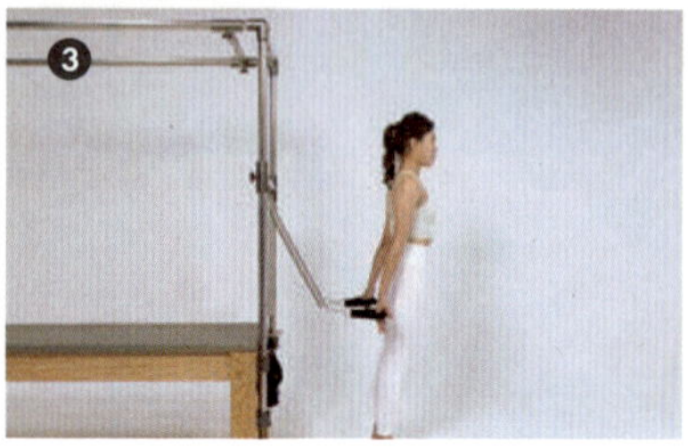

1 시작 자세

Cadillac 바깥쪽에서 Vertically Sliding Bar를 등지고 선다. 발은 골반 너비만큼 벌리고 골반과 척추는 Neutral을 유지하고 몸 전체를 CADILLAC의 반대편으로 약간 기울인다. 견갑골은 안정화하고 팔은 몸보다 살짝 뒤에 위치해 팔꿈치를 펴고 아래로 내린다. 핸들을 잡고 손바닥은 정면을 향한다.

2 동작

❶ 마시면서 준비한다.

❷ 내쉬면서 견갑골의 안정화를 유지하고 어깨 관절을 굴곡하여 팔을 앞으로 눈높이까지 올린다.

❸ 마시면서 견갑골을 안정화하고 몸은 앞으로 기운 상태로 안정화하고 어깨 관절을 신전하여 팔을 내리고 뒤로 보내서 시작 자세를 유지한다.

4회 반복한다.

3 지도사항

1 서서 하는 동작에서는 몸의 무게 중심이 발바닥 아래에 위치하도록 한다.

2 시작 자세에서 Spring의 저항을 느끼고 시작해야 한다. Spring의 저항을 조절하여 동작한다.

3 몸 전체를 앞으로 기운 자세에서 골반과 척추는 Neutral을 유지한다.

4 견갑골을 안정화하여 어깨에서 과도한 동작이 일어나지 않도록 한다.

4 변형동작

1 동작의 난이도를 낮게 할 경우 :

1) 다리 모양을 Lunge로 변형하여 동작한다.

2) Cadillac 안쪽에서 Kneeling 자세로 동작한다.

3) 몸의 위치를 Cadillac에 가깝게 위치하도록 한다.

2 동작의 난이도를 높게 할 경우 :

1) 발에 Rotational Disk나 보수, 쿠션을 대고 동작한다.

LEVEL 2 | ARM WORK | ARM SPRING

PUNCHING

☑ **운동목적** 어깨 움직임 학습 및 강화

☑ **기구세팅** CADILLAC 밖에 섰을 때 Vertically Sliding Bar가 어깨 높이에 오도록 한다.
Arm Spring을 Sliding Bar의 Eyehook에 걸고 Handle Straps을 Spring에 연결한다.

☑ **사용근육**
MOBILIZERS 어깨 안정화 근육(Shoulder Stabilizers), 팔꿈치 굴곡근(Elbow Flexors), 팔꿈치 신전근(Elbow Extensors), 어깨 신전근(Shoulder Extensor), 어깨 굴곡근 (Shoulder Flexors)

STABILIZERS 복횡근(Transverse Abdominis), 다열근 (Multifidus), 복사근(Obliques), 골반기저근(Pelvic Floor Muscle), 어깨 굴곡근(Shoulder Flexors), 견갑골 안정화 근육, 하체 안정화 근육, (Gluteus Maximus, Quadriceps, Hamstring)

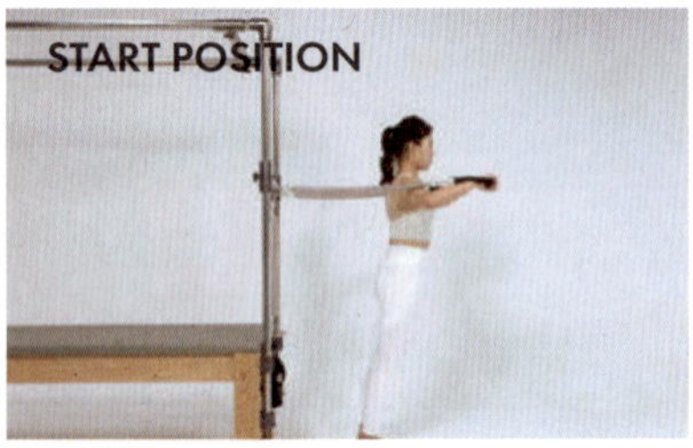

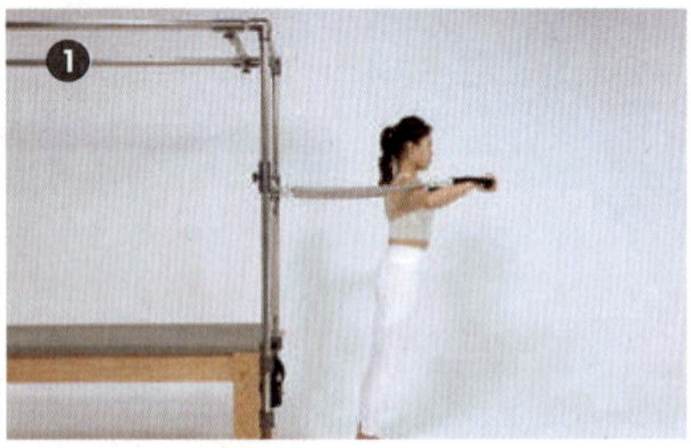

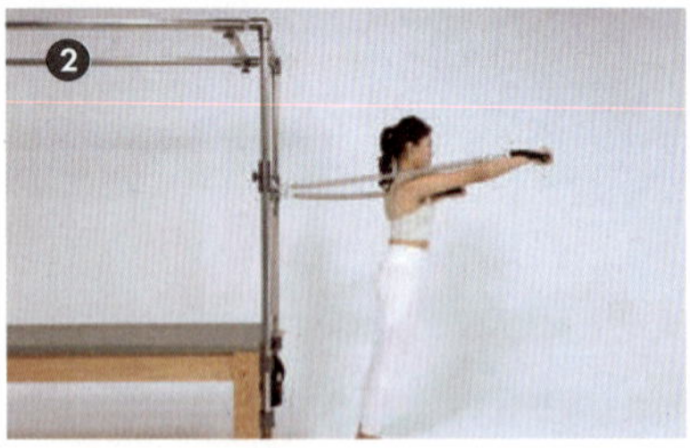

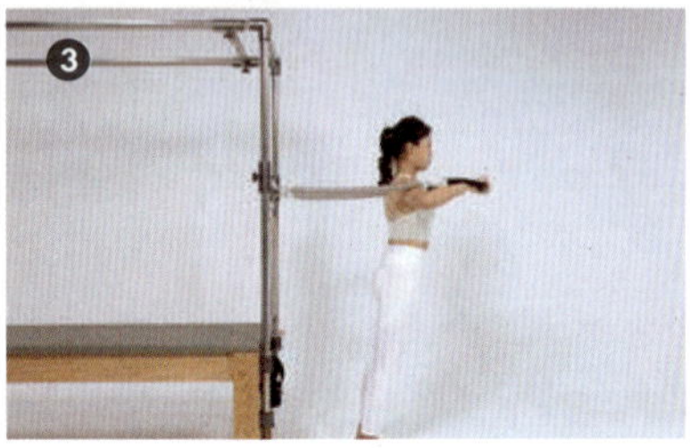

1 시작 자세

Vertically Sliding Bar를 등지고 선다. 발은 골반 너비만큼 벌리고 골반과 척추는 Neutral을 유지하고 몸은 CADILLAC의 반대편으로 약간 기울인다. 견갑골을 안정화하고 팔은 어깨 높이로 들고 팔꿈치를 구부린다. 손바닥은 아래를 향하도록 하고 손으로 핸들을 잡는다.

2 동작

❶ 마시면서 준비한다.

❷ 내쉬면서 견갑골의 안정화를 유지하고 몸과 다리는 정면을 향하도록 한다. 한쪽 팔의 팔꿈치를 펴서 주먹을 앞으로 보내면서 어깨 높이를 유지한다.

❸ 마시면서 견갑골을 안정화하고 몸은 앞으로 기댄 상태를 유지하고 팔꿈치를 구부려서 시작 자세로 가져온다.

❹ 내쉬면서 견갑골의 안정화를 유지하고 몸과 다리는 정면을 향하도록 한다. 반대쪽 팔의 팔꿈치를 펴서 주먹을 앞으로 보내면서 어깨 높이를 유지한다.

❺ 마시면서 견갑골을 안정화하고 몸은 앞으로 기댄 상태를 유지하고 팔꿈치를 구부려서 시작 자세로 가져온다.

8–10회 반복한다.

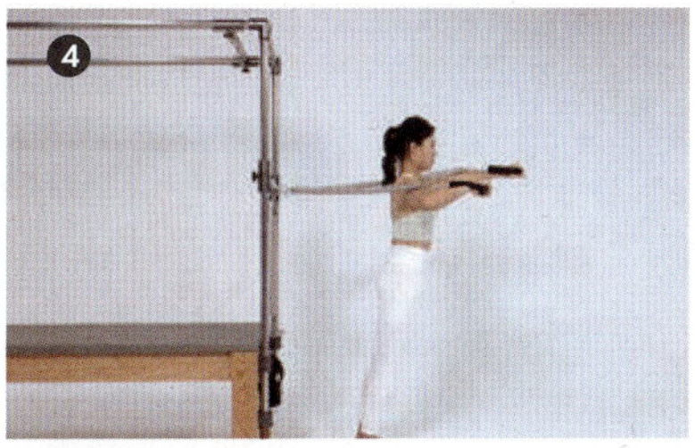

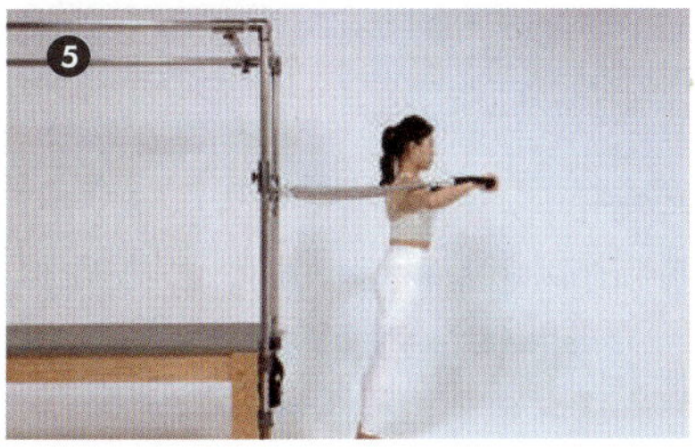

3 지도사항

1 서서하는 동작에서는 몸의 무게 중심이 발바닥 아래에 위치하도록 한다.

2 시작 자세에서 Spring의 저항을 느끼며 시작한다. Spring의 저항을 조절하여 동작한다.

3 몸 전체를 앞으로 기운 자세에서 골반과 척추는 Neutral을 유지한다.

4 견갑골을 안정화하여 어깨에서 과도한 동작이 일어나지 않도록 한다.

5 어깨와 상완골의 안정화를 유지하고 팔목과 팔꿈치로 하나의 라인을 만든다.

6 손목은 길게 유지한다.

4 변형동작

1 동작의 협응력을 추가한 경우 :

1) 팔의 모양을 바꿔준다. (Pronation, Supination)

2) 팔 동작 시 상체의 회전을 추가한다.

2 동작의 난이도를 낮게 할 경우 :

1) Lunge자세로 동작한다.

2) Cadillac 안쪽에서 Kneeling 자세로 동작한다.

3) Cadillac에 가깝게 서서 동작한다.

3 동작의 난이도를 높게 할 경우 :

1) 발에 Rotational Disk나 보수, 쿠션을 대고 동작한다.

LEVEL 1 | ARM WORK | ARM SPRING

SNOW ANGELS

☑ **운동목적** 어깨의 내, 외전근 강화

☑ **기구세팅** Arm string을 Upright 위에 있는 Strut Eyehook에 건다.
Handle을 Spring에 건다.

☑ **사용근육**
MOBILIZERS 어깨 내전근(Shoulder Adductor), 어깨 외전근(Shoulder Abductor), 견갑골 안정화 근육
STABILIZERS 복횡근(Transverse Abdominis), 복사근(Obliques), 복직근(Rectus Abdominis), 골반기저근(Pelvic Floor Muscle), 척추기립근(Erector Spinae), 슬괵근(Hamstring), 대둔근(Gluteus Maximus), 견갑골 안정화 근육

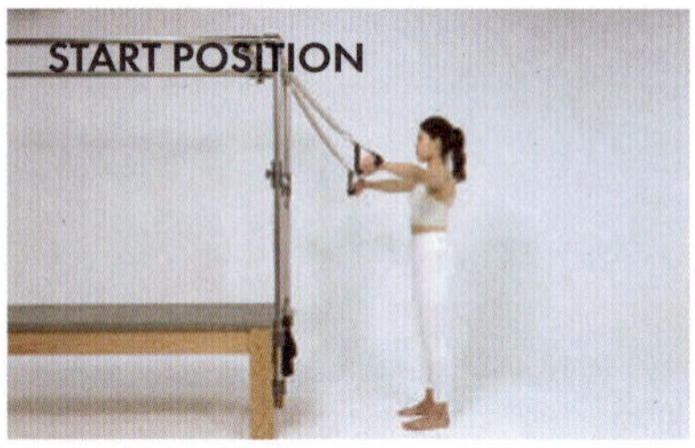

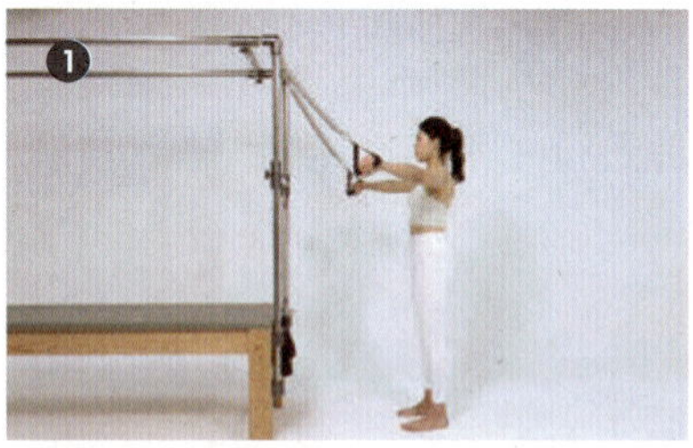

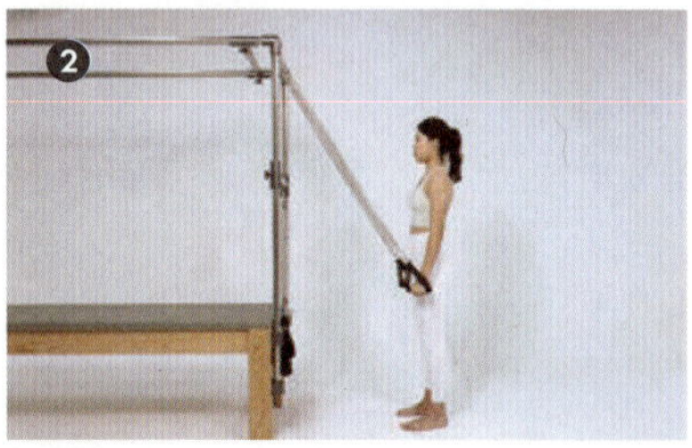

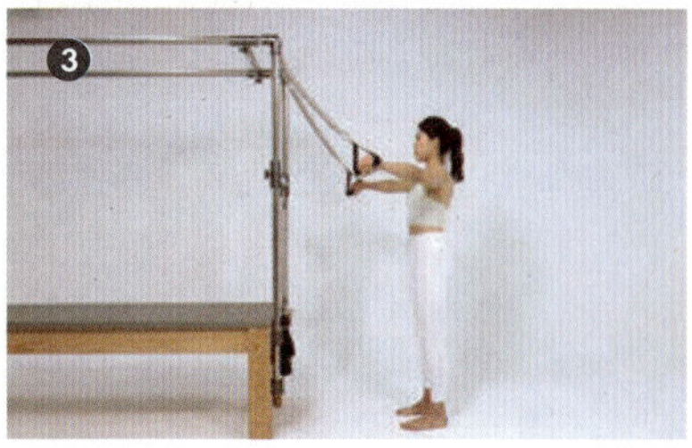

1. TWO ARMS

1 시작 자세

Cadillac 바깥쪽에서 Cadillac을 마주보고 최대한 가까이 선다. 다리는 골반너비만큼 벌리고 골반과 척추는 Neutral을 유지한다. 손으로 Strap을 잡고 견갑골을 안정화하여 어깨를 외전해서 팔을 옆으로 뻗고 손바닥은 바닥을 향하도록 한다.

2 동작

❶ 마시면서 준비한다.

❷ 내쉬면서 견갑골의 안정을 유지하고 어깨를 내전하여 팔을 몸통 옆으로 내린다.

❸ 마시면서 어깨 관절을 외전하여 시작 자세로 돌아온다.

5-10회 반복한다.

3 지도사항

1 동작내내 견갑골의 안정화를 유지한다.

2 슬괵근, 복근 그리고 대둔근을 이용하여 골반의 Neutral을 유지한다.

3 복부를 연결해서 몸통을 안정화하여 흉곽이 앞으로 나아가거나 들리지 않도록 주의 한다.

4 손목은 길게 유지한다.

4 변형동작

1 Cadillac을 등지고 서서 동작한다. : 복부의 힘이 더 필요하다.

2 Rotational Disk에 서서 동작한다. : 골반의 안정화를 강조한다.

3 바닥에 무릎 꿇고 동작한다. : 어깨 움직임의 범위를 크게 한다.

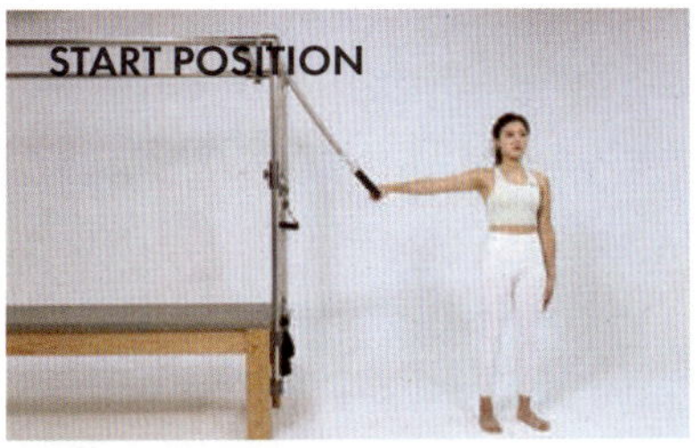

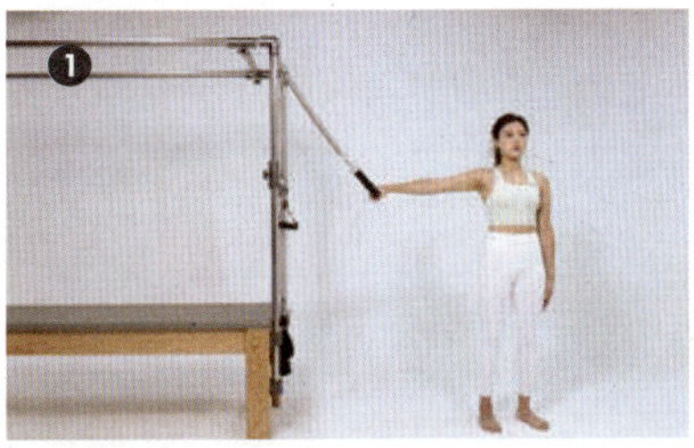

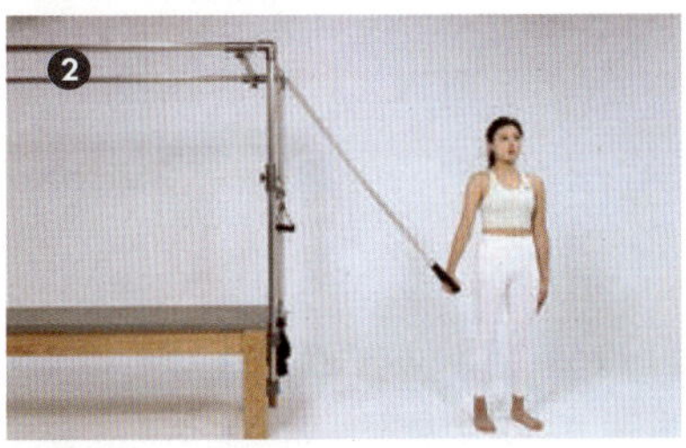

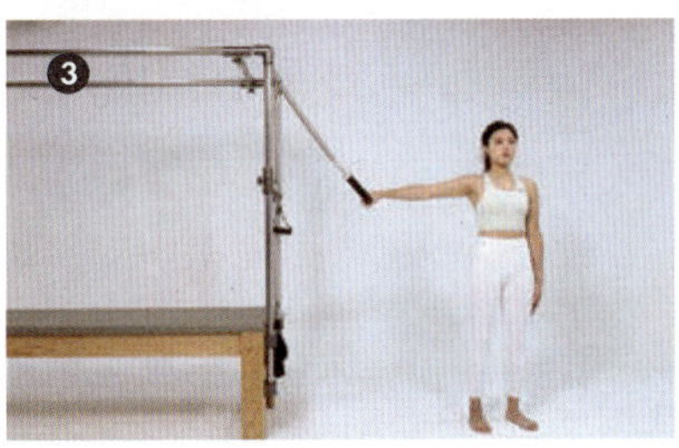

2. ONE ARM

1 시작 자세

Cadillac 옆에서 팔 길이만큼 간격을 유지하고 다리를 골반 너비만큼 벌리고 선다. 골반과 척추는 Neutral을 유지한다. Cadillac과 가까운 팔의 손으로 Strap을 잡고 어깨를 외전하여 팔을 바닥과 수평하게 들어 손바닥은 바닥을 향한다. 다른 팔은 아래로 길게 펴고 허벅지에 위치하여 준비한다.

2 동작

❶ 마시면서 준비한다.

❷ 내쉬면서 견갑골의 안정을 유지하고 어깨 관절을 내전하여 팔을 몸통 옆으로 내린다.

❸ 마시면서 어깨 관절을 외전하여 시작 자세로 돌아온다.

5–10회 반복한다.

3 지도사항

1 동작내내 견갑골의 안정화를 유지한다.

2 서서하는 동작에서는 몸의 무게 중심이 발바닥 아래에 위치하도록 한다.

3 시작 자세에서 Spring의 저항을 느끼며 시작하고 Spring의 저항을 조절하며 동작한다.

4 Hip 내전근과 외전근을 사용해서 골반이 기울어지거나 움직이지 않도록 한다.

5 슬괵근, 복근 그리고 대둔근을 이용하여 골반의 중립을 유지한다.

6 상체가 Lateral Flexion이나 회전되지 않도록 한다.

7 복부를 연결해서 몸통을 안정화한다. 흉곽이 앞으로 나아가거나 들리지 않도록 주의한다.

8 손목은 길게 유지한다.

4 변형동작

1 Rotational Disk에 서서 동작한다. : 골반의 안정화를 강조한다.

2 바닥에 무릎 꿇고 동작한다. : 어깨 움직임의 범위를 크게 한다.

LEVEL 2 | ARM WORK & LF WORK | ARM SPRING

BUTTERFLY

☑ **운동목적** 어깨 안정화 유지 상태에서의 몸통의 코어, 측면굴곡 능력 강화

☑ **기구세팅** CADILLAC 밖에 섰을 때 Vertically Sliding Bar가 어깨 높이에 오도록 한다.
Arm Spring을 Sliding Bar의 Eyehook에 걸고 Handle Straps을 Spring에 연결한다.

☑ **사용근육**
MOBILIZERS 복사근(Obliques), 요방형근 (Quadratus Lumborum), 다열근(Multifidus)
STABILIZERS 복횡근(Transverse Abdominis), 다열근(Multifidus), 골반기저근 (Pelvic Floor Muscles), 복사근(Obliques), 척추기립근(Erector Spinae), 견갑골의 안정화 근육, 하체 안정화 근육(Gluteus Maximus, Quadriceps, Hamstring)

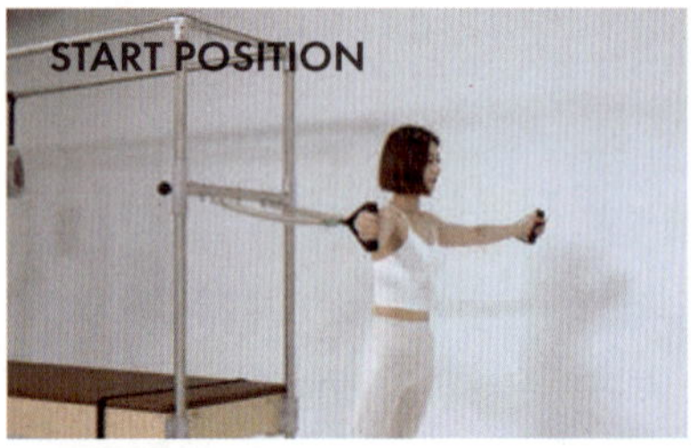

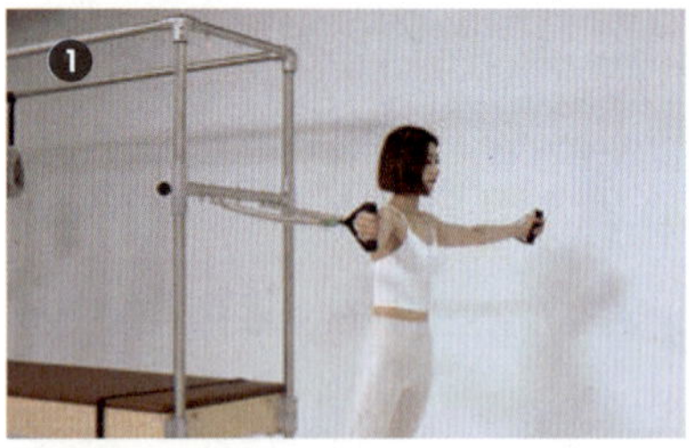

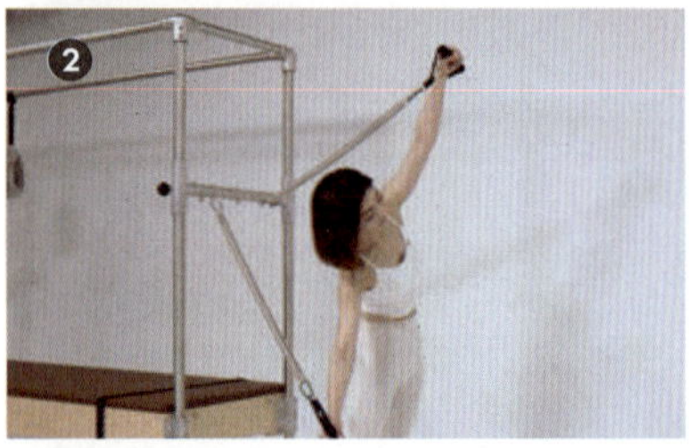

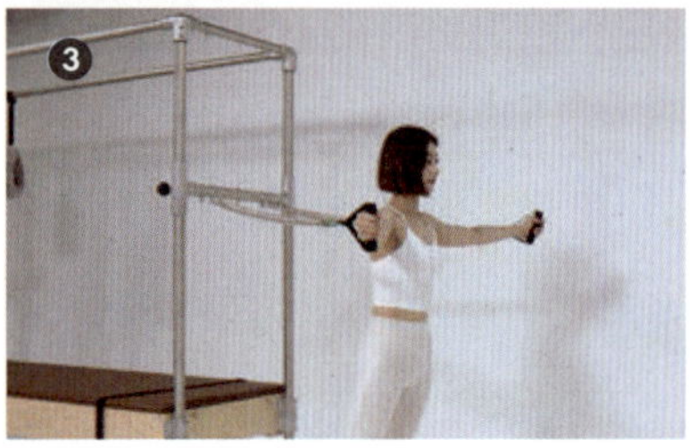

1 시작 자세

Vertically Sliding Bar를 등지고 선다. 발은 골반 너비만큼 벌리고 골반과 척추는Neutral을 유지하고 몸은 CADILLAC의 반대 방향으로 기울인다. 견갑골을 안정화하고 팔은 어깨 높이로 올려 벌린다. 손으로 핸들을 잡고 손바닥은 앞을 향하도록 한다. 손목은 길게 유지한다.

2 동작

❶ 마시면서 준비한다.

❷ 내쉬면서 골반과 몸통은 정면을 향하도록 유지하고 양손은 동일하게 힘을 주고 척추를 측면 굴곡한다. 팔과 몸의 간격은 일정하게 유지한 상태로 움직인다.

❸ 마시면서 척추를 측면 굴곡하여 다시 수직으로 유지한다.

반대방향으로도 동작한다.

각 방향으로 3회 반복한다.

3 지도사항

1 팔과 견갑골을 안정화하여 몸과 팔의 간격을 유지한 상태로 동작한다.
2 서서 하는 동작에서는 몸의 무게 중심이 발바닥에 위치하도록 한다.
3 시작 자세에서 Spring의 저항을 느끼고 시작한다. Spring의 저항을 조절하여 동작한다.
4 몸 전체를 앞으로 기운 자세에서 골반과 척추는 Neutral을 유지한다.
5 어깨를 열고 견갑골의 안정화를 유지한다.
6 척추의 정확한 움직임을 위해 Side Bend 동작 전에 척추를 수직으로 유지한다.
7 양손과 팔에 힘을 동일하게 유지하여 몸이 회전하지 않도록 한다.
8 손목은 길게 유지한다.

4 변형동작

1 동작의 난이도를 낮게 할 경우 :

1) Cadillac 안쪽에서 Kneeling 자세로 동작한다.

2) Lunge자세로 동작한다.

3) Cadillac에 가깝게 서서 동작한다.

2 동작의 난이도를 높게 할 경우 :

1) 발에 Rotational disk나 보수, 쿠션을 대고 동작한다.

LEVEL 2 | MULTI WORK | ARM SPRING

SQUAT

☑ **운동목적** 어깨 안정화 유지 상태에서의 하체 근력 강화

☑ **기구세팅** CADILLAC 밖에 섰을 때 Vertically Sliding Bar가 어깨 높이에 오도록 한다.
Arm Spring을 Sliding Bar의 Eyehook에 걸고 Handle Straps을 Spring에 연결한다.

☑ **사용근육**

MOBILIZERS 팔꿈치 굴곡근(Elbow Flexor), 팔꿈치 신전근(Elbow Extensor), 고관절 굴곡근(Hip Flexor), 고관절 신전근(Hip Extensor), 무릎 굴곡근(Knee Flexor), 무릎 신전근(Knee Extensor), 어깨 굴곡근(Shoulder Flexor), 어깨 신전근(Shoulder Extensor)

STABILIZERS 복횡근(Transverse Abdominis), 다열근(Multifidus), 골반기저근(Pelvic Floor Muscles), 복사근(Obliques), 척추기립근(Erector Spinae), 견갑골의 안정화 근육

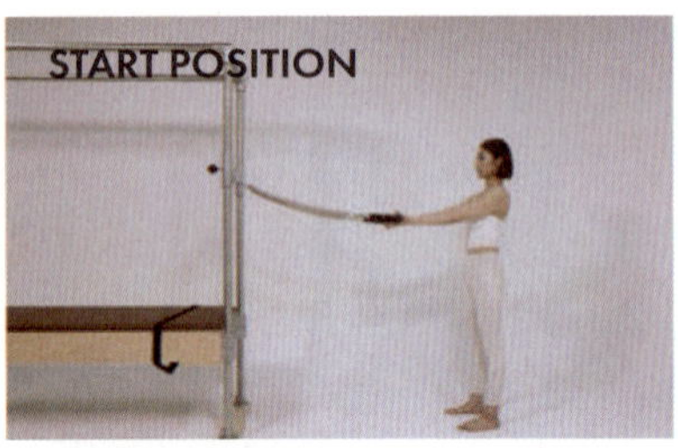

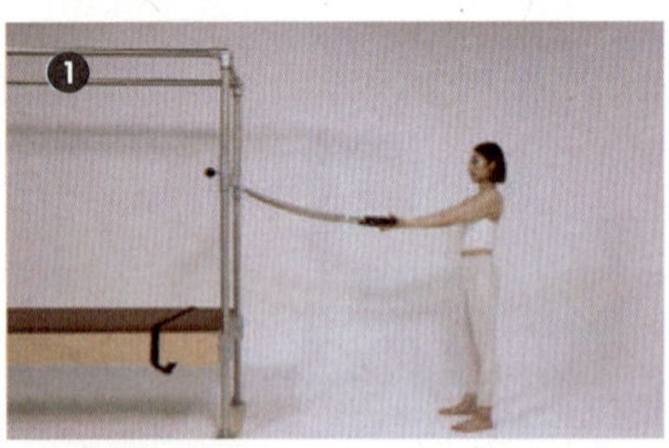

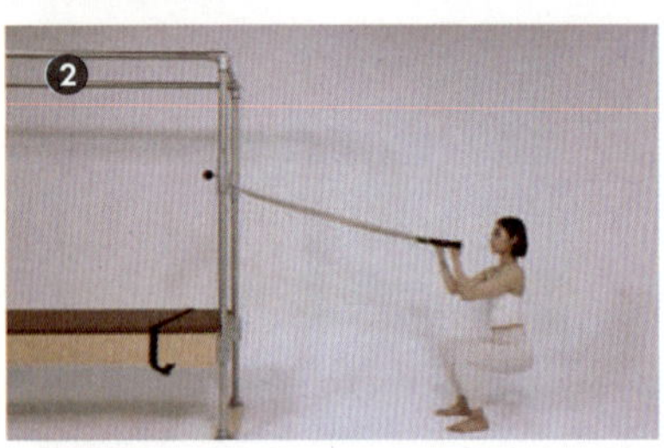

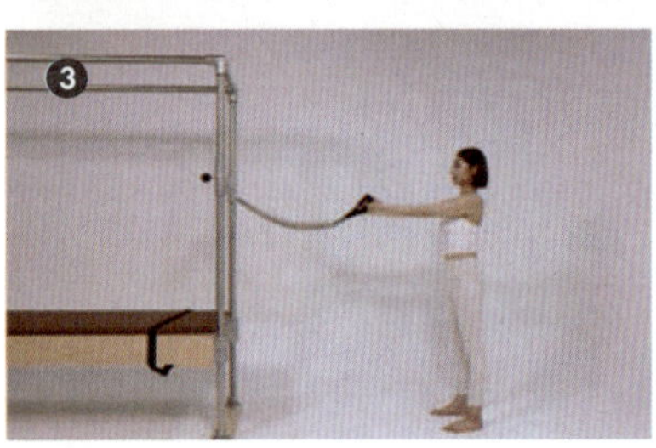

1 시작 자세

Cadillac 바깥쪽에서 Vertically Sliding Bar를 바라보고 선다. 다리는 골반 너비만큼 벌리고 골반과 척추는 Neutral을 유지한다. 손으로 Strap을 잡고 어깨를 굴곡하여 팔이 길게 뻗어 어깨높이 위치하도록 한다. 견갑골을 안정화하고 손바닥은 천장을 향한다.

2 동작

❶ 마시면서 준비한다.

❷ 내쉬면서 골반과 척추를 Neutral 유지하고 팔꿈치를 구부리며 Strap을 얼굴 방향으로 당겨온다. 동시에 무릎을 구부리며 스쿼트 자세를 만든다.

❸ 마시면서 팔꿈치와 무릎을 펴 시작 자세로 돌아온다.

❹ 내쉬면서 머리부터 척추를 굴곡하면서 어깨 관절을 신전한다. 마시면서 척추를 신전하고 어깨 관절을 굴곡하여 시작 자세로 돌아온다.

8-10번 반복한다.

3 지도사항

1 동작 시 어깨를 넓게 오픈 하고 견갑골은 안정화한다.

2 대둔근, Hamstring 그리고 복부를 이용해서 골반과 척추는 Neutral을 유지한다.

3 복부를 연결해서 상체를 유지한다.

4 손목은 길게 유지한다.

5 서서하는 동작에서는 몸의 무게 중심이 발바닥에 위치하도록 한다.

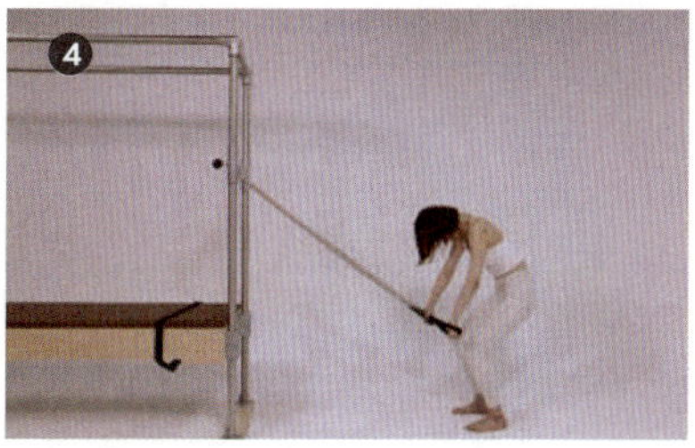

6 시작 자세에서 Spring의 저항을 가지고 시작하고 Spring의 저항을 조절하여 동작한다.

7 Hip 내전근과 외전근을 사용해서 골반이 기울어지거나 움직이지 않도록 한다.

4 변형동작

1 손바닥이 아래나 안쪽을 향하게 하고 동작한다.

2 동작의 난이도를 높게 할 경우 :

1) Rotational Disk에 서서 동작한다.

LEVEL 1 | LEG WORK | LEG SPRING

LIFT & LOWER

☑ 운동목적 고관절 신전근, 굴곡 강화 및 복부 안정성 강화

☑ 기구세팅 앉았을 때 Vertically Sliding Bar가 어깨 높이에 맞게 세팅한다.
Leg Spring을 Sliding Bar의 Eyehook에 건다. Foot Strap을 Spring에 건다.

☑ 사용근육 MOBILIZERS 고관절 신전근(Hip Extensors), 고관절 굴곡근(Hip Flexors)

STABILIZERS 복횡근(Transverse Abdominis), 복직근(Rectus Abdominis), 복사근(Obliques), 척추기립근(Erector Spinae), 골반기저근(Pelvic Floor Muscle), 다열근(Multifidus), 하체 안정화 근육(Gluteus, Maximus, Quadriceps, Hamstring), 견갑대 안정화 근육

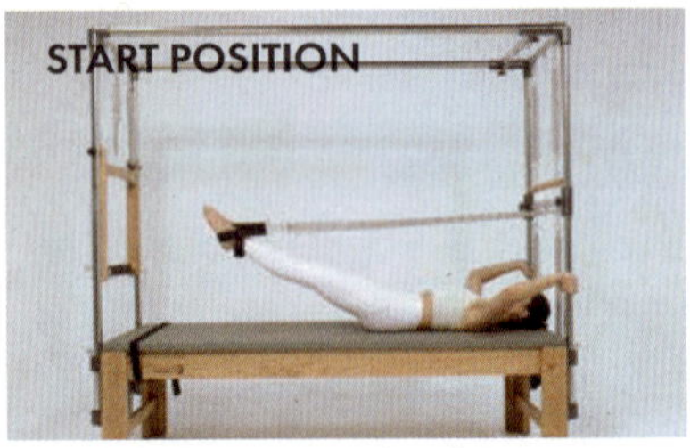

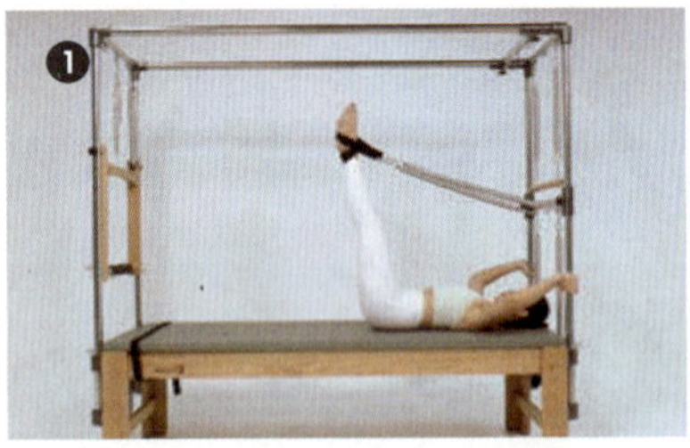

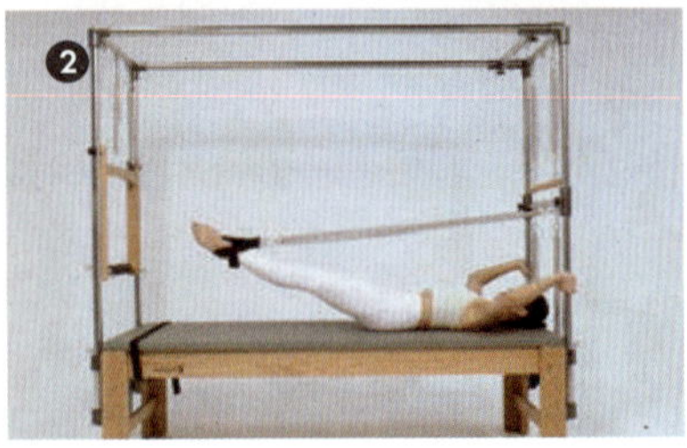

1. PARALLEL

1 시작 자세

Vertically Sliding Bar 방향으로 머리를 위치하고 눕는다. 척추와 골반은 Neutral을 유지한다. 견갑골을 안정화하고 팔을 머리 위로 위치해 어깨 높이보다 약간 높은 위치의 Upright Bar를 손으로 잡고 밀어낸다. 다리는 평행하게 유지하고 내전하여 요추, 골반이 Neutral이 유지되는 범위만큼 길게 뻗어 내린다. 발목은 저측 굴곡하고 발에 Footstrap에 건다.

2 동작

❶ 마시면서 다리를 편 상태로 Hip을 굴곡하여 슬괵근을 늘린다.

❷ 내쉬면서 다리를 편 상태로 Hip을 신전하여 시작 자세로 돌아간다.

4회 반복한다.

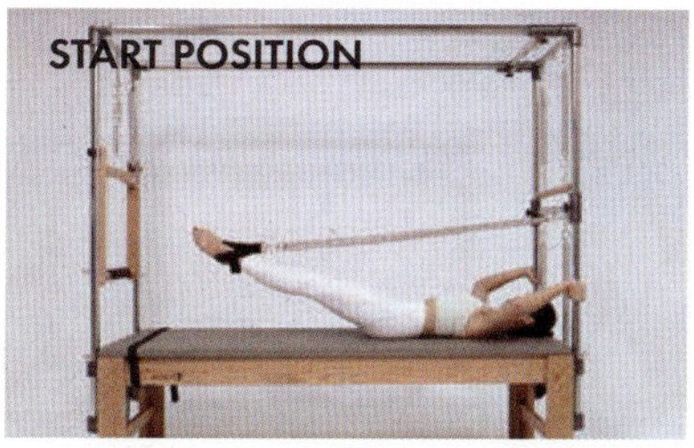

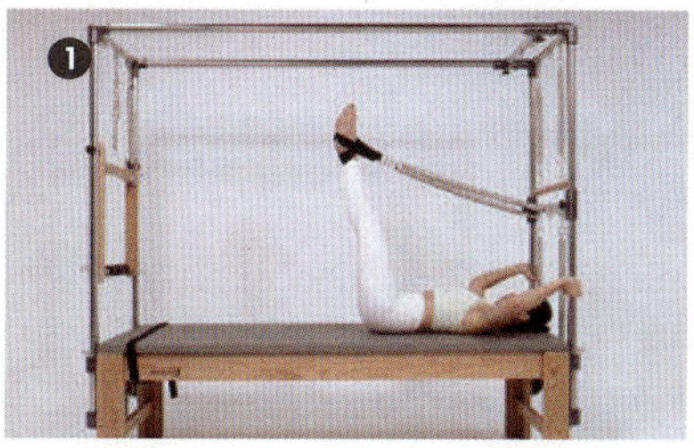

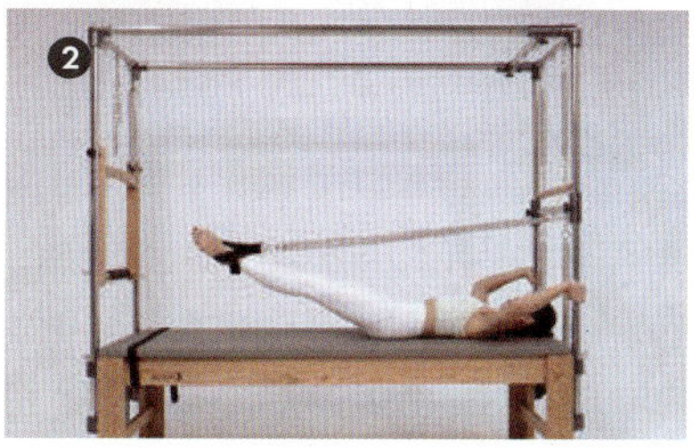

2. LATERALLY ROTATED

1 시작 자세

Vertically Sliding Bar 방향으로 머리를 위치하고 눕는다. 척추와 골반은 Neutral을 유지한다. 견갑골을 안정화하고 팔을 머리 위로 위치해 어깨 높이보다 약간 높은 위치의 Upright Bar를 손으로 잡고 밀어낸다. 두 다리의 고관절을 외회전하고 일자로 붙여서 요추, 골반이 Neutral이 유지되는 범위만큼 길게 뻗어 내린다. 발목은 저측 굴곡하고 Footstrap에 건다.

2 동작

❶ 마시면서 다리를 편 상태로 Hip을 굴곡하여 슬괵근을 늘린다.

❷ 내쉬면서 다리를 편 상태로 Hip을 신전하여 시작 자세로 돌아간다.

4회 반복한다.

■ LIFT & LOWER 지도사항

1 동작 내내 요추, 골반의 안정화를 유지한다.

2 Spring을 잘 컨트롤해서 동작한다.

3 중앙 라인을 따라 두 다리를 동일하게 움직인다.

4 두 다리를 45도로 뻗은 상태에서 척추와 골반은 Neutral을 유지해야 한다. 손으로 Upright 를 너무 강하게 잡거나 어깨에 긴장이 생기지 않도록 주의한다.

5 Leg Springs으로 동작을 하는 경우에는 둔근과 슬괵근을 쓰는데 더 집중한다.

6 둔근에 힘을 못쓰면 요추나 슬괵근만 너무 과도하게 쓸 수 있다.

■ LIFT & LOWER 변형동작

1 동작의 난이도를 낮게 할 경우 :

1) 한 다리로만 동작한다. : 한쪽 다리에만 Strap를 걸고 다른 쪽은 Bed에 무릎을 구부리거나 펴서 유지한다. (Spring을 Upright 의 Strut Eyehook에 걸고 동작을 할 수도 있다.)

2 다리를 다이아몬드 모양을 만들어서 동작 :

1) 고관절을 외회전 시킨 다음 무릎을 구부리고 뒤꿈치를 붙여서 동작한다.

2) 변형 동작 3번을 응용한다.

내쉬면서 다이아몬드 모양으로 다리를 내린다.

마시면서 다리 모양을 유지한 상태에서 무릎을 편다.

내쉬면서 무릎을 접어서 다이아몬드 모양을 만든다.

마시면서 다리를 올려서 시작 자세를 만들어 준다.

LEVEL 1 | LEG WORK | LEG SPRING

SWIMMING

☑ **운동목적** 고관절 신전근, 굴곡 강화 및 복부 안정성 강화

☑ **기구세팅** 앉았을 때 Vertically Sliding Bar가 어깨 높이에 맞게 세팅한다.
Leg Spring을 Sliding Bar의 Eyehook에 건다. Foot Strap을 Spring에 건다.

☑ **사용근육**
MOBILIZERS 고관절 신전근(Hip Extensors), 고관절 굴곡근(Hip Flexors)
STABILIZERS 복횡근(Transverse Abdominis), 복직근(Rectus Abdominis), 복사근(Obliques), 척추기립근 (Erector Spinae), 골반기저근(Pelvic Floor Muscle), 다열근(Multifidus), 하체 안정화 근육 (Gluteus, Maximus, Quadriceps, Hamstring), 견갑대 안정화 근육

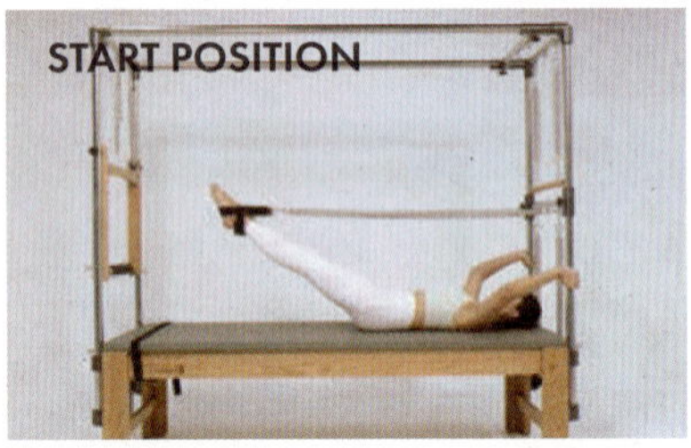

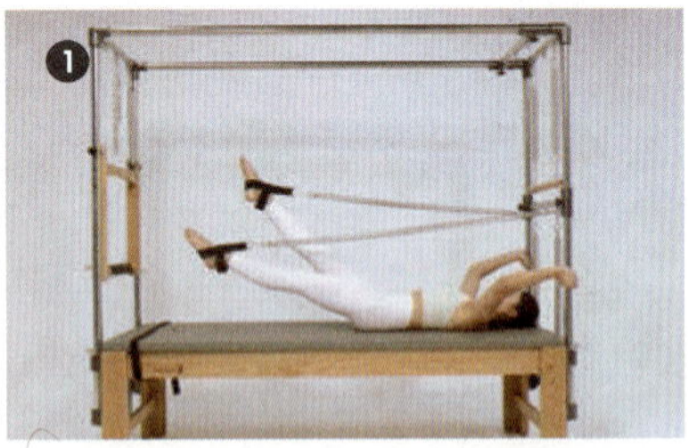

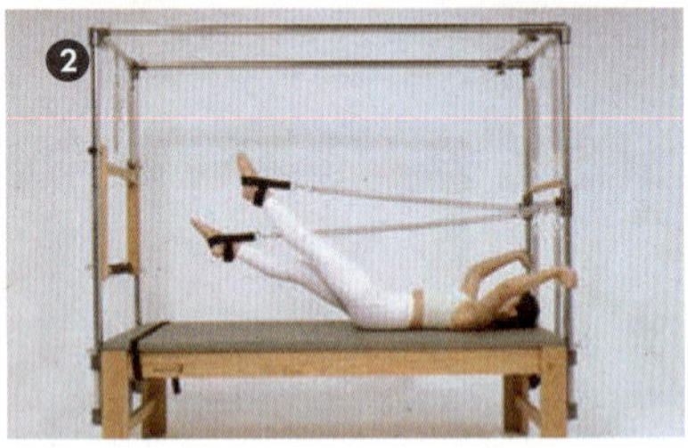

1 시작 자세

Vertically Sliding Bar 방향으로 머리를 위치하고 눕는다. 척추와 골반은 Neutral을 유지한다. 견갑골을 안정화하고 팔을 머리 위로 위치해 어깨 높이보다 약간 높은 위치의 Upright Bar를 손으로 잡고 밀어낸다. 다리는 평행하게 유지하고 내전하여 요추, 골반이 Neutral이 유지되는 범위만큼 길게 뻗어 내린다. 발목은 저측 굴곡하고 발에 Footstrap에 건다.

2 동작

❶ 5카운트 동안 마시면서 골반을 안정화하고 다리는 평행하게 유지하고 한 쪽 고관절은 굴곡하고 다른 쪽은 신전하여 다리를 교차하며 가위 차기를 반복한다. (각 카운트마다)

❷ 5카운트 동안 내쉬면서 계속 가위 차기를 반복한다.

4회 반복한다.

3 지도사항

1 Bounce하는 느낌보다 다리가 상체로 부터 멀어지는 느낌을 갖고 동작한다.

2 천골은 Bed에 닿게 하고 동작내내 골반과 상체는 안정화를 유지한다.

3 가위 차기를 할 때 각 다리의 고관절의 각도를 동등하게 하여 한 쪽 다리의 움직임 각도를 크게 하지 않도록 한다.

4 둔근에 힘을 못쓰면 요추나 슬괵근만 너무 과도하게 쓸 수 있다.

5 두 다리를 45로 뻗은 상태에서 척추와 골반은 Neutral을 유지해야 한다.

6 손으로 Upright를 너무 강하게 잡거나 어깨에 긴장이 생기지 않도록 주의한다.

4 변형동작

1 다리의 외회전을 유지하고 동작한다.

2 다리의 내회전을 유지하고 동작한다.

3 Staccato호흡으로 동작한다.
숨을 참는 것을 방지하고 완전한 호흡 패턴을 도와준다.

LEVEL 1 | LEG WORK | LEG SPRING

BEND & STRETCH

☑ **운동목적** 고관절과 무릎의 신전과 굴곡에 대한 인지와 근력 강화, 몸통 안정성

☑ **기구세팅** 앉았을 때 Vertically Sliding Bar가 어깨 높이에 맞게 세팅한다.
Leg Spring을 Sliding Bar의 Eyehook에 건다. Foot Strap을 Spring에 건다.

☑ **사용근육**

MOBILIZERS 고관절 신전근(Hip Extensors), 고관절 굴곡근(Hip Flexors), 무릎 신전근(Knee Extensors), 무릎 굴곡근(Knee Flexors)

STABILIZERS 복횡근(Transverse Abdominis), 복직근(Rectus Abdominis), 복사근(Obliques), 척추기립근(Erector Spinae), 골반기저근(Pelvic Floor Muscle), 견갑대 안정화 근육, 고관절 내전근(Hip Adductors), 하체 안정화 근육(Gluteus, Maximus, Quadriceps, Hamstring)

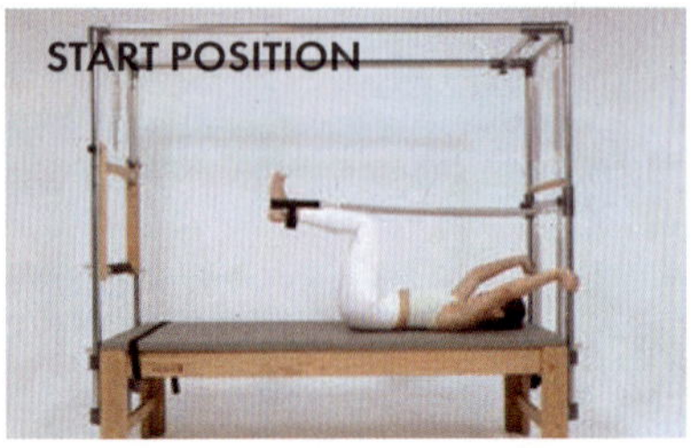
START POSITION

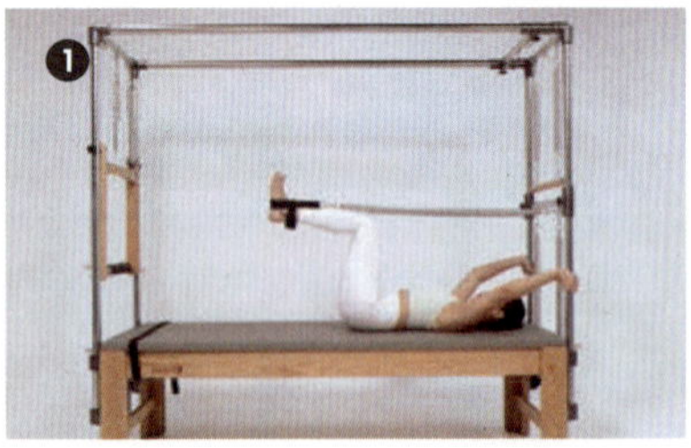
❶

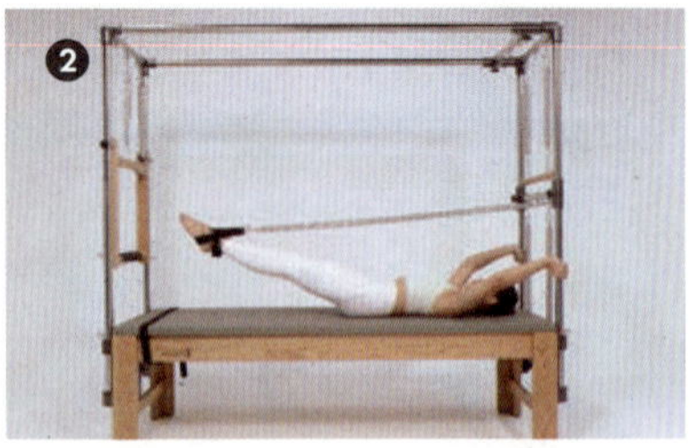
❷

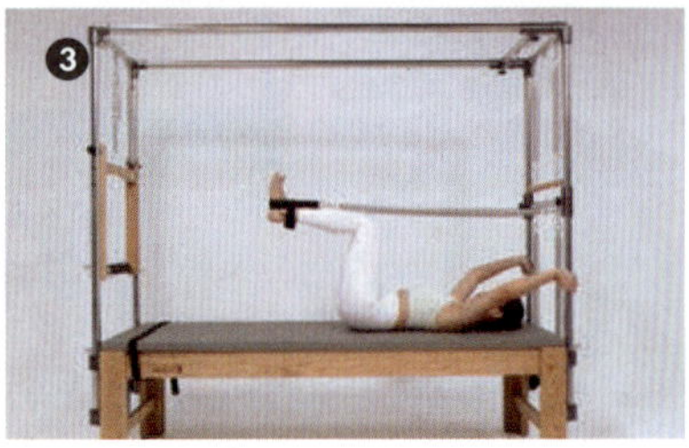
❸

1. PARALLEL

1 시작 자세

머리를 Vertically Sliding Bar방향으로 두고 누워 팔을 머리 위로 넘겨 어깨 높이보다 약간 위방향의 Upright를 손으로 잡고 살짝 밀어낸다. 척추와 골반은 Neutral을 유지하고 견갑골을 안정화하고 다리는 평행하게 일자로 붙여서 발을 Footstrap에 건다. 무릎은 구부리고 발목은 배측 굴곡 (Dorsi Flexion)한다.

2 동작

❶ 마시면서 준비한다.

❷ 내쉬면서 다리는 평행 유지하고 내전근을 활성화한 상태에서 무릎을 펴며 발을 밀어낸다. 동시에 발목은 저측 굴곡 (Plantar Flexion) 하고 발가락은 자연스럽게 해서 척추와 골반이 Neutral 유지될 수 있을 때까지 다리를 아래로 뻗는다.

❸ 마시면서 Hip과 무릎은 굴곡하고 발목은 배측 굴곡 (Dorsi Flexion) 하고 골반은 Neutral을 유지한다.

5-10회 반복한다.

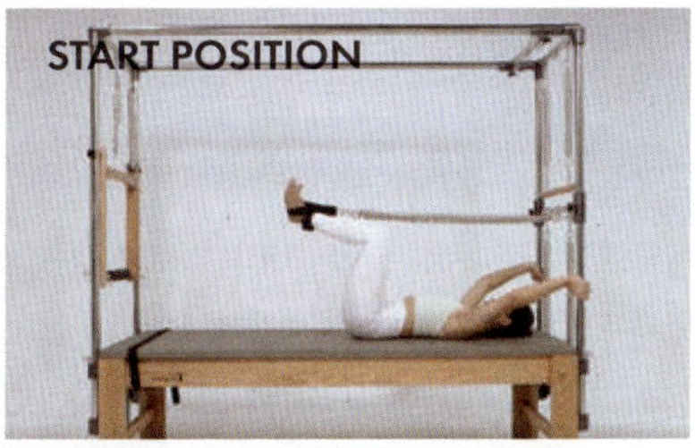

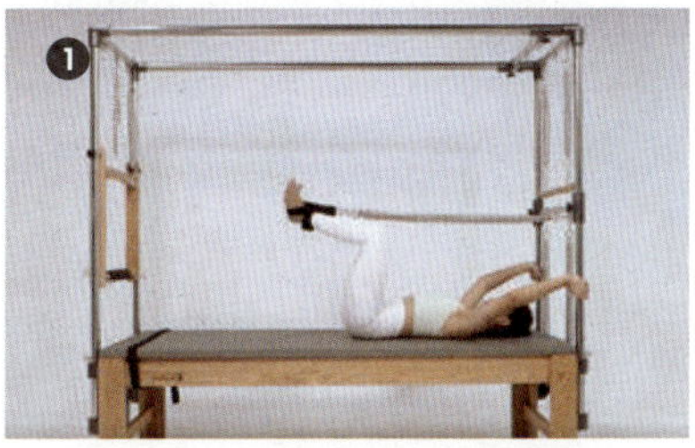

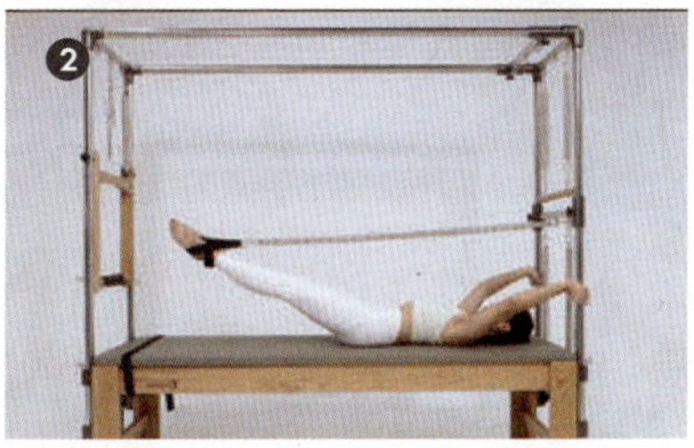

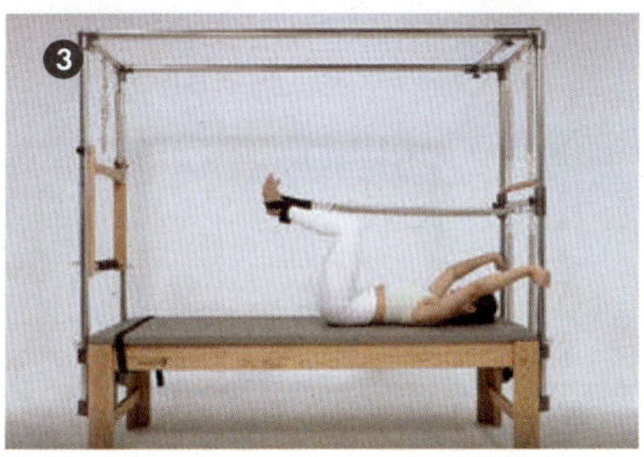

2. LATERALLY ROTATED

1 시작 자세

머리를 Vertically Sliding Bar 방향으로 두고 누워 팔을 머리 위로 넘겨 어깨 높이보다 약간 위방향의 Upright를 손으로 잡고 살짝 밀어낸다. 척추와 골반은 Neutral을 유지하고 견갑골을 안정화를 유지한다. 두 다리의 고관절을 외회전, 굴곡하여 발을 Footstrap에 건다. 무릎은 구부리고 발목은 배측 굴곡(Dorsi Flexion) 한다.

2 동작

❶ 마시면서 준비한다.

❷ 내쉬면서 두 다리의 외회전을 유지한 상태에서 무릎을 펴며 발을 밀어낸다. 동시에 발목은 저측 굴곡(Plantar Flexion) 하고 발가락은 자연스럽게 해서 척추와 골반의 Neutral 유지될 수 있을 때까지 다리를 아래로 뻗는다.

❸ 마시면서 Hip과 무릎은 굴곡하고 발목은 배측 굴곡(Dorsi Flexion) 하고 골반은 Neutral을 유지한다.

5-10회 반복한다.

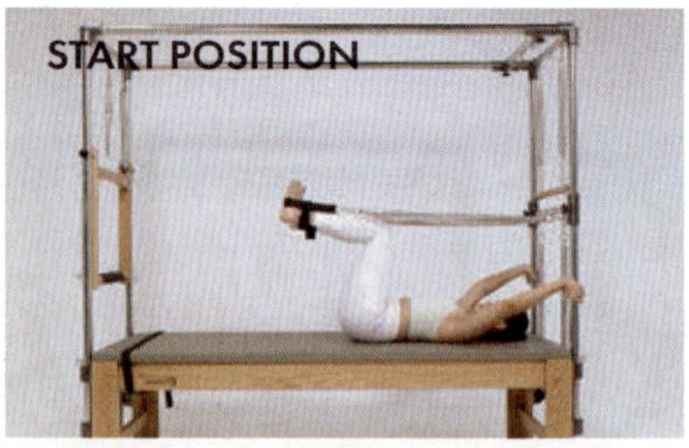

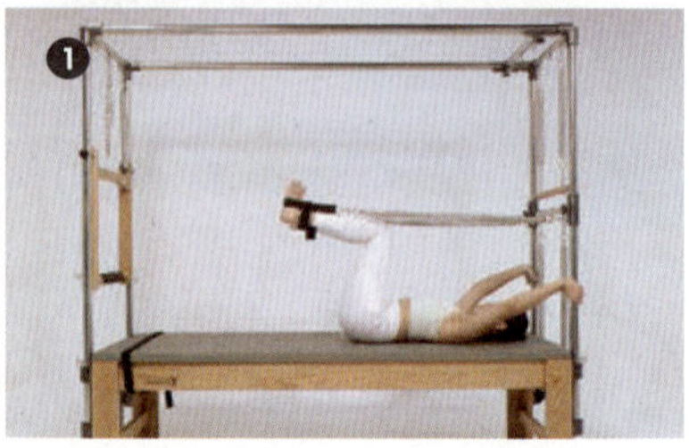

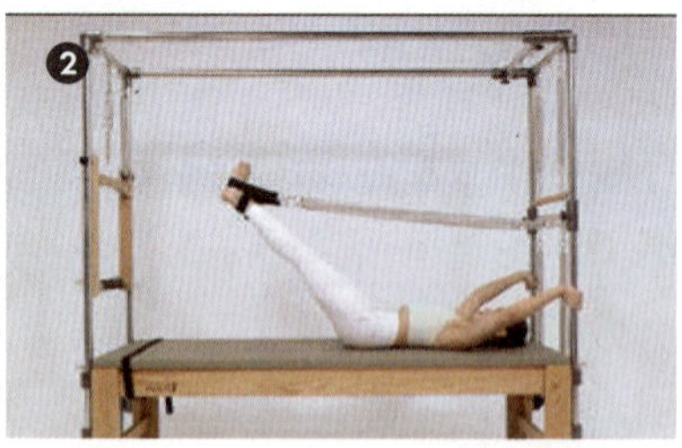

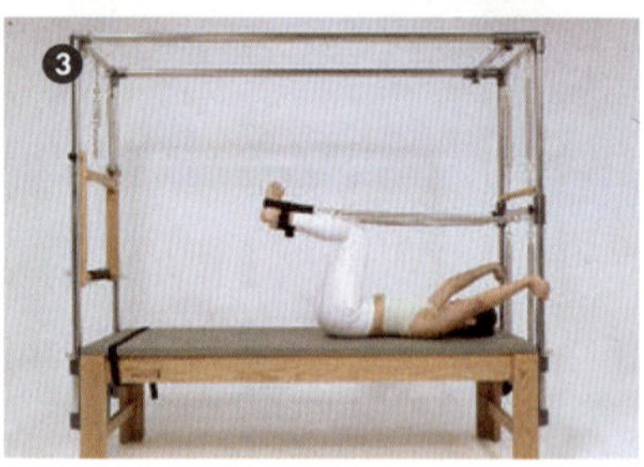

3. MEDIALLY ROTATED

1 시작 자세

머리를 Vertically Sliding Bar 방향으로 두고 누워 팔을 머리 위로 넘겨 어깨 높이보다 약간 위방향의 Upright를 손으로 잡고 살짝 밀어낸다. 척추와 골반은 Neutral을 유지하고 견갑골을 안정화를 유지한다. 두 다리의 고관절을 내회전, 굴곡하여 발을 Footstrap에 건다. 무릎은 구부리고 발목은 배측 굴곡(Dorsi Flexion) 한다.

2 동작

❶ 마시면서 준비한다.

❷ 내쉬면서 두 다리의 내회전을 유지한 상태에서 무릎을 펴며 발을 밀어낸다. 발목은 배측굴곡을 유지한다. 척추와 골반의 Neutral 유지될 수 있을 때까지 다리를 아래로 뻗는다.

❸ 마시면서 Hip과 무릎은 굴곡하고 발목은 배측 굴곡(Dorsi Flexion)을 유지한다. 골반은 Neutral을 유지한다.

5–10회 반복한다.

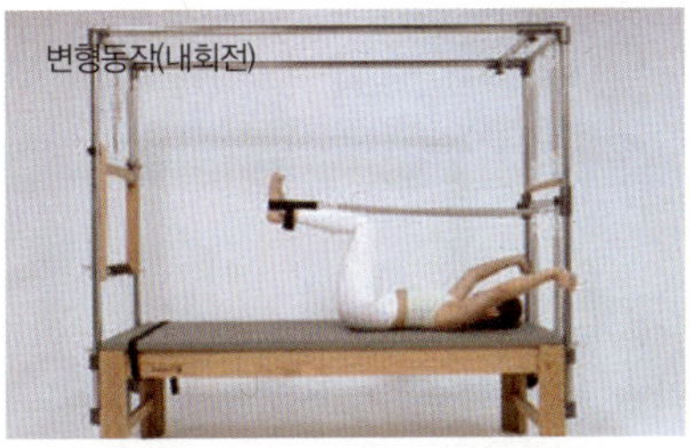

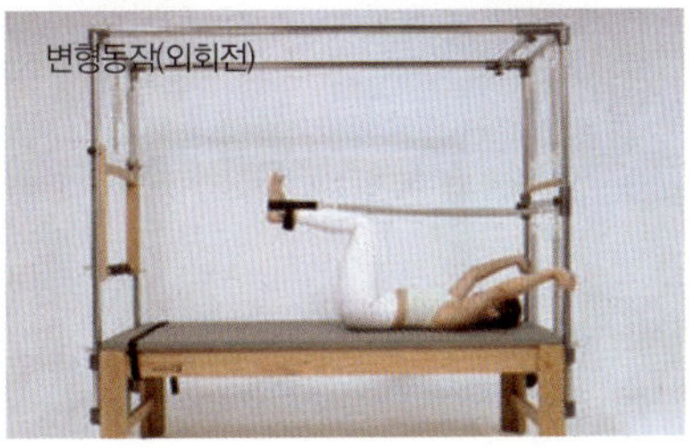

■ BEND & STRETCH 지도사항

1 Hip Joint의 움직임은 따로 느끼며 골반의 안정화를 유지한다.

2 동작 내내 천골은 Bed에 닿게 한다.

3 중앙 라인을 따라 두 다리가 동일하게 쓰이도록 한다. Leg Spring에 저항이 들어 가기 때문에 Cadillac에서 하는 것이 더 어렵다.

4 무릎의 과신전이나 Locking을 하지 않는다.

5 둔근에 힘을 못쓰면 요추나 슬괵근만 너무 과도하게 쓸 수 있다.

6 두 다리를 45로 뻗은 상태에서 척추와 골반은 Neutral을 유지해야 한다.

7 손으로 Upright 를 너무 강하게 잡거나 어깨에 긴장이 생기지 않도록 주의한다.

■ BEND & STRETCH 변형동작

1 동작의 난이도를 낮게 할 경우 :

1) 동작 내내 발목을 저측 굴곡 또는 배측 굴곡만 하고 동작한다.

2) 한 다리만 동작한다. : 한 다리에만 Strap을 걸고 다른 다리는 무릎을 구부리거나 펴서 Bed에 위치하고 동작한다.

LEVEL 1 | LEG WORK | LEG SPRING

CIRCLE

☑ **운동목적** 고관절 회전 인지와 근력강화, 몸통 안정성 강화

☑ **기구세팅** 앉았을 때 Vertically Sliding Bar가 어깨 높이에 맞게 세팅한다.
Leg Spring을 Sliding Bar의 Eyehook에 건다. Foot Strap을 Spring에 건다.

☑ **사용근육**

MOBILIZERS 고관절 신전근(Hip Extensors), 고관절 굴곡근(Hip Flexors), 고관절 내전근(Hip Adductors), 고관절 외전근(Hip Abductors)

STABILIZERS 복횡근(Transverse Abdominis), 복사근(Obliques), 복직근(Rectus Abdominis), 척추기립근(Erector Spinae), 골반기저근(Pelvic Floor Muscle), 견갑대 안정화 근육, 고관절내전근(Hip Adductors)

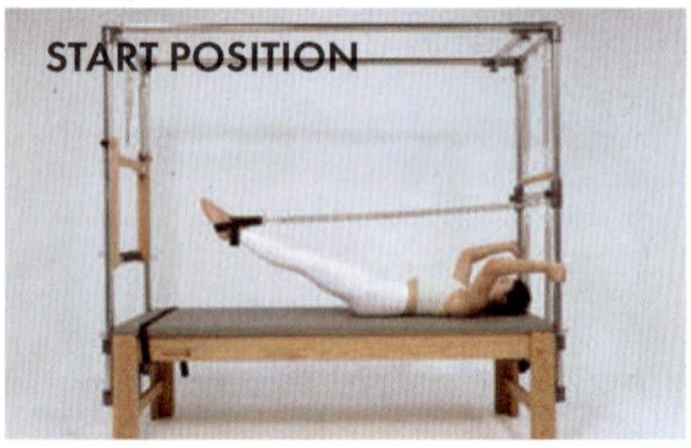

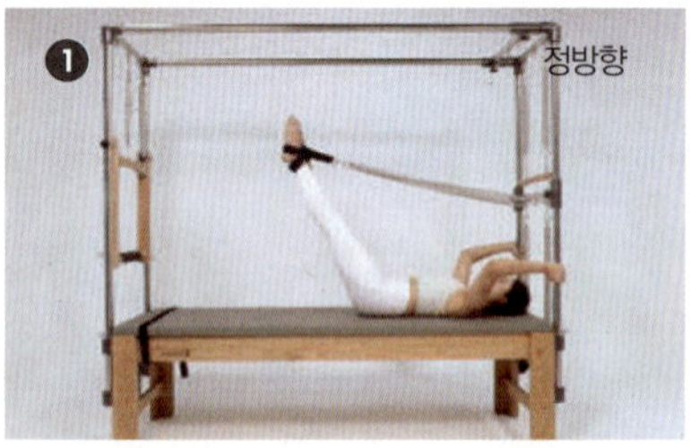

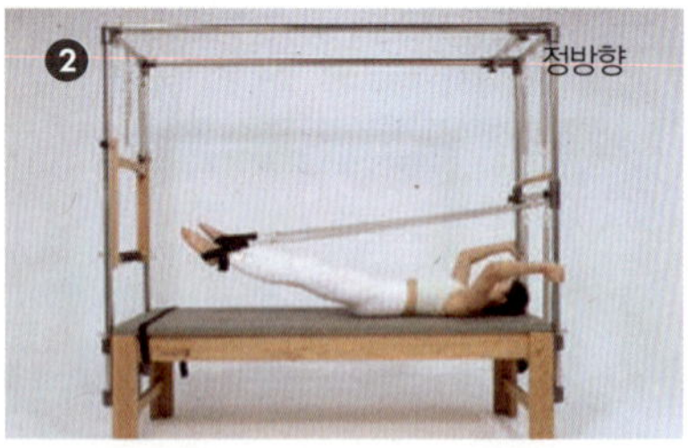

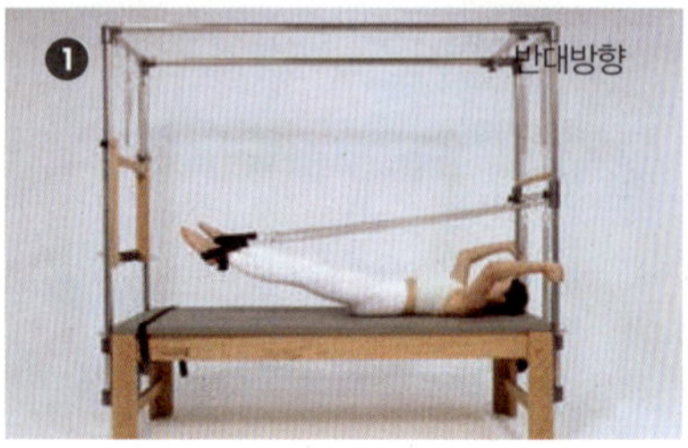

1. PARALLEL

1 시작 자세

머리를 Vertically Sliding Bar방향으로 두고 눕는다. 팔을 머리 위로 넘겨 어깨 높이 보다 약간 위방향의 Upright를 손으로 잡고 살짝 밀어내고 견갑골을 안정화하고 척추와 골반은 Neutral을 유지한다. 다리는 평행하게 내전하고 발에 Footstrap에 걸어 두 다리를 대각선으로 뻗고 Neutral이 유지되는 만큼 내린다.

2 동작

■ **정방향**

❶ 마시면서 다리를 길게 펴고 유지한다. 다리를 Hamstring이 길어질 때까지 몸쪽으로 Hinge하고 골반은 Neutral 로 한다.

❷ 내쉬면서 다리를 벌리면서 몸으로 부터 멀어질 때 서클을 그린다. 동시에 서클의 아랫 부분에서 Neutral을 유지하고 다리를 내전한다.

■ **반대방향**

❶ 마시면서 다리를 외전하고 서클을 밖으로 그리면서 다리를 몸 방향으로 Hinge한다. 서클 위에서 다리를 내전한다.

❷ 내쉬면서 다리의 내전을 유지하고 몸으로 부터 다리를 멀리 밀어낸다.

각 방향으로 5-10회 반복한다.

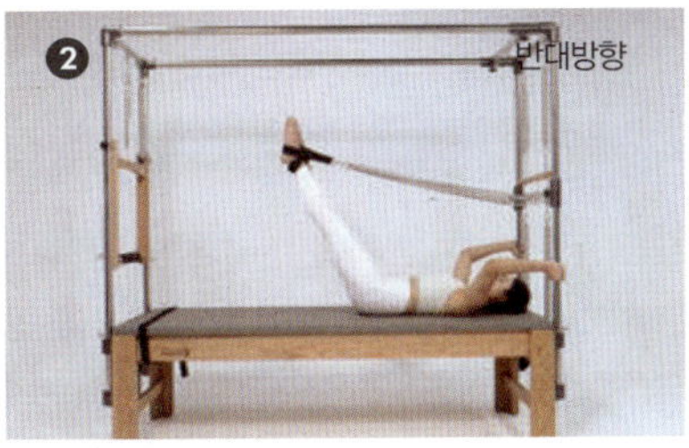

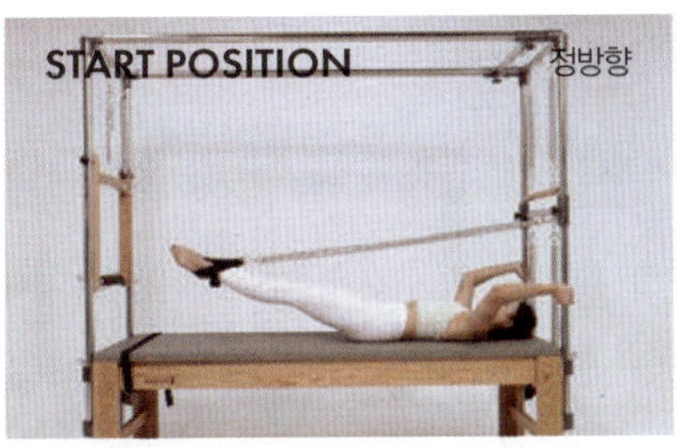

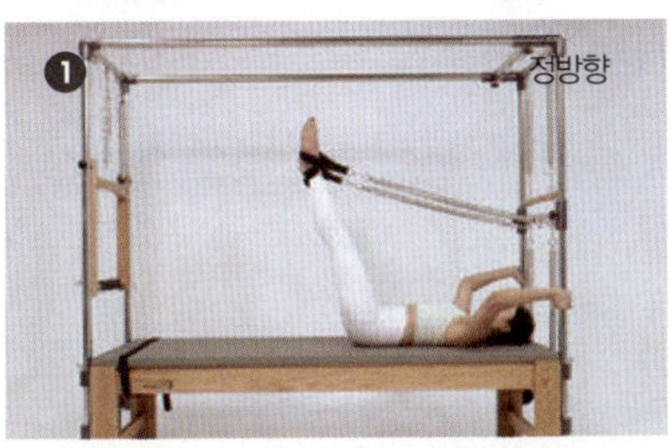

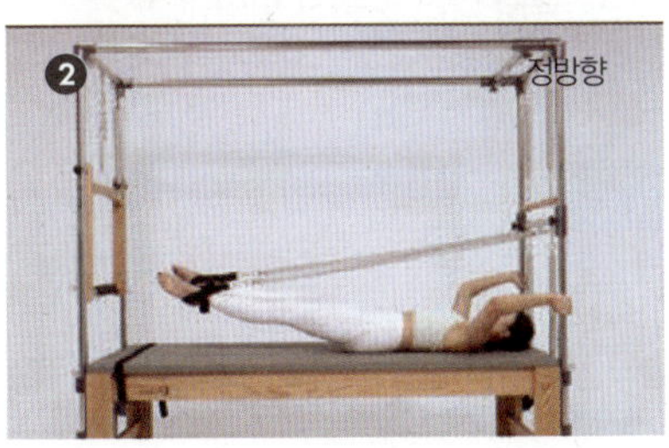

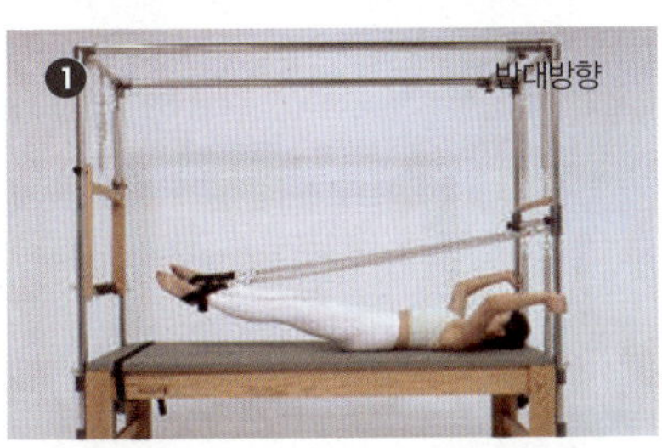

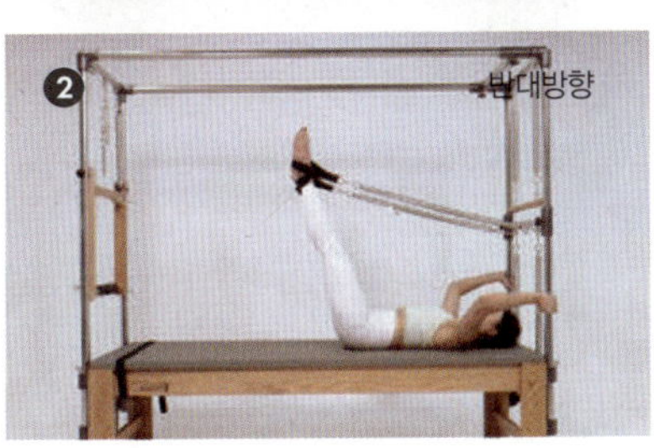

2. LATERALLY ROTATED

1 시작 자세

머리를 Vertically Sliding Bar 방향으로 두고 눕는다. 팔을 머리 위로 넘겨 어깨 높이보다 약간 위방향의 Upright를 손으로 잡고 살짝 밀어내고 견갑골을 안정화하고 척추와 골반은 Neutral을 유지한다. 두 다리의 고관절을 외회전하여 일자로 펴서 붙인 상태로 발은 Footstrap에 걸어 두 다리를 대각선으로 뻗고 Neutral이 유지되는 만큼 내린다.

2 동작

■ **정방향**

❶ 마시면서 다리를 길게 펴고 유지한다. 다리를 Hamstring이 걸어질 때까지 몸쪽으로 Hinge하고 골반은 Neutral로 한다.

❷ 내쉬면서 다리를 벌리면서 몸으로부터 멀어질 때 서클을 그린다. 동시에 서클의 아랫 부분에서 Neutral을 유지하고 다리를 내전한다.

■ **반대방향**

❶ 마시면서 다리를 외전하고 서클을 밖으로 그리면서 다리를 몸 방향으로 Hinge한다. 서클 위에서 다리를 내전한다.

❷ 마시면서 다리의 내전을 유지하고 몸으로부터 다리를 멀리 밀어낸다.

각 방향으로 5-10회 반복한다.

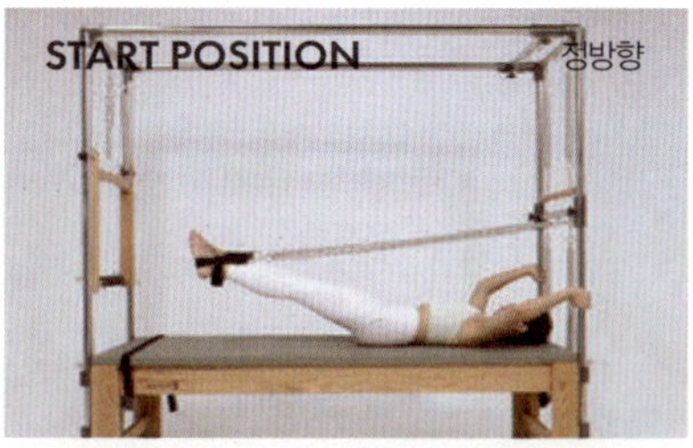

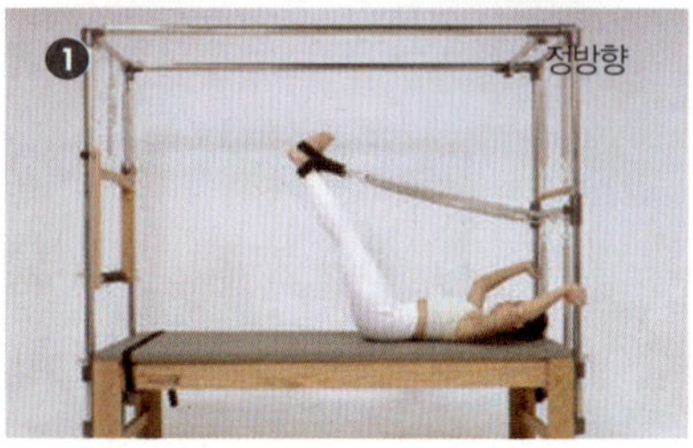

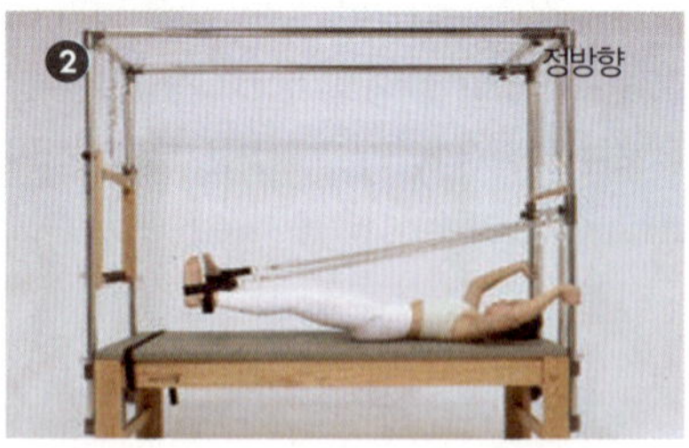

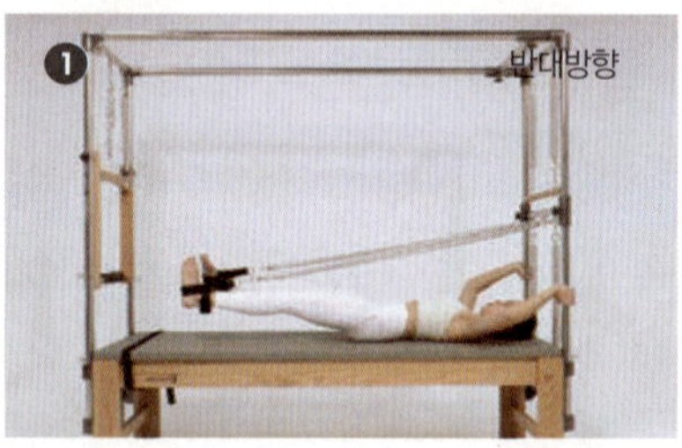

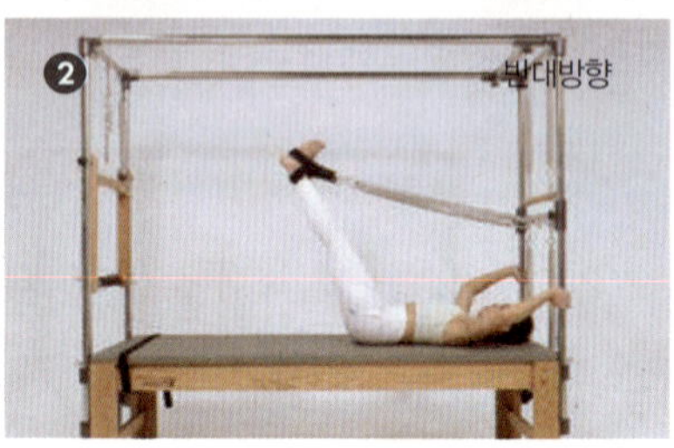

3. MEDIALLY ROTATED

1 시작 자세

머리를 Vertically Sliding Bar 방향으로 두고 눕는다. 팔을 머리 위로 넘겨 어깨 높이보다 약간 위방향의 Upright를 손으로 잡고 살짝 밀어내고 견갑골을 안정화하고 척추와 골반은 Neutral을 유지한다. 두 다리의 고관절을 내회전하여 일자로 펴서 붙인 상태로 발은 Footstrap에 걸어 두 다리를 대각선으로 뻗고 Neutral이 유지되는 만큼 내린다.

2 동작

- **정방향**

❶ 마시면서 다리를 길게 펴고 유지한다. 다리를 Hamstring이 걸어질 때까지 몸쪽으로 Hinge하고 골반은 Neutral로 한다.

❷ 내쉬면서 다리를 벌리면서 몸으로부터 멀어질 때 서클을 그린다. 동시에 서클의 아랫 부분에서 Neutral을 유지하고 다리를 내전한다.

- **반대방향**

❶ 마시면서 다리를 외전하고 서클을 밖으로 그리면서 다리를 몸 방향으로 Hinge한다. 서클 위에서 다리를 내전한다.

❷ 마시면서 다리의 내전을 유지하고 몸으로부터 다리를 멀리 밀어낸다.

각 방향으로 5–10회 반복한다.

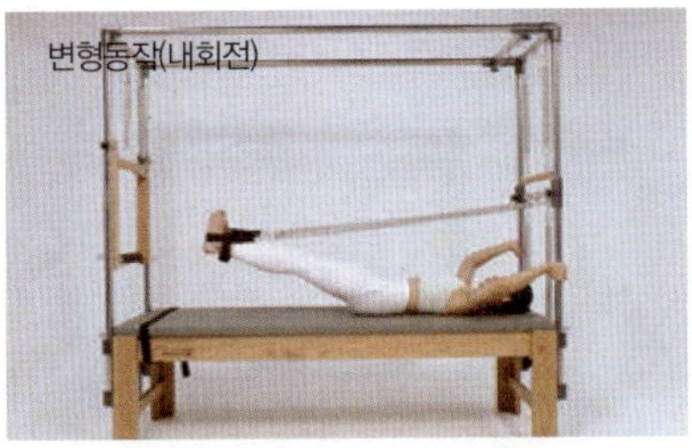

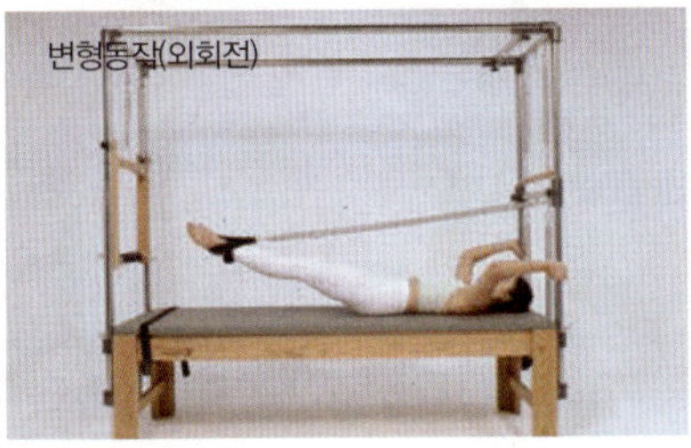

■ CIRCLE 지도사항

1 동작 내내 골반의 안정화를 유지한다.

2 Hip Joint의 움직임은 따로 느끼며 골반의 안정화를 유지한다.

3 동작 내내 고관절의 시작 형태를 유지한다.

4 중앙 라인을 따라 두 다리가 같이 쓰이도록 한다. Leg Spring에 힘이 따로 들어가기 때문에 Cadillac에서 하는 것이 더 어렵다.

5 무릎의 과신전이나 Locking을 하지 않는다.

6 둔근에 힘을 못쓰면 요추나 슬괵근만 너무 과도하게 쓸 수 있다.

7 동작 내내 척추와 골반은 Neutral을 유지해야 한다.

8 동작 시 손으로 Upright를 너무 강하게 잡거나 어깨에 긴장이 생기지 않도록 주의한다.

■ CIRCLE 변형동작

1 골반의 안정성이 어렵다면 동작 내내 Imprint를 유지하고 동작한다.

2 동작의 난이도를 높게 할 경우 :

1) 더 빠르고 작게 서클을 그린다. 골반의 안정화가 더 힘들다.

LEVEL 2 | LEG WORK | LEG SPRING

BEATS

☑ **운동목적** 고관절외전근, 내전근 강화 및 복부 안정성 강화

☑ **기구세팅** 앉았을 때 Vertically Sliding Bar가 어깨 높이에 맞게 세팅한다.
Leg Spring을 Sliding Bar의 Eyehook에 건다. Foot Strap을 Spring에 건다.

☑ **사용근육**
MOBILIZERS 고관절 외전근(Hip Abductors), 고관절 내전근(Hip Adductors), 하부 복직근(Lower Rectus Abdominis)

STABILIZERS 복횡근(Transverse Abdominis), 척추기립근(Erector Spinae), 골반기저근(Pelvic Floor Muscle), 다열근(Multifidus), 복사근(Obliques), 하체 안정화 근육(Gluteus, Maximus, Quadriceps, Hamstring), 견갑대 안정화 근육

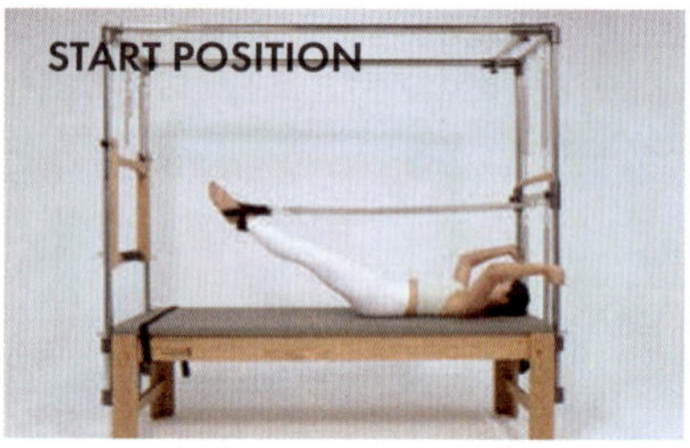

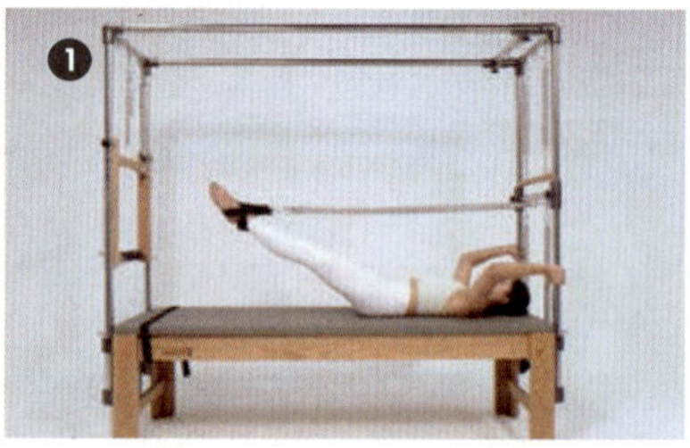

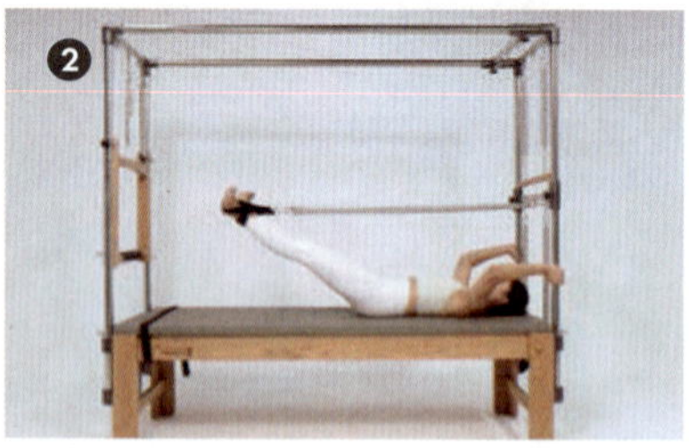

1 시작 자세

머리를 Vertically Sliding Bar방향으로 두고 눕는다. 견갑골을 안정화하고 팔을 머리위로 넘겨 어깨 높이보다 약간 위방향의 Upright를 손으로 잡고 살짝 밀어내고 척추와 골반은 Neutral을 유지한다. 다리는 붙이고 외회전하여 발을 Footstrap에 걸어두 다리를 대각선으로 뻗고 Neutral 가 유지되는 만큼 내린다. 발목은 저측굴 곡하고 발가락은 자연스럽게 편다.

2 동작

❶ 4카운트 동안 마시면서 발목을 저측 굴곡하고 마시는 호흡 마다 다리의 내, 외전을 반복한다.

❷ 4카운트 동안 내쉬면서 발목을 배측 굴곡하고 내쉬는 호흡 마다 다리의 내, 외전을 반복한다.

4회 반복한다.

3 지도사항

1 동작 내내 골반의 안정화를 유지한다.

2 Spring을 잘 컨트롤하여 동작한다.

3 내전근에 집중한다.

4 Hip Joint에서 대퇴골의 외회전을 유지한다.

5 중앙 라인을 기준으로 두 다리를 같은 각도로 움직인다.

6 Leg Springs으로 동작을 하는 경우에는 둔근과 슬괵근을 쓰는데 더 집중을 하도록 한다.

4 변형동작

1 동작의 난이도를 낮게 할 경우 :

1) 동작 내내 저측 굴곡만 하고 동작을 하거나 배측 굴곡만 하고 동작한다.

LEVEL 1 | LEG WORK | LEG SPRING

LIFT & LOWER (SIDE LYING)

☑ **운동목적** 옆으로 누운 자세에서 고관절 움직임 학습 및 근력 강화

☑ **기구세팅** 앉았을 때 Vertically Sliding Bar가 어깨 높이에 맞게 세팅한다.
Leg Spring하나를 Bar의 Middle Eyehook에 건다. Leg Spring에 Footstrap을 건다.

☑ **사용근육**
MOBILIZERS 고관절 외전근(Hip Abductors), 고관절 내전근(Hip Adductors)
STABILIZERS 복횡근(Transverse Abdominis), 복사근(Obliques), 복직근(Rectus Abdominis), 척추기립근(Erector Spinae), 골반기저근(Pelvic Floor Muscle), 다열근(Multifidus), 하체 안정화 근육(Gluteus, Maximus, Quadriceps, Hamstring), 견갑대 안정화 근육

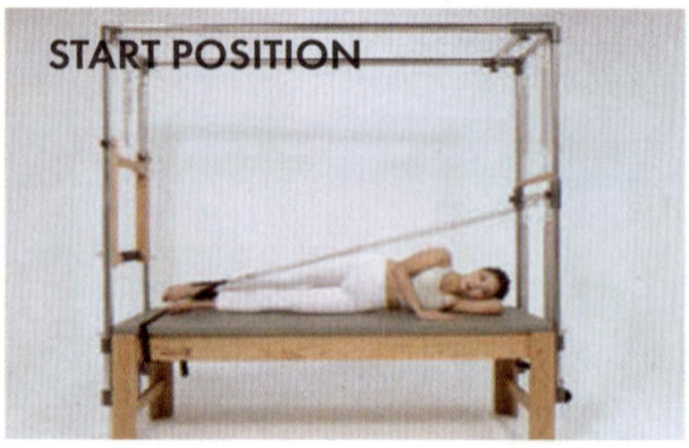

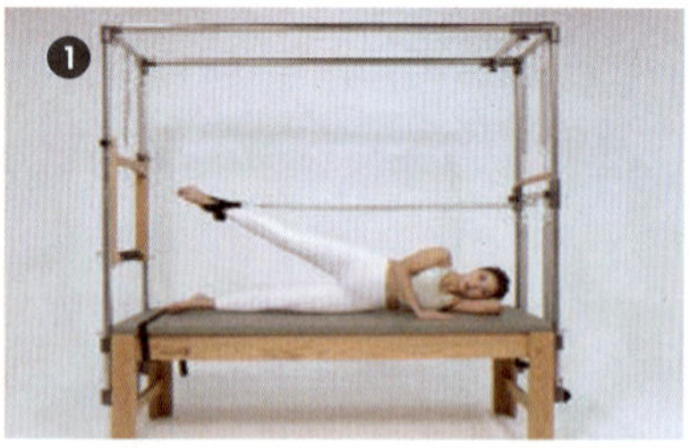

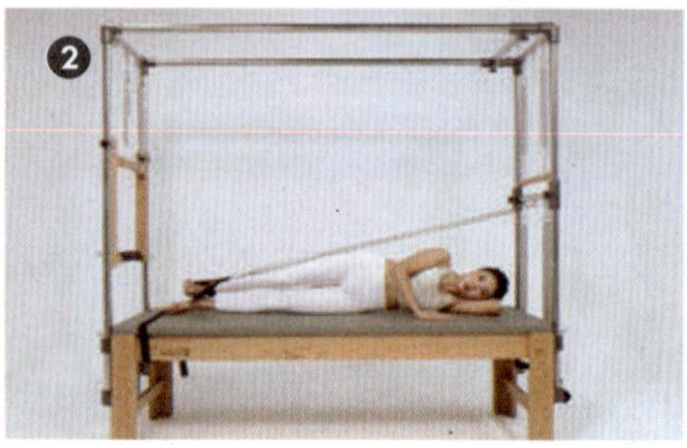

1 시작 자세

머리를 Vertically Sliding Bar 방향으로 하고 옆으로 누워 척추와 골반은 Neutral을 유지한다. 아래 팔의 팔꿈치를 구부려 머리를 받쳐주고 위 팔은 가슴 앞에 위치한다. 견갑골을 안정화하고 다리는 평행으로 길게 뻗어 상체와 하나의 라인을 유지한다. 위의 발은 Strap에 걸고 발목은 저측 굴곡 (Plantar Flexion) 한다.

2 동작

❶ 마시면서 골반의 안정화를 유지하고 고관절을 외전하여 다리를 올린다. 다리의 평행을 유지하고 발목은 저측 굴곡 (Plantar Flexion)한다.

❷ 내쉬면서 발목을 배측 굴곡 (Dorsi Flexion) 하고 고관절을 내전하여 다리를 내린다.

각 방향마다 5–10회 반복한다.

3 지도사항

1 골반의 안정화를 유지한다.
2 상부 승모근의 과한 긴장을 방지한다.
3 상체의 안정화와 골반의 기울임 현상을 방지하기 위해 복부를 연결한다.
4 다리를 너무 높이 올려서 골반이 기울어지거나 상체가 짧아지지 않도록 주의한다.
5 움직이는 다리가 동작 내내 평행을 유지한다.
6 척추의 Flexion이나 신전을 방지한다.
7 무릎이 과신전 되거나 Locking하지 않도록 한다.

4 변형동작

1 동작의 다양성을 위해 다리 모양을 바꾼다.

1) 고관절을 외회전하여 동작한다.

2) 골반의 안정성이 어렵다면 Bed에 있는 다리를 구부린다.

2 동작의 난이도를 낮게 할 경우 :

1) 발목의 모양을 일정하게 한다.

LEVEL 1 | LEG WORK | LEG SPRING

BEND & STRETCH (SIDE LYING)

☑ **운동목적** 옆으로 누운 자세에서 고관절 움직임 학습 및 근력 강화

☑ **기구세팅** 앉았을 때 Vertically Sliding Bar가 어깨 높이에 맞게 세팅한다.
Leg Spring하나를 Bar의 Middle Eyehook에 건다. Leg Spring에 Footstrap을 건다.

☑ **사용근육**

MOBILIZERS 고관절 신전근(Hip Extensors), 고관절 굴곡근(Hip Flexors), 무릎 신전근(Knee Extensors), 무릎 굴곡근(Knee Flexors)

STABILIZERS 복횡근(Transverse Abdominis), 복사근(Obliques), 복직근(Rectus Abdominis), 척추기립근(Erector Spinae), 골반기저근(Pelvic Floor Muscle), 다열근(Multifidus), 하체 안정화 근육(Gluteus, Maximus, Quadriceps, Hamstring), 견갑대 안정화 근육

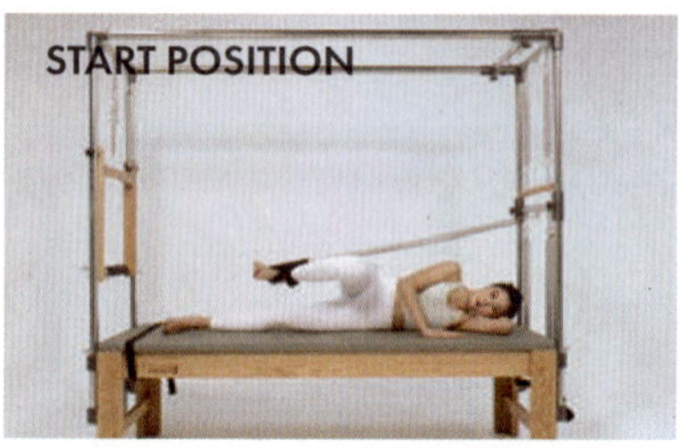

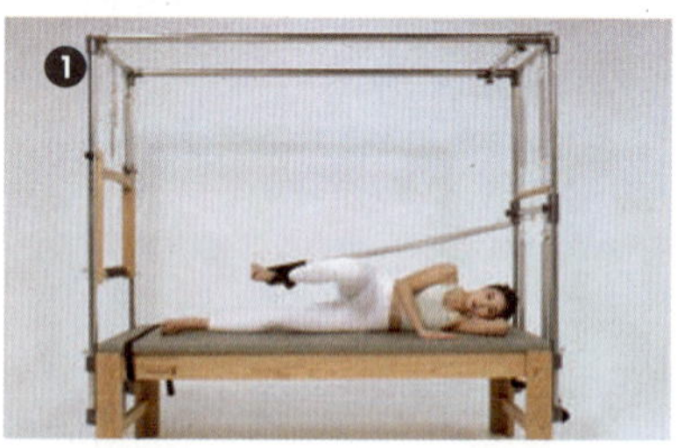

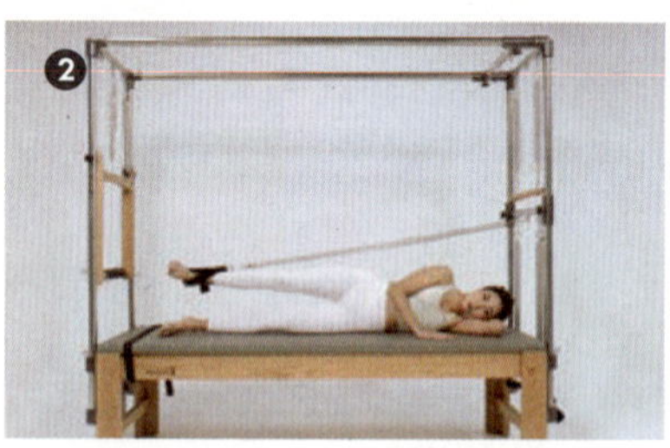

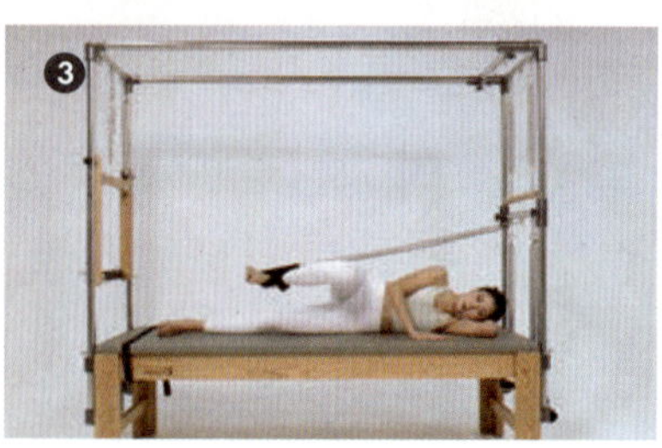

1 시작 자세

머리를 Vertically Sliding Bar 방향으로 향하게 하고 옆으로 누워 척추와 골반은 Neutral을 유지한다. 아래 팔의 팔꿈치를 구부려 머리를 받쳐주고 위 팔은 가슴 앞에 위치한다. 견갑골을 안정화하고 아래에 위치한 다리는 평행하게 길게 펴고 상체와 하나의 라인을 유지한다. 천장 방향의 다리의 발에 Strap을 걸고 골반 높이로 들어서 고관절과 무릎을 구부린다. 발목은 배측 굴곡 (Dorsi Flexion) 하고 뒤꿈치는 꼬리뼈와 평행을 이룬다.

2 동작

❶ 마시면서 준비한다.

❷ 내쉬면서 골반의 안정화를 유지하고 위의 다리의 고관절, 무릎을 신전하면서 다리를 편다. 발목은 저측 굴곡 (Plantar Flexion) 한다.

❸ 마시면서 고관절과 무릎을 굴곡하고 발목은 배측 굴곡 (Dorsi Flexion)하여 시작 자세로 돌아온다.

각 방향마다 5-10회 반복한다.

3 지도사항

1 골반의 안정화를 유지한다.

2 상부 승모근의 과한 긴장을 방지한다.

3 상체의 안정화와 골반의 기울임 현상을 방지하기 위해 복부를 연결한다. 아래쪽 복사근을 활성화하여 옆구리가 내려 앉는 형태를 방지한다.

4 움직이는 다리가 동작 내내 동일한 높이가 되도록 주의한다.

5 척추의 굴곡이나 신전을 방지하고 항상 중립을 유지한다.

6 무릎이 과신전 되거나 Locking하지 않도록 한다.

4 변형동작

1 동작의 다양성을 위해 다리 모양을 바꾼다.

1) 고관절을 외회전 시켜 동작한다.

2) 골반의 안정성이 어렵다면 Bed에 있는 다리를 구부린다.

2 동작의 난이도를 낮게 할 경우 :

1) 발목의 모양을 일정하게 한다.

LEVEL 1 | LEG WORK | LEG SPRING

SIDE KICK (SIDE LYING)

☑ **운동목적** 옆으로 누운 자세에서 고관절 움직임 학습 및 근력 강화

☑ **기구세팅** 앉았을 때 Vertically Sliding Bar가 어깨 높이에 맞게 세팅한다.
Leg Spring하나를 Bar의 Middle Eyehook에 건다. Leg Spring에 Footstrap을 건다.

☑ **사용근육**
MOBILIZERS 고관절 굴곡근(Hip Flexors), 고관절 신전근(Hip Extensor)
STABILIZERS 복횡근(Transverse Abdominis), 척추기립근(Erector Spinae), 골반기저근(Pelvic Floor Muscle), 다열근(Multifidus), 복사근(Obliques), 하체 안정화 근육(Gluteus, Maximus, Quadriceps, Hamstring), 견갑대 안정화 근육, 고관절 외전근(Hip abductors)

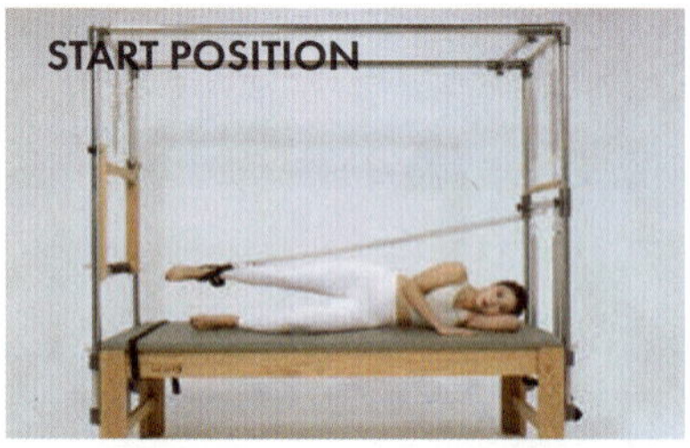

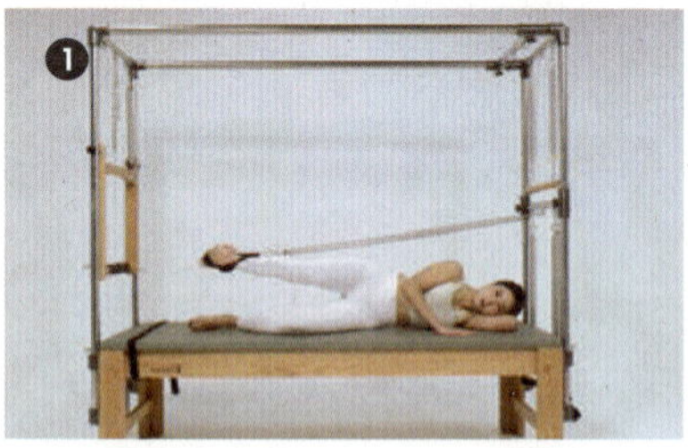

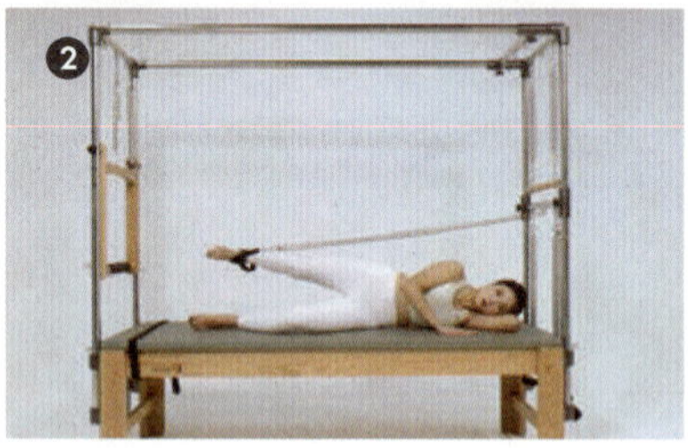

1 시작 자세

머리를 Vertically Sliding Bar 방향으로 위치하도록 하고 옆으로 누워 골반과 척추는 Neutral을 유지한다. 아래 팔의 팔꿈치를 구부려 머리를 받쳐주고 위 팔은 가슴 앞에 위치한다. 천장쪽의 다리는 평행하게 유지하여 골반 높이로 들고 길게 뻗어 상체와 하나의 라인을 유지한다. 발목은 저측 굴곡하고 발 아치에 Foot Strap을 건다. 바닥 방향의 다리는 무릎을 구부려 안정성을 유지한다.

2 동작

❶ 마시면서 천장 방향의 다리의 고관절을 굴곡한다. 골반의 안정화가 유지되는 만큼 발을 앞으로 뻗는다. 동시에 발목은 배측 굴곡한다.

❷ 내쉬면서 발목을 저측 굴곡하고 골반의 안정화가 유지되는 만큼 고관절을 신전하여 다리를 뒤로 보낸다.

반대 방향도 동작한다.

각 방향으로 3–6 회 반복한다.

3 지도사항

1 고관절을 움직임이 요추에서 생기지 않도록 한다.
2 다리가 동작 내내 골반 높이에서 이루어지도록 한다.
3 Spring을 건 다리를 움직일 때 Spring을 컨트롤 한다.
4 무릎이 과신전 되지 않도록 한다.
5 아래쪽 복사근을 활성화하여 옆구리가 내려 앉는 형태를 방지한다.

4 변형동작

1 동작의 난이도를 낮게 할 경우 :
1) 밑에 있는 다리에 Strap을 건다.
2) 발목의 모양을 일정하게 한다.

MEMO

LEVEL 1 | ARTI WORK | UPRIGHT BAR

SPREAD EAGLE

☑ **운동목적** 척추분절

☑ **사용근육**

MOBILIZERS 고관절 외전근(Hip abductors), 고관절내전근(Hip Adductors), 고관절 굴곡근(Hip Flexors), 고관절 신전근(Hip Extensor)

STABILIZERS 복횡근(Transverse Abdominis), 골반기저근(Pelvic Floor Muscle), 몸통 측굴근(Trunk Lateral Flexors)

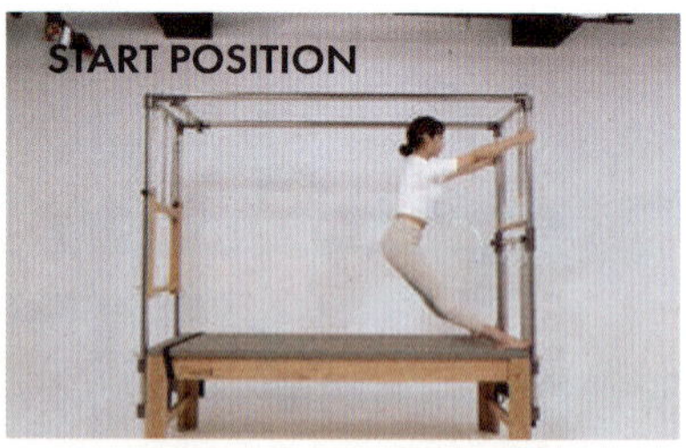

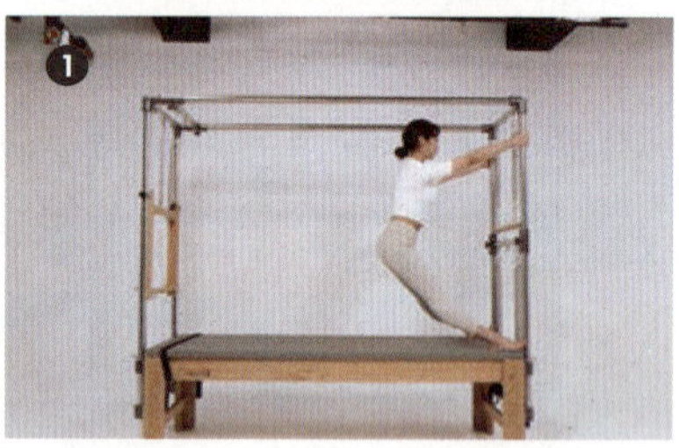

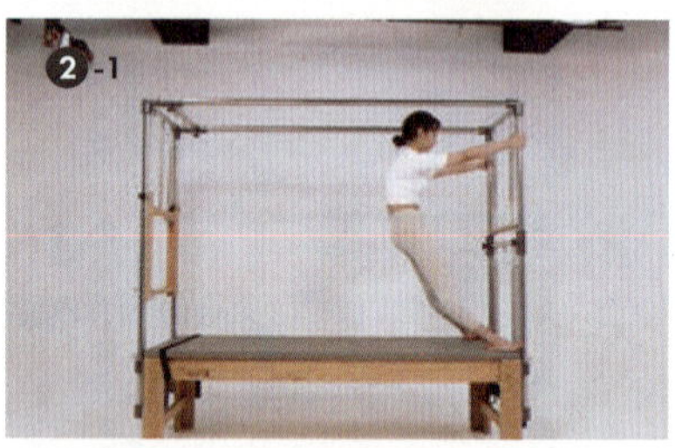

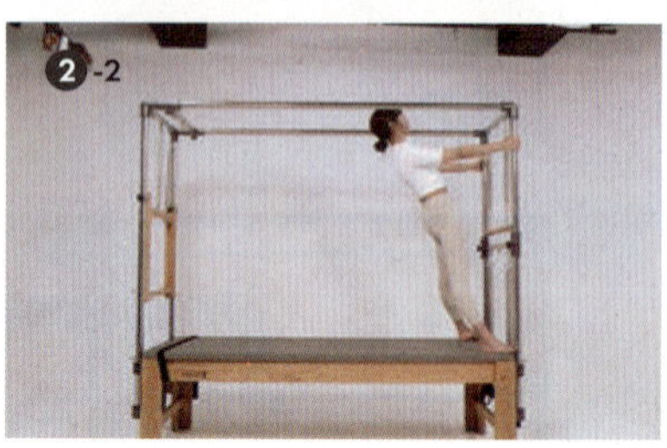

1 시작 자세

Cadillac 위에 Vertically Sliding Bar를 바라보고 서서 다리는 벌려서 Uprights Bar에 각각 발의 볼을 댄다. 견갑골을 안정화를 유지한 다음 두 팔을 길게 펴서 두 손은 Uprights Bar를 각각 잡고 무게중심을 뒤로 이동한 다음 Pike 자세를 만든다. 손부터 꼬리뼈까지 하나의 긴 라인을 만들어 골반과 척추는 Neutral을 유지한다.

2 동작

1. 마시면서 준비한다.
2. 내쉬면서 꼬리뼈부터 척추를 하나씩 굴곡하고 Hip을 신전시킨 후 척추와 골반을 사선으로 Neutral을 만든다.
3. 마시면서 팔꿈치를 살짝 구부리고 흉골을 천장으로 보내서 척추를 신전한다.
4. 내쉬면서 머리부터 척추를 하나씩 굴곡시키고 Hip을 굴곡한다. 동시에 팔을 길게 편다.
5. 마시면서 꼬리뼈부터 척추를 하나씩 신전하여 척추와 골반을 Neutral을 만들어 시작 자세로 돌아간다.

3–5회 반복한다.

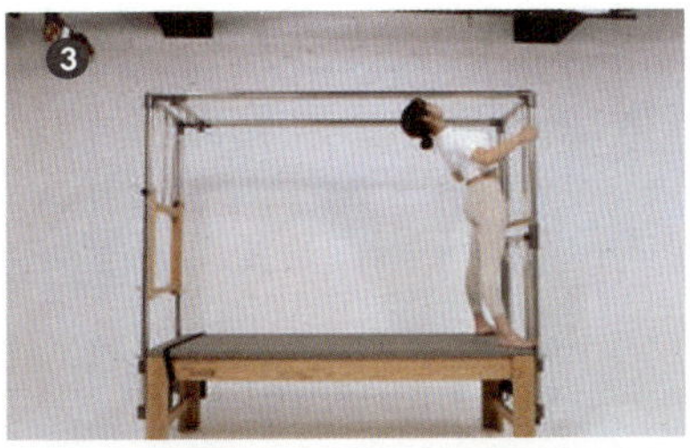

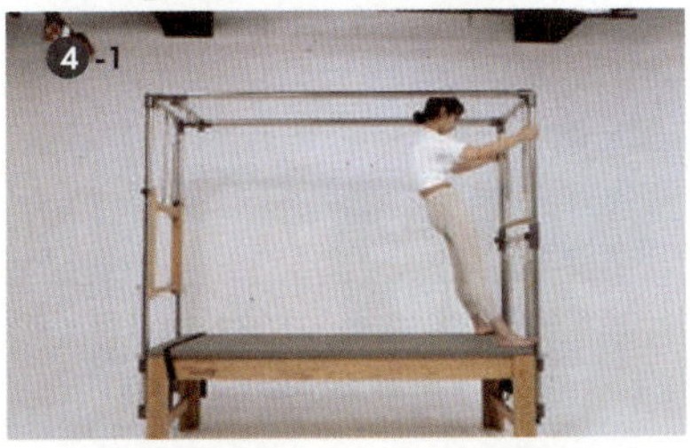

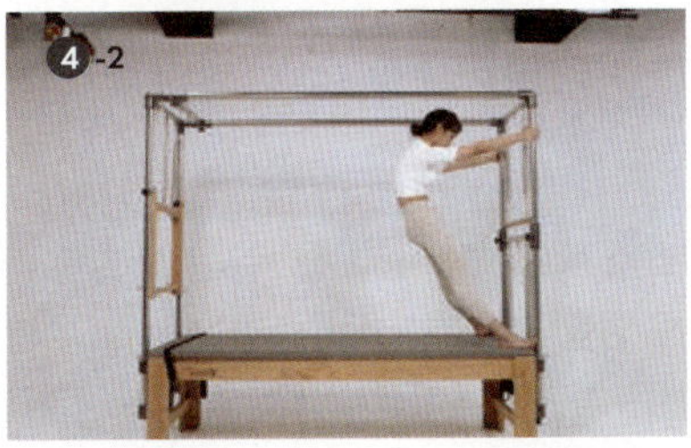

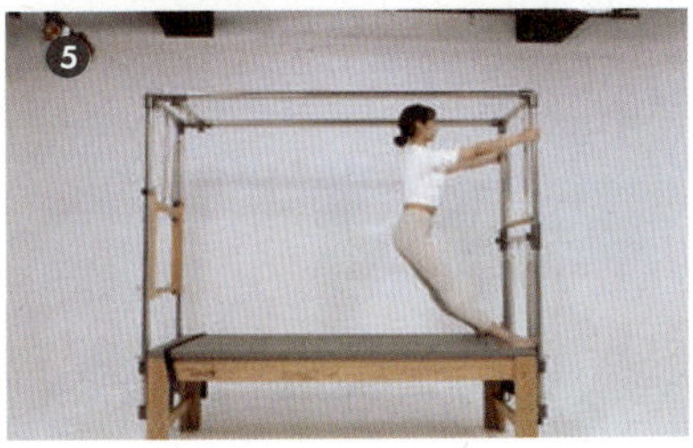

3 지도사항

1 동작을 하는 동안 척추와 골반의 Neutral을 만들 때 골반이 기울지 않도록 한다.

2 척추를 하나씩 움직이도록 한다.

3 척추 신전 시 Hip에서도 신전이 일어나야 한다.

4 변형동작

1 호흡을 반대로 한다. :

1) 요추와 경추의 과신전을 방지하기 위해 척추 신전 시 내쉰다.

LEVEL 2 | LEG WORK | FUZZY HANGING STRAP

BALLET STRETCHES

☑ **운동목적** 요추와 골반의 안정성 및 고관절 가동성

☑ **기구세팅** Uprights의 끝에 fuzzy hanging straps을 건다.

☑ **사용근육**

MOBILIZERS 고관절 굴곡근(Hip Flexors), 고관절 신전근(Hip Extensors), 고관절 내전근(Hip Adductors), 몸통 측굴근(Trunk Lateral Flexors), 몸통 신전근(Trunk Extensors)

STABILIZERS 복횡근(Transverse Abdominis), 다열근(Multifidus), 골반기저근(Pelvic Floor Muscles), 복사근(Obliques), 견갑골의 안정화 근육, 하체 안정화 근육(Gluteus Maximus, Quadriceps, Hamstring), 고관절 외회전근(Hip External Rotators)

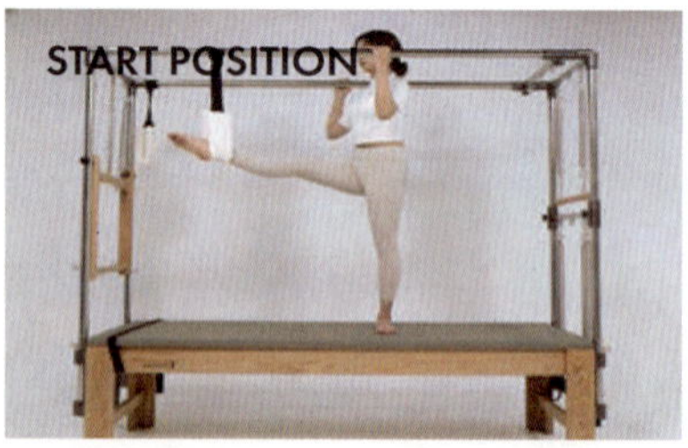

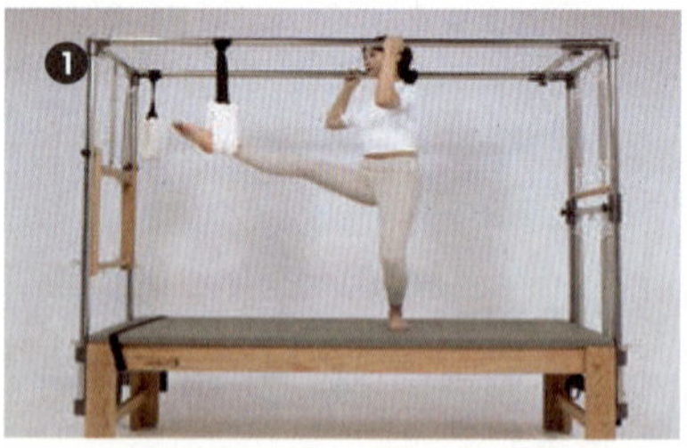

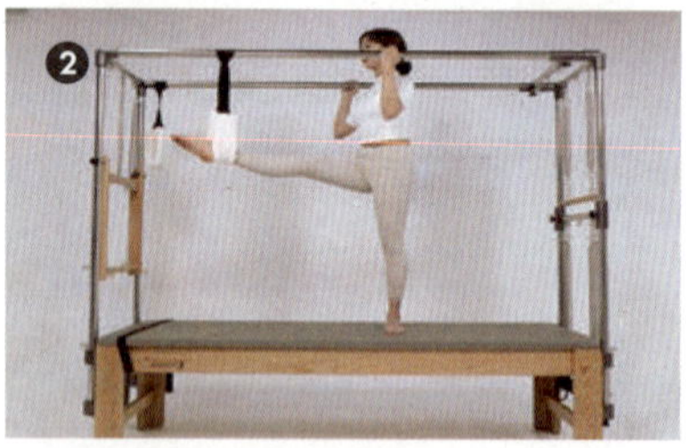

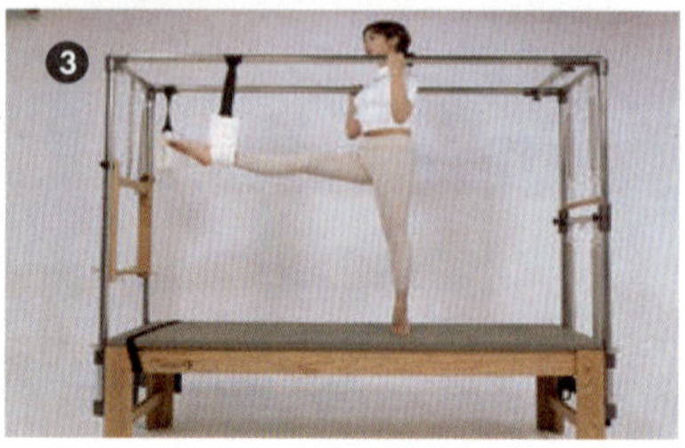

1 시작 자세

Cadillac위에 사선 방향으로 선다. 골반과 척추는 Neutral을 유지하고 양쪽 다리는 외회전한다. 지지하는 다리와 같은 방향의 Fuzzy Hanging Straps에 반대 다리를 길게 펴서 발목을 건다. 골반은 가능한 높이를 같게 유지한다. 견갑골은 안정화를 유지하고 두 손은 Horizontals Bar을 각각 잡는다.

2 동작

❶ 마시면서 골반은 정면을 유지하고 지지하고 있는 다리의 무릎을 구부린다.

❷ 내쉬면서 지지하는 다리의 무릎을 편다.

❸ 마시면서 지지하는 다리의 발목을 저측 굴곡한다.

❹ 내쉬면서 발목을 배측 굴곡하여 제자리로 돌아온다.

❺ 마시면서 척추를 길게 유지한다.

❻ 내쉬면서 골반의 높이가 유지되는 범위까지 앞으로 Lunge하여 몸통을 기울인다.

❼ 마시면서 지지하는 다리로 무게를 이동하고 지지하는 다리와 반대 방향의 팔을 위로 뻗어 올린다.

❽ 내쉬면서 팔을 뻗은 상태로 척추를 앞으로 굴곡한다.

❾ 마시면서 팔은 뻗은 상태로 척추를 하나씩 신전하여 중립을 유지한다.

❿ 내쉬면서 팔은 뻗은 상태로 흉골을 천장방향으로 올리면서 흉추를 신전한다.

⓫ 마시면서 척추를 하나씩 굴곡하여 중립을 유지하고 두 손은 Horizontal을 각각 잡는다. 그런 다음 지지하는 다리의 무릎을 구부린다.

⓬ 내쉬면서 지지하는 다리의 무릎을 펴면서 발목을 저측 굴곡한다. 그런 다음

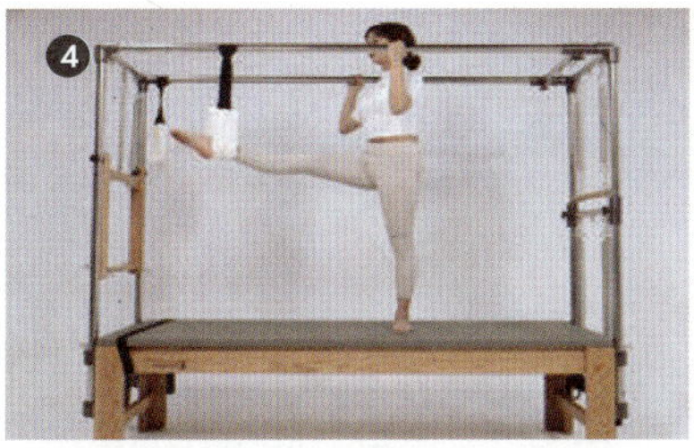

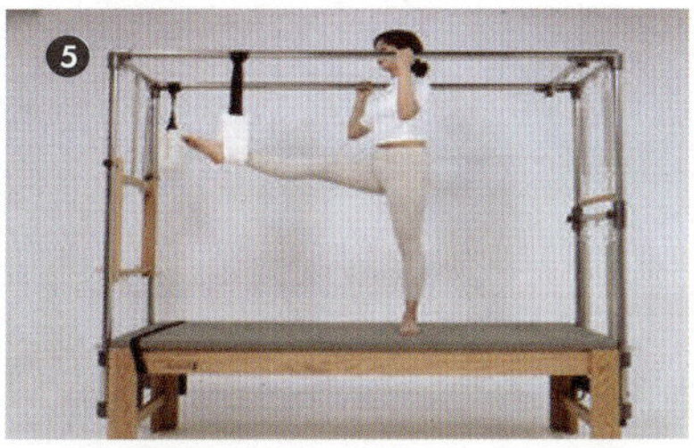

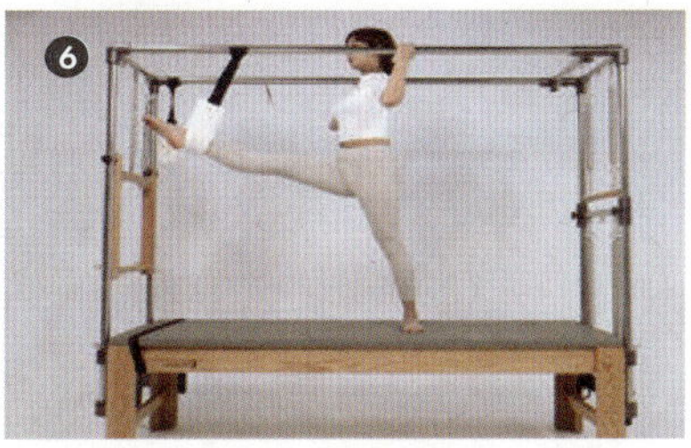

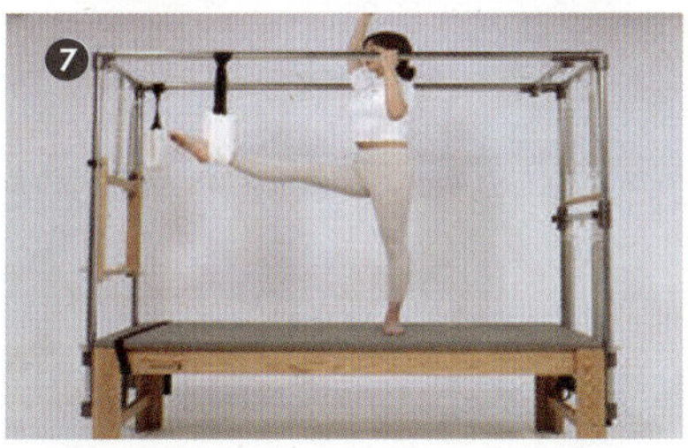

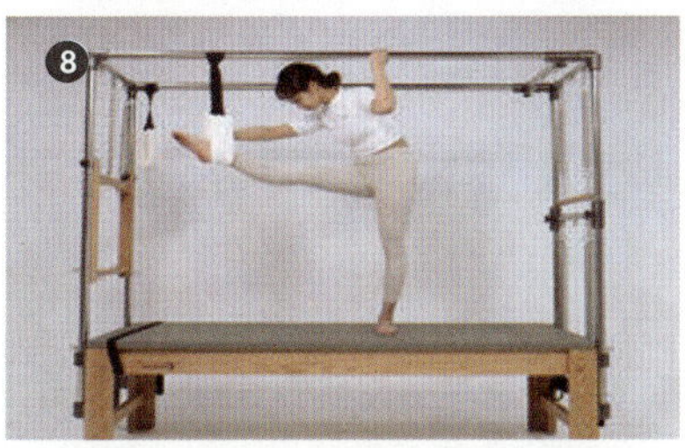

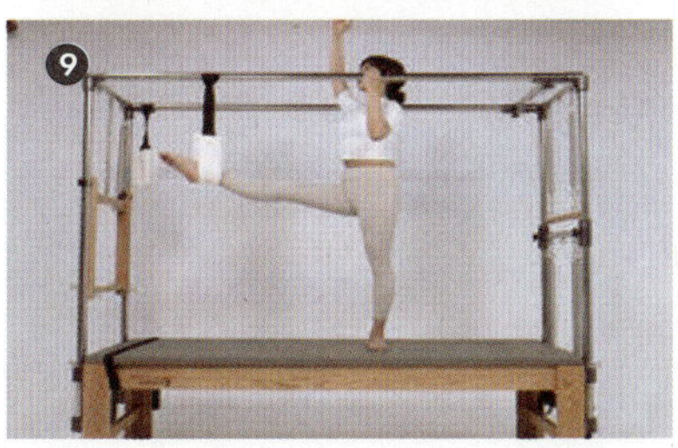

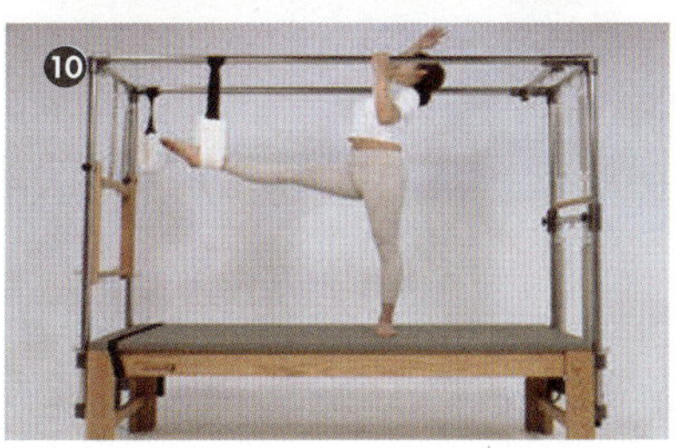

몸을 측면으로 회전하고 발목을 배측 굴곡하여 내린다. 골반은 가능한 정면을 유지하고 두 디라는 외회전하여 Fuzzy Hanging Strap에 있는 다리는 골반보다 앞에 위치하도록 한다.

⑬ 마시면서 골반은 정면을 유지하고 지지하고 있는 다리의 무릎을 구부린다.

⑭ 내쉬면서 지지하는 다리의 무릎을 편다.

⑮ 마시면서 지지하는 다리의 발목을 저측 굴곡한다.

⑯ 내쉬면서 발목을 배측 굴곡하여 제자리로 돌아간다.

⑰ 마시면서 척추를 길게 유지한다.

⑱ 내쉬면서 골반의 높이가 유지되는 범위까지 옆으로 Lunge하여 몸통을 기울인다.

⑲ 마시면서 지지하는 다리로 무게를 이동한다.

⑳ 내쉬면서 지지하는 다리와 같은 방향의 팔을 위로 뻗어준다. 그런 다음 Fuzzy Hanging Straps쪽으로 척추를 측면굴곡한다.

㉑ 마시면서 척추는 중립을 유지하고 위로 뻗은 팔은 내리고 반대 방향의 팔을 위로 뻗어 올린다.

㉒ 내쉬면서 반대편으로 척추를 측면굴곡한다.

㉓ 마시면서 척추는 중립을 유지하고 두 손은 Horizontals Bar을 잡는다. 그런 다음 지지하는 다리의 무릎을 구부린다.

㉔ 내쉬면서 지지하는 다리의 무릎을 펴고 발목을 저측 굴곡 하고 몸통을 뒤로 회전한다. 그런 다음 발목을 다시 배측 굴곡한다. 두 다리는 외회전하고 골반은 약간 회전 될 수 있고 요추도 약간 신전된다.

㉕ 마시면서 골반은 정면을 유지하고 지지하고 있는 다리의 무릎을 구부린다.

㉖ 내쉬면서 지지하는 다리의 무릎을 편다.

㉗ 마시면서 지지하는 다리의 발목을 저측 굴곡한다.

㉘ 내쉬면서 발목을 배측 굴곡하여 Bed로 내린다.

㉙ 마시면서 척추를 길게 유지한다.

㉚ 내쉬면서 골반의 높이가 유지되는 범위까지 뒤로 Lunge하여 몸통을 기울인다.

㉛ 마시면서 지지하는 다리와 같은 방향의 팔은 머리 위로 들어올린다.

㉜ 내쉬면서 팔은 뻗은 상태로 척추를 앞으로 굴곡한다.

㉝ 마시면서 척추를 하나씩 신전하여 중립을 유지한다.

㉞ 내쉬면서 팔은 뻗은 상태로 흉골은 천정 방향으로 올려주며 흉추를 신전한다.

㉟ 마시면서 척추를 하나씩 굴곡하여 중립을 유지한다. 머리 위로 올린 팔은 내려서 두 손으로 Horizontal Bar를 잡는다. 그런 다음 시작 자세로 돌아와 Straps에서 발을 뺀다.

반대 다리도 동작을 한다.

각 방향마다 한번씩 한다.

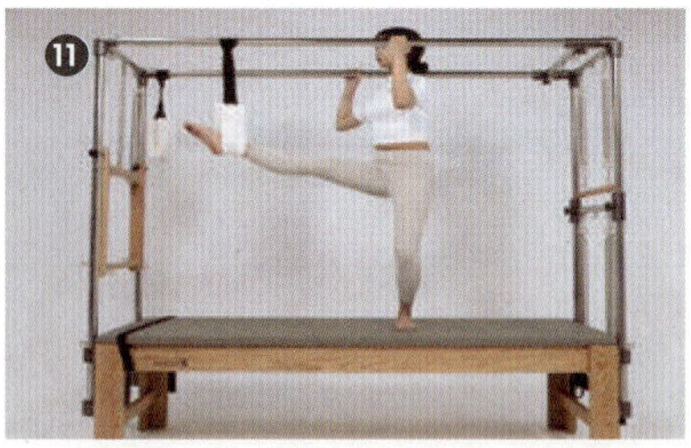

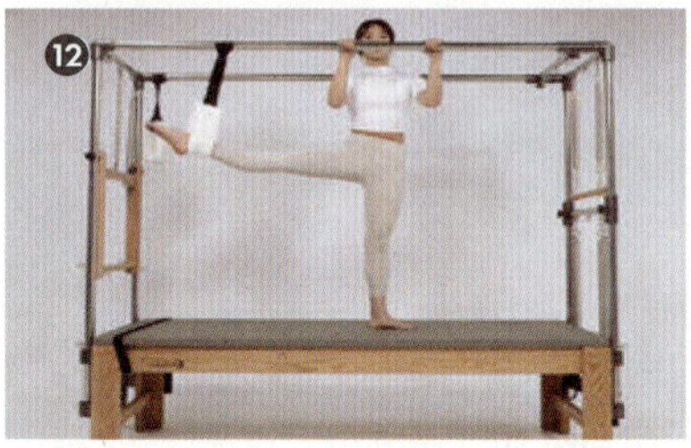

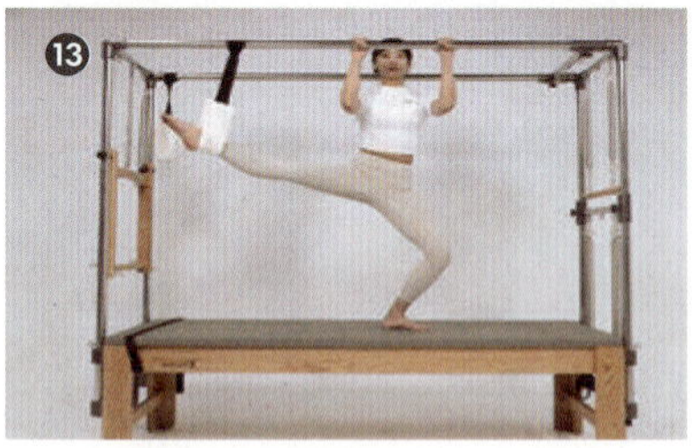

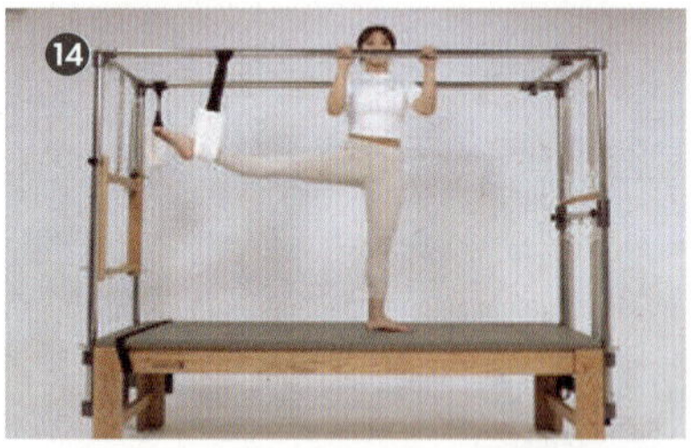

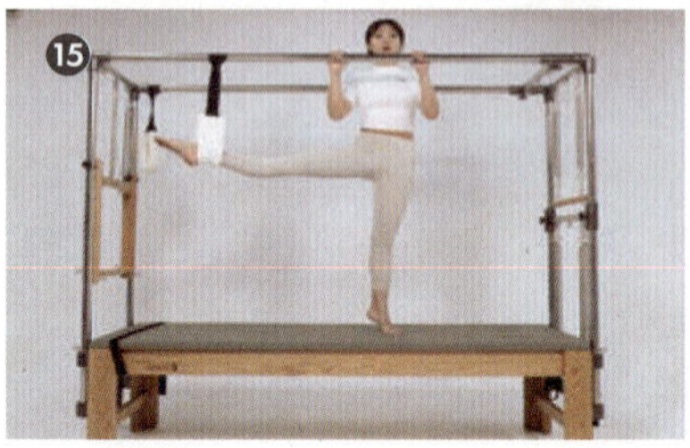

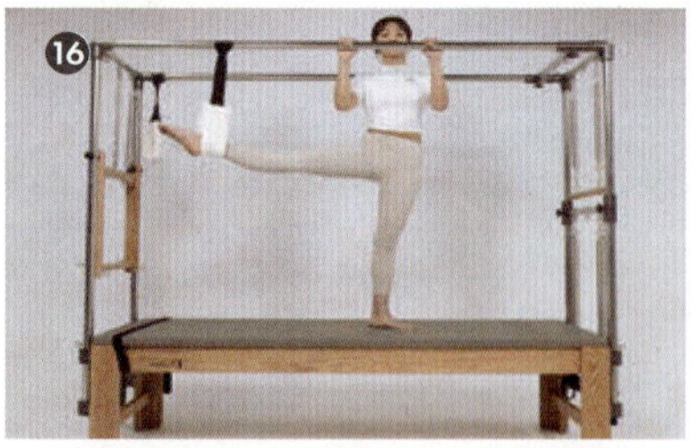

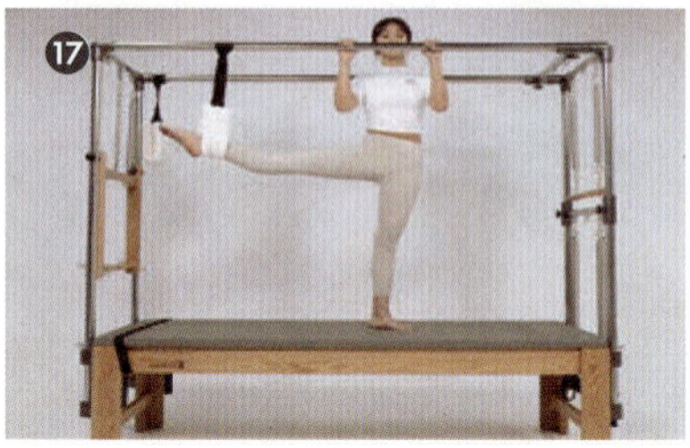

3 지도사항

1 고관절의 유연성을 위한 동작이지만 요추, 골반의 안정성에도 집중을 하도록 지도한다.

2 골반을 발의 최대한 중심에 위치한다.

3 동작 내내 골반은 가능한 정면을 바라보고 평행하게 유지하도록 한다. Fuzzy Hanging Straps 방향의 골반은 내리고 반대편 골반은 끌어올린다는 느낌을 유지하도록 지도한다.

4 측면을 바라보는 동작에서는 Fuzzy Hanging Straps에 위치한 다리는 골반보다 앞에 위치하도록 한다.

5 동작 내내 척추의 축을 유지하도록 한다.

6 Lunge 동작 시 골반이 정면을 유지할만큼 동작의 범위를 정하고 몸통은 자연스럽게 따라가 주도록 한다.

7 동작은 멈춤 없이 흐르듯이 진행한다.

8 고관절에 문제가 있다면 실시하지 않는다.

9 동작 내내 발목을 배측굴곡하면 비복근과 가자미근의 스트레칭이 된다.

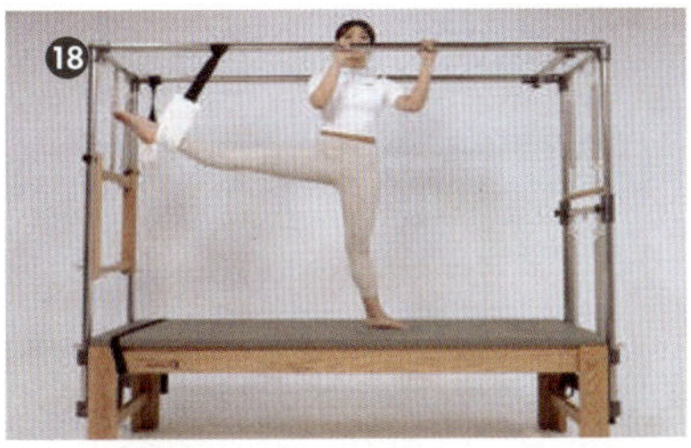
18

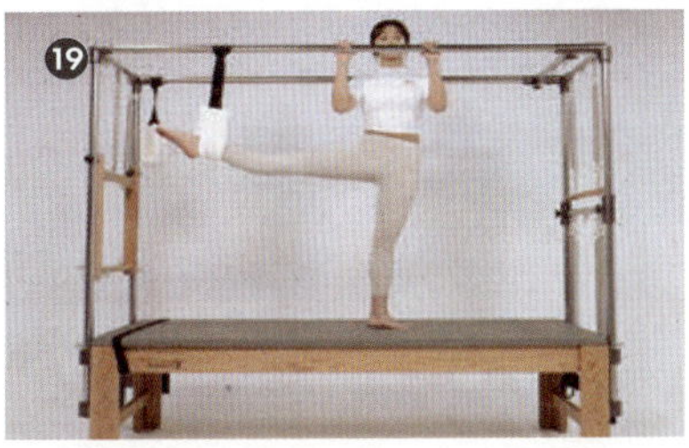
19

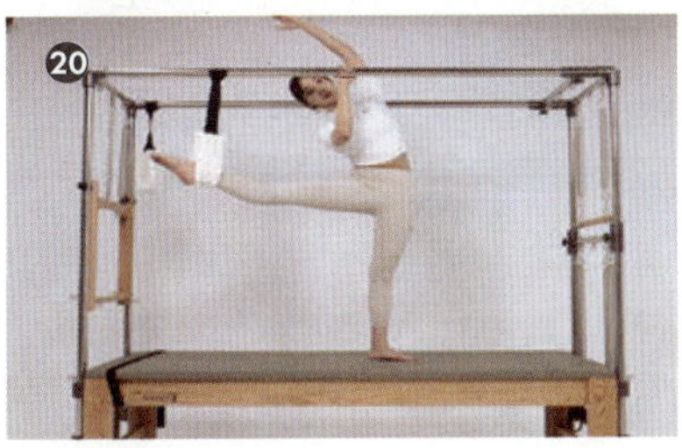
20

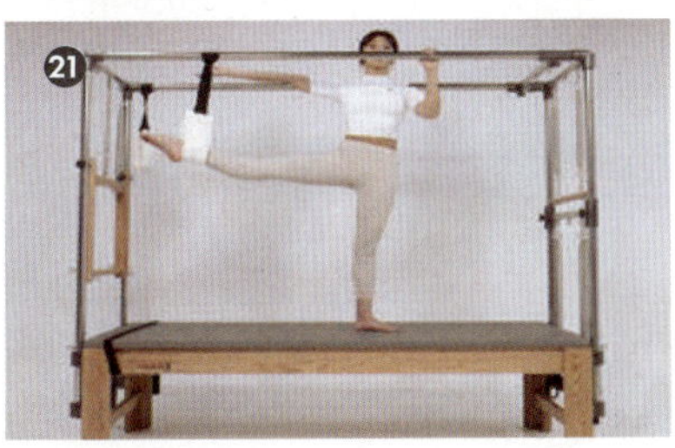
21

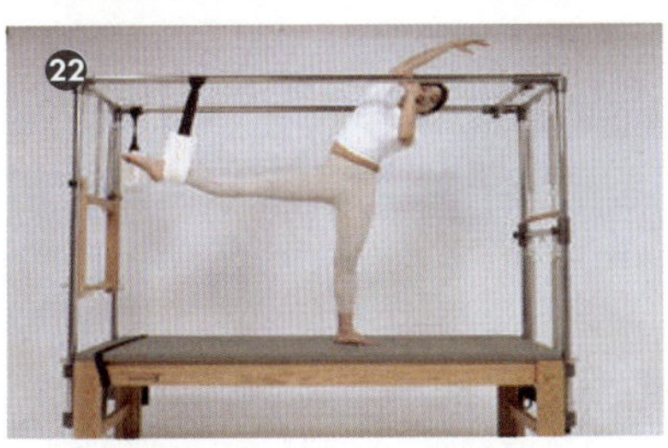
22

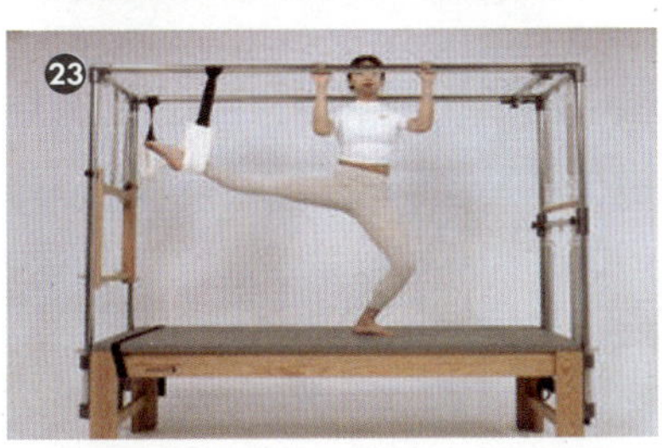
23

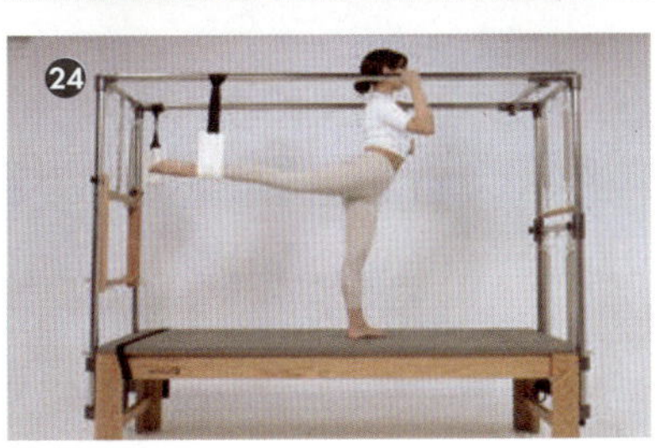
24

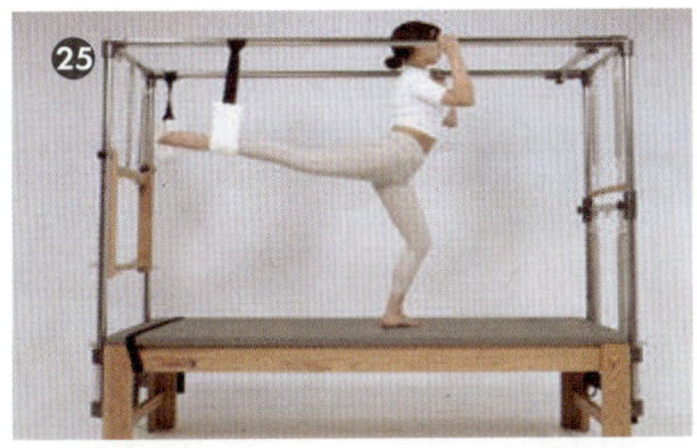
25

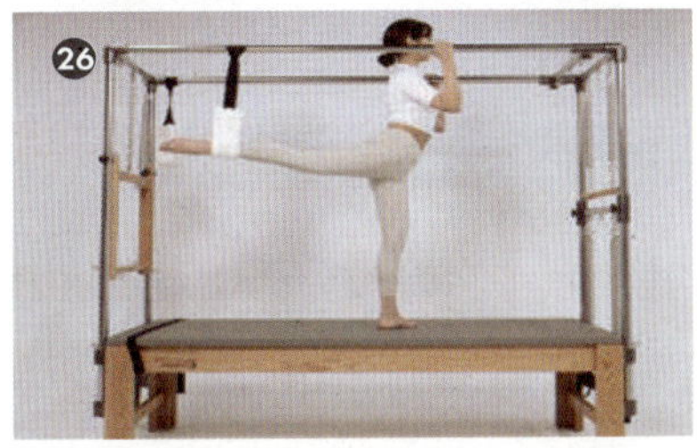
26

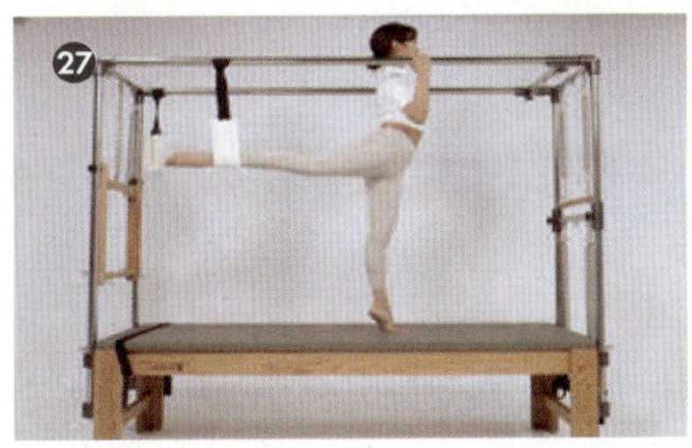
27

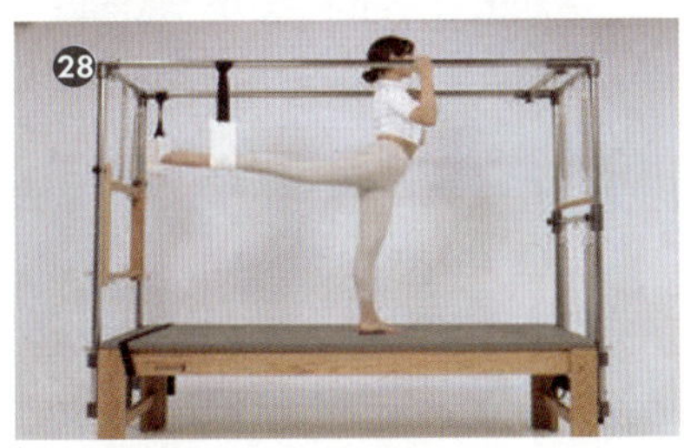
28

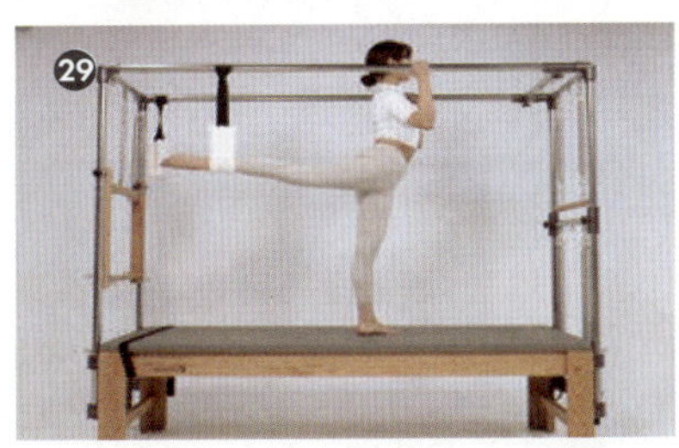
29

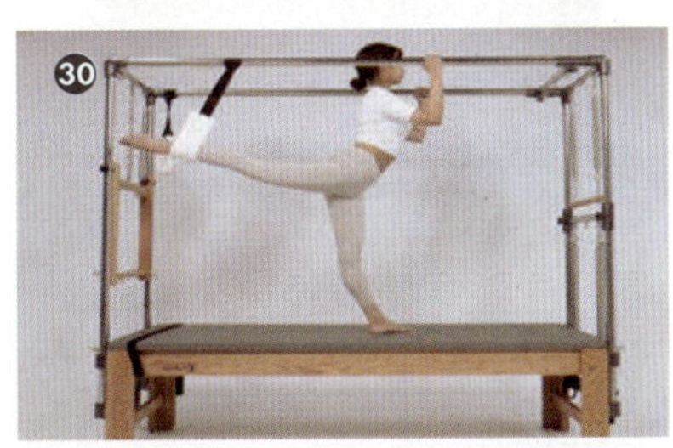
30

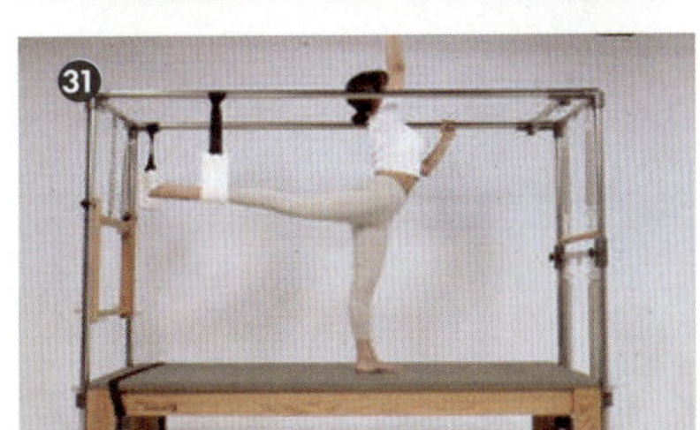
31

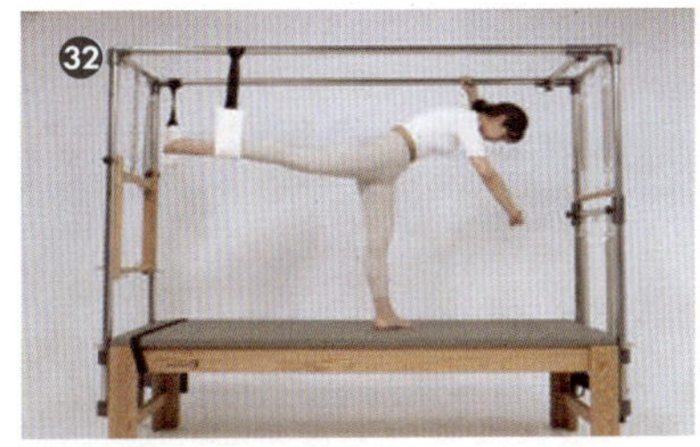
32

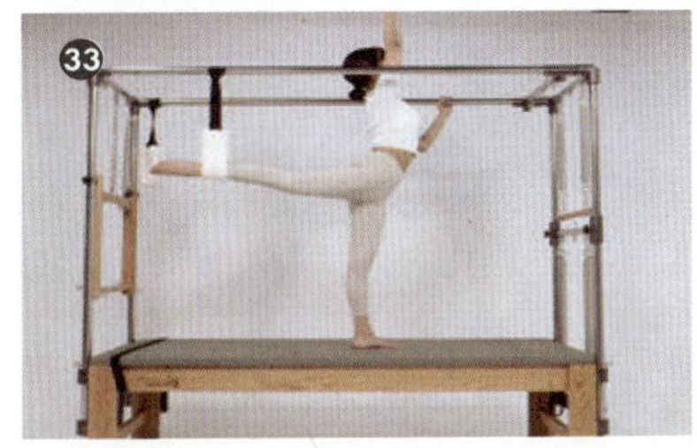
33

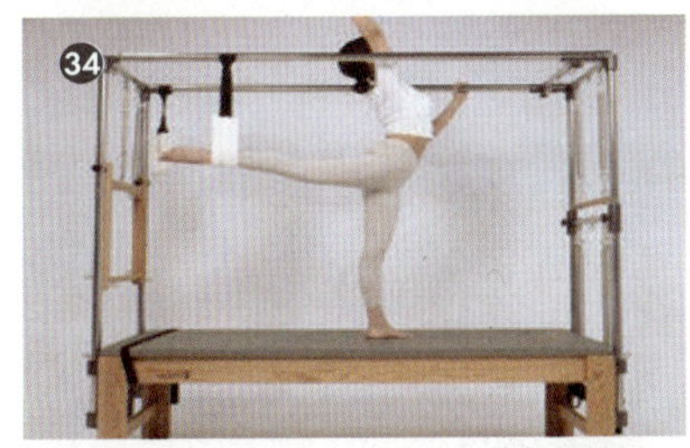
34

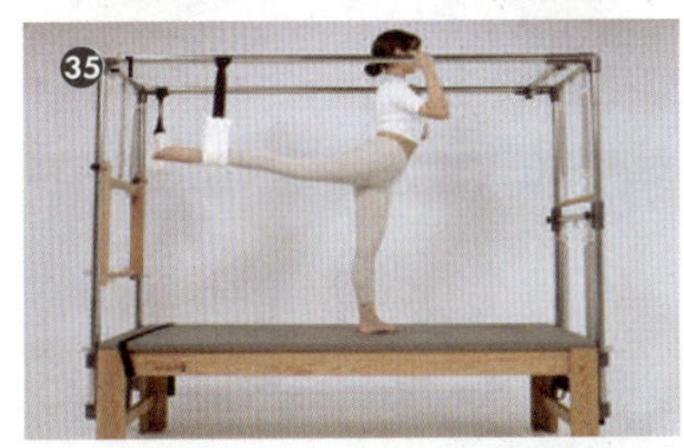
35-1

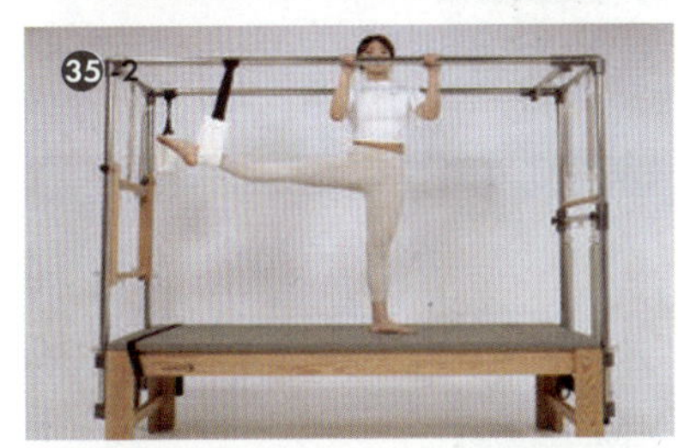
35-2

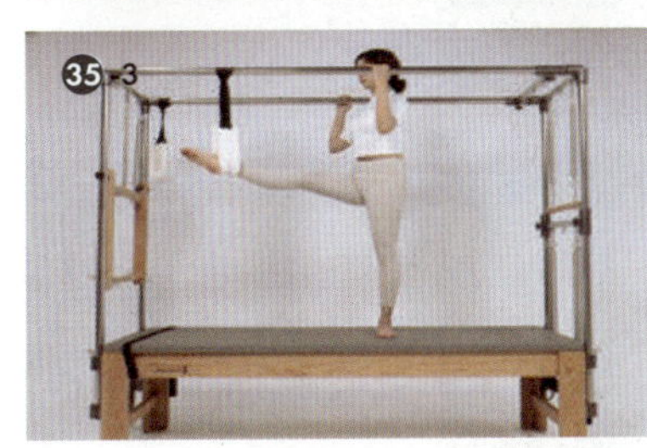
35-3

LEVEL 1 | STRETCHING | FUZZY HANGING STRAP

SIDE STRETCH

☑ 운동목적 몸통 스트레칭

☑ 기구세팅 Uprights의 끝에 fuzzy hanging straps을 건다.

☑ 사용근육

MOBILIZERS 광배근(Latissimus Dorsi), 요방형근(Quadratus Lumborum), 복사근(Obliques)

STABILIZERS 복횡근(Transverse Abdominis), 다열근(Multifidus), 골반기저근(Pelvic Floor Muscles), 복사근(Obliques), 척추기립근(Erector Spinae), 견갑골의 안정화 근육, 하체 안정화 근육(Gluteus Maximus, Quadriceps, Hamstring)

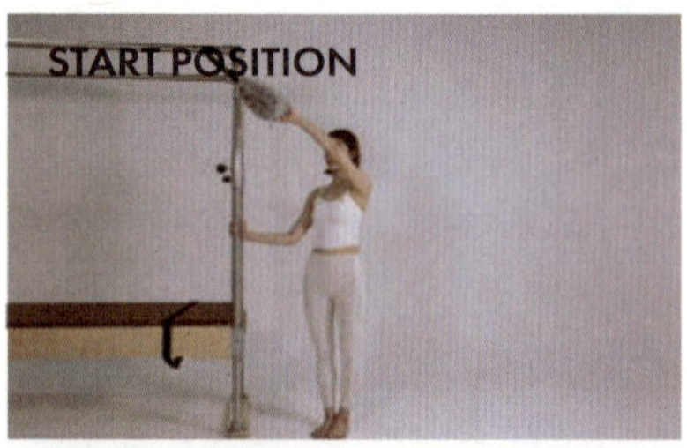

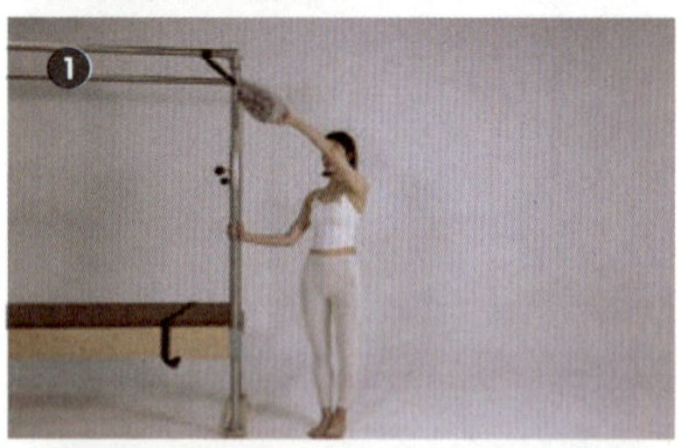

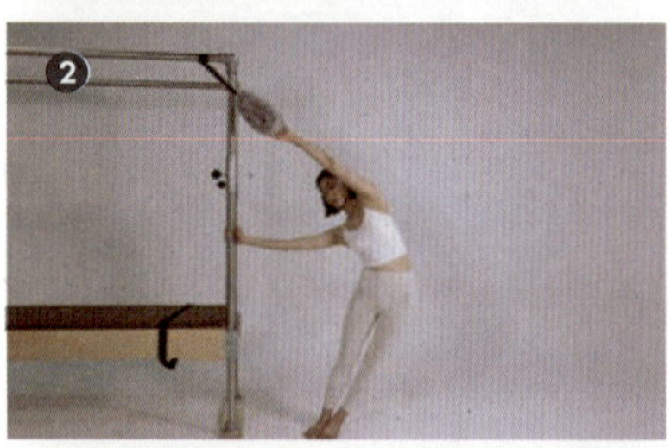

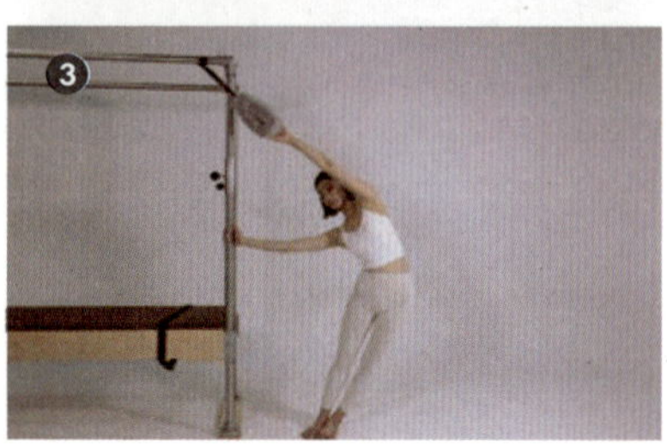

1 시작 자세

Cadillac 바깥에서 옆면을 보고 Upright Bar 옆에 선다. 두 다리는 평행하기 내전하여 척추와 골반은 Neutral을 유지한다. Upright Bar의 반대쪽 팔을 머리 위로 뻗어 Fuzzy Hanging Strap에 손을 넣어 잡는다. 반대 팔은 팔꿈치 높이의 Upright Bar에 위치한다.

2 동작

❶ 마시면서 준비한다.

❷ 내쉬면서 골반과 척추의 중립을 유지한 상태에서 골반을 Cadillac의 반대쪽으로 보내면서 척추를 측면 굴곡한다.

❸ 마시면서 유지한다.

❹ 내쉬면서 골반과 척추를 수직으로 돌아와 시작 자세를 만든다.

반대방향으로도 동작한다.

각 방향으로 3–5회 반복한다.

3 지도사항

1 스트레칭 동안 견갑골을 안정화하여 팔이 늘어지지 않도록 한다.

4 변형동작

1 요방형근 스트레칭 : 척추를 회전을 추가한다.

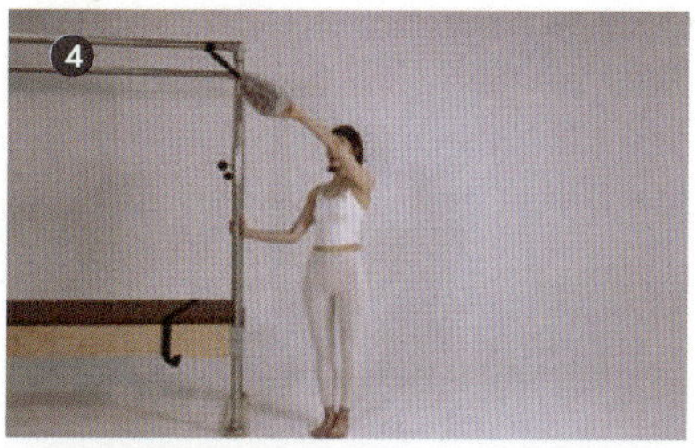
4

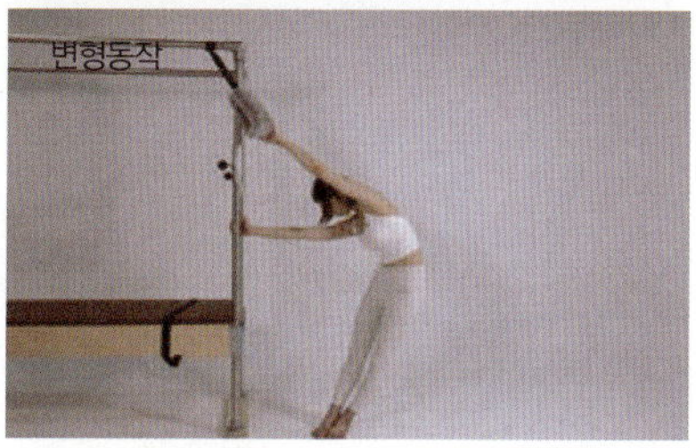
변형동작